国家卫生健康委员会全科医学规划教材
供全科医生学历继续教育、转岗培训、农村订单定向医学生培养使用

全科医生临床实践

第3版

主　编　祝墡珠　王永晨　江孙芳

副主编　于德华　马中富　王杰萍　王　爽

人民卫生出版社
·北　京·

图书在版编目(CIP)数据

全科医生临床实践 / 祝墡珠，王永晨，江孙芳主编
. —3 版. —北京：人民卫生出版社，2023. 6（2024.1重印）
国家卫生健康委员会全科医学规划教材
ISBN 978-7-117-34344-2

Ⅰ. ①全… Ⅱ. ①祝… ②王… ③江… Ⅲ. ①家庭医学－职业培训－教材 Ⅳ. ①R499

中国版本图书馆 CIP 数据核字（2022）第 251985 号

全科医生临床实践
Quanke Yisheng Linchuang Shijian
第 3 版

主　　编：祝墡珠　王永晨　江孙芳
出版发行：人民卫生出版社（中继线 010-59780011）
地　　址：北京市朝阳区潘家园南里 19 号
邮　　编：100021
E - mail：pmph @ pmph.com
购书热线：010-59787592　010-59787584　010-65264830
印　　刷：三河市宏达印刷有限公司
经　　销：新华书店
开　　本：710 × 1000　1/16　　印张：65
字　　数：1423 千字
版　　次：2013 年 5 月第 1 版　　2023 年 6 月第 3 版
印　　次：2024 年 1 月第 2 次印刷
标准书号：ISBN 978-7-117-34344-2
定　　价：139.00 元
打击盗版举报电话：010-59787491　E-mail：WQ @ pmph.com
质量问题联系电话：010-59787234　E-mail：zhiliang @ pmph.com
数字融合服务电话：4001118166　E-mail：zengzhi @ pmph.com

编　委（按姓氏笔画排序）

于德华	同济大学附属杨浦医院
马中富	中山大学附属第一医院
王　爽	中国医科大学附属第一医院
王永晨	哈尔滨医科大学附属第二医院
王杰萍	首都医科大学附属复兴医院
刘　梅	上海市闵行区中心医院
江孙芳	复旦大学附属中山医院
杜振双	泉州医学高等专科学校
杨　华	复旦大学附属中山医院
国丽茹	河北医科大学第四医院
金　花	同济大学附属杨浦医院
周海蓉	深圳市龙华区人民医院
赵光斌	四川省人民医院・电子科技大学临床医学院
祝墡珠	复旦大学附属中山医院
戴红蕾	浙江大学医学院附属邵逸夫医院

编写秘书

金　花	同济大学附属杨浦医院

出版说明

为了贯彻落实党的二十大精神，充分发挥教育、科技、人才在全面建设社会主义现代化国家中的基础性、战略性支撑作用，全面推进健康中国建设，加快全科医学人才培养，健全公共卫生体系，加强重大疫情防控救治体系和应急能力建设，加强重大慢性病健康管理，提高基层防病治病和健康管理能力，在对上版教材深入调研和充分论证的基础上，人民卫生出版社组织全国相关领域专家对“全科医学规划教材”进行第三轮修订。

本轮教材的修订和编写特点如下：

1. 旨在为基层培养具有高尚职业道德和良好专业素质,掌握专业知识和技能,能独立开展工作,以人为中心、以维护和促进健康为目标,向个人、家庭与社区居民提供综合性、协调性、连续性的基本医疗卫生服务的合格全科医生。

2. 由国内全科医学领域一线专家编写，编写过程紧紧围绕全科医生培养目标；注重教材编写的“三基”“五性”“三特定”原则；注重整套教材的整体优化与互补。

3. 为积极应对人口老龄化的国家战略，结合全科医学发展、全科医生能力培养、重大传染病防控等方面的需求，本次修订新增2种教材（社区卫生服务管理、全科老年病临床实践），共计11种教材。

4. 充分发挥富媒体优势，配备电子书，通过随文二维码形式与纸质内容紧密结合，满足全科医生移动阅读的需求；同时，开发中国医学教育题库子题库——全科医学题库，满足当前全科医生多种途径培养和考核的需求。

5. 可供全科医生学历继续教育、转岗培训、农村订单定向医学生培养等各类全科医生培训使用。

本轮教材修订是在全面实施科教兴国战略、人才强国战略，培养和建设一支满足人民群众健康需求和适应新时代医疗要求的全科医生队伍的背景下组织编写的，力求编写出符合医学教育规律、服务医学教育改革与发展、满足基层工作需要的优秀教材，希望全国广大全科医生在使用过程中提供宝贵意见。

融合教材使用说明

■ 本套教材以融合教材形式出版，即融合纸书内容与数字服务的教材，读者阅读纸书的同时可以通过扫描书中二维码阅读电子书。

如何激活电子书?

第①步：刮开二维码涂层

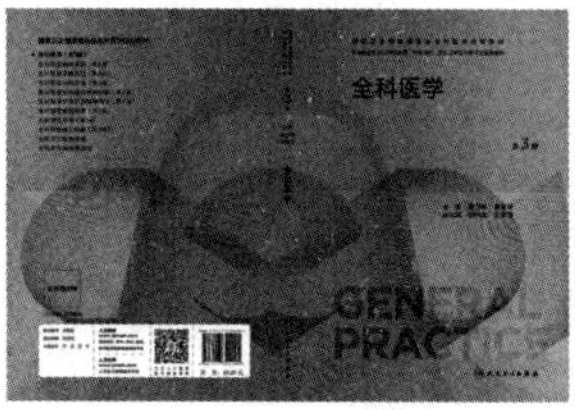

1. 找到图书封底的“蓝色二维码”
2. 刮开带有涂层的二维码

第②步：微信扫一扫，点击“立即领取”

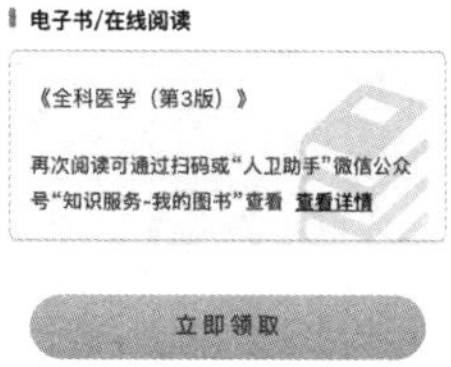

1. 微信“扫一扫”扫描二维码
2. 在新页面点击“立即领取”

第③步：授权并登录

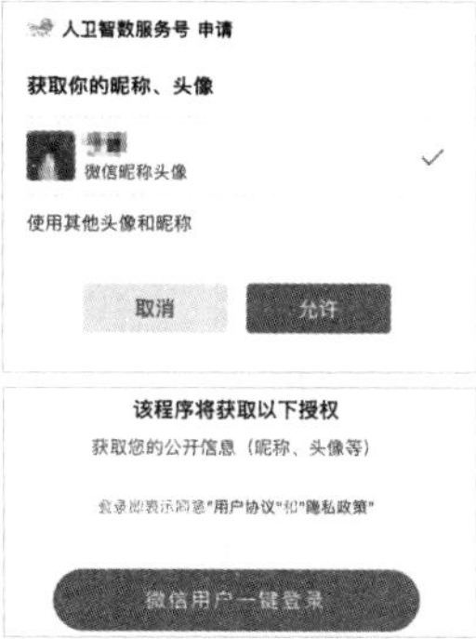

1. 根据页面提示，选择“允许”，允许人卫智数服务号获取相应信息
2. 在新页面点击“微信用户一键登录”
3. 新用户需要输入手机号、验证码进行手机号绑定

第④步：点击“查看”开始阅读

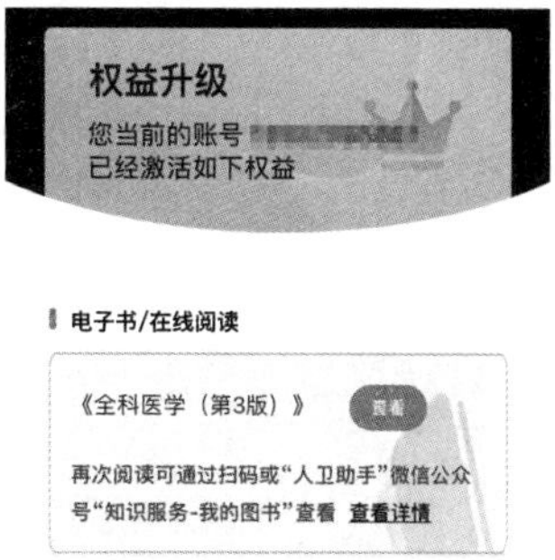

1. 点击“查看”即可阅读电子书
2. 再次阅读电子书可通过“人卫助手”微信公众号、微信小程序、App，在“我的图书”查看

主编简介

祝墡珠

复旦大学附属中山医院全科医学科主任医师，复旦大学上海医学院全科医学系教授，世界家庭医生组织（WONCA）亚太区五星级医生。曾任中华医学会全科医学分会主任委员，中国医师协会全科医师分会副会长。现任国家级全科医学师资培训示范基地学术委员会主任，海峡两岸医药卫生交流协会全科医学分会会长，中国医师协会全科医生教育培训专家委员会副主任，上海市全科医学教育与研究中心主任。

长期从事全科医学临床实践、全科医学教育及培训，先后完成多项省市级课题。2013年和2014年分别作为第一完成人获上海市教育委员会高等教育上海市级教学成果奖特等奖及教育部教学成果奖二等奖；2016年获宝钢教育基金优秀教师奖特等奖、上海市住院医师规范化培训杰出贡献奖；2019年获第三届“国之名医·卓越建树”荣誉。主编或副主编10余部国家级规划教材；担任《中华全科医师杂志》总编辑；在SCI及国内核心期刊发表论文100余篇。

王永晨

教授，主任医师，博士研究生导师。现任哈尔滨医科大学附属第二医院党委书记、全科医学学科带头人。兼任中国研究型医院学会副会长，中华医学会全科医学分会候任主任委员，国家卫生健康标准委员会医疗机构管理专业委员会副主任委员，中国医院协会疾病与健康管理专业委员会副主任委员，教育部高等学校医学人文素养与全科医学教学指导委员会委员。

从事教学工作31年。主要研究领域为全科医学、皮肤病与性病学；主持国家自然科学基金、国家重大专项子课题、省部级课题等科研项目15项；获2022年高等教育（研究生）国家级教学成果奖二等奖、黑龙江省科技进步奖二等奖等省部级以上教学、科研成果奖5项。作为第一主编组织编写了专业学位研究生国家规划教材《全科医学》、八年制级“5+3”一体化临床医学专业规划教材《全科医学概论》，共同主编、副主编、参编全科医学各层次国家规划教材7部；《中国医院管理》杂志和*Frigid Zone Medicine*副主编，《中华全科医师杂志》《中国全科医学》杂志等编委；发表学术论文50余篇，其中SCI收录15篇。

江孙芳

主任医师，博士研究生导师。现任复旦大学上海医学院全科医学系主任；复旦大学附属中山医院全科医学科副主任，健康管理中心主任；上海市全科医学领军人才，上海市公共卫生（全科医学）优秀学科带头人。为世界家庭医生组织（WONCA）会员，兼任中华医学会全科医学分会常务委员，上海市医学会全科医学分会前任主任委员，上海市医师协会全科医师分会副会长，海峡两岸医药卫生交流协会全科医学分会常务委员。

从事全科医学教学工作28年。作为主要完成人荣获2014年教育部高等教育国家级教学成果奖二等奖，2013年上海市教育委员会高等教育上海市级教学成果奖特等奖。荣获2019年“吴阶平全科医生奖”，中国医师协会2019年度“优秀全科专业指导医师”。担任《中华全科医师杂志》《中国全科医学》杂志编委，在SCI和国内核心期刊发表论文80余篇。

副主编简介

于德华

教授，主任医师，博士研究生导师。现任同济大学医学院全科医学系主任，同济大学附属杨浦医院全科医学学科带头人，上海市领军人才。兼任上海市全科医学临床质量控制中心主任，上海市全科医学与社区卫生发展研究中心主任及上海市医师协会全科医师分会会长等。

长期从事全科医学、社区卫生管理及医院管理相关工作。近年来围绕全科医学及社区卫生问题开展了区域卫生协同发展模式、综合性医院及基层医疗机构全科医学学科建设路径、全科临床质量管理与考评、社区慢性病管理及全科医学思维引导下的临床诊疗、科学研究及人才培养等多方面研究。

马中富

教授，主任医师，博士研究生导师。现任中山大学附属第一医院急诊科副主任、全科医学科基地和教研室主任。兼任中国医师协会全科医师分会第四届和第五届常务委员，中华医学会全科医学分会委员，广东省医学会全科医学分会前任主任委员，广东省医师协会全科医师分会前任副主任委员，中国老年医学学会急诊医学分会副主任委员，中国中西医结合医学会急救医学专业委员会副主任委员。

从事医学、教学、科研工作35年。国家医学考试中心助理全科医生执业考试的出题、审题及终审专家。主编专著7部，参编23部，其中规划教材5部。《热带医学杂志》副主编、《中华危重病急救医学》杂志常务编委，《中华全科医学杂志》及《中华危重症医学杂志（电子版）》编委；发表学术论文200余篇，其中SCI收录21篇。

王杰萍

教授，主任医师，硕士研究生导师。现任首都医科大学附属复兴医院全科医学科主任。兼任中国医师协会全科医师分会委员；北京医院协会全科医疗管理专业委员会主任委员；中华医学会全科医学分会教育培训学组委员；中国医疗保健国际交流促进会全科医学分会常务委员；北京市住院医师规范化培训全科专业委员会委员；国家卫生健康委员会住院医师规范化培训结业考核专家等。

从事首都医科大学本科生、硕士研究生临床教学工作20余年，全科医学教学工作10余年。参编全科医学相关专著3部，其中《常见慢性疾病社区临床路径》为副主编。多次被评为首都医科大学优秀师资、优秀基地主任。

王　爽

教授，主任医师，硕士研究生导师。现任中国医科大学附属第一医院全科医学科/教研室负责人。中华医学会全科医学分会常务委员兼慢性病管理学组组长；中国医师协会全科医师分会常务委员；辽宁省医学会全科医学分会主任委员。

从事教学工作30余年。曾在美国IN HIS IMAGE家庭医学培训中心和英国伯明翰大学学习全科医学。承担省部级课题10余项。2018年获首届“吴阶平全科医生奖”；2015年获中国医师协会首届“住院医师心中的好老师”等荣誉。参编规划教材10余部（副主编5部）。

前 言

自本书第1版、第2版出版以来，受到了全科医生的一致好评，为培养全科医学人才作出了重要贡献。本书第3版是国家卫生健康委员会全科医学规划教材之一，是为进一步深化医药卫生体制改革，推进分级诊疗制度建设，在第2版基础上适时进行的更新和修订。

本教材严格按照最新版全科医学住院医师规范化培训大纲的内容和标准，确定教材编写的指导思想和原则。本教材以全科医生住院医师规范化培训要求为基础，以全科医生临床工作实际需求为导向，突出思想性、科学性、先进性、启发性和适用性，内容贴近社区医疗卫生和全科工作特点，始终贯穿“早临床，早社区，反复临床，反复社区”的全科理念，着重全科医学住院医师临床能力的培养。

本版主要特点及修订内容如下：

1. 本教材承袭第2版的宗旨和理念，在第2版的基本框架上将原来的三篇增加为五篇。第一篇为概述，阐述了全科医生临床实践的特点和基本方法，在第一章全科医生临床实践的特点中，增加了“全科医生临床实践能力培养”；还增加了第三章全科临床实践中的医患关系与法律问题。第二篇为临床实践能力，包括常见临床问题的处理原则、常见精神心理问题、常见实验室与辅助检查结果判读、急诊急救。其中第六章常见实验室与辅助检查结果判读中删除了常见超声检查结果判读。第三篇为特殊人群的健康问题，包括儿童常见健康问题、女性常见健康问题及处理、老年人常见健康问题；其中第九章女性常见健康问题及处理中“计划生育”改为“优生优育”。第四篇为常见慢性疾病的诊断标准和治疗规范。第五篇为传染病的识别和处理，是新增加的内容。

2. 在编写形式上，继续以临床案例为引导，围绕教学大纲，着重提高全科医生临床实践能力，培养全科临床思维，提高规范诊治能力。对文字、图、表等编写形式尽量做到精简，重点突出，简洁明了，方便学习和记忆，更加实用。

3. 在提升全科医生临床实践能力中，如何建立与维护良好的医患关系，掌握全科医疗中常见的法律问题及注意事项是不可或缺的内容。因此，在本教材第2版的基础上，增加了全科临床实践中的医患关系与法律问题。此外，全科医生是居民健康的“守门人”，他们既是慢性病管理的主力军，又在传染病防控中发挥了网底作用。为提高全科医生应对公共卫生突发事件的处置能力，本版增加了传染病的识别和处理。

4. 有关疾病诊疗实践相关内容的撰写，既紧密围绕社区全科医生工作内容，又体现了医防融合。

全体编委为本版的编写无私贡献了在多年全科医学临床实践中积累的丰富临床经验和研究成果。在编写过程中，编委们秉承了求真务实的精神和高度负责的态度，为本版教材的编写倾注了大量的心血，高质量地完成了编写任务，在此表示衷心的感谢。本次编写亦得到了各编委单位同道的大力支持，尤其是复旦大学附属中山医院全科医学科和同济大学附属杨浦医院全科医学科的部分医生，对于他们的辛苦付出在此一并致以谢忱！

尽管如此，本教材仍难免有疏漏和不足之处，恳请读者提出宝贵意见。

祝墡珠　王永晨　江孙芳

2023年4月

目　录

第一篇

概　　述

第一章　全科医生临床实践的特点

全科医生临床实践的特点

全科医学（general practice）是面向个人、家庭与社区的临床二级学科，整合了临床医学、预防医学、康复医学，以及医学心理学、人文社会学科等相关内容于一体的综合性医学专业学科。其专业领域涉及各个年龄段、性别、器官、系统及各类疾病。其主旨为强调以人为中心、以家庭为单位、以整体健康的维护与促进为方向的长期负责式照顾，并将个体与群体健康照顾融为一体。

全科医学学科范围广泛、内容丰富，与其他各专科相互交叉，亦有自己独特的知识、技能和理念。全科医学是基层医疗一线服务的关键学科与学术核心，解决个人、家庭和社区的常见健康问题、维护与促进个体和群体的健康需求，将各学科的相关知识、技能有机整合而发挥作用。全科医生作为百姓接触医疗卫生保健系统的第一人，既是服务对象健康的“守卫者”，也是医疗卫生保健系统的“守门人”；临床实践能力是高素质基层临床卫生人才的基本专业要求，更是我国医疗卫生体制改革顺利推进的基本专业保障。因此，需要继续加大对全科医生临床技能的培训力度，建立并不断完善品质高、数量足的全科医生队伍。

第一节　全科医生应该具备的临床实践能力

临床实践能力是医生完成医疗活动所需的基本能力，由医疗活动中的执行能力、交往能力、自我调控能力等综合能力组成。我国目前对于医生临床实践能力评价主要包括：病史采集和病历书写能力、全面体格检查能力、诊断性检查运用和诊断能力、治疗计划制订能力、临床操作能力、语言表达能力、工作态度、自学能力八个方面，这与世界卫生组织（World Health Organization，WHO）专家委员会和各国制定的临床技能分类和界定基本一致。

全科医疗提供的是基础性医疗卫生服务，也是优质的医疗服务。全科医疗通过科学技术与人文精神的统一，为服务对象提供躯体和精神的双重照顾，是以生物－心理－社会医学模式为基础的个人－家庭－社区一体化服务，涵盖预防－医疗－康复一体化处理手段。全科医疗的基本特点决定了全科医生应该具备处理社区常见病多发病的能力，除应具有扎实的临床实践功底、较系统的专业知识外，还应具备全科医学临床思维和诊疗决策能力，拥有良好的医患沟通能力，能向个人、家庭和社区提供以人为中心、以维护和促进健康为目标，融合医疗、预防、保健、康复、健康教育和计划生育技术服务为一体的社区卫生服务。因此，全科医生所必须具备的临床实践能力归纳为以下七个方面。

一、常见临床问题的识别和处理能力

全科医生是基层医疗保健的提供者，接触到的多是未分化疾病，即患者就诊时表现出的是一种症状而不是一种疾病。作为居民健康的“守门人”，全科医生的首要任务是诊治疾病，而“守门人”岗位正需要具备对来诊者常见症状进行诊断和鉴别诊断的基本技能，防止漏诊和误诊，尤其是对于急重症和具有严重不良后果疾病的及时发现和早期判断，从而保证医疗质量和患者健康。

二、常见精神心理问题的发现和干预能力

全科医生作为社区居民的首诊医生和健康管理者，对于精神疾病和非精神病性障碍的早期识别处理具有不可替代的重要作用。精神疾病患者从出现明显精神症状到被识别后接受恰当治疗之间，常有一段相当长的时间，全科医生在基层医疗工作中对于精神疾病的早期识别可以减少治疗的延误期，并通过早期干预减少不良后果。然而，全科医生在医疗服务中会面临大量的躯体疾病患者，提高对精神疾病的识别和处理能力，亦是全科医生临床实践能力培养中的必修功课。

三、常用辅助检查的选择和判读能力

辅助检查是临床医生进行临床诊断治疗的重要工具，适宜辅助检查项目的选择和检查结果的判读也是临床医生的基本能力。但对于全科医生而言，正确的临床思维方法尤为重要。正如已故的血液科专家邓家栋教授曾经说的，“不要把目光过多集中在高新仪器上，不要只重视‘硬件’不重视‘软件’。作为一名临床医生，诊断的基本功、实事求是的态度、逻辑思维能力都是非常重要的”。

四、常见急危重症和重点传染病的早期识别和处理能力

急危重症可能发生在任何医疗和非医疗场所，全科医生需要有充分的思想准备和专业知识应对社区常见急危重症，包括对于急危重症的早期评估和早期处理，掌握基本的急救技能和急救设备的使用方法。

近年来，随着新型呼吸道病毒的威胁不断出现，加强社区传染性疾病（简称“传染病”）的防控十分迫切。全科医生应该具备对重点传染病的早期识别能力，切实抓好传染病管理工作，做到早发现、早报告、早隔离、早诊断、早治疗、早预防，及时处理疫源地，指导患者消毒，有效切断传播途径，保护易感人群，控制和消灭传染病的发生和蔓延。

五、社区常见慢性疾病的管理能力

据统计，目前我国人群所患慢性病有60%与不健康生活方式有关，因此将慢性病防

治纳入社区卫生服务是控制慢性病日益增长的重要措施。通过提高全科医生的专业能力，对慢性病进行三级预防，以降低疾病的发生率，做到早发现、早诊断、早治疗，最大限度地降低患者伤残率，促进健康。全科医生要为慢性病患者提供连续性照顾，尤其需要强化以循证医学为基础的对常见病、多发病的临床指南更新和运用能力，保证对社区慢性病患者进行科学化管理。

六、健康教育和医患沟通能力

健康教育是全科医疗工作中的重要内容，是医生在自己岗位上对患者从生理、心理、文化、社会适应能力等方面进行的一种教育。健康教育是“知、信、行”的统一，是全科医学社会实践成功的重要环节之一，有利于患者，也有利于保证全科医生工作的成效。

全科医生是与社区患者接触的一线医生，对患者与其家庭而言，全科医生提供健康与疾病的咨询服务，聆听与体会患者的感受，通过沟通与患者建立信任，对各种相关问题提供详细的解释，并提供相关资料，利用家庭和社区资源，指导服务对象进行有效的自我保健。因此，全科医生必须具备良好的医患沟通能力，以及组织利用家庭和社区资源的能力。

七、重点和特殊人群的预防保健综合管理能力

社区医疗预防和卫生保健是指医院、基层单位与保健部门向居民提供的医疗、预防、保健、康复等一切活动的总称。全科医生在社区医疗预防和卫生保健服务中，针对儿童、妇女、老年人这些重点人群应该做好以下工作。

（一）妇女保健

应着重抓好孕产期保健普及与科学接生，建立孕产期系统保健和开展围生期保健，并根据社区的具体情况，针对危害孕产妇最突出的问题来确定工作重点，做好母婴保健工作。同时还要根据不同时期的妇女生理、心理特点，采取针对性的保健措施。

（二）儿童保健

儿童保健工作以7岁以下儿童为重点，实行儿童保健系统管理，以增强儿童体质。尤其是儿童的预防接种和传染病管理，应做好小儿基础免疫，预防传染病的发生，对传染病患儿及时给予相应的处理。同时还要掌握儿童保健宣传教育的基本知识，加强儿童营养、母乳喂养和防病知识的宣传，普及科学育儿知识。

（三）老年人群

全科医生应帮助建立家庭病床，制订具体治疗措施；定时巡诊、查房、送医送药，提供必要的检查、治疗；指导患者建立合理的营养、行为等生活方式。通过建立家庭病床、健康咨询、家庭康复等工作，对老年人慢性病进行治疗。

（于德华）

第二节 全科与专科临床实践的区别

全科医生一般以门诊形式为主，是处理常见病、多发病及一般急症的多面手。社区全科医生工作的另一个特点是上门服务，全科医生可通过家访的形式上门处理家庭中的患者，根据患者各自不同的情况建立各自的家庭病床和医疗档案。全科与专科临床实践主要有以下区别。

一、服务宗旨与职责上的区别

全科医疗和专科医疗分别负责健康与疾病发生发展的不同阶段。

专科医疗负责疾病形成以后一段时期的诊疗，宗旨是根据人体生命与疾病本质的研究成果来认识与对抗疾病，并因此承担深入研究病因、病理等微观机制的责任。当遇到现代医学无法解释或解决的问题时，专科医疗有时也束手无策。在这种意义上，专科医生类似于“医学科学家”，其工作遵循“科学”的模式，责任局限于医学科学认识与实践的范围，其最高价值是科学性，即集中体现了医学的科学性方面。由于专科医疗针对的主要是急危重症和疑难杂症患者，对患者的管理责任主要在医院或诊室中，对于患者回家以后是否继续保持遵医行为，专科医生很难顾及。

全科医疗负责健康时期、疾病早期，乃至专科诊疗后的恢复阶段或长期照顾，其关注的中心是人而不是疾病本身，无论服务对象有无疾病，全科医疗都要为患者提供全方位的照顾，即对自己的“当事人”有关健康的一切事务负有不可推卸的责任。因此，全科医生类似于“医学服务者”与“管理者”，工作遵循“照顾”的模式，责任既涉及医学科学，又延及与这种服务相关的各个专业领域（包括医学以外的行为科学、社会学、人类学、伦理学、文学、艺术等），其最高价值既有科学性，又顾及服务对象的满意程度，即充分体现了医学的艺术性。

此外，随着社会进步和民众对健康需求的增加，基层医疗的公平性、经济性与可及性日益受到重视，关于经济学的考虑也已成为全科医疗中重要的内容之一，这更体现了医学的公益性。由于这种医疗服务对照顾的注重，可称之为照顾医学（care medicine）。全科医疗对患者的管理责任是无止境的，只要患者信任并与医生签约，医生就应关注其健康问题而无论时间、地点，患者回家以后是否继续保持遵医行为、其家庭或社区环境是否有利于患者治疗与康复，也都属于全科医生的管理范围。

二、服务内容与方式上的区别

专科医疗处于卫生服务“金字塔”的上部，所处理的多为生物医学上的重病，往往需要动用昂贵的医疗资源，以解决少数人的疑难问题。专科医生是运用越来越复杂且精密的仪器装置救治患者的技术权威，而患者是“听凭医生处置”的高技术手段的被动接受者。

全科医疗处于卫生服务“金字塔”的底层，处理的多为常见健康问题，利用最多的是社区和家庭的卫生资源，以低廉的成本维护大多数民众的健康，并干预各种无法被专科医疗治愈的慢性疾病及其导致的功能性问题。由于这些问题往往涉及服务对象的生活方式、社会角色与健康信念，且全科医生手中没有包医百病的“万灵药”，其服务方式多是通过团队合作进行“一体化”的全方位管理（这种管理的依据既包括现代医学各学科的新成果，又有多年积累的实践经验，还包括各种行之有效的传统医学手段）。在全科医疗服务团队中，患者（个体或群体）应是医护人员得力的合作伙伴，是社区/家庭健康管理目标制订与实施的积极主体之一。

全科医疗是将全科/家庭医学理论应用于患者、家庭和社区照顾的一种基层医疗保健的专业服务，是社区卫生服务中的重要形式；它是一种集合了其他许多学科领域内容的一体化的临床专业。全科医学的特点：①范围广、内容丰富、与其他各专科有相互交叉，也有自己独特的知识技能和价值观；②是以家庭为单位的初级卫生保健。简单来说，全科医疗的特点主要有以下方面：①强调持续性、综合性、个体化的照顾；②强调早期发现并处理疾病；③强调预防疾病和维持健康；④强调在社区场所对患者进行不间断的管理和服务，并在必要时协调利用社区内外的其他资源；⑤最大特点是强调对当事人的长期负责式照顾。

其中，“照顾”是全科医疗实践的重中之重，主要有以下几种形式：

1. 基础医疗保健　包括疾病的首次医学诊断与治疗、心理诊断与治疗、个性化支持、交流有关信息、对慢性患者提供连续性照顾、预防疾病和功能丧失。

2. 人性化照顾　全科医疗重视人更胜于重视疾病，患者是有个性、有情感的人，而不仅仅是疾病的载体，其照顾目标不仅是要寻找患病的器官，更要维护服务对象的整体健康。

3. 综合性照顾　是全科医学的“全方位”或“立体性”的体现。

（1）就服务对象而言：不分年龄、性别和疾病类型。

（2）就服务内容而言：包括医疗、预防、康复和健康促进。

（3）就服务层面而言：涉及生理、心理和社会文化各个方面。

（4）就服务范围而言：涵盖个人、家庭与社区。

（5）就服务手段而言：利用可利用的一切对服务对象有利的方式与工具。

4. 持续性照顾　是从生到死的全过程服务，是人生的各个阶段、健康-疾病-康复的各个阶段、任何时间地点的持续性责任。

5. 协调性照顾　为动员各级、各类资源服务于患者及其家庭的枢纽，必要时可为患者提供“无缝式”转诊、会诊服务，根据患者不同的情况，联系相关专科医院，选择不同的治疗方案。

6. 可及性照顾　提供可及的、方便的基层医疗照顾，具有地理上接近、使用上方便、关系上亲切、结果上有效、价格上便宜等特点。

7. 个体-群体一体化照顾　重视家庭、社区与个人之间的关系。

（1）以家庭为单位的照顾：个人与其家庭成员之间存在着相互作用，家庭的结构与功能会直接或间接影响患者健康，家庭生活周期的不同阶段存在不同的重要事件和压力。

（2）以社区为基础的照顾：要求全科医学服务的内容与形式都应适合当地人群的需求，并充分利用社区资源，将个体和群体健康照顾紧密结合、相互促进；以生物-心理-社会模式为诊治基础，强调把患者看作社会和自然大系统中的一部分。

（3）以预防为导向的照顾：在人健康时或亚健康状态下主动关注。

（4）团队合作的工作方式：全科医疗团队以全科医生为核心，有大批辅助人员配合，一起为服务对象提供立体网络式健康照顾。

总而言之，全科医疗与专科医疗之间的关系，是一种互补互助的关系，是各司其职、相互合作的“无缝式”服务。

（于德华）

第三节　全科医生临床实践能力培养

在我国，一名合格的全科医生应能胜任的工作中，首要的两条是：①社区各种常见病、多发病的诊疗及适宜的会诊和转诊；②急、危、重患者的院前急救、转诊与出院后管理。要胜任这些工作，全科医生需要有很强的临床诊疗能力。全科医生首先是一名临床医生，而不是预防保健人员、健康教育者或社会工作者。要称为一名合格的全科医生，首先要做一名合格的医生。对于医生来说，诊疗能力是其“脊梁骨”，若不能诊断疾病、治疗疾病，全科医生就难以在社区医疗工作中立足。

全科医生的培养以岗位胜任力为目标，培养“实用、够用”的医学人才，注重实践能力培养、临床考核与临床实际工作相结合是人才培养的保证。全科医生临床实践能力培养是全科医生培养的重要环节，因此在此过程中，应该从以下几个方面入手。

一、重视临床实践教学工作

临床医学是一门实践性很强的学科，大部分知识需要直观感受和动手操作，临床实践的教学工作是培养医学生在学习医学理论知识的基础上，重点加强临床实践能力的培养，从而增强全科医生临床诊治能力。通过临床实践的培养，能有效提高临床技能和科学思辨能力，以提升能力为核心，以内涵发展为基础，培养高质量全科医学人才。

承担全科医生培养的临床实践基地，从领导到师资，首先要对教学工作高度重视，培训基地的教学管理、带教能力会对培训质量起决定作用。医学生只有通过临床实践，才能在掌握基本知识和基本技能的基础上学会运用这些知识技能，学会结合实际病例进行综合分析、逻辑推理和判断，以及由此建立正确的临床思维并运用于疾病诊断、鉴别诊断和临床检查手段的合理选择，同时拥有操作运用的能力；还能学会医疗决策、环境识别判断、团队合作、医患沟通交流，以及相关医疗法律法规的掌握、执行能力等。

培训基地要构建完善的临床实践教学管理体制和运行机制，科学的教学管理体制和运行机制是保证全科医学人才培养质量的重要保障。培训基地教学管理部门要统筹教学管理工作，只有教学设施不断完善，培训质量严格监控，各级教学人员统筹安排，师资队伍逐步提升，教学方法灵活多样，才能确保临床实践教学管理及组织工作顺利实施。

对于临床实践中以案例为基础的教学，带教教师可以结合教学内容，通过典型教学案例，采取小组讨论式教学、以问题为基础的教学模式［问题学习（problem-based learning，PBL）］教学等各种教学方法进行授课，加强理论与实践相结合，引导、启发学员形成临床思维，使年轻医生掌握常见疾病的病因、临床表现、诊断、鉴别诊断及防治知识。针对全科医生的临床教学，可以实行临床实践基地师资与基层实践基地师资集体备课制度，在教学中贯穿全科医学的综合性、整体性和连续性。基地可以通过实行"三统一"管理模式，即统一课程计划、统一教学内容、统一考试管理，以保证培训质量的规范化、同质化。为提高全科医生的临床技能、适应未来临床工作的需要，在临床实践教学中应充分利用教学模型和标准化患者（standardized patients），安排诊断学的问诊、体格检查、实验室检查及心电图判读等内容，在临床技能中心的体检实验室和模拟诊室进行系统学习和训练，同时安排外科学的打结、切开缝合、消毒铺单等内容，加强外科临床技能学习和训练。通过开设全科专业岗位综合技能训练课程，采用"技能训练+专业竞赛"结合的方式，全面提高全科医生临床实践能力。

不论是以案例为基础的临床教学模式，还是临床基地及基层实践基地带教教师的集体备课，都可以使带教师提前安排教学内容，提出有针对性的问题，使学员带着问题参加教学活动，通过询问病史、体格检查、书写病例摘要、参与制订诊疗方案、开展病例讨论等，充分理利用教学案例深化理论知识的理解与掌握，提高临床诊治能力。另外，轮转科室的临床实践教学对学员临床实践能力提升也是至关重要的一环。规范轮转科室的临床实践教学内容，实行导师或责任教师负责制，保证学员全程参加临床诊疗工作，熟练掌握病史采集、体格检查、辅助检查、诊断与鉴别诊断、制订和执行诊疗计划、临床操作、临床思维、沟通技能等临床能力。在此基础上实行规范严格的出科考试，保证学员临床实践能力的逐步提升。

二、开展定期培训

充分发挥培训基地临床技能培训中心的作用，加大对临床实践教学的投入，积极引进、更新各种操作训练模型为临床实践教学提供服务，增加学员实操机会，以对技能的掌握逐步达到熟能生巧的地步。日常开展定期培训，延长实训室开放时间，提供便捷的基本操作学习场所。另外还应借助现代化教学手段，如利用专门的标准化患者、仿真教学模型等方式切实提高学员临床技能与操作的实践能力。同时鼓励全科学员利用各种时间进行自我训练，提升能力。

除参加临床轮转外，学员还应积极参加各种相应的教学活动，如每2周1次的病例讨论、临床教学查房、小讲课等，在这些教学活动中要调动学员积极性，从被动听课的角色转变为主动参与者；由学员进行汇报病史并发言分析，此过程中要注重学员临床实践能力及全科思维的培养。鼓励学员定期参加各种学术交流会，对提升其临床能力发挥积极作用。

三、加强临床实践能力考核

培训基地要严格按照国家住院医师规范化培训（简称“住培”）要求，制定规范的考核制度和评价体系，从而严格考核的过程管理、提高培训质量。临床实践能力的考核包括日常考核、出科考核、年度考核及结业考核。基地管理部门及带教老师要注重考核内容的每一项，考核结果与奖惩制度挂钩。还可以开展临床技能竞赛，激励学员提高临床技能水平，表现优异的学员应予以表彰奖励。

学员与带教老师要进行双向评价，学员临床实践能力评价来自各轮转科室带教老师、护理人员及科室主任。同时，学员也要定期对带教老师进行评价，即双向评价。对学员的评价应包括医德医风、专业素养、临床能力等各方面；学员在出科时，对带教老师的专业知识、教学方法、教学内容、教学态度、临床实践能力等方面进行匿名评价。

在临床实践考核中，要全面实行形成性评价。临床实践过程中全面开展迷你临床演练评估（mini clinical evaluation exercise，mini-CEX）和临床操作直接观察评估（direct observation of procedural skills，DOPS）两种形成性评价方式，将形成性评价逐步应用于日常教学。各种教学活动从知识、水平、态度等方面对学生进行客观评价。出科考试、临床专业技能考核均采用客观结构化临床考试（objective structured clinical examination，OSCE）等方式进行；在病史采集、体格检查等考试中，应使用标准化患者。临床技能考核着重考查学生病史采集、体格检查、临床操作、临床辅助资料判读、病例分析、沟通交流、职业素质等综合能力。OSCE包括临床资料分析、临床技能操作和临床诊疗能力测试。涵盖内科学、外科学、妇产科学、儿科学、急救等学科的常见病、多发病的基本知识和技能。考站由最初的4个增加到现在的8个，包括标准化患者考站、临床模拟病例分析考站、临床资料分析考站，以及5个临床技能操作考站。通过各考站项目的考核，能够较全面、客观地反映学生的临床思维、临床技能和职业素质。

四、完善临床教学体系和基地建设

完善培训基地实践教学体系建设，以“提高岗位胜任能力”为培养目标，注重临床实践教学环节。按照一级指导、二级管理、三四级负责模式，完善教学组织构架，实行培训基地院领导总负责的“一把手工程”的实践教学体系。

一级机构是培训基地成立毕业后教育委员会，其职责是对培训教学工作的重大事项进行决策，制订医院教育教学发展规划、师资队伍、基地建设实施方案。

二级机构为教学管理部门，即教育处、毕业后继续教育办公室。设专职教学管理人员，负责日常培训工作的组织与管理，督导检查培训工作完成情况。

专业基地和轮转科室作为三四级负责部门，负责制订轮转计划、安排教学活动、组织管理培训及考核。通过教学体系的规范构建，可强化基地的内涵建设与管理，保障临床实践教学有序进行，提升培训质量。

临床实践基地，尤其是高等医学院校的附属医院，是完成临床实践教学工作的重要载体，是实现人才培养目标的主阵地。临床教学基地建设质量直接关系到实践教学质量，对培养学生的临床技能、动手能力和创新意识有十分重要的作用。临床实践教学工作开展得成功与否，抓好过程环节的管理是关键。

应督促指导各临床教学基地完善实践教学管理队伍，选拔配齐各级各类管理人员，明确职责分工；各临床教学基地充分利用各自临床实训中心等培训平台，向临床实践学员免费开放共享，对学员进行强化训练，培养学员使其熟练掌握临床各项常规操作技能，以及熟练处理各种常见病、多发病、急症的诊疗能力，具备进行社区医疗服务及对公众进行健康教育的能力，促进全科医生知识、能力、素质的协调发展。

对此，也应充分发挥高等院校的资源与优势，在各高校全科学院或系、各临床教学基地统筹规划下，依据国家临床医学专业“5+3”一体化人才培养模式的特点，重点加大对本科阶段全科医学临床实践教学工作的过程管理力度。在本科教育阶段，能够适当增加全科医学的理论及实习学习，按照医学培养的既定实践教学任务要求，做好实习教学环节的严格管理，做好科室轮转安排、临床带教指导教师选配、教学查房、床边教学、病例讨论、专题讲座等教学活动；做好实习检查、实习成绩及毕业考核工作；定期召开教学座谈会，交流实践教学工作经验，促进教学相长，强化医学生在本科学习阶段对全科医学的认识及了解。

五、加强临床实践教学师资队伍建设

在医学生实践能力的培养过程中，指导教师的作用最为直接。培养打造一支结构合理、素质优良、热心临床教学的教师队伍，是提高医学人才培养质量的关键。尤其是在近年各医学院校临床教学基地带教指导教师中较为普遍的存在“重临床、轻教学”“重理论、轻实践”的突出现象，或受繁重临床医疗任务的影响，不愿意承担临床带教任务；或因缺少配套的激励政策，临床教师教学积极性不高；或因教学能力和水平局限，临床实践教学效果较差等现实问题。因此应制定和搭建各种激励政策、奖励平台，评选各级教学名师、教学优秀奖、教学成果奖、高水平成果贡献奖等，给予相应的精神、物质奖励，提高广大临床医生踊跃参与临床带教工作的积极性，不断提高临床教学质量。

一个合格的带教老师应该具备高尚的医德医风、扎实的理论基础、丰富的临床经验、缜密的临床思维、良好的沟通能力。教学医院和研究生培养点应通过规章制度引导优秀的临床带教老师深入扎根临床教学，将学员考核成绩与带教老师的考核捆绑，记入相关档案，并在福利待遇、职称晋升等方面给予必要的倾斜，而且需要安排专职带教老师确保教学质量。采取动态评审机制，定期对临床教师进行培训和考核，根据考核结果适当增减教师数量。

全科医学师资队伍包括全科医学临床带教师资、社区带教师资、全科医学及其相关学科的理论师资。当前，应将社区师资队伍建设放在优先位置进行建设，特别是“5+3”长学制医学生培养的全科医生，对师资队伍的临床服务水平、带教水平、学识和眼界要求更高；教师们不仅要自身专业技术精湛，而且还应掌握丰富的学科理论知识和方法，能灵活应用教学方法，因材施教。在教师队伍建设中，还应注重科研能力的建设，在工作中具有研究的思维和能力，尤其是研究生导师，不仅能够指导学生的临床实践，还应在科学研究基本设计与实施、数据处理上给予正确的引导。

就目前的基地和师资现状来看，基层实践基地建设和师资队伍培养还有很长的路要走。临床实践教学在医学人才培养过程中起着不可或缺的重要作用，学员在掌握坚实医学理论基础的同时，更重要的是要加强其临床思维、临床实践能力的锻炼培养，这也是医学生成为一名合格临床医生的关键所在。而作为一名全科医生，加强临床实践能力的塑造和养成，更是医学拔尖创新人才培养过程中的第一要务，是培养高水平全科医生不可或缺的重要一环。

六、加强公共卫生能力的培训

百年大计，教育为本。随着医药卫生体制改革的不断深化及医疗技术的快速进步，对医学教育和人才培养提出了更高的要求，以适应未来人民群众对健康的需求。进入新时代以来，我国医学教育的功能布局、人才结构和质量建设取得了举世瞩目的成就，为“健康中国”战略提供了坚实的医学人力资源保障。在新型冠状病毒感染（COVID-19）疫情的防控过程中，也揭示了医学人才的培养过程存在薄弱环节，公共卫生体系的规划建设缺乏足够重视等现实问题。目前我国医学教育领域存在的主要问题如下。

1. 临床医学人才培养过程中普遍存在的重“治疗”轻“预防”的知识结构失调，在临床医学教育过程中忽视预防医学知识的培养。

2. 公共卫生与预防医学专业人才的培养存在明显的“医防脱节”现象。公共卫生与预防医学和临床医学、基础医学、护理学等医学学科专业之间的知识交叉融合不深、范围不广。

全科医生是居民健康的“守门人”，其对传染病知识的了解和正确的早期诊断是疫情控制的第一道防线。全科医生不仅要加强疫情防控意识，更要提升社区急性传染病防控实践能力，才能做好社区传染病早期发现、防控和应急处置工作，打赢疫情联防联控、群防群控的阻击战。社区传染病防控是全科医生必须具备的能力之一，然而在传统的科室轮转培养方案下，全科住培学员的传染病防控能力很难得到有效的提升。因此，应以全科住陪学员能够参与到的传染病防控项目为依托，将社区传染病防控应用到全科医生的规范化培训中，进一步探索把社区传染病防控理论知识的学习与实践能力的提升融入全科培训的整个过程中。

（王杰萍）

第二章　全科医生临床实践的基本方法

全科医生临床实践的基本方法

第一节　问　　诊

一、问诊的重要性

问诊（inquiry）是医生通过对患者或知情人进行全面、系统询问而获得临床资料的一种诊断方法，是采集病史的主要手段。问诊对于病史记录的完整性和准确性起着至关重要的作用，是每个临床医生必须掌握的基本功，是最重要的临床技能之一。

通过问诊可以了解疾病的发生、发展、诊疗经过、既往健康及患病情况等，对现患病的诊断有重要的意义，也为随后对患者进行体格检查和安排辅助检查提供了重要的基本参考资料。有些常见疾病通过问诊获得的信息即可作出初步诊断。

问诊是医生诊治疾病的第一步，系统的问诊不但可以获得重要的资料，医生在问诊过程表现出的耐心、关心、细致和体贴也有利于建立良好的医患关系，让患者有信任感，为后续的诊疗过程打下一个良好的医患关系基础。若忽视问诊，必然使病史资料残缺不全，病情了解不够详细、确切，会造成漏诊或误诊，还可能会增加在其他诊断中的费用，或造成治疗延误，甚至误治。

二、问诊的内容

（一）一般项目

姓名、性别、年龄、籍贯、出生地、民族、婚姻、通信地址（住址）、电话号码、工作单位、职业、就诊或住院时间、记录时间、病史叙述者、病史可靠程度等。如病史陈述者非患者本人，应注明其与患者的关系。年龄应记录实足年龄，不可以“成人”或“儿童”代替。为避免问诊过于生硬，可将某些一般项目的内容（如职业、婚姻等）放在个人史中穿插询问。

（二）主诉

主诉为患者感受最主要的痛苦或最明显的症状和/或体征，也就是本次就诊最主要的原因及其持续时间，即症状和/或体征及持续时间。确切的主诉可初步反映病情的轻重缓急，并提供疾病诊断的重要线索。例如：“头痛、高热2日”“活动后心慌、气短5年，双下肢水肿1周余”“畏寒、发热、右胸痛、咳嗽3日”“多饮、多食、多尿、消瘦1年”“反复发作腹痛3年，柏油样便1日”等。记录主诉应简明扼要，以一两句话加以概括，同时注明主诉从发生到就诊的时间。尽量用患者描述的症状书写，并将患者述说的主要病痛改为医学术语记录，不可用土语和方言。

主诉包括多个症状和/或体征时，按时间先后顺序书写。病程长、病情比较复杂的病例，由于症状、体征变化较多，应结合整个病史归纳出能反映疾病特征的主诉。通过主诉，医生通常可初步了解患者所患疾病的可能性质。对当前无症状表现，诊断资料和住院目的十分明确的患者，也可用以下方式记录主诉，如“体检发现高血压10年”。

（三）现病史

现病史即病史中的主体部分，它记录患者患病后的全过程，即疾病发生、发展、演变和诊治的经过。现病史应围绕主诉进行详细询问。现病史的内容如下。

1. 起病情况　起病的环境、具体时间、起病的急缓、起病的相关因素（如在休息、睡眠、运动、情绪激动时等）。例如：脑栓塞起病急骤、肺结核起病缓慢；脑血栓形成多发生在夜间睡眠过程中，而脑出血多发生在活动、饮酒、情绪激动的状态时。

2. 患病时间　起病至就诊或入院的时间。根据起病时间长短可分别按年、月、日、时、分记录；如果先后出现多个症状，应询问后按症状发生的时间顺序记录。例如：发热、胸痛20日，呼吸困难10日，下肢水肿1日。

3. 主要症状的特征　包括症状出现的部位、性质、持续时间和程度，缓解或加剧的因素。症状的典型特点常常为疾病性质的判断提供重要的信息。例如：典型心绞痛多位于胸骨后中下段，拳头大小，疼痛呈压榨、窒息样，每次持续一般不会少于1分钟，不会超过15分钟，休息或含服硝酸甘油后1～2分钟缓解。如果胸痛部位局限，与深呼吸、咳嗽或体位变化有关，每次持续数秒，有局部压痛，则不符合心绞痛的表现，应考虑胸膜或胸壁的病变；如果胸痛广泛，“前胸”连“后背”，每次持续数小时，甚至数日，也不符合心绞痛的表现。

4. 病因与诱因　尽可能了解与本次发病有关的病因（如外伤、中毒、感染等）和诱因（如气候、环境、情绪、饮食等），询问上述因素有助于明确诊断。例如：若胸痛发生在快走或骑车等活动过程中，休息即可缓解，心绞痛的可能性很大；如果高血压患者饮酒、情绪激动后突然出现头痛、呕吐、昏迷、肢体运动障碍等，则脑出血的可能性很大。病因和诱因并不是每个患者都能觉察得出来，发病也可能无明显诱因，问诊时医生应注意分析判断。

5. 病情发展与演变　包括病程中主要症状的变化或新症状的出现。例如：肺气肿患者突然出现剧烈胸痛和呼吸困难，应考虑自发性气胸的可能性较大；冠心病心绞痛患者，近来发作疼痛加重，此次发病疼痛持续时间较长、程度较重时，应考虑心肌梗死的可能。

6. 伴随症状　在主要症状的基础上又出现一系列其他症状，这些伴随症状常是鉴别诊断的重要依据，问清伴随症状有助于进行鉴别诊断。例如：急性上腹痛若同时伴有恶心、呕吐、发热，特别是伴有黄疸或休克时，应考虑急性胆管感染的可能。当某一症状按一般规律应出现某些伴随症状而实际上并未出现时，也应将其记录于现病史中以备进一步观察，阴性症状往往也具有重要的鉴别诊断价值。

7. 治疗经过　应询问患者在本次就诊前曾到过哪些医疗单位就诊、接受过何种检查及其结果、诊断结果、有无药物治疗（包括药名、剂量、途径、用药时间）情况等。

8. 病后一般情况　应记录患病后到就诊前或入院前的精神、体力、体重、食欲、食量、睡眠与大小便的情况，有助于全面评估患者的病情，对预后判断和辅助治疗措施的选择有帮助。

（四）既往史

既往史包括患者既往的健康状况和过去曾经患过的疾病（包括各种传染病），特别是与目前情况有密切关系的疾病。例如：对风湿性心脏瓣膜病患者应询问过去有无游走性关节痛、咽部疼痛病史；对脑血管意外患者询问有无高血压病史等。既往史中所患疾病可能一直持续到现在，如高血压、糖尿病、血脂异常等，但由于不是主诉的内容，一般放在既往史中陈述。对居住和生活地区的主要传染病和地方病，以及外伤、手术、预防接种史和对食物、药物及其他接触物的过敏史，也应按时间顺序记录于既往史中。

为避免问诊过程中患者或医生有忽略或遗漏，需要通过系统回顾做最后一次病史资料的搜集。系统回顾可以帮助医生在短时间内简明扼要地了解患者除现病史以外的其他各个系统是否发生过目前尚存在或已痊愈的症状和/或体征，这些症状和/或体征与本次疾病有无因果关系。系统回顾通常包括呼吸、循环、消化、泌尿生殖、造血、内分泌、骨骼，以及神经八大系统。

1. 呼吸系统　有无咳嗽、咳痰、咯血、胸痛、呼吸困难等症状。

2. 循环系统　有无胸痛、心悸、胸闷、呼吸困难、水肿等。

3. 消化系统　有无口腔疾病、吞咽困难、食欲改变、嗳气、反酸、恶心、呕吐、呕血、腹痛、腹泻、腹胀等。

4. 泌尿生殖系统　有无尿急、尿频、尿痛、排尿困难；有无尿潴留及尿失禁等。

5. 造血系统　皮肤、黏膜有无苍白、黄染、出血、瘀斑、血肿；有无淋巴结肿大、肝大、脾大、骨骼痛等。

6. 内分泌系统　有无怕热、多汗、乏力、畏寒、头痛、视力障碍、心悸、食欲变化、烦渴、多尿、水肿等；有无肌肉震颤及痉挛，有无产后大出血，发育是否正常等。

7. 骨骼系统　有无肢体麻木、疼痛、痉挛、萎缩、瘫痪等；有无关节肿痛、运动障碍、外伤、骨折、关节脱位、先天畸形等。

8. 神经系统　有无头痛、失眠、嗜睡、记忆力减退、意识障碍、晕厥、痉挛、瘫痪、视力障碍、感觉及运动异常、性格改变、感觉与定向障碍等；判断精神状态、思维过程、智力、能力、自知力等是否正常。

（五）个人史

1. 社会经历　包括出生地、居住地、居留时间、受教育程度、经济生活、业余爱好等。

2. 职业及工作条件　包括工种、劳动环境、对工业毒物的接触情况等。

3. 习惯与嗜好　起居卫生习惯、饮食的规律与质量、烟酒嗜好及量、药物滥用及其他异嗜物等。

4. 性接触情况　有无不洁性生活、淋病、尖锐湿疣、下疳等。

（六）婚姻史

婚姻史包括未婚或已婚、结婚年龄、配偶健康状况、性生活情况、夫妻关系等。

（七）月经史

月经史包括月经初潮的年龄、月经周期和经期日数、经血的量与颜色；有无乏力、腰酸、痛经等经期症状；末次月经日期、闭经日期、绝经年龄。记录格式如下：

初潮年龄　经期（日）/月经周期（日）末次月经时间（或绝经年龄）

例如：14岁　3～5日/28～30日　2017年1月8日（或48岁）

（八）生育史

生育史包括妊娠与生育次数，人工流产或自然流产次数，有无早产、死产、手术产、围生期感染及计划生育措施和避孕药的使用情况等。对男性患者也应询问是否患过影响生育的疾病。

（九）家族史

询问父母、兄弟姐妹及子女的健康与疾病情况，应特别询问是否有与患者同样的疾病，有无与遗传有关的疾病，如白化病、血友病、糖尿病、原发性高血压、精神病等。对已经死亡的直系亲属，要询问死因与年龄，某些遗传性疾病或涉及其父母双方亲属的疾病，也应了解。

三、全科医生应诊的四项主要任务

1. 确认和处理现患问题（present problem）　是全科医生应诊时的核心任务。患者大多因近期感觉身体某一部位不适或由此怀疑患上某种疾病而就医，全科医生应在详细采集病史后分析其就诊的原因。

2. 连续性问题的管理　全科医生除在应诊时处理患者的现患问题外，还应对连续性问题，如慢性疾病的并发症、靶器官损害等情况进行了解。同时制订长期的管理目标，指导患者改变生活方式，定期随访各项监测指标。

3. 预防性照顾　在全科医疗中占有相当重要的地位，对不同原因来就诊的患者，家庭医生应主动评估危害患者健康的各种因素并加以处置，将预防措施视为日常诊疗应执行的工作。

4. 改善就医遵医行为　全科医生为患者制订了合理的治疗和监督方案，但患者仍可能存在不恰当或异常的行为方式。因此，指导和教育患者何时就医，如何加强自我管理也是全科医生应诊时的任务之一。

四、全科医疗的问诊方式

问诊的主要任务是正确采集客观的病史资料，再根据此资料归纳书写，形成病史。除常规的问诊方法以外，为更好地了解患者背景及社会、心理因素，常采用“BATHE”问诊方法，具体如下。

B（background），背景：了解患者可能有的心理或社会因素。

A（affect），情感：了解患者的情绪状态。

T（trouble），烦恼：了解疾病或其他问题对患者的影响。

H（handling），处理：了解患者的自我管理能力。

E（empathy），移情：对患者的情况表示理解和同情，使其感受到医生的支持。

通过这样的问诊方法，全科医生能够很快了解患者的背景，帮助其走近患者，增强患者对医生的信任感，使全科医生在诊疗过程中达到医疗、预防、保健、康复和健康教育的综合目的。

五、问诊的注意事项

问诊的方法和技巧与获取病史资料的数量和质量密切相关，这涉及语言交流技能、资料收集、医患关系、医学知识、医学心理学、仪表礼节，以及提供咨询和教育患者等多个方面。不同的临床情景下，要根据情况采用相应的方法和技巧。

（一）问诊前应先拉近医患关系

问诊时要态度诚恳、耐心。医生应先向患者进行简单的自我介绍，了解患者的要求，并表示愿意尽自己的能力为患者提供诊疗服务。这样有利于缩短医患之间的距离，改变相互不了解的生疏局面，有利于患者向医生提供真实、详细的病史，为诊断和治疗打下一个良好的基础。

（二）问诊顺序

问诊开始时，由于患者对医疗环境的陌生、对疾病的恐惧或文化水平不同等因素，常有紧张情绪，造成病情叙述缺乏系统性，也易遗漏。虽然收集资料时，不必严格地按症状出现的先后顺序提问，但所获得的资料应足以按时间顺序口述并写出主诉和现病史。

（三）避免暗示性提问（诱导性问题）和重复性提问

暗示性提问是一种能为患者提供带倾向性的特定答案的提问方式，容易使患者为满足医生而随声附和，如“你的胸痛放射到左手吗？”，恰当的提问应是“你除胸痛外还有什么地方痛吗？”。此外，提问时要注意系统性、目的性和必要性，要全神贯注地倾听患者的回答，避免重复提问。

（四）问诊时医生语言要通俗易懂

问诊时避免使用医学术语，如有无发绀、腹泻、里急后重、尿频、尿急等，避免患者无法理解。同时，当患者使用医学术语时，要问清具体含义，患者使用诊断名词时，记录要冠以引号。

（五）及时澄清患者陈述中的不确切或有疑问的情况

在询问病情发生的时间、某些症状与检查结果等情况时，应及时澄清，以提高病史的真实性。问诊时，若患者提供入院前在外院就诊时所做的检查和治疗情况，应仔细询问、核实。

（六）问诊应遵循保护患者的隐私和语言对患者无伤害的原则

不要当着陌生人问诊，应依法为患者保密；问诊中注意言行得体。

（七）对危重患者问诊应简明扼要

对危重患者进行问诊或重点体格检查时应简明扼要，然后可先行处理，详细询问可待患者好转后补充。

（八）特殊患者问诊的处理方法

若患者有特殊情况，如缄默、忧伤、焦虑、抑郁、怀有敌意、多话、唠叨、文化程度低下或语言障碍、多种症状并存、重危或疾病晚期、残疾、老年、儿童、患精神病，问诊时应根据患者的具体情况采取安抚、真诚、和善、友好、理解、同情、缓慢的方式，并使用引导、通俗语言，必要时请陪同人员协助提供病史。

（九）对于涉及职业病、伤害等与法律或赔偿有关情况时应注意的问题

应注意相关人员提供病史的真实性。有些情况如因果关系，不要不加分析地记录在病历上，如有必要，应进行相应的调查分析。对关键病史的真实性表示怀疑又无从查证时，可以添加引号或记录叙述人姓名。

（于德华）

第二节 体 格 检 查

体格检查是医生运用感观，并借助一些简单的工具，了解患者身体状况，发现阳性体征最基本的检查方法。常用的器具有体温计、血压计、听诊器、叩诊锤、直尺、手电筒、消毒棉签、压舌板、标记笔等。

一、一般检查

1. 全身状态检查　病房内体格检查，患者多取仰卧位。医生站在患者右侧，向患者做自我介绍、告知体格检查注意事项，并表示希望患者予以配合。通过简短的交流，消除患者紧张情绪，增强信任感，并了解患者的应答和言语状态。首先观察被检者发育、营养、体型、面容、表情和体位，再测量并记录体温、脉搏、呼吸和血压等基本生命体征。

2. 体温测量　取体温计，检查体温计内水银柱是否已甩至35℃以下（使用水银体温计时），可以根据不同人群特点采用以下3种测温方法。

（1）口腔测温：口表水银端置于患者舌下部位，闭口3分钟，取出。

（2）腋下测温：先擦干腋窝下汗液，体温计水银端放在腋窝深处，紧贴皮肤，屈臂过胸，夹紧，5～10分钟取出。

（3）直肠测温：肛表用油剂润滑，体温计水银端后轻轻插入3～4cm，3分钟取出；用浸有消毒液的纱布擦净使用过的体温计后观察并记录读数。观察刻度后甩下水银，将体温计放入托盘。

3. 脉搏测量　检查脉搏时右手指并拢，以示指、中指和环指的指腹平放在患者右手桡动脉近手腕处，至少计数30秒脉搏搏动次数，算出每分钟脉搏次数。同时观察患者呼吸，计数胸廓起伏次数，算出每分钟呼吸次数。

4. 血压测量　测量右上臂血压前，必须让患者在安静环境下休息5分钟，检查血压计水银柱液面是否与0刻度平齐。使患者右上肢裸露，伸直并外展约45°，袖带气囊胶管避开肱动脉，袖带紧贴皮肤缚于上臂，下缘距肘弯横纹上2～3cm，袖带不宜过紧或过松，一般以能伸进1指为宜。在肘窝肱二头肌肌腱内侧触及肱动脉搏动，将听诊器置于肱动脉上（不宜将其塞在袖带下），并使测量点与腋中线处于同一水平。右手以均匀节奏按压充气球向气袖内注气，待动脉搏动消失后再充气使水银面升高约20mmHg，然后缓缓放气，使水银柱缓慢下降，以每秒2mm速度为宜。双眼平视水银柱平面，听到的第一个搏动声为收缩压；水银柱继续下降至声音突然变低沉，直至消失，此时所示压力值为舒张压。同样的方法测定2次，间歇1分钟左右，以2次读数的平均值作为测量结果。解下袖带，整理好后放入血压计盒。向右侧倾斜血压计约45°，使水银柱内水银进入水银槽后关闭开关。

二、头部

1. 头发及头颅　注意头发颜色、疏密度特点。用双手拨开头发，观察头皮颜色、有无头屑、疖痈、血肿，以及有无压痛、包块、损伤等。检查头颅大小、外形和有无异常运动。

2. 眼部

（1）外眼检查：主要观察眼睑和结膜。嘱被检者眼睛下视，用右手示指和拇指捏住左上眼睑中部的边缘，轻轻向前牵拉，然后示指向下压，并与拇指配合将睑缘向上捻转，翻转上眼睑，观察眼睑结膜和穹窿结膜。提起上眼睑皮肤，使眼睑翻转复原。按同样方法检查右上眼睑。用双手拇指置于下眼睑中部，嘱被检者向上看，同时向下牵拉睑缘，观察下眼睑结膜、穹窿结膜、球结膜及巩膜。眼球检查时注意观察眼球的外形和运动状态。

（2）瞳孔检查：首先观察双侧瞳孔是否等大、等圆。然后进行瞳孔功能活动的测验及对光反射检查，取手电筒，聚光圈后检查对光反射：先查左瞳孔，手电光由外向内移动，直接照射瞳孔，并观察左瞳孔是否缩小；移开光源后，用手隔开双眼，再次用手电光直接照射左瞳孔并观察右瞳孔的动态反应；用同样的方法检查右瞳孔的直接和间接对光反射。瞳孔对光反射迟钝或消失常见于昏迷患者。聚合反射检查嘱被检者注视1m以外的示指，然后将示指较快地向鼻梁方向移动至距眼球约20cm处，观察两侧瞳孔变化，正常人此时可见双眼内聚，瞳孔缩小；动眼神经损害者，聚合反射会消失。

3. 鼻部

（1）鼻外形：观察鼻部皮肤状态和外形。左手拇指将鼻尖上推，借助手电光观察鼻前庭和鼻腔。检查者用手指压闭一侧鼻翼，嘱被检者呼吸，以判断通气状态；以同样方法检查另一侧。

（2）鼻窦：检查额窦、筛窦和上颌窦有无压痛。将双手固定于患者的两颞侧，将拇指置于眶上缘内侧同时向后按压，询问有无压痛、两侧有无差别；将手下移，先用右拇指置于被检者左侧鼻根部与眼内眦之间，向后内方按压，询问有无压痛；接着用左手拇指压右侧鼻根部与眼内眦之间，向后内方按压，询问有无压痛。再将两手下移，拇指置于颧部，同时向后按压，询问有无疼痛，两侧有无差别。

4. 口

（1）口唇及口腔黏膜：观察口唇色泽，以及有无疱疹、口角糜烂等。取手电筒和消毒压舌板，观察口腔黏膜、牙齿、牙龈；轻轻压迫牙龈，注意有无出血和溢脓。

（2）咽部及扁桃体：嘱患者张大口并发“ā”音，手持压舌板的后1/3，在舌前2/3与舌后1/3交界处迅速下压，借助手电筒的光观察软腭、软腭弓、悬雍垂、扁桃体和咽后壁，注意有无黏膜充血、红肿、淋巴滤泡增生，如果扁桃体增大，则须分度。

（3）舌：许多局部或全身疾病均可使舌的感觉、运动与形态发生变化，通过观察舌质及舌苔情况可为诊断提供重要临床依据。舌的运动异常，如震颤可见于甲状腺功能亢进，偏斜可见于舌下神经麻痹。

三、颈部

1. 颈部外形　解开衣领，充分暴露颈部。观察颈部皮肤，确认有无颈静脉怒张、颈动脉异常搏动和颈静脉搏动，以先左后右的顺序观察；观察甲状腺大小和对称性。

2. 颈部淋巴结　检查者双手指尖在颈后三角沿斜方肌前缘和胸锁乳突肌后缘触诊；翻掌，用双手指尖在颈前三角区，先沿胸锁乳突肌前缘触诊；然后让被检者头稍低向左侧，检查者左手扶住头部，右手指尖分别触摸下颌下及颏下淋巴结；同法触摸右侧下颌下淋巴结。嘱被检者头部稍前屈，用双手指尖在锁骨上窝内由浅部逐渐触摸至锁骨后深部，检查锁骨上淋巴结。若触摸到淋巴结，应注意部位、大小、数目、硬度、压痛、活动度，并且确认有无粘连，局部皮肤有无红肿、瘢痕、瘘管等。

3. 甲状腺　双手触诊法检查甲状腺，右手拇指在胸骨上切迹处向上触摸并确认甲状腺峡部在气管前有无增厚，嘱被检者做吞咽动作，判断有无肿大或肿块；然后用左手拇指在甲状软骨下气管右侧向对侧轻推，右手示指、中指和环指在左胸锁乳突肌后缘，右手拇指在气管旁，使甲状腺左叶在此四指之间，以拇指滑动触摸来确定甲状腺的轮廓大小及表面情况，确认有无肿块和震颤；嘱被检者吞咽，肿大的甲状腺可随吞咽运动上下移动；同法检查甲状腺右叶。如果有甲状腺肿大，则将听诊器放在肿大的甲状腺上，注意确认有无连续性静脉“翁鸣音”或收缩期动脉杂音；若甲状腺无肿大，则无须听诊。

四、胸部

1. 视诊　解开衣服，充分暴露前胸部。视诊皮肤，观察呼吸运动是否均衡，节律是否规整，两侧是否对称；肋间隙宽度，胸壁静脉有无曲张。观察并比较胸廓的前后径与左右径，注意胸廓外形的异常改变，如桶状胸、佝偻病胸或局部隆起。视诊两侧乳房对称性和乳房皮肤有无异常，乳头的位置、大小和对称性，男性有无乳房增生。

2. 触诊

（1）胸壁及乳房触诊：用手掌前部分别触压胸廓左右上、中、下三部位，检查有无皮下气肿，并询问被检者有无胸壁压痛。双手按压胸廓两侧，检查胸廓的弹性。用拇指按压胸骨柄及胸骨体的中、下部，询问被检者有无压痛。女性则常规触诊乳房，先查健侧，后查患侧。双侧乳房检查顺序均从外上象限开始，左侧按顺时针方向检查，右侧则是按逆时针方向检查，由浅入深触诊，最后触诊乳头。检查者的手指和手掌平置在乳房上，用指腹轻轻施加压力，旋转滑动触诊，一般以能触及肋骨而不引起疼痛为度，注意乳房有无红、肿、热、痛和包块。触诊乳晕和乳头，则用拇指和示指同时轻压乳头两侧对应部位，注意有无硬结和分泌物。

（2）胸廓扩张度：检查前胸廓扩张度，两手掌及伸展的手指置于胸廓下面的前侧部，左、右拇指分别沿两侧肋缘指向剑突，两拇指间距约2cm；嘱被检者做深呼吸动作，比较两手的动度是否一致。若一侧胸廓扩张度受限，见于大量胸腔积液、气胸、肺不张等。

（3）语音震颤：将双手掌置于被检者胸部的对称位置，嘱其以同等强度发“yi”长音，并双手做一次交换，以排除两手感觉的误差。检查上、中、下三部位，比较两侧相应部位语音震颤的异同，注意有无增强或减弱。

（4）胸膜摩擦感：双手掌置于被检者胸廓下侧部，嘱其深吸气，触诊有如皮革相互摩擦的感觉，该征象常于胸廓的下侧部触及，多见于急性胸膜炎。

3. 叩诊检查　胸部叩诊音分布，以胸骨角为标志，确定肋间隙。板指（左手中指的第二指节）与肋骨平行，由第1肋间至第4肋间，按由外向内、自上而下、两侧对照的原则叩诊。注意叩诊音改变及板指的震动感。肺下界叩诊，按锁骨中线、腋中线、肩胛线顺序叩三条线。被检者平静呼吸，检查者板指贴于肋间隙，自上而下，由清音叩到实音时为肺下界，数肋间隙并做记录。

4. 听诊　听诊的顺序一般由肺尖开始，自上而下，前胸部沿锁骨中线和腋前线听诊；侧胸部沿腋中线和腋后线听诊；背部沿肩胛线听诊，上、中、下部左右对称部位进行对比，比较两侧的呼吸音有无异常变化，是否有呼吸音以外的附加音（干、湿啰音）和胸膜摩擦音，必要时嘱被检者做深吸气动作。

五、心脏

1. 视诊　检查者下蹲，以切线方向观察心前区是否隆起、观察心尖冲动的位置、强弱和范围及心前区有无异常搏动。

2. 触诊　手掌置于心前区，注意心尖冲动的位置、有无震颤。示指和中指并拢，用指腹确定心尖冲动的位置、范围，同时确认是否弥散、有无抬举性搏动，确定是否有心前区异常搏动（包括剑突下搏动）。用手掌在心底部和胸骨左缘第3、4肋间触诊，注意有无震颤及心包摩擦感。必要时用手掌尺侧（小鱼际）确定震颤的具体位置，判定是收缩期还是舒张期出现。

3. 叩诊　心脏叩诊先叩左界，从心尖冲动最强点外2～3cm处开始，沿肋间由外向内叩；叩诊音由清变浊时，翻转板指，在板指中点用标记笔做标记；如此自下而上，叩至第2肋间。叩右界则先沿右锁骨中线，自上而下，叩诊音由清变浊时为肝上界，于其上一肋间（一般为第4肋间）由外向内叩出浊音界，上移一个肋间，于第2、3肋间由外向内叩出浊音界，并分别做标记。然后标出前正中线和左锁骨中线，用直尺测量左右心浊音界各标记点距前正中线的垂直距离，以及左锁骨中线与前正中线间的距离，并记录。

4. 听诊　心脏听诊应先将听诊器置于心尖冲动最强的部位，即二尖瓣区（又称心尖区）；听诊心率（每分钟心搏次数）、心律（心脏跳动的节律）、心音（强度改变、心音分裂、额外心音）、杂音。然后依次在肺动脉瓣区（胸骨左缘第2肋间）、主动脉瓣区（胸骨右缘第2肋间）、主动脉瓣第二听诊区（胸骨左缘第3肋间）、三尖瓣区（胸骨左缘第4、5肋间）听诊。注意心音强度比较，如主动脉瓣区第二心音（A2）与肺动脉瓣区第二心音（P2）的强度比较，以及心音分裂与呼吸的关系。若听到杂音，应认真辨别其最响的部位、时期、性质、传导、强度，以及其与体位、呼吸、运动的关系。在胸骨左缘第3、4肋间听诊心包摩擦音。

六、背部

1. 背部胸廓扩张度　嘱被检者坐起，双手抱膝，暴露背部，视诊皮肤。医生双拇指在第10后肋水平，对称性地将手掌放在背部两侧，双拇指间距约2cm，双手向脊柱方向推挤，使皮肤松弛至双手大拇指掌侧缘平行；然后嘱被检者做深呼吸动作，比较双手的动度是否一致。

2. 背部语音震颤　检查者两手掌置肩胛下区对称部位，嘱被检者发“yi”音，然后两手交换，嘱被检者以相等强度重复发“yi”音，比较两侧语音震颤是否对称。

3. 背部叩诊　肩胛间区脊柱两侧上下共4个部位，左右腋后线、肩胛线上下共4点，先左后右。比较叩诊音的分布是否正常。

4. 肺下界的移动范围　嘱被检者上臂自然下垂贴于胸侧壁，检查者握其肘，稍做内收外展动作，另一只手触摸肩胛下角，在上臂自然下垂时确定肩胛下角位置，通过此角的垂线为肩胛线。沿肩胛线自上而下，叩出平静呼吸时的肺下界；嘱被检者深吸气后屏气，迅速沿左肩胛线自上而下叩至浊音区，翻转板指，在其中点做一标记；患者恢复平静呼吸后，再嘱其深呼气后屏气，迅速沿左肩胛线自上而下叩出浊音区，翻转板指，再做标记，嘱被检者恢复正常呼吸；数肋间，用直尺测量两个标记间的距离，即肺下界移动范围。再叩右肩胛线处肺下界及深吸气、深呼气末的肺下界，数肋间，测量右肺下界移动范围并做记录。

5. 背部听诊　听诊肩胛间区脊柱两侧、上下共4个部位，左右腋后线、肩胛线上下共4点，注意双侧对称部位的呼吸音是否异常，有无干、湿啰音。嘱被检者以相同的声音强度发“yi”长音，在肩胛间区脊柱两侧和肩胛下区左、右共4点对比两侧语音共振有无增强或减弱。

6. 肾区叩击痛　用双拇指按压背部第12肋与脊柱夹角的顶点（即肋脊点）和第12肋

与腰肌外缘的夹角顶点（即肋腰点），同时询问被检者有无疼痛。用左手掌平放在左肋脊角处，右手握拳用轻到中等的力量叩击左手背，询问有无疼痛，即肾区叩击痛；然后检查右侧有无叩击痛。

7. 脊柱检查　嘱被检者前后、左右活动颈部及腰部，观察脊柱的活动度，确认有无活动受限。检查者用手指沿脊柱的棘突以适当的压力从上向下划，判断脊柱有无侧弯。检查者用拇指自上而下逐个按压脊柱棘突及椎旁肌肉直至骶部，询问有无压痛。叩击痛检查先用间接叩击法，嘱被检者坐正，将左手掌置于被检者头顶部，右手半握拳叩击左手背，观察被检者有无疼痛，疼痛部位多提示病变位置。然后用叩诊锤直接叩击胸椎和腰椎体的棘突，询问有无叩击痛，如有压痛或叩击痛，则以第7颈椎棘突为骨性标志，计数病变椎体位置。

七、腹部

1. 视诊　嘱被检者取仰卧位，充分暴露腹部，检查者蹲下平视腹部确认外形是否平坦。视诊腹部皮肤，确认是否存在呼吸运动或有无异常，有无腹壁静脉曲张、胃肠型或蠕动波等。

2. 听诊　右下腹听诊肠鸣音（1分钟）。在脐部和脐上两侧听诊有无血管杂音。鉴于腹部触诊和叩诊可能影响肠鸣音的活跃程度，可根据专科情况，腹部检查改为视、听、触、叩的顺序进行。

3. 触诊

（1）腹壁紧张度及基本触诊手法：嘱被检者屈膝并稍分开，以使腹肌松弛。以全手掌放于腹壁上部，感受腹肌紧张度，并使患者适应片刻。

1）首先轻柔地进行腹部浅触诊，先触诊未诉病痛的部位，一般自左下腹开始滑行触诊，然后沿逆时针方向移动，同时观察被检者的反应及表情。注意腹壁的紧张度、抵抗感、表浅的压痛、包块、搏动和腹壁上的肿物。

2）然后进行深触诊，左手与右手重叠，以并拢的手指末端逐渐加压触摸深部脏器；同浅触诊一样，一般自左下腹开始，按逆时针方向进行。

如果触及肿物或包块，须注意其位置、大小、形态、质地、压痛、搏动、移动度及与腹壁的关系。

（2）脏器触诊：双手触诊法检查肝脏。嘱被检者张口，检查者用左手拇指置于季肋部，其余四指置于背部，以限制右下胸扩张，增加膈下移的幅度。右手四指并拢，掌指关节伸直，与肋缘大致平行地放在右髂窝，患者呼气时手指沿右锁骨中线压向腹深部，吸气时手指向前迎触下移的肝缘。如此反复进行，手指逐渐向肋缘滑行移动，直至触及肝缘或肋缘；注意吸气时手指上抬的速度要落后于腹壁的抬起。

如果肋下触及肝脏，必要时宜在右锁骨中线叩出肝上界并测量肝脏的上下径，以排除肝脏下移。然后在前正中线触诊肝脏，一般从脐部开始，自下而上滑行移动，与呼吸运动配合，测量肝缘与剑突根部间的距离。触及肝脏后除测量肝脏的大小外，还应注意质地、表面状态、边缘位置、压痛、搏动感等。肝大者应进行肝颈静脉回流征检查，即用手掌压迫右上腹，观察颈静脉，如出现明显颈静脉怒张，则为肝颈静脉回流征阳性。

脾脏双手触诊法，左手掌置于被检者左腰部第9～11肋处，试从后向前托起脾脏，右手掌平放于腹壁，与肋弓大致成垂直方向。一般从脐部开始，双手配合，随呼吸运动深部滑行向肋弓方向以触诊脾脏，直至触及脾缘或左肋缘。触诊不满意时，可嘱被检者取右侧卧位，右下肢伸直，左下肢屈曲使腹部皮肤松弛，再做触诊。若出现脾大，则测量甲乙线、甲丙线和丁戊线；除大小外，还应注意脾脏的质地、表面情况、有无压痛及摩擦感等。

（3）压痛、反跳痛：当检查者用手触诊腹部出现压痛后，用并拢的2～3个手指压于原处片刻，使压痛感觉趋于稳定，然后迅速将手抬起，若此时患者感觉腹痛骤然加重，并常伴有痛苦表情或呻吟，称为反跳痛，如位于脐与右髂前上棘连线中外1/3交界处的麦氏点（McBurney点）压痛提示有阑尾病变。

墨菲征（Murphy sign）检查：嘱被检者取仰卧位，双腿屈起稍分开，以左手掌平放于被检者右季肋区下部，以拇指指腹钩压腹直肌外缘与肋弓交界处，其余四指与肋骨交叉，然后嘱患者深吸气，同时注意被检者的面部表情，询问有无疼痛，若因疼痛而突然中止吸气动作，则为墨菲征阳性。双手拇指依次深压两侧肋弓第10肋下缘偏内（即季肋点）、脐水平腹直肌外缘（上输尿管点）和髂前上棘水平腹直肌外缘（中输尿管点），注意有无压痛。

（4）肝区叩痛：检查肝区叩击痛，用左手掌平放在右季肋区，右手握拳用轻到中等力量叩击左手背，询问叩击时有无疼痛。

（5）其他：双手触摸两侧腹股沟淋巴结，比较两侧股动脉的搏动是否存在，搏动强度是否一致，并将听诊器置于股动脉搏动处，听诊有无射枪音；稍加用力，注意有无Duroziez双重杂音。取棉签分别沿肋弓、脐水平、腹股沟，由外向内轻划刺激腹壁，先左后右，左右对比，检查上、中、下腹壁反射是否引出。

4. 叩诊 腹部叩诊音的分布检查同浅触诊，从左下腹开始，以逆时针方向叩诊，确认有无异常的浊音或实音。移动性浊音的叩诊先从脐部开始，沿脐水平向左侧方向移动。当叩诊音由鼓音变为浊音时，板指位置固定，嘱被检者取右侧卧位，稍停片刻，重新叩诊该处，听取音调是否变为鼓音。然后向右侧移动叩诊，板指移动不便时可改变指尖方向，继续叩诊直达浊音区。叩诊板指固定位置，嘱被检者向左侧翻身180°听取叩诊音变化。若出现浊音区随体位移动而变动的现象，则为移动性浊音阳性。

八、四肢与神经反射检查

1. 上肢 盖好被子，视诊上肢皮肤、关节、手指及指甲。检查上臂内侧肘上3～4cm处皮肤弹性。触诊左滑车上淋巴结时，用左手扶托被检查者左前臂，并屈肘约90°，以右手小指固定在被检者的肱骨内上髁，示指、中指及环指并拢，在其上2～3cm处肱二头肌、肱三头肌之间的肌沟中，纵行、横行滑动触摸滑车上淋巴结；同法检查右上臂皮肤弹性和右滑车上淋巴结。比较双侧桡动脉搏动是否一致，有无交替脉；嘱被检者深吸气，检查有无奇脉；左手指掌侧紧握被检者右手腕桡动脉处，将被检者前臂抬高过头，感受被检者桡动脉的搏动，判断有无水冲脉。用手指轻压被检者指甲末端，观察有无红白交替现象，即毛细血管征。

嘱被检者活动上肢，观察有无运动功能障碍或异常。右手置于被检者上臂内侧，嘱被检者做屈肘动作；右手置于被检者前臂外侧，嘱其做伸肘运动，观察肌肉克服阻力的力量，即肌力是否正常；相同方法测试右前臂肌力，并与左侧进行比较。嘱被检者双手紧握检查者示指、中指和环指，检查者用力回抽，以比较双侧握力。

2. 下肢　暴露下肢，视诊双下肢皮肤、静脉、关节、踝部及趾甲。嘱被检者屈膝，触摸腘窝淋巴结，触压胫骨前缘内侧有无凹陷性水肿，先查左下肢，后查右下肢。双手同时触摸两侧第1、2趾骨间足背动脉，并进行比较。

嘱被检者活动下肢，观察有无运动功能障碍。用手握住小腿下部，嘱被检者做屈腿动作；用手置于被检者胫骨下方并施加压力，嘱被检者对抗阻力做伸膝动作，检查肌力并进行两侧对比。

3. 神经反射检查　用左手在腘窝处托起下肢，使髋、膝关节稍屈，然后用叩诊锤叩击髌骨下方的股四头肌肌腱，观察小腿伸展动作，先查左侧后查右侧膝反射。使被检者髋、膝关节稍屈，下肢取外旋外展位，用左手使足掌背屈成过伸位，然后以叩诊锤叩击跟腱，观察足向跖面屈曲运动；同样方法检查右侧跟腱反射。

以左手托被检者屈曲的肘部，将大拇指置于肱二头肌肌腱上，然后以叩诊锤叩击拇指指甲，观察前臂的屈曲动作，即肱二头肌反射。用叩诊锤直接叩击鹰嘴突上方的肱三头肌肌腱，观察前臂的伸展运动，为肱三头肌反射。使被检查者腕部桡侧面向上，并使腕关节自然下垂，用叩诊锤叩击桡骨茎突上方，观察前臂前旋、屈肘动作，为桡骨膜反射。

检查者左手握住被检者腕关节上方，右手以中指及示指夹持被检者中指，稍向上提，使腕部处于过伸位，然后以拇指迅速弹刮患者中指指甲，如果其余四指有轻微的掌屈动作，则为霍夫曼征（Hoffmann sign）阳性，以同样的方法检查右侧。用手托住被检者左踝部，用叩诊锤柄或钝竹签沿足底外侧缘，由后向前划至小趾掌关节处再转向趾侧，正常表现为足趾跖屈，为巴宾斯基征（Babinski sign）阴性。用拇指和示指或示指和中指沿被检者胫骨前缘用力由上向下滑压，阳性表现为趾缓缓背伸，其他四趾呈扇形展开，称奥本海姆征（Oppenheim sign）阳性。将膝部稍抬起，右手拇指及其他四指捏压腓肠肌，阳性表现同巴宾斯基征和奥本海姆征，称戈登征（Gordon sign）。均先查左侧后查右侧。

先使被检者一侧髋、膝关节屈曲成直角，左手置于膝关节上，右手置踝部并抬高小腿，克尼格征（Kernig sign）阳性者伸膝受限伴有疼痛，而且对侧膝关节屈曲；先查左侧后右侧。检查完毕，整理好被检者衣被及检查器具，感谢被检者的配合，并道别。

（于德华）

第三节 辅助检查的选择

随着科学技术的发展及医学理论的深入研究，现代医学辅助检查的项目越来越多，特异性也越来越强。医学辅助检查对疾病诊断起着相当重要的作用，全科医生站在基层医院的第一线，在患者疾病的筛查诊断及治疗中有着举足轻重的作用。合理选择辅助检查是全科医生应该掌握的基本技能。提高临床医生合理选择辅助检查的能力是培养全科医生的重要内容。

临床医生的主要任务是诊断和治疗疾病，医疗水平的高低也体现在疾病诊断的准确性上。全科医生必须通过详细询问病史、系统全面的体格检查和必要的辅助检查来收集资料，然后进行综合归纳分析，最后作出诊断。辅助检查是临床诊断的重要手段，正确地认识、合理地选择、恰当地评价辅助检查，能使全科医生在更短的时间、更大的范围、更深的层次上获得关于疾病的更精细的客观资料，为疾病的诊断提供依据。全科医生在基层的一线工作中会接触到表现多样、进展复杂的疾病，而辅助检查项目纷繁，使得全科医生常感迷茫和困惑。但是，只要根据病史特点，熟悉各种辅助检查的特性，恰当选择辅助检查，正确分析辅助检查的结果，并用正确的临床思维进行综合分析，就能得到正确的诊断。

医学辅助检查手段并不是用得越多越好，也不是越先进就越好，关键在于“有的放矢”。如何科学、合理地选择必要的实验室检查和特殊检查，做到既有助于临床上尽快确立诊断，及时判断病情进展、疗效和预后，又尽可能减轻患者的痛苦、不良反应及经济负担。由于社区医院医疗条件所限，缺少大型医院所拥有的完善的检查设施，因此选择项目时，应选择对疾病诊断灵敏度和特异度高的检验项目；如今临床检验的内容日益丰富、项目繁多，选择项目时，一定要在认真和详尽询问病史和体格检查得到初步诊断的基础上，从疾病诊断的实际需要出发，选用针对性和特异性较强的项目进行检查，避免滥用和浪费。

一般来说，作为诊断的辅助检查，只要能满足诊断的要求，辅助检查越少越好；能用简单的、便宜的辅助检查明确诊断，最好不要选择复杂的、昂贵的辅助检查。

一、辅助检查的分类

（一）实验室检查

实验室检查是通过物理、化学和生物学等实验方法对患者的分泌物、渗出物、排泄物、体液、血液及组织细胞等标本进行检查，从而获得疾病病原体，组织的病理、生理改变，或器官功能状态的资料，如血液、尿液、粪便、浆膜腔积液的常规、生化、免疫及病原微生物检查等。

（二）无创器械检查

通过一定的仪器设备，在对患者无明显危险性及创伤性的前提下直接对患者进行检查，从而获得器官的病理形态改变和器官功能状态的信息。常见的有心电图、超声（ultrasound）、电子计算机体层摄影（computerized tomography，CT）、磁共振成像（magnetic resonance imaging，MRI）、放射性核素等检查。

（三）有创器械检查

有创的器械检查是指有一定危险性及创伤性的器械检查，目前常用的有内镜检查、血管造影、组织穿刺活检等。

二、选择辅助检查的原则

1. 安全性　首先应考虑到各种辅助检查可能产生的并发症，确认这些并发症是暂时的还是长期的。有些有创性检查可能会给患者带来一定的痛苦，甚至带有一定的危险。

2. 针对性　诊断价值应放在第一位，包括兼顾检查的灵敏度和特异度，但在不同场合下，侧重点可能有所不同。

3. 及时性　考虑获得各项检查结果所需等待的时间。例如：尽管在肺炎治疗过程中痰涂片革兰氏染色检查对于指导临床治疗的价值不如痰菌培养，但是可以在较短时间内得到结果，而且可以大致明确致病菌的属性，为指导临床选用合适抗生素指明方向，因此临床上应优先考虑。

4. 实用性　在条件允许的情况下，尽量选用既有诊断价值，价格又便宜的项目。简单总结：常规检查应优先于特殊检查；简单易行的检查优先于复杂的检查；无创的检查优先于有创的检查；无害的检查优先于有害的检查。

三、选择辅助检查的方法

如今辅助检查的内容日益丰富、项目繁多、发展迅速，如免疫学、细胞学、病理学、微生物学，乃至分子生物学检查，以及单光子发射计算机断层成像（single-photon emission computerized tomography，SPECT）、正电子发射断层成像（positron emission tomography，PET）和各种侵入性检查技术亦在逐渐完善改良，为临床医生确定诊断和观察、判断疗效及预后提供了越来越多可供选择的辅助手段。

目前的分子生物学检查也提供了许多先进的检测手段，包括DNA重组技术、荧光定量聚合酶链反应（polymerase chain reaction，PCR）技术、基因诊断及计算机生物芯片技术，可以从细胞、分子层面进行疾病的诊断。但要避免养成对辅助检查的依赖而省略详细询问病史、仔细进行体格检查和临床思维过程中的许多常规程序等，切忌以盲目性、随意性、撒网式、一味求新地选择辅助检查。为此，要充分了解辅助检查的原理，熟悉其优缺点，了解其灵敏度、特异度，并严格掌握其适应证和禁忌证，避免重叠检查，还要考虑检查的过程、时机、患者的状态、先前的诊治状况等。

全科医生在诊治患者时，对于众多的辅助检查手段，应遵循选择辅助检查的原则来选择检查项目，以帮助明确诊断。对于某些诊断不明的患者，为了尽量缩短确诊时间，减少检查费用，可以分两步进行：①首先，选择一些灵敏度高的项目将诊断范围缩小，即此项检查结果正常者可除外某些疾病，尽可能减少假阴性，以免漏诊；②然后，在第一步检查结果阳性的基础上进行肯定诊断，这时选择特异度高的实验室检查，即只要该检查结果阳性就可以肯定诊断，尽可能减少假阳性，以免误诊。部分疾病有时根据一种辅助检查难以确诊，通常需要两种或以上的联合检查方法才能确诊，例如："心电图＋心肌酶谱检查诊断急性心肌梗死""超声＋CT/MRI＋甲胎蛋白诊断肝癌"等。联合检查方式可以提高特异度，降低误诊率。

选择辅助检查时，要熟悉辅助检查的灵敏度、特异度、假阳性率、假阴性率、阳性预测值、阴性预测值及总符合率。只有了解上述这些检查的临床意义，才能有目的、有针对性地选择辅助检查，正确地分析检查结果，避免漏诊和误诊。通常来说，灵敏度越高，特异度就越低，假阳性率会增加，易导致误诊；而特异度越高，灵敏度就越低，假阴性率会增加，易导致漏诊。

一般而言，辅助检查中，阳性结果在60%左右比较合适。阳性结果太低，说明针对性较差，要明确诊断所选择的辅助检查项目必然较多，医疗费用较大；但阳性结果太高并非意味着辅助检查选择得好，因为若所选择辅助检查阳性结果太高，往往疾病已发展到一定阶段，早期诊断意义不大，有些疾病可能诊断正确，但却失去了有效治疗的机会，如恶性肿瘤。选择辅助检查距诊断的时间越短，越能提早诊断，治疗效果越好，要达到此目的，选择的辅助检查的针对性必须较强。

四、正确评估辅助检查的结果

任何辅助检查都是在一定环境中，借助于具体的设备、仪器或化学试剂进行，其结果总是要受到诸多因素的影响，首先考虑客观性，其次考虑其灵敏度、特异度、局限性及患者的个体差异，最后要考虑非整体性、非动态性和非连续性，必须结合临床实际情况来考虑，才能作出正确的评价。临床医生要防止片面地依靠辅助检查结果下诊断的错误做法。一两次阴性结果往往不足以排除疾病的存在，如痰检或胸腔积液中结核分枝杆菌阴性不能否定结核病的存在，而要结合临床观察有无结核的中毒症状，更重要的是要考虑影像学上有无结核病的征象等，从而进行综合分析判断。另一方面，一两次阳性结果也往往不能肯定疾病的存在，如粪便中发现伤寒沙门菌，但也可见于健康带菌者。疾病的表现各式各样，在不少的情况下会出现"同病异症""异病同症"的现象，甚至同一患者同一检查前后检查结果也会出现不同。若想正确评价辅助检查的结果，就需要全科医生既要抓住疾病的特点，具体问题具体分析，又要善于从该类疾病的共同表现中用求异的方法找到该病的特点，从该病的特殊表现中用求同的方法找出该类疾病的共同表现，从而揭示疾病的本质。

五、影像学辅助检查在常见系统疾病中的应用

医学影像学技术发展迅速，在医学科学中的地位不断提高，新的检查技术和检查方法层出不穷，总的说来，透视和摄片（平片）是影像检查方法中最基本的方法，被称为

普通放射检查。各类影像学检查各有其适应范围，它们也可以相互印证、联合应用，但却难以彼此取代。超声诊断最常用的是B型超声，简称“B超”，该方法没有放射损伤，而且具有操作简便、价格低廉、重复性好等优点，因而受到医生和患者的普遍欢迎。但是超声图像显示相对较粗糙，对操作者的技术水平也如透视一样有较大的依赖性，难以避免漏诊、误诊的发生。CT、MRI、SPECT、PET等都是新型的高科技检查项目，它们都借助了现代高性能计算机强大的后处理技术，但也都有各自的优缺点。

上述医学影像学技术广泛应用于临床各个方面，现介绍如下。

（一）心脏疾病

1. X线平片　能够显示心脏、大血管的轮廓、形态、瓣膜及动脉壁上的钙化。根据平片所见，往往可以对有心脏形态异常的心脏疾病作出初步判断，如心包积液、全心扩大等，但X线平片检查局限性仍很大。

2. 心脏超声　在心脏疾病的检查中有重要地位，不仅能实时显示心脏瓣膜的形态、活动状况、增厚程度、关闭情况和附着位置等，还能观察血流动力学变化，以及各心房、心室大小和心脏功能，在诊断心脏瓣膜病、先天性心脏病、心肌病、心包积液及缩窄性改变、心腔内良性和恶性肿瘤及心室壁厚度测量等方面，心脏超声可作为首选或筛选的影像学检查方法。

3. 多层螺旋CT　当前最新的多层螺旋CT机扫描速度非常快，分辨能力越来越高，配合心电门控触发、容积重建、冠状动脉测量、心功能分析等先进的软件和后处理技术，对心血管疾病的诊断已达到很高的水平。

4. 造影检查　造影检查是心脏、大血管疾病影像诊断中对腔内病变诊断最精确的方法。随着技术的进步、设备性能的提高，心脏、大血管造影、冠状动脉造影等显影越来越清晰，诊断快捷而明确。凡拟行心脏手术者，术前几乎都要做这类检查。但是，心脏的造影检查对技术、设备的要求很高，也存在着一定的风险。

（二）胸部疾病

1. X线胸片　对于肺脏疾病及较大的纵隔病变有一定的诊断价值，然而胸片显示的是平面图像，有些病变会有重叠。

2. CT　由于CT的分辨率高，能够显示透视或胸片无法显示的某些胸部病变。特别是对于纵隔疾病的诊断，CT具有独特的价值，这得益于它具有良好的密度分辨力，以及无组织重叠、无检查盲区的特点。CT不但能发现纵隔肿瘤，还能确定其病变范围，在定位和定性诊断方面相对于普通X线诊断来说都有质的飞跃。

3. MRI　在后纵隔脊柱旁病变的显示方面优于CT。

（三）腹部疾病

1. B型超声　对于腹部的实质性脏器来说，应用超声波检查可以说是“用得其所”。肝、胆、脾、肾是腹部重要实质性器官，B型超声检查能够清晰地观察到它们的形状、大小、轮廓及与周围器官的相邻关系，为肝、肾、脾、胆等腹部脏器首选的影像学检查项目。但是经过超声检查发现了病变尚不能确诊时，或是临床上高度怀疑有病变而超声检查未能发现病灶时，则应该选择其他的影像学检查方法，如CT、MRI、核素显像等。对于具体的脏器或某一种病变来说，其选择也有所不同。

2. CT 可了解腹腔脏器有没有感染性疾病，如炎症、结核、脓肿等；有无占位，如良性和恶性肿瘤、转移性肿瘤等；有无畸形、结石、梗阻、穿孔、积液等。增强CT能显示平扫上未被显示或显示不清的病变，通过病变有无强化或强化类型，对病变作出定性诊断。对肝癌的诊断，CT优于超声检查；在鉴别梗阻性黄疸时，可将CT作为首选。

3. MRI 对肝癌病灶的检出和定性略优于CT。磁共振胰胆管造影（magnetic resonance cholangiopancreatography，MRCP）由于是无创性检查，在胆管系统检查中已显露出了良好的应用前景。

4. 经内镜逆行胆胰管成像（endoscopic retrograde cholangiopancreatography，ERCP） 在诊断梗阻性黄疸方面，非常敏感和准确，但由于是有创性检查，一般只用于超声和CT检查结果均不满意或需要施行介入治疗等情况。

5. X线钡剂造影 消化道的影像学检查可选择通过口服或灌肠，将硫酸钡混悬液充填于消化道内，这能极大地提高消化道与周围结构的密度对比，从而清晰地显示消化道的大小、轮廓和位置，这时可以摄取胃肠道的“充盈相”，从而可以较好地显示出胃肠壁溃疡所形成的“龛影”、肿瘤等形成的“充盈缺损”等影像。

6. 内镜 适宜胃肠道检查的另一种方法是内镜，该方法能够深入胃肠道的某一节段，可直接观察胃肠道的内表面，还能对可疑病变进行活检，获得疾病的病理诊断。

（四）泌尿系统疾病

1. X线检查 结石是泌尿系统的常见病变，由于绝大多数尿路结石一般含钙较多，密度较高，是所谓的“阳性结石”，在普通X线平片上就能得到较清晰的显示。对于有些含钙较低的结石，即所谓的“阴性结石”，X线平片检查无法很好显示，可以选择静脉肾盂造影（intravenous pyelography，IVP）进一步检查。IVP还能显示尿路肿瘤、尿道结核，能够清晰而明确地显示尿路梗阻所致的尿路积水、尿路先天性发育异常等。

2. B型超声 可了解肾脏、输尿管及膀胱有无器质性病变，还可以检查有无泌尿系统结石。

3. CT 具有很高的密度分辨率，能提供连续的横断面扫描图像，对显示肿瘤的浸润深度、与周围结构的关系、有无侵及周围组织或器官、有无淋巴结转移及静脉癌栓十分有效。

（五）肿瘤

核素显像是功能性影像，能够使形态学方法尚未显示出的早期病变得到显现，具有灵敏度高的早期诊断价值。因此，要发现早期的恶性肿瘤转移病灶，核素显像应该作为首选。

SPECT、PET、PET/CT、PET/MR等新技术的融合趋势愈来愈明显。

（六）神经系统疾病

影像学技术在神经系统检查中占有重要地位，现已得到广泛应用。对确定颅内及椎管内的肿瘤、血管疾病、炎症、寄生虫病和先天畸形等的位置（定位诊断）、大小、范围及数目（定量诊断）和病理性质（定性诊断）有较高的价值。检查方法分无创性检查和有创性检查：前者包括头颅与脊椎X线平片、CT及MRI；后者包括脑血管造影、脊髓动脉造影和脊髓造影等。

1. CT　对脑肿瘤、脑外伤、脑出血、脑梗死、炎症、寄生虫病和颅脑先天畸形等诊断效果好，对脑动脉瘤和动静脉畸形的诊断则有一定限制。对椎管内肿瘤、椎间盘脱出、椎管狭窄、脊髓外伤、脊柱及脊髓先天畸形和脊髓空洞症诊断价值也较高。

2. MRI　对脑瘤、脑动脉瘤和动静脉畸形、脑梗死、炎症、寄生虫病、颅脑先天畸形、脱髓鞘疾病、脑萎缩与脑积水、椎管内肿瘤、椎间盘脱出、椎管狭窄、脊髓外伤、脊椎与脊髓先天畸形、脊髓空洞症和脊髓血管畸形有很高的诊断价值。

3. 脑血管造影　在脑动脉瘤、血管畸形、脑动脉狭窄或闭塞，以及动静脉瘘的诊断方面是必要的检查手段。

综上所述，随着医学辅助检查技术的发展与进步，全科医生在临床诊断中对辅助检查的正确认识、合理利用、恰当评价就显得尤为重要。盲目地选择辅助检查，必然会增加检查项目和费用，无谓地增加患者的痛苦和经济负担。同样，盲目追求高新技术检查，不仅会扰乱诊断思维，造成医疗资源的极大浪费，而且还可能使诊断陷入误区。所以掌握如何选择辅助检查是每个全科医生的基本功，只有学会正确、熟练地选择辅助检查，才能在临床医疗工作中做到有的放矢、游刃有余。

（于德华）

第四节　医疗文书的书写

医疗文书是指医疗机构和医务人员在医疗活动过程中，依据有关法律法规和专业技术规范要求完成的，反映医疗服务关系、患者健康状况，以及医疗措施、过程及其结果等方面信息资料的规范文件。医疗文书的形式包括处方、住院病历、医嘱、护理记录、手术记录、麻醉记录、各种申请和报告单、门/急诊病历、知情同意书等。

医疗文书能真实、直接地反映医疗护理活动和医疗护理质量，其维系着医院的生存发展，维护着医院和医务人员的权益和良好形象，同时也直接维护和反映患者应有的权益。医疗文书不仅是评价一个医院医疗质量、技术水平、管理水平的依据，也是临床教学、科研和信息管理的基础资料，同时也是医务人员医德考核、医疗服务和业务水平的反映。

同时，医疗文书还是具有法律效力的文件，是涉及医疗纠纷和诉讼的重要依据，也是医疗保险赔付参考的主要依据。近年来，随着人们维权意识的日益增强，医疗纠纷不断增多，而2002年最高人民法院颁布的医疗侵权诉讼中的“举证责任倒置”，以及新的《医疗事故处理条例》明确患者有权复印或复制门/急诊病历和住院病历中的体温单、医嘱单、住院志（入院记录）、手术知情同意书、麻醉知情同意书、麻醉记录、手术记录、病重（病危）患者护理记录、出院记录、输血治疗知情同意书、特殊检查（特殊治疗）知情同意书、病理报告、检验报告、医学影像检查资料等病历资料。医疗文书书写中任何一点疏漏、差错，甚至语言含糊都可能对医务人员、医院造成不利的影响，因此正确书写医疗文书是每个医护人员必须掌握的一项基本功，临床各级医生在行医过程中必须以高度负责的精神和实事求是的态度，严格按照规定认真地书写医疗文书。

一、病历书写的基本要求

病历是指医务人员在医疗活动过程中形成的文字、符号、图表、影像、切片等资料的总和，包括门/急诊病历和住院病历。病历书写是指医务人员通过问诊、体格检查、辅助检查、诊断、治疗、护理等医疗活动获得有关资料，并进行归纳、分析、整理形成的医疗活动记录。病历书写应遵循以下基本要求。

1. 客观、真实、准确、及时、完整、规范。

2. 使用蓝黑墨水、碳素墨水，需复写的病历资料可以使用蓝或黑色油性墨水的圆珠笔、中性笔，计算机打印的病历应当符合病历保存的要求。

3. 应当使用中文，通用的外文缩写和无正式中文译名的症状、体征、疾病名称等可以使用外文书写。

4. 规范使用医学术语、文字工整、字迹清晰、表述准确、语句通顺、标点正确。

5. 书写过程中出现错字时，应当用双线画在错字上，保留原记录清楚、可辨，并注明修改时间、修改人签名；不得采用刮、粘、涂等方法掩盖或去除原来的字迹。上级医务人员有审查、修改下级医务人员书写病历的责任，并要由相应医务人员签名。

6. 病历应当按照规定的内容书写，并由相应医务人员签名。实习医务人员、试用期医务人员书写的病历，应当经过本医疗机构注册的医务人员审阅、修改并签名。进修医务人员由医疗机构根据其胜任本专业工作实际情况认定后书写病历。

7. 病历书写一律使用阿拉伯数字书写日期和时间，采用24小时制记录。

8. 对需要取得患者书面同意才可进行的医疗活动，应当由患者本人签署知情同意书；患者不具备完全民事行为能力时，应当由其法定代理人签字；患者因病无法签字时，应当由其授权的人员签字；为抢救患者，在法定代理人或被授权人无法及时签字的情况下，可由医疗机构负责人或授权的负责人签字。因实施保护性医疗措施不宜向患者说明情况时，应当将有关情况告知患者近亲属，由患者近亲属签署知情同意书，并及时记录；无近亲属或近亲属无法签署知情同意书的患者，由其法定代理人或关系人签署知情同意书。

二、门/急诊病历书写内容及要求

门/急诊病历内容包括门/急诊病历首页（手册封面）、病历记录、化验单（检验报告）、医学影像检查资料等。

（一）门/急诊病历首页

内容应当包括患者姓名、性别、出生年月日、民族、婚姻状况、职业、工作单位、住址、药物过敏史等项目。门诊手册封面内容应当包括患者姓名、性别、年龄、工作单位或住址、药物过敏史等项目。

（二）门/急诊病历记录

门/急诊病历记录应当由接诊医生在患者就诊时及时完成，记录内容如下。

1. 初诊病历记录书写　内容应当包括就诊时间、科室、主诉、现病史、既往史、阳性体征、必要的阴性体征和辅助检查结果、诊断及治疗意见，以及医生签名等。

2. 复诊病历记录书写　内容应当包括就诊时间、科室、主诉、病史、必要的体格检查和辅助检查结果、诊断、治疗处理意见，以及医生签名等。

3. 急诊病历书写　就诊时间应当具体到分钟。

4. 急诊留院观察记录　是急诊患者因病情需要留院观察期间的记录，重点记录观察期间病情变化和诊疗措施，记录应简明扼要，并注明患者去向。

5. 危重抢救记录　抢救危重患者时应当书写抢救记录，门/急诊抢救记录书写内容及要求按照住院病历抢救记录书写内容及要求执行。

三、住院病历书写内容及要求

（一）住院病历

住院病历内容包括住院病案首页、入院记录、病程记录、手术知情同意书、麻醉知情同意书、输血治疗知情同意书、特殊检查（特殊治疗）知情同意书、病危（重）通知书、医嘱单、辅助检查报告单、体温单、医学影像检查资料、病理资料等。

（二）入院记录

入院记录是指患者入院后，由经治医生通过问诊、体格检查、辅助检查获得有关资料，并对这些资料归纳分析书写而成的记录，可分为入院记录、再次或多次入院记录，必须在入院后24小时内完成。如患者入院后24小时内出院或死亡，入院、出院记录或入院死亡记录应当于患者出院或死亡后24小时内完成。

（三）入院记录的要求及内容

1. 患者一般情况　包括姓名、性别、年龄、民族、婚姻状况、出生地、职业、入院时间、记录时间、病史陈述者。

2. 主诉　指促使患者就诊的主要症状（或体征）及持续时间。

3. 现病史　指患者本次疾病的发生、演变、诊疗等方面的详细情况，应当按时间顺序书写。内容包括发病情况、主要症状特点及其发展变化情况、伴随症状、发病后诊疗经过及结果、睡眠和饮食等一般情况的变化，以及与鉴别诊断有关的阳性或阴性资料等。

4. 既往史 指患者过去的健康和疾病情况。内容包括既往一般健康状况、疾病史（包括系统回顾）、传染病史、预防接种史、手术外伤史、输血史、食物或药物过敏史等。

5. 其他个人史 婚育史、月经史、家族史。

6. 体格检查 应当按照系统循序进行书写。内容包括体温、脉搏、呼吸、血压、一般情况、皮肤、黏膜、全身浅表淋巴结、头部及其器官、颈部、胸部（胸廓、肺部、心脏、血管）、腹部（肝、脾等）、直肠肛门、外生殖器、脊柱、四肢、神经系统等。

7. 专科情况 应当根据专科需要记录专科特殊情况。

8. 辅助检查 指入院前所做的与本次疾病相关的主要检查及其结果。应分类按检查时间顺序记录检查结果，若是在其他医疗机构所做的检查，应当写明该机构名称及检查号。

9. 初步诊断 指经治医生根据患者入院时的情况，综合分析所作出的诊断。初步诊断为多项时，应当主次分明。对于待查病例，应列出可能性较大的诊断。

10. 签名 书写入院记录的医生签名。

（四）再次或多次入院记录

再次或多次入院记录是指患者因同一种疾病再次或多次住入同一医疗机构时书写的记录，要求及内容基本同入院记录。主诉是记录患者本次入院的主要症状或体征及持续时间，现病史中要求首先对本次住院前历次有关住院诊疗经过进行小结，然后再书写本次入院的现病史。

患者入院不足24小时出院：可以书写24小时内入院、出院记录，内容包括患者姓名、性别、年龄、职业、入院时间、出院时间、主诉、入院情况、入院诊断、诊疗经过、出院情况、出院诊断、出院医嘱、医生签名等。

患者入院不足24小时死亡：可以书写24小时内入院死亡记录，内容包括患者姓名、性别、年龄、职业、入院时间、死亡时间、主诉、入院情况、入院诊断、诊疗经过（抢救经过）、死亡原因、死亡诊断、医生签名等。

（五）病程记录

病程记录是指继入院记录之后，对患者病情和诊疗过程所进行的连续性记录。内容包括首次病程记录、日常病程记录、上级医生查房记录（主治医生首次查房记录、主治医生日常查房记录及科主任或具有副主任医生以上专业技术职务任职资格医生查房的记录）、疑难病例讨论记录、交（接）班记录、转科记录、阶段小结、抢救记录、有创诊疗操作记录、会诊记录（含会诊意见）、术前小结、术前讨论记录、麻醉术前访视记录、麻醉记录、手术记录、手术安全核查记录、手术清点记录、术后首次病程记录、麻醉术后访视记录、出院记录、死亡记录及死亡病例讨论记录。

（六）知情同意书

1. 手术知情同意书 指术前经治医生向患者告知拟施手术的相关情况，并由患者签署是否同意手术的医学文书。内容包括术前诊断、手术名称、术中或术后可能出现的并发症、手术风险、患者意见及签名、经治医生和术者签名等。

2. 麻醉知情同意书 指麻醉前麻醉医生向患者告知拟施麻醉的相关情况，并由患者签署是否同意麻醉意见的医学文书。内容包括患者姓名、性别、年龄、病案号、科室、术前诊断、拟行手术方式、拟行麻醉方式，患者基础疾病及可能对麻醉产生影响的特殊情况，麻醉中拟行的有创操作和监测，麻醉风险、可能发生的并发症及意外情况，患者签署意见并签名、麻醉医生签名并填写日期。

3. 输血治疗知情同意书　指输血前经治医生向患者告知输血的相关情况，并由患者签署是否同意输血的医学文书。输血治疗知情同意书内容包括患者姓名、性别、年龄、科室、病案号、诊断、输血指征、拟输血成分、输血前相关检查结果、输血风险及可能产生的不良后果、患者意见及签名、医生签名并填写日期。

4. 特殊检查、特殊治疗知情同意书　指在实施特殊检查、特殊治疗前，经治医生向患者告知特殊检查、特殊治疗的相关情况，并由患者签署是否同意检查、治疗的医学文书。内容包括特殊检查、特殊治疗项目名称、目的、可能出现的并发症及风险、患者签名、医生签名等。

（七）其他记录和文件

1. 病危（重）通知书　指因患者病情危、重时，由经治医生或值班医生向患者家属告知病情，并由患方签名的医疗文书。内容包括患者姓名、性别、年龄、科室、目前诊断及病情危重情况、患方签名、医生签名并填写日期。一式两份，一份交患方保存，另一份归入病历中保存。

2. 医嘱　医嘱是指医生在医疗活动中下达的医学指令，医嘱单分为长期医嘱单和临时医嘱单。医嘱内容及起始、停止时间应当由医生书写。

（1）长期医嘱单：内容包括患者姓名、科室、住院病历号（或病案号）、页码、起始日期和时间、长期医嘱内容、停止日期和时间、医生签名、执行时间、执行护士签名。

（2）临时医嘱单：内容包括医嘱时间、临时医嘱内容、医生签名、执行时间、执行护士签名等。

（3）医嘱内容：应当准确、清楚，每项医嘱只包含一个内容，并注明下达时间，应具体到分钟。

（4）医嘱修改：医嘱不得涂改，需要取消时，应当使用红色碳素笔标注“取消”字样并签名。

（5）口头医嘱：一般情况下医生不得下达口头医嘱，因抢救急危患者需要下达口头医嘱时，护士应当复诵一遍；抢救结束后，医生应当即刻据实补记医嘱。

3. 辅助检查报告单　是指患者住院期间所做各项检验、检查结果的记录。内容包括患者姓名、性别、年龄、住院病历号（或病案号）、检查项目、检查结果、报告日期、报告人员签名或印章等。

4. 体温单　为表格式，以护士填写为主。内容包括患者姓名、科室、床号、入院日期、住院病历号（或病案号）、日期、术后日数、体温、脉搏、呼吸、血压、排便次数、出入液量、体重、住院周数等。

四、电子病历的内容及要求

（一）电子病历的内容

电子病历是指医务人员在医疗活动过程中，使用信息系统生成的文字、符号、图表、图形、数字、影像等数字化信息，并能实现存储、管理、传输和重现的医疗记录，是病历的一种记录形式，包括门/急诊病历和住院病历。电子病历系统是指医疗机构内部支持电子病历信息的采集、存储、访问和在线帮助，并围绕提高医疗质量、保障医疗安全、提高医疗效率而提供信息处理和智能化服务功能的计算机信息系统。按照2017年制定的《关于印发电子病历应用管理规范（试行）的通知》要求书写。

（二）电子病历的基本要求

1. 医疗机构应用电子病历应当具备以下条件

（1）具有专门的技术支持部门和人员，负责电子病历相关信息系统建设、运行和维护等工作；具有专门的管理部门和人员，负责电子病历的业务监管等工作。

（2）建立、健全电子病历使用的相关制度和规程。

（3）具备电子病历的安全管理体系和安全保障机制。

（4）具备对电子病历创建、修改、归档等操作的追溯能力。

（5）其他有关法律、法规、规范性文件及省级卫生健康行政部门规定的条件。

2.《医疗机构病历管理规定（2013年版）》《病历书写基本规范》《中医病历书写基本规范》适用于电子病历管理。

3. 电子病历使用的术语、编码、模板和数据应当符合相关行业标准和规范的要求，在保障信息安全的前提下，促进电子病历信息有效共享。

4. 电子病历系统应当为操作人员提供专有的身份标识和识别手段，并设置相应权限。操作人员对本人身份标识的使用负责。

5. 有条件的医疗机构的电子病历系统可以使用电子签名进行身份认证，可靠的电子签名与手写签名或盖章具有同等的法律效力。

6. 电子病历系统应当采用权威可靠时间源。

（三）电子病历的书写与存储

1. 医疗机构使用电子病历系统进行病历书写，应当遵循客观、真实、准确、及时、完整、规范的原则。门/急诊病历书写内容包括门/急诊病历首页、病历记录、化验报告、医学影像检查资料等。住院病历书写内容包括住院病案首页、入院记录、病程记录、手术知情同意书、麻醉知情同意书、输血治疗知情同意书、特殊检查（特殊治疗）知情同意书、病危（重）通知单、医嘱单、辅助检查报告单、体温单、医学影像检查报告、病理报告单等。

2. 医疗机构应当为患者电子病历赋予唯一身份标识，以确保患者基本信息及其医疗记录的真实性、一致性、连续性、完整性。

3. 电子病历系统应当对操作人员进行身份识别，并保存历次操作印痕，标记操作时间和操作人员信息，并保证历次操作印痕、标记操作时间和操作人员信息可查询、可追溯。

4. 医务人员采用身份标识登录电子病历系统完成书写、审阅、修改等操作并予以确认后，系统应当显示医务人员姓名及完成时间。

5. 电子病历系统应当设置医务人员书写、审阅、修改的权限和时限。实习医务人员、试用期医务人员记录的病历，应当由具有本医疗机构执业资格的上级医务人员审阅、修改并予确认。上级医务人员审阅、修改、确认电子病历内容时，电子病历系统应当进行身份识别、保存历次操作痕迹、标记准确的操作时间和操作人信息。

6. 电子病历应当设置归档状态，医疗机构应当按照病历管理相关规定，在患者门/急诊就诊结束或出院后，适时将电子病历转为归档状态。电子病历归档后原则上不得修改，特殊情况下确需修改的，经医疗机构医务部门批准后进行修改并保留修改痕迹。

7. 医疗机构因存档等需要可以将电子病历打印后与非电子化的资料合并形成病案保存。具备条件的医疗机构可以对知情同意书、植入材料条形码等非电子化的资料进行数字化采集后纳入电子病历系统管理，原件另行妥善保存。

8. 门/急诊电子病历由医疗机构保管的，保存时间为自患者最后一次就诊之日起不少于15年；住院电子病历保存时间为自患者最后一次出院之日起不少于30年。

（四）电子病历的使用

1. 电子病历系统应当设置病历查阅权限，并保证当医务人员有查阅病历的需要时，能够及时提供并完整呈现该患者的电子病历资料。呈现的电子病历应当显示患者个人信息、诊疗记录、记录时间，以及记录人员、上级审核人员的姓名等。

2. 医疗机构应当为申请人提供电子病历的复制服务，可以提供电子版或打印版病历。复制的电子病历文档应当可供独立读取，打印的电子病历纸质版应当加盖医疗机构病历管理专用章。

3. 有条件的医疗机构可以为患者提供医学影像检查图像、手术录像、介入操作录像等电子资料的复制服务。

（五）电子病历的封存

1. 依法需要封存电子病历时，应当在医疗机构或其委托代理人、患者或其代理人双方共同在场的情况下，对电子病历共同进行确认，并进行复制后封存。封存的电子病历复制件可以是电子版；也可以对打印的纸质版进行复印，并加盖病案管理章后进行封存。

2. 封存的电子病历复制件应当满足以下技术条件及要求。

（1）储存于独立、可靠的存储介质，并由医患双方或双方代理人共同签封。

（2）可在原系统内读取，但不可修改。

（3）操作痕迹、操作时间、操作人员信息可查询、可追溯。

（4）其他有关法律、法规、规范性文件和省级卫生健康行政部门规定的条件及要求。

3. 封存后电子病历的原件可以继续使用。电子病历尚未完成但需要封存时，可以对已完成的电子病历先行封存，当医务人员按照规定完成后，再对新完成部分进行封存。

五、居民健康档案管理全科接诊记录表（SOAP）书写要求

“SOAP”为4个英文词语的首字母缩写。

S（subject data），患者的主观资料：主观资料是由患者提供的主诉、症状、病史、家族史等，医生的主观看法不可加入其中，要求尽量用患者的语言来描述。

O（objective data），客观资料：是医生诊疗过程中观察到的患者的资料，包括体格检查所见的体征、实验室检查、影像检查等检查的资料及患者的态度、行为等。

A（assessment），评估：是SOAP中最重要，也是最困难的一部分。完整的评估应包括诊断、鉴别诊断、与其他问题的关系、问题的轻重程度及预后等。

P（plan），计划：也称“与问题相关的计划”，是针对问题而提出的，每一个问题都有相应的计划，包括诊断计划、治疗计划、患者指导等。

（于德华）

第三章　全科临床实践中的医患关系与法律问题

全科临床实践中的医患关系与法律问题

第一节　全科临床实践中良好医患关系的建立

【案例】

患者，男，68岁。有高血压病史20余年，糖尿病病史10余年，多发腔隙性脑梗死2年，行走不便。患者与老伴居家养老，有一个儿子，常年工作在外地，很少回家，且近期准备结婚。冬季来临，患者最近2日睡觉经常醒来，感觉头痛、疲倦，好像戴了“金箍”一样，做什么事都觉得没兴趣。因到医院看病不方便，于是他联系了自己非常信任的社区卫生服务中心签约医生。医生了解情况后，决定让患者在家等候，自己上门进行家访。医生详细了解了患者的生活起居、饮食运动、家庭关系、关注问题等，并为其进行了全面体格检查：血压180/100mmHg，血糖正常，轻度焦虑。经充分交流后，给出如下意见：①结合上周社区体检结果，调整降压药用量；②建议他与儿子沟通，了解结婚筹办情况，要相信孩子自己能够处理好；③天冷路滑，应减少外出，建议在室内练练太极拳，推荐了1款太极拳手机应用软件，并演示如何使用；④近期可少量服用催眠药，帮助改善睡眠；⑤如有不适，随时电话联系，必要时可转诊至定点协作医院进一步诊治。1周后，患者以上症状均好转，无身体不适，体力明显改善，特意打电话对医生热心、周到、细致的服务表示感谢。

医患关系是职业关系的一种，是人世间最温情的关系之一。医患如同“人”字的结构一样，互相支撑，互为一体。医生秉承仁爱之心，通过医学知识、专业技能为患者解除病痛、恢复健康；患者因疾病或健康问题而寻求帮助，是医者生存和发展的根本。全科医疗服务是以居民、家庭和社区为对象，以妇女、儿童、老年人、慢性病患者、残疾人、孤寡居民等为重点，提供健康教育、预防、医疗、保健、康复和计划生育“六位一体”的人的全生命周期、全方位、全过程服务。全科医疗服务的特点决定了全科医生必须要与服务对象建立人性化的、互动的、亲情式的医患关系，以有效调动医患双方积极性、参与性，形成维护和促进健康的“合力”，以提高全科医疗服务及人群健康水平。

一、医患关系的概念

医患关系有广义和狭义之分。

广义的医患关系是指以医生为主体、与从事医学活动有关的“医方”群体，与以患者为主体、与就医行为有关的“患方”群体之间的人际关系。“医方”既包括医生、护士、药师、技师等医务人员，也包括医疗机构及其行政、后勤等管理人员；“患方”不仅包括患者本人，还包括患者的亲属、监护人等关系人。

狭义的医患关系是指医生与患者及其关系人之间形成的人际关系。

二、医患关系的内容

（一）技术关系

技术关系是指医生依靠医学技术向患者提供诊断、治疗、预防、保健、康复等具体医疗活动过程中形成的互动关系。技术关系是医患关系最基本和最主要的表现形式，是非技术关系产生和形成的基础。

（二）非技术关系

非技术关系是指医生与患者及其关系人在诊疗过程中因思想、情感、心理、社会、伦理、法律等非技术因素而构成的互动关系。非技术关系主要包括以下几个方面。

1. 道德关系　人际关系需要一定的道德原则和规范来约束。医患关系属于一种特殊的人际关系，更需要医患双方遵循一定的道德规范。作为医生，应具有高尚的道德修养和崇高的敬业精神，关心、爱护和尊重患者；作为患方，应向医生如实提供病情，配合医生的诊疗工作，遵守医院规章制度，尊重医务人员及其劳动，自觉维护医疗机构正常的医疗秩序。

2. 价值关系　医患双方通过诊疗活动体现或实现各自的价值诉求，从而形成一定的价值关系。医生通过医学知识和技术为患者提供医疗服务，得到患方和社会的认可与尊重，实现自身价值；患者通过接受诊疗而减轻痛苦、恢复健康、延长生命，从而更好地承担社会角色。

3. 情感关系　医患双方在围绕诊疗活动实现各自价值的过程中，也会形成一定的情感关系。患者会因疾病带来的身体不适而情绪低落，甚至产生心理负担，在情感上希望得到医生的关心和帮助，以增强战胜疾病的信心。医生希望在情感上获得患方的理解与支持，从而为更好地服务患者提供精神动力。

4. 经济关系　医疗活动是一种特殊的经济活动。医患关系是在医疗活动中产生的，是为满足医患双方各自需求而形成的一种利益关系。在这种关系中，医生通过诊疗活动付出一定的体力和脑力劳动，从而获得劳动报酬；患者通过接受诊疗服务从而减轻痛苦、恢复健康、延长生命，并为此支付诊疗费用。

5. 法律关系　医患双方必须在法律法规和制度约束的范围内行使自身的权利并履行相应的义务。就患者而言，从挂号开始，便与医方建立起了契约关系，受相应的法律法规和制度保护与监督，如果患者权益受到损害，可以依法追究医疗机构及医务人员的责任；就医生而言，权利和义务同样受法律法规和制度的保护与制约，如果其权益受到损害，也同样可以寻求法律途径解决。

【分析】

作为社区卫生服务中心的签约医生，为患者提供诊疗技术服务，属于技术关系；家访过程中，患者信任医生，医生耐心倾听患者的健康问题，给予其关心、关爱、鼓励和支持，属于情感关系和道德关系；医生通过自己的劳动解决了患者的健康问题，从而获得一定的认可和经济收入，属于价值关系和经济关系。

三、医患关系的特征

1. 双方目的的同一性　医患关系是围绕患者健康和诊疗活动建立起来的人际关系，因此，医患双方的目的是一致的，即最大限度地解除或减轻患者痛苦、恢复健康、延长生命。

2. 双方利益的一致性　在诊疗过程中，医生通过提供良好的诊疗服务获得合理的经济收入，并满足自身心理和精神需求，实现人生价值；患者通过接受医生的服务而减轻痛苦、重获健康，进而一定程度上恢复家庭和社会角色。

3. 双方信息的不对称性　医学是一门专业性强、技术含量高、知识更新快、风险程度高的学科。需要经过长期不断的专业学习和临床实践，并通过国家统一组织的资格考试和进行执业医生注册，客观上使医生掌握了大量的、专业的医学知识。而对于寻求医疗服务的患者而言，即使通过读书、网络搜索或专家咨询获得相关医学信息，也不能与医生掌握的信息在深度和广度上相匹配，是信息劣势方，一般只能被动地接受信息。

4. 医疗过程的互动性　良好的疾病诊疗效果或健康恢复，需要医患双方共同努力，仅依靠一方难以实现这一目标。医生所开具的物理检查、实验室检验或实施的相关技术操作需要得到患方的认同与配合，以确保患者健康利益最大化；反之，医生不积极对患者疾病进行全面系统诊疗，或患者拒绝执行医生的合理诊疗方案，就难以实现良好的诊疗效果。

四、医患关系模式类型

医患关系模式（doctor–patient relationship model）是指在历史和现实中存在的，具有一定普遍性和代表性的医患关系样式。目前，国内外学者广泛认可的是1956年美国学者萨斯（Szasz）与何伦德（Hollender）在《内科学成就》中发表的“医患关系的基本模式”中提出的医患关系模式，即主动–被动型、指导–合作型及共同参与型（表3–1–1）。

表3–1–1　萨斯–何伦德医患关系模式表

模式	医生地位	患者地位	适用对象	类似关系
主动–被动型	绝对权威	被动接受诊疗	休克昏迷、急诊重度外伤及意识丧失的患者	父母与婴儿
指导–合作型	指导作用	积极配合诊疗	意识清醒的急性期、感染期患者	父母与青少年子女
共同参与型	帮助作用	积极协助诊疗	慢性病、心理疾病及有一定医学知识的患者	成人与成人

1. 主动–被动型　是一种传统的医患关系模式，特征是医生在诊疗过程中起主导作用，患者被动接受医生的诊疗行为和方式。这种模式适用于无关系人照护的休克昏迷、急诊重度外伤及意识丧失患者。

2. 指导–合作型　是现代医患关系的一种基本模式，医生起指导作用，患者在接受医生诊疗方案和意见的情况下发挥自身的积极性，从而提高疗效、促进健康恢复。这种模式的应用对象往往是意识清醒的急性期或感染期患者。

3. 共同参与型　是现代医患关系模式的一种发展趋势，特点是患者不再被动接受诊疗，而是治疗行为主动的参与者，包括积极协助医生作出正确诊断、制订和实施诊疗方案、密切跟踪和反馈治疗效果等。慢性病、心理疾病及具有一定医学知识的患者一般适用这种模式。

【分析】

患者存在慢性病多年，此次家访过程中，积极参与了医生诊疗方案的制订，并充分尊重、认真执行了医生治疗意见，最终病情得到了较好的控制，属于“共同参与型”医患关系。

五、建立与维护良好医患关系的有效策略

全科医疗实践中良好医患关系的建立与维护要以人际信任为基础。人际信任在人类交往和社会生活中至关重要，是人与人之间建立稳定和持久关系的基础，也是社会运行的润滑剂。全科医生良好的职业素养、优质高效的医疗服务、以患者为本的理念、充分有效的沟通，以及自身的良好形象都是人际信任构成的必要因素，也是打破信任构筑这一瓶颈，建立和维护良好医患关系的有效策略。

1. 培养良好的职业素养　全科医生的职业素养与其世界观、人生观、价值观、道德修养、医疗能力，以及对职业和生活的态度等因素密切相关。全科医生对待患者反映的健康问题应持亲切、关怀、真诚与负责的态度，善于理解患者的愿望并尽可能地给予帮助和解决；在工作、学习、生活中培养良好的职业素养和道德情操，从而建立良好的医患关系。反之，若全科医生对患者的健康问题漠不关心，抱着得过且过的心态，则会降低信任度，甚至引发医患矛盾。

2. 提供优质高效的服务　全科医生工作的“产出”由服务对象满意度来衡量，而该满意度是通过全科医学工作过程实现。全科医生要以满足患者日益增长的健康需求为导向，不断提升自身的业务知识、技术水平和工作能力，同时要做好社区居民健康需求调研。只有这样，全科医生才能为服务对象提供更为优质高效的诊疗服务，通过满足诊疗需求而增强患者信任，从而有效维护和谐的医患关系。

3. 坚持以患者为本的理念　时刻把患者利益放在首位是全科医学“以患者为本”这一理念的最佳体现。全科医生通过提供与健康相关的医疗服务来获得报酬，但不能为了获得更高的经济利益而损害患者的利益。此外，除健康服务外而需要患者或居民配合的社区工作，要充分考虑对方的意愿，并在建立知情同意的基础上进行。只有树立以患者

为本的服务理念，才能使全科医学中的医患关系更加良好且持久。

4. 建立充分有效的沟通　良好医患关系的建立与全科医生的沟通能力和沟通技巧密切相关。全科医生要注重沟通能力的培养，平等对待患者，尊重患者的人格，更多地站在患者的角度理解其痛苦和不适，真诚帮助患者解决问题。在沟通过程中，全科医生应尽可能地听取患者对健康问题的叙述，并尽量使用关心、支持、安慰、鼓励和劝导性语言，增强患者战胜疾病的勇气和信心。同时，全科医生也要注意沟通技巧的学习和使用，针对不同对象、不同健康问题采用不同的语言性和非语言性沟通技巧，以达到事半功倍的效果。

5. 身体力行树立良好形象　全科医生自身的良好形象能起到榜样作用，运用自身生动的事例来教育人、影响人，能够弘扬正确价值取向，增强教育的感染力和实效性。全科医生要身体力行，养成良好的生活方式和习惯，为患者起到榜样作用，增强患者对全科医生的信任与敬佩感，从而有利于良好医患关系的建立和维护。

6. 利用信息技术促进医患关系　在互联网、新媒体和自媒体时代，信息技术平台因其社交媒体连接关系网络的属性和即时通信的功能，已成为人际关系维护与拓展的重要媒介。全科医生可以通过科学合理地应用新媒体、自媒体，加强与维护良好的医患关系，如利用知名短视频平台及微信群、社区就诊应用软件等推送健康指导、疾病预防、康复常识、急诊急救等相关信息，能不受时间、地域的限制，有效补充传统医患沟通的不足。

【分析】

医生得知患者的病情后，主动上门服务，耐心倾听了患者叙述，详细了解其近况，然后进行了全身体格检查，并结合近期体检结果和个体情况制订了个体化、有针对性的诊疗方案，体现了较好的职业素养和“以患者为本”的服务理念。

（王永晨）

第二节　全科临床实践中医患沟通的方式和技巧

【案例】

患者，男，65岁，农民，独居。既往吸烟史40年、高血压病史20年、高脂血症病史5年，心脏冠状动脉支架植入术后半年。患者性格较固执，对所患疾病认知较差，认为自己生活起居自如，身体没有问题，未规律服药，血压、血脂控制不佳。目前，患者来到儿子所在城市居住，儿子劝说其一定要按医生意见用药，但他仍我行我素，未见改变。为了让患者重视自己的健康问题，儿子预约了与自己非常熟悉的社区卫生服务中心医生，并介绍了父亲的病情，希望医生为父亲进行一次全面体格检查，劝说其改变不良生活习惯，坚持规律服药。

沟通和人们的衣食住行一样，是一种自然而然的、必需的、无所不在的活动。大到一个国家，小到一个家庭，任何组织的存在和发展都离不开沟通。好的沟通者能够持续保持注意力，敏锐抓住重点内容，有效给予对方反馈信息，从而节省时间和精力，提高工作效率。有效的沟通也能够建立并维系良好的人际关系，而和谐、融洽的人际关系又能使沟通更加顺畅、高效，为工作、学习和生活创造更大的优势。相反，如果沟通能力差，则会浪费自己的时间和精力，降低工作效率，使人际关系不尽如人意，事倍功半。

一、人际沟通的概念

人际沟通（interpersonal communication）是指人们为实现一定的目的，通过一定渠道交流思想、感情和知识等信息的过程。简单地说，人际沟通就是转移信息的过程，就是人与人之间信息的传递与互动。

二、人际沟通的基本要素

1. 信息背景（information background） 是指沟通过程所在的环境，包括地点、周围条件等，沟通的时间及沟通参与者的个人特征，包括知识水平、经历、文化背景及心理特征等。

2. 信息发出者（message sender） 是将自己的思想、情感、知识等信息传递出去的一方。

3. 信息（message） 是沟通的具体内容，是个体思想、背景、态度、个性、知识、行为模式、价值观等的表现形式，包括语言性信息和非语言性信息。

4. 信息传递渠道（route of message transmission） 是指信息传递的手段、方式、途径、通道，是信息由一方传递给另一方所经过的路径。

5. 信息接收者（message receiver） 是指接收信息的一方。只有当信息接收者接受了信息发出者发出的信息，才能形成有效沟通。信息接收过程包括接收、解码和理解三个步骤。信息接收者和发出者常互换角色。

6. 反馈（feed back） 是指信息接收者接到信息后的反应和回馈，是信息发出者和信息接收者之间相互反应的过程。反馈是沟通的重要组成部分，通过反馈可以评价沟通的有效性。

在全科临床实践中，无论是医生作为信息发出者，患者为信息接收者（如健康指导、健康讲座等）；还是患者作为信息发出者，医生为信息接收者（如患者主诉病史等），医患双方都需要在发出信息后注意接收对方的反馈，不断实现沟通角色的互换，最终达到解决健康问题的目的。以社区健康咨询过程为例展现沟通构成的要素见图3-2-1。

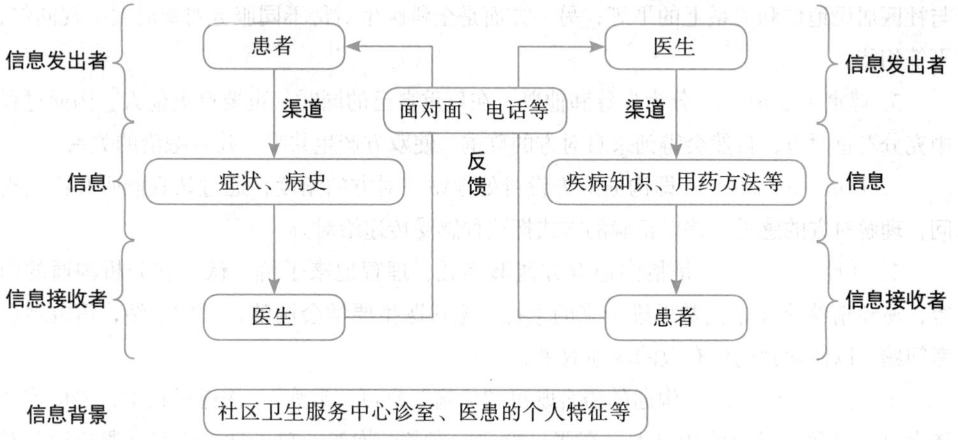

图3-2-1　社区健康咨询过程中的沟通要素示意图

三、人际沟通的种类

从不同的视角来划分，沟通可以分为不同的种类。以下是一些常见的沟通种类。

1. 根据沟通符号种类分为语言沟通和非语言沟通　如对话、辩论、会议发言等属于语言沟通；点头、微笑、手势等属于非语言沟通。其中语言沟通又分为书面语言沟通与口头沟通。

2. 根据沟通对象和目的分为正式沟通和非正式沟通　如为了一定的目的，代表组织与单位某员工谈话属于正式沟通；朋友间聊天属于非正式沟通。

3. 根据沟通传递的方向分为自上而下沟通、自下而上沟通和平行沟通　如某公司高管与中层管理者之间的沟通，属于自上而下的沟通；中层管理者之间的沟通属于平行沟通；一线员工与中层管理者之间的沟通则属于自下而上的沟通。

4. 根据沟通中的互动性分为单向沟通和双向沟通　如领导开会讲话属于单向沟通；讲话后请参会人员发言并给予解答，则属于双向沟通。

【分析】

医生在与患者沟通时，既要注重语言沟通，也要合理运用非语言沟通。可以先采取非正式沟通的形式开头，以正式沟通形式告知生活习惯、用药等内容。为了达到更好的依从度，要采用平行沟通和双向沟通的形式。

四、沟通的基本原则

1. 诚信（sincerity）　是建立良好人际沟通的前提和基础。全科医生在工作中一定要抱着真诚的态度与对方沟通，对自己许诺或达成共识的事情，做到言必信、行必果，为良好有效的沟通奠定基础。

2. 平等（equality）　在全科临床实践中，平等包含两方面含义：一方面是全科医生与社区居民地位和关系上的平等；另一方面是全科医生对待不同服务对象时要一视同仁、平等相待。

3. 尊重（respect） 分为自尊和他尊，在尊重自己的同时，也要尊重他人。沟通过程中充分尊重对方，自然会得到来自对方的尊重，使双方产生共鸣，建立融洽的关系。

4. 移情（empathy） 即沟通双方设身处地站在对方的角度，通过认真倾听和恰当提问，理解对方的感受，并以正确的方式把这种感受传递给对方。

5. 理性（reason） 是指沟通双方能够客观、理智地来了解、认识和分析沟通的内容，避免情绪化和非正常思维带来的干扰。全科医生要学会调整自己的情绪，清醒地思考问题，以便达到充分有效的沟通效果。

6. 慎言（cautious） 沟通的语言既可"治病"也可"致病"。沟通过程中，要慎重对待自己的言辞，避免使用自大、夸张、批评、责备、抱怨、攻击性的语言，避免触及对方隐私，避免口无遮拦、喋喋不休。

【分析】

患者是农民，多年独居，有吸烟习惯，有高血压、糖尿病病史且不规律服药。由此可见，患者在平时生活中缺少他人的关心和照顾，对健康问题重视不够，自我约束能力较差，某种程度上也不喜欢被别人干预。因此，医生应设身处地理解、尊重患者的想法或看法，认真倾听他的叙述，并适当表示肯定和认同，建立信任关系，然后寻找机会与患者深入交流。

五、影响沟通的因素

影响沟通的因素既包括沟通方式、沟通地点、沟通环境等外在因素，又包括沟通者表达能力、理解能力、身体状况、心理特征、情绪状态、个人修养等内在因素，这些因素的条件状况往往决定沟通的成败。

（一）沟通方式

沟通方式也就是前文所叙述的沟通渠道，其形式多样，而且不同的沟通方式往往可解决不同的问题。以全科临床实践中医患沟通方式为例，其优缺点和适用范围见表3-2-1。

表3-2-1 全科医疗中常见的沟通方式、优缺点及适用范围

沟通方式	优点	缺点	适用范围
大众传媒（如电视、广播、报纸等）	覆盖面广，易解决居民"知"的问题	缺少居民"信"和"行"的反馈	适合人群间共性健康问题的指导或解决
面对面交谈	可实现一对一交流，利于信息的传递，易达到完全互动	对沟通双方时间要求严格，效率较低	适合所有全科医疗对象个性化健康问题的解决
电话沟通	可实现一对一交流、互动，方便快捷	不能传递眼神、表情等非语言信息	适合无听力障碍人群的个性化健康指导

续表

沟通方式	优点	缺点	适用范围
健康讲座	易实现居民健康知识的宣教和普及	居民反馈少，难以解决个性化的健康问题	适合某特定区域有共同健康需求的人群
新媒体（如常用的知名社交软件、短视频平台等）	兼具大众传媒和个体沟通两种功能	对网络、智能手机等不熟悉的人群难以实行	适合人群间共性及个性健康问题的指导或解决

（二）沟通地点与环境

1. 不同的沟通地点往往会产生不同的沟通效果。

2. 沟通环境指沟通双方所处地点周围状况和情境，往往与沟通地点密切相关。如全科医生在诊室对居民进行问诊时，场合比较正式，空间相对封闭，有利于患者表述自己的真实感受、个人隐私；在社区街道，流动人群较多，不宜谈及过多私密话题；在对社区居民进行家庭访视时，环境相对安静，氛围融洽，容易与受访者拉近心理距离，可就居民存在的健康问题进行较为细致地沟通和探讨，有利于唤起其他家庭成员对其健康状况的关注；在社区举办健康讲座时，能够促使社区居民对普遍和共性的健康问题产生共鸣。

（三）沟通双方的表达和理解能力

与沟通者的家庭环境、成长环境、受教育程度、社会接触、个人努力程度等密切相关。一般来说，家庭氛围融洽、成长环境和谐、受教育程度高、社会接触广并有意识不断完善自我沟通者，具有较强的表达能力和理解能力，更容易获得良好的沟通效果；反之，单亲或家庭氛围长期紧张、成长环境封闭、受教育程度低、社会接触面窄且对自我要求低的沟通者，表达能力和理解能力相对欠缺。

（四）沟通双方的身心及情绪状态

双方身心放松、情绪稳定，使表达内容更加系统、清晰和明确，有利于信息的有效交流；如果沟通的一方或双方存在身体不适或心情焦躁、不安、愤怒等负面情绪，沟通效果会大打折扣。

（五）沟通者的修养

沟通者的修养是基于个体心理特征上的人的综合素质的体现。一个人的能力、气质、性格、品德修养等对沟通效果起着举足轻重的作用。性格乐观、态度积极、心胸豁达的人往往能够赢得更多的信任，也更容易与他人进行充分有效的沟通。而个人品质不佳、性格孤僻、多疑、自卑、嫉妒等都会阻碍人际沟通的有效进行。

【分析】

医生了解患者的情况后，为达到良好的沟通效果，应提前准备好诊室，准备全相关医疗设备，手机调成振动或静音状态，营造较好的沟通环境和氛围，避免干扰医患沟通过程。患者首次来到社区全科诊室，可能会产生紧张情绪，加之农村生活交流表达较少，可能在病情叙述方面不一定全面、准确。此时全科医生要多给予肯定、理解和鼓励，切记不能慢待或使用一些轻蔑语言等，以免伤害患者自尊，造成沟通障碍。

六、医患沟通的技巧

医患沟通（doctor–patient communication）是指在医疗卫生和保健工作中，医患双方围绕疾病预防、诊疗、保健、康复等主题，以患者为本，以医生为主导，对各种信息进行全方位分析和多途径交流的过程。全科临床实践中，良好有效的医患沟通可以更好地为患者提供优质的医疗卫生和保健服务。一般来说，医患沟通的技巧可以分为语言沟通技巧和非语言沟通技巧。

（一）语言沟通技巧

1. 运用得体的称呼语 称呼语是语言沟通的开始，全科医生恰当地使用称呼语会给患者留下良好的第一印象，为后续的沟通奠定相互尊重和信任的基础。医生要根据患者性别、年龄、身份、职业等特征的不同而使用不同的称谓，力求尊重为先，恰当自然。可使用“叔叔、阿姨、先生、女士、小朋友”等，避免使用诊号、床号取代称谓。对经常接触或长期接受全科医生健康照护的患者，可以直接称呼为“老李、小王等”，以拉近双方之间的距离。

2. 营造和谐的沟通氛围 全科医生接待患者应面带微笑，温和招呼请其落座，以示尊重，从而放松患者情绪、融洽就医氛围。可以“言他式”开场，避免直入主题，如以小区最近受关注的话题入手，过渡到对患者病情的询问。此外，全科医生应尽量保持诊室环境的整洁、安静，避免中途接打电话、随意走动及闲杂人员出入，干扰沟通过程。

3. 主动倾听积极反馈 倾听是建立良好有效医患沟通的重要手段，可以使患者感受到医生的尊重和理解，便于患者向医生传递自身的健康信息和真实感受。全科医生与患者沟通时，应与对方保持适当的目光接触，集中精力倾听其叙述，观察面部表情和肢体语言，正确“阅读”所传递的信息，并给予适时反馈。在倾听的过程中，医生一方面要善于采用认同的语言鼓励对方叙述；另一方面也要以“是这样啊”“接下来呢”等话语积极回应对方，并根据需要重复对方所叙述的重要信息，避免信息缺失。

4. 形象化表达医学术语 全科医生的语言既要准确、简练、条理分明，又要使患者容易理解和接受。因为医患双方存在医学信息、理解能力、受教育程度等差异，所以，在双方沟通过程中，应该尽量使用通俗易懂的语言，避免产生误解，影响沟通效果。在不得不使用深奥难懂的医学术语时，医生可以借助图片、模型、影像等资料加以释疑，必要时可以采用比喻、类比等修辞手法进行形象化说明，使对方充分理解和接受所要表达的内容。

5. 从患者角度看待问题 根据不同患者的特点，采用不同的沟通方式，其核心就是换位思考。全科医生面对的患者各异，每个患者的健康问题千差万别，即使同一患者同样的健康问题，也会因时间的不同而需要采取不同的方式方法。这就要求全科医生须站在患者的立场来看待其陈述的健康问题，从根本上采取有效的针对性措施加以解决。

6. 开放式与封闭式提问相结合

（1）开放式提问的回答范围没有限制，有利于患者开阔思路，充分、主动、自由地表达自己的观点和真实想法。

（2）封闭式提问会将应答限制在特定范围内，患者回答的选择性小，甚至只能用简单的“是”“不是”“有”“没有”来回答，例如：“您最近身体有什么不舒服吗？”。

此外，全科医生是交谈的主导者，在让患者充分表达自己的想法和要求的同时，也要注意引导交谈的方向，使交谈流畅有效。

7. 适宜的语气、语调和语速

（1）语气：包括肯定、陈述、疑问、感叹等，能够体现交谈者情感和态度，全科医生的语气应该亲切自然，充满关爱。

（2）语调：即说话的腔调，就是声调高低、抑扬轻重的配合和变化，对同一事情的阐述，语调不同往往传递的情感也不同，全科医生应该善于使用、控制和转换不同的语调。

（3）语速：是指说话的速度，沟通时语速应该急缓适宜、停顿适当，以更好地吸引患者的注意力，使其更易接受和吸收全科医生所表达的信息。

【分析】

医生与患者的儿子非常熟悉，可用较为亲切的语言开场，如“叔叔您好，欢迎到我中心来咨询，请先坐下慢慢说，我为您倒杯水。”以迅速拉近与患者之间的距离。考虑到患者多年在农村生活，在介绍疾病知识时，可多用一些比喻或类比的方式，便于其理解。

例如：介绍患者健康重要性时，可以说“有人说，健康是‘1’，钱财、房屋、土地等是后面的‘0’，如果‘1’没了，后面所有‘0’都将失去意义，所以您得重视自己的健康啊”。在讲解血管堵塞问题时，可以说“血液系统好比咱家乡的小河，血管是河床，血液就是河水，当淤泥、砂石沉积到河床上，就会使河道变窄，堵死了河水就流不过去，下游就会干涸；吸烟、高血压、糖尿病这些危险因素好比淤泥和砂石，我们要经常清理，时刻保持‘河床’规整、光滑，这就是我们让您戒烟，让您口服降脂药、降糖药的原因啊，要不‘河床’堵上又得放支架了，您说对不对？”。经过一段时间的交流，在氛围融洽时，可适时纠正患者之前表述的不正确观点，并争取获得其认同，以达到形成共识的目的。

（二）非语言沟通技巧

1. 衣着得体　全科医生的穿衣原则是干净、整洁、得体。当与患者初次接触时，如果医生的衣着符合患者的心理预期，会降低患者的焦虑情绪，给患者良好的印象。反之，则会降低患者对全科医生的信任和期待，影响沟通质量。

2. 正确理解和表达面部表情　面部表情是人类情绪、情感的外在表现。全科医生一方面要善于“读懂”患者面部表情所传递出的信息；另一方面也要以合适的面部表情反馈给患者。

3. 善于运用眼神传递信息　正确理解患者眼神传递的信息并附以恰当的眼神及时反馈，对医患沟通尤为重要。全科医生与患者保持适当的目光接触，有利于鼓励患者继续讲述病情。目光坦诚，充满仁爱，能够增强患者信任，拉近医患心理距离。应该注意，不宜一直盯着患者的眼睛，也不要目光游离或斜视患者，而应注视患者面颊下部，以示尊重和重视。

4. 运用恰当的身体语言　身体语言是指非词语性的身体符号，包括身体运动与触摸、姿势与外貌，也包括目光与面部表情。能够反映双方的心理及情绪状态，可以体现双方的态度和意愿。在患者叙述时，全科医生可以适当与对方缩小距离，上身微微前倾，以表示愿意倾听；在患者讲话迟疑有顾虑时，可以和其握手或拍肩以表示关怀，并愿意为其保密。

5. 保持合适的交谈距离　全科医疗服务中，医患双方的交谈距离因医患关系及场合的不同而不同。一般来说，全科医生与患者应该成一定角度而坐，间隔0.5 ~ 1.0m，并避免面对面直视，从而便于双方目光自由接触和分离，而不致尴尬和有压迫感。此外，全科医生也要根据文化、地区、民族和风俗习惯的不同，而采取不同的医患交谈距离，使对方易于接受。

6. 营造和谐的沟通环境　沟通环境会影响全科医疗服务中双方的心理及情绪状态，甚至决定沟通的成败。沟通环境要通风良好、光线柔和、整洁安静，并做到一医一患，以更好地保护患者隐私，达到良好的沟通效果。

【分析】

医生出诊时应容貌整洁、衣着整齐，穿白服、戴胸卡，展现良好的精神面貌，以获取患者信任。在与患者沟通时，眼睛要注视其鼻孔范围，使身体向着对方微微前倾，表示认真倾听；适当拉近自己与患者的物理距离，最好在1m左右；当患者表述不清、面露难色时，要帮助其表达，缓解尴尬；当患者同意自己观点或看法时，要给予诚恳“点头”“微笑”或赞美，使其获得积极的正面反馈；当患者进入诊室后，要保证一医一患，避免被其他人干扰；在行体格检查时，要注意遮挡，充分尊重患者的隐私权等。

（王永晨）

第三节　叙事医学在全科临床实践中的应用

【案例】

患者，女，66岁。其是某社区卫生服务中心全科医生们十分熟悉的服务对象，曾因皮肤病、胃肠炎、骨关节炎和过敏性哮喘多次就诊。患者热爱生活，向往健康，患病后努力转变观念和行为，疾病逐步好转。本次通过家庭医生预约就诊，因为最近出现手脚麻木的症状，经检查后初步诊断为糖尿病。当得知今后需要经常查血糖、每日都服药，如果控制不佳还将面对各种可能痛苦的并发症（如失明，甚至截肢等），这个消息令她难以接受，就好像刚刚为她敞开的健康大门又关闭了，她开始了无限的自责、否定。社区卫生服务中心的医生是患者的签约医生，多年来，她通过叙事医学的思维方法与患者沟通并达成了治疗上的默契，成为患者非常信赖的健康守护者。

从接受医学启蒙到医学院校的正规教育及临床实践，我们往往习惯于在疾病的生物学特性中寻找原因和解决途径。然而，医学除了具有生物科学性外，更有着社会和心理的特性，同样的疾病，不同的患者，衍生出的疾病“故事”可能是不同的版本。如果将全科医学与叙事医学相结合，了解并尊重患者的疾病故事，就会使疾病的诊疗更为精准，也更有助于坚守全科医生居民健康“守门人”的职责与承诺。

叙事医学（narrative medicine）由哥伦比亚大学的内科医生、医学与文学博士丽塔·卡伦（R. Charon）于2001年首次正式提出，是西方医学实践者近20年面临科学与人文融合困境，结合后现代叙事与解构思潮，寻求医学实践出路的努力之一。叙事医学是具有叙事能力而进行实践的医学，不仅关注个体患者，传递和实践医学理论与医学技术，明确公众对医学的信任和应承担的责任，而且用更具人性的叙事医学实践积极正确地回应社会对医学的诸多指责，如缺少人情、冷漠、碎片化、唯利益至上、缺乏社会责任感等。

一、叙事医学的相关概念

（一）叙事

叙事（narrative）现代汉语词典中解释为“叙述事情”（把事情的前后经过记载下来）。阿博特（Abbott，2008）把叙事界定为“对一个事件或一系列事件的再现”；普林斯（Prince, 2003）把叙事界定为“一个或多个虚构或真实事件的再现，这些事件由一个、两个叙述者向一个、两个或多个聆听者来传达”。“叙事”这一概念包含许多含义，它经常与“故事”并用，在日常生活中，叙事的使用无处不在，每个人都有自己的故事。文学理论家罗兰·巴特斯（Roland Barthes，1988）认为“世界上不存在、也从来没有存在过没有参与叙事的人”“叙事就像生命一样，跨越国界、跨越历史、跨越文化”。因此，叙事的影响力和普及程度与人类历史一样久远，几乎覆盖任一时空下的所有领域。

叙事是一种不同于逻辑科学范式的思维模式，是具有讲述者、聆听者、时间过程、情节和观点的故事。在人文学科、心理学、医学、教育学等不同的学科领域中，意义多有不同，对叙事的定义也存在一定的分歧，但他们有一个根本上相同的认识，即叙事知识和实践是人类用来对事件、情境相互交流的工具，通过“顺序”和“结果”与其他方式的论述区别开来，叙事的事件被筛选、组织、连接、评价从而对特定的听众变得有意义。

（二）叙事治疗

叙事治疗（narrative therapy）是指治疗师通过倾听来访者的故事，运用恰当的方法，帮助来访者找出遗漏片段，使问题外化，从而引导重构积极故事，以唤起其发生改变的内在力量的过程。叙事治疗的步骤包括基本程序和支持措施。

1. 叙事治疗的基本程序　即“故事叙说－问题外化－解构－重写”的过程，在这个过程中，完成来访者问题故事的重写，促使患者由问题的自我认同转化为较期待的自我认同，并能以积极的态度去面对未来的生命挑战。

2. 叙事治疗的支持措施　是用于同来访者互动并加以巩固的重要措施，包括见证、信件、证书等。叙事治疗体现了后现代主义的“多元化”内涵，应用广泛、方法多样，追求“以人为本”的个性化治疗，为叙事医学的应用提供了可操作性的干预技术基础。

（三）叙事医学

叙事与医学的融合构成了叙事医学。丽塔·卡伦于2001年在美国《内科学年报》中详细阐述了她运用叙事写作方式做到了与患者共情，并与患者共同制订诊疗方案的经历。同年10月，她又在《美国医学会杂志》上发表题为“叙事医学：共情、反思、职业和信任的模型”的文章，阐明叙事医学的关键在于构建临床医生的叙事能力。在我国，叙事医学的定义经过几次修改，目前被公认的是：“叙事医学是指具有‘叙事能力’的医生所实践的医学”。而叙事能力是认识、吸收、解释并被疾病的故事所感动的能力。

（四）叙事医学的三要素——关注、再现、归属

1. 关注、再现、归属是叙事医学实践的三要素　关注、再现、归属也称叙事医学的三个维度。叙事医学训练有助于临床工作者更好地关注、倾听患者，通过反思、写作不断再现医患情境，提高对患者的认识，从而与患者建立联系，最终成为陪伴患者走过疾病旅程的、值得信赖的伙伴。尊重与疾病有关的故事是叙事医学的“真谛”。

2. 关注、再现、归属三要素不可分割、层层递进　任何医疗工作都开始于对其服务对象的关注，沉淀于对患者故事的反思共情，升华与和谐且有疗愈效果的医患归属关系。

关注通过叙事显现，叙事展现了关注的过程。在临床实践中，关注包括观察患者的病情变化、情绪变化和倾听患者的感受及疑虑等。

关注要求再现，再现之后才有感知，感知之后才有理解。在临床工作中，再现被具体化为病历书写，医生根据所见所闻，结合专业知识、经验等形成规范化的医疗文书，以及进行可以使医生对患者的处境作出情感反应的平行病历的书写，并以此投入到患者独特的情境中，更能帮助回忆并重构患者的疾病故事。

“归属”是叙事的结果，是与患者之间具有治疗效果的归属关系，也是与医生、护士、社会工作者等同事之间的归属关系，这种关注和再现之间的螺旋关系在沟通中达到顶峰。由此带来的结果是和谐医患关系的建立及医患互信的达成。

【案例续】

医生给患者做了全面的体格检查，心脏、肺部、神经系统等均正常。医生关注到患者是因为被诊断为糖尿病而引发的自责与恐惧。之后，医生成了患者的耐心倾听者。

医生："我感到你听到这个结论后，你的手在抖，能告诉我你现在的感受吗？"

患者："抱歉，医生，我有很多的健康问题，自认为都在逐渐克服，积极面对，即便我的头发变白，也没承认自己变老，我热爱生活，忽略了身体会衰老，我没有糖尿病的家族遗传史。虽然我有点胖，也总想证明自己还年轻、有精力、有活力，但现在看这一切，都是幻想……"患者对自己疾病的故事娓娓道来："小时候，我身体不好，总是被当成'小病孩'来对待，禁止我做剧烈运动，现在回想起来感觉我一直没有听从家人的劝告……"

患者一度哽咽，两人坐在诊室，面对面，相互注视着对方，言语往来并不多，却能心领神会。

医生："血糖水平的升高有很多原因，有可能是病毒感染造成的，也许你从病毒感染中恢复了，血糖水平也可能会回归……"

医生尝试找到其他的方式让患者理解和接纳疾病。两个人的话题从糖尿病逐渐谈及爱和生命的意义，并达成了许多共识："无论医生还是患者，我们每个人的生命都是有终结的，然而我们都要正确对待，让有限的生命过得更加充实而有价值，为了我们自己，也为了爱我们和我们爱的人。"

他们的谈话互相认可，在成为对方镜子的同时构筑了和谐的医患关系。

【分析】

这就是叙事医学"关注、再现、归属"的力量，通过引导患者叙事而展现。在社区临床实践中，医生要密切观察患者的病情变化、情绪变化，应认真倾听患者的感受和疑虑。对患者的故事有所感知，有所理解，让医患沟通更加顺畅，效果更好。以叙事医学的方式与患者共情，对患者给予关注，帮助患者治疗，增强或重新燃起患者对生活的信心，提高患者的依从性，从而战胜疾病。

（五）平行病历

平行病历（parallel chart）是卡伦在1993年自创的用于医学人文教学的工具，书写平行病历是医生培养叙事能力的重要途径。从格式上看，平行病历是临床诊疗常规指导下的标准病历之外的关于患者生活境遇的"影子"病历，是一段临床札记、笔记。要求用非教科书、非技术性语言来见证、书写患者的疾苦和体验，继而通过小组讨论来交换对患者疾苦的理解和诊疗行为的反思，目的是训练学生的反思与批判性思维，由此来强化医者仁术、以患者为中心、治疗与照顾并重等职业精神。通过患者形形色色的疾苦叙事走进患者的世界，重述疾病故事，穿越疾病体验、心灵颠簸、生活境遇、社会地位，"抵达"疾病的意义，"打捞"因技术主义滤网而丢失的生命温度，同时反思、修补医学的价值和功能。

【案例】

见表3-3-1。

表3-3-1 平行病历案例与分析

平行病历	结构元素分析
《我就是你的眼》（节选）	**选材：**代表性、适应性、故事性 **标题：**提纲挈领、画龙点睛
2月5日16点左右（**时间**），我出差回来匆匆赶到科里（**地点**），从替我代办的王医生那了解到新收入院的5床患者的情况，并被告知患者不是很配合。 患者吴月（化名）（**人物**），49岁，是一家服装企业的老板。2月3日到另一家企业谈业务留宿在镇上的亲戚家。因取暖炉具通风不好而一氧化碳中毒。经救治，其他中毒症状缓解，但视物模糊逐渐加重，检查：双眼视觉完全丧失。排除眼科疾病，诊断为皮质盲收治入院。……这种病例在我们科不是很常见。（**情境**） 吴月心情极其烦躁。要求陪她就诊的下属用手机为她检索“皮质盲”的信息并逐字逐句念给她听。听到“皮质盲一般采用皮质激素及扩血管药物治疗”。（**情境**）	**时间、地点、人物、情境**
了解这些情况后，我来到5床。吴月正半盖着被子靠在床上，低头怔怔地想心事。她神情焦虑，头发凌乱，睡衣的领子一半在里面一半在外面（**细节**）……我伸出手在她近眼处飞快划过，眨眼全无。“嗯，没有光感，双眼失明”。 我轻声对吴月说：“吴大姐，我在这里，你看得见我吗？我就在你身边呢。”不料，吴月突然猛地甩掉我的手，情绪爆发：“看不见！看不见！我就是睁眼瞎，睁眼瞎！”（**细节**）我冷静地安慰她：“吴大姐，您冷静冷静啊，您这皮质盲很有可能是可逆的，可以治疗的，预后可能是好的。我很同情您的处境，理解您的感受……”吴月脸朝着我，咆哮之声、哭喊之声劈头盖脸地向我猛烈倾斜：“预后好？我现在就过不去！你能理解我的感受？我第一天还在谈业务，签协议，第二天就成了睁眼瞎……”（**冲突**） 下班回到家，耳边回响起吴月的哭喊声：“我什么都看不见！这种感受你不知道，你不知道！”这种感受是怎样的一种感受呢？我怎么才能体验到吴月的这种感受呢？……放下筷子，拿起一条干毛巾，拉起先生就走……我用毛巾扎住双眼，开始在黑暗中试盲。眼前一片漆黑，一点光线都不透。抬起的双脚突然变得不知深浅，安全感霎时消失。第三步踏空了台阶，摔倒在灌木丛中，坚硬的树枝生生地划痛了我的脸颊。感同身受的体验，我立刻反思自己原来没有体会到吴月的感受。（**反思、转折**）	**冲突、转折、情节、细节** **抒情、说理、共情、反思**

续表

平行病历	结构元素分析
我立刻返回科室，值班护士告诉我，吴月还是不配合，她不习惯护工夜间陪她去卫生间，更不肯在床上用便盆。来到病房，吴月坐在床沿，正在怒不可遏地冲着护工阿姨喊：“是的，我眼睛看不见了，我眼睛瞎了！我不用你陪，摔死也不在床上大小便！”我上前一步用肯定的语气对吴月说：“吴大姐，你上卫生间不用别人陪，你也不用在床上用便盆！”吴月张大嘴巴，脸上写满惊异地转向我，一时什么都说不出来。我紧紧握着吴月的手，一字一句地说（**细节**）：“吴大姐，**我就是你的眼睛**！来，你跟着我。”（**转折**） 8日早上，我走进吴月的病房。吴月头发整洁，换了一件鲜亮的外衣，内衣的领子很整齐，在阳光下显得神态平和，似乎在等待什么。我笑着想她问候早安。（**细节、抒情**）“陈医生，我在等您，我有话要对您说。”吴月是在等我。“您说您说。” …… 吴月把双手放在眼前比画着：“陈医生，现在我的双眼还是什么也看不见。”又用双手握住我的双手：“但是，我的心里是亮堂堂的！” 我紧紧握住吴月的双手，和吴月同时流下了热泪……这一刻，我真正理解了这句话的含义：共情——把自己投射到患者的境遇中，这是我们和患者心灵的连接点。（**共情**）	**冲突、转折、情节、细节** **抒情、说理、共情、反思**

（节选自国家卫生健康委员会住院医师规范化培训规划教材《叙事医学（第2版）》第五章中的案例）

叙事医学不是简单的技巧，而是一种人文情怀。医学实践过程本身就是在叙事，从医生与患者初次见面的问诊、病史采集、疾病诊疗到健康教育，患方在叙述疾病的故事，医方在倾听、记录，并根据“故事”的发生发展，结合医学知识和经验，给予回答和解释。医疗实践应该围绕叙事来构建，患者需要能够理解他们的疾病、治疗他们的医学问题，以及陪伴他们度过疾病的医生。叙事医学富有人文关怀和情感魅力，推动了医学人文走向临床、走近患者，从而进一步弥合技术与人性的鸿沟。

二、我国叙事医学的应用现状

叙事医学在医学教育和临床实践中应用广泛。目前，我国叙事医学主要应用于医学教育和临床实践。

1. 医学教育　体现在疾病的叙事阅读、案例教学、情景模拟，以及共情等方面。叙事阅读能够提高医疗从业者的叙事能力，通过阅读虚构或加工过的文学作品、非虚构的自我病情书写和医生病历书写，从而产生共情，使医生更好地理解疾病和生命；还可通过影视作品欣赏、文章研读、角色扮演、平行病历书写等方式锻炼学生的共情能力。

2. 临床实践　体现在医患沟通、人文关怀等方面。利用叙事医学的管理模式，加强与患者及其家属的沟通，体现人文关怀，书写平行病历，促进医患关系和谐发展；关注叙事情境下的临终关怀，通过倾听患者叙事、舒缓患者情绪、提供个性化照顾等方式，收集临床资料，提高医患共情能力；通过对肿瘤患者的访谈，倾听患者内心的痛苦、帮助患者改善被疾病击垮的认知问题，帮助患者反思、重构生命价值体系。

三、叙事医学在全科临床实践中的应用

（一）叙事医学在全科临床实践中应用的必然性

全科医学的全人、全生命周期、全过程照护是叙事医学倡导的共情、平等、反思的核心理念基础。叙事医学通过医学人文精神培育，建立起医患情感共同体，而负责全人、全生命周期、全过程照护的全科医疗为叙事医学的实施提供了充分的条件，全科医生有时间、有精力、有义务、有责任走进社区、走进家庭，体会、理解服务对象的疾病感受、聆听他们的故事。长期的契约式医疗服务将全科医生与社区居民融合在一起，更易激发共情。如果全科医生掌握叙事能力，并应用至社区全科医学实践中，将大大促进以人为中心、以家庭为单位、以整体健康的维护与促进为方向的长期负责式照顾，更有利于全科医生与居民之间建立和维护稳固的医疗卫生服务关系。

全科医学强调“以人为中心”的基本特征与叙事医学强调的“人文关怀”精神相一致。以人为中心的健康照护（person-centered care，PCC）是全科医学公认的模式，该模式主要包括探索疾病和疾病体验、了解个人和背景、寻找共同点、强化和谐医患关系，还包括疾病的生理-心理-社会因素、健康促进、疾病预防和共同决策。而叙事医学强调“去专家化”的人文关怀，通过全科医生的叙事能力更深入地探究患者的疾病经历和影响因素，对患者更深层次地进行了解，不仅没有违背PCC原则，而且增强了以人为中心的理念，满足全科医学的人文需求。

全科医学实践的目标达成途径与叙事医学的内容相契合。全科医学要求全科医生必须提供人格化的照顾，在了解患者病理、生理、心理过程的基础上，还要了解服务对象独特的个性和社会背景等对健康产生的影响，否则无法全面了解和理解患者的健康问题，更无法以最佳方式解决这些问题。这一目标的达成依托于全科医生与服务对象建立的互动式医患关系，如此才能真正进入患者的世界，了解人的个性，实现PCC模式，这恰恰是叙事医学的内容。

（二）全科医学与叙事医学融合的应用

1. 叙事医学在全科医生培养中的应用　全科医生更贴近基层，这对其医学人文素质提出了更高的要求。叙事医学对患者的故事进行吸收、阐释、回应并为之感动，将其应用到全科医学中，不仅能促进患者的疾病预防、治疗和康复，全科医生也能从中取得收获与成长。叙事医学可帮助提升全科医生的人文精神、职业情感、叙事治疗技巧和叙事能力。在全科医学实践过程中，医生通过来访者对故事的叙述看到的生活经历可能是片段化的、混乱的、难堪的、充满希望的、朦胧的，或不可见的，要通过一些恰当的叙事

说服能力引领患者按照时间、空间顺序重构故事，以更利于疾病的病因追溯、诊断治疗及预防管理。因此，培养全科医生的叙事能力和叙事技巧，更有助于叙事医学与全科医学实践的融合。

2. 叙事医学在全科医学实践中的应用　全科医生是综合程度较高的医学人才，主要工作是社区居民的常见病多发病诊治、慢性病管理、预防保健、康复及健康管理等。全科医生与居民建立了契约关系，更多地面向慢性病患者诊疗、临终患者的舒缓治疗、居民健康教育与健康促进、心身疾病患者的治疗与抚慰、居家养老及家庭病床照护。叙事医学将提供更具人文性的可操作、易实现的诊疗思维路径，可归纳为：遇见病“人”–发现问题–解决问题–与患者共情。

针对社区就诊的慢性疼痛患者，常规诊疗是通过问诊，了解疼痛的原因、部位、程度、时间、影响因素，完成疼痛的分级量表填写，通过客观检查寻找病因、去除诱因、对因治疗。对顽固的疼痛不能短时间治愈，如果影响了患者的生活质量，就可能视情况通过神经阻滞等有创治疗方法进行对症治疗；而运用叙事医学的诊疗思维方法和路径，将呈现更加人性化的诊疗。

【案例】

患者，男，72岁。1个半月前患带状疱疹，疱疹2周前已经消退，但腰部皮肤疼痛仍然没有消失，疼痛影响到他的正常生活，遂来社区卫生服务中心就诊。

医生刚接触患者，就关注到他眼神无助，不时皱眉，一声接一声叹气，由老伴搀扶缓慢走进诊室，可以看到因疼痛而引发的被动性体态。医生立刻迎上去，扶他坐下，他坐在椅子上，并没有靠在椅背上，而是身体前倾，不断喘着粗气。

医生开始问诊：“大爷，您怎么不舒服？”患者烦躁不安地回答：“腰部得了蛇盘疮，快两个月了，还是疼。”医生给患者做了简单的体格检查，确认疱疹已经消退，病患累及部位仍留有神经性疼痛，初步诊断为“带状疱疹后遗神经痛”。随后，医生给患者做了疼痛评分。

医生：“大爷，您能描述下疼痛的感受吗？”

患者：“大夫，我现在疼得觉都睡不安稳，白天也不得安宁，翻身也疼，躺着也疼，像魔鬼一样时刻缠绕着我，饭也吃不进去，也去其他医院看过，都说得慢慢养，没有好办法，要么就说得去麻醉神经，也没给个清除的解释，就打发我走了。虽然我知道这种病要不了我的命，但持续了这么久的疼痛对我真是一种折磨，都不想活了，这还不如让我得点能开刀手术解决的病，那也有个盼头。我年轻的时候身体很好，生活习惯很健康，一辈子也没受过疼痛的折磨，到这岁数了，怎么什么都找上来了？看来这身体是不行了，一点抵抗力和耐受力都没有了。事情越多越添乱……”

医生：“大爷，除了老伴照顾您，家里还其他人陪伴吗？”

患者：“没有，就我们老两口，老伴有高血压、糖尿病，身体不好，儿女们都不在身边。唉，儿女也都不省心……”说着，患者开始哽咽起来。老伴接替他说：“前段时间儿子投资失败了，赔进去不少钱，媳妇也跟他闹起来；女儿在国外念书，前不久得了场大病，我们是干着急也帮不上忙。这些事情都赶在了一起，可能一股火就生了病。”

医生：“我刚才给您的身体做了评估和检查，查看了您既往的就诊资料，您的身体状态还不错，唯独带状疱疹遗留下来的疼痛是个问题。大爷，您没有这个疼痛之前，生活是什么样的？您能描述下吗？”

患者：“我生活很有规律，每天有7小时左右睡眠，早晨去晨练，白天去市场买菜，公园里遛弯、下棋，和老朋友聚一聚，单位也有定期体检，一直没什么毛病。儿女一直很孝顺，儿子离得近，常来看我们。唉，前段时间家里这些事，让我一下子就没了精神头，也不愿意下楼了，得了这病之后，整天就想躺着，没力气、失眠，太折磨人了，还情绪急躁，总和老伴吵架。”

（1）遇见病“人”——认识、倾听、外化：与患者初次接触起，在关注患者疼痛的生物学特性外，更重要的是要“看见”患者作为“人”的属性，了解倾听患者如何起病、患病后情绪、有哪些资源可以作为支持系统帮他应对疾病、对医生和治疗的期望与信心、有无经济困难、对复发风险因素的理解、生活中的应激事件等信息。外化是将人与问题分开，当人感受到自己和问题分开时，人会由无力感进入到自己可以有力量去面对问题的状态，通过外化来明确患者自身不是问题，“疼痛”才是问题，医患双方可以共同对抗疼痛所带来的一系列问题。案例中，这位慢性疼痛的患者，除疾病本身的痛苦外，还有家庭的生活事件，以及缺乏足够的社会支持等问题，这是通过倾听疾病背后的故事所获得的信息。

（2）发现问题——吸收、转述、解构：需要医生进入患者体验、诉说的主观世界，包括生理、心理，以及对身体舒适的渴望与追求，通过对主诉的吸收、转述、解构，从而发现、剖析其在心理和社会层面中存在的问题。如病后的恐惧、焦虑、忧郁、委屈、无助等情绪，以及对治疗的信心和预后的不确定感、疾病认知的偏差和不良的生活方式、病后的社会角色退化和社交受限、疾病迁延而引起的经济负担和人际关系疏离等问题。

【案例续】

医生：“大爷，您和我父母年纪相仿，您的身体状况保持这么好，真是不容易。带状疱疹这种病，一般容易在免疫力低下的人群中发病，您看过这么多家医院，一定也有深入的了解，带状疱疹引发的疼痛的确难以忍受，这不是您的忍耐力问题，年轻力壮的人都很难承受，但神经受累引起的疼痛是有办法治疗的，可以通过神经阻滞来解决，需要您以积极的心态配合我的治疗方案，我们一起努力回到您生病之前的状态好不好？”

患者：“真的能回到我两个月前的状态吗？好好的一个人，说起不来就起不来了，外人看我，还以为我装病呢。”

医生：“当然可以了，只要我们一步步来，一定能回到您原来的状态。但我有个请求。”

患者：“什么请求？我来找您看病，您还能有事求我吗？”

医生：“我得请求您和我一起对抗这个被您称作“魔鬼”的疼痛，我一个人的力量是不行的，最主要是需要你的支持。”

患者：“只要能保证我赶紧走出这疼痛的阴霾，我可以试试。”

医生：“大爷，您这么想就对了。我们做儿女的都是一样的心理，都希望父母能开心快乐、无忧无虑地生活，您的儿女那么孝顺，他们也不希望您因为这个而失去生活的信心和勇气。他们各自都遭遇了不同的困境，如果有强大的父母的支撑，他们才会有信心渡过难关，这个家才能越来越好，所以您需要从生理和心理上都强大起来，成为他们的有力后盾。”

患者：“大夫，您说得对，我得快点好起来，这点小毛病不算什么，又不是不治之症，我愿意听从您的安排，一定好好配合。”

患者的老伴面带微笑，频频点头。医生给患者开了止痛、营养神经的口服药，告诉患者要遵医嘱，按照规律用药；给患者开具了物理治疗的处方，每日让患者来社区医院进行物理治疗；叮嘱患者要进行适当的户外活动，穿棉质衣物，可以借助药物保证充足的睡眠等。

（3）解决问题——解释、回应、重写：通过充分的支持与回应，在疼痛的专业技术层面进行诊治，同时，在患者认知行为改善和生活方式改善的方向上解决问题，帮助患者改写或重写其疾病故事，重新构建良好的健康行为路径。如进行有氧运动、睡眠调节、压力缓解、营养支持、放松训练、生物反馈、必要的抗抑郁治疗等个性化身心治疗，从而减轻疼痛、恢复正常生活能力和社会角色。

【案例续】

几日后，患者再次来到诊室，气色好转，紧锁的眉头舒展了些。

患者：“谢谢医生，疼痛已经有些缓解，虽然还是疼，但我没有那么焦虑了，心情也好多了。疼痛也没能影响我吃饭，我希望多吃些来增强抵抗力。”

身边的医生护士都纷纷为患者竖起大拇指点赞。

医生：“太好了，大爷，如果疼痛有缓解的倾向，我们就继续按照这个方案进行，如果治疗效果不佳，您随时联系我，看您的情况和意愿，我可以随时帮您联系转诊去上级医院做神经阻滞治疗。”

患者及老伴连忙感谢医生：“这样挺好，有需要我再麻烦您，真的没想到家门口的医生这么温暖。”

（4）与患者共情——反思、讨论：诊疗全过程可以“平行病历”的形式进行记录，在疾病恢复后，医患双方共同就平行病历内容进行讨论、反思，形成医患同盟。如上案例，医生不仅要理解患者生理上的“疼”，还要把自己投射到患者的境遇中，感受患者心理上的“痛”，才能走进患者的内心世界，与患者共情，从而促使患者认知行为的改善，提升其情绪控制和健康管理的能力，是全科医生进行长期负责式照顾的体现。

3. 叙事医学在医患关系与沟通中的应用　叙事作为一种方法，在医患关系的构建、促进、调和、维系中发挥着不可替代的作用。叙事医学的三大要素之一就是和谐医患关系的归属，将医患沟通当作叙事或讲故事来看待，从叙事理论角度改善医患关系，将成为促进医患关系发展的新模式。

医患沟通对话中的叙事表现记录可作为医患沟通研究中获得深度资料的重要手段，可以通过对具体个案的深入剖析而揭示出一般的规律或独特的意义，还可以作为干预手段在研究中使用，叙事总是与反思联系在一起，医患双方在叙说生活故事、疾病故事、医疗事故的过程中，也就审视了自己，这种反思和审视是一种内源性干预，可使医患双方变得自律并对生活和工作负责，在全科医疗长期、持久的医患关系中，更具深远意义。同时，叙事医学也更像是一个新的临床框架，为全科医生提供了一些值得遵循的技巧、方法和文本，使其更好地为患者提供精细的、令人尊敬的、恰当适合的临床照护，为实现救死扶伤的职业承诺，为医疗卫生事业发展、摆脱医患关系困境带来全新的理念。

（王永晨）

第四节　全科临床实践中的常见法律问题

【案例】

赵某，医学院校本科毕业经过规范化培训后，顺利取得医生资格证书，但未注册相应医疗机构。经人介绍后，赵某联系了某社区卫生服务中心并与之达成协议，到该中心从事诊疗工作，每月向中心缴纳2 000元管理费。患者因妇科疾病到该社区卫生服务中心就诊，赵某接诊后未书写病历，初步判断后为其开具了中药进行治疗。后患者因腹部疼痛、腹胀到某三甲医院诊治，好转出院后，听社区邻居说赵某并不是社区卫生服务中心正式员工，患者遂将社区卫生服务中心及赵某诉至法院，要求承担赔偿责任。经法院调解，患者与社区卫生服务中心达成协议，由该中心对患者的损失承担赔偿责任。

全科医生的服务对象通常是固定社区的居民，医患之间沟通相对频繁，彼此了解相对深入，信任程度相对较高，所以医患关系总体上是和谐融洽的。但随着国家“全面依法治国”战略的实施，医疗卫生相关法律法规逐步体系化、规范化、具体化，对医疗卫生行业人员提出了更高的要求。加之人们维权意识的增强和对医疗服务需求的提升，以及全科医生在医德修养、技术水平、沟通能力等方面的差异，稍有不慎就可能引发医患纠纷，甚至医患双方对簿公堂的情况。因此，作为一名符合现代社会要求的医务人员，除了医学的知识和技能外，必须具备法治思维，不断增强法律意识和法律修养，善于用法律武器维护医患双方的合法权益。

一、法律的基本知识

（一）法律

法律是由国家制定或认可的、体现国家意志的、以规定权利和义务为主要内容的、靠国家强制力保证实施的社会行为规范。法律有广义、狭义两种理解。广义上讲，法律泛指一切规范性文件，包括法律、行政法规、地方性法规和规章；狭义上讲，法律仅指全国人民代表大会及其常务委员会制定的规范性文件，本节内容仅指狭义上的法律。

法律是由拥有国家立法权的全国人民代表大会和全国人民代表大会常务委员会制定、通过，并由国家主席签署主席令予以公布的规范性文件。法律的级别是最高的，一般均以“法”字配称，如《中华人民共和国民法典》《中华人民共和国基本医疗卫生与健康促进法》《中华人民共和国传染病法》等。

（二）法规

法规包括行政法规和地方性法规。行政法规是由国务院根据宪法和法律制定，并由国务院总理签署国务院令公布，如《医疗机构管理条例》《中华人民共和国母婴保健法实施办法》等。地方性法规由省、自治区、直辖市，以及较大的市（如省会）的人民代表大会及其常务委员会制定，如《天津市突发公共卫生事件应急办法》。“法规”一般用“条例”“规定”“规则”“办法”称谓。

（三）规章

规章包括国务院部门规章和地方政府规章。国务院部门规章是国务院组成部门及直属机构在它们的职权范围内，依据法律、法规制定的规范性文件，如《公共场所卫生管理条例实施细则》。地方政府规章是省、自治区、直辖市人民政府及较大的市（如省会）的人民政府，在它们的职权范围内，依据法律、法规制定的规范性文件，如《天津市持证执法管理办法》。规章一般称“规定”“办法”。

（四）法律效力

在法律效力方面，宪法是我国的根本大法，是其他法律的“母法”，效力最大；法律仅次于宪法，一般遵循特别法优于一般法，新法优于旧法的原则；在法律效力方面，宪法大于法律、法律大于法规、法规大于规章。

【分析】

赵某未经执业医生注册便在某社区卫生服务中心从事诊疗工作，赵某及该社区卫生服务中心均违反了《中华人民共和国医师法》规定，属于违法行为。

二、医患的权利与义务

作为社会公民中的一员，医生享有宪法和法律赋予公民的所有权利与义务。同时，由于医生这一职业行为承担着“救死扶伤”“实行社会主义人道主义”的职责，法律也赋予了其特定的权利与义务。目前，我国尚没有关于医患权利、义务的单独法律、法规，相关内容仅体现在相关法律条款中。现根据《中华人民共和国民法典》《中华人民共和国基本医疗卫生与健康促进法》《中华人民共和国医生法》《医疗机构管理条例》《医疗纠纷预防与处理条例》等法律、法规规定，将医患权利与义务概括为如下几方面内容。

（一）医生的权利

1. 对患者进行诊疗的权利　医生在注册的执业地点、执业范围内，具有进行医学诊查、疾病调查、医学处置、选择合理医疗、预防、保健方案的权利。

2. 出具相关医疗证明的权利　在法律、法规规定的范围内，医生具有开具与自己诊疗活动相关的各种业务证明的权利。

3. 获得基本工作条件的权利　按照国务院卫生行政部门规定的标准，医生有获得与其执业活动相当的基本工作条件的权利。

4. 参加科研学术活动的权利　医生有从事医学研究、学术交流，参加专业学术团体的权利。

5. 接受培训学习的权利　医生有参加专业培训，接受继续医学教育的权利。

6. 人身权利　在执业活动中，医生享有人格尊严、人身安全不受侵犯的权利。医疗卫生人员的人身安全、人格尊严不受侵犯，其合法权益受法律保护。禁止任何组织或个人威胁、危害医疗卫生人员人身安全，侵犯医疗卫生人员人格尊严。

7. 获取合理报酬的权利　医生有获取工资报酬和津贴，享受国家规定的福利待遇的权利。

8. 参与权　医生有对所在机构医疗、预防、保健工作和卫生行政部门工作提出意见和建议，依法参与所在机构民主管理的权利。

9. 医疗费用支付请求权利　从形式上讲，医患关系属于契约（合同）关系，即医生为患者提供诊疗服务，患者为此支付医疗费用。因此，医生有权要求患者缴纳费用。

10. 特殊干预权利　在特殊情况下，为保证患者自身、他人和社会的权益，医生可以采取限制患者自主权利的措施。但是，这种限制措施不是任意行使的，必须满足一定条件才是允许的：①需要进行隔离的传染病患者或疑似传染病患者；②严重精神病患者、自杀未遂或有自杀倾向患者拒绝治疗时，可采取约束和控制措施；③疾病的真相可能不利于诊治或可能产生不良影响时，在征得关系人同意的情况下，医生有权向患者本人隐瞒病情；④当进行实验性治疗的患者出现危险情况时，医生必须及时终止治疗。

医生的以上权益受法律保护。干扰医疗秩序，妨害医务人员工作、生活者，应当依法承担法律责任。

（二）医生的义务

按照权利、义务的对等关系，在对医生权利做出规定的同时，也对医生应当履行的义务进行了明确规定。

1. 提高医德修养，关爱患者的义务　医生应当弘扬敬佑生命、救死扶伤、甘于奉献、大爱无疆的崇高职业精神，不断提高医德水准，严格遵守医疗卫生管理法律、行政法规、部门规章和诊疗护理规范、常规，努力提高专业水平和服务质量。

2. 规范执业行为，不断提高业务水平的义务　医生应当遵循医学科学规律，遵守有关临床诊疗技术规范和各项操作规范及医学伦理规范，使用适宜技术和药物，合理诊疗，因病施治，不得对患者实施过度医疗。

3. 亲自诊查患者，按规定书写医疗文书的义务　医生实施医疗、预防、保健措施，签署有关医学证明文件时，必须亲自诊查、调查，并按照规定及时填写医学文书，不得隐匿、伪造或销毁医学文书及有关资料。医生不得出具与自己执业范围无关或与执业类别不相符的医学证明文件。

4. 应招义务　又称应诊义务、应需义务，即在特殊的情况下，医生必须进行诊治、采取措施或服从调遣的义务。如遇有自然灾害、传染病流行、突发重大伤亡事故及其他严重威胁人民生命健康的紧急情况，医生应当服从县级以上人民政府卫生行政部门的调遣。

5. 告知和取得知情同意的义务　医生在诊疗活动中应当向患者说明病情和医疗措施。需要实施手术、特殊检查、特殊治疗时，医务人员应当及时向患者具体说明医疗风险、替代医疗方案等情况，并取得其明确同意；不能或不宜向患者说明时，应当向患者的近亲属说明，并取得其明确同意。

6. 开展预防保健及健康教育的义务　医生具有宣传卫生保健知识、对患者进行健康教育的义务。

7. 保护患者隐私的义务　患者的隐私包括信息的隐私、身体的隐私、疾病的隐私。医生应当对患者的隐私保密；泄露患者隐私或未经患者同意公开其病历资料，造成患者损害者，应当承担侵权责任。

8. 进行合理检查、正确使用药品的义务　医生应当使用经国家有关部门批准使用的药品、消毒药剂和医疗器械。除正当治疗外，不得使用麻醉药品、医疗用毒性药品、精神药品和放射性药品。医生不得违反诊疗规范实施不必要的检查。

9. 禁止收受患者财物的义务　医生不得利用职务之便，索取、非法收受患者财物或牟取其他不正当利益。

10. 报告义务　医生发生医疗事故或发现传染病疫情时，应当依照有关规定及时向所在机构或卫生行政部门报告；医生发现患者涉嫌伤害事件或非正常死亡时，应当按照有关规定向有关部门报告。

【分析】

赵某未进行执业医生注册，不属于真正意义上的医生，不具备以上权利，更无法履行相应义务。

（三）患者的权利

1. 生命权（right of life）　是指公民的生命安全不受侵犯，任何人均无权剥夺、危害他人生命。

2. 健康权（right of health）　是指自然人及其器官乃至整体功能利益为内容的人格

权，客体是人体器官及各系统乃至身心整体的安全运行，以及功能的正常发挥。

生命权和健康权是公民最基本的人权。体现在医疗活动中，要求医务人员遵循注意义务，谨慎地开展医疗活动，最大限度避免医疗缺陷及不良医疗事件或医疗事故的发生。

3. 身体权（bodily right） 是自然人所具有的依法维护其身体完整，对其身体组织和器官具有支配权的具体人格权。身体权是以身体为客体，强调的是保持身体的完整性、完全性。身体权禁止医生擅自摘取尸体组织、器官；禁止医生非法保留、占有患者身体组织；禁止医生过度实施外科手术，侵害患者的身体。

4. 知情同意权（the right of informed consent） 是在医生在充分告知患方病情及诊疗方案的基础上，患者或其代理人所作出的同意或拒绝的选择。医生一般告知的内容为：现有的症状和体征及其原因、疾病诊断、可能的治疗方案及优劣分析、预计的手术和可能的效果及改善程度、不手术的后果，以及有创操作的内容、时间和医生的经验，实施有创操作所伴发的危险和副损伤及采取的应对措施等。

5. 决定权（right of determination） 是指患者对自己的生命和健康相关利益具有自己决定的权利。在医疗活动中，患者享有充分了解自己所患疾病、治疗方案、存在风险等信息，以及按照自己意愿进行选择的权利。按照我国法律法规的规定，患者自主决定权的实施具有相对性，主要如下。

（1）有权自主选择医疗机构、医疗服务方式和医务人员。

（2）有权自主决定接受或不接受任何一项医疗服务，特殊情况（如患者生命垂危、意识不清不能自主表达意见）可由患者的代理人决定。

（3）有权拒绝非医疗性活动。

（4）有权决定出院时间，但患者只能在医疗终结前行使此项权利，且必须签署书面声明，说明出院是自愿行为，医方已尽到了告知义务，对可能出现的危害已知情。

（5）有权决定转院治疗，但在病情极不稳定或随时有危及生命可能情况下，应签署一份书面文书，说明是在医方充分进行了告知和沟通的基础上，患方自行作出的决定。

（6）有权根据自主原则自付费用与其指定的专家讨论病情。

（7）有权拒绝或接受任何指定的药物、检查、处理或治疗，并有权知道相应的后果。

（8）有权自主决定其遗体或器官如何处置。

（9）有权享受来访及与外界联系，但应在遵守医院规章制度的基础之上。

（10）其他依法应当由患者自主决定的事项。

6. 隐私权（right of privacy） 是指患者在诊疗过程中向医生公开的，不愿让他人知道的个人信息、空间和活动。一般来讲，患者的隐私包括：①基本信息，如姓名、身份证号、家庭住址、单位信息、经济状况等；②既往病史、家族史、婚姻史、生育史等；③隐私部位，如身体存在的生理缺陷、生殖系统信息等；④通过诊疗查明的精神和心理疾病；⑤乙型肝炎、丙型肝炎、血型、血液、精液等检查检验信息；⑥特殊经历或遭遇等其他信息。医疗机构及医务人员具有维护并采取必要措施保障患者隐私权的义务。

7. 平等基本医疗权（right of the medical treatment） 是指患者不因男女、老幼、人种、贫富而有所差别，具有一律平等地享有基本医疗的权利。平等基本医疗权可以从实质上及形式上加以理解。

（1）实质上平等基本医疗权是指全体社会成员都具有平等享受基本医疗的权利，不因性别、年龄、人种、党派、阶级、贫富等因素而区别对待。

（2）形式上平等基本医疗权是指相同个案的医疗处理应该采用相同医疗方案和医疗准则，不同个案则采用不同方式。

8. 免责权（privilege of immunity） 是患者因疾病处于身体、心理及精神方面的不适状态，不能像正常人一样完全履行职责和义务，可以凭医疗机构开具的证明，免除或部分免除一定的社会责任。同时，按照国家有关法律法规的规定，患者还具有得到休息和各种福利保障的权利。

9. 封存病历或实物的权利（the right to seal medical records or physical objects） 发生医疗纠纷时，患者及其家属有权申请封存、启封病历资料及相关实物，应当在医患双方均在场的情况下进行。

【分析】

赵某在不具备执业医生资格条件下为患者进行了诊疗行为，侵害了患者的健康权。

（四）患者的义务

1. 积极配合诊疗的义务 在诊疗过程中，患方应当充分尊重医务人员的劳动，信任并积极配合医生，按照选定的方案积极治疗，以达到早日康复的目的。

2. 如实提供信息的义务 患者所提供的病史、症状、发病过程、诊疗经过等信息对医生的诊疗至关重要，所以患者应当全力配合医生，做到既不要夸大其词，也不加以隐瞒。

3. 尊重医生的义务 全社会应当尊重医生。医生依法履行职责，受法律保护。医生享有“在执业活动中，人格尊严、人身安全不受侵犯”的权利。如果患者或其家属对医务人员诊疗过程有异议，可以通过卫生行政部门或法院依法维护自身权益，不得阻碍医生依法执业，不得侮辱、诽谤、威胁、殴打医生或侵犯医生人身自由、干扰医生正常工作和生活，否则将受到法律的制裁。

4. 维护良好医疗秩序的义务 患方应当依法维护医疗秩序，任何单位和个人不得实施危害医务人员人身安全、扰乱医疗秩序的行为。

5. 遵守医院相关制度的义务 医院的规章制度是医疗机构正常运行的基础，是医务人员行为的指南，也是切实保障患者权利、落实“以患者为本”理念的具体体现。所以，患方应当自觉遵守医院的诊疗秩序和管理规定，以便更好地保障自身权利的实现和正常诊疗工作的顺利进行。

6. 支付诊疗费用的义务 医患关系是一种特殊的合同关系。医生通过专业知识和技能为患者提供诊疗服务，付出了一定体力和脑力劳动，有获取正当劳动报酬的权利；而患者通过接受医疗服务而减轻痛苦、延长生命、恢复健康，具有为此支付费用的义务。

7. 配合医学教学和研究的义务 “没有全民健康，就没有全面小康”，卫生和健康事业与每一名社会成员都息息相关。因此，我们都应该主动增强健康意识，自觉参加促进健康的事业，在不损害本人利益和健康的前提下，积极参与医学教学和研究工作，贡献自己应有的力量。

8. 特殊情况下接受强制医疗的义务 严重精神病或法定传染病患者可能会对他人和社会构成严重危害，因此我国法律法规规定此类患者必须按相关规定接受强制检查、强制隔离或治疗。

【分析】

患者就诊过程中积极配合诊疗，如实提供信息，遵守社区卫生服务中心的规章制度；即使了解“实情”后，也没有影响社区卫生服务中心诊疗秩序，而是按照相关规定履行正常法律程序，将社区卫生服务中心和赵某起诉至法院，较好地尽到了患者的义务。

三、全科医疗中常见的法律问题及注意事项

（一）与诊断相关的法律问题

与诊断相关的法律问题主要包括误诊和出具诊断证明两个方面。寻求全科医疗服务的患者通常是具有不典型症状和处于疾病未分化期，疾病的不确定性较大。因此，诊断不清、误诊、漏诊在全科医疗中时有发生。

误诊的原因是多方面的，包括患者对病情的表述、个体差异、病情复杂程度、症状是否典型、医务人员诊疗经验、医务人员技术水平、医疗机构诊疗设备等。但如果由于责任心欠缺而导致误诊，或因为医生明知会发生诊断错误，却未采取措施任由误诊发生时，那么医生或医疗机构将承担误诊法律责任。但发生无过失误诊时，医疗机构及其医务人员是免责的。《中华人民共和国民法典》规定，有下列情形之一的，医疗机构不承担法律责任：①患者或其近亲属不配合医疗机构进行符合诊疗规范的诊疗；②医务人员在抢救生命垂危的患者等紧急情况下已经尽到合理诊疗义务；③限于当时的医疗水平难以诊疗。

医生在注册的执业范围内出具相应的医学证明文件是其法定权利，也是其应履行的法定义务。被诊断为某种疾病有时意味着可以免除或部分免除一定的社会职责，如休学、休假、不宜结婚等；有的诊断又是享受社会保险理赔、交通事故赔偿的重要依据，因此全科医生要意识到自己所出具诊断的重要性。按照《中华人民共和国执业医生法》与《医疗机构管理条例》的规定：“医生实施医疗、预防、保健措施，签署有关医学证明文件，必须亲自诊查、调查，并按照规定及时填写医学文书，不得隐匿、伪造或销毁医学文书及有关资料。医生不得出具与自己执业范围无关或与执业类别不相

符的医学证明文件。”。

针对以上问题，全科医生在诊断过程中需注意：①疾病诊断一定要根据患者的病情，本着实事求是的原则；②应优先排除急危重症疾病，如果不能排除，应建议患者及时转诊至上级医院进一步诊治；③出具诊断书是医生应尽的义务，不得附加任何额外要求；④诊断书仅记载疾病名称、住院时间、处置意见等内容，不得记录如诊疗费用等与诊断无关的内容；⑤诊断书只能由经治医生出具，非经亲自诊查不得出具。

【分析】

赵某不具备行医资格，属于违法行为。赵某在未明确诊断情况下就开具药品处方，且对药品处方不熟悉，即使其具备行医资格，也构成侵权行为。

（二）与住院管理相关的法律问题

住院管理是围绕患者住院过程中，为使患者尽早康复，避免不利因素影响，保证医疗质量而制定的一系列管理制度。患者一旦住院，便与医务人员之间建立了契约关系，一系列的医患权利与义务也就此形成。

1. 对患者的民事行为能力作出正确判断　《中华人民共和国民法典》根据自然人不同情况，将自然人的民事行为能力分为三种。

（1）18周岁以上的公民或以自己劳动收入为主要生活来源的16周岁以上不满18周岁的公民，为完全民事行为能力人。

（2）8周岁以上的未成年人或不能完全辨认自己行为的成年人为限制民事行为能力人。

（3）不满8周岁的未成年人或不能辨认自己行为的成年人为无民事行为能力人。

无民事行为能力人、限制民事行为能力人的监护人是他的法定代理人。

因此，全科医生在进行医疗告知时，签署特殊治疗、特殊检查同意书，以及强调医疗护理注意事项等医疗活动时，应针对完全民事行为能力人、限制民事行为能力和无民事行为能力人的法定代理人签署相关文书。

2. 注意对限制民事行为能力、无民事行为能力患者发生意外伤害事件的管理　把可能发生的伤害或意外事件及其规避措施如实、客观、全面地告知其代理人。

3. 重视对住院患者外出情况的管理　原则上住院患者尽量不要外出或应减少外出。但全科医生管理的住院患者往往为社区居民，离家较近，对周边环境较熟悉，经常会发生外出的情况。此时，全科医生应当告知患者或其代理人患者目前的病情、是否适合外出，如外出需告知患者注意事项，当发现患者不在病房时，应尽快告知其关系人。

（三）与急救、转诊相关的法律问题

2006年，国家卫生行政部门印发的《城市社区卫生服务机构管理办法（试行）》规定，“社区现场应急救护”是社区卫生服务机构应提供的基本医疗服务内容之一。《医疗机构管理条例》第三十条规定：“医疗机构对危重病人应当立即抢救。对限于设备或技术条件不能诊治的病人，应当及时转诊。”全科医生在工作过程，不得拒绝急诊患者，尤其

是生命垂危、需要立即给予抢救的患者，因故意拖延、推诿造成急诊患者损害的将承担相应的法律责任。

全科医生通过诊查、判断后，若发现因本机构设备、技术条件限制不能诊治患者，应当及时转诊。但如果根据现有条件能够判断出患者病情可能在转诊过程中加重或死亡时，应就地进行紧急处置，同时报告上级医院请求会诊，待病情相对稳定或度过危险期后，再行转诊。急诊患者应当转诊而病情又允许的，全科医生应与拟转诊医院取得联系，通知相关人员做好准备，同时，协调患者关系人或120急救人员，对患者病情、途中注意事项、所需物品和药品、护理等做好交代和安排，如有病历，应将病历摘要、检查检验单据交给对方。在决定患者是否需要转诊时，全科医生判断的原则主要基于“安全性”考虑，既要有利于患者的科学诊疗，又要考虑拟转诊机构在距离、时间上的可及性。需要指出的是，在全科医生已经尽到告知义务，患方仍然拒绝转诊，或患者病情不具备转诊条件，如病情危急，且路途遥远，转诊很容易发生危险，但患方仍然坚持转诊而产生不良后果时，全科医生不承担相应法律责任。

（四）与健康档案相关的法律问题

健康档案（health record）是居民疾病防治、健康保护、健康促进等健康管理过程的规范、科学记录，以居民健康为核心，贯穿全生命过程，涵盖各种健康相关因素、实现多渠道信息动态收集，满足居民自我保健、健康管理和健康决策需要的信息资源。建立居民健康档案是我国基本公共卫生服务项目的重要内容，也是全科医生重要工作之一。

居民健康档案中包含着大量的关于个人隐私的基本信息，如生活方式、健康状况、健康评价等健康信息，以及接诊、治疗、转诊、会诊等相关诊疗信息等内容。一方面，健康档案中的信息属于个人隐私，需要全科医生妥善保管，避免档案损坏、丢失，防止信息泄露；另一方面，居民对个人健康信息具有知情权，当居民本人需要时，全科医生应给予提供。所以，在全科医疗实践中，全科医生应当注意对居民隐私权和知情权的维护，以避免侵权行为的发生。

（五）与药品、医疗器械相关的法律问题

药品和医疗器械是全科医生为居民提供医疗卫生服务的重要手段和方式。我国对药品及医疗器械的研制、生产、经营和使用进行了明确规定，出台了包括《中华人民共和国药品管理法》《中华人民共和国产品质量法》等法律，《中华人民共和国药品管理法实施条例》《麻醉药品和精神药品管理条例》《医疗器械监督管理条例》等多部法律法规及管理规范。其中，《中华人民共和国民法典》中关于侵权责任部分规定，因药品、医疗器械的缺陷造成患者损害的，患者可以向生产者请求赔偿，也可以向医疗机构请求赔偿。患者向医疗机构请求赔偿的，医疗机构赔偿后，有权向负有责任的生产者追偿。因此，全科医生在使用药品和医疗器械的过程中，要注意：①药品及医疗器械的生产和经营企业必须取得符合国家规定的资质，按照法律法规和有关规章制度要求进入医疗机构；②严格按照药品和医疗器械的说明书进行使用；③严格把握药品和医疗器械的适应证，

禁止扩大使用范围；④切实履行对患者或其关系人的告知义务；⑤本着“谨慎注意义务”原则，严密观察患者使用过程中和使用后的反应，若发生不良反应或不良事件，要及时处置和报告。

（王永晨）

第二篇

临床实践能力

第四章 常见临床问题的处理原则

常见临床问题的处理原则

第一节 发 热

【案例】

患者，女，22岁。因“发热伴咽痛2日”就诊。患者2日前淋雨着凉，当日晚上出现发热，体温最高达38.7℃（口腔温度），伴咽痛、畏寒，无鼻塞、流涕、咳嗽、咳痰等不适，自行服用布洛芬后体温有所下降，但4～6小时后体温再次升高至38.5～39.2℃，故至社区卫生服务中心就诊。

发热（fever）是指机体在致热原作用下或各种原因引起体温调节中枢功能障碍时，体温升高超出正常范围。正常成人的平均口腔温度为36.3～37.2℃，女性较男性略高，直肠温度（肛温）较口腔温度高0.3～0.5℃，腋窝温度比口腔温度低0.2～0.4℃。正常体温在不同个体之间略有差异，且受机体内外因素的影响而波动，但是波动范围不超过1.0℃。一般剧烈运动、进餐后体温可略升高，妇女排卵期及妊娠期体温略高于正常。当口腔温度>37.3℃，肛温>37.6℃，或1日内体温波动超过1.2℃时，即为发热。大多数情况下，发热是人体对致病因子的一种病理生理反应，是机体在神经系统与免疫系统协同作用下对炎症介质损害作出的以调节性体温升高为特点的一种适应性反应。

一、发热的病因

引起发热的疾病很多，根据病因一般分为感染性和非感染性两大类，以前者为多见。引起发热的常见病因见表4–1–1。

表4–1–1 发热的病因

分类	常见病因
感染性发热	病毒、细菌、真菌、寄生虫、支原体等病原体引起的急性或慢性、局灶性或全身性感染
非感染性发热	
结缔组织疾病	系统性红斑狼疮、成人斯蒂尔（Still）病、皮肌炎、类风湿关节炎
变态反应性疾病	风湿热、药物热、溶血反应
恶性肿瘤	血液系统肿瘤，如急性白血病、恶性淋巴瘤；各器官肿瘤，如肝癌、肾癌、肺癌等

续表

分类	常见病因
组织坏死与吸收	术后组织损伤、出血；大面积烧伤；血管栓塞或血栓形成而引起的重要脏器梗死或坏死，如心肌梗死、脾梗死、肢体坏死
内分泌代谢疾病	甲状腺危象、亚急性甲状腺炎、痛风急性发作
中枢性发热	高温中暑、催眠药中毒、颅内出血
自主神经功能紊乱	功能性低热

二、发热的分类

发热按照病因可分为感染性发热和非感染性发热；临床上按热度的高低可分为低热（37.3～38℃）、中度发热（38.1～39℃）、高热（39.1～41℃）和超高热（41℃以上）；按照热程则可分为急性发热、长期发热和长期低热。

1. 急性发热　热程在2周以内的发热称为急性发热。绝大多数的急性发热为感染性发热，病毒和细菌为主要病原体。少数急性发热由非感染性因素引起，如药物热、甲状腺危象、急性白血病、高温中暑、血栓栓塞性疾病等。

2. 长期发热　发热持续3周以上，体温超过38.3℃，经过至少1周深入细致的检查仍不能明确诊断者，称为不明原因发热（fever of unknown origin，FUO）。常见病因为感染性疾病、肿瘤性疾病和结缔组织疾病。其中引起长期发热的感染性疾病多为一些特殊病原体或部位的感染，如结核病、感染性心内膜炎、腹腔脓肿等。肿瘤性疾病最常见的为淋巴瘤、肝癌、结肠癌等。

3. 长期低热　体温波动于37.4～38.0℃，持续1个月以上，并且除外生理性原因者，称长期低热。由感染性疾病引起者占40%，非感染性疾病占57%，原因不明占3%。感染性疾病中，结核病最为多见；其次为慢性局灶性感染，如鼻窦、中耳、胆管、肠道、前列腺、女性泌尿系统等部位的慢性炎症。非感染性长期低热常见于甲状腺功能亢进、风湿性疾病、恶性肿瘤、溃疡性结肠炎等。

【分析】

患者急性起病，发热并伴有咽痛症状，考虑为感染性发热可能大。

三、发热的诊断思路

发热的病因复杂，常造成诊断上的困难。因此，全科医生在临床接诊发热患者时，必须详细询问病史，认真细致地进行全面体格检查，并结合必要的实验室和辅助检查结果，以便确立诊断。

（一）病史询问

认真细致的病史询问是发热病因诊断的重要步骤，病史采集的要点应包括以下内容。

1. 起病情况　如诱因、起病缓急、病程、热度高低、热型等。

2. 伴随症状　如畏寒、寒战、盗汗及多系统症状等。

3. 诊治经过　使用药物种类、剂量，包括对抗生素的反应等。

4. 一般情况　如精神状态、食欲、体重改变等。

5. 既往病史　包括既往发热史、用药史（糖皮质激素、免疫抑制剂等）、传染病接触史、动物接触史、输血史等。

（二）观察热型及热程

将发热患者在不同时间测得的体温数值分别记录在体温单上，将各体温数值点连接起来形成体温曲线，该曲线的不同形态称为热型。许多发热性疾病具有特殊的热型，有时可起到提示诊断的作用。常见的热型有稽留热、弛张热、间歇热、波状热、回归热和不规则热。不同的热型特点见表4-1-2。

表4-1-2　不同热型的特点

热型	特点	常见疾病
稽留热	体温恒定维持在39～40℃或以上，达数日或数周，24小时内体温波动范围不超过1℃	大叶性肺炎、流行性脑脊髓膜炎及伤寒高热期
弛张热	体温常在39℃以上，波动幅度大，24小时内波动范围超过2℃，但都在正常水平以上	败血症、风湿热、全身炎症反应综合征、肝脓肿、重症肺结核
间歇热	体温骤升达高峰后持续数小时，然后迅速降至正常水平，无热期（间歇期）可持续1日至数日，如此高热期与无热期反复交替出现	疟疾、急性肾盂肾炎、淋巴瘤、周期热
波状热	体温逐渐上升达39℃或以上，数日后又逐渐下降至正常水平，持续数日后又逐渐升高，如此反复似波浪，可连续达数月之久	布鲁氏菌病、登革热
回归热	体温急剧上升至39℃或以上，持续数日后又骤降至正常水平，高热期与无热期各持续若干日后规律性交替一次	回归热、霍奇金淋巴瘤
不规则热	体温曲线无一定规律，热度高低不等，呈不规则波动	流行性感冒、结核病、风湿热、癌性发热

不同的发热性疾病具有相应的热型，根据热型有助于进行发热病因的诊断和鉴别诊断。但需注意：① 由于抗生素的广泛应用，及时控制了感染，或因解热镇痛药、糖皮质激素的应用，可使某些疾病的特征性热型变得不典型或呈不规则热型；②热型也与个体反应的强弱有关，如老年人重症肺炎时可仅有低热或无发热，而不具备肺炎的典型热型。

热程长短对于发热的病因诊断也具有较大的参考价值。一般来说分为以下几类：①热程短，有寒战、高热等中毒症状者，有利于感染性疾病的诊断；②热程中等，但呈渐进性消耗、衰竭者，以结核和恶性肿瘤多见；③而热程长，无毒血症状，发作与缓解交替出现，有利于结缔组织疾病的诊断。

（三）体格检查

全面细致的体格检查能为疾病提供诊断线索。在为发热患者进行体格检查时，除了注意患者的一般情况及意识状态外，还应特别注意有无皮疹、皮肤和黏膜出血点、淋巴结肿大、肝脾肿大、局部压痛、心脏杂音、血管杂音等重要体征。有些体征在疾病初期并未出现，但随着疾病的进展可能会出现异常体征，因此对病因未明的患者需要进行反复的体格检查，并动态观察体征的变化，尤其是FUO患者，有助于发现病因。

皮疹和发热性疾病的病因有着密切的相关性，皮疹的分布、出现时间及形态在发热性疾病的诊断和鉴别诊断中有一定的意义。斑丘疹多见于病毒感染性疾病和药物热；环形红斑见于风湿热；玫瑰疹见于伤寒和副伤寒；成人Still病的皮疹显现时间短暂，且随体温的升降而有所改变。

淋巴结肿大是发热性疾病患者常见的重要体征。局部淋巴结肿大伴压痛者，多见于局部引流区的炎症；质硬、无痛性局部淋巴结肿大多见于淋巴瘤或转移性肿瘤。全身性淋巴结肿大可见于血液系统疾病和急性传染病，如传染性单核细胞增多症。

不同部位的压痛可能提示不同器官的病变。胸骨下段压痛需警惕白血病的可能；右上腹压痛提示肝脓肿、胆管炎症的可能；季肋点压痛和肾区叩击痛多提示上尿路感染；多关节红肿、压痛见于风湿热、系统性红斑狼疮等。此外，对于FUO患者，应注意心脏的听诊。当发现新出现的心脏杂音，或原有杂音性质发生变化时，需考虑感染性心内膜炎。

（四）必要的辅助检查

辅助检查是发热病因诊断的最主要手段之一，可以补充病史与体格检查的不足，对于病因的诊断和鉴别诊断具有重要价值，尤其是对于一些仅以发热为主要症状、而缺乏其他系统症状和体征的患者。全科医生在接诊发热患者时，应根据其具体情况，有针对性地选择检查项目，必要时重复送检以提高阳性率。

1. 一般检查

（1）三大常规：是发热病因诊断时最基本实用且简单易行的检查，特别是血常规检查对于鉴别感染性发热和非感染性发热有重要的初筛价值。如白细胞计数及中性粒细胞百分比升高，多提示细菌性感染；而若白细胞计数不升高甚至减少，则多见于病毒感染，亦可见于某些细菌感染（如伤寒和副伤寒、结核病的某些类型）；嗜酸性粒细胞增多见于寄生虫感染和变态反应性疾病；淋巴细胞增多则见于传染性淋巴细胞增多症、传染性单核细胞增多症等。血常规联合血涂片检查可筛选血液系统肿瘤；尿常规中如出现白细胞增多，提示泌尿系统感染；而若粪便隐血试验阳性、粪便常规红细胞和白细胞阳性，则提示消化道疾病。

（2）血培养：是发热病因诊断的重要检查，尤其对于感染性发热的病因学诊断及治疗具有决定性意义。血培养应包括普通细菌、厌氧菌和真菌培养。在进行血培养检查时应注意以下几点：①应在畏寒、寒战时及使用抗生素之前采血；②应反复多次培养，以提高阳性率；③血培养检查的同时应进行药物敏感试验（简称药敏试验）。

（3）血生化及免疫学检查：对于FUO患者，尤其是怀疑结缔组织疾病时，应进行红细胞沉降率（erythrocyte sedimentation rate，ESR）、C反应蛋白（C reactive protein，CRP）、类风湿因子、免疫球蛋白、补体，以及自身抗体等检查。疑为恶性肿瘤时，可进行血清肿瘤标志物检查。

（4）影像学检查：影像学检查如X线、超声、CT、MRI、超声心动图等对发热病因或部位的确定有重要的意义。胸部X线检查可发现肺部炎症及肿瘤性病变；腹部超声检查对于发现腹部脏器的肿瘤、脓肿等具有一定的价值；超声心动图对感染性心内膜炎、心脏瓣膜疾病的诊断具有重要价值。

2. 侵入性检查　当上述检查不能明确诊断时，可选择侵入性检查。如骨髓培养明确有无感染性病变，骨髓细胞学检查及活检对于明确或排除部分血液系统恶性肿瘤具有重要价值；淋巴结活检在某些淋巴结肿大患者中有重要意义，是许多疾病确诊的"金标准"。

（五）发热伴随症状与体征的鉴别

大多数情况下，发热性疾病多伴有局部或全身性症状或体征，往往对诊断具有重要的参考价值。全科医生可根据伴随症状与体征的特点作出相应的诊断。发热伴随症状及体征的鉴别见表4-1-3。

表4-1-3　发热伴随症状及体征的鉴别

伴随症状或体征	疾病
寒战	急性感染性疾病、药物热、急性溶血或输血反应
恶病质状态	重症结核、恶性肿瘤
意识障碍	流行性脑脊髓膜炎、流行性乙型脑炎、重症感染（如中毒性菌痢、败血症）
结膜充血	麻疹、流行性出血热、钩端螺旋体病
皮肤、黏膜出血	急性传染病、重症感染性疾病和血液系统疾病（如流行性出血热、斑疹伤寒、败血症、急性白血病、再生障碍性贫血等）
口唇单纯疱疹	急性感染性疾病（如流行性感冒、大叶性肺炎、流行性脑脊髓膜炎）
皮疹	结缔组织疾病、药物热、急性传染病（如麻疹、风疹、猩红热、水痘）
淋巴结肿大	白血病、淋巴瘤、转移癌、感染性疾病（如传染性单核细胞增多症、风疹、淋巴结结核）
肝脾肿大	白血病、淋巴瘤、结缔组织疾病、感染性疾病（如传染性单核细胞增多症、病毒性肝炎、肝脏及胆管感染）
关节肿痛	骨关节感染、痛风、风湿热、结缔组织疾病

（六）发热的诊断步骤

对于发热患者，应进行病因诊断。发热的病因诊断一般遵循以下步骤，即定性-定位-定因。

1. 定性 确定疾病的性质，判断引起发热的病因属于感染性疾病还是非感染性疾病，是器质性发热还是功能性发热。功能性发热多为自主神经功能紊乱所致，常伴有自主神经功能紊乱的症状，体温多<38℃；而器质性发热患者常伴有相应组织器官病变的临床表现和实验室检查异常；感染性发热一般起病较急，除发热外多伴有中毒症状，实验室检查多有炎性指标的明显增高；非感染性疾病患者感染中毒症状较轻，病程相对较长，常伴有淋巴结肿大、关节病变等多器官异常。

2. 定位 即判断引起发热的疾病属于哪个系统或器官，累及的部位是单个还是多个，局部还是全身。对于发热性疾病的定位诊断，必须结合临床症状、体征、实验室检查和影像学资料进行综合分析。

3. 定因 是发热性疾病诊断的根本，即明确引起发热的具体病因。需要通过详细询问病史、全面细致的体格检查、有选择性的实验室检查进行分析。当进行正确定性、定位后，大部分发热性疾病的病因诊断通常也基本明确，但仍可能有少数患者的病因诊断不明，此时可能需要根据动态实验室检查和影像学资料，或采用诊断性治疗来最后明确诊断。

【分析】

全科医生体格检查发现，患者咽部黏膜充血明显，以扁桃体及两侧腭弓最为严重，双侧扁桃体Ⅱ度肿大，右侧扁桃体表面可见多个黄白色脓点。心肺无特殊症状。患者血常规检查结果显示白细胞计数和中性粒细胞百分比升高，提示细菌感染，故诊断为“急性化脓性扁桃体炎”。

四、发热的治疗原则

发热的处理原则为针对病因治疗，必要时给予退热治疗，同时需加强支持治疗。全科医生在处理发热患者时，首先需要明确患者是功能性发热还是器质性发热，如为器质性发热，则要明确是感染性发热还是非感染性发热。对于感染性发热患者，若为传染病，需早期传报、隔离并转诊至相关科室；若为一般感染，需积极合理地进行抗感染治疗；若为非感染性发热，应在明确诊断的基础上针对具体病因进行治疗，必要时转诊至专科医生处。发热的处理流程见图4-1-1。

（一）支持治疗

发热时患者处于高代谢状态，应嘱其多饮水、多休息、避免劳累，并注意补充蛋白质、能量及维生素。

（二）抗感染治疗

对于感染性发热，抗感染治疗是核心环节。有效的抗感染治疗可使患者体温下降，症状缓解。合理的抗感染治疗应建立在明确病原体的基础上，往往需要先进行病原体培养，最好配合药敏试验，以进行有针对性的抗感染治疗。对疑为感染性发热且病情严重的急性高热患者，可给予经验性抗菌治疗；对于某些特殊部位感染者，尤其是严

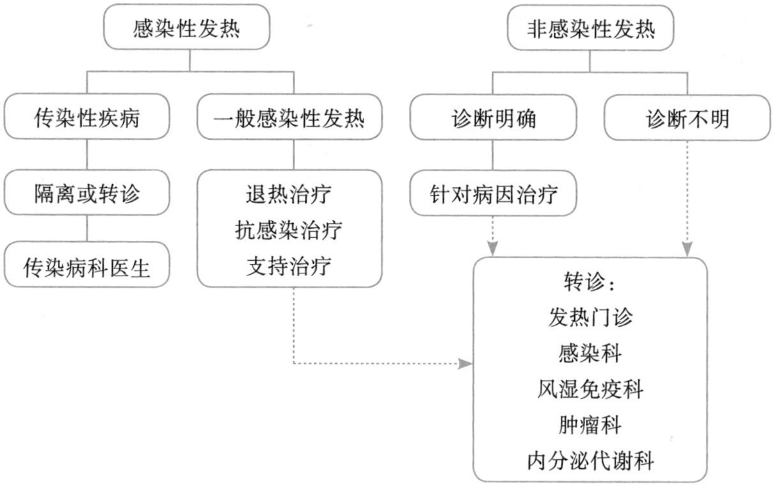

图4-1-1　发热的处理流程

重的化脓性感染（如急性化脓性胆管炎），因其可能诱发感染性休克，需早期进行手术治疗。

（三）退热治疗

对于高热患者，若体温持续不退，可考虑给予退热治疗。退热治疗包括物理降温（酒精擦浴或冰袋降温等）和药物降温。对于老年患者或不能耐受药物降温者，可首选物理降温治疗，同时注意补充液体，注意水、电解质平衡；对于高热中暑、高热谵妄的患者应采取紧急降温措施。使用退热药物时，需注意防止体温骤降伴大量出汗时可能导致的血容量不足。常见的退热药物包括对乙酰氨基酚缓释片、吲哚美辛栓剂、复方氨基比林注射液等。

（四）糖皮质激素

糖皮质激素对于结缔组织疾病、变态反应性疾病引起的发热具有良好的退热效果。但是激素的滥用会改变热型和临床表现，使诊断更加困难，并且还会加重原有的感染性疾病，因此一般情况下不主张在病因未明的发热患者中使用激素。但当患者高度怀疑为药物热、成人Still病等变态反应性疾病且病情紧急时，可酌情使用激素类药物治疗。

【分析】

全科医生给予患者头孢拉定口服抗感染治疗和对乙酰氨基酚酌情退热治疗，嘱其注意休息，清淡饮食，并告知患者服用抗生素后症状会好转，如治疗后高热不退、咽痛加重，甚至出现呼吸困难等症状，需及时就诊。

五、转诊指征

以下情况应转诊至上级医疗机构。

1. 传染性发热疾病。

2. 长期FUO。

3. 感染性发热经抗感染治疗效果不佳，症状无改善者。

4. 非感染性发热，需进一步明确诊断和后续治疗，如怀疑为变态反应性疾病、中枢神经系统疾病、肿瘤及代谢性疾病相关的发热。

（杨　华）

第二节　头　　痛

【案例】

患者，女，42岁，公司职员。因“反复头痛1月余”就诊。1个多月来，患者感额顶部持续性刺痛，晨轻晚重，间断有左侧鼻塞。患者过去从未有过这样的情况，她担心脑内是否长了肿瘤而前去就医。经体格检查发现左侧上颌窦区有压痛，左侧鼻黏膜慢性充血、肿胀，中鼻甲和下鼻甲肥大。全科医生考虑为上颌窦炎，给予呋麻滴鼻液和口服阿莫西林治疗。

头痛（headache）是指眉弓、耳郭上部、枕外隆突连线以上部位的疼痛。2018年《国际头痛疾病分类第3版》（International Classification of Headache Disorders 3rd edition, ICHD-3）将头痛分为三大类共14组疾病：①原发性头痛；②继发性头痛；③痛性脑神经病、其他面痛和其他头痛（表4-2-1）。

表4-2-1　头痛疾病国际分类（ICHD-3，2018）

分类	疾病
原发性头痛	1. 偏头痛 2. 紧张性头痛 3. 三叉神经自主神经性头痛（包括丛集性头痛、阵发性偏侧头痛、短暂单侧神经痛样头痛发作等） 4. 其他原发性头痛

续表

分类	疾病
继发性头痛	1. 缘于头部和/或颈部创伤或损伤的头痛 2. 缘于颅和/或颈部血管性疾病的头痛 3. 缘于颅内非血管性疾病的头痛 4. 缘于物质或物质戒断的头痛 5. 缘于感染的头痛 6. 缘于内稳态紊乱的头痛 7. 缘于颅骨、颈、眼、耳、鼻、鼻窦、牙、口或其他面部或颈部结构疾病的头痛或面痛 8. 缘于精神障碍的头痛
痛性脑神经病、其他面痛及其他头痛	1. 痛性脑神经病和其他面痛 2. 其他头痛

一、常见病因

引起头痛的病因很多，一般临床上按有无基础病变将头痛分为原发性头痛（primary headache）和继发性头痛（secondary headache）。

1. 原发性头痛　是指无器质性病因的功能性头痛（functional headache），如偏头痛（migraine）、紧张性头痛（tension-type headache，TTH）、丛集性头痛（cluster headache）等，每一种原发性头痛均可视为一种独立的疾病。

2. 继发性头痛　由器质性疾病引起，如上呼吸道感染、高血压、脑血管病变、鼻窦炎等。头痛是某种疾病的一种症状，为“缘于”此种疾病的头痛。

二、少见病因

脑肿瘤、颅内感染、颅脑外伤、急性青光眼、屈光不正、颈源性头痛、药源性头痛、全身性疾病（如贫血、中暑等）。

【分析】

虽然患者本人很担心脑内是否长了肿瘤，但接诊医生还是应从引起头痛的常见病、多发病入手，当然，也需要考虑到少见病因的可能。

三、头痛病因的识别

（一）原发性头痛的识别

原发性头痛各自有其特殊的临床表现，见表4-2-2。

（二）继发性头痛的识别

继发性头痛的诊断需要明确头痛症状与可引起头痛疾病之间的因果关系。除与精神

表4-2-2 原发性头痛的识别

项目	偏头痛	紧张性头痛	丛集性头痛
好发年龄	20～40岁	各年龄段，尤其中年以后	30～50岁
性别	女性多见	男女发病比例相近	男性多见
诱因	劳累，进食巧克力、酒类、柑橘等，睡眠不足或过多，情绪因素和月经等	劳累、紧张、情绪障碍、头颈部肌肉紧张、口腭部功能异常等	饮酒、摄入巧克力或牛奶、服用硝酸甘油等血管扩张剂、体温升高等
头痛部位	多单侧	多双侧或全头部	多单侧
头痛性质	呈搏动性跳痛	压迫感或紧缩感（非搏动性）	刀割样或锥刺样，可呈搏动性
头痛程度	中～重度	轻～中度	重～极重度
持续时间	4～72小时	30分钟～7日或不定	15～180分钟，每日1次至数次
伴随症状/加重因素	恶心和/或呕吐，畏光和畏声，可伴先兆症状；可因步行、上下楼等日常活动加重	无畏光或畏声（或仅有其中之一），或伴食欲不振；不因步行、上下楼等日常活动加重	同侧结膜充血、流泪、流涕、眼睑水肿、额面部出汗、瞳孔缩小或眼睑下垂、烦躁不安

障碍有关外，其他继发性头痛均由器质性病变所致。因此，临床常有基础病变引起的一些表现或客观的阳性体征，即使是精神障碍引起的头痛，也可以借助精神检查发现问题，具体见表4-2-3。

表4-2-3 继发性头痛的识别

疾病种类	代表性疾病	临床特点
脑血管病变	脑出血、脑梗死	起病急，多伴不同程度的意识障碍和脑局灶损害定位体征，如偏瘫、偏身感觉障碍、失语等
	蛛网膜下腔出血	头痛剧烈，持续时间长，脑膜刺激征（+）
脑肿瘤	（略）	头痛缓慢发生并呈进行性加重，可伴恶心、呕吐、视神经乳头水肿等颅内压增高症，也可表现为癫痫发作、肢体瘫痪等脑局灶损害症
颅内感染	脑膜炎、脑炎、脑脓肿	起病较急，整个头部弥漫性痛，程度较剧烈，常伴发热、恶心、呕吐，脑膜炎者脑膜刺激征阳性；脑炎可出现感觉或运动障碍、意识障碍、癫痫发作、精神异常等

续表

疾病种类	代表性疾病	临床特点
颅脑外伤	（略）	发生于颅脑创伤后，呈局部或弥漫性的胀痛、跳痛，可伴意识障碍及颅内高压征象
头面部神经痛	三叉神经痛	呈电击样或火烙样剧痛，每次持续数秒至数十秒，分为原发性和继发性
五官疾病	急性青光眼 鼻窦炎	头痛剧烈，并有眼痛、结膜充血、视力障碍和眼压增高 头痛位于近病变鼻窦处，可伴鼻塞、脓血涕或局部压痛，额窦炎的疼痛晨起重，午后渐轻，上颌窦炎反之；鼻腔检查可见鼻黏膜充血肿胀、鼻甲肥大或鼻道脓性分泌物
感染	急性上呼吸道感染	病毒或细菌引起，有头痛、头晕、鼻塞、流涕、咳嗽，可伴发热、全身酸痛
心血管病变	高血压	常有头晕、头痛、颈项板紧、心悸、疲乏，血压升高
精神障碍	神经衰弱、抑郁症、焦虑症	头痛漫长迁延，程度轻至中度，可伴有头晕、心悸、气短、耳鸣、失眠、腰背痛等躯体不适，无神经系统阳性体征，精神检查可发现患者精神异常

临床上，头痛病因的识别首先应区分原发性头痛和继发性头痛。虽然门诊以原发性头痛多见，但在作出该诊断之前，必须首先除外继发性头痛，因为有些引起继发性头痛的疾病可能很严重，甚至危及生命。因此，作为负责首诊的全科医生，需要熟悉有助于识别继发性头痛的一些临床表现，还必须清楚哪些头痛是属于急危重的，以便于及时处理。

1. 提示继发性头痛的临床状况

（1）突发的严重头痛。

（2）年龄在20岁以下，或50岁以后的首次头痛。

（3）与既往不同的头痛。

（4）近期逐渐加重的头痛。

（5）眼部等处的局限性头痛，或头痛伴视物模糊。

（6）每日晨起的头痛。

（7）头痛伴持续高热，或频繁呕吐，或意识障碍，或脑膜刺激征，或新出现的神经系统阳性体征，或新出现的认知功能障碍，或人格改变。

（8）近期（尤其3个月内）有头部外伤史。

（9）有恶性肿瘤病史。

2. 属于急危重的头痛

（1）脑血管意外，如蛛网膜下腔出血、脑梗死、脑出血。

（2）颅内感染，如脑膜炎、脑炎等。

（3）颅脑外伤。

（4）颅内占位性病变，如肿瘤、血肿、肉芽肿等。

（5）高血压脑病。

（6）青光眼急性发作。

（三）易忽视的头痛疾病

为了及时准确地诊断头痛病例，避免误诊、漏诊，要警惕某些表现比较隐匿、容易忽略的疾病。

1. 屈光不正　可发生近视、远视和散光。疼痛多位于眶部、额颞部，可伴眼痛、流泪及视物模糊，用眼后加重，休息可缓解。

2. 头部带状疱疹　沿神经分布的成簇状疱疹，伴刀割样、闪电样或持续性烧灼痛，程度剧烈。如疼痛先于皮疹出现，则易误诊或漏诊。

3. 颈源性头痛　颈、枕、肩部组织病变引起的同侧头痛，可因头颈部活动或处于非常规体位或颈、肩受压迫时加重，可伴颈部活动受限，疼痛可牵涉至同侧上肢。

4. 精神障碍引起的头痛　见表4-2-3。

5. 药源性头痛　由药物作用引起的头痛，与药物的扩张颅内血管、中枢神经系统毒性、过量使用及戒断机制有关，占头痛的5% ~ 10%，见表4-2-4。

表4-2-4　导致头痛的主要药物

种类	药物
血管扩张药	硝酸盐，钙通道阻滞剂，血管紧张素转化酶抑制剂，交感神经抑制药物，支气管扩张剂
非甾体抗炎药	—
组织胺H_2受体拮抗剂	—
镇痛剂	麦角胺，咖啡因，阿司匹林，可待因，其他阿片类药物

【分析】

患者头痛1月余，呈持续性，既往无类似发作史，故需警惕继发性头痛的可能。患者头痛表现为早晨轻，下午、夜间重，有时伴左侧鼻塞，由此考虑到鼻窦炎。鼻窦炎是社区常见病，多见于秋冬天气变换或寒冷时。

四、头痛的诊断思路

（一）病史采集

通过病史采集，可对头痛病因进行初步分类。在病史询问中，应尽可能地了解头痛的特征及相关因素。有时仅通过一次接诊可能无法对患者的头痛病因作出准确的判断。此时应教会患者记录头痛的各项特征，如部位、性质、方式、持续时间、诱因、先兆及伴随症状等（即“头痛日记”），以便提供详尽的资料以助诊断。头痛的病史采集要点见表4-2-5。

表4-2-5 头痛病史采集要点

病史采集要点	具体内容
头痛部位、性质和程度	部位：单侧性、双侧性、抑或局限性？ 性质：搏动性或非搏动性？锥刺样？撕裂样？ 程度：轻度？中度？重度或极重度？
头痛持续时间和发作频率	持续时间：数分钟？数小时？数日？数月？ 发作频率：持续性或瞬间？是否反复发作？间隔时间？
先兆和伴随症状/体征	典型先兆：包括视觉症状、感觉症状和语言症状三种，逐渐进展并持续<1小时 伴随症状或体征：与头痛同时出现的一些躯体症状或体征
头痛发作形式和经过	急性？亚急性？或慢性起病？
头痛诱因和/或加重因素	诱因：如受寒、劳累，饮酒，进食巧克力、柑橘，睡眠不足或过多，肌肉紧张，月经，情绪因素，服用硝酸甘油、钙通道阻滞剂等药物 加重因素：如光或声的刺激，一些日常活动，咳嗽或屏气等用力动作
基础疾病	有无全身或局部感染，有无高血压史、心肺疾病及心肺功能不全，有无低血糖、甲状腺功能紊乱和贫血，有无气体、金属等中毒
既往史、家族史及嗜好	有无心脑血管病、头部外伤、眼耳鼻喉疾病、口腔及精神疾病史，是否在服用可能引起头痛的药物，睡眠状况 有无偏头痛或精神疾病家族史 有无不良习惯，如嗜好烟酒、偏食、经常低头伏案等

头痛是患者的主观体验，在病史询问过程中，要关注头痛对患者日常生活的影响，全面了解患者的生活和工作习惯；要注意患者可能同时存在多种引起头痛的疾病，要特别关注近期头痛的特点和变化。

（二）体格检查

与原发性头痛不同，继发性头痛多有阳性体征。需要强调的是，相对于其他的病因，颅内病变引起的头痛较危重，而颅内病变常会有阳性神经系统体征。因此，对于头痛患者一定不能忽略神经系统的检查（表4-2-6）。

表4-2-6 头痛病例体格检查重点

分类	体格检查重点
一般检查	血压、脉搏、呼吸和体温等生命体征 包括心、肺、腹在内的常规体格检查，重点是头、面及颈部的视诊、触诊

续表

分类	体格检查重点
神经系统检查	注意意识状态、眼球活动和瞳孔情况，确认有无视神经乳头水肿，有无语言、视觉及听觉障碍，听诊颈部有无血管杂音，有无躯体感觉和运动异常，肢体肌力是否正常，有无病理征及脑膜刺激征

（三）辅助检查

必要的辅助检查可以协助诊断，消除患者的疑虑或恐惧，有利于后续的治疗和生活指导。而盲目检查则会加重患者的经济负担，造成资源浪费。因此，全科医生务必在细致、有重点的病史询问和体格检查的基础上，选择合适、必要的辅助检查，有些检查则可以通过医疗联合体或医疗共同体完成。常用的辅助检查见表4-2-7。

表4-2-7 头痛病因诊断的常用辅助检查

检查项目	适用情况和/或具体内容
血常规	感染性或血液疾病的诊断
血生化检查	诊断或除外由器质性疾病导致的继发性头痛，如肝肾功能、电解质、血糖、红细胞沉降率、C反应蛋白等
脑脊液检查	疑似颅内感染、蛛网膜下腔出血、低颅压综合征时进行，包括脑脊液常规、生化、细菌培养及压力测定
脑电图	偏头痛痫性发作、癫痫时可有异常
头颅CT扫描	对颅内出血和钙化敏感，疑似肿瘤时需行增强CT
头颅MRI检查	颅内炎症性病变、脑水肿、肿瘤性病变及颅后窝、眶周、鼻窦病变，MRA可用于脑血管检查
脑血管造影	诊断颅内血管病变、肿瘤性病变等，是对于颅内血管病变（如动脉瘤）最敏感精确的检查手段
颈椎X线、CT或MRI	颈椎病变的诊断
眼科检查	诊断或除外眼部疾病，包括眼压测定、眼底及视野检查

注：CT.计算机体层摄影；MRI.磁共振成像；MRA.磁共振血管造影。

（四）头痛的诊断流程

见图4-2-1。

【分析】

全科医生根据患者头痛的时间特点，体格检查发现左侧上颌窦区压痛，左侧鼻腔黏膜充血肿胀，中下鼻甲肥大，初步诊断为上颌窦炎。

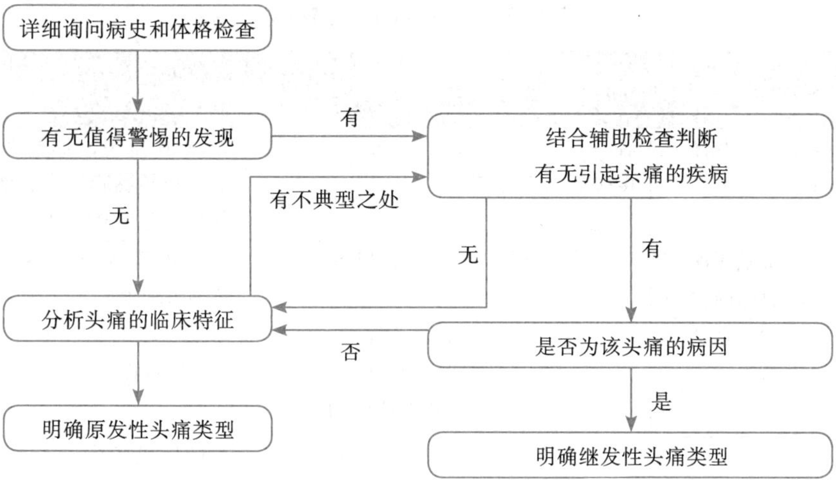

图4-2-1　头痛的诊断流程

五、头痛的治疗原则

（一）基本镇痛

1. 应用镇痛剂终止或缓解疼痛　镇痛剂的选择应根据患者的头痛特点和病因，并兼顾药物不良反应及患者耐受性。

2. 其他镇痛方法　规律的有氧运动有助于改善头痛，可指导患者做深呼吸等放松疗法；选择某些适宜技术（如按摩、理疗或针灸等）以改善局部血液循环、放松肌肉；生物反馈疗法对部分紧张性头痛和偏头痛等也有较好的疗效。

3. 避免或消除诱发因素　如受寒、劳累，饮酒，进食咖啡、浓茶、巧克力或柑橘等，睡眠不足或过多，情绪因素和药物因素等。

4. 积极寻找并治疗原发疾病。

5. 特殊情况的处理　颅内压增高者，给予甘露醇、呋塞米等脱水降颅压治疗；如患者生命体征不稳定，应予基本生命支持。

（二）常用镇痛药物

见表4-2-8。

（三）头痛治疗注意事项

1. 应向患者说明头痛治疗药物的主要不良反应及过度使用的危险性。

2. 用阿司匹林、对乙酰氨基酚等非甾体抗炎药（nonsteroidal anti-inflammatory drugs，NSAIDs）治疗急性头痛，需考虑患者的个体差异及存在的合并症；16岁以下患者不使用含阿司匹林的药物。

3. 阿片类药物一般不应用于头痛的急性期治疗。

表4-2-8 常用治疗头痛药物

药物种类	药物名称	适用情况	用法用量	主要不良反应或注意事项
非甾体抗炎药	阿司匹林	轻～中度头痛	0.3～0.6g，t.i.d.，或必要时，口服	胃肠道损害，如急性胃、十二指肠黏膜病变、溃疡，肝肾损害，出血倾向
	索米痛片（复方制剂）		1片，必要时，口服	偶有皮疹或剥脱性皮炎、粒细胞减少
	对乙酰氨基酚		0.3～0.6g，t.i.d.～q.i.d.，或必要时，口服，单日总量<2g（控释膜片<4g）	皮疹、粒细胞和血小板减少、肝肾损害
新型复方制剂	酚咖片		1片，口服，可间隔6小时重复，单日总量<4片，疗程<5日	不良反应较少，主要为胃肠道不适，偶见白细胞、血小板减少、正铁血红蛋白血症、变态反应等
	复方对乙酰氨基酚		1～2片，t.i.d.，或必要时，口服	
选择性钙通道阻滞剂	氟桂利嗪	偏头痛的预防性治疗	起始剂量：<65岁，每晚10mg；≥65岁，每晚5mg 维持治疗：如疗效满意，继续上述剂量，每周给药5日	瞌睡和疲惫，体重增加；长期用药时偶见抑郁症；少见的有胃肠道不适、乳溢、口干、肌肉疼痛及皮疹
中成药	镇脑宁胶囊	按中医辨证酌情用药	4～5粒，t.i.d.，口服	阴虚阳亢者慎用
	全天麻胶囊		2～6粒，t.i.d.，口服	—
	天舒胶囊		4粒，t.i.d.，口服	偶见胃部不适、月经量增多；孕妇及月经量过多的妇女禁用
	太极通天液		10ml，b.i.d.～t.i.d.，口服	出血性脑血管病发作时禁用；孕妇忌服

六、头痛的转诊原则

以下情况需转诊至上级医院。

1. 存在提示继发性头痛的临床情况。
2. 诊断不明确或治疗效果欠佳。
3. 疑似颅内感染、颅内占位、颅脑外伤或脑血管病变等急危重症时。
4. 存在严重的全身情况，如心肺功能不全、尿毒症、气体或金属中毒等。

【分析】

患者局部经用呋麻滴鼻液及口服抗生素治疗1周后，鼻塞有所好转，头痛稍有缓解，但不显著。此时，全科医生需考虑以下问题：“病变是否仅局限在上颌窦，有无其他鼻窦累及？”“病变的程度如何？”“除炎症外，还有无其他问题的可能？”因此，此案例有指征将患者转诊至上级医院。

七、头痛的预防

虽然头痛的病因很多，但部分头痛，尤其是有明显发病诱因的头痛还是可以预防的。头痛的预防主要涉及以下几点。

1. 生活规律、注意劳逸结合、避免过度劳累、保证充足睡眠。

2. 适度体力锻炼，增强体质。紧张性头痛患者平时尤其要注意颈部姿势，勿久坐或长时间保持低头动作，可做颈肩部肌肉的放松运动。

3. 调整情绪，保持心境平和。

4. 注意个人卫生、保暖，避免呼吸道等感染。

5. 避免进食诱发头痛的食物或药物，如酒类、巧克力、柑橘等；如因基础疾病需长期服用某些可能引起头痛的药物，应酌情予以调整。

6. 对有慢性基础疾病患者应做好管理和随访，积极控制病情。

（祝墡珠）

第三节　胸　痛

【案例】

患者，男，56岁，工人。因“反复活动时胸痛2年余”就诊。患者2年前活动时出现胸痛，胸骨后压榨性疼痛，伴出冷汗及左侧肩背部放射痛，持续3～5分钟，休息后缓解。2年来上述症状共发作3～4次，每次持续数分钟，休息后可缓解。患者担心胸痛是否与心脏疾病有关、是否有生命危险、可否预防及是否需要治疗，因此前来全科就诊。

胸痛（chest pain）是由于各种因素刺激胸部的感觉神经纤维产生痛觉冲动，并传至大脑皮质的痛觉中枢而引起。胸痛的部位一般指从颈部到胸廓下端的范围。患者常主诉闷痛、紧缩感、烧灼感、针刺样痛、压榨感、撕裂样痛、刀割样痛等，以及一些难以描述的症状。临床上胸痛较为常见，可涉及多个器官和系统，不同病因的胸痛表现多样、复杂，风险各不相同，处理也因病而异，若处理不当会延误治疗导致严重后果。因此，全科医生需迅速辨别胸痛的性质、准确评估风险，以确保高危胸痛患者得到及时有效的治疗，应重点识别由致命性危险的疾病而导致的胸痛。

一、常见病因

胸痛是常见的临床急症之一，其病因多样且复杂，可根据系统分为常见病因（表4-3-1）及少见病因。少见病因有多发性骨髓瘤、白血病、带状疱疹、过度通气综合征、脾梗死、酒精相关性胸痛、神经症等。

表4-3-1　胸痛的常见病因

累及系统	常见疾病
心血管疾病	急性冠脉综合征、心绞痛、心肌病、急性心包炎、主动脉夹层、肺动脉栓塞等
胸壁疾病	皮下蜂窝织炎、肋间神经炎、肋软骨炎、乳腺炎、胸部外伤等
呼吸系统疾病	肺炎、肺癌、气胸、胸膜炎、胸膜肿瘤等
消化系统疾病	反流性食管炎、食管痉挛、食管癌、胰腺炎、胆囊炎、消化道溃疡等
纵隔疾病	纵隔炎、纵隔气肿、纵隔肿瘤等

二、致命性胸痛与非致命性胸痛的鉴别

根据胸痛的风险程度分为致命性胸痛与非致命性胸痛。前者极可能在短时间内危及患者的生命，需给予及时、有效的处理；而后者通常预后较好。因此，快速、准确地鉴别胸痛性质、分析其病因及严重程度对患者的预后具有非常重要的意义。常见致命性胸痛疾病与非致命性胸痛疾病的鉴别见表4-3-2、表4-3-3。

三、胸痛的诊断思路

通过详细询问病史、体格检查和有效的辅助检查明确患者胸痛的原因。

（一）病史询问要点

患者的性别、年龄、发病诱因、前驱症状、胸痛的部位、疼痛范围、疼痛程度、疼痛性质、疼痛持续的时间、加剧或缓解的原因、有无放射痛、伴随症状、治疗经过、药物、疗效、既往史及家族史。

（二）体格检查要点

1. 生命体征　包括体温、脉搏、呼吸及血压。

2. 颈部体征　有无颈静脉怒张及颈动脉搏动增强，有无血管杂音，有无甲状腺肿大等。

3. 胸部体征　胸壁皮肤有无皮疹、有无局部压痛、有无胸膜摩擦感、肺部叩诊音有无变化、呼吸音强弱的改变、有无干湿啰音及胸膜摩擦音。心脏相对浊音界是否扩大、有无心律失常、心音有无增强或减弱，以及有无心脏杂音、额外心音及心包摩擦音。

4. 腹部体征　腹肌是否紧张、上腹部有无压痛及反跳痛、墨菲征是否呈阳性。

（三）必要的辅助检查

1. 实验室检查　白细胞计数和中性粒细胞百分比升高，提示各类炎症（如胸膜炎、

表4-3-2 致命性胸痛常见疾病

病因	部位	性质	持续时间	加重或缓解因素	伴随症状和体征	辅助检查
静息或不稳定型心绞痛	胸骨后，可放射至颈部、下颌、上腹部、肩部或上肢（左侧常见）	压迫感、烧灼感、挤压感、沉重感，消化道症状，比心绞痛严重	常<20分钟	与心绞痛类似，劳力耐受下降，或静息出现	第三心音或第四心音，或胸痛时有乳头肌功能不全杂音，可出现短暂性心力衰竭	心电图动态变化，动态监测心肌标志物
急性心肌梗死	胸骨下，可像心绞痛样放射	沉重感、压迫感、烧灼感、紧缩感	≥30分钟，但可变	休息和服用硝酸甘油不能缓解	气短、出汗、乏力、恶心、呕吐	心电图动态变化，动态监测心肌标志物
胸主动脉夹层	前胸痛，可向背部放射	极痛苦、撕裂样、刀割样	突然发作，不缓解	常见于高血压或有易患因素，如马方综合征	主动脉瓣关闭不全杂音，脉搏或血压不对称；神经功能缺失	X线胸片可能有纵隔增宽
肺栓塞	胸骨下或肺梗死涉及的区域	胸腔痛（与肺梗死相关）或心绞痛样	突然发作，持续数分钟到1小时	呼吸困难逐渐加重	呼吸困难，呼吸频率增快，心动过速；低血压，大面积栓塞时有急性右心衰竭和肺动脉高压的体征；听诊湿啰音，胸膜摩擦感，咳嗽、咯血	血气分析：低氧血症、低二氧化碳血症；X线胸片：无肺淤血；心电图：窦性心动过速，T波改变
自发性气胸	单侧	非常尖锐，胸膜性痛	突然发作，持续数小时	呼吸时胸痛加剧	呼吸困难，烦躁不安、发绀、出冷汗、脉速，甚至意识不清、呼吸衰竭，患侧呼吸音减弱或消失，气管向健侧移位	X线胸片可确诊

表4-3-3 非致命性胸痛常见疾病

病因	临床特点	鉴别要点
稳定型心绞痛	胸骨后压迫感、沉重感、烧灼感，可向肩颈部放射	多于运动、受凉、情绪激动、饱餐后诱发，持续时间短，休息可缓解
支气管炎	胸部中央隐痛，有不适感	有咳嗽、咳痰
肺炎、胸膜炎	患侧胸膜性疼痛，或持续性疼痛	常伴有发热、咳嗽、咳痰
食管反流	上腹部及胸骨下端不适感、烧灼感	进食或饱餐后出现，抑酸剂可缓解
胃十二指肠溃疡	持续性上腹痛、烧灼痛	进食或抑酸剂可缓解
胆囊疾病	右上腹或上腹部慢性疼痛或急性加重	油腻饮食可诱发
胰腺炎	中上腹持续性疼痛	暴饮、暴食及高脂血症者易发
带状疱疹	持续性灼痛（常发生于发疹前）	疼痛沿脊神经后根感觉纤维的皮肤分布
肋软骨炎	突发一过性疼痛	可有局部压痛，且位置明确
自主神经紊乱	胸部隐痛或紧缩感，可伴气促、四肢发麻，与活动无关	可有其他精神症状

肺炎、心包炎、脓胸等）。白细胞计数升高或白细胞分类有幼稚细胞，提示可能为白血病。痰涂片找到癌细胞，提示支气管肺癌可能。血、尿淀粉酶升高，提示可能为急性胰腺炎。心肌标志物、心肌酶谱异常提示急性冠脉综合征可能。

2. 心电图检查　常规十二导联心电图主要用以明确患者胸痛是否与心肌缺血有关，同时也有助于诊断肺栓塞、心肌梗死、心肌肥厚及心律失常等疾病。但要注意，心电图正常也不能完全排除急性冠脉综合征，动态观察心电图的变化尤其重要。

3. 超声心动图　超声心动图对于急性胸痛的患者有重要的价值，主要用于明确胸痛原因是否威胁患者生命，如心脏压塞、主动脉夹层、肺动脉高压及评价左心室功能。

4. X线检查　对于肺部疾病有一定的诊断价值，有条件者可行胸部CT或非创伤性计算机体层血管造影（computer tomographic angiography，CTA）检查。

5. 其他　如果条件允许，可进行下列检查：运动负荷心电图、心肌核素显像、冠状动脉CTA、冠状动脉造影。

对于胸痛的患者，应正确了解其疼痛的性质、程度，积极寻找胸痛的原因并准确分析胸痛的严重程度，及时快速地给予对症处理并判断预后。切不可在患者病因未明之前让其轻易离院；对于心电图及一些其他检查阴性的患者，也不能轻易排除致命性疾病，以免延误患者病情及错过最佳的治疗时间。在患者病情严重及治疗效果不佳时，应立即转送上级医院进行进一步诊治。胸痛的临床评估及诊断流程见图4-3-1。

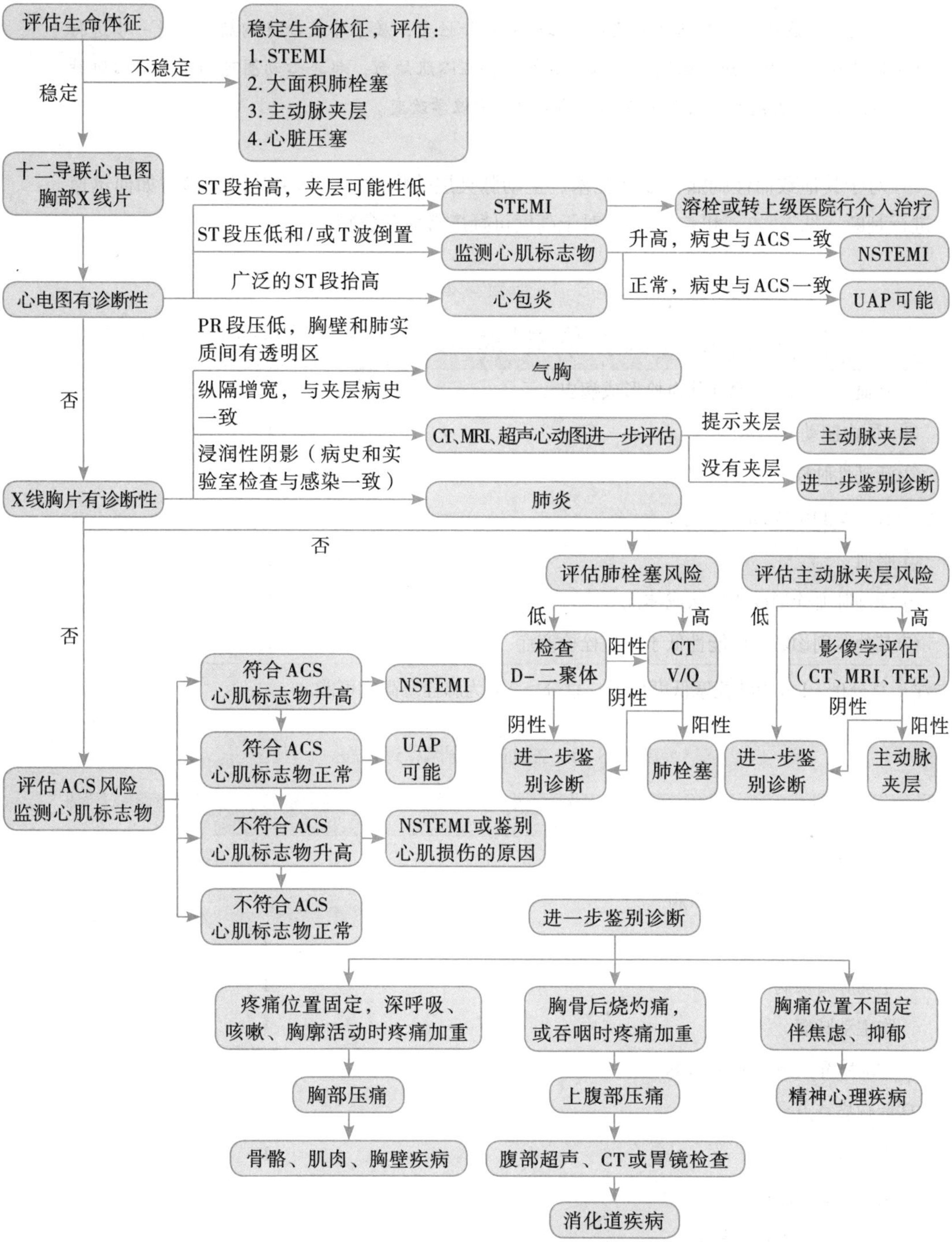

CT. 计算体层摄影；MRI. 磁共振成像；STEMI. ST段抬高型心肌梗死；NSTEMI. 非ST段抬高型心肌梗死；UAP. 不稳定型心绞痛；ACS. 急性冠脉综合征；TEE. 经食管超声心动图检查。V/Q. 通气/血流比例。

图4-3-1　胸痛的临床评估及诊断流程

【分析】

通过询问病史，考虑患者为稳定型心绞痛可能性大，属于非致命性胸痛。需进一步进行针对性的辅助检查，如心电图可明确患者是否存在心肌缺血，超声心动图可明确患者心脏结构及功能状况，X线片可初步筛查患者肺部典型影像学改变。

对于其他致命性胸痛，如肺栓塞、主动脉夹层等疾病，在基层社区首诊时如何迅速进行判断，见表4-3-4和表4-3-5，对于高度可疑患者应紧急转诊。

表4-3-4 肺栓塞风险评估表

条目	计分
①肺血栓栓塞症或深静脉血栓形成病史	1
②4周内制动或手术	1
③活动性肿瘤	1
④心率≥110次/min	1
⑤咯血	1
⑥深静脉血栓形成的症状或体征	1
⑦其他鉴别诊断的可能性低于肺血栓栓塞症	1

注：总分0～1分为肺栓塞低度可能；总分≥2分为肺栓塞高度可能。

表4-3-5 主动脉夹层风险评估表

条目	评分
高危病史	
马方综合征等结缔组织病	1
主动脉疾病家族史	1
主动脉瓣疾病	1
胸主动脉瘤	1
主动脉介入或外科手术史	1
高危胸痛特点	
突发胸痛	1
剧烈疼痛，难以忍受	1
撕裂样、刀割样尖锐痛	1
高危体征	
动脉搏动消失或无脉	1

续表

条目	评分
四肢血压差异明显	1
局灶性神经功能缺失	1
新发主动脉瓣杂音	1
低血压或休克	1

注：总分0分为低度可疑；1分为中度可疑；2～3分为高度可疑。

四、胸痛的处理原则

遇到胸痛患者最重要的是快速查看生命体征，患者如出现以下征象提示为高危胸痛，需立即紧急处理。

1. 意识模糊或意识丧失。
2. 面色苍白。
3. 大汗及四肢厥冷。
4. 低血压（血压<90/60mmHg）。
5. 呼吸急促或困难。
6. 低氧血症（血氧饱和度<90%）。

在抢救的同时，还要积极明确病因，并在条件允许的情况下迅速转诊。对于无上述高危临床特征的胸痛患者，需警惕可能潜在的危险性。对于生命体征稳定的胸痛患者，详细询问病史是病因诊断的关键。诊治胸痛患者，均需优先排查致命性胸痛。

对于既往有高血压、冠心病、外周血管疾病、脑卒中及长期卧床等病史的高危患者，应作为卫生宣教的重点对象，告知一旦胸痛发作应尽可能选择安全的方式快速到就近医院就诊。出现剧烈胸痛时，立即嚼服快速起效的阿司匹林300mg并舌下含服1片硝酸甘油，同时迅速至医院就诊。若胸痛呈持续性且血压显著升高或伴有晕厥或呼吸困难，患者家属或身边的人员应当立即将其送至医院或通知急救人员紧急处理，切不可耽搁。

对于条件有限的基层社区医院，全科医生应在患者出现胸痛症状1小时内，立即安排安全快速的转运措施，将其转诊至上级医院。患者在这段时间内极易出现血流动力学不稳定（如休克、低血压）或伴有心律失常（如室性心动过速、心室颤动等）。怀疑急性心肌梗死的患者，如无心动过缓或低血压，可含服短效的硝酸酯类制剂，并立即给予肠溶性阿司匹林或嚼服阿司匹林；同时可应用吗啡以减轻疼痛、缓解焦虑情绪；如无血压异常、心律异常和高度房室传导阻滞，应给予β受体拮抗剂。

对于心电图确诊为急性ST段抬高型心肌梗死的患者，如进行溶栓治疗，从抵达医院到开始溶栓的时间应控制在30分钟之内。如直接行急诊经皮冠状动脉介入术（percutaneous coronary intervention，PCI）治疗，从院前开始转送至球囊扩张的时间应控制在90分钟之内。常见致命性胸痛病因、治疗方法及常用药物见表4-3-6。

表4-3-6 常见致命性胸痛病因、治疗方法及常用药物

致命性胸痛病因	治疗原则	选用药物及相应的处理措施
非ST段抬高型心肌梗死	1. 危险分层（TIMI风险评分，分为低危、中危、高危）：低危者保守治疗 2. 药物治疗（低危者首选） 3. 冠状动脉血运重建治疗，如PCI、CABG等（强化药物治疗的基础上，中高危患者可行） 4. IABP（强化治疗及在完成冠状动脉造影和血运重建前，血流动力学不稳定的患者可行） 5. 改变不良生活方式，控制危险因素	1. 抗心肌缺血治疗 （1）β受体拮抗剂：如无明确的禁忌证（如急性收缩性心力衰竭）应常规使用β受体拮抗剂 （2）硝酸酯类药物：用于有胸痛或心肌缺血表现的患者 （3）钙通道阻滞剂：主要目的是缓解心绞痛症状或控制血压 （4）ACEI：不具有直接发挥抗心肌缺血的作用，但通过阻断肾素–血管紧张素系统发挥心血管保护作用 （5）尼可地尔：兼有三磷酸腺苷依赖的钾通道开放作用，以及硝酸酯样作用 （6）IABP：患者存在大面积心肌缺血或濒临坏死、血流动力学不稳定时，可在血运重建前后应用IABP 2. 抗血小板治疗常规联用阿司匹林+氯吡格雷至少1个月。对拟行介入治疗的中高危患者，可静脉应用GP Ⅱb/Ⅲa受体拮抗剂 3. 抗凝治疗肝素、低分子量肝素或硝酸酯类药物。需与抗血小板药物联用 4. 降脂药物：早期应用他汀类药物
ST段抬高型心肌梗死	1.危险分层：高龄、女性、Killip分级Ⅱ～Ⅲ级、既往心肌梗死、高血压、糖尿病等是高危因素 2. 一般治疗 3. 再灌注治疗 （1）溶栓治疗：发病12小时以内，需严格把握时间窗，常用尿激酶（150万U，60分钟内静脉滴注，q.12h.，持续3～5日）、链激酶（150万U，30～60分钟内静脉滴注） （2）直接PCI治疗（全科医生需严格把握时间窗，及时转诊，120分钟内转至可进行PCI的医疗机构）	1. 抗心肌缺血药物：β受体拮抗剂、硝酸酯类药物、钙通道阻滞剂等 2. 抗血小板药物：阿司匹林和氯吡格雷（常规合用）；对于行介入治疗者，术中可选用GP Ⅱb/Ⅲa受体拮抗剂 3. 抗凝药物：普通肝素或低分子量肝素 4. 调脂药物：他汀类药物 5. ACEI/ARB 6. 镇静、镇痛药：吗啡或哌替啶

续表

致命性胸痛病因	治疗原则	选用药物及相应的处理措施
主动脉夹层	有效镇痛、控制心率和血压，减轻主动脉剪应力，降低主动脉破裂风险 1. 有效镇痛：镇痛有助于控制血压和心率 2. 尽快控制血压和心率：目标为控制收缩压至100～120mmHg、心率60～80次/min 3. 如果怀疑主动脉夹层，**勿急于**进行溶栓和抗凝治疗	1. 急性期早期用药 （1）镇静及镇痛：肌内注射或静脉应用阿片类药物（吗啡、哌替啶及镇静剂） （2）静脉应用β受体拮抗剂，如美托洛尔、艾司洛尔等；降压效果不佳者，联用一种或多种降压药物，如乌拉地尔、硝普钠（不应单用，因其会升高左心室射血分数）；不能耐受β受体拮抗剂的患者可使用非二氢吡啶类钙通道阻滞剂，如地尔硫䓬 2. 急性期症状缓解后可逐步改用口服降压药物，如在β受体拮抗剂和/或非二氢吡啶类钙通道阻滞剂的基础上，加用二氢吡啶类钙通道阻滞剂、ARB、ACEI、利尿剂等
肺栓塞	1. 一般处理，血流动力学及呼吸支持 2. 抗凝、溶栓治疗 3. 其他治疗措施，如外科取栓、经静脉导管碎栓和抽吸血栓、置入腔静脉滤器	1.溶栓治疗尿激酶、链激酶、重组组织型纤溶酶原激活剂（血流动力学不稳定且无溶栓禁忌者） 2. 抗凝治疗为基础治疗，如给予肝素、低分子量肝素、华法林、新型口服抗凝药等
自发性气胸	1. 一般治疗，吸氧、对症处理 2. 胸腔穿刺或闭式引流 3. 病因治疗	1. 对于张力性气胸，紧急情况下可用大号针头进行胸腔穿刺直接排气 2. 氧疗及对症治疗 3. 胸腔穿刺抽气或闭式引流术，根据病情和肺组织压缩程度进行选择 4. 外科手术治疗

注：TIMI.心肌梗死溶栓；PCI.经皮冠状动脉介入术；CABG.冠状动脉旁路移植术；IABP.主动脉内球囊反搏；ACEI.血管紧张素转化酶抑制剂；GP.血小板糖蛋白；ARB.血管紧张素Ⅱ受体阻滞剂。

【分析】

结合患者的病史、症状、体征及辅助检查等，初步诊断为稳定型心绞痛，全科医生可通过健康教育使患者正确地认识疾病，告知患者应尽可能改善生活方式，避免可能诱发或加重病情的因素。养成良好的生活习惯、低盐低脂饮食（忌辛辣），合理运动，并及时转诊至心脏专科进行进一步的检查及治疗。

五、转诊原则

以下情况需尽快转诊至专科医生处。

1. 胸痛原因诊断不明。

2. 胸痛的部位、疼痛的性质、程度、持续时间及伴随症状（如恶心、呕吐、出冷汗等）可能提示病情严重。

3. 出现血流动力学异常或出现心律失常需要紧急处理。

4. 高度怀疑致命性胸痛。

5. 需进一步行心肌核素显像、CTA及冠状动脉造影等辅助检查明确病因。

六、胸痛的预防

引起胸痛的病因很多，其一级预防较为困难，建议针对危险因素进行控制。

1. 良好的生活起居　早睡早起，避免过度劳累及熬夜，尽量不观看紧张、恐怖的影视作品。

2. 保持身心愉悦　忌生气、焦躁、忧郁。

3. 戒烟限酒　吸烟是动脉粥样硬化的重要危险因素，因此应绝对戒烟；少量饮啤酒、黄酒、葡萄酒等低度酒，少量饮酒可促进血液循环。

4. 控制饮食　以清淡、易消化、少油腻、低脂肪、低糖类为主；摄入足量的新鲜蔬菜和水果，少食多餐，晚餐应量少，不宜喝浓茶、咖啡。

5. 劳逸结合　避免过重体力劳动，饱餐后不宜立即运动。

6. 体育锻炼　根据自身的身体条件、兴趣爱好选择合适的运动，如打太极拳、打乒乓球、跳健身操、游泳等。

（王杰萍）

第四节　心　　悸

【案例】

患者，男，65岁，退休工人。因“反复心悸1年”就诊。患者于1年前无明显诱因下出现心悸，夜间多发，每次持续数分钟至数小时不等，可自行缓解，发作时无胸痛大汗，无黑矇、晕厥。目前患者担忧自己心悸是否与心脏有关，需不需要做进一步检查及住院治疗，因此前来咨询医生。

心悸（palpitation）是一种自觉心脏跳动的不适感或心慌感，心率缓慢时常感到心脏搏动有力，心率加快时常感到心跳不适，在临床上较为常见。凡能引起心脏节律、频率或收缩力改变的病因均可导致心悸。心悸发生时可出现心律失常，也可心律正常。其机制尚未完全清楚，多与心率及每搏量改变有关。全科医生的职责在于快速鉴别出其发病原因并及时、准确地作出相应处理，以免延误患者病情。

一、常见病因

心悸的病因可分为生理性及病理性两大类，见表4-4-1。

表4-4-1　心悸的常见病因

项目	病因
生理性	剧烈运动过后及精神高度紧张 饮酒、咖啡及浓茶过后 使用肾上腺素、阿托品、甲状腺素等药物过后 妊娠
病理性	各类引起心脏搏动增强的心脏病：高血压心脏病、冠心病、瓣膜性心脏病、先天性心脏病、心肌病、心肌炎、心包炎等 心律失常分为两类：一类是快速性心律失常，如窦性心动过速、室性心动过速、室上性心动过速、快速性心房颤动、心房扑动等；另一类是缓慢性心律失常，如窦性心动过缓、房室传导阻滞、病态窦房结综合征等 非心源性疾病：贫血、甲状腺功能亢进、感染或发热、低血糖与嗜铬细胞瘤等 自主神经功能紊乱：多见于青年女性，常于焦虑、情绪激动时发生，心脏本身无器质性病变，亦无其他全身性疾病

二、心悸常见病因的识别

引起心悸常见病因的识别见表4-4-2。

表4-4-2 心悸常见病因的识别

伴随症状	常见病因
心前区疼痛	冠心病、心肌炎、心包炎等
发绀	先天性心脏病（如发绀型先天性心脏病）、肺栓塞、气胸、心功能不全、休克等
呼吸困难	急性心肌梗死、心肌炎、心包炎、心功能不全、贫血等
发热	感染性心内膜炎、风湿热、心肌炎、心包炎等
晕厥或抽搐	房室传导阻滞、室性心律失常、病态窦房结综合征等
消瘦、多汗、食欲亢进	甲状腺功能亢进
贫血	各种原因引起的急性失血，慢性贫血时心悸多在劳累后明显
阵发性高血压	嗜铬细胞瘤

三、心悸的诊断思路

通过全面细致的病史采集、体格检查及有效的辅助检查方可进一步明确患者心悸原因。

（一）病史询问要点

性别及年龄、发作诱因、发作部位、发作特点、发作方式、发作持续时间、加重及缓解方式、有无伴随症状、诊治经过、一般情况、既往病史、家族史。

（二）体格检查要点

1. 生命体征　包括血压、呼吸、心率及体温。

2. 皮肤、黏膜、面容及眼征　是否存在贫血貌，有无发绀、二尖瓣面容、突眼，有无环形红斑、皮下结节。

3. 颈部体征　有无颈静脉怒张及颈动脉搏动增强，有无血管杂音，有无甲状腺肿大等。

4. 肺部体征　两肺呼吸音是否正常，触觉语颤是否正常，两肺是否有干、湿啰音等。

5. 心脏体征　有无心界扩大，心率及心律是否正常，心音是否正常，有无心脏杂音等。

6. 周围血管征　有水冲脉、毛细血管搏动征、枪击音等。

7. 四肢体征　有无下肢水肿，有无肌力减退等。

【分析】

患者既往有高血压病史10年。体格检查示：血压130/80mmHg，心率90次/min，心律绝对不齐，第一心音强弱不等，脉搏短绌，各瓣膜听诊区未闻及明显杂音。两肺呼吸音清，语颤正常，未闻及明显干、湿啰音。初步考虑患者心悸症状由心房颤动引起的可能性较大，需进一步行相关检查明确诊断。

（三）必要的辅助检查

1. 实验室检查

（1）怀疑患者存在急性心肌梗死、心肌炎时，应迅速做血常规、电解质、肝肾功能、心肌标志物、心肌酶谱等检查。

（2）怀疑心力衰竭时，做脑利尿钠肽（brain natriuretic peptide，BNP）的测定等。

（3）怀疑感染性心脏病时，进行体液的微生物培养、血液细菌培养、病毒核酸及抗体等检查。

（4）怀疑风湿性心脏病时，进行链球菌抗体和炎症反应的血液检查，并予以对症处理，必要时立即转诊上级医院。

（5）怀疑有甲状腺功能亢进、低血糖或嗜铬细胞瘤等疾病时，可进行相关的实验室检查，如测定血清T_3、T_4及甲状腺吸碘率，餐后2小时血糖及糖化血红蛋白（glycosylated hemoglobin A1c，HbA1c），血、尿儿茶酚胺等。

（6）怀疑感染及贫血时，可查血常规，必要时可进行骨髓穿刺检查骨髓涂片，以进一步明确病因。

2. 心电图检查　常规十二导联心电图检查不仅可以明确患者是否存在心律失常，亦可确定心律失常的性质。若静息时心电图未发现异常，可根据患者病情轻重进行24小时动态心电图监测、平板运动试验，通过运动增加心脏负荷而诱发心肌缺血。

3. 超声检查　对于怀疑有器质性心脏病的患者，为进一步明确病因，还可进行二维超声心动图检查，可直观地显示心脏结构和运动状态，是评价心脏收缩、舒张功能及左心室充盈血流动力学的主要定量手段。

4. 影像学检查　胸部X线片可初步筛查肺源性疾病，有条件者可进一步行双源CT、心肌核素显像等影像学检查，病情严重者应尽快转诊至上级医院。

5. 若条件允许可行其他相关检查　心包穿刺、冠状动脉造影等。

心悸的诊疗流程见图4-4-1。

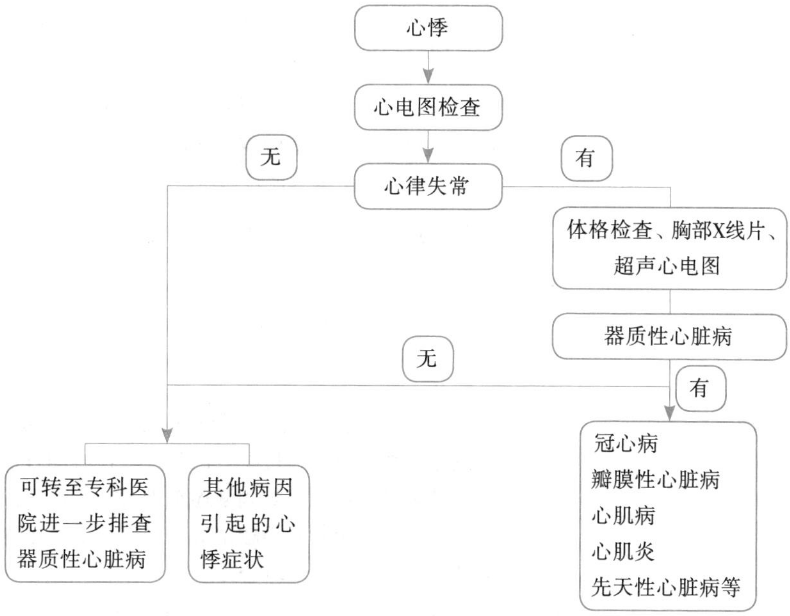

图4-4-1　心悸的诊疗流程

【分析】

经病史采集及体格检查可基本诊断患者为心房颤动。进一步需进行有针对性的相关检查，如心电图可明确患者心律失常的性质，心脏超声可明确患者心脏结构、功能状况及有无心房血栓，X线片可初步筛查患者肺部典型影像学变化。若患者出现生命体征不平稳或胸痛及心前区不适症状明显，可考虑行血清学检查（包括心肌标志物的测定），并在对症处理的同时尽快转诊至专科医生处。

患者心电图检查示：①异位心律；②心房颤动。

心脏超声示：主动脉内径33mm；左心房内径39mm；左心室舒张末期内径50mm；左心室收缩末期内径34mm；室间隔11mm；左心室后壁10mm；左心室缩短分数32%；左心室射血分数62%。轻度二尖瓣关闭不全；轻度主动脉瓣关闭不全。该患者可明确诊断为心房颤动。

四、心悸的处理原则

心悸根据病因不同需要给予相应的治疗措施，包括针对病因的治疗及必要的对症治疗。心悸常见病因及处理原则见表4-4-3。常用抗心律失常的药物有利多卡因、普萘洛尔、胺碘酮、维拉帕米等。

表4-4-3　常见心悸病因及处理原则

常见病因	处理原则
各类引起心脏搏动增强的心脏病	
冠心病	治疗要点：改善冠状动脉的供血和减少心肌的耗氧，同时治疗和预防动脉粥样硬化的发展，根据病情严重程度选择留院观察或及时转诊至专科医生处
心肌炎	治疗要点：卧床休息、镇静、镇痛、免疫球蛋白治疗及对症治疗。患者病情较重（如出现生命体征不平稳）时应立即将其安全迅速地转诊至专科医生处
心肌病	治疗要点：阻止基础病因介导的心肌损伤、控制心力衰竭，病情重者及时转诊
高血压	治疗要点：控制血压、防治并发症
心律失常	
心房颤动	治疗要点：积极寻找心房颤动的原发疾病和诱发因素，控制心室率，复律、抗凝等治疗室上性心动过速，稳定血流动力学；可先尝试刺激迷走神经的方法，无效时可采用药物治疗及射频消融术等；若出现低血压等血流动力学不稳定表现，立即电复律
恶性心律失常（如心室颤动）	立即电复律，并积极转诊至专科医生处

续表

常见病因	处理原则
贫血	积极寻找贫血病因，行病因治疗；对于病情严重、病因诊断不明者，应及时转诊至专科医生处
甲状腺功能亢进	积极找寻病因，治疗原发疾病；对于病情严重、病因诊断不明者，应及时转诊至专科医生处
感染	予以一般对症治疗，同时积极寻找感染原因，稳定患者生命体征，病情严重者应及时转诊至专科医生处
低血糖	及时测量血糖，纠正低血糖状态，找寻发病原因，遇病因不明者积极转诊至专科医生处进一步处理

【分析】

结合患者病史、症状、体征及各项相关检查，诊断为心房颤动，此时全科医生应通过健康教育的方式让患者对自身疾病有正确的认识，并告知应控制原发病且尽可能改善生活方式，从而避免加重病情，如规律起居、低盐低脂饮食、适量运动；及时转诊至心脏专科医生处以进一步检查及治疗，包括予以华法林抗凝治疗及控制心室率治疗等。

五、转诊原则

以下情况需转诊至专科医生处。

1. 心悸原因诊断不明。

2. 长期心悸且伴随症状（如胸痛、晕厥、恶心、呕吐、出冷汗等）可能提示病情严重。

3. 出现血流动力学异常或出现恶性心律失常需要紧急处理。

4. 需进一步行核素心肌显像、双源CT检查及冠状动脉造影等辅助检查技术以明确病因。

六、心悸的预防

目前引起心悸的病因多种多样，一级预防较为困难，建议针对危险因素进行控制。

（一）生活起居规律

1. 早睡早起，避免过劳及熬夜。

2. 尽量少接触紧张、恐怖的影视作品。

（二）保持身心愉悦

忌生气、烦躁、忧郁。

（三）控制饮食

1. 多以清淡、易消化、少油腻、低脂肪、低糖类为主。

2. 摄入足量的蔬菜和水果。

3. 少食多餐，晚餐量少。

4. 不宜喝浓茶、咖啡。

（四）戒烟限酒

1. 吸烟是动脉粥样硬化的重要危险因素，应绝对戒烟。

2. 少量饮啤酒、黄酒、葡萄酒等低度酒可促进血液流通。

（五）劳逸结合

1. 避免过重体力劳动。

2. 饱餐后不宜运动。

3. 体育锻炼应根据自身的身体条件、兴趣爱好选择，如打太极拳、慢走、跳健身操等。

（王杰萍）

第五节　头晕和眩晕

【案例】

患者，女，65岁。因“突发眩晕2日”就诊。患者卧床翻身，特别在转身向右侧时发作短暂性眩晕，患病前无明显诱因，发作时伴视物旋转，不敢睁眼，头位固定不动后会很快好转，偶有恶心，无耳鸣，耳聋，无头痛，无四肢麻木乏力，如卧床向右转身时会再次发生眩晕，伴失眠，无黑矇、复视等，无站立不稳。今至社区卫生服务中心就诊。引起该患者眩晕的原因是什么？

头晕（dizziness）和眩晕（vertigo）是内科、神经科，以及耳鼻喉科的常见病症。在诊疗中需要确定头晕和眩晕的病因，鉴别头晕与眩晕，提供合理的治疗方案。由于基层医院缺乏大型检查设备，因此，需要全科医生通过临床表现及最简单、直接的检查手段作出初步诊断。

头晕在临床医学中定义含糊，在医学的症状学中无头晕的概念，但在临床工作中，很多患者主诉都有过头晕的感觉。头晕的典型表现为头重脚轻、头昏沉、头飘忽、头部难以名状的不适感、站立或步态不稳；无自身或外界物体运动或旋转感，无耳鸣、恶心、呕吐及出汗等典型的前庭系统受累症状。

眩晕是包括视觉、本体觉、前庭功能障碍所致的一组综合征。定义为在没有自身运动时出现自身运动感觉，或在正常头部运动时出现扭曲的自身运动感觉。涵盖了虚假的旋转感觉（旋转性眩晕）及其他虚假感觉，如摇摆、倾倒、浮动、弹跳或滑动（非旋转性眩晕），是多个系统发生病变时所引起的主观感觉障碍。患者一般无意识障碍，但常伴有客观的平衡障碍。眩晕一般是器质性病变引起的，而头晕既可以由器质性病变引起，如脑动脉硬化、高血压等，也可以由非器质性病变引起，如精神创伤、睡眠不足、自主神经功能失调等。精神疾病和全身疾病相关性头晕分别占15% ~ 50%和5% ~ 30%。因此在处理患者之前，一定要进行必要的鉴别诊断。

一、眩晕的分类

在病因学诊断方面，国内多采用既有解剖部位又有疾病性质的分类，将眩晕分为前庭系统性头晕/眩晕（前庭周围性头晕/眩晕、前庭中枢性头晕/眩晕）和非前庭系统性头晕/眩晕（眼源性、本体感觉性、颈源性和全身疾病性）。眩晕的产生有明确的病理生理基础和解剖定位，即平衡三联（前庭系统、视感受器、本体感觉）病变，与相关的神经冲动整合失衡相关。

眩晕的分类见表4-5-1。

表4-5-1 眩晕分类

分类	病因
系统性眩晕	
周围性眩晕	内耳迷路或前庭神经的病变导致的眩晕
中枢性眩晕	脑干、小脑、大脑及脊髓病变引起的眩晕
非系统性眩晕	各种内科疾病所致的眩晕

二、眩晕的常见病因和少见病因

引起眩晕的病因见表4-5-2。

表4-5-2 眩晕的病因

病因	要点
常见病因	
中枢性眩晕	1. 颅内血管性疾病：椎-基底动脉供血不足、锁骨下动脉盗血综合征、延髓外侧综合征、脑动脉粥样硬化、高血压脑病和小脑出血等 2. 颅内占位性病变：小脑肿瘤、听神经瘤、第四脑室肿瘤和其他部位肿瘤等 3. 颅内感染性疾病：颅后窝蛛网膜炎、小脑脓肿 4. 颅内脱髓鞘疾病及变性疾病：多发性硬化、延髓空洞症 5. 癫痫

续表

病因	要点
周围性眩晕	1. 梅尼埃病 2. 迷路炎 3. 内耳药物中毒 4. 前庭神经元炎 5. 位置性眩晕 6. 晕动病
少见病因	1. 心血管疾病：低血压、高血压、阵发性心动过速、房室传导阻滞等 2. 血液病：各种原因所致贫血、出血等 3. 中毒性：急性发热性疾病、尿毒症、严重肝病、糖尿病等 4. 眼源性：眼肌麻痹、屈光不正 5. 头部或颈椎损伤后 6. 神经症

三、眩晕的诊断思路

全科医生对眩晕患者采取的措施是先询问病史和进行体格检查，再依据获得的疾病线索进行针对性的辅助检查，70% ~ 80%的眩晕可明确病因并可采取治疗措施，如良性位置性眩晕或心脏病。有时，有明确的症状和体征的患者可以通过辅助检查来帮助诊断，但很少的情况需要用如头颅CT、MRI等。

在眩晕的诊断过程中需注意以下几点。

1. 根据有无伴视物旋转或自身晃动确定是眩晕还是头昏、头晕。
2. 根据眩晕有无听力损害及其他特点确定是中枢性还是周围性。
3. 若为中枢性眩晕，进一步确定中枢性眩晕的病因（如颅后窝病变）。
4. 若为周围性眩晕，进一步确定周围性眩晕的病因（内耳眩晕病或内耳眩晕征）。
5. 排除器质性疾病，考虑功能性眩晕。

（一）病史询问要点

1. 眩晕发作前情况　发病前有无劳累失眠、烟酒过度、精神情绪不稳、心悸、胸闷、头晕、饥饿感等不适。

2. 眩晕发作时情况

（1）发作时间：夜间或晨起发病。

（2）起病形式及发作频率、持续时间。

（3）旋转性还是非旋转性。

（4）发作时体位：是否与体位、头位改变有关。

（5）意识是否清楚。

3. 眩晕伴随症状

（1）自主神经症状：心慌、出汗、脸色苍白、血压变化、恶心、呕吐、腹泻可见于梅尼埃病、晕动病。

（2）耳部症状：耳鸣、耳聋、听力下降可见于前庭器官疾病、第八对脑神经病及肿瘤。

（3）眼部症状：眼前发黑、视物模糊、复视、眼球震颤可见于脑干病变、梅尼埃病。

（4）颈部症状：颈项疼痛、上肢麻木、活动受限。

（5）中枢神经系统症状：头痛、感觉运动障碍、言语障碍、共济失调可见于小脑或脑干病变。

4. 既往有无类似发作史及患者既往史　颅脑疾病及外伤、高血压、糖尿病等血管病危险因素、严重肝肾疾病、耳部疾病、偏头痛等病史；有无急性感染史或晕车、晕船及服药史。

眩晕的问诊程序见图4–5–1。

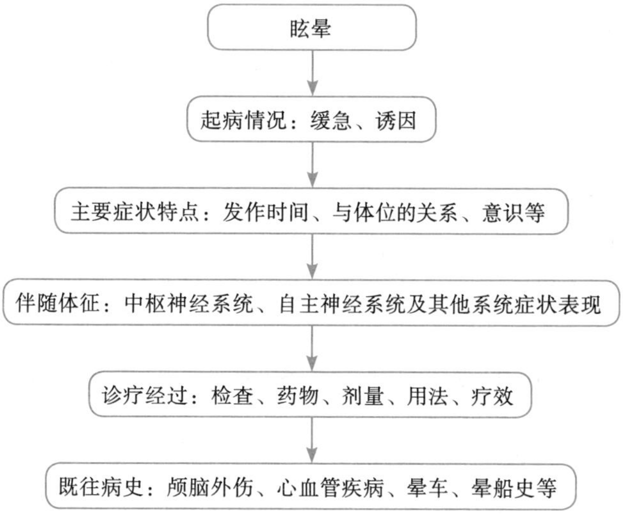

图4–5–1　眩晕的问诊程序

（二）体格检查要点

在眩晕的临床诊断思路中，需要优先除外脑干、小脑病变所致的恶性中枢性眩晕疾病，因此需要注意提示中枢病变的体征。除提示中枢病变的典型体征外，还应注意进行神经–耳科专项检查，尤其注意眼球位置、眼球运动、眼球震颤的检查。对于急性发作的头晕/眩晕患者，为了快速识别恶性眩晕，应注意体格检查重点。

1. 一般体格检查　注意有无强迫头位，耳部及乳突有无病变迹象。对颅脑外伤的患者，应注意创伤的程度、位置、范围，以及耳颞部有无骨折、出血和脑脊液漏等情况。有无颈项强直和活动受限，颈部活动是否引起眩晕或导致原有眩晕加重（若有，应注意颈部活动的方向及幅度）。颈部动脉触诊确认有无触压痛、扭曲和硬化，必要时需进行椎动脉压迫试验。确认乳突、眼眶、颞枕部及颈部有无血管杂音。

2. 神经系统检查 注意有无脑神经和感觉、运动神经传导束受损，以及脑膜刺激征等神经体征。对部分重症患者，应进行眼底检查，了解有无眼底视神经乳头水肿和视网膜出血等重症情况。最后，应重点进行听力、眼震，以及耳咽管、半规管和耳石功能等方面的检查。临床医生往往会忽略前庭功能检查，但这对于怀疑前庭周围疾病的患者非常重要。简洁有效的前庭功能检查包括前庭眼球反射、视动反射等。

【分析】

该患者既往有高血压病史10年余。体格检查：血压170/90mmHg；意识清楚，言语流利，双眼各向活动到位，有眼球震颤，无复视，双侧鼻唇沟对称，粗测双耳听力正常，伸舌居中。四肢肌力5级，双侧深浅感觉正常，双侧病理征阴性。双侧指鼻试验准，双侧跟膝胫试验正常，龙贝格（Romberg）试验不能配合。脑膜刺激征阴性。患者突发眩晕，伴有前庭系统症状体征，无明显中枢神经系统局灶性定位体征，结合症状、体征，考虑该患者眩晕为周围性眩晕。

（三）必要的辅助检查

1. 血液指标检查 血常规、肝肾功能、血糖、血脂、电解质筛查贫血或确认电解质代谢紊乱，必要时检查甲状腺功能、免疫学指标检查筛查甲状腺功能亢进或减退、确认免疫功能是否异常、心肌酶学检查除外心肌梗死等。临床上大多数出现眩晕的患者不需要实验室检查。有慢性疾病（如糖尿病、高血压）的患者可能需要进行血糖和电解质检测。

2. 影像学检查 提示可能存在中枢神经系统损害时，应立即转诊至综合医院或上级医疗机构进行头颅CT或MRI检查。

3. 听力检查 怀疑前庭功能障碍的患者，除进行前庭功能检查外，还应进行听力检测。对所有眩晕患者，尤其伴随耳鸣、听力下降或耳闷胀等症状者，均应进行纯音测听检查，单侧听力下降者更应予以重视，根据纯音测听图，可以很好地区分传导性聋和感音神经性聋。

4. 电生理检查 怀疑晕厥或晕厥前的患者，应进行心电图、动态心电图监测等心脏相关检查，怀疑癫痫性眩晕时，可行脑电图检查。

5. 精神心理评估 有助于识别慢性持续性头晕患者的情绪心理因素。

【分析】

根据采集的病史和体格检查，可诊断该患者为周围性眩晕，需进一步行听力检查了解有无听力减退，行头颅MRI检查排除脑干损害，内耳迷路MRI检查了解有无内耳积水。如患者上述检查正常，结合临床表现考虑为良性发作性位置性眩晕可能大。

眩晕的诊断流程见图4-5-2。

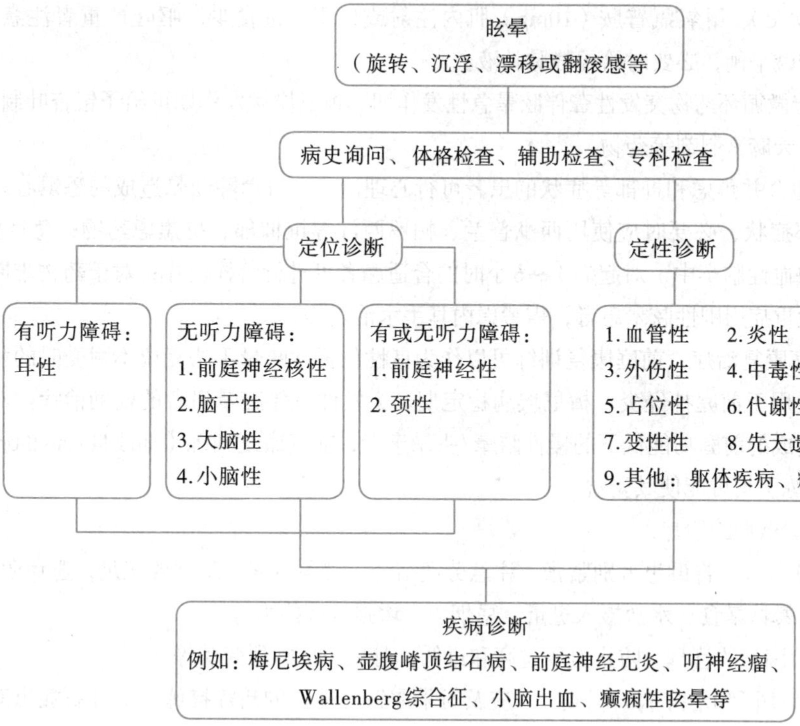

图4-5-2　眩晕的诊断流程

本流程适用于已排除头晕、头昏的眩晕患者；专科检查指神经内科、神经外科、内科和影像科等有关的专科检查。

四、眩晕的治疗原则

（一）发作期的一般治疗

1. 防止摔倒、跌伤。
2. 安静卧床休息，选择最适体位，避免头部活动和声光刺激。
3. 低流量吸氧。
4. 低盐低脂饮食。
5. 适量控制水和盐的摄入，以减轻内耳迷路和前庭核的水肿。

（二）发作期的治疗

1. 前庭抑制剂　抗组胺剂（异丙嗪、苯海拉明等）和苯二氮䓬类（地西泮、苯巴比妥）等前庭抑制剂主要通过抑制神经递质而发挥作用，但如果应用时间过长，会抑制中枢代偿机制的建立，所以当患者的急性期症状得到控制后宜停用。

2. 糖皮质激素　考虑为前庭神经炎急性期、突发性聋急性期或梅尼埃病急性期眩晕症状严重或听力下降明显者，可酌情口服或静脉给予糖皮质激素。

3. 对症支持治疗　应用前庭抑制剂治疗后患者一般多能立即入睡，醒后症状多可缓解；仍有眩晕、呕吐者，可根据病情重复以上药物1～2次，必要时可选用多潘立酮

（10mg，3次/d）、甲氧氯普胺（10mg）肌内注射或口服。进食少、呕吐严重者注意水、电解质和酸碱平衡，必要时给予静脉补液。

4. 改善微循环药物突发性聋伴眩晕急性发作期、梅尼埃病发作期可给予银杏叶制剂、倍他司汀、天麻素制剂等药物。

5. 其他合并焦虑和抑郁等症状的患者可行心理治疗，可消除眩晕造成的恐惧心理和焦虑、抑郁症状，必要时应使用西酞普兰、帕罗西汀等抗抑郁、抗焦虑药物；急性椎-基底动脉缺血性脑卒中，对起病3～6小时的合适患者可进行溶栓治疗；对于药物难以控制的持续性重症周围性眩晕患者，需考虑内耳手术治疗等。

6. 前庭康复治疗　前庭康复训练可以作为良性位置性眩晕手法复位不耐受时的替代治疗；也可用于前庭神经炎、梅尼埃病稳定期、突发性聋伴眩晕患者的辅助治疗。对于各种原因造成的前庭功能低下的慢性眩晕/头晕患者，前庭康复训练（如改良Cawthorne-Cooksey训练）均可能使其受益。

（三）间歇期的治疗

1. 防止复发　告诉患者别紧张，注意劳逸结合，避免劳累，睡眠要充足，避免激动、精神刺激、暴饮暴食、水盐摄入过量、忌烟酒、增强抗病能力等。

2. 危险因素的管理　防止血压过高和过低；避免头位剧烈变动等。

3. 查找病因和治疗病因明确者　应及时采取针对性强的治疗措施，如耳石症患者应根据受累半规管的不同分别以不同的体位法复位。针对因前庭功能低下或前庭功能丧失而出现平衡障碍的患者，这些平衡障碍往往持续了较长时间，常规药物治疗无效，可采取康复治疗等。

眩晕的治疗流程见图4-5-3。眩晕治疗常用的药物见表4-5-3。

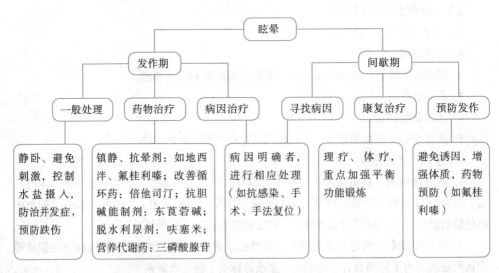

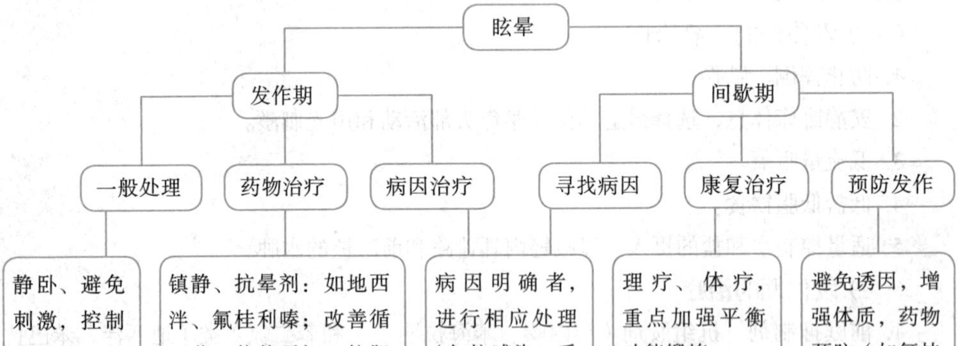

图4-5-3　眩晕的治疗流程

表4-5-3　眩晕治疗的常用药物

类别	药物名称	特点	用法用量	常见不良反应
改善血液循环类	盐酸氟桂利嗪	对中枢及末梢性眩晕均有效	10mg（65岁以下）/5mg（65岁以上）q.d.，应在控制症状后及时停药，初次疗程<2个月，若无效应停药	长期用药时偶见抑郁症，老年人较易发生锥体外系症状
	甲磺倍酸他司汀	有强烈血管扩张作用，改善脑和内耳微循环	倍他司汀6～12mg，t.i.d.，10～15日为一个疗程	口干、胃部不适、心悸、皮肤瘙痒
镇静剂	地西泮（安定）	γ-氨基酸T受体拮抗剂，可抑制前庭神经核的活性，有抗焦虑及肌肉松弛的作用	2.5～5.0mg，q.d.～b.i.d.，口服，若呕吐严重可改用10mg肌内注射或静脉滴注	呼吸抑制
	利多卡因	静脉滴注能阻滞神经冲动，作用于脑干及前庭终器	可按1～2mg/kg加入5%葡萄糖溶液100～200ml静脉滴注或缓慢静脉推注，减轻眩晕，也可减轻耳鸣	心血管事件发生率上升
抗胆碱药	东莨菪碱	副交感神经阻滞剂，改善内耳微循环，抑制腺体分泌	0.3～0.5mg，口服、肌内注射或稀释于5%葡萄糖溶液10mg静脉注射	眩晕、恶心、呕吐、头痛和平衡障碍；对于用药超过3日者，这些戒断症状较常见
	阿托品	同上	0.5mg，皮下注射或肌内注射	

续表

类别	药物名称	特点	用法用量	常见不良反应
利尿剂	乙酰唑胺	为碳酸酐酶抑制剂，消除内耳水肿	250mg，b.i.d. ~ t.i.d.，早餐后服药疗效最高，服药后作用可持续6 ~ 8小时	低血压及低钾血症、脂代谢紊乱
	氢氯噻嗪	促进水钠排出，减轻内耳水肿	口服后1小时出现利尿作用，2小时达高峰，持续12小时；25 ~ 50mg，b.i.d. ~ t.i.d.，口服1周后停药或减量，长期服用此药可引起低血钾，故应补钾	高血糖、高尿酸、电解质紊乱、血小板减少性紫癜
其他辅助治疗	低分子右旋糖酐	改善耳蜗微循环	250 ~ 500ml，q.d.，静脉滴注，7 ~ 14日	严重肾病、充血性心力衰竭、有出血倾向者禁用
	三磷酸腺苷	三磷酸腺苷及代谢产物腺苷可直接使血管平滑肌舒张，降低血压；改善脑组织代谢	20 ~ 40mg，q.d.，肌内注射或静脉注射，1 ~ 2周为一个疗程	
	类固醇	自身免疫或变态反应因素有关的眩晕	地塞米松，0.75mg，t.i.d.，口服，1周后递减；或地塞米松，5 ~ 10mg，q.d.，静脉滴注，3 ~ 5日后可递减	激素截断效应

【分析】

该患者出现周围性眩晕，考虑良性发作性位置性眩晕可能大，全科医生予转诊至上级医院耳鼻咽喉科就诊。同时对患者进行健康教育，使其能够正确认识疾病，并告知患者控制血压，注意改善生活方式，避免情绪激动、暴饮暴食、水盐过量，以及进行戒烟限酒等。

五、转诊原则

（一）紧急转诊

当出现以下情况时需要紧急转诊。

1. 患者出现意识障碍或合并中枢神经系统受累的体征时。

2. 急性眩晕伴随头痛，尤其是位于单侧后枕部的新发头痛，体格检查头脉冲试验正常，建议首先转诊至神经科诊疗。

3. 急性眩晕伴随听力下降，建议首先转诊至耳鼻喉科诊疗。

4. 头部CT显示有可能需要手术治疗的脑干小脑出血的患者，应尽早转诊至上级医院。

（二）普通转诊

1. 怀疑有器质性疾病。

2. 慢性持续性头晕患者，需要进一步明确病因。

3. 患者病情迁延，头晕症状持续存在不缓解，对初步经验性治疗反应不佳。

4. 合并严重精神或心理异常者。

六、眩晕的预防

1. 眩晕的患者外出时应由家人陪伴，以防意外事件发生。

2. 积极参加体育锻炼，保持精神乐观、心情舒畅、情绪稳定。

3. 眩晕患者的饮食应以富有营养和新鲜清淡为好。为预防内耳水肿，不要过多饮水。为预防过敏，要注意异体蛋白的摄入，如鱼、虾、蛋、蟹等。多食用素食，少食用刺激性饮食。

4. 保证充足的睡眠甚为重要，不论眩晕发作时还是发作后都应注意休息，在充足睡眠后，其症状可减轻或消失。

5. 眩晕症患者应尽量避免头颈左右、前后转动，因为若有内耳病变，可因头位的改变影响前庭系统的功能而诱发眩晕。

6. 声光的刺激也可加重眩晕，故居室宜安静，光线要暗淡。

7. 脑血管性眩晕患者在夏冬季由于血液黏稠度增加，容易发生各种脑血管意外，导致脑血管性眩晕的发生，故应注意多饮水，注意生活规律。

（金　花）

第六节　晕　厥

【案例】

患者，女，68岁。因“反复胸闷1个月，加重伴短暂意识丧失1次”就诊。患者近1个月无明显诱因下不时有胸闷不适，就诊当日无明显诱因下晕倒1次，数秒后自行苏醒，后觉头晕、心慌明显，伴有阵发性眼前发黑感，但无意识丧失，无恶心、呕吐，无大小便失禁，有时觉胸闷不适，无胸痛，无肩背部放射痛。平时生活可自理，可进行正常体力活动。该患者该如何考虑诊断？

晕厥（syncope）亦称昏厥，指一过性全脑血液低灌注导致的短暂意识丧失。这是一种突然发作的意识完全丧失，伴有维持身体姿态的肌张力消失，不能保持原有体位，但各种反射仍然存在的一种状态，持续数秒至数分钟，可自行恢复，很少留有后遗症。晕厥的实质是脑血流量暂时性减少。晕厥较难诊断且症状和机制涉及多个临床科室，因此，详细分析晕厥病因、了解病史对晕厥的诊断和鉴别诊断至关重要。

一、引起晕厥的常见病因

晕厥的常见病因见表4-6-1。

表4-6-1　晕厥的常见病因

分类	代表疾病
心源性	心律失常：包括缓慢性心律失常和快速性心律失常、长QT间期综合征 器质性心脏病：主动脉瓣狭窄、左心房黏液瘤、肺动脉瓣狭窄、原发性肺动脉高压、肺栓塞、急性心肌梗死、法洛四联症等
神经介导性	血管迷走性晕厥 颈动脉窦综合征 情境性晕厥：咳嗽、排尿或吞咽性晕厥 疼痛性晕厥
脑源性	脑血管病：脑血管病变、痉挛、短暂性脑缺血发作等 延髓心血管中枢病变 多发性大动脉炎、锁骨下动脉盗血综合征

少见病因包括低血糖；直立性低血压；精神疾病，如癔症、焦虑性神经症；过度通气；严重贫血；高原性或缺氧性晕厥。

二、晕厥的鉴别诊断

晕厥与跌倒发作、眩晕等症状鉴别不难，但晕厥与癫痫都有短暂的意识丧失，在临床上易混淆，晕厥与癫痫的鉴别见表4-6-2。

表4-6-2　癫痫与晕厥鉴别

疾病	鉴别要点
癫痫	一般无出汗及恶心等症状发作 癫痫发作后常有意识模糊状态，少则数分钟，多则数小时 部分患者发作后有嗜睡或精神紊乱 癫痫大发作与体位改变和情境无关，不分场合、时间 癫痫患者肢体抽搐常与意识丧失同时发生或在其之前，分强直期和阵挛期两相，抽搐持续时间长
晕厥	伴有出汗和恶心等症状的发作性意识丧失往往提示晕厥 晕厥发作后意识恢复多较快，少有精神紊乱 疼痛、运动、排尿、情绪刺激、特殊体位等诱发的意识丧失往往提示晕厥 晕厥患者抽搐发生在意识丧失之后10分钟以上时，形式为全身痉挛，持续时间短

通过伴随症状鉴别诊断如下。

1. 伴有明显的自主神经功能障碍（如面色苍白、恶心、出冷汗、乏力等）者，多见于低血糖性晕厥或血管抑制性晕厥。

2. 伴有面色苍白、发绀、呼吸困难者，多见于急性左心衰竭。

3. 伴有心率和心律明显改变者，多见于心源性晕厥。

4. 伴有抽搐者，多见于中枢神经系统疾病、心源性晕厥。

5. 伴有头痛、恶心、呕吐、视听障碍者，提示中枢神经系统疾病。

6. 伴有发热、水肿、杵状指/趾者，提示心肺疾病。

7. 伴有深快呼吸、手足麻木、抽搐者，多见于过度通气综合征、癔症。

三、晕厥的诊断思路

晕厥作为临床常见的症状具有一定的致残和致死率，因此快速对这类患者作出诊断并给予正确的治疗具有十分重要的意义。但是多数情况下，晕厥患者确诊并不容易，详细了解患者的病史，仔细进行体格检查（包括测量血压）和心电图检查是诊断晕厥及判断其发生原因的三个基本要素。其他一些实验室和器械检查也有助于诊断。

初步评估的目的：①明确是否是晕厥；②是否能确定晕厥的病因；③是否为高危患者。评估内容包括详细询问病史、体格检查和辅助检查。

（一）病史询问要点

1. 晕厥发生的年龄、性别。

2. 晕厥发作的诱因，发作时与体位的关系，与咳嗽、排尿及排便的关系，与用药的关系。

3. 晕厥发生速度，发作持续时间，发作时面色、血压及脉搏情况。

4. 晕厥发作时的伴随症状。

5. 注意询问既往有无相同发作史，有无心脑血管、代谢性疾病史，有无相关家族史。

晕厥的问诊程序见图4-6-1。

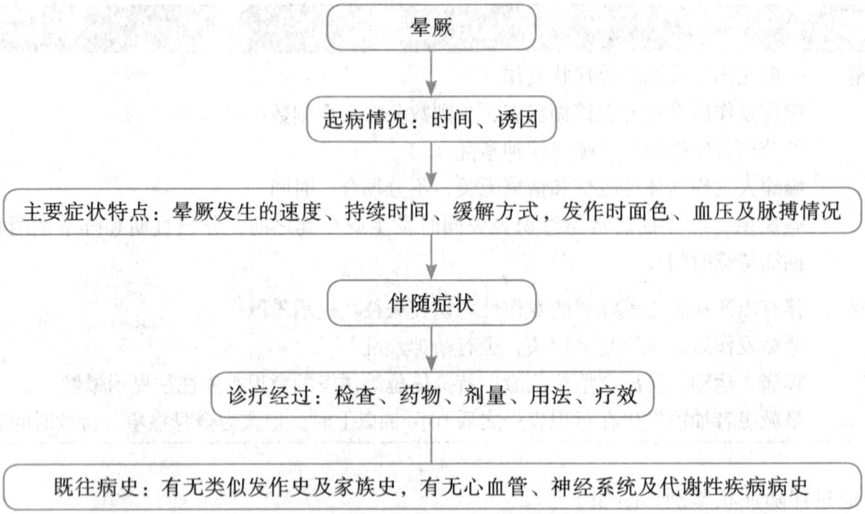

图4-6-1 晕厥的问诊程序

（二）引起晕厥的常见疾病及其临床表现

引起晕厥的常见疾病及其临床表现见表4-6-3。

表4-6-3 引起晕厥的常见疾病及其临床表现

相关疾病	临床表现
阿-斯综合征	常为劳累性晕厥，主要表现为心脏停搏5～10秒出现晕厥，停搏15秒以上可出现抽搐，严重时伴有大小便失禁
血管迷走性晕厥	多见于年轻体弱女性，晕厥前有头晕、眩晕、恶心、心悸等前驱症状，持续数分钟后突发意识丧失、血压下降、心率减慢，持续数秒或数分钟后可自行清醒，无后遗症
颈动脉窦综合征	发作性晕厥或伴有抽搐，指压颈动脉窦可诱发同样症状，发作时脑电图可见高波幅慢波，常见诱因有用手压迫颈动脉窦、突然转头、衣领过紧等
情境性晕厥	多见于年轻男性，在排尿中或排尿结束时发作，平卧后迅速恢复；慢性肺部疾病者，多在剧烈咳嗽后发生
疼痛性晕厥	舌咽神经痛和三叉神经痛表现为迷走神经张力增高性晕厥

续表

相关疾病	临床表现
多发性大动脉炎、锁骨下动脉盗血综合征	由于脑血管硬化、痉挛或血栓形成，导致脑组织缺血所致，因病变脑血管部位不同，故临床表现多样化，可出现感觉异常、语言障碍或偏瘫等
直立性低血压	表现为体位剧变（如由卧位或蹲位突然改为站立位）而发生晕厥
癔症、焦虑性神经症	焦虑性神经症发作时初有胸前紧压感，常伴有四肢麻木、发冷，可有抽搐；发作后意识模糊，有惊恐表现，持续10～30分钟。与体位无关，血压可稍下降，但不会过低，心率增快
低血糖综合征	头晕、乏力、恶心、出汗、饥饿感、震颤、意识恍惚、晕厥，进食或注射葡萄糖后迅速缓解
高原晕厥	由短暂性缺氧所引起
换气过度综合征	表现为头晕、乏力、口角及肢端麻木、抽搐和晕厥

（三）体格检查要点

1. 注意血压（必要时应检查立位及卧位血压）、心率、心律及有无神经系统定位体征。

2. 晕厥前期症状为突发性，历时短暂，如头晕、恶心、心悸、面色苍白、出汗等。

3. 晕厥时的症状也为一过性，突然发生的意识丧失或昏迷，伴有血压下降、心率减慢、面色苍白、四肢无力等。

4. 伴随症状注意有无尿失禁、肢体抽搐、双眼上翻、咬舌等。

【分析】

该患者体格检查：卧位血压158/80mmHg，左右上肢血压对称，站立位血压171/80mmHg，一般情况正常，无明显贫血貌，皮肤、黏膜无异常。心前区轻度抬举性冲动，心左界为于锁骨中线与第5肋间交界上。心率72次/min，律齐，心脏各瓣膜区无明显杂音。肺、腹及神经系统检查（–）。该患者发病时有短暂意识丧失，数秒后自行苏醒，故晕厥诊断确立。

晕厥的原因：因患者1个月前有反复胸闷，因此考虑与心源性因素有关，需要进一步检查明确。患者无明确的中枢神经系统和血液系统症状，无明显诱发情境，无明显迷走神经伴随症状，故基本不考虑中枢神经系统和血液系统引起的晕厥及反射性晕厥；患者体格检查发现左右上肢血压对称，站立位血压与卧位血压相差15mmHg，可排除直立性低血压引起的晕厥；心脏各瓣膜区无明显杂音，可初步除外结构性心脏病引起的晕厥。为明确诊断，可进一步完善心电图、动态血压、动态心电图、心脏超声和冠状动脉CT、头颅CT等检查。

（四）辅助检查

1. 即时血糖测定　可确认患者是否为低血糖。

2. 血常规　可判定贫血。

3. 电解质　低钾血症、低镁血症，可以识别心律失常的致病因素。

4. 心肌标志物　少数晕厥患者伴有血清肌钙蛋白或磷酸肌酸激酶升高，要考虑为急性心肌梗死。

5. 基础直立倾斜试验　反复晕厥的年轻患者一般不考虑心脏疾病或神经系统疾病，应首先进行直立倾斜试验。

直立倾斜试验是诊断血管迷走性晕厥唯一有效的方法：受试者先仰卧10分钟，开通静脉通道，测量心电图、基础血压，在连续心电图、血压监测下，迅速将床倾斜转至70°，观察70°倾斜位下患者的血压、心率变化，直至出现晕厥或时程达到45分钟，若出现晕厥或时程已达45分钟，则迅速恢复平卧位。阳性标准如下。

（1）1型：混合型。晕厥时心率减慢但心室率通常≥40次/min，或<40次/min的时间<10秒，伴或不伴时间<3秒的心脏停搏，心率减慢之前出现血压下降。

（2）2A型：心脏抑制但无心脏停搏。心率减慢，心室率<40次/min，时间>10秒但无>3秒的心脏停搏，心率减慢之前出现血压下降。

（3）2B型：伴心脏停搏的心脏抑制。心脏停搏时间>3秒，血压下降在心率减慢之前出现或与之同时出现。

（4）3型：血管减压型。晕厥高峰时心率减慢≤10%。

6. 颈动脉窦按摩　老年患者可先行颈动脉窦按摩。患者仰卧位，头颈呈自然状态，并对颈动脉进行听诊，如果发现有杂音，应立刻禁止此项检查，如果患者存在脑血管病变也不宜进行此项检查。检查中需连续监测患者心电、血压，记录基础心率、血压后，在胸锁乳突肌前缘环状软骨水平纵向按压或向颈椎方向压迫颈动脉，两侧分别进行，禁止两侧同时按压，每次不超过15秒，用力以不间断颈动脉血流为宜，连续2次刺激至少间隔数秒，如未获得阳性结果，1～2分钟后按摩对侧。如果发现心脏停搏反应，则静脉注射阿托品（0.02mg/kg）。阳性标准如下。

（1）心脏停搏时间≥3秒为心脏抑制型。

（2）收缩压下降≥50mmHg或≥30mmHg，并出现神经系统症状为心血管抑制型。两者均出现考虑为混合型。

7. 其他可考虑选择的辅助检查　心电图、心脏超声、24小时动态心电图检查适用于心源性晕厥；头颅CT、MRI可排除或明确神经系统性晕厥；脑血管造影；脑脊液检查；心脏、颈椎X线检查；颈动脉和椎动脉血管超声检查；如考虑癫痫发作，可通过脑电图鉴别。

特别要强调的是，基础直立倾斜试验和颈动脉窦按摩均需由临床经验丰富的专科医生在具备一定抢救设备的条件下进行，以避免由于检查所致的意外及风险，在医疗资源及抢救设备相对缺乏的社区医院，不建议使用上述两种检查方法。

晕厥的诊断流程见图4-6-2。

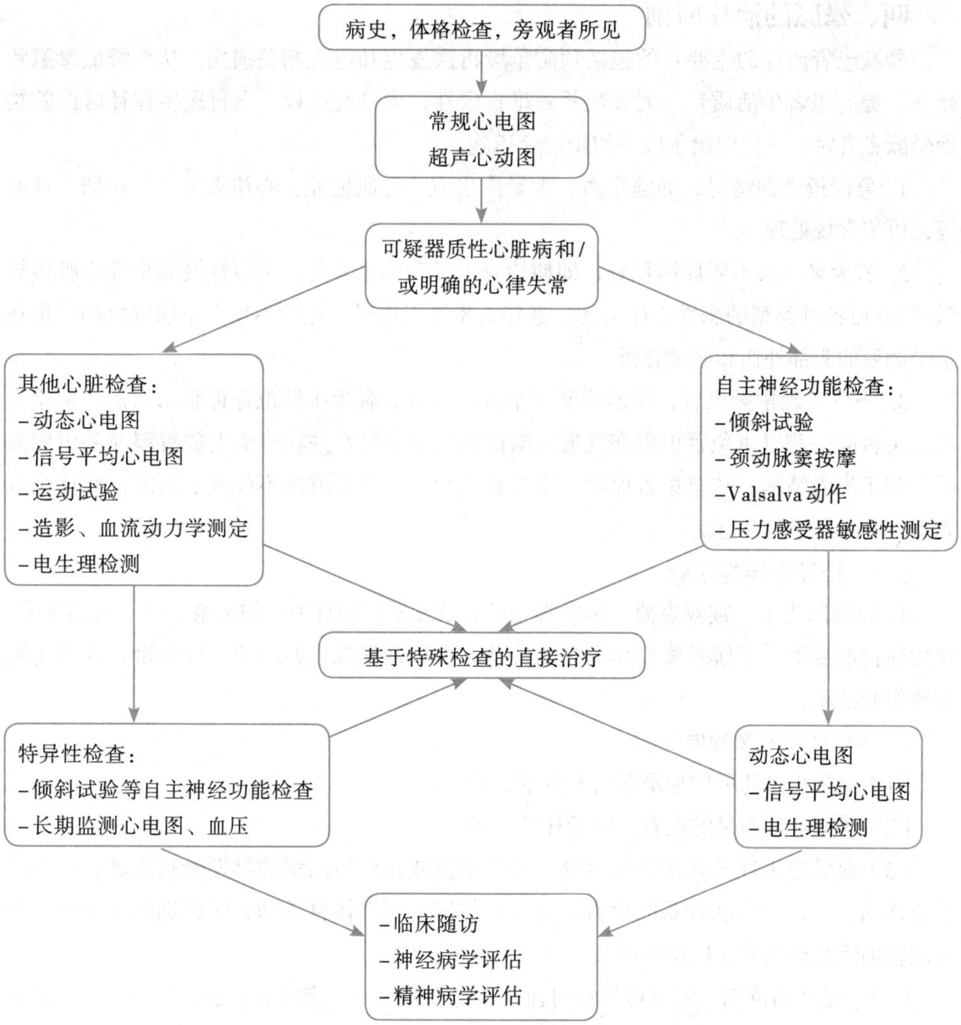

图4-6-2　晕厥的诊断流程

【分析】

该患者头颅CT提示两侧基底节区、半卵圆区腔隙性梗死，“老年脑”。心电图提示窦性心动过缓、房性期前收缩。血常规、肝肾功能、血糖、心肌酶谱正常。动态心电图提示窦性心律，心率75次/min，最小心率43次/min，最大心室率152次/min，2秒以上的停搏35个，最长停搏时间5.414秒，有246阵发性心动过速，498阵发性二联律，5阵发性三联律，共有阵发性心房颤动678分钟。

患者心电图及心肌酶谱不支持心肌梗死诊断；血糖正常排除低血糖发作；头颅CT提示两侧基底节区腔隙性脑梗死、“老年脑”。

结合心电图、动态心电图，目前考虑心律失常导致晕厥，病态窦房结综合征、慢快综合征。

四、晕厥的治疗原则

晕厥患者治疗的主要目的包括预防晕厥再次发生和避免相关损伤，从而降低晕厥致死率、提高患者生活质量。大多数晕厥呈自限性，为良性过程。全科医生在社区医院接诊晕厥患者时，首先应给予以下初步治疗措施。

1. 急诊抢救的情况，如脑出血、大量内出血、心肌梗死、心律失常、低血糖、贫血等，可按常规处理。

2. 若为老年人不明原因晕厥，即使检查未发现明显异常，也应怀疑完全性心脏传导阻滞和/或各种类型的恶性心律失常。老年人晕厥发作时，危险不仅在于原发疾病，也在于晕倒后的头部外伤和肢体骨折。

3. 一旦发现晕厥患者，应迅速使其平卧，并置患者为头低位保证脑部血供，解松衣扣，头转向一侧以避免舌根阻塞气道。向面部喷少量凉水并在额头上放置湿凉毛巾刺激可有利于患者清醒。注意患者保暖，不对其喂食。患者清醒后不要马上站起，要待全身无力好转后逐渐起立行走。

（一）神经介导性晕厥

1. 以预防为主，宣教为辅，尽量避免可能诱发晕厥的行为，如饥饿、处于炎热环境、突然体位改变等，了解晕厥发作的先兆症状，在出现晕厥先兆时应立即平卧，并避免可能致伤的活动。

2. 治疗诱发晕厥的原发病

（1）血管扩张药可增加晕厥的发生率，应停用。

（2）对血容量不足的患者，应予补液扩容。

（3）血管迷走性晕厥多数为良性。对于单发或无危险因素的罕发晕厥患者，可不给予特殊治疗；对于症状较重的患者，可采取扩容、轻微体育活动、倾斜训练（反复长期的倾斜训练直到患者立位反应消失）等较安全的方法。

（4）β受体拮抗剂、氟氢可的松对血管迷走性晕厥有一定疗效；起搏器尽管可能延长晕厥的先兆期但难以预防晕厥发作，故不提倡。

（5）对于颈动脉窦过敏者，应避免其穿硬领衣服，转头宜慢或在转头的同时逐渐转动整个身体，若存在局部病变，应给予相应治疗。平时可服用阿托品或麻黄碱预防晕厥发作。

（6）双腔起搏治疗有一定效果，特别是对于心动过缓的患者。

（7）对于情境性晕厥，应尽可能避免特殊行为。对于排尿、排便等无法避免的行为，可采用保持血容量、改变体位（由立位改为坐位或卧位）、减慢体位改变速度等方法。

（二）直立性低血压患者

1. 血容量不足时予以补液，停用或减少降低血压的药物。

2. 避免长久站立和长期卧床，戒酒有一定的预防作用。

3. 增加盐和液体摄入量，使用弹力袜和弹力腹带，随身携带折叠椅，锻炼腿和腹部肌肉也有帮助。

（三）心源性晕厥

1. 首先应针对病因，如心肌缺血、电解质紊乱等。

2. 缓慢性心律失常多需要安装起搏器。

3. 药物可选用麻黄碱、阿托品、异丙肾上腺素等提高心室率。一部分患者的心律失常可能由药物（如钙通道阻滞剂、治疗快速性心律失常时用的膜活性药）等引起，应停用，若无好转也应安装起搏器。

4. 心动过速主要采用药物或电复律。室上性心动过速药物治疗效果不佳，可选用射频消融术。室性心动过速而无心力衰竭或仅有轻度心力衰竭的患者，可用Ⅲ型抗心律失常药（首选胺碘酮），若心功能不佳，可安装植入型心律转复除颤器（implantable cardioverter defibrillator，ICD）。原发性长QT间期综合征治疗以应用β受体拮抗剂和进行左侧星状神经节切除术为主。

5. 若患者存在器质性心脏病，应避免剧烈运动并给予必要的药物治疗。有指征者应尽快手术。冠心病合并室性心动过速者常引起猝死，必要时需安装ICD。

（四）脑源性晕厥和精神疾病所致晕厥

脑源性晕厥和精神疾病所致晕厥可由专科医生协助治疗，必要时向上级医院或专科医院转诊。

【分析】

结合患者病史、体格检查、辅助检查，诊断为心律失常。全科医生应将患者向专科医生转诊，以进行进一步诊治；同时，全科医生应对患者进行健康教育，让患者对自身疾病有正确的认识，积极控制原发病，改善生活方式，如规律起居、戒除不良嗜好，消除或避免各种诱发因素。

五、转诊原则

以下情况需转诊至专科医生处。

1. 反复发作，经初筛后仍无法明确病因的晕厥。

2. 患者有猝死家族史。

3. 体位改变及活动时晕厥。

4. 晕厥导致严重的外伤。

5. 高度怀疑有慢性心律失常的异常心电图，需要植入心脏起搏器。

6. 无器质性心脏病者突发心悸。

7. 怀疑或已有严重的器质性心脏病、肺心病等。

六、晕厥的预防

1. 坚持科学系统的训练原则，避免过度疲劳、过度紧张。

2. 参加长时间剧烈运动项目者必须经过训练。

3. 疾病恢复期和年龄较大者参加运动必须按照运动处方进行。

4. 避免在夏季高温、高湿度或无风天气条件下进行长时间的训练和比赛。

5. 进行长距离运动时，要及时补充糖类、电解质和水分。

6. 不宜在屏气下进行长距离游泳，水下游泳运动应有安全监督措施。

7. 运动员应定期进行体格检查，尤其在重大比赛和大强度训练前。

8. 对发生过晕厥的练习者应做全面检查明确原因，避免再发生晕厥。

9. 练习者和教练员应有预防和简单处理运动中发生晕厥的基本急救知识。

（金　花）

第七节　意识障碍

【案例】

患者，男，68岁。因“嗜睡伴胡言乱语3日”就诊。3日前患者家属发现其嗜睡，醒后出现胡言乱语、言语不清，并有衣冠不整、随地大小便等异常行为，但无肢体抽搐、大小便失禁。该患者既往有慢性乙型肝炎病史，半年前诊断为肝硬化、腹水，长期服用保肝药物和利尿剂。近2周来患者感腹胀明显，自行增加了利尿剂剂量，每日尿量2 500～3 000ml。

意识障碍（disturbance of consciousness）是指人对周围环境及自身状态的识别和觉察能力出现障碍，多由高级神经中枢功能活动（意识、感觉和运动）受损所引起。意识障碍可分为觉醒度下降和意识内容变化两方面：前者表现为嗜睡、昏睡和昏迷；后者表现为意识模糊和谵妄。意识的维持依赖大脑皮质的兴奋，而脑干上行网状激活系统接受各种感觉信息的侧支传入，使整个大脑皮质保持兴奋，维持觉醒状态。因此，上行网状激活系统或双侧大脑皮质损害均可导致意识障碍。意识障碍的病因很多，全科医生若能在较短时间内迅速明确意识障碍的病因，对于进行有效的治疗和改善预后十分有利。

一、意识障碍的分类

按照意识障碍表现形式的不同，可分为以觉醒程度改变为主的意识障碍、以意识内容改变为主的意识障碍和特殊类型的意识障碍；按照意识障碍的程度，可分为轻度意识障碍（意识模糊、嗜睡）、中度意识障碍（谵妄）和重度意识障碍（昏睡、昏迷）；按照起病的缓急及病程，可分为急性意识障碍、慢性意识障碍和发作性意识障碍。

（一）以觉醒程度改变为主的意识障碍

1. 嗜睡（somnolence）　是意识障碍的早期表现。患者表现为睡眠时间过度延长，但可被唤醒，醒后能勉强配合检查及回答简单问题，但当刺激去除后很快又再入睡。

2. 昏睡（stupor） 是一种比嗜睡重的意识障碍。患者处于沉睡状态，正常的外界刺激不能使其觉醒，但在强烈的刺激下（如压迫眶上神经、摇动患者身体等）可被唤醒，对言语的反应能力尚未完全丧失，可做含糊、简单而不完全的对话，停止刺激后又很快入睡。

3. 昏迷（coma） 是最严重的意识障碍。患者意识完全消失，各种刺激都不能使其觉醒。昏迷按严重程度可分为三级。

（1）浅昏迷：意识完全丧失，但仍有较少的无意识自发动作，对周围事物及声、光刺激全无反应，对强烈的刺激（如疼痛）可出现痛苦的表情和回避动作，但不能觉醒。角膜反射、瞳孔对光反射、咳嗽反射、吞咽反射等仍存在。生命体征无明显改变。

（2）中昏迷：对外界的正常刺激均无反应，自发动作很少。对强烈刺激的防御反射、角膜反射和瞳孔对光反射减弱，出现大小便潴留或失禁。此时患者生命体征已有改变。

（3）深昏迷：对外界任何刺激均无反应，全身肌肉松弛，无任何自主运动，各种反射消失。患者生命体征已有明显改变。

（二）以意识内容改变为主的意识障碍

1. 意识模糊（confusion） 表现为注意力下降、情感反应淡漠、定向力障碍、活动减少、语言缺乏连贯性，对外界刺激可有反应，但低于正常水平。

2. 谵妄（delirium） 是一种以兴奋性增高为主的高级神经中枢急性活动失调状态，临床上表现为意识模糊、定向力丧失、感觉错乱（幻觉、错觉）、躁动不安、言语杂乱。谵妄可发生于急性感染的发热期间，也可见于某些药物中毒（如颠茄类药物中毒、急性酒精中毒）、代谢障碍（如肝性脑病）、循环障碍或中枢神经疾病等。

（三）特殊类型的意识障碍

1. 去皮质综合征 多见于因双侧大脑皮质广泛损害而导致的皮质功能减退或丧失。患者表现为意识丧失，但觉醒-睡眠周期存在，能无意识地睁眼、闭眼，但眼球不能随光线转动，对外界刺激无反应。瞳孔对光反射、角膜反射、吞咽反射均存在，但无自发动作。该综合征多见于缺氧性脑病、脑炎、中毒和严重颅脑外伤等。

2. 无动性缄默症 又称睁眼昏迷。由脑干上部和丘脑网状激活系统受损引起，此时大脑半球及其传出通路无病变，患者貌似清醒，但不能活动或言语，大小便失禁，肌张力降低。该症状常见于脑干梗死。

3. 植物状态 是指大脑半球严重受损而脑干功能相对保留的一种状态。患者对自身和外界的认知功能全部丧失，呼之不应，但有自发或反射性睁眼，存在吸吮、吞咽等原始反射，有觉醒-睡眠周期，大小便失禁。

二、意识障碍的病因分类

脑缺血、缺氧、葡萄糖供给不足、酶代谢异常等因素均可引起脑细胞代谢紊乱，从而导致网状结构功能损害和脑活动功能减退，产生意识障碍。意识障碍的病因较为复杂，很多器官和系统的疾病均可导致意识障碍。约1/3的意识障碍由神经系统疾病所致，而2/3则由非神经系统疾病导致。各种脑血管疾病、颅内肿瘤、感染、外伤等神经系统疾病可导致意识障碍，而药物中毒、肺性脑病、肝性脑病、内分泌系统疾病也是导致意识障碍较为常见的全身性疾病。引起意识障碍的常见病因见表4-7-1。

表4-7-1 意识障碍的常见病因

分类	常见疾病
颅脑病变	颅内感染性疾病：病毒性脑炎、化脓性脑膜炎、结核性脑膜炎等 脑血管性疾病：脑出血、蛛网膜下腔出血、脑梗死 颅内占位性病变：颅内肿瘤 颅脑外伤：脑挫裂伤、硬膜下血肿、硬膜外血肿 癫痫
全身性疾病	急性感染性疾病：败血症、肺炎、中毒型菌痢、伤寒等 内分泌及代谢障碍性疾病：甲状腺危象、糖尿病酮症酸中毒、低血糖昏迷、肝性脑病、肺性脑病、尿毒症等 心血管疾病：严重心律失常引起的阿-斯综合征等 水、电解质平衡紊乱：低钠血症、低氯性碱中毒等 外源性中毒：催眠药中毒、有机磷中毒、急性酒精中毒、吗啡中毒等 物理性及缺氧性损害：高温中暑、日射病、触电、高山病等

【分析】

全科医生为患者进行了细致的体格检查，发现其皮肤、巩膜明显黄染，对答不切题，定向力及计算力减退，扑翼样震颤阳性。结合患者既往有长期慢性肝病史，近期自行加大利尿剂剂量，排尿量明显增多，首先考虑肝性脑病引起的意识障碍。

三、意识障碍的诊断与鉴别诊断

意识障碍的病因比较复杂，如果有明确的病史（如颅脑外伤、糖尿病）和特征性实验室检查，则诊断比较容易，但有时则较为困难。首先需详细询问病史（意识障碍患者无法提供确切病史，因此必须及时向周围人了解病史和发病经过），迅速抓住病史中的特点，最大限度地了解发病的诱因、形式和经过、伴发症状等，对可能的病因作出初步判断。在病史询问的基础上，进行有重点的体格检查和辅助检查，最终明确意识障碍的病因。

（一）问诊要点

1. 诱因　如慢性肝病患者起病前有无大量使用利尿剂、有无服用镇静催眠类药物等。

2. 发病缓急　急性发作的意识障碍，多见于急性中毒、急性脑血管疾病、心脏疾病导致的阿-斯综合征、颅脑外伤等；而缓慢起病并渐进性加重的意识障碍多见于中毒性或代谢性脑病、中枢神经系统感染等，患者在意识障碍前多伴有原发病的症状，如慢性肝病、慢性肾病等，且原发病随着意识障碍的加重而加重。

3. 病程经过　意识障碍呈间歇性还是持续性，病程是否有波动性；若为持续性，有无中间清醒期。如头部外伤伴有意识障碍者，如果在清醒后再度陷入昏迷，需考虑硬膜外血肿的可能性；意识障碍波动性大，时轻时重者，以中毒性或代谢性脑病者居多。

4. 伴随症状　意识障碍伴发热可见于颅内外重症感染性疾病；伴高血压可见于高血压脑病、脑血管意外、尿毒症等；伴四肢抽搐、口吐白沫可见于癫痫发作。

5. 既往病史　既往有无头部外伤、心脏病、高血压、糖尿病、动脉硬化、慢性肝病、肾病等疾病，有无毒物接触史，有无类似意识障碍发作史等；糖尿病患者需注意询问注射胰岛素或口服降糖药物的剂量和时间。

（二）体格检查

意识障碍患者的体格检查包括两个方面，即对意识障碍程度进行判定和通过观察伴随的体征力求为病因诊断提供线索。

1. 意识障碍程度的判定　意识障碍的严重程度可通过患者的运动能力、语言能力和睁眼能力三个方面进行评估。基于这三方面的评分，称为格拉斯哥昏迷评分（表4-7-2）。用格拉斯哥昏迷评分法判断患者的意识障碍严重程度较为客观，该评分表最高分为15分，表示意识清楚；12～14分为轻度意识障碍；9～11分为中度意识障碍；8分以下为昏迷；分数越低则意识障碍越严重。如肢体左侧和右侧的运动评分不同，则采用较高的分数进行评分。

表4-7-2　格拉斯哥昏迷评分

分值	肢体运动	语言反应	睁眼反应
6分	服从命令动作	—	—
5分	因局部疼痛而动	能定向说话	—
4分	因疼痛而屈曲回缩	说话不能定向	自发睁眼
3分	因疼痛而呈屈曲反应	语言不当	语言刺激时睁眼
2分	因疼痛而呈伸展反应	语言难以解释	疼痛刺激时睁眼
1分	无运动反应	无语言反应	刺激后无睁眼反应

2. 体征　可为意识障碍病因的诊断和鉴别诊断提供线索。在意识障碍患者中，需观察全身体征和神经系统体征。其中神经系统体征需重点观察有无局灶神经系统体征、脑膜刺激征、颅内高压等。意识障碍伴发不同症状和体征的常见病因见表4-7-3。

（1）皮肤：皮肤有出血点需警惕流行性脑脊髓膜炎可能；皮肤出现玫瑰疹提示伤寒可能；口唇呈樱桃红见于一氧化碳中毒；而肝病患者的皮肤多伴有黄疸、蜘蛛痣。

（2）呼吸：呼吸缓慢是呼吸中枢受抑制的表现，可见于吗啡、巴比妥类药物中毒；呼吸深快多见于急性感染性疾病、代谢性酸中毒；呼吸带有烂苹果味见于糖尿病酮症酸中毒；呼吸带有大蒜味见于有机磷中毒；呼吸带有肝臭味见于肝性脑病。

（3）眼部症状：包括眼球运动、瞳孔及眼底改变。眼球运动可反映意识障碍的损害水平，判断损害的部位，并提示病变的性质。瞳孔改变是意识障碍患者一项极为重要的体征，常能提示某些病因及反映病情的变化。双侧瞳孔散大多见于药物或食物中毒，如颠茄类、氰化物、肉毒杆菌等；双侧瞳孔针尖样缩小是脑桥出血的特征性表现；双侧瞳孔不等大提示脑疝形成。对意识障碍患者，必要时应进行眼底检查，观察视神经乳头变化。视神经乳头水肿是颅内压增高重要而客观的体征。

（4）神经系统局灶体征：确认意识障碍患者有无神经系统局灶体征，有助于鉴别是全身性疾病还是颅内病变所致的意识障碍。如伴有偏瘫体征，则提示颅内有局灶性神经系统病变，见于脑血管病、颅内占位性病变等；有些神经系统病变可能缺乏局灶性体征，如癫痫发作后的意识障碍，局灶神经系统体征常缺如。

（5）脑膜刺激征：颈项强直是各种脑膜炎和蛛网膜下腔出血常见而有诊断意义的征象。

表4-7-3　伴有不同症状和体征意识障碍患者的病因

伴随症状和体征	可能的病因
发热	先发热，然后有意识障碍：见于重症感染性疾病；先有意识障碍，然后发热：见于脑出血、蛛网膜下腔出血、巴比妥类药物中毒等
视神经乳头水肿	高血压脑病、颅内占位性病变
瞳孔散大	脑疝、颅脑外伤、乙醇中毒、氰化物中毒、癫痫、低血糖状态
瞳孔缩小	吗啡类、巴比妥类、有机磷杀虫药等中毒
肌震颤	乙醇或镇静药物过量、拟交感神经药中毒
偏瘫	脑梗死、脑出血、颅脑外伤
脑膜刺激征	脑炎、脑膜炎、蛛网膜下腔出血
肌强直	低钙血症、破伤风、弥漫性脑病
痫性发作	脑炎、脑出血、颅脑外伤、颅内占位性病变
血压降低	各种原因的休克
血压升高	脑梗死、脑出血、蛛网膜下腔出血、高血压脑病、肾炎、尿毒症
心动过缓	心脏疾病、甲状腺功能减退、颅内高压、房室传导阻滞

（三）必要的辅助检查

对于意识障碍患者，需结合其基础疾病和临床判断，有针对性地选择辅助检查。

1. 常规检查　怀疑代谢性脑病、中毒性脑病、中枢神经系统或全身性感染等所致的意识障碍时，要进行血、尿、粪等常规检查。

2. 血生化检查　如血糖、血酮检查可以明确糖尿病酮症酸中毒、糖尿病高渗性昏迷、低血糖引起的意识障碍；肝功能、血氨检查可以明确慢性肝病引起的意识障碍；尿毒症引起的意识障碍可有肾功能异常；动脉血气分析检查可判断是否属于肺性脑病引起的意识障碍。

3. 脑脊液检查　怀疑为中枢系统感染所致的意识障碍时，最重要的检查是脑脊液检查。从脑脊液中检测出病原体是确立病因诊断的重要依据。同样，脑脊液常规检查对于早期进行病因分析和鉴别诊断也有重要的参考价值（表4-7-4）。

4. 脑电图　怀疑为癫痫引起的意识障碍者，应行脑电图检查。

5. 头颅CT和MRI

（1）CT能够发现大多数颅内疾病，包括先天性脑发育异常、脑肿瘤、脑血管病、颅脑外伤、颅内感染及部分脑变性疾病和脱髓鞘疾病，通常能明确诊断，但对于某些脑变性疾病及较小病变，如垂体微腺瘤、小的脑转移瘤等，CT检查的价值有限。

（2）MRI可作为超急性脑梗死、脑转移瘤等的首选检查方法，也是CT检查的重要补充。然而，MRI检查颅内疾病也有一定限度，例如：对病变内钙化的确定较为困难，较少用于急性脑出血、急性蛛网膜下腔出血和急性颅脑外伤等急症检查。

CTA和磁共振血管造影（magnetic resonance angiography，MRA）主要用于脑血管疾病检查，可以发现和诊断脑动脉主干及主要分支狭窄和闭塞、颅内动脉瘤和动静脉畸形等。

表4-7-4　脑脊液检查及其临床意义

感染类型	白细胞计数 /（个 · μl^{-1}）	主要细胞形态	蛋白质	葡萄糖	氯化物
病毒性	10 ~ 500	淋巴细胞	正常或↑	正常	正常
细菌性	500 ~ 2 000	中性粒细胞	↑↑	↓↓	↓
真菌性	5 ~ 200	淋巴细胞	↑	↓	↓
结核性	5 ~ 200	淋巴细胞	↑	↓	↓
脑脓肿	5 ~ 1 000	中性粒细胞或淋巴细胞	正常或↑	正常或↓	正常

（四）意识障碍的诊断步骤

1. 判断是否存在意识障碍　通过病史询问、体格检查，一般均可明确是否存在意识障碍。但在临床上，一些心因性无反应状态，如癔症和强烈的精神刺激后，患者可表现出类似意识障碍的症状，需进行鉴别。此类患者会突然表现出对外界环境的无反应转头，双眼紧闭、呼吸急促或屏气；体格检查可见眼睑紧闭、眼球上转，对光反射灵敏，神经系统检查无阳性发现，经恰当处理后可迅速恢复。

2. 意识障碍的程度和类型　可通过言语对答、机械刺激和运动反射等综合情况，判断患者意识障碍为嗜睡、谵妄、昏睡还是昏迷。

3. 判断意识障碍的病变部位　根据神经系统损害的症状和体征，综合呼吸、瞳孔、反射性眼球运动和运动反应，结合有无其他系统疾病的表现，可以初步判断引起意识障碍的病因是颅内病变还是颅外病变，是神经系统原发性损害还是全身系统代谢障碍的继发性损害。

【分析】

全科医生初步判断患者意识障碍的病因为肝性脑病。血氨检查示：血氨97μmol/L；肝功能检查示：总胆红素95.2μmol/L，结合胆红素67.1μmol/L，白蛋白28g/L，丙氨酸转氨酶（alanine aminotransferase，ALT）295IU/L，天冬氨酸转氨酶（aspartate aminotransferase，AST）237IU/L；血钾3.2mmol/L。

四、意识障碍的处理原则

对于意识障碍的患者，处理原则为：①维持患者生命体征的稳定；②避免各种脏器，尤其是脑损伤的进一步加重；③尽快明确病因，针对病因进行治疗，必要时及时转诊至专科医生处进一步诊治。

（一）急救处理

1. 保持呼吸道通畅　立即检查口腔、咽喉部有无分泌物，并用吸引器吸出分泌物以保持呼吸道通畅。必要时行气管插管，并予呼吸机辅助通气。一氧化碳中毒者应尽早进行高压氧治疗。

2. 建立静脉通道　对休克患者注意维持循环血量，改善微循环，维持血压在正常范围内，并保持酸碱、渗透压和电解质平衡。

3. 降低颅内压，减轻脑水肿　意识障碍患者多伴有脑水肿，因此快速静脉滴注甘露醇可降低颅内压、减轻脑水肿。合并心功能不全或肾病的患者，也可静脉使用利尿剂减轻脑水肿。

4. 控制癫痫发作　不少代谢性脑病或中枢神经系统疾病都会引起癫痫发作，癫痫持续状态会加重缺氧，引起脑组织进一步损害，应及时处理。首选药物地西泮10～20mg静脉注射，抽搐停止后静脉滴注苯妥英钠0.5～1.0g，4～6小时后可重复应用。

5. 控制高热　高热会加重脑组织的损害，可采用物理降温方法（如戴冰帽）；或氯丙嗪和异丙嗪各25mg溶于生理盐水200ml中，静脉滴注进行人工冬眠。

（二）病因治疗

在患者生命体征稳定的情况下，应合理安排检查，尽快明确病因后，针对病因进行治疗。如明确为中毒的患者，应尽早使用解毒剂或毒物拮抗剂；对于肝性脑病患者，应积极给予保肝及促进体内氨代谢治疗等；对于低血糖引起的意识障碍，应补充葡萄糖，尽快纠正低血糖。

【分析】

考虑患者意识障碍是由于慢性肝病、肝性脑病所致，全科医生嘱其家属停用大剂量利尿剂，饮食上避免大量蛋白质饮食，并给予患者乳果糖口服以减少肠道内氨的产生和吸收，同时将患者转诊至专科医生处进一步治疗。

五、转诊指征

以下情况应转诊至上级医疗机构。

1. 病因不明的意识障碍。
2. 经积极治疗后意识障碍无好转。
3. 颅脑病变引起的意识障碍。
4. 严重全身性疾病引起的意识障碍。

（杨　华）

第八节　咳　　嗽

【案例】

患者，女，37岁，职员。反复咳嗽2个月，发作与季节无相关性，表现为刺激性干咳，有时夜间剧烈咳嗽，伴有咽部痒感，对灰尘、油烟、冷空气敏感。曾行胸部CT检查，未见明显异常，考虑支气管炎，试用“强力枇杷露、苏黄止咳胶囊”治疗效果不佳。院外检查：血常规正常，肺功能通气、弥散均正常，支气管舒张试验阴性，呼气流量峰值（peak expiratory flow，PEF）变异率正常。诱导痰嗜酸性粒细胞计数60%。

咳嗽（cough）是全科医生临床实践中最常遇到的症状之一。咳嗽本身是一种保护性反射，通过咳嗽可以清除呼吸道分泌物及气道内异物。但是剧烈的咳嗽可诱发自发性气胸，甚至可能引起肋骨骨折。频繁的咳嗽往往是病理性的，会严重影响工作和休息。临床上，咳嗽按持续时间分为急性咳嗽、亚急性咳嗽和慢性咳嗽。急性咳嗽时间<3周，亚急性咳嗽为3～8周，慢性咳嗽>8周。咳嗽时，如果每日咳痰>10ml，则称为湿咳，反之称为干咳。明确各种咳嗽的可能病因，并对其作出合理的处理，是全科医生的一项基本功。

一、发病原因及其临床特点

咳嗽反射的中枢在延髓。来自耳、鼻、咽、喉、支气管、胸膜、肺等感受区由于受物理、化学等因素的刺激，通过分布于这些器官的迷走神经分支传入延髓咳嗽中枢，该中枢再将冲动传向运动神经，即喉下神经、膈神经和脊髓神经，分别引起咽肌、膈肌和其他呼吸肌的运动来完成咳嗽动作，表现为深吸气后，声门关闭，继以突然剧烈的呼气，冲出狭窄的声门裂隙产生咳嗽动作和发出声音。急性咳嗽、亚急性咳嗽和慢性咳嗽的病因各有所不同。

（一）急性咳嗽的病因

急性咳嗽的病因相对简单，普通感冒、急性气管支气管炎是急性咳嗽最常见的疾病。

1. 普通感冒　是鼻、咽部的卡他性炎症，临床表现为鼻部相关症状，如流涕、打喷嚏、鼻塞和后鼻滴涕感、咽喉刺激感或不适，伴或不伴发热。普通感冒的咳嗽常与后鼻滴涕有关。

2. 急性气管支气管炎　是由于生物性或非生物性因素引起的气管支气管黏膜的急性炎症。病毒感染是最常见的病因，但常继发细菌感染；冷空气、粉尘及刺激性气体也可引起此病。炎症刺激是急性气管支气管炎伴发咳嗽的最主要原因。

起病初期临床上常有上呼吸道感染症状。随后咳嗽可渐加剧，伴或不伴咳痰，伴细菌感染者常咳黄脓痰。急性气管支气管炎常呈自限性，全身症状可在数日内消失，但咳嗽、咳痰一般持续2～3周。

（二）亚急性咳嗽的病因

亚急性咳嗽最常见的原因是感染后咳嗽，其次为咳嗽变异性哮喘（cough variant asthma，CVA）、嗜酸性粒细胞性支气管炎、上气道咳嗽综合征等慢性咳嗽的亚急性阶段。鼻、咽及呼吸道感染的恢复期，由于炎症反应的持续存在和刺激，可导致亚急性咳嗽，常呈自限性，可自行缓解。

临床上表现为呼吸道感染的急性期症状消失后，咳嗽仍迁延不愈，感染后咳嗽多表现为刺激性干咳或咳少量白色黏液痰。因此，在处理亚急性咳嗽时，首先要明确咳嗽是否继发于先前的呼吸道感染，此外，还需考虑到是否为慢性咳嗽的亚急性阶段。

（三）慢性咳嗽的病因

慢性咳嗽的病因相对比较复杂。X线胸片正常的慢性咳嗽者，常见病因包括上气道咳嗽综合征（又称鼻后滴漏综合征）、咳嗽变异性哮喘、嗜酸性粒细胞性支气管炎和胃食管反流性咳嗽（gastroesophageal reflux cough）。这些病因可占到门诊慢性咳嗽病因的70%～95%。其他病因较少见，但涉及面广，不仅与呼吸系统疾病有关，还与其他系统的疾病有关。

1. 上气道咳嗽综合征　是鼻部疾病引起分泌物倒流鼻后和咽喉等部位，直接或间接刺激咳嗽感受器，导致以咳嗽为主要表现的综合征。上气道咳嗽综合征是引起慢性咳嗽最常见的病因之一，除了鼻部疾病外，该综合征还常与咽喉部的疾病有关，如变应性或非变应性咽炎、喉炎、咽喉部新生物、慢性扁桃体炎等。

临床表现为发作性或持续性咳嗽，以白天为主，入睡后较少。伴有鼻、咽和喉部症状，如鼻塞、鼻腔分泌物增加、频繁清嗓、咽后黏液附着、后鼻滴涕感。变应性鼻炎表现为鼻痒、打喷嚏、流水样涕、眼痒等。鼻窦炎表现为黏液脓性或脓性涕，可有疼痛（面部痛、牙痛、头痛）、嗅觉障碍等。变应性咽炎以咽痒、阵发性刺激性咳嗽为主要特征。非变应性咽炎常有咽痛、咽部异物感或烧灼感。喉部炎症、新生物通常伴有声音嘶哑等。针对病因治疗后咳嗽可缓解。

2. 咳嗽变异性哮喘　是一种特殊类型的哮喘，咳嗽是其唯一或主要临床表现，无明显喘息、气促等症状或体征，但有气道高反应性。

临床主要表现为刺激性干咳，通常咳嗽比较剧烈。夜间咳嗽为其重要特征，感冒、冷空气、灰尘、油烟等容易诱发或加重咳嗽。

3. 嗜酸性粒细胞性支气管炎　是一种以气道嗜酸性粒细胞浸润为特征的非哮喘性支气管炎，气道高反应性阴性，主要表现为慢性咳嗽，对糖皮质激素治疗反应良好。

临床主要表现为慢性刺激性咳嗽，常是唯一的临床症状，干咳或咳少许白色黏液痰，可在白天或夜间咳嗽。部分患者对油烟、灰尘、异味或冷空气比较敏感，常为咳嗽的诱发因素。患者无气喘、呼吸困难等症状。

4. 胃食管反流性咳嗽　因胃酸和其他胃内容物反流进入食管，导致以咳嗽为突出表现的临床综合征，属于胃食管反流的一种特殊类型，是慢性咳嗽的常见原因。发病机制涉及微量误吸、食管–支气管反射、食管运动功能失调、自主神经功能失调与气道神经源性炎症等，目前认为食管–支气管反射引起的气道神经源性炎症起主要作用。除胃酸外，少数患者还与胆汁反流有关。

临床上，典型患者除咳嗽外还伴有烧心（胸骨后灼烧感）、反酸、嗳气等。部分胃食管反流引起的咳嗽伴有典型的反流症状，但也有不少患者以咳嗽为唯一的表现。咳嗽大多发生在日间、直立位，以及体位变换时，干咳或咳少量白色黏液痰。进食酸性、油腻食物容易诱发或加重咳嗽。

5. 变应性咳嗽　临床上将某些具有特应质、痰嗜酸性粒细胞正常、无气道高反应性、糖皮质激素及抗组胺药物治疗有效的咳嗽定义为变应性咳嗽，是慢性咳嗽的常见原因。如慢性咳嗽患者支气管激发试验阴性，痰嗜酸性粒细胞不高，具有过敏性疾病史或过敏物质接触史或变应原皮试阳性，或血清总免疫球蛋白（immunoglobulin，Ig）E或特异性IgE增高，糖皮质激素或抗组胺药治疗有效，应考虑变应性咳嗽。

6. 其他　其他可引起慢性咳嗽的疾病还包括慢性支气管炎、支气管扩张症、气管支气管结核、药物相关慢性咳嗽［如血管紧张素转化酶抑制剂（angiotensin converting enzyme inhibitor，ACEI）、β受体拮抗剂等］、支气管肺癌、心因性咳嗽等。

【分析】

患者持续发作咳嗽2个月，属于慢性咳嗽。患者表现为刺激性干咳，肺部影像学正常，同时肺功能正常，结合实验室检查结果，需考虑嗜酸性粒细胞性支气管炎的可能。

二、咳嗽的诊断思路

急性咳嗽和亚急性咳嗽的诊断相对容易，根据其前期感冒或呼吸道感染的病史即可诊断。慢性咳嗽的诊断有时较为困难，需结合病史、体格检查、必要的辅助检查，才可明确病因（图4–8–1）。需要指出的是，有一部分慢性咳嗽，在排除上文常见病因后仍难以解释，称为“不明原因的咳嗽”。

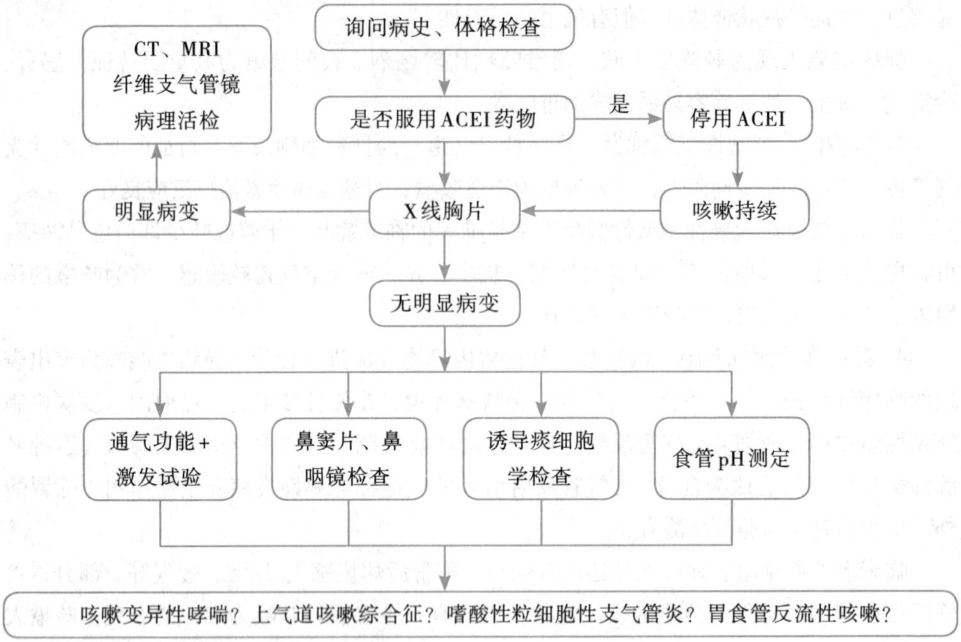

CT.计算机体层摄影；MRI.磁共振成像；ACEI.血管紧张素转化酶抑制剂。

图4-8-1 慢性咳嗽的病因诊断程序

（一）病史询问要点

病史询问要点包括性别和年龄、有无前期呼吸道感染、咳嗽持续时间、是否伴有咳痰、咳痰的量、性状和特点、伴随症状、既往史（有无耳、鼻、咽、喉、肺、心、肝、肾疾病史）、过敏史、粉尘及刺激性物质接触史、吸烟史、是否应用ACEI类药物。

（二）临床特点和伴随症状

1. 咳嗽伴发热　多见于急性上呼吸道和下呼吸道感染、肺炎、肺结核、胸膜炎等。

2. 咳嗽伴胸痛　常见于肺炎、胸膜炎、支气管肺癌、肺栓塞和自发性气胸等。

3. 咳嗽伴呼吸困难　见于支气管哮喘、慢性阻塞性肺疾病（chronic obstructive pulmonary disease，COPD）、重症肺炎、肺结核、大量胸腔积液、气胸、心力衰竭，以及喉头水肿、喉肿瘤、气管或支气管异物。

4. 咳嗽伴咯血　常见于支气管扩张、肺结核、肺脓肿、支气管肺癌、二尖瓣狭窄、支气管结石、各种原因所致的弥漫性肺泡出血等。

5. 咳嗽伴大量脓痰　常见于支气管扩张、肺脓肿、肺囊肿合并感染和支气管胸膜瘘。

6. 咳嗽伴有哮鸣音　多见于支气管哮喘、COPD、心源性哮喘（急性左心衰竭）等。当支气管肺癌引起气管与支气管不完全阻塞时可出现呈局限性分布的吸气性哮鸣音。

7. 咳嗽伴有杵状指/趾　常见于支气管扩张、慢性肺脓肿、支气管肺癌、肺纤维化等。

（三）体格检查要点

体格检查要点包括鼻、咽、气管、肺部等，如咽喉鼻腔情况，颈静脉充盈、气管的位置，肺部的视、触、叩、听，尤其双肺的呼吸音，以及有无哮鸣音等。体格检查若闻及呼气相哮鸣音，提示支气管哮喘；如闻及喘鸣音（吸气相高调鸣音），要警惕中心型肺癌或支气管结核，同时也要注意心界是否扩大、瓣膜区有无器质性杂音等心脏体征。

（四）必要的辅助检查

1. 血常规　对于怀疑因感染诱发的咳嗽，血常规检查有助于判断是否为细菌感染，以及决定是否应用相应的抗感染治疗。

2. 痰检查和痰培养　有助于病原类型的判断，结合药敏试验可以针对性应用抗感染药物。

3. X线胸片　应作为慢性咳嗽的常规检查，如发现明显病变，根据病变特征选择相关检查。X线胸片下若无明显病变，则按慢性咳嗽诊断程序进行检查。

4. 胸部CT检查　有助于发现纵隔前后肺部病变、肺内小结节、纵隔肿大淋巴结，特别是胸部X线检查不易发现的病变，对一些少见的慢性咳嗽病因，如支气管结石、支气管异物等具有重要诊断价值。高分辨率CT有助于诊断早期间质性肺疾病和非典型支气管扩张。

5. 肺功能检查　通气功能和支气管舒张试验可帮助诊断和鉴别气道阻塞性疾病，如支气管哮喘、COPD和大气道肿瘤等。支气管激发试验是诊断咳嗽变异性哮喘的方法。

6. 纤维支气管镜检查　可有效诊断气管腔内的病变，如支气管肺癌、异物、结核等。

7. 24小时食管pH监测　是目前判断胃食管反流的最常用和最有效的方法，但不能检测非酸性反流。

三、咳嗽的治疗原则

（一）急性咳嗽的治疗

原则上以对症治疗为主。若合并细菌感染，可适当应用抗感染药物，控制感染。可应用鼻减充血剂（如伪麻黄碱），减少炎性分泌物对气道的刺激。咳嗽剧烈者可适当应用镇咳剂，痰多而不易咳出者可应用祛痰药物。

（二）亚急性咳嗽的治疗

感染后咳嗽为自限性，多能自行缓解。通常不必使用抗生素，但对肺炎支原体、肺炎衣原体和百日咳杆菌引起的感染后咳嗽，使用大环内酯类抗生素治疗有效。对部分咳嗽症状明显的患者，可以短期应用镇咳药、抗组胺药加用减充血剂等。

（三）慢性咳嗽的治疗

慢性咳嗽的治疗包括对因治疗和对症治疗。

1. 对因治疗

（1）上气道咳嗽综合征：明确鼻、咽、喉部的病变，对因治疗是治疗咳嗽的关键。若合并变应性鼻炎，可给予抗组胺药（如氯苯那敏）联合鼻减充血剂（如伪麻黄碱）（这两种药物常用于部分感冒药物的复方制剂中，可选用）和/或白三烯受体调节剂等药物治疗，配合局部糖皮质激素吸入可能有效，并应尽量避免与变应原接触。若合并细菌性鼻窦炎，应正规进行抗感染治疗，必要时需行鼻内镜手术治疗。

（2）咳嗽变异性哮喘：治疗原则与支气管哮喘治疗相同。大多数患者吸入小剂量糖皮质激素联合支气管扩张剂（如β_2受体激动剂或氨茶碱等）即可，或用两者的复方制剂（如布地奈德/福莫特罗、氟替卡松/沙美特罗），必要时可短期口服小剂量糖皮质激素治疗。治疗时间不少于8周。

（3）嗜酸性细胞支气管炎：通常采用吸入糖皮质激素治疗，丙酸倍氯米松（250～500μg/次）或等效剂量的其他糖皮质激素，2次/d，持续应用4周以上。初始治疗可联合应用泼尼松，口服，10～20mg/d，持续3～5日。

（4）胃食管反流性咳嗽：内科治疗包括调整生活方式、应用制酸药（包括质子泵受体拮抗剂和H_2受体拮抗剂等）、胃肠促动药（如多潘立酮）。单用制酸剂效果不佳者，加用胃肠促动药可能有效。内科治疗时间要求3个月以上，一般需2～4周。对于少数内科治疗失败的严重反流患者，抗反流手术治疗可能有效。

2. 对症治疗　慢性咳嗽的对症治疗包括镇咳和祛痰。轻度咳嗽不需进行镇咳治疗；但严重的咳嗽，如剧烈干咳或频繁咳嗽影响休息和睡眠时，则可适当给予镇咳治疗。需要注意的是，痰多患者禁用强力镇咳治疗。常用的镇咳药物有右美沙芬、可待因、福尔可定、喷托维林、那可丁等。常用的祛痰药物有沐舒坦、氨溴索、羧甲司坦、乙酰半胱氨酸、溴己新、标准桃金娘油等。

【分析】

糖皮质激素是嗜酸性粒细胞性支气管炎主要治疗方法，给予甲泼尼龙、布地奈德、酮替芬治疗后患者咳嗽好转。

四、转诊原则

以下情况需转诊。

1. 考虑为气胸、气管支气管异物、肺栓塞、肺水肿、急性心肌梗死等危重症时，需紧急转诊。

2. 诊断不明或对症治疗效果不佳的严重咳嗽。

3. 慢性咳嗽怀疑为结核。

4. 慢性咳嗽，X线胸片见肺内占位性病变，需进一步检查。

5. 拟诊为上气道咳嗽综合征、胃食管反流、咳嗽变异性哮喘、嗜酸性粒细胞支气管炎等，需要进一步检查和专科治疗的疾病。

（金　花）

第九节　咯　血

【案例】

患者，男，55岁，环卫工人。因“反复咳嗽、咳痰2年，加重3日，咯血半日”来社区卫生服务中心门诊就诊。患者2年来无明显原因下出现阵发性咳嗽，痰淡黄，约20ml/d，自行服用“急支糖浆”可改善，未明确诊治。3日前受凉后咳嗽、咳痰加重，痰黄脓，约50ml/d，自服“止咳药水”无好转，未就诊。今晨咯出鲜红色液体，与痰液无混合，约30ml。既往吸烟30年，每日约30支，无其他疾病，无阿司匹林使用史。希望明确咯血的原因。

咯血（hemoptysis）是指喉及喉以下呼吸道任何部位出血，经口腔排出。咯血大部分是呼吸系统和/或循环系统疾病所致，可以是各种严重疾病的重要表现，即使咯血量很少，也应予以高度重视。少量咯血有时仅表现为痰中带血，大量咯血时血液可以从口、鼻腔快速涌出，易与口鼻腔或上消化道出血混淆。一旦发现经口腔排血，首先需要确定是否为咯血。鼻腔前部出血主要来自鼻中隔前下方的利特尔动脉丛或克氏静脉丛，一般出血量少，比较容易诊断。鼻腔后部出血，多为动脉性出血，量较多，流入咽喉部，刺激咽喉部出现咳嗽，将血液咳出，较易误诊为咯血。由于血液经后鼻孔沿软腭与咽后壁下流，患者可有咽部异物感，用手电或鼻咽镜检查即可确诊。

此外，咯血应与呕血进行鉴别。呕血是指上消化道出血，经口腔呕出，出血部位多见于食管、胃及十二指肠。咯血与呕血的鉴别可根据病史、体征及其他检查方法进行鉴别（表4-9-1）。

表4-9-1　咯血与呕血的鉴别

鉴别要点	咯血	呕血
出血方式	咳出	呕出
颜色	泡沫状，鲜红	无泡沫，暗红色或棕色
混杂内容物	常混有痰液	常有食物及胃液
酸碱度	碱性	酸性或碱性反应
基础疾病	有肺或心脏疾病史	有消化系统或肝硬化疾病史
出血前兆	喉部瘙痒、胸闷、咳嗽等	上腹不适、恶心
出血后粪便性状	正常，除非咽下较多血液	黑色或柏油状

全科医生面对咯血患者时，在及时明确出血部位的同时，应估计出血量。对于出血量较少的患者，应仔细检查以明确出血病因，然后再行处理；对于出血量较多的患者，应尽快明确病因，并进行相应止血处理。对于年老体弱者，应防止大咯血而窒息。

一、病因及发病机制

引起咯血的主要发病机制大致可归纳为支气管黏膜或病灶毛细血管通透性增高或损伤（如肺部感染、支气管肺癌、肺栓塞、肺挫伤等）；血管壁侵蚀或破裂（如肺结核、肺泡微石症等）；黏膜下动脉破裂（如支气管扩张）或空洞壁肺动脉分支破裂（如肺结核空洞）常表现为大咯血；肺淤血（如二尖瓣狭窄、肺动脉高压、急性左心衰竭等）；凝血因子缺陷或凝血功能障碍（如白血病、血小板减少性紫癜、血友病等）；以及其他，如子宫内膜异位症等。咯血可见于以下各种疾病。

（一）支气管疾病

常见的有支气管扩张、支气管肺癌、支气管结核和支气管炎等；少见的有支气管结石、支气管腺瘤等。其发生原因主要是炎症、肿瘤、结石致支气管黏膜内血管损伤或毛细血管通透性增加，或黏膜下血管破裂。

（二）肺源性疾病

常见的有肺结核、肺炎、肺脓肿等；较少见于肺淤血、肺栓塞、肺寄生虫病、肺真菌病、各种原因所致的弥漫性肺泡出血（如肺小血管炎、抗肾小球基底膜抗体病、系统性红斑狼疮、特发性肺含铁血黄素沉着症等）等。

肺炎出现的咯血，常见于肺炎球菌肺炎、金黄色葡萄球菌肺炎、肺炎克雷伯菌肺炎和军团菌肺炎。在我国引起咯血的首要原因仍为肺结核，发生咯血的肺结核多为浸润型、空洞型肺结核和干酪样肺炎。肺结核咯血的机制为结核病变使毛细血管通透性增高，血液渗出，导致痰中带血或小血块；如病变累及小血管使管壁破溃，则造成中等量咯血；支气管扩张、空洞性肺结核是造成大量咯血的常见原因，甚至可危及生命。

（三）心血管疾病

较常见于二尖瓣狭窄，其次为先天性心脏病所致的肺动脉高压或原发性肺动脉高压，另有肺栓塞、肺血管炎等。心血管疾病引起的咯血可表现为少量咯血或痰中带血或黏稠暗红色血痰，其发生机制多为肺淤血造成肺泡壁或支气管内膜毛细血管破裂。重度二尖瓣狭窄可因为支气管黏膜下支气管静脉曲张破裂造成大咯血，急性左心衰竭时可因为重度肺淤血造成血管广泛通透性增加而咯大量粉红色泡沫样血痰。

（四）其他疾病

血液病（如白血病、血小板减少性紫癜、血友病、再生障碍性贫血等）、某些急性传染病（如流行性出血热、肺出血型钩端螺旋体病等），或气管、支气管子宫内膜异位症等均可引起咯血。

【分析】

患者咯血量较少，咯血前有咳嗽、咳痰，呈鲜红色液体，因此可以确定出血来自呼吸道，是咯血。高度怀疑呼吸系统病变所致。

二、临床表现

患者年龄，咯血的量、颜色及咯出物的性状，以及伴随症状可能对咯血的病因诊断有所帮助。

（一）患者的年龄

青壮年咯血常见于肺结核、支气管扩张、二尖瓣狭窄等。55～74岁，吸烟量≥30包/年，戒烟<15年的高危人群，应高度注意支气管肺癌的可能性。儿童慢性咳嗽伴少量咯血与缺铁性贫血者，须注意特发性含铁血黄素沉着症的可能。

（二）咯血的特点

应仔细观察咯血的量、颜色及咯出物的性状等。咯血量大小的标准尚无明确的界定，但一般认为每日（24小时）咯血量在100ml以内为小量，100～500ml为中等量，500ml以上或一次咯血100～500ml为大量。大量咯血见于支气管扩张、空洞性肺结核、肺脓肿、动脉瘤破裂等；持续痰中带血者应警惕肺癌发生的可能；慢性支气管炎咳嗽剧烈时可有血性痰。支气管扩张、肺结核、肺脓肿、支气管结核、出血性疾病咯血颜色为鲜红色；肺炎球菌肺炎咳铁锈色痰；肺炎克雷伯菌肺炎咳砖红色胶冻状痰；烂桃样血痰为肺吸虫病最典型的特征；肺阿米巴病可见棕褐色脓血样痰；急性左心衰竭肺水肿时，咳浆液性粉红色泡沫样痰；二尖瓣狭窄、肺栓塞时，多呈暗红色血痰。

（三）伴随症状

1. 咯血伴发热多见于肺结核、肺炎、肺脓肿、流行性出血热、肺出血型钩端螺旋体病等。

2. 咯血伴胸痛多见于肺炎球菌肺炎、肺结核、肺栓塞（梗死）、支气管肺癌等。

3. 咯血伴刺激性咳嗽多见于支气管肺癌、支原体肺炎等。

4. 咯血伴脓痰多见于支气管扩张、肺脓肿、空洞性肺结核继发细菌感染等。其中干性支气管扩张仅表现为反复咯血而无脓痰。

5. 咯血伴皮肤、黏膜出血可见于血液病、风湿病及肺出血型钩端螺旋体病和流行性出血热等。

6. 咯血伴杵状指/趾多见于支气管扩张、肺脓肿、支气管肺癌等。

7. 咯血伴黄疸须注意钩端螺旋体病、肺炎球菌肺炎、肺栓塞等。

【分析】

患者为中年男性，既往有反复咳嗽、咳痰2年，有吸烟史20余年，突发咯鲜红色液体，符合支气管扩张表现，应进一步检查以明确诊断。

三、咯血的诊断思路

咯血病因的诊断和鉴别需要建立在仔细询问病史、详细体格检查和进行必要的辅助检查的基础上。咯血的临床诊断思路见图4-9-1。

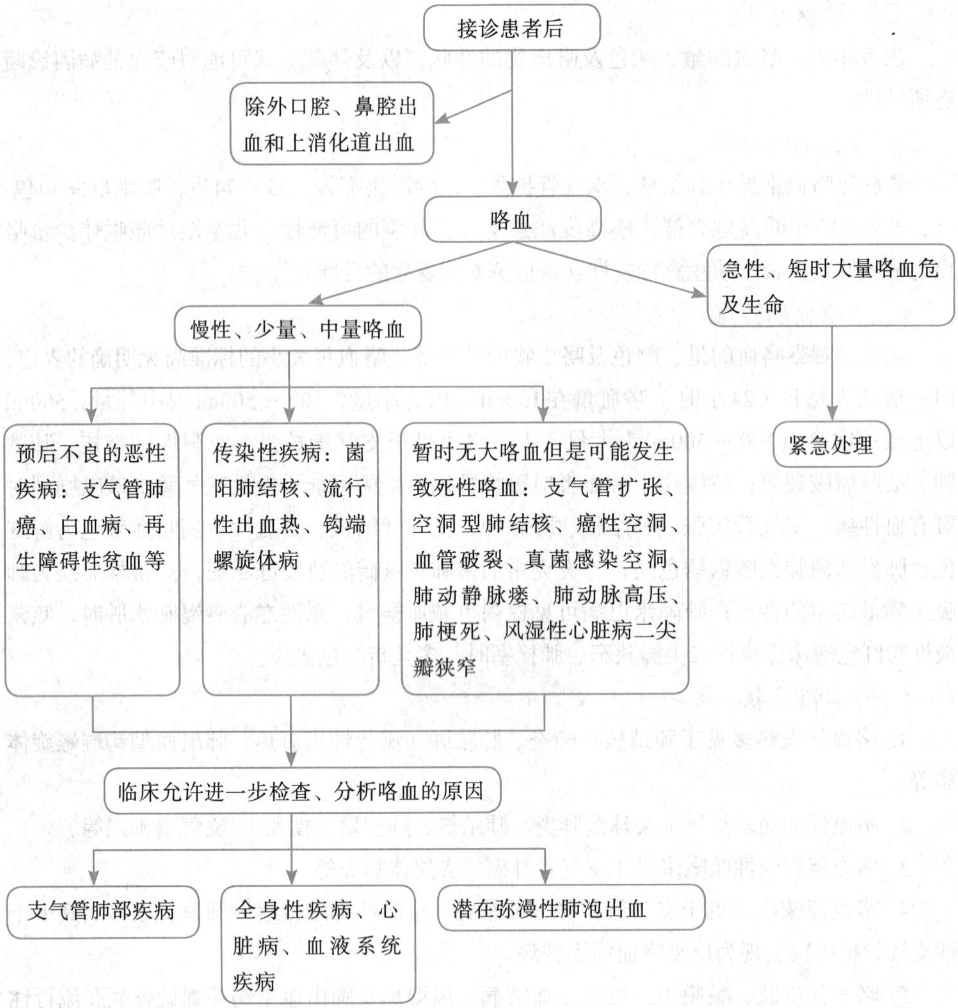

图4-9-1　咯血的临床诊断思路

（一）问诊要点

性别和年龄、咯血的量、颜色和咯出物的形状、伴随症状、既往史（有无咯血发生、有无呼吸系统疾病、心血管疾病、出血倾向）、药物史（是否曾使用抗凝、抗血小板药物）、个人史（有无疫区疫水接触）、粉尘及刺激性物质接触史、吸烟史。

（二）症状和体征

许多疾病都可有咯血表现，但不同疾病又各有其他不同的伴随症状和体征，对此做分析有助于咯血的鉴别诊断。对咯血有鉴别意义的伴随症状和体征包括发热、胸痛、刺激性咳嗽、脓痰、消瘦、皮肤和黏膜出血、黄疸、发绀、颈部及其他部位浅表淋巴结肿大、肺部啰音、局限性哮鸣音、胸膜摩擦音、心脏体征（如二尖瓣面容、心律失常、心脏或血管杂音），以及杵状指/趾等。

（三）必要辅助检查

1. 血液学检查　外周血白细胞计数或中性粒细胞百分比增高，伴或不伴核左移提示感染性疾病或合并感染。如发现有幼稚细胞，则应考虑白血病的可能。嗜酸性粒细胞增多提示寄生虫病的可能。血红蛋白（hemoglobin，Hb）浓及红细胞计数、血小板计数、凝血时间、凝血酶原时间异常等，须考虑血液系统疾病。从Hb浓及红细胞计数的变化还可推断出血的程度。

2. 痰液检查　通过该项检查可以查找到一些致病原，如细菌、真菌、寄生虫卵及肿瘤细胞等。

3. 胸部X线检查　该项检查对咯血的病因诊断意义重大，常可及时发现肺部病变，如肺结核、肺炎、肺脓肿、支气管扩张、肺部肿瘤、肺尘埃沉着病等而作出诊断，故应作为常规检查项目。

4. 胸部CT　对疑有肺门、纵隔淋巴结肿大，发现与心脏及肺门血管重叠的病灶及局部微小病灶，胸部CT检查具有独特的优势；而对于支气管扩张的诊断，由于具有安全无创的优点，胸部CT已基本取代了以往的支气管碘油造影。但对于活动性大咯血患者，胸部CT一般应在咯血停止后进行。

5. 支气管镜检查　对咯血病因不明，可在咯血期间施行支气管镜检查，目的在于更加准确地明确出血部位，经支气管镜行活检、分泌物吸取、防污染毛刷采样、支气管肺泡灌洗等可进行病原学、细胞学、组织学和免疫学分析，为外科手术、支气管动脉栓塞术的实施提供依据，同时也可对出血部位直接进行局部止血治疗。临床上胸部X线乃至胸部CT检查结果正常的咯血病例并不少见，诊断较为困难，运用支气管镜检查，可以发现一些前两者不易发现的疾病，如气管或支气管的非特异性溃疡、支气管结核等。

6. 血管造影　选择性支气管动脉造影和肺动脉造影不仅可以发现病变，明确出血部位，而且可以为进一步的治疗提供依据。

7. 其他检查　MRI检查、同位素扫描、右心导管检查等亦可为明确咯血的原因提供帮助，可视病情需要来进行相应选择。

【分析】

对患者进行体格检查，发现右侧下肺背部有局限湿啰音，其余未及异常，颈部淋巴结未及肿大。门诊血常规检查结果提示白细胞计数升高，中性粒细胞百分比升高，血小板计数正常；凝血功能检查正常；胸部X线提示右下肺的肺纹理增多、紊乱，有小斑片状模糊影。

四、咯血的治疗原则

咯血的治疗与出血量的多少密切相关。对于出血量较少的患者，应通过仔细询问病史、认真体格检查，有针对性的辅助检查，明确咯血的病因后，针对病因进行治疗。对于出血量较多，可能发生失血性休克的患者，应首先通过输血和止血抢救生命。

（一）一般治疗

尽可能要求卧床休息，对大咯血患者要求绝对卧床，同时采用侧卧位。应就地抢救，避免不必要的搬动而加重出血。出血部位明确者，应取患侧卧位，呼吸困难者可取半卧位，给予吸氧。原则上咯血患者不用镇咳药，应鼓励患者将血咳出。但如咯血伴有频繁剧烈咳嗽，可给予可待因0.015～0.030g，2～3次/d，或给予含可待因的复方制剂，如复方磷酸可待因口服溶液10ml，3次/d，但禁用吗啡等中枢性镇咳药，以免抑制咳嗽反射导致血块堵塞气道造成窒息。关心并安慰患者，消除其紧张焦虑情绪，给予一定的心理疏导。保持排便通畅，避免因用力排便而加重出血。根据患者病情，以进温凉适中半流质或流质饮食为主，大咯血期间暂禁食，禁食期间应给予充足能量的营养物质以保持体力。对发生休克、窒息、先兆窒息者或动脉血气提示存在低氧血症者，应给予氧疗。密切监测患者的血压、脉搏、呼吸、体温、尿量等重要生命体征，及时补充血容量防止休克发生。同时准备好抢救窒息的器械。

（二）输血和止血

1. 输血治疗　大量咯血造成血流动力学不稳定，收缩压降至90mmHg以下或导致Hb明显降低时，需考虑给予输血。

2. 药物止血

（1）垂体后叶激素：含有缩宫素及血管升压素，具有收缩肺小动脉的作用，使肺内血流量减少，肺循环压力降低而达到止血的效果，是治疗咯血，尤其是大咯血的首选止血药。一般以5～10U垂体后叶激素，加入5%葡萄糖溶液20～40ml，缓慢静脉注射；再以10～20U垂体后叶激素，加入5%葡萄糖溶液250～500ml，缓慢静脉滴注维持，至咯血停止1～2日后停用。用药期间需严格掌握药物剂量和滴速，并观察患者有无头痛、面色苍白、出汗、心悸、胸闷、腹痛、便意、血压升高等不良反应，并予以相应处理。对患有冠心病、高血压、动脉粥样硬化、心力衰竭者，以及妊娠妇女均应慎用或不用。可改用不含有血管升压素的缩宫素10～20U，加入5%葡萄糖溶液250～500ml中静脉滴注，2次/d，起效后改1次/d，维持3日，可明显减少对心血管系统的不良反应。

（2）α受体拮抗剂：如酚妥拉明。直接舒张血管平滑肌，降低肺动静脉压而止血。可用10～20mg加入5%葡萄糖溶液250～500ml中静脉滴注，1次/d，连用5～7日。也可选用乌拉地尔。

（3）普鲁卡因：可降低肺循环压力，使用前应作皮试，过敏者禁用。一般给予50mg，加入5%葡萄糖溶液20～40ml，静脉注射，视病情需要每4～6小时重复1次；或以300～500mg加入5%葡萄糖溶液500ml，静脉滴注，1～2次/d。

（4）氨基己酸：通过抑制纤维蛋白的溶解，起到止血作用。可将氨基己酸4～6g加入5%葡萄糖溶液250ml，静脉滴注，1～2次/d。

（5）氨甲苯酸：为促凝血药物，通过抑制纤维蛋白的溶解起到止血作用。可将氨甲苯酸100～200mg，加入5%葡萄糖溶液20～40ml，缓慢静脉注射，1～2次/d；或200mg加入5%葡萄糖溶液250ml，静脉滴注，1～2次/d。

3. 非药物止血

（1）经支气管镜治疗：优点为能清除气道积血，防止窒息、肺不张和吸入性肺炎等并发症；发现出血部位，有助于诊断；直视下于出血部位行局部用药或其他方法止血，效果明显。因此对持续咯血、诊断及出血部位不明确、常规治疗无效或有窒息先兆者，若无严重心肺功能障碍、极度衰竭等明显禁忌证，可考虑在咯血暂时缓解的间歇期行此项检查，既可明确出血部位，也可进行止血治疗。

（2）支气管动脉栓塞治疗：因肺部具有支气管动脉和肺动脉的双重血供，当支气管动脉栓塞后，两套循环系统间常存在潜在交通，并具有时相调节或互相补偿的功能，这就为支气管动脉栓塞治疗大咯血提供了客观依据。该方法一般不会引起支气管与肺组织的坏死。若出现药物治疗无法控制，或反复出现大咯血的情况，可采用支气管动脉栓塞治疗。

（3）手术治疗：对于反复大咯血经积极保守治疗无效、24小时咯血量超过1 500ml或1次咯血量达500ml、有引起窒息先兆而出血部位明确且无手术禁忌者，可考虑急诊手术止血。因为支气管动脉栓塞技术的运用，目前已较少进行手术治疗。

4. 并发症的防治　大量咯血的患者可能发生窒息、失血性休克、吸入性肺炎、肺不张等并发症，尤其是前两项，可能致命。因此，在治疗过程中必须严密监测患者的一般情况，积极防治这些并发症的发生。

（三）转诊原则

如出现以下情况应及时转诊。

1. 心肺功能不全、体质衰弱、咳嗽力量不足。
2. 气管和支气管移位，使支气管引流障碍。
3. 精神过度紧张等原因，导致声门或支气管痉挛。
4. 咯血后误用大量镇静、止咳剂，使血不易咳出。
5. 咯血突然增多，或烦躁、大汗淋漓等提示大咯血。
6. 特殊人群，如儿童和孕妇等。

【分析】

向陪同患者就诊的妻子交代病情，患者胸部X线提示右下肺的肺纹理增多、紊乱，有小斑片状模糊影，可能为支气管扩张继发感染，建议到上级医院进一步检查，以明确诊断。

（刘　梅）

第十节 呼吸困难

【案例】

患者，男，60岁。患者1个月前出现活动后气短，上二楼即有喘憋，近2日夜间憋气无法平卧，垫3个枕头时方可入睡。有糖尿病、高血压病史多年，不规律服药，血压、血糖控制欠满意；并且有吸烟史40年，每日1包。

呼吸困难（dyspnea）是常见的门诊就诊主诉，是指患者主观感到空气不足、呼吸费力，客观上表现为呼吸运动用力。患者对呼吸困难的描述因为呼吸困难本身的特征不同，以及地域的差异，可有胸闷、气短、喘不上气或气不够用等多种形式，呼吸困难严重者可出现呼吸窘迫，出现张口呼吸、鼻翼扇动、端坐呼吸，甚至发绀，有呼吸频率、节律、幅度的改变，以及辅助呼吸肌参与呼吸运动。

一、常见原因

呼吸运动和功能的完成需要呼吸道、肺、循环、淋巴及神经系统的共同参与。引起呼吸困难的原因有肺源性、心源性、血源性、中枢性和精神性。其中以肺源性呼吸困难和心源性呼吸困难为主。对于患者呼吸困难和精神因素有关，并无器质性疾病的基础，又称为心因性呼吸困难。其中大多数情况与焦虑障碍有共同的生物学基础。

（一）呼吸困难的常见病因

具体见表4-10-1。

表4-10-1 呼吸困难的常见原因

类别	病因
肺源性呼吸困难	
气道病变	慢性阻塞性肺疾病、哮喘、上呼吸道（喉炎、喉头水肿、肿瘤等）或大气道阻塞（肿瘤、气管软骨软化等）、阻塞性肺不张（痰液、血块、异物、肿瘤等）、支气管扩张、弥漫性泛细支气管炎等
肺实质和间质病变	各种原因（细菌、病毒、真菌、支原体、衣原体、寄生虫等）所致的肺炎、肺脓肿、肺结核、肺水肿、急性呼吸窘迫综合征、弥漫性间质性肺病（特发性间质性肺炎、过敏性肺炎、肺尘埃沉着病等）等
肺血管病变	肺动脉栓塞、肺动脉高压、动静脉瘘、羊水栓塞、脂肪栓塞等
胸膜病变	胸腔积液、胸膜肥厚、气胸等
胸廓和肌肉病变	脊柱畸形、佝偻病后遗症、重症肌无力、膈肌瘫痪、肌松剂或氨基糖苷类药物致呼吸肌无力等
呼吸中枢病变	脑血管意外、肥胖低通气综合征等

续表

类别	病因
心源性呼吸困难	各种病因所致的左心或右心功能衰竭，如冠心病、心瓣膜病、心肌病等；心包积液；先天性心脏病
血液性呼吸困难	各种原因所致的贫血
中毒性呼吸困难	糖尿病酮症酸中毒，一氧化碳、亚硝酸盐、氰化物等中毒（组织缺氧）
心因性呼吸困难	高通气综合征、焦虑症等
神经性呼吸困难	脑外伤、脑肿瘤、脑血管意外等

（二）肺源性和心源性呼吸困难的鉴别

具体见表4-10-2。

表4-10-2　肺源性和心源性呼吸困难的鉴别

鉴别点	肺源性呼吸困难	心源性呼吸困难
病史	呼吸系统病史，如哮喘、慢性阻塞性肺疾病、肺纤维化等	心脏病史，如冠心病、心脏瓣膜病、高血压等
临床表现类型	吸气性呼吸困难、呼气性呼吸困难和混合性呼吸困难，在休息时有呼吸困难	多为混合性呼吸困难，活动及卧位时发生或加重，休息或坐位时缓解或减轻
病程	进展缓慢	进展迅速
症状	常咳嗽、咳痰	多为干咳，严重时咳血红色泡沫痰
感染影响	感染会使其加重	感染为诱因

【分析】

患者呼吸困难主要表现为劳力性呼吸困难和夜间不能平卧。结合患者现病史无咳嗽、咳痰、发热，既往疾病为高血压、糖尿病，有吸烟史，首先考虑其符合心源性呼吸困难的特点。该患者首先考虑病因为心力衰竭。

二、呼吸困难的诊断思路

呼吸困难病因构成复杂，详细询问呼吸困难发生的急缓，以及呼吸困难的临床特征、伴随症状等，有助于呼吸困难的病因诊断。

（一）病史询问要点

病史询问要点包括性别和年龄，呼吸困难的起病急缓、严重程度、持续时间、加重和缓解因素、伴随症状，既往病史（有无慢性心肺疾病、高血压、糖尿病、贫血、肝肾疾病等），以及粉尘接触史、过敏史、吸烟史、家族遗传病史等。

（二）临床特点和伴随症状

1. 针对呼吸困难本身的问诊

（1）呼吸困难的诱因：劳力性呼吸困难强烈提示器质性病变，多见于不同病因所致的心功能衰竭、呼吸衰竭或贫血等。休息时呼吸困难明显者几乎都属于功能性呼吸困难，如高通气综合征、焦虑症等神经症。接触变应原、异味或冷空气后出现的呼吸困难常见于哮喘。

（2）呼吸困难发生的时相：吸气性呼吸困难见于大气道狭窄患者，如声带功能异常、喉炎（喉头水肿）、气管内肿瘤；呼气性呼吸困难常见于哮喘、COPD，但是严重的哮喘和COPD患者也可出现吸气性呼吸困难。

（3）呼吸困难起病的急缓：瞬时出现的呼吸困难常见于气胸、肺栓塞、声带功能异常（声门痉挛）；快速发生的呼吸困难多见于急性左心衰竭、支气管哮喘、喉头水肿、高通气综合征等；急性起病的呼吸衰竭多见于肺炎、胸膜炎、肺脓肿等；缓慢进展的呼吸困难常见于慢性充血性心力衰竭、COPD，以及各种原因所致的慢性肺病、贫血等。

（4）呼吸困难发生的时间：夜间出现的呼吸困难常见于左心衰竭和哮喘；冬、春季呼吸困难加重多见于COPD；与特定季节相关的呼吸困难多见于哮喘。

2. 伴随症状

（1）呼吸困难伴发热：多见于感染性疾病，如肺炎、肺脓肿、胸膜炎等。

（2）呼吸困难伴干咳：见于胸膜炎、肺纤维化等。

（3）呼吸困难伴咯血：常见于肺栓塞、心力衰竭、肺癌、肺血管炎等。

（4）哮鸣音：双肺有哮鸣音见于哮喘、慢性喘息性支气管炎；某一部位持续存在的局限性哮鸣音见于气道狭窄，如气道内肿物。

（5）杵状指/趾：常见于慢性化脓性肺部疾病，如支气管扩张、肺脓肿等，也见于肺间质纤维化或支气管肺癌。

（三）体格检查要点

重度呼吸困难患者首先要进行生命体征检查。呼吸困难患者的体格检查要点有观察呼吸形式、肺部和心脏的检查，尤其是肺的视、触、叩、听，出现阳性体征对诊断具有重要提示意义。

例如：出现吸气性呼吸困难（三凹征、喘鸣-吸气相出现的高调干鸣音）提示大气道狭窄，而呼气性呼吸困难（呼气相延长、伴或不伴哮鸣音，严重时亦出现三凹征）常见于COPD、支气管哮喘等慢性气道病变。叩诊单侧呈鼓音常见于气胸，听诊双肺哮鸣音常见于哮喘，有时见于COPD和心力衰竭，单侧哮鸣音常见于各种原因所致的气道局限性狭窄；肺部湿啰音常见于各种原因所致的肺部炎症（如肺炎），双下肺湿啰音常见于心力衰竭、COPD、肺纤维化等，湿啰音随体位而改变的情况最常见于左心衰竭。心脏体格检查发现心界扩大、瓣膜区病理性杂音、奔马律等，高度提示器质性心脏病。同时应注意观察有无贫血貌、口唇发绀，双下肢有无水肿，有无杵状指/趾等。

（四）辅助检查

1. 血常规有助于明确贫血的诊断。

2. 心电图、X线胸片、超声心动图等有助于明确有无基础心肺疾病。

3. 肺功能检查结合胸部影像学对慢性气道病变和肺实质病变有很好的诊断价值。

4. 呼吸困难明显，或有低氧血症表现者（发绀）应监测经皮动脉血氧饱和度（percutaneous arterial oxygen saturation，SpO_2）或动脉血气分析。

【分析】

对患者进行体格检查：脉搏110次/min，血压165/90mmHg，双下肺可闻及小湿啰音。心尖冲动位于左锁骨中线外1.0cm，呈抬举样搏动，心尖部可闻及2/6收缩期杂音。行X线胸片检查示心脏扩大呈靴形心（提示左心室扩大），可见肺淤血征象。心力衰竭诊断基本明确，考虑与高血压所致的心脏疾病有关。

三、呼吸困难治疗原则

原则上应根据呼吸困难的严重程度减少运动量，直至卧床休息。有低氧血症的患者应予以氧疗，以改善低氧状态。同时，应尽快明确病因，并进行相应的治疗。

（一）氧疗

应根据患者的具体情况采用不同的氧疗措施，对于血气分析只表现为低氧血症或Ⅰ型呼吸衰竭的患者，可调整吸氧浓度或给予面罩吸氧，直到SpO_2达90%以上；对于Ⅱ型呼吸衰竭（伴有二氧化碳潴留）的患者，可采用持续低流量吸氧（氧流量1～3L/min），直至SpO_2达90%以上。

（二）急救处理

急性左心衰竭时，患者应采取坐位、双下肢下垂并吸氧，根据病因采用利尿、扩血管等治疗；若出现哮喘和COPD等急性发作或加重的情况，则应吸氧、吸入支气管扩张剂、尽快口服或静脉应用糖皮质激素；张力性气胸时，应采用患侧第2肋间粗大针头穿刺排气；严重喉头水肿应进行环甲膜穿刺等。经急救处理后尽快转诊。

（三）病因治疗

呼吸困难病因众多，慢性心肺疾病所致呼吸困难在病因明确后，应根据相应的病因实施相应的慢性病管理策略。

【分析】

心力衰竭的治疗需要明确病因，尽早开始病因治疗，同时根据患者的心功能状况采取改善心功能的药物治疗。因此，医生嘱患者去专科医院心内科就诊，并解释其最可能的情况是长期高血压所致的心脏疾病，现在出现的呼吸困难符合心力衰竭的表现。因为同时合并糖尿病等疾病，情况相对复杂，需要请专科医生进行专科检查，待病因明确后进行有针对性地治疗。同时应注意有效的监测和控制血压、血糖。

四、健康教育

针对患者呼吸困难的病因向其家庭成员进行相关知识普及，只有使患者及家属正确认识疾病，充分了解疾病危害，才能使患者和家属积极配合治疗及后续家庭监测。督促患者就医及坚持治疗，防止疾病复发和加重。

五、转诊原则

以下情况需转诊至专科医生。

1. 严重急性呼吸困难。
2. 慢性呼吸困难病因未明。
3. 病因明确的稳定期患者，呼吸困难加重，经相应治疗后无效。

六、社区预防和康复

经治疗好转的患者，回归社区后，社区医生要定期随访，关注病情变化。给予患者运动指导，嘱其多做扩胸运动，增加肺活量；做有氧运动如步行、太极拳等，运动后微微出汗，避免剧烈运动。每周3～5次，每次10～30分钟。避免过度劳累，合理安排作息时间，参与社会活动。寒冷季节注意保暖预防感冒，可以接种流感疫苗和肺炎疫苗。应清淡饮食，避免摄入容易过敏的食物，三餐不宜过饱，多食富含钾、镁的食物，促进心肺功能。戒烟。病情变化时，嘱家属及时向社区医生寻求帮助。

（周海蓉）

第十一节 黄 疸

【案例】

患者，男，64岁。因“反复右上腹疼痛1年，加重伴畏寒、发热、皮肤黄染3日”就诊。患者近1年来反复发作右上腹痛，多于进食油腻饮食或劳累后出现，3日前再次发作疼痛加重伴有畏寒、发热、皮肤和巩膜黄染及尿色加深。休息后仍不能缓解。遂来到社区医院就诊。

黄疸（jaundice）是一种由于胆色素代谢障碍而引起的血液中胆红素浓度增高所致的常见症状和体征，表现为皮肤、巩膜、黏膜黄染。正常血清总胆红素不超过17.1μmol/L（1.0mg/dl），其中结合胆红素3.42μmol/L；当血清总胆红素超过34.2μmol/L（2.0mg/dl），临床上便可观察到黄疸，为显性黄疸；当血清胆红素已有所增高，血清总胆红素在

17.1 ~ 34.2μmol/L（1.0 ~ 2.0mg/dl），而肉眼未能发现黄疸时，称为隐性或亚临床黄疸。高胆红素血症作为疾病状态的一种表现具有很大的临床和病理生理意义。

一、黄疸的病因与分类

（一）按胆红素性质分类

1. 以非结合胆红素增高为主的黄疸　由肝前性因素引起，主要见于以下几种情况。

（1）胆红素生成过多，如先天性和获得性溶血性黄疸、旁路性高胆红素血症等。

（2）胆红素摄取障碍，如吉尔伯特综合征（Gilbert综合征）、某些药物及检查用试剂引起的黄疸等。

（3）胆红素结合障碍，为葡糖醛酸转移酶活力减低或缺乏引起的黄疸，如Gilbert综合征、克纳综合征（Crigler-Najjar综合征）、新生儿生理性黄疸等。

2. 以结合胆红素增高为主的黄疸　结合胆红素在总胆红素中所占比例>30%，可由胆红素在肝内转运、排泄障碍或同时由胆红素摄取、结合和排泄障碍引起。

（1）肝外胆管阻塞，如胆结石、胰头癌等。

（2）肝内胆管阻塞，如广泛肝内胆管结石、华支睾吸虫病等。

（3）肝内胆汁淤积，如肝炎、药物性肝病、妊娠期多发性黄疸、杜宾-约翰逊综合征（Dubin-Johnson综合征）等。

黄疸的分类（按胆红素性质）见图4-11-1。

（二）按病因分类

1. 溶血性黄疸　凡能引起红细胞破坏而产生溶血现象的疾病，都能发生溶血性黄疸。常见病因有血型不合的输血、阵发性睡眠性血红蛋白尿、遗传性球形红细胞增多症、自身免疫性溶血性贫血、血红蛋白病、生物因素（蛇毒、毒蕈）、化学因素（砷化氢、苯肼）等。

2. 肝细胞性黄疸　由于肝细胞病变，使胆红素摄取、结合和排泄功能发生障碍，以致有相当量的非结合胆红素滞留于血液中，同时因肝细胞损坏和肝小叶破坏，致使结合胆红素不能正常地排入细小胆管而反流入血，进而发生黄疸，其中以结合胆红素增高为主。常见于各种肝病，包括病毒性肝炎、肝硬化、肝癌、钩端螺旋体病、败血症等。

3. 胆汁淤积性黄疸　胆汁淤积分为肝内性和肝外性。常见病因有病毒性肝炎、胆结石、癌症（胰腺癌、胆囊癌和胆管癌）、胆管狭窄、寄生虫、原发性胆汁性胆管炎等。

4. 先天性非溶血性黄疸　Gilbert综合征、Crigler-Najjar综合征、罗托综合征（Rotor综合征）、Dubin-Jonson综合征等。

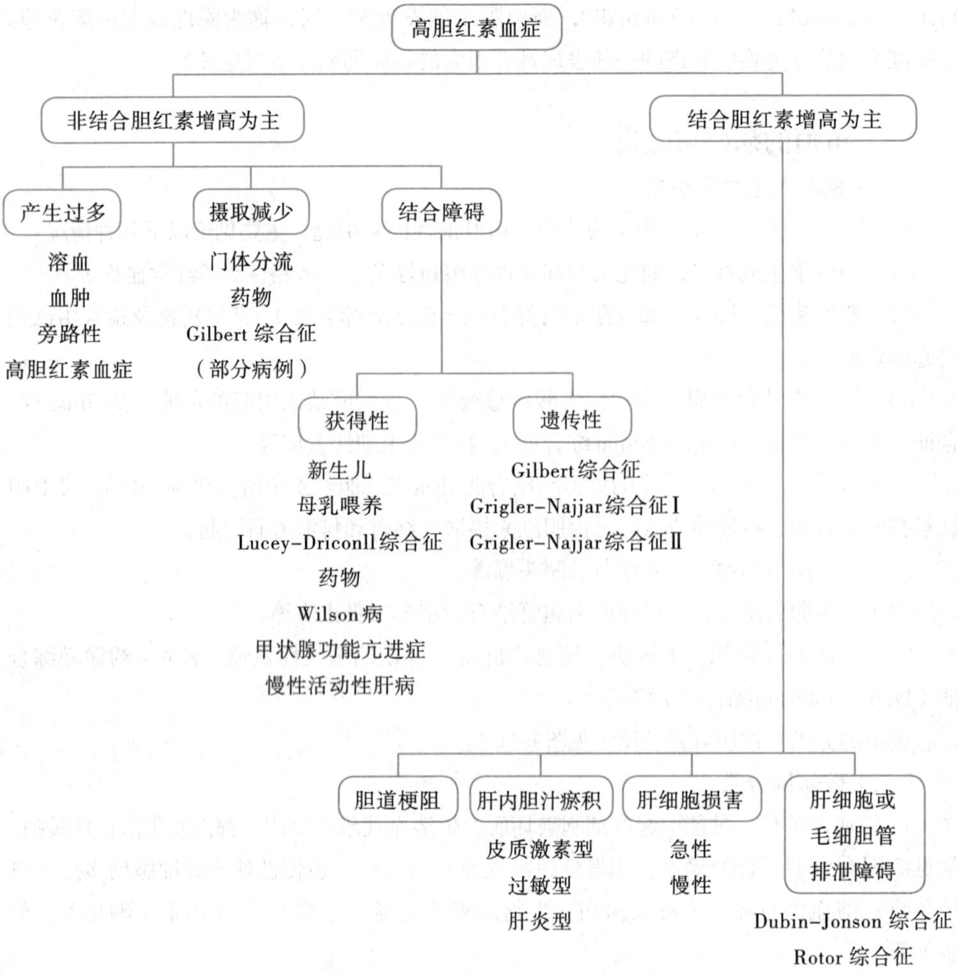

图4-11-1 黄疸的分类（按胆红素性质）

二、黄疸常见病因的鉴别

具体见表4-11-1。

三、黄疸的诊断思路

（一）病史采集要点

1. 确定是否为黄疸 必须除外下列情况：①老年人球结膜下脂肪积聚，其特征是分布不均匀；②进食过多的胡萝卜素后，往往会出现皮肤黄染，多累及手掌、足底、鼻及前额等处，但巩膜正常；③某些药物可引起假性黄疸，如米帕林、新生霉素等。

2. 起病缓急 黄疸呈进行性加深者应警惕癌症或肿瘤引起的梗阻性黄疸。

3. 尿、粪色泽 胆汁淤积性黄疸时，尿呈浓茶色，粪色浅灰或陶土色；肝细胞性黄

表4-11-1　黄疸常见病因的鉴别

鉴别点	溶血性黄疸	肝细胞性黄疸	梗阻性黄疸	
			结石	癌肿
年龄	儿童、青年多见	30岁前急性肝炎多见；30岁后肝硬化多见	中年多见	中、老年多见
性别	无差别	无明显差别	女性多见，尤其是肥胖者	男性多见
病史特点	家族史、类似发作史，急性发病有溶血因素可查	肝炎接触史、输血史、肝损伤药物史、酗酒史	可有类似发作史，如腹痛和/或黄疸	短期内消瘦，体力减退
黄疸情况	急性溶血或危象时可有深度黄疸，慢性少量溶血不一定有黄疸	轻重不一，急性肝炎历时多短暂	黄疸急性起病，多在腹痛后出现，历时较短暂，可波动	黄疸缓慢起病，呈进行性加深
瘙痒	无	多无，胆汁淤积时可有	可有	常有
腹痛	急性大量溶血时有，可累及腰部	肝区隐痛为主	较剧烈，常呈绞痛	持续性隐痛
消化道症状	无	明显	可伴恶心、呕吐	早期不明显
肝脏情况	可稍大、质软、无压痛	肝大：急性肝炎时质软、明显压痛；慢性肝炎时质硬、压痛不明显	多不肿大	可肿大，压痛不显著
脾脏情况	肿大	急性肝炎时短暂肿大，肝硬化时明显肿大	不肿大	一般不肿大
周围血象	贫血，网织红细胞增多	急性肝炎可有白细胞偏低，肝硬化后期可有贫血，白细胞和血小板减少	白细胞增加	贫血，白细胞可增加

续表

鉴别点	溶血性黄疸	肝细胞性黄疸	梗阻性黄疸	
			结石	癌肿
血清总胆红素	一般 <85μmol/L	不定，一般 <170μmol/L	可 >170μmol/L	多 >170μmol/L
结合胆红素/总胆红素比值	<35%	一般 <35%，有胆汁淤积时 >35%	>35%	>35%
尿色及尿胆红素	尿色正常、尿胆红素阴性	尿色加深、尿胆红素阳性	尿色深、尿胆红素波动	尿色深、尿胆红素阳性
粪色及粪胆原	粪色深、粪胆原增加	粪色正常、粪胆原多无改变	粪色变浅、粪胆原呈波动性	粪呈陶土色、粪胆原进行性减少
血清碱性磷酸酶	正常	多正常	明显升高，呈波动性	进行性升高
血清转氨酶	正常	多明显升高	正常，可轻度升高	可中度升高
凝血酶原时间	正常	延长，维生素K不能纠正	可延长，维生素K能纠正	晚期延长，不能用维生素K纠正
特殊诊断技术	血液学检查（血片、骨髓涂片及溶血试验）	肝功能试验（血清酶学），必要时肝活检	超声、CT、ERCP	超声、CT、ERCP

注：CT.计算机体层摄影；ERCP.经内镜逆行胆胰管成像。

疸是尿色加深，粪色浅黄；溶血性黄疸急性发作时可排出酱油色尿，粪便颜色加深。

4. 皮肤瘙痒　胆汁淤积性黄疸常有明显的皮肤瘙痒，且持续时间较长；肝细胞性黄疸也可有轻度瘙痒；溶血性黄疸一般无皮肤瘙痒。皮肤瘙痒的原因仍不清楚，可能与胆汁酸或胆盐刺激皮肤神经末梢有关。

5. 发病年龄　儿童和青少年发生黄疸时，要考虑先天性溶血性贫血和先天性非溶血性黄疸；30岁以下的年轻患者可能为急性器质性疾病；胆石症所致的黄疸多发生于40岁左右；65岁以上的老年患者多为结石和恶性肿瘤。

6. 性别　男性多有酒精性肝病、胰腺癌或肝细胞肝癌、血色病；女性多有原发性胆汁性胆管炎、胆结石或慢性活动性肝炎。

7. 诱发因素　如有肝炎密切接触史或近期内有血液制品输注史，要考虑病毒性肝炎的可能；若曾使用有可能导致肝损的药物，要考虑药物性肝病。

8. 家族史　黄疸家族史提示可能有胆红素转运或合成缺陷或有遗传性疾病（如肝豆状核变性、血色病、抗胰蛋白酶缺乏）。

9. 伴随症状

（1）伴发热：见于急性胆管炎、肝脓肿、钩端螺旋体病、败血症及病毒性肝炎等。急性溶血可先有发热而后出现黄疸。

（2）伴上腹剧烈疼痛：见于胆管结石、肝脓肿或胆管蛔虫病。右上腹剧痛、寒战高热和黄疸为夏科三联征，提示急性化脓性胆管炎。

（3）伴肝大：①轻度至中度肝大，质地软或中等硬度且表面光滑，多见于病毒性肝炎、急性胆管感染或胆管阻塞；②明显肝大，质地坚硬，表面凹凸不平有结节，多见于原发或继发性肝癌；③肝大不明显，质地较硬边缘不整齐，表面有小结节，多见于肝硬化。

（4）伴胆囊肿大：提示胆总管有梗阻，常见于胰头癌、壶腹癌、胆总管癌、胆总管结石等。黄疸进行性加深而腹痛不明显者，要考虑胰头癌。

（5）伴脾大：见于病毒性肝炎、钩端螺旋体病、败血症、疟疾、肝硬化、各种原因引起的溶血性贫血及淋巴瘤。

（6）伴腹腔积液：见于重症肝炎、失代偿肝硬化、肝癌等。

（二）体格检查要点

1. 黄疸色泽

（1）溶血性黄疸：皮肤呈柠檬色，伴不同程度的贫血。

（2）肝细胞性黄疸：黄疸轻重不一，急性黄疸者皮肤多呈金黄色，慢性肝内胆汁淤积者皮肤颜色较深。

（3）梗阻性黄疸：皮肤颜色最深，肤色与梗阻程度有关，初期呈金黄色，之后由深黄色变为绿色，后期呈灰暗色，甚至黑褐色，这与胆红素氧化为胆绿素乃至胆青素有关。

2. 腹部体征

（1）肝大：见于病毒性肝炎、肝癌、肝硬化。

（2）脾大：见于溶血性黄疸、病毒性肝炎、钩端螺旋体病、败血症、肝硬化、淋巴瘤等。

（3）胆囊肿大：伴胆囊肿大者的黄疸均属于肝外梗阻。见于胆总管结石引起梗阻或胰头癌、壶腹周围癌、胆总管癌引起肝外胆汁淤积时，肿大的胆囊表面光滑，可移动，无压痛，即库瓦西耶征（Courvoisier征）。

（4）腹腔积液、腹壁静脉曲张：见于肝硬化失代偿期、下腔静脉阻塞、肝癌等。

3. 其他体征　恶病质、消瘦肝掌、黄疣、男性乳房女性化及蜘蛛痣提示为慢性肝病；肝缩小、触及结节并伴有脾大为肝硬化；出现肿块或淋巴结肿大可能为恶性肿瘤；扑翼样震颤和精神症状则为肝病晚期。

（三）实验室及辅助检查

1. 血、尿常规　溶血性黄疸患者常有贫血。不同类型的黄疸，尿胆红素和尿胆原发生相应的改变。

2. 肝功能

（1）胆红素代谢

1）高非结合胆红素血症的特征：血清非结合胆红素增高、尿胆红素阴性；但在溶血性黄疸时，由于肝脏代偿性处理胆红素增加，尿胆原可显著增高。

2）高结合胆红素血症的特征：血清结合胆红素增高、尿胆红素阳性、尿胆原及粪中尿胆原减少或缺如；但在肝细胞性黄疸时，尿胆原也常表现为增加。

（2）血清酶学检查：同时测定丙氨酸转氨酶（ALT）、天冬氨酸转氨酶（AST）、血清碱性磷酸酶(alkaline phosphatase，ALP)、γ-谷氨酰转肽酶（γ-glutamyltransferase，GGT），若前两种酶明显增加，常为肝细胞损害的特征，而后两种酶明显增加则常为胆汁淤积的特征。急性黄疸型肝炎时，ALT、AST明显增高，其他肝病时，ALT、AST也可升高；AST水平高于ALT水平为乙醇损害。胆汁淤积性黄疸时，ALT、AST多数正常，少数病例可有升高，但幅度较低。重症肝炎时，随着黄疸的加深，ALT、AST活力反而下降，甚至正常，这就是所谓的“胆酶分离”现象，提示预后很差。

（3）血浆凝血酶原时间（prothrombin time，PT）测定：胆汁淤积性黄疸时，肌内注射维生素K_1 10mg，24小时后延长的PT恢复或接近正常。严重肝病时凝血酶原合成障碍，PT延长，即使注射维生素K_1也不能纠正。

（4）血脂测定：胆汁淤积时胆固醇和甘油三酯均可增高；肝细胞损伤严重时，胆固醇水平明显降低。

3. 免疫学检查　慢性活动性肝炎时IgG明显增高；原发性胆汁性胆管炎时IgM显著上升，而且血清M_2型抗线粒体抗体阳性。肝炎病毒标志物及甲胎蛋白检测有助于病毒性肝炎及肝癌的诊断。

4. 血液学检查　主要用于协助诊断溶血性黄疸。遗传性溶血性黄疸时，除贫血外，外周血中晚幼红细胞和网织红细胞可显著增多、骨髓红系细胞明显增生活跃。遗传性球形红细胞增多症时，红细胞脆性增加；地中海贫血（又称珠蛋白生成障碍性贫血）时，红细胞脆性降低。抗球蛋白试验（Coombs试验）在自身免疫性溶血性贫血和新生儿溶血性贫血时呈阳性反应。

5. B型超声检查　该检查安全方便，可重复进行，故可作为黄疸鉴别诊断的首选方法。肝门及肝门以下梗阻时，肝内胆管普遍扩张，非梗阻性肝内胆汁淤积时则无胆管扩张。该方法有利于了解肝脏大小、形态、肝内有无占位性病变、胆囊大小及胆管系统有无结石及扩张、脾脏有无肿大、胰腺有无病变等，准确率为77% ~ 94%。急性梗阻时要经过4小时至4日才能发现胆管扩张。部分或间断梗阻可能不引起扩张。由于超声很难看到胆管末端，所以不能准确地定位梗阻部位，而且20% ~ 40%的胆总管结石患者胆管直径正常。

6. 计算机体层摄影（CT）　为肝、胆、胰等腹部疾病的主要检查方法，对了解有无胆管扩张及占位性病变具有重要参考价值。

7. 磁共振成像（MRI）　具有较高的软组织分辨率，且能多方位、多序列成像，所以能清楚地显示病变的部位和性质。

8. 磁共振胰胆管造影（MRCP）　能更好地显示胰胆管的直径、走行及有无梗阻等，特别适用于超声或CT有阳性发现，但又不能明确诊断的患者。

9. 经内镜逆行胆胰管成像（ERCP）和经皮穿刺肝胆道成像（percutaneous transhepatic cholangiography，PTC）　两者都可显示胆管梗阻部位、梗阻程度及病变性质，但ERCP较PTC创伤性小，当无胆管扩张时，ERCP显示胆管的成功率高，并能了解胰腺病变对胆管的影响。PTC更适用于高位胆管梗阻的诊断。

10. 内镜和超声内镜　内镜检查发现食管胃底静脉曲张有助于诊断肝硬化及其他原因所致的门静脉高压。超声内镜有助于发现由壶腹周围癌所致的梗阻性黄疸，经超声内镜细针穿刺进行胰腺活体组织学检查更有助于确定胰腺疾病性质。

11. 单光子发射计算机断层成像（SPECT）　静脉注射放射性核素或其标志物，利用肝摄取并可经胆汁排泄的原理，进行示踪图像分析，利用组织间反射性核素浓度差异提示病变部位，甚至包括功能代谢方面的变化，从而可提高对肝内占位性病变的诊断准确率。

12. 肝穿刺活体组织学检查　常用于慢性持续性黄疸的鉴别，尤其对遗传性非溶血性黄疸的鉴别更具有价值。对有肝内胆管扩张者不宜进行，以免并发胆汁性腹膜炎。

13. 腹腔镜和开腹探查术　腹腔镜很少用于黄疸的鉴别诊断，仅在少部分诊断十分困难的病例中可考虑应用。如经多项检查仍不能明确诊断，而且疑有恶性病变，也可考虑开腹探查术。

【分析】

社区全科医生为患者安排了检查。血常规示：白细胞计数14.0×10^9/L，中性粒细胞百分比87%；肝功能检查示：ALT 101IU/L，AST 70IU/L，血清总胆红素45μmol/L，结合胆红素23μmol/L，结合胆红素/总胆红素比值54%。腹部超声示：胆囊肿大，胆囊结石，胆总管扩张。初步考虑患者为胆管结石、胆管感染，建议其转诊至上级医院进一步检查。上级医院行MRCP后发现胆囊结石及胆总管下段结石，经抗感染、解痉治疗后，患者症状缓解，择期行腹腔镜手术。

（四）黄疸患者全科医生诊治流程

具体见图4-11-2。

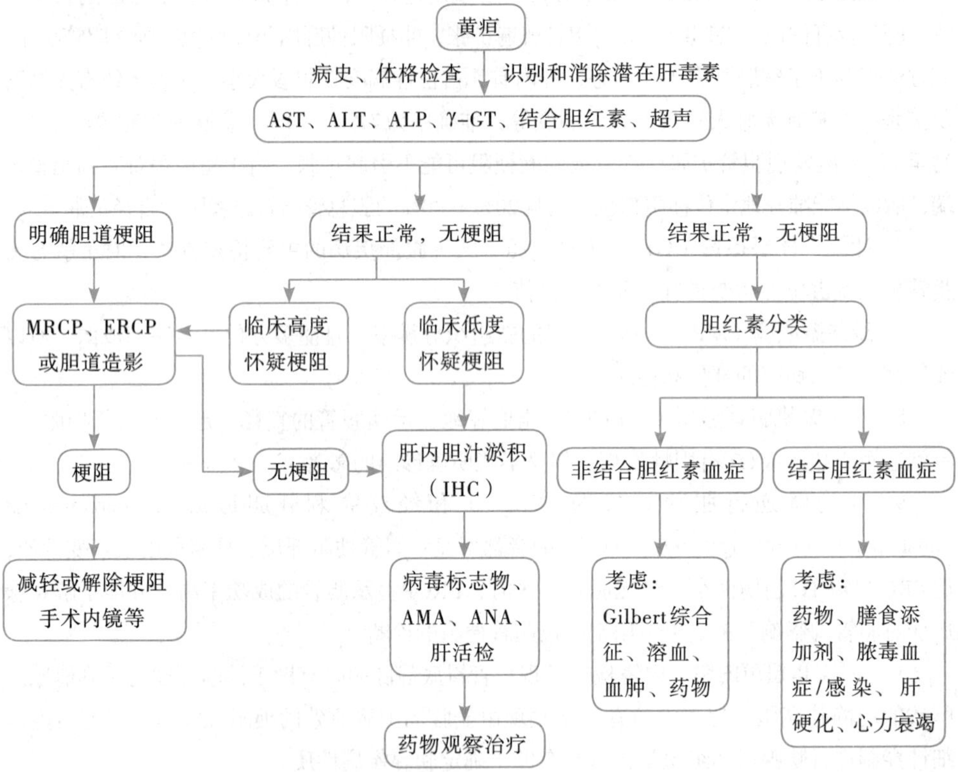

AST. 天冬氨酸转氨酶；ALT. 丙氨酸转氨酶；ALP. 碱性磷酸酶；γ-GT.γ-谷氨酰转肽酶；MRCP，磁共振胰胆管造影；ERCP，经内镜逆行胆胰管成像；AMA，抗线粒体抗体；ANA,抗核抗体。

图4-11-2　黄疸患者全科医生诊治流程

四、黄疸的治疗

黄疸的治疗原则是去除病因和对症治疗，治疗原发病，去除病因是治疗的关键。获得性溶血性贫血常有病因可寻，去除病因后可能治愈；某些遗传性疾病也可通过避免诱发因素而防止发作。不同疾病所致的黄疸治疗方案各有不同，具体如下。

（一）肝内胆汁淤积

肝内胆汁淤积（intrahepatic cholestasis，IHC）是由肝内胆汁酸代谢和转运障碍引起，早期往往无不适症状，仅表现为ALP和GGT升高，以后可表现为乏力、瘙痒、尿色加深和黄疸等。IHC常见于胆汁淤积性肝病(cholestatic liver diseases，CLD)、妊娠相关肝内胆汁淤积、新生儿肝内胆汁淤积及遗传代谢相关胆汁淤积等。

1. 治疗原则　改善肝功能，缓解症状及延缓疾病进展是胆汁淤积的治疗目标。对药物和酒精引起的肝内胆汁淤积应及时停药和戒酒；对乙型肝炎病毒（hepatitis B virus，

HBV）和丙型肝炎病毒（hepatitis C virus，HCV）引起的肝炎进行抗病毒治疗；对无症状的胆汁淤积患者，可针对ALP和GGT升高进行对症处理。若随着IHC的进展出现肝细胞损伤，须进行抗炎、保肝等综合治疗。根据病情严重程度选择治疗药物和疗程，在治疗过程中需定期监测患者的肝脏生化指标、注意患者的情绪管理、饮食调节、微生态调节等。

2. 药物治疗

（1）熊脱氧胆酸（ursodeoxycholic acid，UDCA）：是一种亲水、非细胞毒性的胆汁酸。UDCA可作为治疗原发性胆汁性肝硬化的首选药物，此外也可用于其他多种原因引起的肝内胆汁淤积。UDCA有多种作用机制，主要包括：①保护受损胆管细胞免遭胆汁酸的毒性作用；②刺激已经减弱的胆汁排泌功能；③激活疏水性胆汁酸的解毒作用；④抑制肝细胞凋亡。

（2）S-腺苷基甲硫氨酸（S-adenosyl methionine，SAM）：SAM是人体的一种天然成分，可用于各种原因(包括妊娠、药物、酒精和病毒性肝炎等)引起的IHC，临床推荐剂量为0.5 ~ 1.0g/d，肌内或静脉注射，病情稳定及得到控制后可以改为片剂进行维持巩固治疗。

（3）甘草酸类制剂：具有类似糖皮质激素的非特异性抗炎作用而无免疫抑制功能的不良反应，可保护肝细胞和改善肝功能。甘草酸类制剂对各种原因引起的IHC，尤其是对于伴有明显炎症的患者有较好的疗效。治疗过程中需注意部分患者可出现水钠潴留而引起水肿和血压升高，亦可出现低钾血症，少数患者有过敏和胃肠道反应。

（4）肾上腺糖皮质激素和其他免疫抑制剂：用于急性胆汁淤积型肝炎，药物性肝病及自身免疫性肝炎、肝衰竭早期患者，部分有较好疗效。开始可用泼尼松龙30 ~ 40mg/d，黄疸明显消退后可逐渐减量。使用1周后黄疸如无下降趋势或上升，应立即停药。

3. 其他治疗　皮肤瘙痒明显者可选择考来烯胺和考来替泊、阿片受体拮抗剂（如纳洛酮、纳美芬、纳曲酮）、5-羟色胺受体拮抗剂昂丹司琼，以及利福平单用或联用治疗。胆汁淤积性肝病患者出现重度黄疸经内科治疗无效者，也可考虑应用非生物型人工肝方法治疗，包括血浆置换、胆红素吸附、血浆滤过透析、分子吸附再循环系统等。这些治疗方法需要由有经验的专科医生操作。药物和上述治疗方法无效者，可以考虑肝移植。

（二）其他病因所致的黄疸

糖皮质激素和免疫抑制剂常用于治疗自身免疫性溶血性贫血；脾切除对治疗遗传性球形红细胞增多症最有价值；由癌肿引起的肝外梗阻性胆汁淤积常需要手术治疗，此外也可采用内镜、超声及X线下的介入治疗方法，或行局部化学治疗（简称“化疗”）、放射治疗（简称“放疗”）；经内镜行胆管取石或先经激光碎石后取石的技术已较普遍应用于胆管结石的治疗。

【分析】

该患者经过进一步检查，明确诊断为胆囊结石及胆总管下段结石伴胆管感染，需手术治疗，如果病情允许，应该首先进行积极抗感染、保肝、利胆治疗，然后择期手术。为避免术前再次发作，应告知患者平时避免油腻饮食、过度劳累，可给予利胆颗粒、茴三硫或消炎利胆片等药物口服治疗。

五、转诊原则

当出现以下情况时应转诊到上级医院进一步治疗。

1. 黄疸病因诊断不明确。
2. 暴发性肝炎。
3. 无痛性梗阻性黄疸。
4. 有证据表明可能是恶性肿瘤。
5. 有症状的胆石症需要手术治疗。
6. 胆囊炎、胆管感染严重，经药物治疗无效或出现严重并发症。

六、黄疸的预防

黄疸是疾病发生、发展过程中的一种临床症状，所以，只有预防相关疾病才能预防黄疸的发生。

1. 去除获得性溶血性贫血的病因。
2. 胆管结石患者平时少食或禁食过于油腻的食物，可以适当应用保肝、利胆药物。采用开腹手术或微创手术去除结石可预防反复发作所致的黄疸。
3. 避免使用对肝脏损害的药物，预防药物性肝损害所致的黄疸等。

（赵光斌）

第十二节　吞 咽 困 难

【案例】

患者，男，65岁。因“进行性吞咽困难6个月”就诊。患者近6个月来出现吞咽困难，起初表现为进食固体食物有梗阻感，近1个月来，进食半流质食物也感困难，伴有胸骨后隐痛、反流、体重下降约4kg。患者前往社区医院就诊，询问自己患了什么疾病。

吞咽困难（dysphagia）指食物从口腔至胃、贲门运送过程中受到阻碍而产生咽部、胸骨后或剑突部位的梗阻停滞感觉，可伴有胸骨后疼痛。吞咽困难可由中枢神经系统疾病、食管、口咽部疾病引起，亦可由吞咽肌肉的运动障碍所致。吞咽困难可发生在吞咽过程中的任何一个阶段或整个阶段，包括口腔的准备与运输阶段（吸吮、咀嚼和转运食物或液体到喉部）、咽喉阶段（开始吞咽反射、挤压食物到喉部、关闭会厌防止食物或液体的吸入或防止窒息）和食管阶段（食管近端与食管底部不停交替舒缩、挤压食物从食管进入胃）。

器质性疾病所致的吞咽困难必须与假性吞咽困难（如癔球症）相区别，后者并无食管梗阻的基础，而仅为一种咽喉部阻塞感、不适感，但往往不能明确指出具体的部位，不影响进食，这类患者常有心身疾病的其他症状。

一、吞咽困难常见病因的分类

按发病机制吞咽困难可分为机械性和运动性两大类，见表4-12-1。

表4-12-1　吞咽困难的常见病因

分类	代表疾病
机械性吞咽困难	
腔内因素	食管异物、食团过大
管腔狭窄（良性病变）	口咽炎、食管炎、口咽损伤（机械性、化学性）、扁桃体炎、胃食管反流病、腐蚀性食管炎、食管扁平苔藓、食管炎症（结核、真菌感染）、良性肿瘤（平滑肌瘤、脂肪瘤、血管瘤、息肉）、食管手术或放疗后、先天性
管腔狭窄（恶性病变）	舌癌、咽部肿瘤、食管癌、肉瘤、黑色素瘤、转移性瘤
外压性狭窄	咽后壁脓肿与包块、甲状腺极度肿大、食管裂孔疝、纵隔占位病变（纵隔肿瘤，心血管病变，如左心房极度增大、大量心包积液、主动脉瘤等）、颈骨关节病
动力性吞咽困难	
吞咽启动困难	口咽肌麻痹、口腔咽部脓肿或炎症、唾液缺乏（干燥综合征）
咽、食管横纹肌功能障碍	延髓麻痹、运动神经元疾病、重症肌无力、有机磷中毒、多发性肌炎、皮肌炎、甲状腺功能亢进性肌病等
食管平滑肌功能障碍	系统性硬化症、强直性肌营养不良、代谢性神经肌病（糖尿病、慢性乙醇中毒）、食管贲门失弛缓症
其他	狂犬病、破伤风、肉毒杆菌食物中毒、缺铁性吞咽困难等，某些心理精神疾病（癔症、抑郁症、焦虑症等）

1. 机械性吞咽困难　是指吞咽食物的管腔发生狭窄引起的吞咽困难。正常食管壁具有弹性，直径可扩张至4cm以上。由于各种原因使管腔扩张受限，如直径<1.3cm时，必然会出现吞咽困难。临床常见的原因有食管壁病变引起整个管腔狭窄及外压性病变导致的偏心性狭窄。

2. 运动性吞咽困难　是指随意的吞咽动作（始动因素）发生困难，伴随一系列吞咽反射性运动障碍，使食物从口腔不能顺利运送至胃。最常的是各种原因导致的延髓麻痹，也可由肌痉挛（如狂犬病）、肠肌丛内神经节细胞功能减弱（如贲门失弛缓症）引起。此外，系统性硬化症等全身疾病引起的食管平滑肌收缩无力、弥漫性食管痉挛导致的食管异常收缩，均属于运动性吞咽困难。

以上两种吞咽困难有时可存在于同一疾病中，但以其中某一机制最为突出。例如：食管癌中，主要是管腔狭窄所致机械性吞咽困难,但可因癌肿浸润管壁致该处食管蠕动减弱或消失。反流性食管炎（reflux esophagitis，RE）主要是动力性吞咽困难,但长期的食管下段炎症可致弥漫性食管痉挛和狭窄,加重吞咽困难。

二、引起吞咽困难常见疾病的鉴别

引起吞咽困难的常见疾病的鉴别见表4–12–2。

表4–12–2　引起吞咽困难的常见疾病的鉴别

鉴别点	食管癌	贲门失弛缓症	反流性食管炎
好发年龄	中、老年	30～40岁	任何年龄
性别	男∶女为7∶1	男∶女为1∶1.15	男∶女为（2～3）∶1
诱因	有家族史	基因遗传、自身免疫、病毒感染、心理社会因素	饮食不当、餐后屈曲、弯腰、平卧
临床特点	进行性吞咽困难、咽下疼痛、反流、呕吐	吞咽困难、反流、胸痛	反酸、烧心、吞咽困难、胸痛、咽痛、哮喘、咳嗽、声音嘶哑
发作形式和持续时间	进行性加重	发作性	持续性
伴随症状或特征	消瘦、恶病质	阵发性呛咳、呼吸道感染	嗳噎、呕吐、黑便

三、吞咽困难的诊断思路

（一）病史采集要点

1. 年龄和性别　出生后或哺乳期频繁反食见于先天性食管闭锁；儿童首先要排除食管异物引起的吞咽困难；中年以上男性出现进行性加重的吞咽困难，应首先考虑食管癌；缺铁性吞咽困难患者绝大多数为女性，多伴有缺铁性贫血的其他临床症状。自觉咽部有阻塞感，在不进食时也感到在咽部或胸骨上凹部有上下移动的物体阻塞，常提示癔球症，多见于年轻女性，常与精神压力有关。

2. 既往史与诱因　注意询问既往是否有类似症状和诱发因素。

（1）食管良性狭窄：有食管手术或放疗史、误服腐蚀剂等。

（2）胃食管反流病（gastroesophageal reflux disease，GERD）：吞咽困难症状不重，多伴有烧心、胸骨后灼烧感、胸痛等反流症状，饮食不当或某些药物可诱发。

（3）贲门失弛缓症：常反复发生吞咽困难，可由情绪激动诱发，呈发作性。

（4）食管裂孔疝：常有妊娠、大量腹水、剧烈咳嗽、负重、弯腰等增加腹内压力的诱因。

3. 病程及进展　注意询问发作频率、发作形式及持续时间等。

（1）食管癌：进行性吞咽困难，病程短、进展快，一般在半年内从进食干食物发噎到进食半流质、流质食物亦难以下咽。

（2）贲门失弛缓症：病程偏长，进展缓慢，反复发作，发病多与精神因素相关，进食时需大量饮水以助干食下咽，后期可有反食症状。

4. 与饮食的关系

（1）机械性吞咽困难（食管狭窄或外来压迫）：随管腔闭塞程度逐渐加重，对固体、软质饮食、流质饮食依次出现吞咽困难。

（2）运动性吞咽困难（食管痉挛、食管贲门失弛缓症、进行性系统性硬化症）：对固体或流质饮食同样吞咽困难；进食过快、过冷、过热诱发吞咽困难者，常提示食管炎或食管痉挛，也可见于食管贲门失弛缓症。

5. 伴随症状

（1）伴反食：食管性反食不含胃酸，可与胃食管反流所致的反食加以区别。餐后即出现反食者，提示有食管近端梗阻，如环咽失弛缓症。餐后较久才有反食，多因食管中、下段梗阻或食管憩室潴留引起。反流量大者，多见于食管贲门失弛缓症，因病程较长，梗阻近端食管有明显扩大，甚至反流出现于夜间平卧时，引起呛咳而惊醒。反流内容物含黏液血迹者，多见于晚期食管癌。

（2）伴吞咽疼痛：可见于口腔炎或溃疡；如摄入酸性食物即刻疼痛，多见于食管炎或食管溃疡；如进食过冷、过热食物诱发疼痛，常为食管痉挛；在不进食时也有疼痛，可见于食管贲门失弛缓症、晚期食管癌、食管周围纵隔炎。

（3）伴构音障碍：表现为发音含糊不清、声音嘶哑，甚至完全失声，要考虑延髓麻痹、食管癌纵隔浸润、主动脉瘤、纵隔淋巴结肿大、肿瘤压迫喉返神经等。如构音障碍发生在咽下困难出现之前，则原发病变在喉与声带，多为喉癌转移至咽、食管。

（4）伴呃逆：可见于食管贲门失弛缓症、食管裂孔疝、食管癌的后期。

（5）伴呛咳：见于延髓麻痹等脑神经疾病或食管癌致食管、气管支气管瘘的患者；食管贲门失弛缓症或食管憩室有大量潴留者亦可发生呛咳，但多出现在餐后或在夜间平卧时。重症肌无力致咀嚼肌、咽喉肌和舌肌无力，继而出现咀嚼及吞咽困难及饮水呛咳。

（6）伴呼吸困难和哮喘：见于纵隔肿物、大量心包积液压迫食管及大气管。

（7）伴呕血：见于反流性食管炎或溃疡、肉芽肿性疾病、食管癌等。

（二）体格检查要点

体格检查时应注意患者营养状况，有无消瘦、贫血、浅表淋巴结肿大、甲状腺肿大、颈部包块等。神经系统体格检查需注意有无神经系统体征，有无软腭麻痹、味觉障碍、声带麻痹、吞咽运动异常及脑神经损害体征，还要注意有无肌萎缩及肌无力等情况，并鉴定与吞咽有关的脑神经（第九对、第十对、第十二对脑神经）、吞咽肌有无异常。

（三）实验室及辅助检查

1. 饮水试验　患者取坐位，将听诊器放置于患者剑突与左肋弓之间，嘱其饮一口水，正常人在8～10秒后可听到喷射性杂音，如有食管梗阻或运动障碍，则听不到声音或延迟出现，梗阻严重者甚至可将水呕出，此方法简单易行，可作为初步鉴定食管有无梗阻的方法。

2. 食管滴醋试验　对诊断食管炎或食管溃疡有重要帮助。患者取坐位，导入鼻胃管固定于距外鼻孔30cm处，先滴注生理盐水，每分钟10～12ml，15分钟后再以同样的速度滴注0.1mol/L盐酸，食管炎或溃疡患者一般在15分钟内出现胸骨后烧灼样疼痛或不适，再更换生理盐水滴注，疼痛逐渐缓解。

3. 食管24小时pH-阻抗监测　应用食管多通道腔内阻抗联合24小时食管pH监测技术可以检测到pH<4的酸反流、pH>4的弱酸反流及非酸反流事件，对胃食管反流病具有良好的诊断价值。

4. 放射学检查　X线胸部平片及CT可了解纵隔有无占位性病变压迫食管及食管有无异物等；X线钡餐检查可观察钡剂有无滞留，以判断病变为机械性还是运动性吞咽困难，必要时采用气钡双重造影了解食管黏膜皱襞改变。

（1）食管癌：钡餐造影显示早期食管癌困难，中晚期可见食管狭窄、梗阻等；CT和MRI可显示食管壁增厚、肿瘤外侵程度、区域淋巴结情况；PET可以发现食管病灶，判断是否有远处转移。

（2）贲门失弛缓症：食管钡餐造影可见食管的推进性收缩波消失，其收缩具有紊乱及非蠕动性质；食管下括约肌（lower esophageal sphincter，LES）不随吞咽松弛，而呈间断开放，可见少许造影剂从食管漏入胃。钡剂充盈时，食管体部，尤其是其远端明显扩张，严重者呈乙状样弯曲，远端食管光滑，末端变细呈鸟嘴状。

5. 内镜检查　对确定有无恶性肿瘤有很大意义。

（1）食管癌：内镜是最直接的诊断方法，活检病理检查可确诊，对可疑病灶多点活检是提高诊断率的重要手段；染色内镜有利于发现早期病灶，超声内镜可准确判断病变浸润深度，周围器官受累及局部淋巴结转移情况。

（2）贲门失弛缓症：可见食管体部扩张或弯曲变形，可伴憩室样膨出，食管内有时可见潴留的食物和体液，病程长的患者可伴有食管黏膜炎症，易合并白念珠菌感染。该病患者LES持续关闭，进镜时虽有阻力，但容易进入胃。

6. 组织学和细胞学检查　脱落细胞学是我国食管癌高发区普查的主要方法，阳性率达90%；转移淋巴结穿刺细胞学检查或活检并行组织学检查可明确诊断；少数病例的食管扁平苔藓可表现为黏膜脱落、T淋巴细胞浸润、上皮内凋亡和角化不良。

7. 食管测压　可判断食管运动功能状态，一般采用导管侧孔低压灌水测压法。正常LES基础压力在12～20mmHg，LES压力/胃内压>1.0；如压力≤10mmHg、LES压力/胃内压<0.8，提示胃食管反流。贲门失弛缓症的特征性表现为食管蠕动消失，LES压力增高（>4kPa/>30mmHg），LES不能松弛、松弛不完全或呈松弛但时程短暂（<6秒），食管内压增高。

8. 免疫学及肿瘤标志物的检查　如细胞角质蛋白19片段抗原21-1（cyto-keratin 19 fragment antigen 21-1，CYFRA21-1）、癌胚抗原（carcinoembryonic antigen，CEA）、鳞癌相关抗原（squamous cancinoma- associated antigen，SCC）等的升高可提示食管恶性肿瘤，在诊断与鉴别诊断中有一定参考价值。

【分析】

社区全科医生根据患者的病情特点，即有进行性吞咽困难，伴胸骨后疼痛、体重下降等，考虑食管肿瘤可能，予转诊至上级医院行胃镜检查。胃镜发现食管中下段溃疡增生性病灶，侵犯食管1/2周，病理结果为鳞状细胞癌。

四、吞咽困难的治疗原则

引起吞咽困难最常见的原因是各种食管疾病，其次是口咽部疾病、与吞咽相关的神经肌肉病变及某些全身性疾病（如重症缺铁性贫血者可有较重的吞咽困难）。不同病因所致的吞咽困难，治疗原则各不相同，具体如下。

1. 口咽部疾病　咽喉部结核或肿瘤（包括恶性肉芽肿）、咽喉壁等咽喉部疾病均可引起吞咽障碍，多数经治疗后，吞咽梗阻感能得到改善或解决。

2. 食管疾病　治疗原则一般是积极治疗各种食管的原发病，在此基础上进行适当的对症支持治疗。一些常见的食管疾病治疗原则如下。

（1）食管癌：根据肿瘤性质、分期制订治疗方案。

1）外科治疗：0期、Ⅰ期、ⅡA期、ⅡB期应选择外科手术治疗，术后的效果与病变大小、部位、病理分型及患者全身情况相关，我国食管癌外科切除率达80%～90%，5年生存率为25%～30%。

2）放疗：适用于上段食管癌和不宜手术的中下段食管癌，全身情况尚可的患者，ⅡA期、ⅡB期、Ⅲ期可行放疗。

3）化学治疗（简称“化疗”）：食管癌对化疗的敏感性低，但对于中晚期不能手术的患者仍可提高生存率，增加手术切除率。

4）内镜治疗：0期和Ⅰ期可在内镜下行黏膜切除术。

5）姑息治疗：Ⅲ期、Ⅳ期考虑进行姑息治疗，包括体表和腔内放疗、化疗和内镜治疗；内镜治疗可解除梗阻、保证营养供给，方法有支架置放、激光、热凝、光动力、内镜下注射、液氮喷雾冷冻治疗等。

（2）贲门失弛缓症：治疗目的在于解除LES的松弛障碍、降低LES的压力和预防并发症，主要有药物治疗、卡尼汀（肉毒碱）注射、扩张和LES切开等。

1）药物治疗：常用药物有硝酸甘油类和钙通道阻滞剂。硝酸甘油，0.6mg，3次/d，口服；亚硝酸异山梨酯，5mg，3次/d，口服；亚硝酸异戊酯吸入剂，0.2ml，一日不超过0.6ml；硝苯地平（心痛定）10mg，3～4次/d，口服；维拉帕米40mg，3次/d，口服。除亚硝酸异戊酯为紧急时吸入外，其他药物均可在餐前15分钟舌下含服。药物治疗的短期疗效可达50%～70%，但长期疗效（1年后）的有效率不到50%。

2）扩张治疗：是目前治疗食管贲门失弛缓症的最佳非手术疗法，可用常规扩张器和气囊扩张器。常规扩张器治疗仅能产生极短暂的效果，而使用气囊扩张器常可收到较好的疗效。一次扩张效果不满意，可再重复。

3）手术治疗：目的是降低LES压力，减轻吞咽困难，又要保持一定的LES张力以避免食管反流。手术治疗分为开放性和微创手术两种方法。经胸的黑勒（Heller）贲门肌切开术是开放性手术的标准方法，术后症状缓解率可达80%～90%，但其中不少患者术后会并发反流性食管炎。目前，国内外均开始采用经胸腔镜或腹腔镜的微创外科手术方法治疗本病，微创方法大大地减少了并发症，有望成为本病首选的治疗方法。

3. 神经肌肉病变　吞咽困难治疗的目的是预防吸入性肺炎，并避免因饮食摄入不足导致的液体缺失和营养不良，以及重建吞咽功能，提高患者独立进食能力。

4. 全身性疾病　主要是积极治疗原发病，如重症缺铁性贫血患者补充铁剂等造血原料等，治疗后症状多可得到缓解或消除。

【分析】

该患者诊断为食管癌，应首选手术治疗。由于鳞状细胞癌对放疗敏感，可结合放疗等辅助治疗；如果患者年龄较大，基础疾病较严重，不能耐受手术，可采取放、化疗等措施。有关预后判断，需结合术后病理、治疗的效果、治疗耐受情况及全身状况等综合评估。

五、转诊原则

以下情况需转诊至专科医生处。

1. 口咽、食管或食管周围恶性肿瘤需手术治疗。
2. 严重良性狭窄或运动性吞咽困难药物治疗无效。
3. 吞咽困难病因不明确。
4. 吞咽困难反复发作，治疗效果不佳。

六、吞咽困难的预防与康复

根据造成吞咽困难的病因，采取相应措施，去除梗阻因素，以预防吞咽困难。

1. 对于食管反流病患者，应避免酒精饮料、咖啡、高脂食品等不当饮食，纠正不良生活习惯（如睡前进食，餐后屈曲、弯腰、平卧等），尽早采取有效的药物治疗。

2. 对于贲门失弛缓症患者，除使用硝苯地平、硝酸甘油类药物治疗外，平时缓解紧张情绪也具有一定的预防作用。

3. 积极治疗食管疾病，保持摄入营养合理。多吃新鲜的蔬菜、水果，饮水注意水源，少食腌制食品，避免长期饮烈性酒、吸烟，避免食物过硬、过热，以及进食过快等不良生活习惯。避免食用被黄曲霉素等霉菌污染的食物。

4. 保证吞咽障碍患者的营养供给，为能经口进食的患者提供安全的食物性状指导、教导进食方式与措施。对有吞咽障碍的患者，尤其是老年慢性病患者，要注意预防呛咳、误吸、吸入性肺炎等。

（赵光斌）

第十三节 胃食管反流

【案例】

患者，男，42岁。因“反酸伴胸骨后灼烧感3个月”就诊。近3个月来患者经常反酸、嗳气，伴有胸骨后灼烧感，多发生于饱餐或饮用果汁以后，有时夜间伴咳嗽，影响睡眠。

胃食管反流（gastroesophageal reflux，GER）是指胃十二指肠内容物反流进入食管下段引起反酸、烧心等症状。胃食管反流主要由于食管下括约肌（LES）松弛，引起胃内容物反流进入食管下段，损伤食管下段的黏膜，可导致食管炎，甚至食管溃疡、狭窄。反流也可引起口腔、咽喉、气道等食管邻近的组织损害，出现食管外表现，如哮喘、慢性咳嗽、特发性肺纤维化、声音嘶哑、咽喉炎和牙蚀症等。

胃食管反流病（GERD）是一种常见病，患病率随着年龄增长而增加，男女患病率无明显差异。欧美国家的患病率为10% ~ 20%，而亚洲地区患病率约5%。随着我国人民生活方式的改变、人口的老龄化，GERD患病目前在呈逐年上升趋势。

一、胃食管反流的分类

（一）按病因分类

分类见表4-13-1。

（二）按有无食管黏膜糜烂、溃疡分类

1. 胃镜检查有食管黏膜糜烂、溃疡　反流性食管炎（RE）。

2. 胃镜检查无食管黏膜糜烂、溃疡　非糜烂性胃食管反流病（non-erosive reflux disease，NERD）。

表4-13-1 胃食管反流的常见病因

分类	代表疾病
消化系统疾病、胃酸分泌过多	消化性溃疡
胃排空延迟	幽门梗阻及其他原因引起的胃排空延迟，如胃扩张、胃黏膜脱垂、十二指肠壅滞（肠系膜上动脉压迫）、迷走神经切断术后、各种原因所致的高位肠梗阻
胃肠功能紊乱	非溃疡性消化不良、肠易激综合征
全身性疾病	糖尿病神经病变、进行性系统性硬化
其他	药物（如β肾上腺素受体激动剂、α肾上腺素受体拮抗剂）、腹压增加、饮食因素

二、胃食管反流常见病因的鉴别

具体见表4-13-2。

表4-13-2 引起胃食管反流常见病因的鉴别

鉴别点	反流性食管炎	消化性溃疡	功能性消化不良
好发年龄	任何年龄	DU多见于青壮年，GU多见于老年人	任何年龄
性别	男∶女为（2～3）∶1	DU：男∶女为（4.4～6.8）∶1 GU：男∶女为（3.6～4.7）∶1	无性别差别
诱因	饮食不当，餐后屈曲、弯腰、平卧	饮食或用药不当、季节变化	饮食、精神因素
特点	反酸、烧心、吞咽困难、胸痛、咽痛、哮喘、咳嗽、声音嘶哑	上腹部隐痛、胸骨后及背部隐痛、反酸、嗳气、烧心、上腹饱胀、恶心、呕吐、食欲减退	上腹痛、饱胀、嗳气、恶心、呕吐
发作形式和持续时间	持续性	慢性、周期性、节律性	持续性或反复发作
伴随症状和体征	吞咽困难、呕吐、黑便	上腹部轻压痛、贫血	失眠、焦虑、抑郁、头痛、注意力不集中

注：DU，十二指肠溃疡；GU，胃溃疡。

三、胃食管反流的诊断思路

（一）病史采集要点

1. 确定是否胃食管反流　食管反流需要与食管性反食及呕吐相鉴别，应确认患者是否有烧心、胸痛、吞咽困难、反胃、胃胀，以及多涎等症状；其中反流和烧心是本病最常见和典型的症状。食管反流患者主诉胸骨后灼烧感，多在饱餐后、弯腰或平卧时发生，常伴有胃内容物反流入口，因此具有酸味；而食管梗阻所致的食管性反食并无酸味。食管反流无恶心及呕吐动作，可以借此与呕吐鉴别。不典型的食管反流患者可表现为胸骨后隐痛、咳嗽、哮喘等，需与冠心病、支气管炎、肺炎、支气管哮喘等鉴别。

2. 诱发因素　某些药物（如β肾上腺素受体激动剂、α肾上腺素受体拮抗剂、胆碱受体拮抗剂、稀盐酸、咖啡因、多巴胺、钙通道阻滞剂等），某些激素（如缩胆囊素、胰高血糖素、血管活性肠肽等）可导致LES压力降低，引起食管反流；饮酒、吸烟、高脂饮食、巧克力、薄荷，以及留兰香等香料也可诱发食管反流。

3. 伴随症状　消化性溃疡除食管反流外尚有慢性、周期性、节律性上腹部疼痛或不适；幽门梗阻者常伴有恶心、呕吐宿食，吐后症状缓解。伴不典型反流和烧心的胸痛患者，应先排除心脏疾病后再进行GERD的评估。还应确认是否伴有慢性咳嗽、咽痛、哮喘、牙蚀症等食管外的症状。

（二）体格检查要点

多数患者无特殊体征，部分患者可有中上腹饱满，轻度压痛等。

（三）实验室及辅助检查

1. 内镜检查　是诊断GERD的首选方法，发现糜烂性病灶的诊断特异度为90%～95%，但仅30%～40%的GERD有糜烂性食管炎。表现为食管黏膜充血、糜烂，甚至溃疡等。GERD内镜下的表现我国常用洛杉矶（Los Angeles，LA）分级法（表4-13-3）。NERD食管黏膜正常。内镜下可发现巴雷特食管（Barrett esophagus，BE），表现为橘红色黏膜分布于齿状线2cm以上，可呈岛状、舌状、环状分布，染色有利于诊断，食管黏膜活检发现有肠化生是BE确诊的依据。

表4-13-3　胃食管反流病（GERD）内镜下洛杉矶分级

分级	内镜下表现
A级	食管黏膜有1处或多处长度<5mm黏膜破损
B级	至少1处长度>5mm的黏膜破损，但无融合
C级	至少有1处两条黏膜破损融合，但未超过食管环周的75%
D级	黏膜破损融合，达到或超过75%的食管环周范围

2. X线检查　早期和轻度的反流性食管炎表现为食管下端痉挛收缩，吞钡后见食管下端轻度狭窄。病变晚期，由于纤维增生，瘢痕收缩，形成器质性狭窄，双重对比造影时可见横行皱襞内存留钡剂，呈现阶梯现象。伴有食管溃疡时，管壁轮廓轻度不规则，

呈锯齿状。食管运动障碍X线检查可见异常收缩或非传导性收缩，用pH 1.7的酸性钡剂进行食管钡餐透视可诱发异常收缩，有助于提高反流性食管炎的检出率。

3. 食管反流监测　即食管24小时pH监测，是确诊酸反流的重要手段。该监测能反映昼夜酸反流的情况，尤其在症状不典型或有典型症状而治疗无效时更具有诊断价值。

4. 食管测压　是诊断食管动力异常的重要手段，GERD患者常出现食管体部动力障碍、LES压力降低。正常人LES静息压为10～30mmHg，如若下降至<6mmHg易导致反流；当胃内压升高、LES压力不能相应升高（比值≤1）时，易发生反流。

5. 核素检查　口服核素标记液体300ml后取平卧位，行核素扫描，10分钟后食管出现放射性活性，提示存在胃食管反流。如肺内显示核素增强，表明有反流物进入肺部。

6. 食管滴酸试验　通过使食管黏膜酸化来诱发患者的烧心、胸痛等症状，用以确定症状是否与酸敏感有关。

7. 食管吞钡检查　可提供食管蠕动情况，对食管裂孔疝有较高的诊断价值。

8. 诊断性治疗　对拟诊患者或疑有反流相关食管外症状的患者，尤其是上消化道内镜检查阴性时，可采用诊断性治疗。质子泵抑制剂（proton pump inhibitor，PPI）诊断性治疗（PPI试验）已被证实是有效的方法。建议服用标准剂量PPI，2次/d，疗程1～2周。服药后若症状明显改变，则支持酸相关胃食管反流的诊断；如症状改善不明显，则可能有酸以外的因素参与或不支持诊断。PPI试验不仅有助于诊断GERD，同时还启动了治疗。

四、胃食管反流的诊断标准及病情评估

（一）诊断标准

1. 反复发作的症状

（1）烧心和反流是胃食管反流最常见的典型症状。

（2）胸痛、上腹痛、上腹部烧灼感、嗳气等为胃食管反流的不典型症状。

（3）胃食管反流可能伴发食管外表现，包括哮喘、慢性咳嗽、特发性肺纤维化、声音嘶哑、咽喉症状和牙蚀症等。

（4）胸痛为主要表现的患者注意需先排除心肺疾病因素后才能行胃食管反流评估。

2. 若有典型的烧心和反酸症状这些食管反流的客观证据，可初步诊断为GERD；上消化道内镜下若发现反流性食管炎并能排除其他原因引起的食管病变，本病诊断可成立；若内镜检查阴性，但食管pH监测存在食管过度酸反流，则可建立NERD的诊断。对拟诊GERD的患者，可考虑进行PPI经验性治疗，症状多在1～2周内得到改善，若给予治疗后症状消失，可确立GERD的诊断。

（二）病情评估

确诊GERD的患者，可评估其分型（糜烂性食管炎或NERD）、分级（轻或重度）、食管并发症（有无、性质和严重程度）、食管外表现（有无及与GERD症状相关性）、心理、睡眠障碍（有无及其严重程度）等。必要时，需要进行有关的胃食管反流检查，使患者能得到个体化的合理治疗。

【分析】

全科医生根据该患者的症状，考虑其存在食管反流可能，建议到上级医院做胃镜检查。胃镜检查发现：食管下段黏膜炎症、胃窦炎。

五、胃食管反流病的治疗

GERD的治疗目标是缓解症状、治愈食管炎、提高生活质量、预防复发和并发症。

GERD的治疗包括以下四个方面。

（一）生活方式干预

改变生活方式是治疗GERD的基础，而且应贯穿整个治疗过程。

1. 减轻体重　尽量将BMI控制在 <25kg/m^2。

2. 改变睡眠习惯　抬高床头15° ～ 20°，睡前3小时不进食。

3. 戒烟、限制饮酒。

4. 免降低LES压力的食物　浓茶、咖啡、可乐、巧克力等。

5. 避免降低LES压力和影响胃排空的药物　硝酸甘油、抗胆碱药、茶碱、钙通道阻滞剂等。

6. 减少引起腹压增高的因素　肥胖、便秘、穿紧身衣物、长时间弯腰劳作等。

（二）抑制胃酸分泌

抑制胃酸分泌包括初始与维持治疗两个阶段。多种因素参与GRED的发病，反流至食管的胃酸是GRED的主要致病因素，食管黏膜损伤程度与酸暴露时间成正相关。抑制胃酸的药物包括PPI和H_2受体拮抗剂（H_2 receptor antagonist，H_2RA）等。

1. 初始治疗　目的是尽快缓解症状，治愈食管炎。

（1）PPI：抑酸能力强，是GERD治疗中最常用的药物，适用于症状重、有严重食管炎的患者。常用PPI见表4-13-4。短期或长期应用PPI不良反应均相对较少，适用于症状重、有严重食管炎的患者。经规范PPI治疗后，大部分GERD患者的反酸、烧心等症状可完全缓解，但仍有高达30%的GERD患者症状控制欠佳，如经标准剂量PPI治疗8周后，GERD症状仅部分缓解或完全无缓解，被认为是难治性GERD，需调整治疗方案：单剂量PPI无效可改用双倍剂量，一种无效可换用另一种PPI。对于出现食管裂孔疝等并发症的患者，PPI剂量通常需要加倍。

表4-13-4　常用质子泵抑制剂（PPI）的用法及用量

药物	用法及用量	药物	用法及用量
奥美拉唑	20mg，1 ～ 2次/d	雷贝拉唑	20mg，1次/d
兰索拉唑	30mg，1次/d	埃索美拉唑	20mg，1次/d
泮托拉唑	40mg，1次/d		

PPI短期应用的潜在不良反应包括白细胞减少、头痛、腹泻、食欲减退。长期应用的不良反应包括维生素缺乏、矿物质缺乏、继发性感染、骨质疏松、髋部骨折、肠道菌群移位等。不良反应明显者可更换PPI。

（2）H_2RA：仅适用于轻至中度GERD的治疗，H_2RA包括西咪替丁、雷尼替丁、法莫替丁等（表4-13-5）。它通过抑制胃黏膜壁细胞H_2受体，能减少50%～70%的24小时基础胃酸分泌，该类药物易受饮食影响，抑酸持续时间短，且患者容易快速耐受，适合于轻、中症患者。H_2RA用于短程治疗和维持治疗时，食管炎的治愈率和症状缓解率不如PPI。

表4-13-5　常用H_2受体拮抗剂（H_2RA）的用法及用量

药物	用法及用量	药物	用法及用量
西咪替丁	0.4g，2次/d	法莫替丁	20mg，2次/d
雷尼替丁	0.15g，2次/d		

H_2RA安全性好，但如患者年龄大、伴肾功能损害和其他疾病时，易产生不良反应，常见腹泻、头痛、嗜睡、疲劳、便秘等，因此老年GERD患者需慎用H_2RA。

（3）具有烧心、反流等典型症状者：如无报警征象即可予以PPI进行经验性治疗。对拟诊GERD的患者，可考虑先使用PPI经验性治疗，症状多会在1～2周内得到改善，若给予治疗后症状消失，可确立GERD的诊断。对于症状不典型，特别是合并食管外症状的患者，常需结合多种检查手段进行综合分析作出诊断。经验性治疗并不与内镜检查矛盾，对年龄>40岁，发病后体重显著减轻或伴有出血、吞咽困难等症状者，应首先行胃镜检查，明确诊断后再进行治疗。

2. 维持治疗　是巩固疗效、预防复发的重要措施，用最小剂量达到长期治愈的目的，治疗应个体化。GERD是一种慢性疾病，停药后半年的食管炎与症状复发率分别为80%和90%，故经初始治疗后，为控制症状、预防并发症，通常需采取维持治疗。目前维持治疗的方法有三种，分别为维持原剂量或减量、间歇用药、按需治疗。具体采取哪一种维持治疗方法，主要由医生根据患者症状及食管炎分级来选择药物与剂量，通常严重的糜烂性食管炎需进行足量维持治疗，非糜烂性胃食管反流病可采用按需治疗。H_2RA长期使用会产生耐受性，一般不适合作为长期维持治疗的药物。

（1）原剂量或减量维持：维持原剂量或减量使用PPI，1次/d，长期使用以维持症状持久缓解，预防食管炎复发。

（2）间歇治疗：PPI剂量不变，但延长用药周期，最常用的是隔日疗法。在维持治疗过程中，若症状出现反复，应增至足量PPI维持。

（3）按需治疗：按需治疗仅在出现症状时用药，症状缓解后即停药。按需治疗建议在医生指导下进行，由患者自己控制用药，没有固定的治疗时间，治疗费用低。

3. BE的治疗　伴有糜烂性食管炎及反流症状者，建议采用大剂量PPI治疗，并提倡长期维持治疗。

4. 控制夜间酸突破　指每日早餐、晚餐前服用PPI治疗的情况下，夜间胃内pH<4持续时间>1小时，是GERD治疗的措施之一。治疗方法包括调整PPI用量、睡前加用H_2RA、应用血浆半衰期更长的PPI等。

5. PPI治疗失败　应寻找原因，积极处理。有部分患者经标准剂量PPI治疗后，症状不能缓解，可能的原因为：①患者依从性差，服药不正规；②与个体差异有关；③存在非酸反流；④内脏高敏感等。

（三）使用胃肠促动药

在GERD的治疗中，抑酸药物治疗效果不佳时，考虑联合应用胃肠促动药，特别是对于伴有胃排空延迟的患者，如多潘立酮、莫沙必利等。多潘立酮为多巴胺受体拮抗剂，对食管和胃平滑肌有显著促动作用；莫沙必利是5-羟色胺受体4激动剂，对全胃肠平滑肌均有促动作用，同时还能提高LES的张力，治疗用量为5～20mg，3次/d，餐前30分钟服用。

胃肠促动药存在一定的不良反应，如腹痛、腹泻、口干等消化系统及心悸、心电图QT间期延长等心血管系统不良反应，多潘立酮亦可使血催乳素水平升高，引起非哺乳期泌乳等。不推荐单独用于GERD的治疗，多于抑酸药联合使用。

（四）使用黏膜保护剂药物

黏膜保护剂主要包括硫糖铝和三钾二枸橼酸铋，此类药物能在受损黏膜表面形成保护膜以隔绝有害物质的侵蚀，从而有利于受损黏膜的愈合。硫糖铝的常用剂量为1g，4次/d，餐前1小时和睡前服用；三钾二枸橼酸铋常用剂量为240mg，2次/d，早餐、晚餐前30分钟服用。铝碳酸镁对黏膜也有保护作用，它能吸附胆碱等碱性物质，使黏膜免受损伤。

黏膜保护剂不良反应较少，少数患者可引起便秘、皮疹、消化不良、恶心等。

（五）抗抑郁或焦虑治疗

对于久治不愈或反复发作者，应考虑精神性疾病的可能。选择性5-羟色胺再摄取抑制剂（serotonin-selective reuptake inhibitor，SSRI）可用于伴有抑郁或焦虑症状的RE患者的治疗。

（六）手术与内镜治疗

GERD手术与内镜治疗的目的是增强LES的抗反流作用，缓解症状，减少抑酸剂的使用，提高患者的生活质量。若有BE伴高度不典型增生、食管严重狭窄等并发症，也可考虑内镜或手术治疗。

1. 抗反流手术　腹腔镜下抗反流手术的疗效与开腹手术类同。适应证为：①内科治疗无效的GERD及相关并发症，如食管炎、食管狭窄、BE；②最大药物剂量治疗后症状仍不缓解；③伴有症状的食管旁疝；④患者拒绝PPI治疗；⑤不能耐受药物副作用；⑥影响生活质量的GERD引起的食管外症状，如反流性哮喘、反流性咳嗽、反流性胸痛、反流性睡眠障碍等。

术前应进行食管24小时pH监测和食管测压，前者可了解反流的严重程度，后者可了解LES及食管体部运动功能，对选择手术方式有指导作用。对症状不典型、抑酸治疗效果差的患者，手术疗效通常不能达到预期目标。

2. 内镜治疗 包括内镜缝合（胃腔内折叠术）、射频治疗、内镜下注射治疗或植入治疗等，具有创伤小、安全性较好的特点，但疗效尚需进一步评估。

射频消融适用于诊断明确的GERD，需除外长度>2cm的食管裂孔疝及重度食管炎等合并症。射频治疗通过将热能作用于LES及贲门局部的神经肌肉组织，导致局部组织凝固性坏死，从而形成组织纤维化，增加LES压力及厚度，并减少一过性LES松弛发生的频率。同时，射频消融可降低胃食管交界处顺应性，从而达到减轻反流症状及减少相关并发症的效果。

（七）中医灸法治疗

可以通过调节神经-内分泌-免疫系统，使LES松弛，增强胃肠动力，抑制胃酸分泌、保护胃黏膜，改善抑郁、焦虑等，达到治疗效果。灸法可以增加LES压力、调节促胃液素与胃动素，以增强抗胃食管反流的屏障功能。

胃食管反流全科医生诊治流程见图4-13-1。

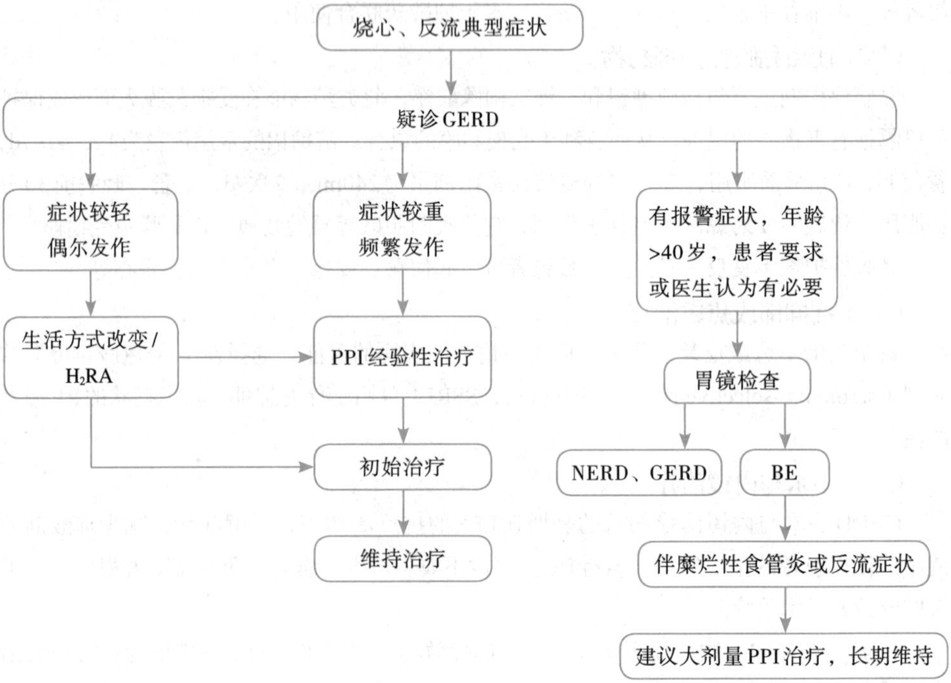

GERD.胃食管反流病；H_2RA.H_2受体拮抗剂；NERD.非糜烂性胃食管反流病；PPI.质子泵抑制剂；BE.巴雷特食管。

图4-13-1 胃食管反流病全科医生诊治流程

【分析】

患者经胃镜检查明确了诊断，应用奥美拉唑、莫沙必利治疗有效后，转诊回全科医生处继续治疗、随访，采用递减治疗方案，药物逐渐减量。全科医生还对患者进行生活方式上的指导，如避免饱食，避免摄入高脂饮食、酒精、果汁、咖啡等，睡前2～3小时不要进食，反流症状严重时可将床头抬高10～15cm，并建议其定期复查胃镜。

六、转诊原则

以下情况需转诊至专科医生处。

1. 紧急转诊　当患者有明显的报警征象发生时，如进行性吞咽困难、吞咽疼痛、体重减轻、贫血、呕血或黑便等。

2. 普通转诊

（1）怀疑有并发症（如食管狭窄或BE）的患者。

（2）对经验性治疗反应不佳，如给予PPI治疗8～12周后，并没有得到明显改善的难治性GERD。

（3）需考虑内镜检查来帮助诊断，如肿瘤或感染等。

（4）需行内镜微创治疗或外科手术。

七、胃食管反流的管理

（一）管理流程

基层GERD管理流程见图4-13-2。

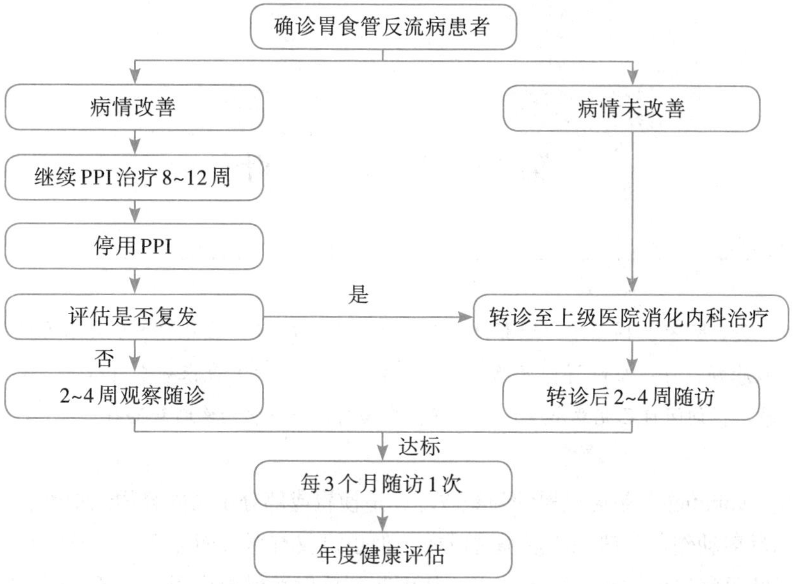

PPI.质子泵抑制剂。

图4-13-2　基层胃食管反流病管理流程

第四章　常见临床问题的处理原则

（二）长期管理和随访

全科医生应为GERD患者建立健康档案，定期进行随访评估。

1. 评估内容全面　病史评估，症状、复发情况，对抗酸药物治疗的反应，生活方式改善情况；体格检查：血压、心率、心律、身高、体重、腰围等。辅助检查：必要时可行内镜检查，是评估胃食管反流病的发病风险及并存的临床情况，并确定治疗策略的基础。

2. 评估频率

（1）未达标：每2～4周1次，直至达标。随访内容：病史症状发生情况、对药物治疗反应、体格检查（身高、体重、腰围）、生活方式评估及建议。

（2）已达标：每3个月1次。随访内容包括症状复发情况、体格检查（身高、体重、腰围）、生活方式评估及建议。

（3）年度评估：除上述每3个月随访事项外，必要时可行内镜检查、评估病情。

（三）预防

1. 一级预防　针对一般人群，包括普及防病知识、宣传健康生活方式、避免烟酒、节制饮食、若过重或肥胖需减轻体重、避免辛辣酸甜等刺激性食物、避免增加腹压的因素。

2. 二级预防　针对高危人群，包括定期社区筛查、对危险人群进行监测、积极控制危险因素。

3. 三级预防　针对患者群，包括积极进行治疗性生活干预、指导合理用药、控制食管反流症状及预防并发症、改善患者的生活质量，对伴有BE等并发症者，应定期进行内镜检查。

（赵光斌）

第十四节　呕　　吐

【案例】

患者，男，87岁。因“中上腹胀痛伴呕吐半个月”就诊。患者近半个月来无明显诱因下出现中上腹胀痛，伴有呕吐胃内容物，可见宿食，呕吐后中上腹胀痛略有缓解。来到社区全科医生处就诊，询问自己究竟患了什么疾病？应如何进一步明确诊断和治疗？

呕吐（vomiting）是通过胃的强烈收缩，迫使胃或部分小肠内容物经食管、口腔而排出体外的反射动作。一般恶心后随之呕吐，但也可仅有恶心而无呕吐，或仅有呕吐而无恶心。呕吐可将胃内的有害物质吐出，从而起到反射性保护作用；而频繁剧烈的呕吐可引起水、电解质、酸碱平衡紊乱和营养障碍等。

一、病因及分类

呕吐的病因和病种分类见表4-14-1、表4-14-2。

表4-14-1 呕吐的常见病因

分类	代表疾病
反射性呕吐	咽刺激、胃肠道疾病，肝、胆、胰与腹膜疾病，来自胃肠道外的刺激，如休克、青光眼、肾绞痛，以及各种急性传染病
中枢性呕吐	中枢神经系统感染、脑血管病、颅内高压、偏头痛、颅脑外伤，药物或化学毒物的作用，代谢障碍（如糖尿病酮症酸中毒、尿毒症）及妊娠反应
前庭障碍性呕吐	迷路炎、梅尼埃病、良性位置性眩晕
神经官能性呕吐	胃肠功能紊乱（胃神经症）、癔症、周期性呕吐

表4-14-2 按病种分类

分类	代表疾病
急腹症	急性阑尾炎、急性胆囊炎、胆石绞痛、胆管蛔虫病、急性胰腺炎、腹膜炎、小肠缺血性坏死、急性肠梗阻、脏器扭转等
慢性胃肠道疾病	胃炎、消化性溃疡、胃癌、胃切除术后胆汁反流性呕吐、十二指肠炎、慢性幽门梗阻等
急性感染	胃肠道的急性感染(细菌、病毒、寄生虫)，可伴有严重呕吐，并常伴有腹泻。病毒性肝炎较早就可出现明显的恶心、呕吐
神经系统疾病	中枢神经系统疾病，如脑血管疾病、中枢神经感染、脑肿瘤、脑畸形性疾病、脑积水、偏头痛、头颅外伤多伴有呕吐，伴有颅内压增高者常发生喷射性呕吐（称中枢性呕吐），也可见于高血压脑病
循环系统疾病	急性心肌梗死、休克、充血性心力衰竭、高血压危象
代谢和内分泌疾病	内分泌疾病如艾迪生（Addison）病(特别在肾上腺危象时)、甲状腺功能亢进、甲状旁腺功能亢进伴有高血钙者，常伴恶心、呕吐；妊娠反应的晨吐也与内分泌改变有关；代谢紊乱，如糖尿病酮症酸中毒、肾衰竭、高血钙、低血钠、水中毒等也均可有恶心、呕吐；糖尿病引起的胃轻瘫常在餐后出现上腹饱胀不适、间歇性恶心和迟发性呕吐，且呕吐物含食物，当合并细菌过度繁殖时可有恶臭
药物	恶心、呕吐是许多药物的不良反应，如化疗药物、洋地黄、依米丁(吐根碱)、雌激素、多巴胺受体激动剂(阿扑吗啡、左旋多巴、溴隐亭)、阿片类麻醉剂等，为刺激呕吐中枢所致。阿司匹林等非甾体抗炎药及某些抗生素引起恶心、呕吐是由于直接刺激了胃黏膜
前庭功能障碍性呕吐	迷路炎、晕动病、梅尼埃病

续表

分类	代表疾病
神经官能性呕吐	胃肠功能紊乱（胃神经症）、癔症、周期性呕吐
其他	肾绞痛、急性盆腔炎、青光眼、放射性损害

二、呕吐常见疾病的识别

引起呕吐常见疾病的识别见表4-14-3。

表4-14-3 引起呕吐常见疾病的识别

识别点	幽门梗阻	肠梗阻	胆囊炎胆结石
好发年龄	任何年龄	儿童、老年人多见	中年人多见
性别	无性别差异	无性别差异	男女比例为1∶（1.5～2.0）
诱因	消化性溃疡、胃癌	炎症肿痛、肠扭转、肠套叠	肥胖、高脂饮食、炎症
特点	呕吐量较多、次数不多、呕吐胃内容物（宿食）、上腹部饱胀、食欲减退	呕吐胃内容物或胆汁、肠内容物、呕吐频繁、腹痛、腹胀、便秘和停止排气	腹痛、呕吐胃内容物或胆汁、食欲缺乏、寒战发热、可出现黄疸
发作形成和持续时间	持续性	持续性	持续性、阵发性加剧
伴随症状或体征	消化性溃疡或胃癌等症状、胃型、上腹部振水音阳性	腹部膨胀、肠鸣音亢进或减弱、肠型和蠕动波、腹部压痛	感染性休克、烦躁、谵妄、右上腹压痛、墨菲征阳性

三、呕吐的诊断思路

（一）病史询问

1. 呕吐的方式　首先需明确是否为真正的呕吐。某些食管疾病（如反流性食管炎、食管裂孔疝）也有酸性液体或食物反流到口腔吐出的症状，但无呕吐动作。呕吐的方式有一般性呕吐和喷射性呕吐，后者为颅内高压引起，常无恶心的先兆，呕吐后症状无缓解。

2. 发生时间和诱发因素　妊娠呕吐常于清晨发生；进食过程中或餐后即刻呕吐，可能为幽门管溃疡或精神性呕吐；餐后较久或数餐后呕吐者，见于幽门梗阻；神经症所致呕吐常因嗅到不愉快的气味、看到厌恶的食物或因某些精神刺激而引起；餐后近期呕吐，特别是集体发病者，多由食物中毒所致；药物引起呕吐多有服药史。

3. 呕吐次数和量　幽门梗阻和肠梗阻引起的呕吐通常量较多，可导致失水及电解质、酸碱平衡紊乱。幽门梗阻者每日呕吐1～2次，高位小肠梗阻者呕吐次数频繁而剧烈；神经症引起的呕吐，每日吐出量不多，呕吐后可再进食，营养状态无明显改变。

4. 呕吐物性状　幽门梗阻的呕吐物常有宿食，一般不含胆汁；高位小肠梗阻呕吐常伴胆汁，低位肠梗阻呕吐物可伴胆汁，甚至带粪臭的肠内容物；无酸味者可能为贲门狭窄或贲门失弛缓症；含有大量酸性液体者多有胃泌瘤或十二指肠溃疡。

5. 伴随症状　前庭障碍性呕吐常伴眩晕和眼球震颤；颅内压增高、偏头痛和青光眼引起的呕吐多伴剧烈头痛；急性胃肠炎和细菌性食物中毒者，常有腹泻；急性全身感染性疾病引起的呕吐多伴发热；急性胆囊炎或胆石症者多伴右上腹痛及发热、寒战或黄疸。

（二）体格检查要点

根据病因不同，临床表现出相应的体征。

1. 急性胃肠炎多有中上腹及脐周轻压痛，肠鸣音活跃。

2. 幽门梗阻可见胃蠕动波、胃型，上腹部不适或压痛，振水音阳性。肠梗阻表现为腹部膨隆，见肠型、肠蠕动波，腹部压痛，叩诊呈鼓音；机械性肠梗阻者，肠鸣音亢进；麻痹性肠梗阻者，肠鸣音减弱或消失。

3. 脑膜炎多有发热，体格检查可见脑膜刺激征阳性。

4. 脑肿瘤伴颅内高压可见视神经盘水肿，伴有意识障碍和相应的神经系统定位体征。

（三）实验室及辅助检查

针对不同病因，选择相应的实验室及辅助检查项目。

1. 幽门梗阻　胃镜检查见大量食物潴留，可发现消化性溃疡或胃癌等基础疾病；上消化道钡餐检查适用于高龄、不能耐受胃镜检查或存在严重心肺疾病者。

2. 肠梗阻　腹部立卧位X线片或腹部CT，可见肠腔明显扩张与多个液平；水剂造影可判断梗阻部位；肠镜检查可发现结直肠肿瘤、溃疡性结肠炎、克罗恩病、肠结核等导致肠梗阻的疾病。

3. 胆囊炎、胆结石

（1）实验室检查：一般的胆绞痛，无血常规和生化方面的改变；急性胆囊炎常见白细胞增多和核左移；胆囊的炎症和水肿可压迫胆总管造成转氨酶和碱性磷酸酶的增高；总肝管和胆总管炎症时常伴有胆红素的增高，增高的水平和梗阻的程度相平行。

（2）B型超声检查：诊断胆管结石的特异度和灵敏度均很高，应作为常规检查；除结石表现外，还可见胆囊壁增厚（>2mm），黏膜内气体及胆囊周围积液，后两者提示胆囊的急性炎症和感染；肝内、肝外胆管扩张提示远端梗阻。

（3）CT检查：可显示胆管的扩张、结石和肿块，也可除外肿瘤造成的胆总管梗阻。

（4）磁共振胰胆管造影（MRCP）或经内镜逆行胆胰管成像（ERCP）：可精确地显示胰、胆管系统的梗阻和疾病，尤其适用于显示较低部位的梗阻。

（5）经皮穿刺肝胆道成像（PTC）：可显示较高部位或近端的梗阻，是诊断肝内胆管结石较可靠的方法。

【分析】

全科医生对患者进行体格检查，发现中上腹饱满伴有轻压痛，可见胃型，振水音阳性，结合其临床症状，分析考虑为幽门梗阻所致的呕吐。予转诊至上级医院行胃镜检查，胃镜检查见胃内大量食物潴留，胃窦、胃角见溃疡增生性病灶，内镜无法通过；病理证实为腺癌。

四、某些特殊综合征

（一）心理性呕吐

慢性反复呕吐，特别是女性，可由情绪创伤引起。诊断只能在排除器质性病变的基础上确定。心理性呕吐有下列特点。

1. 一般已有多年的呕吐史，精神比较脆弱，常在学龄期情绪激动时就会发生呕吐。

2. 常有类似的家族史。

3. 典型的发作是在进餐时呕吐，但这种呕吐往往患者能自行控制。

4. 各项检查无器质性病变发现，仔细询问有情绪创伤史，消瘦，但尚未达到神经性厌食的程度。

（二）妊娠反应和妊娠剧吐

妊娠反应是指发生于妊娠早期的清晨起床后比较轻的恶心、呕吐，约见于半数孕妇，多发生于妊娠5～6周，但最早可见于妊娠期第2周，通常持续数周才消失。一般并不发生电解质紊乱或营养不良，胎儿发育通常也不受影响。

妊娠剧吐是指妊娠期严重的恶心、呕吐，会引起失水、电解质、酸碱平衡紊乱，以及营养不良，发生率为3%～4%，一般在妊娠第3个月时消失。

妊娠呕吐的发生机制不明，可能与内分泌因素有关，特别是绒毛膜促性腺激素的升高，也可能与精神因素有关。

妊娠呕吐如发生在妊娠晚期，常提示合并有器质性病变，如妊娠并发急性脂肪肝、胃癌等。

（三）成人反刍

成人反刍是指餐后食物不自主地反流入口腔，患者重新咀嚼后再咽下。反刍一般在餐后15～30分钟开始，持续约1小时，约反刍十余次，直到反流食糜有酸味为止，不伴上腹不适，事先亦无恶心发生。钡餐检查未能发现有反刍现象，但有些病例显示胃有痉挛性收缩从而可见胃被分成2个腔，犹如反刍动物的胃。成人反刍的机制目前不明，有研究称与心理因素有关。本症虽罕见，但如能识别，应与呕吐区分开。

（四）周期性呕吐

周期性呕吐特点是反复地突然发生不能解释的呕吐，持续数日后自动消失，1年内可反复发作3次或更多次，有时不到1个月就发作1次。发作时常伴有腹痛、头痛和发热，严重者可发生显著脱水和低氯性碱中毒，危及生命。此症多见于儿童，常可在6岁前就发病，持续至青春期自行痊愈。此种病例常到内科急诊室反复就医。

周期性呕吐发病机制目前不明，有些与精神因素有关。有人曾仔细分析44例患者的病史，发现其中25%有家族性偏头痛。另外发现有相当多的患儿在分娩时及婴儿期有脑损伤史。周期性呕吐诊断一般不难，但要排除脑部器质性病变。

（五）流行性呕吐

流行性呕吐常以暴发性流行形式出现，因多发生于冬季，故又称冬季呕吐症。推测由病毒引起，但未能检出病原体。患者强烈恶心、呕吐常发生于清晨，发作时伴有头痛、头晕、肌痛、出汗和低热，有些还伴有非细菌性腹泻。一般持续1～2周后很快恢复。

本病需与食物中毒，特别是金黄色葡萄球菌毒素所致的急性胃肠炎和癔症性呕吐相鉴别。

（六）胃轻瘫综合征

胃轻瘫综合征常见于糖尿病内脏神经病变，多见于病程长控制欠佳的胰岛素依赖性患者。除恶心、呕吐外，还有厌食、餐后上腹饱胀、不适或上腹痛等，可呈慢性反复发作。其发病原因可能与迷走神经脱髓鞘病变导致传导障碍有关。胃内压测定显示胃窦部压力明显降低，放射学和核素标记食物法测定均有胃排空延迟，胃电图显示胃节律紊乱，给予胃肠促动药治疗可改善症状。非糖尿病性胃轻瘫的临床表现与糖尿病性胃轻瘫相同，可见于硬皮病、多发性肌炎、皮肌炎等结缔组织疾病，亦可并发于尿毒症。

（七）非梗阻性胃潴留

非梗阻性胃潴留为餐后6小时以上仍呕吐食物，或距最后一次进餐5小时以上而胃内仍有振水音，表明有胃潴留。胃潴留大多由于胃流出道受阻（如肿瘤阻塞、幽门狭窄、幽门肥厚或幽门充血水肿）导致，但也可由于胃壁神经–肌肉功能障碍引起。后者可见于使用抗胆碱药、迷走神经切断术、糖尿病性胃轻瘫、中枢神经系统疾病、脊髓损伤、腹部大手术后、低钾血症、低钙血症、甲状腺功能减退、尿毒症、腹膜炎、腹部创伤、年老衰弱症、严重毒血症、精神病等。有些原因不明，称原发性胃失张力。

（八）晕动病

晕动病为乘船飞机、火车或汽车时的颠簸，或见窗外物体的快速运动，对某些易感患者可刺激内耳迷路，引起面色苍白出汗、恶心和呕吐。有上呼吸道感染、精神不爽者更易发作。

五、呕吐的后果

（一）水、电解质和酸碱平衡紊乱

患者主要表现为低血钾、低血氯性碱中毒，失水可引起低血容量。

（二）食管贲门黏膜撕裂综合征（Mallory–Weiss综合征）和食管破裂

剧吐、干呕会使食管腹段和胃贲门部反复疝入胸腔，也可引起食管贲门黏膜撕裂或食管破裂及上消化道出血。食管破裂的部位常位于胃食管交界部的上左侧，临床表现为纵隔气肿或左胸腔积液，需与自发性气胸相鉴别。

（三）反流性食管炎食管溃疡

呕吐物本身的内容物、胃酸，甚至胆汁反流会损伤食管黏膜而产生炎症，甚至形成溃疡。

（四）营养不良

长期呕吐必然会造成营养物不能被吸收，而出现营养不良的表现。

六、呕吐的治疗原则

（一）对症处理

出现呕吐症状时可静脉或肌内注射甲氧氯普胺（10mg），口服莫沙比利（5mg，2～3次/d）、多潘立酮（10mg，2～3次/d）等对症处理。

（二）病因治疗

去除病因是治疗的关键，针对不同病因，选择相应的治疗方案。

1. 幽门梗阻　功能性或器质性幽门梗阻的初期，其治疗方法基本相同。

（1）静脉输液：纠正水、电解质和酸碱平衡紊乱。

（2）胃肠减压：留置胃管解除胃潴留。

（3）消瘦和营养状况极差者：宜及早予以全肠外营养疗法。

（4）口服或滴注PPI和H_2RA。

（5）应用胃肠促动药，禁用抗胆碱药，如阿托品、颠茄类，避免胃松弛和胃排空减弱而加重胃潴留。

2. 肠梗阻　治疗方法取决于梗阻的病因、性质、部位和患者的全身情况。但不论采取何种治疗方法，纠正肠梗阻所引起的脱水、电解质和酸碱平衡紊乱，行胃肠减压改善梗阻部位以上肠段的血液循环，以及控制感染等均属必要。

（1）纠正脱水、电解质和酸碱平衡紊乱：脱水和电解质的丢失与梗阻的类型及病情有关，可根据临床经验与实验室检查结果予以估计。一般成人症状较轻的约需补液1 500ml，有明显呕吐的则需要补液3 000ml，而伴周围循环虚脱和低血压时则需补液4 000ml以上；若病情一时不能缓解，则还需补给从胃肠减压及尿中排泄的量，以及正常的每日需要量。当排尿量正常时，尚需补给钾盐。低位肠梗阻多因碱性肠液丢失而易发生酸中毒，高位肠梗阻则因胃液和钾的丢失易发生碱中毒，都应给予相应的纠正。单纯性肠梗阻，特别是早期，生理紊乱容易纠正；而在绞窄性肠梗阻和机械性肠梗阻的晚期，尚需补给全血、血浆、白蛋白或血浆替代品等，以补偿丧失至肠腔或腹腔内的血浆和全血。在制订治疗计划时，必须根据患者的呕吐情况、体征、每小时尿量和尿比重，血钠、钾、氯、二氧化碳结合力、血肌酐，以及中心静脉压的测定等结果加以调整。

（2）胃肠减压：通过胃肠插管减压，可吸出吞入的气体和滞留的液体，减少肠腔内细菌和毒素、减轻腹胀、降低肠腔内压力、避免吸入性肺炎、减轻呕吐、改善由于腹胀引起的循环和呼吸窘迫症状，在一定程度上能改善梗阻以上肠管的淤血、水肿和血液循环状况。少数轻型单纯性肠梗阻经有效的减压后肠腔可恢复通畅。对准备手术治疗的患者，胃肠减压可降低手术操作困难，增加手术的安全性。

（3）控制感染和毒血症：肠梗阻时间过长或发生绞窄时，肠壁和腹膜常有多种细菌感染（如大肠埃希菌、梭形芽孢杆菌、链球菌等），可应用以抗革兰氏阴性杆菌和厌氧菌为重点的广谱抗生素治疗。

（4）解除梗阻、恢复肠道功能：对一般单纯性机械性肠梗阻，尤其是早期不完全性肠梗阻，如由蛔虫、粪块堵塞或炎症粘连所致的肠梗阻等可行非手术治疗；早期肠套叠、肠扭转引起的肠梗阻亦可在严密的观察下先予以内科保守治疗；动力性肠梗阻除非伴有外科情况，一般不需手术治疗。

（5）手术治疗：各种类型的绞窄性肠梗阻、肿瘤及先天性肠道畸形引起的梗阻，以及内科治疗无效的患者，需考虑手术治疗。

3. 胆囊炎、胆石症

（1）内科治疗

1）一般治疗：卧床休息、伴严重呕吐者留置胃肠减压，静脉补充水、电解质和营养物质等。

2）解痉、镇痛：可使用山莨菪碱、间苯三酚等，以解除痉挛止痛。

3）抗感染治疗：应选择在血和胆汁中浓度较高的抗生素，如头孢哌酮、头孢曲松、喹诺酮类等抗生素，并应根据血、胆汁细菌培养，以及药敏试验结果更换抗生素，因常伴有厌氧菌感染，可加用甲硝唑。

4）利胆治疗。

（2）手术治疗：胆囊切除术是急性胆囊炎的根本治疗方法。手术指征为：①有急性胆囊炎并发症者；②经积极内科治疗，病情继续发展并恶化者；③急性胆囊炎反复急性发作者。

（3）腹腔镜下胆囊切除术：适用于无并发症的急性胆囊炎患者，具有创伤小、患者术后恢复快的优点。

【分析】

该患者为胃癌伴幽门梗阻，首选手术治疗。由于患者已是高龄，应进行术前评估，检查是否伴有严重心肺疾病，是否存在肝肾功能减退等情况，如果术前评估判断为不能耐受麻醉及手术，则选择内科保守治疗，包括胃肠减压、抗感染、给予营养支持治疗，以及纠正失水、电解质、酸碱平衡紊乱等。

七、转诊原则

当出现以下情况时应及时转上级医院诊治。

1. 中枢性呕吐，需急诊转院。
2. 由肿瘤所致呕吐。
3. 伴有肠梗阻、腹膜刺激征。
4. 呕吐原因较复杂、诊断困难。
5. 呕吐严重，引起失水、电解质、酸碱平衡紊乱。

八、呕吐的预防

预防呕吐的关键在于治疗原发病和去除病因。

1. 中枢性呕吐多与颅内高压有关，降颅内压治疗可缓解和预防呕吐。
2. 胃肠道或肝、胆、胰等疾病所致的呕吐需积极治疗原发病。
3. 良性位置性眩晕患者应注意缓慢改变体位。
4. 神经官能性呕吐需去除刺激因素，并结合心理治疗。

（赵光斌）

第十五节 腹 痛

【案例】

患者，男，43岁。因“转移性右下腹痛1日”就诊。患者当日上午无诱因下出现中上腹疼痛，逐渐加剧，伴恶心、呕吐、发热，下午开始疼痛剧烈，部位转移到右下腹。去社区全科医生处就诊，询问自己得了什么疾病，应该如何治疗。

腹痛（abdominal pain）是门诊最常见的症状之一，程度差异很大，轻者仅有轻微不适，重者可危及生命；是指上起横膈，下至骨盆范围内的疼痛不适，多由腹部脏器疾病引起，也可因腹腔外或全身性疾病引起。腹痛的性质和程度受病变情况和刺激程度的影响，同时也受到神经和心理因素的影响。腹痛的致病原因复杂，引起腹痛的机制也不同，因此对腹痛的患者必须全面了解病史及进行体格检查，结合必要的辅助检查，进行综合分析，才能作出正确的诊断。

一、病因及分类

（一）引起腹痛的腹腔与盆腔脏器的病变

常见的病变见表4-15-1。

表4-15-1 引起腹痛的腹腔与盆腔脏器的病变

分类	代表疾病
炎症	阑尾炎、胰腺炎、胃炎、肠炎、憩室炎、胆囊炎、肾盂肾炎、腹膜炎、腹腔内脓肿、盆腔炎等
溃疡	十二指肠溃疡、溃疡性结肠炎等

续表

分类	代表疾病
肿瘤	胃癌、肝癌、肠癌、胰腺癌等
梗阻或扭转	肠梗阻、胆绞痛、肾绞痛、肠粘连、嵌顿疝、肠扭转、卵巢囊肿扭转等
穿孔或破裂	穿孔：消化性溃疡、憩室穿孔；破裂：异位妊娠、黄体囊肿、卵巢囊肿破裂；脾、肝癌结节，以及腹主动脉瘤破裂等
血管病变	肠系膜动脉血栓形成、脾梗死等
其他	肠痉挛、急性胃扩张等

（二）引起腹痛的腹腔或盆外脏器与全身的疾病

常见的疾病见表4-15-2。

表4-15-2　引起腹痛的腹腔或盆外脏器与全身的疾病

分类	代表疾病
胸部疾病	心肌梗死、心包炎、大叶性肺炎、胸膜炎、肺梗死、带状疱疹等
变态反应性疾病	腹型紫癜症、腹型风湿热等
代谢性或内分泌疾病	糖尿病、血卟啉病、高钙血症等
药物或毒物	皮质类固醇、硫唑嘌呤、铅、酒精、阿片类药物等
血液系统疾病	镰状细胞疾病、溶血性疾病等
神经系统疾病	脊髓损害、脊髓结核、神经根病、腹型癫痫等
精神心理性疾病	中枢介导的腹痛综合征、抑郁症、焦虑症、疑病性神经症等

（三）腹痛的分类

根据发病缓急和病程长短，一般将其分为急性腹痛（acute abdominal pain）和慢性腹痛（chronic abdominal pain）。

急性腹痛和慢性腹痛没有清晰的时间分界线，但在临床实践中，一般将疼痛持续时间超过6个月视为慢性腹痛。急性腹痛和慢性腹痛的病因构成和诊疗原则差异较大，急性腹痛应首先排除需要外科手术治疗的各类急腹症，而慢性腹痛的诊治重点在于区分器质性和功能性疾病，并在明确病因的基础上给予相应治疗。

慢性腹痛代表了一大类病因众多、处理困难的临床综合征。多数慢性腹痛患者尽管接受了详细的诊断评估，仍然无法找到器质性病因。近年来研究发现，非器质性疾病导致的慢性腹痛大多与脑-肠互动异常有关，如肠易激综合征（irritable bowel syndrome，IBS）和功能性消化不良（functional dyspepsia，FD）；此外，还有一大类慢性腹痛患者，不符合按照腹部脏器进行归类的特定功能性胃肠病诊断标准，被称为中枢介导的腹痛综合征（centrally mediated abdominal pain syndrome，CAPS），以往又被称为慢性特发性腹痛或功能性腹痛综合征（functional abdominal pain syndrome，FAPS），以强调其症状不能用结构或代谢异常来解释。

进一步研究发现，功能性疾病导致的慢性腹痛往往有很强的中枢因素参与，腹痛与脑边缘系统和疼痛下行调节障碍密切相关。因此，2016年发表的《罗马Ⅳ功能性胃肠病肠-脑互动异常》将FAPS更名为CAPS，反映了对发病机制新的理解。按照功能性胃肠病罗马Ⅳ诊断标准，CAPS被定义为一种与生理事件（进食、排便、月经等）无关的腹部疼痛，患者症状至少持续6个月，疼痛持续，或近乎持续，或至少频繁发作，伴随一定程度的日常活动能力减退。不同部位慢性腹痛的常见器质性病因见表4-15-3。反之，功能性疾病特别是CAPS所致慢性腹痛，疼痛部位通常弥散而不固定。

表4-15-3 不同部位慢性腹痛的常见器质性病因

部位	器质性病因
左上腹	脾脏：梗死、肿大 结肠：梗阻、肿瘤、炎症 胸腔：胸膜炎、肺炎、肋间神经痛
中上腹	胃肠：溃疡、肿瘤、穿孔、梗阻 胰腺：炎症、肿瘤、假性囊肿 血管：动脉瘤、门/肝静脉血栓 胸腔：心绞痛、心包炎 食管：裂孔疝、胃食管反流病
右上腹	肝脏：脓肿、肿瘤、炎症、瘀血 胆管：炎症、结石、肿瘤 结肠：梗阻、肿瘤、炎症 胸腔：胸膜炎、肺炎、肋间神经痛
左腰腹	肾脏：结石、梗死、炎症、肿瘤 输尿管：结石、血块 脾脏：梗死、肿大
脐周	胰腺：炎症、肿瘤、假性囊肿 小肠：炎症、梗阻、肿瘤 肠系膜：血栓、炎症
右腰腹	肾脏：结石、梗死、炎症、肿瘤 输尿管：结石、血块
左下腹	结肠：炎症、疝气、肿瘤、缺血 盆腔：卵巢囊肿扭转、异位妊娠、炎症、睾丸扭转

续表

部位	器质性病因
中下腹	盆腔：炎症、异位妊娠、子宫内膜异位 膀胱：炎症、异物、结石
右下腹	阑尾：炎症、肿瘤 肠道：炎症、疝气、肿瘤、缺血 盆腔：卵巢囊肿扭转、异位妊娠、炎症、睾丸扭转
弥漫性或部位不定	腹膜：腹膜炎 肠道：穿孔、梗阻、缺血 网膜：大网膜扭转 代谢：尿毒症、卟啉病 中毒：重金属、蜘蛛毒、蛇毒 内分泌：糖尿病、肾上腺皮质功能不全、甲状腺功能亢进、结缔组织病

（四）腹痛的发生机制

根据发生机制不同，腹痛可分为内脏性腹痛、躯体性腹痛和牵涉痛（表4-15-4）。

表4-15-4　腹痛按发病机制的分类及特点

分类	特点
内脏性腹痛	1. 疼痛部位不确切，接近腹中线 2. 疼痛感觉模糊，多为痉挛、不适、钝痛、灼痛 3. 常伴恶心、呕吐、出汗等其他自主神经兴奋症状
躯体性腹痛	1. 定位准确，可在腹部一侧 2. 程度剧烈而持续 3. 可有局部腹肌强直 4. 腹痛可因咳嗽、体位变化而加重
牵涉痛	定位明确、疼痛剧烈，有压痛、肌紧张及感觉过敏

临床上不少疾病引起的腹痛涉及多种发生机制，如阑尾炎早期疼痛在脐周或上腹部，后期转移至右下腹麦氏点，常有恶心、呕吐，为内脏性疼痛。当炎症进一步发展波及腹膜壁层时，则出现躯体性疼痛，程度剧烈，伴有压痛、肌紧张及反跳痛。

二、腹痛的诊断思路

（一）病史询问

1. 年龄、性别、职业

（1）幼儿：先天畸形、肠套叠、蛔虫病等。

（2）青壮年：急性阑尾炎、胰腺炎、消化性溃疡等。

（3）中老年：胆囊炎、胆石症、恶性肿瘤、心血管疾病。

（4）育龄妇女：卵巢囊肿扭转、异位妊娠等。

（5）有长期铅接触史：铅中毒。

2. 诱因

（1）进食后疼痛加重：胃溃疡、慢性胰腺炎、胆石症、缺血性肠病、功能性消化不良。

（2）空腹疼痛加重：十二指肠溃疡、胃食管反流病。

（3）疼痛与月经周期相关：子宫内膜异位症、急性间歇性卟啉病。

3. 疼痛性质及伴随症状

（1）撕裂样疼痛：主动脉夹层、中枢介导的腹痛综合征（CAPS）。

（2）绞痛：胃肠梗阻、CAPS。

（3）烧灼样疼痛：胃食管反流病、消化性溃疡、CAPS。

（4）伴有恶心、呕吐：胃肠梗阻、慢性胰腺炎、胆石症。

（5）伴有呕血：消化性溃疡、食管胃底静脉曲张、胃癌。

（6）伴有便血：结直肠癌、炎症性肠病、缺血性肠病。

（7）呕吐后腹痛减轻：上消化道梗阻。

（8）排便后腹痛减轻：IBS、结直肠癌。

4. 疼痛放射部位

（1）疼痛放射至后背：慢性胰腺炎、胰腺癌、十二指肠溃疡、主动脉夹层。

（2）疼痛放射至右肩：胆石症、胆囊炎。

（3）疼痛放射至左肩：心绞痛、脾大、脾梗死。

5. 疼痛严重程度

（1）疼痛一开始就达高峰：主动脉夹层、缺血性肠病。

（2）右下腹痛突然减轻：阑尾炎穿孔。

（3）疼痛无法忍受：恶性肿瘤、缺血性肠病、CAPS。

6. 疼痛时间/治疗情况

（1）疼痛阵发性加重：肠梗阻、胆绞痛、肾绞痛。

（2）病程漫长但一般状况好：功能性疾病。

（3）疼痛不发作时一切如常：CAPS。

（4）近期应用抗生素：难辨梭菌肠炎、肠道菌群紊乱。

（5）长期应用阿片类药物：药物成瘾。

7. 特殊易漏诊的情况

（1）对于正在采取避孕措施或月经周期正常的妇女，常易遗漏异位妊娠破裂的诊断，而褐色的阴道分泌物常被误认为正常月经。

（2）肠梗阻的患者未查找疝孔。

（3）坏疽性阑尾炎或消化道溃疡穿孔患者短暂的缓解期容易造成误诊。

（4）年老或正在服用皮质醇激素的穿孔患者，可能由于无明显疼痛而被忽视。

（5）年老腹中部疼痛的患者可能遗漏肠系膜动脉闭塞性疾病的诊断。

（6）腹痛、尿频和排尿困难可能诊断为尿路感染，而真正的原因可能为憩室炎、盆位阑尾炎、输卵管炎或异位妊娠破裂。

8. 报警征象　应重点了解患者有无报警征象：年龄>40岁、便血、粪便隐血试验阳性、贫血、腹部包块、腹腔积液、发热、体重下降、胃肠道肿瘤家族史等。伴有报警征象的患者应警惕器质性疾病。对于年轻、临床表现典型且报警征象阴性的患者，功能性胃肠病（如IBS）的可能性较高。无论器质性疾病还是功能性疾病，慢性腹痛合并焦虑、抑郁、躯体化症状等心理疾病的比例甚高，临床应加以关注，必要时应进行心理评估。对于器质性疾病所致的慢性腹痛，腹痛部位对病因有一定的提示作用。

（二）体格检查要点

首先要关注生命体征，生命体征不稳定的患者需要紧急处理。

1. 体温升高提示腹痛病因可能为感染、自身免疫病或恶性肿瘤；脉搏增快可见于甲状腺功能亢进、脓毒症、贫血等；呼吸频率增快须考虑心肺疾病；血压下降应怀疑休克或肾上腺皮质功能不全。

2. 全腹压痛提示病变弥散，如弥漫性腹膜炎；局部压痛往往提示病变所在部位，如麦氏点压痛为阑尾炎的特有体征。腹部压痛伴肌紧张、反跳痛提示病变涉及腹膜壁层。

3. 腹块边界模糊伴压痛，多考虑炎症；腹块质地较硬，边界清晰，无明显压痛，提示肿瘤；肠套叠、肠扭转、肠梗阻者可触及病变的肠曲。老年人结肠中的粪块需与腹块鉴别。腹部呈现胃型、肠型，多为幽门梗阻、肠梗阻。

4. 肠鸣音亢进提示机械性肠梗阻；肠鸣音减弱或消失提示肠麻痹。腹外脏器的病变亦可引起腹痛，需加以鉴别。

对于CAPS等难治性腹痛患者，体格检查可能有一些共同特征，可视为诊断线索：①尽管腹痛剧烈，但大多无自主神经激活表现（如心率增快、血压升高、出汗等），这些体征大多见于器质性疾病，但也可见于惊恐障碍等心理疾病。②腹部可能有多处手术瘢痕，提示既往不必要的手术探查或切除史。③“闭眼征”：即腹部触诊时CAPS患者常闭眼躲避，而急腹症患者会因惧怕体格检查加重腹痛而保持睁眼。④“听诊器征”：即用听诊器代替医生的手进行触诊，可减轻患者对疼痛的行为反应，从而可更准确地评估内脏敏感性。⑤CAPS患者虽然腹痛较重，但变化体位多无困难，而急腹症患者体位改变可加重腹痛。CAPS的这些特点在其他功能性胃肠病（如IBS）中也不同程度地存在。

（三）实验室及辅助检查

1. 血、尿、粪的常规检查　血白细胞计数及中性粒细胞百分比增高提示炎症性病变。尿中出现大量红细胞提示泌尿系统结石、肿瘤或外伤；有蛋白尿和白细胞则提示泌尿系统感染。脓血便提示肠道感染，血便提示结直肠癌、绞窄性肠梗阻、肠系膜血栓栓塞、出血性肠炎等。

2. 血液生化检查　血清淀粉酶增高提示为胰腺炎，是急性腹痛鉴别诊断中常用的血生化检查。血糖与血酮的测定可用于排除糖尿病酮症引起的腹痛。血清胆红素增高提示胆管疾病。肝肾功能及电解质的检查可提示诊断的方向，此外对判断病情亦有帮助。

3. 腹腔穿刺液的常规及生化检查　腹痛诊断未明而发现腹腔积液时，必须做腹腔穿刺检查。穿刺所得液体应送常规及生化检查，必要时还需进行细菌培养、结核分枝杆菌培养和脱落细胞检查。

4. X线检查　腹部X线平片检查在腹痛的诊断中应用最广。膈下发现游离气体，考虑为胃肠道穿孔。肠腔积气扩张、肠内见多个液平则可诊断肠梗阻。输尿管部位的钙化影可提示输尿管结石。腰大肌影模糊或消失则提示后腹膜炎症或出血。X线钡餐造影或钡灌肠检查可以发现胃肠溃疡、肿瘤等。当怀疑有肠梗阻时，应禁行钡餐造影。

5. 腹部超声检查　常用于肝、胆、胰、脾、肾脏、卵巢等疾病的检查，必要时在超声定位下行肝穿刺，通过生化、细菌学及病理检查，确诊肝囊肿、肝脓肿或肝癌等。

6. 腹部CT及MRI　对肝、胆、胰、脾、肾脏、卵巢、腹腔内包块等鉴别诊断有重要作用。MRCP、ERCP及PTC可显示胆管及胰管是否通畅，判断是否为由结石、肿瘤或炎症等因素导致的梗阻。

7. 内镜检查　在胃肠道疾病的鉴别中起重要作用。内镜检查的同时可以进行病理活检，病理结果对疾病性质的确定具有决定性的意义。

【分析】

根据患者临床表现，全科医生对其进行了体格检查：体温38.5℃，急性病容，右下腹麦氏点处压痛明显，伴有肌紧张和反跳痛。血常规检查提示外周血白细胞计数增高，中性粒细胞百分比89%，初步诊断为急性阑尾炎。

三、腹痛常见疾病的鉴别诊断

具体见表4–15–5。

四、诊疗流程

腹痛是一个症状，治疗腹痛应查明病因，针对引起腹痛的疾病进行治疗。如果在初始评估时发现患者有腹膜炎的体征（压痛、反跳痛、板状腹），应立即对患者实施抢救，给予吸氧、静脉补液、抗感染治疗，并评估是否需行经腹手术。急性腹痛及慢性腹痛的诊疗流程分别见图4–15–1、图4–15–2。

五、治疗原则

首先需要明确引起腹痛的病因，针对疾病采取相应的治疗措施。在诊断未明时，尽可能不用解痉、镇痛药，以免掩盖病情、延误诊断。若诊断已明确为胆绞痛、肾绞痛等，则可以用解痉与镇痛药。若伴有休克、出血，以及水、电解质、酸碱平衡紊乱等，应给予积极处理。应用抗生素可预防或控制感染，对诊断明确的晚期肿瘤，可酌情用麻醉药物（吗啡、哌替啶等）以缓解疼痛，提高生活质量。

表 4-15-5 腹痛常见疾病的鉴别诊断

疾病名称	腹痛特点	伴随症状	体征	实验室及辅助检查
急性胃肠炎	以上腹部脐周部为主，常呈阵发性	恶心、呕吐、腹泻，亦可有发热	上腹部或脐周部有压痛，多无肌紧张及反跳痛，肠鸣音活跃	血常规、粪便常规
胃、十二指肠溃疡	中上腹部为主，大多数为持续性隐痛，并有节律性和周期性	反酸、可有黑便	中上腹压痛，如无穿孔：无肌紧张及反跳痛	内镜检查
急性阑尾炎	中上腹隐痛经数小时后转右下腹痛	发热与恶心	麦氏点压痛，并可有肌紧张及反跳痛	血常规、腹部超声检查
胆囊炎、胆结石	右上腹隐痛或持续性剧痛，并向右肩及肩胛部放射，进食脂肪餐后加剧	发热、恶心、呕吐、可有黄疸	右上腹明显压痛，墨菲征阳性，有时可触及肿大的胆囊	血常规、超声、CT或MRCP
急性胰腺炎	中上腹持续性剧痛，饱食或饮酒后突然发作，可向背部放射	恶心、呕吐及发热	上腹部深压痛，肌紧张及反跳痛不明显，可有卡伦（Cullen）征、格雷·特纳（Grey Turner）征	血常规、CRP、血清淀粉酶、脂肪酶、腹部CT
肠梗阻	多在脐周，呈阵发性绞痛	呕吐与停止排气、排便	可见肠型，腹部压痛明显，肠鸣音亢进	X线平片
克罗恩病	腹痛位于右下腹或脐周，一般为中等程度疼痛，呈痉挛性，餐后加重	当病变发展至肠腔狭窄时，可见肠梗阻症状	若炎症波及腹膜或急性肠穿孔，可见腹膜炎表现	结肠镜、X线钡剂检查、病理

续表

疾病名称	腹痛特点	伴随症状	体征	实验室及辅助检查
肠易激综合征	腹痛部位常在左下腹与下腹部，情绪激动、劳累等可诱发腹痛发作，排气或排便后症状缓解	腹胀、排便习惯和粪便性状异常	腹部压痛不明显	血常规、红细胞沉降率、CRP、粪便常规、隐血及寄生虫检查、Bristol粪便性质量表
输尿管结石	腹痛常突然发生，多在侧腹部呈阵发性绞痛，并向会阴部放射	疼痛发作时可见血尿	腹部压痛不明显，肾区叩痛阳性	腹部X线片、超声、静脉肾盂造影
异位妊娠破裂	突然发生、腹痛剧烈	阴道流血及停经，休克	阴道检查发现宫颈有举痛，后穹窿饱满膨出、触痛显著，或子宫体旁触及边缘不清的肿块	尿妊娠试验、超声、腹腔穿刺或后穹窿穿刺
急性心肌梗死	多见于中老年人，多为中上腹疼痛，在劳累、紧张或饱餐后突然发作，呈持续性绞痛，并向左肩或双臂内侧部位放射	常伴恶心，可有休克	腹部检查时上腹部可有轻度压痛，无肌紧张和反跳痛，心脏听诊可有心律失常	心电图、心肌酶谱

注：CT，计算机体层摄影；MRCP，磁共振胰胆管造影；CRP，C反应蛋白。

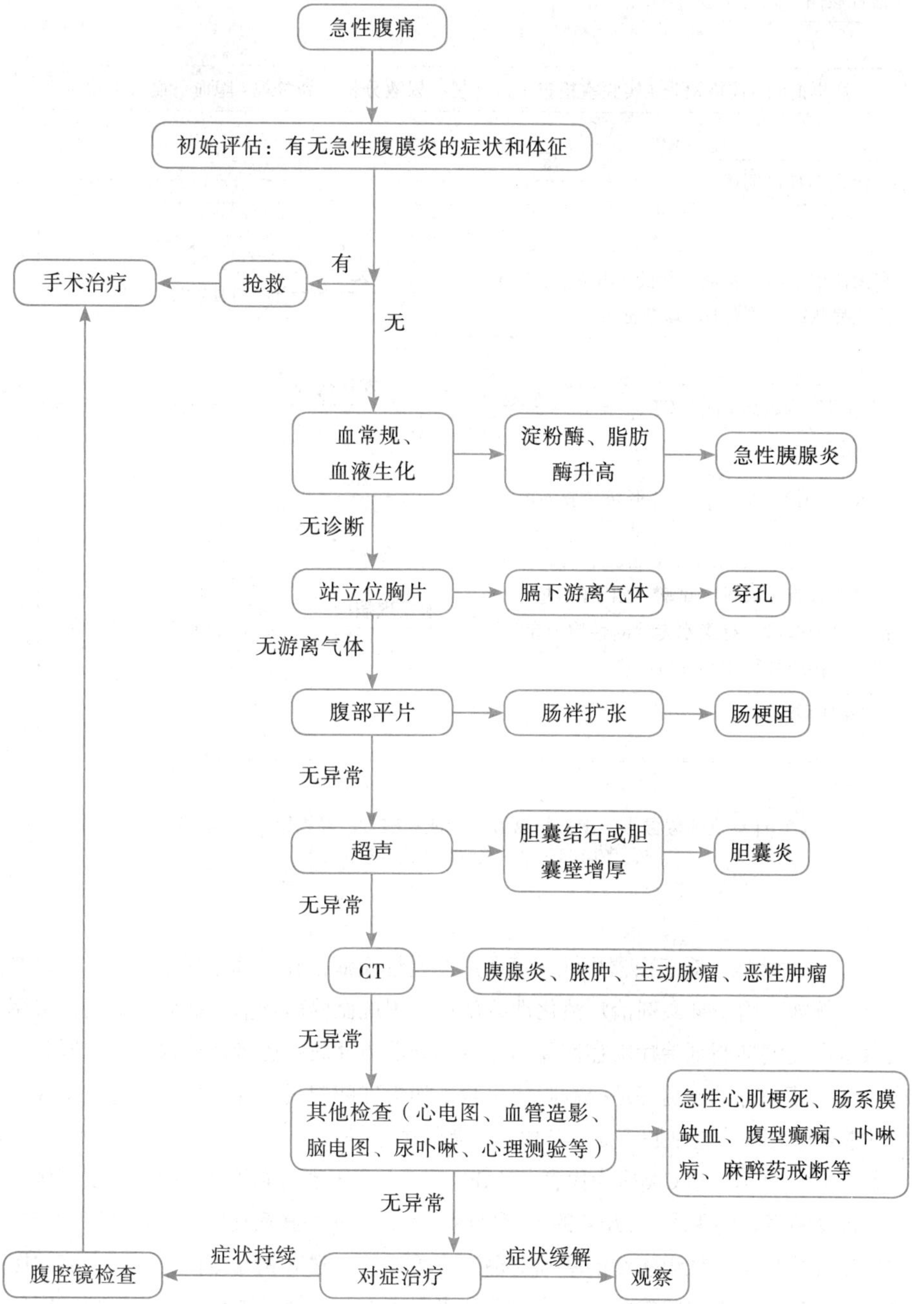

CT. 计算机体层摄影。

图 4-15-1 急性腹痛的诊疗流程

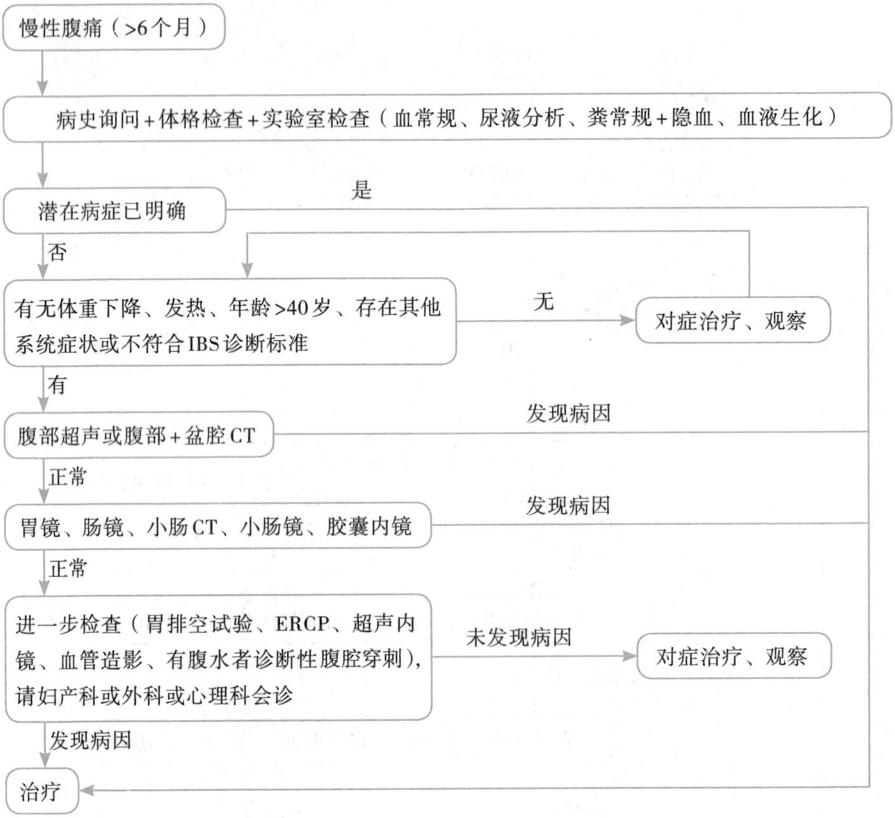

CT.计算机体层摄影；IBS.肠易激综合征；ERCP.经内镜逆行胆胰管成像。

图4-15-2 慢性腹痛的诊疗流程

1. 器质性疾病 对于由器质性疾病所致的慢性腹痛，在明确诊断后，应给予针对性的治疗。例如：给予抑酸剂治疗消化性溃疡；应用抗血栓药物治疗缺血性肠病；采用糖皮质激素和免疫抑制剂治疗炎症性肠病等。部分器质性腹痛患者在对因治疗的同时，合理应用镇痛药物有助于更好地控制腹痛症状，如慢性胰腺炎。部分患者通过内镜或手术治疗才能解除疼痛，包括胆石症、肠梗阻、恶性肿瘤等。

2. 功能性疾病 以CAPS为代表。CAPS患者大多表现为顽固性腹痛，反复就医，甚至多次接受不必要的手术。CAPS的治疗目标不是完全解除腹痛症状，而是教育和引导患者适应慢性疾病，在认识病情的基础上逐渐改善症状。建立相互信任、坦诚交流的医患关系至关重要。应根据腹痛症状的严重性和患者工作、生活受限程度决定治疗方案，少数病情顽固的功能性腹痛患者可能需要转诊至心理科、多学科胃肠功能性疾病中心或疼痛治疗中心。

CAPS的治疗：初治的CAPS患者应在消化或心理专科接受治疗，病情稳定后可转回基层医疗机构。目前对CAPS的首选药物是三环类抗抑郁药（tricyclic antidepressant，

TCA）和5-羟色胺去甲肾上腺素再摄取抑制剂（serotonin-norepinephrine reuptake inhibitor，SNRI）。

【分析】

根据患者的临床症状及体征，诊断为急性阑尾炎已波及腹膜壁层，首先考虑手术治疗，如果不能耐受手术，可采用抗感染、解痉药物等内科保守治疗，全科医生应该向患者说清楚这两种治疗方法的利弊及可能的预后，并及时安排转诊至上级医院。

六、转诊原则

以下情况需及时转诊至专科医院。

1. 诊断不明的腹痛，应转诊进一步检查，以防误诊、漏诊，尤其急性腹痛如重症胰腺炎、肠梗阻、胃肠穿孔等，如果没有得到及时救治会危及生命。

2. 需要手术治疗的腹痛患者，应尽早安排转诊。

3. 伴休克，以及水、电解质、酸碱平衡紊乱的患者，应在社区医院测量并记录血压、心率、呼吸等生命体征，给予补液、扩容、使用升压药、补充电解质等，维持生命体征稳定，同时积极护送转诊。

4. 功能性腹痛伴抑郁，社区处理后效果不明显者，可转精神专科治疗。

七、慢性腹痛的管理

（一）慢性腹痛的疾病管理

患者和医生应在无障碍的前提下充分交流，医生主动倾听并认可患者的症状，医患双方共同努力以构建良好的医患关系。在详细了解病情的基础上，医生应重点询问有无报警征象，有针对性地进行体格检查，并合理选择辅助检查。根据病史、体征和检查结果，医生对器质性疾病或功能性疾病作出初步判断，并针对病因给予相应治疗，多数患者可以取得良好效果，部分慢性腹痛患者病程迁延，常合并心理疾病，处理较为棘手，可能需要进行心理行为干预，甚至消化、心理、疼痛等多学科团队协作诊疗。慢性腹痛的管理流程见图4-15-3。

对于确诊CAPS的患者，医生应了解患者对病情的理解和对治疗效果的期望。CAPS患者常抱有过高的治疗预期（“治愈”腹痛或确诊为某个器质性疾病），应通过协商来教育患者，使医患双方就诊疗目标及方法达成一致。适当的心理学方法（如共情）可提高患者满意度和治疗依从性。通过良好的沟通，医生应帮助患者学会自我管理、自我调节。应根据症状严重性和生活受限的程度决定治疗方案，TCA或SNRI可作为一线治疗选择。对于治疗效果不理想的CAPS，医生应恰当把握转诊至心理医学科的指征，CAPS的管理流程见图4-15-4。

（二）筛查

慢性腹痛是基于症状的一大类疾病，可通过问卷以家庭为单位进行筛查。

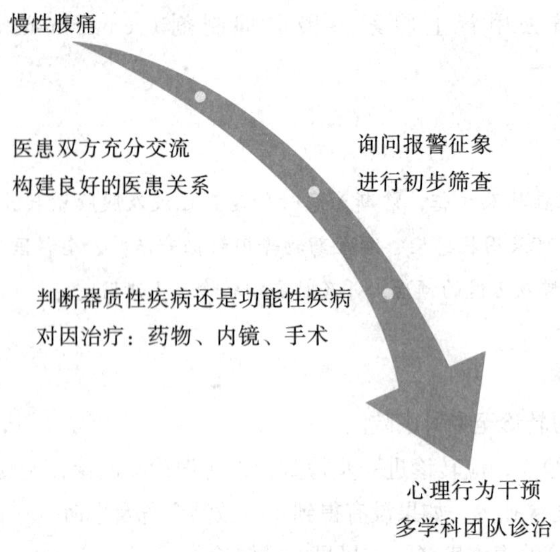

图4-15-3 慢性腹痛的管理流程

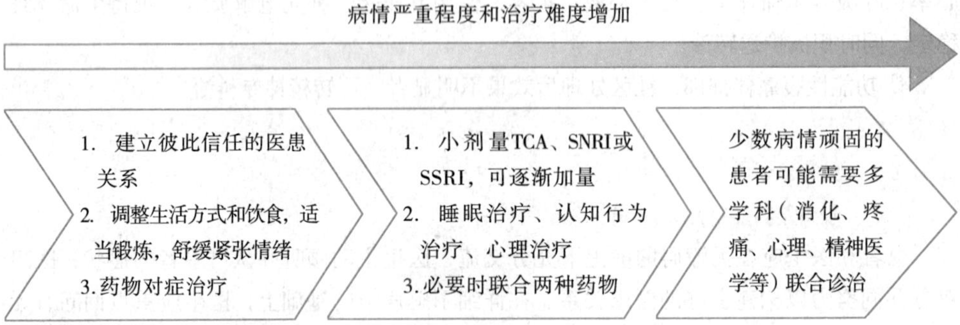

病情严重程度和治疗难度增加
1. 建立彼此信任的医患关系
2. 调整生活方式和饮食，适当锻炼，舒缓紧张情绪
3. 药物对症治疗
1. 小剂量TCA、SNRI或SSRI，可逐渐加量
2. 睡眠治疗、认知行为治疗、心理治疗
3. 必要时联合两种药物
少数病情顽固的患者可能需要多学科（消化、疼痛、心理、精神医学等）联合诊治

TCA. 三环类抗抑郁药 .SNRI.5- 羟色胺去甲肾上腺素再摄取抑制剂；SSRI. 选择性 5- 羟色胺再摄取抑制剂。

图4-15-4 中枢介导的腹痛综合征的管理流程

（三）随访和评估

1. 评估内容 全面了解病史，评估疾病诊治和腹痛控制情况。应重视和警惕原发病不能解释的新发症状，以及治疗效果不佳的病情顽固病例，必要时转诊并做进一步深入检查。

2. 评估频率

（1）腹痛未缓解

随访频率：每2～4周1次，直至病情得到控制。

随访内容：腹痛及伴随症状、生命质量、用药情况、生活方式评估及建议。

（2）腹痛缓解

随访频率：每3个月1次。

随访内容：腹痛及伴随症状、生命质量、用药情况、生活方式评估及建议。

八、腹痛的预防

由于腹痛的病因复杂，引起腹痛的机制不同，所以预防腹痛的方法各不相同。早期发现、诊断疾病，采取有效措施，积极治疗原发病，才能预防或缓解腹痛。慢性腹痛的预防如下。

（一）一级预防

导致慢性腹痛的诸多疾病常与不当的生活方式相关。故针对一般人群，应普及防病知识，避免烟酒等不良嗜好，节制饮食。精神心理因素在慢性腹痛的发病中起重要作用，应教育公众学会调整和管理情绪，合理平衡工作与生活，建立和谐的家庭环境和人际关系。大量研究发现，儿童和青少年时期的负性生活事件（如受虐待）是成年后发生功能性胃肠病的危险因素，故应重视未成年人的心理健康。

（二）二级预防

建议对慢性腹痛高危人群（尤其是功能性疾病者）定期筛查，对危险人群进行监测，积极控制危险因素，防止病情加重。

（三）三级预防

针对患者群，积极进行生活方式干预和心理疏导，指导患者合理用药，及时控制原发病及腹痛症状，提高生命质量。

九、健康教育

慢性腹痛常与患者的不良生活嗜好有关，如过度疲劳、饮食不当、嗜好烟酒等，应予以纠正。社会环境因素，如工作压力增大、人际关系紧张、负性生活事件等，是慢性腹痛发病机制中的重要环节。应当加强对患者的心理辅导，帮助他们合理应对生活不良事件，及时排解压力，保持身心健康。

综上所述，慢性腹痛病因众多，复杂多样，其中功能性疾病占大多数。高质量的病史和体格检查，以及合理选择辅助检查，是诊治慢性腹痛的关键。功能性疾病所致慢性腹痛以CAPS为代表，该病与焦虑、抑郁等心理疾病关系密切，中枢神经系统疼痛调节机制障碍是主要的发病原因。CAPS的病史和体征有一定的特征性，辅以针对性的实验室检查有助于除外器质性疾病。充分沟通及医患共同决策是诊治CAPS乃至所有慢性腹痛患者的基础。在明确诊断的基础上，根据病情正确应用药物、内镜、手术及心理治疗等方法可期望收到良好效果。

（赵光斌）

第十六节 腹 水

【案例】

患者，男，65岁。因“腹胀2个月就诊。患者既往有乙型肝炎病史12年，其间反复出现肝功能异常，2年前发现肝硬化。近2个月来自觉乏力、食欲缺乏、腹胀，同时伴有皮肤黄染，双下肢水肿。他非常担心，来到社区，向全科医生询问腹胀逐渐加重原因是什么？应采取什么办法，才能尽快缓解症状。

因各种原因引起腹腔内游离液体积聚，当液体量超过300ml时诊断为腹水（ascites）。

一、病因

腹水的病因是多样的，肝硬化门静脉高压是腹水形成的最主要病因，约占所有腹水形成原因的85%，而肝硬化患者腹水的出现是其从代偿期进展到失代偿期的标志。引起腹水的病因还包括其他肝脏疾病，如急性肝衰竭、窦前（门静脉血栓形成）和窦后性（巴德-基亚里综合征、缩窄性心包炎）门静脉高压、肝脏广泛转移性癌；或是非肝病病因，如恶性肿瘤（腹膜转移癌）、腹膜结核、心功能不全、胰腺炎、肾病综合征；或少见原因，如淋巴管瘘、POEMS综合征等。5%腹水患者具有混合性因素，如腹膜结核合并肝硬化，或肝硬化合并心功能不全。腹水常见病因的鉴别见表4-16-1。

表4-16-1 引起腹水常见病因的鉴别

鉴别点	肝硬化失代偿期	慢性右心衰竭	肾病综合征	癌性腹水	结核性腹水
好发年龄	20～50岁	任何年龄	任何年龄	中、老年	青、中年
性别	男>女	无性别差异	无性别差异	无性别差异	无性别差异
诱因	病毒性肝炎、血吸虫性肝病、酒精性肝硬化	肺源性心脏病、心脏瓣膜病	原发性、继发性	原发性、转移性	结核性腹膜炎
腹水性质	漏出液	漏出液	漏出液	渗出液	渗出液
特点	腹胀、食欲减退、乏力、体重减轻、黄疸、发热、贫血与出血倾向、女性化和性功能减退	食欲缺乏、恶心、呕吐、上腹饱胀	水肿、大量蛋白尿、低蛋白血症、高脂血症、大量蛋白尿、低蛋白血症	腹胀、腹块、腹部压痛	腹胀、腹痛、有结核病史

续表

鉴别点	肝硬化失代偿期	慢性右心衰竭	肾病综合征	癌性腹水	结核性腹水
发作形式和持续时间	起病缓慢，持续性	起病缓慢，持续性	起病缓慢，持续性	起病缓慢，进行性	起病缓慢，进行性
伴随症状或体征	腹水的体征、腹壁静脉暴露或曲张、脾大	心率增快、心脏增大、三尖瓣区收缩性杂音、颈外静脉充盈、肝大、压痛、下垂性水肿	肾功能减退、胸腔积液	消瘦、恶病质	低热、盗汗、消瘦

二、腹水的分类

腹水按性质不同分为漏出液和渗出液两大类，按病因分类见图4-16-1。

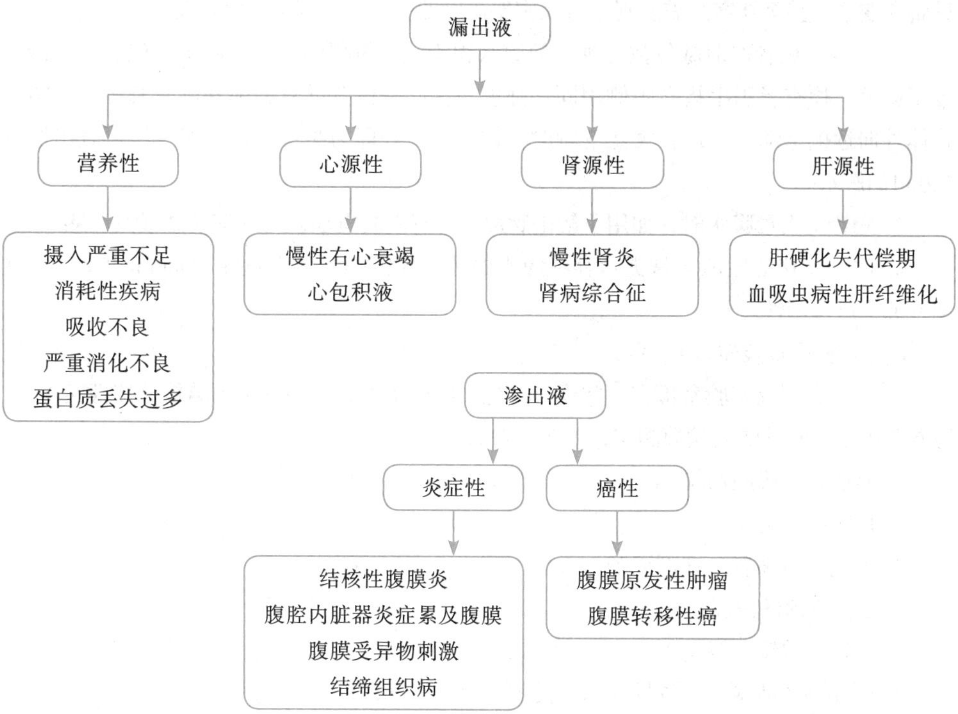

图4-16-1　腹水的病因与分类

三、腹水的诊断思路

（一）病史询问

1. 起病方式 心源性、肾源性、肝源性、癌性腹水等多起病缓慢；炎症性腹水起病较快，尤其当腹膜受异物如血液、胆汁、胰液、胃液等刺激时。

2. 既往史 是否有长期大量饮酒史，是否在血吸虫流行区有疫水接触史；是否有充血性心力衰竭、硬化性肝病、肾病综合征、尿毒症、结核、肿瘤、系统性红斑狼疮、重症营养不良等病史。

3. 伴随症状 心源性腹水往往有慢性右心衰竭、心包炎等病史，由于肝静脉回流障碍，患者可有颈静脉怒张、肝颈静脉回流征阳性、双下肢水肿、肝大等；肝源性腹水一般在肝硬化失代偿期基础上发病，可见肝掌、蜘蛛痣、腹壁静脉曲张、脾大等；肾源性腹水患者因低蛋白血症，表现全身水肿；腹膜转移癌具有腹腔肿瘤如胃癌、肠癌、卵巢癌等基础病变；结核性腹水一般伴有低热、盗汗、消瘦等。

（二）体格检查要点

1. 视诊 大量腹水的患者在平卧时因腹壁松弛、液体下沉于腹腔两侧，使腹部呈蛙腹状；侧卧时，腹部向一侧下部显著膨出；坐位时，下腹明显隆起；患者平卧时，常可见脐孔变平，甚至外突。需要观察有无腹壁静脉曲张、局部隆起、呼吸运动等。

2. 听诊 患者取肘膝位数分钟，使腹水积于此时腹部的最低位脐部，然后将听诊器置于此处，检查者用手指在腹侧用同一强度、在同一位置反复轻弹并静听其声音，同时将体件向远侧移动，当声音突然变响时，体件所在处即为腹水边缘。用本法可查出至少120ml的腹水。

3. 触诊 大量腹水时，如用手触击腹部，可有液波震颤，又称液波感或波动感。

4. 叩诊 移动性浊音是提示存在腹水的重要体征，当腹水量在1 000ml以上时，移动性浊音可呈阳性。

（三）实验室及辅助检查

1. 腹水穿刺及实验室检查 常规、生化、细菌培养，抗酸杆菌、结核分枝杆菌培养，腺苷酸脱氨酶和乳酸脱氢酶测定，细胞学检查。

2. 腹腔镜、腹膜活检。

3. B型超声检查。

4. 上消化道钡餐、钡剂灌肠。

5. CT、MRI检查。

6. 内镜（胃镜、肠镜）。

7. 肝穿刺及活检 肝源性腹水（需评估是否有肝穿指征及禁忌证）。

8. 肾穿刺及活检 肾源性腹水。

9. 超声心动图 心源性腹水。

（四）腹水的分级

临床上根据腹水的量可分为1级（少量）、2级（中量）、3级（大量）。

1级（少量）：只有通过超声检查才能发现的腹水，患者一般无腹胀表现，体格检查移动性浊音阴性；超声可见腹水位于各个间隙，深度<3cm。

2级（中量）：患者常有中度腹胀和对称性腹部隆起，体格检查移动性浊音阴/阳性；超声可见水淹没肠管，但尚未跨过中腹，深度3～10cm。

3级（大量）：患者腹胀明显，体格检查移动性浊音阳性，可有腹部隆起，甚至脐疝形成；超声可见腹水占据全腹腔，中腹部被腹水填满，深度>10cm。

腹水的病因诊断流程见图4-16-2。

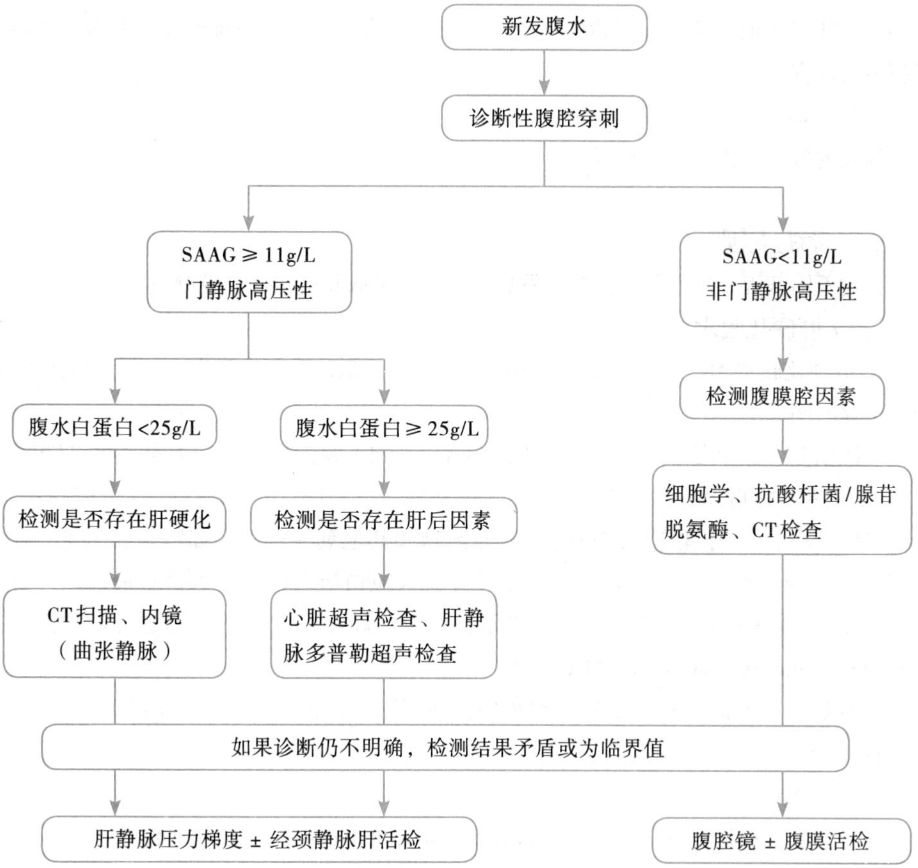

SAAG.血清-腹水白蛋白梯度；CT.计算机体层摄影。

图4-16-2　腹水的病因诊断流程

四、鉴别诊断

（一）腹型肥胖

腹壁及身体其他部位脂肪堆积，腹部呈球形，脐下陷，移动性浊音阴性。影像学检查腹水阴性。

（二）腹腔内占位性病变

1. 黏液瘤　腹部膨胀，移动性浊音阴性，影像学检查结合穿刺活检有助于鉴别。

2. 巨大卵巢囊肿　可引起高度腹部膨胀，可触及囊肿轮廓；前腹叩诊呈浊音，腹侧部呈鼓音；波动感；尺压试验阳性；脐孔有上移现象；阴道检查提示囊肿起源于卵巢；B型超声、CT等检查可帮助鉴别。

3. 巨大腹腔囊肿或假性囊肿　来源于肝脏、肾脏、胰腺、大网膜或腹膜后，可达到一定的程度，甚至在腹腔穿刺时获得异常液体而与腹水相混淆。病变特点：①起病缓慢，无明显全身症状；②腹部膨大，两侧不对称；③腰腹部一侧或两侧叩诊呈鼓音，可听到肠鸣音；④X线钡餐透视发现胃肠道受压现象，影像学等检查可证明囊肿起源于腹腔内或腹膜后器官。

（三）其他

如腹内胃肠道积气、妊娠等。

五、治疗原则

针对不同病因，应在积极治疗原发病的同时，采取相应措施，控制或消除腹水。

（一）肝硬化腹水

1. 肝硬化腹水治疗原则　腹水消失或基本得到控制，改善临床症状，提高生活质量，延长生存时间。

一线治疗：①病因治疗；②合理限盐（4～6g/d）及应用利尿剂（螺内酯和/或呋塞米）；③避免应用肝肾毒性药物。

二线治疗：①合理应用缩血管的活性药物和其他利尿药物，如特利加压素、盐酸米多君及托伐普坦等；②大量排放腹水并补充人血白蛋白；③经颈静脉肝内门体分流术（TIPS）；④停用NSAIDs及扩血管的活性药物，如ACEI、血管紧张素Ⅱ受体阻滞剂（angiotensin receptor blockers，ARB）等。

三线治疗：①肝移植；②腹水浓缩回输或肾脏替代治疗；③腹腔α-引流泵或腹腔静脉Denver分流。

2. 内科治疗

（1）控制水和钠盐的摄入：水的摄入量应限制在1 000ml/d以下，如有稀释性低钠血症，应限制在300～500ml/d；钠的摄入量限制在10～20mmol/d（即氯化钠0.6～1.2g/d），每克钠约潴留200ml水，故限制钠的摄入比限制水更为重要。经低钠饮食和限制水摄入量4日后，体重减轻<1kg者应给予利尿剂治疗。

（2）利尿剂的应用：用于肝硬化腹水治疗的利尿剂主要有以下两类。

1）醛固醇拮抗剂：主要有螺内酯（安体舒通）和氨苯蝶啶；作用于肾远曲小管，利钠作用相对弱，但有保钾作用，常为治疗的首选药物；螺内酯用量为80～120mg/d，长期服用可引起乳房肿胀，若出现可改服氨苯蝶啶。

2）袢利尿剂：主要有呋塞米（速尿）、托拉塞米、依他尼酸（利尿酸），利钠作用相对强，排钠也排钾；使用时需补充钾盐或与醛固醇拮抗剂合用。用法：呋塞米，口服，20～40mg/次，2～3次/d；托拉塞米，口服，5mg/次，2～3次/d；依他尼酸，口服25mg/次，1～3次/d，腹水严重者可采用静脉注射。

（3）排放腹水、输注白蛋白：难治性腹水者如符合以下3点，可抽排腹水，同时补充白蛋白，随后静脉注射利尿剂。①无肝性脑病、上消化道出血及感染；②肝功能Child分级A、B级；③凝血酶原活动度>40%，血小板计数>40×10^9/L。可重复进行。

（4）自身腹水浓缩回输术：适用于有低蛋白血症的大量腹水、对利尿剂无反应的难治性腹水，以及大量腹水需迅速消除者（如紧急术前准备）。一般于2～3小时内放出腹水5 000～10 000ml，经超滤或透析浓缩至原本的1/10～1/8，去除腹水中水分及小分子毒性物质，回收腹水中蛋白等成分，通过外周静脉回输给患者。有严重心肺功能不全、近期上消化道出血、严重凝血功能障碍、感染性或癌性腹水者不宜进行此治疗。

3. 腹腔–颈内静脉分流术　采用有单向阀门的硅胶管，其一端固定于腹腔内，另一端固定于颈内静脉。腹水可从导管的侧孔吸入，通过导管和阀门引流至颈内静脉，因有单向阀门，使颈内静脉血流不会倒流入腹腔，应用此法可使腹水迅速消退，尿量和尿钠增加，血浆肾素、醛固醇水平下降，但可出现弥散性血管内凝血（DIC）、败血症及导管堵塞等并发症。

4. 胸导管颈内静脉吻合术　对难治性腹水有一定疗效，能减轻由于淋巴回流增加引起的胸导管高压扩张状态，可出现淋巴漏、喉返神经损伤等并发症。

5. 经颈静脉肝内门体分流术（TIPS）　可降低门静脉压力，改善对利尿剂的反应，可增加尿量并有消退腹水的作用；副作用有肝性脑病和肝功能减退。该方法仅用于排放腹水治疗无效的难治性腹水、肝性胸腔积液及伴肾功能不全者。

（二）肾病综合征所致腹水

1. 纠正低白蛋白血症

（1）饮食疗法：肾病综合征患者常存在负氮平衡，如能摄入高蛋白饮食，则有可能转为正氮平衡。但肾病综合征患者摄入高蛋白会导致尿蛋白增加，加重肾小球损害。因此，建议此类患者蛋白摄入量为1g/（kg·d），再加上每日尿内丢失的蛋白质量，每摄入1g蛋白质，必须同时摄入非蛋白营养物质的能量为138kJ（33kcal）。供给的蛋白质应为优质蛋白，如牛奶、鸡蛋和鱼、肉类。

（2）静脉滴注白蛋白：静脉输入白蛋白在1～2日内即会经肾脏从尿中丢失，而且费用昂贵；另外大量静脉应用白蛋白有免疫抑制、感染丙型肝炎、延迟缓解和增加复发率等副作用。故在静脉应用白蛋白时，应严格掌握适应证：①严重的全身水肿，如果静脉注射呋塞米不能达到利尿效果，则在静脉滴注白蛋白以后，静脉推注呋塞米20～40mg，或40～80mg加入生理盐水100ml中缓慢静脉滴注1小时；②使用利尿剂后出现低血容量者；③因肾间质水肿引起急性肾衰竭者。

2. 限钠饮食　水肿本身提示体内钠过多，所以对肾病综合征患者限制食盐摄入有重要意义。但限钠饮食应以患者能耐受，不影响其食欲为度，建议饮食的食盐摄入量为

3～5g/d。

3. 利尿剂的应用 按不同的作用部位，利尿剂可分为以下几类。

（1）袢利尿剂：主要作用机制是抑制髓袢升支对氯和钠的重吸收，如呋塞米和布美他尼（丁尿胺）为最强有力的利尿剂；剂量为呋塞米20～120mg/d，布美他尼1～5mg/d。

（2）噻嗪类利尿剂：主要作用于髓袢升支厚壁段（皮质部）及远曲小管前段，通过抑制钠和氮的重吸收，增加钾的排泄而达到利尿效果；氢氯噻嗪的常用剂量为75～100mg/d。

（3）排钠潴钾利尿剂：主要作用于远端小管和集合管，为醛固酮受体拮抗剂，如安体舒通；常用剂量为60～120mg/d，单独使用此类药物效果较差，故常与排钾利尿剂合用。

（4）渗透性利尿剂：可经肾小球自由滤过而不被肾小管重吸收，从而增加肾小管的渗透浓度，阻止近端小管和远端小管对水、钠的重吸收，以达到利尿效果；对无明显肾功能损害和高度水肿的患者，可使用甘露醇250mg/d，注意肾功能损害者要慎用。

肾病综合征患者的利尿药物首选呋塞米，但剂量个体差异很大，静脉用药效果较好，具体用药方法：将100mg呋塞米加入100ml葡萄糖溶液或生理盐水，缓慢静脉滴注1小时；呋塞米为排钾利尿剂，故常与安体舒通合用，可提高利尿效果。呋塞米长期应用（7～10日）后，利尿作用会减弱，有时需增加剂量，最好改为间隙用药，即停药3日后再用。建议对严重水肿者选择不同作用部位的利尿剂联合交替使用。

【分析】

在明确诊断为肝硬化失代偿期伴腹水后，全科医生提醒患者注意休息、营养，服用保肝药物。在生活上指导患者控制水和钠盐的摄入，水的摄入量应限制在1L/d，钠的摄入量限制在88mmol/d，经限制水和钠盐饮食4日后，体重减轻<1kg者应给予利尿剂治疗，从小剂量开始，逐渐加量。若存在低蛋白血症，可输注白蛋白和/或血浆以提高血浆胶体渗透压，促进腹水消退。对于顽固性腹水，可考虑排放腹水等进一步治疗，如果经以上治疗效果仍然不好，建议及时转诊。

六、转诊原则

当出现以下情况时应考虑转至上级医院诊治。

1. 腹水性质及病因诊断不明。
2. 严重原发疾病的处理。
3. 顽固性腹水的治疗。

七、肝硬化腹水的管理

病情稳定的肝硬化合并腹水患者每3个月复查生化、血常规、凝血功能、甲胎蛋白及腹部超声等。每12个月复查胃镜了解有无食管静脉曲张及其程度。对失代偿期肝硬化患者，需制订长期，甚至是终身的临床管理方案。

八、腹水的预防

由于产生腹水的病因往往比较复杂，因此，对于可能产生腹水的病因，应早期发现、早期治疗，预防疾病发生、发展。

1. 肝硬化患者需注意休息、营养（以高能量、高蛋白质、维生素丰富、易消化的食物为宜，严禁饮酒），并予保肝、纠正低蛋白血症等治疗。少量腹水者，应给予限钠饮食，必要时限水、利尿以治疗和预防腹水。

2. 慢性右心衰竭者，应积极针对心功能不全治疗。

3. 结核性腹膜炎患者，应该接受规范的抗结核治疗。

（赵光斌）

第十七节　腹　　泻

【案例】

患者，男，58岁。因“反复腹泻5年”就诊。患者近5年来反复出现腹泻，有时伴腹痛，排便后腹痛可缓解，不伴畏寒、发热，粪便呈糊状、无脓血，进食牛奶或工作紧张时易发生。曾行肠镜检查，未见器质性病变。反复腹泻让他很苦恼，他来到社区全科医生处就诊，询问既然肠镜没有发现异常，自己到底得的是什么疾病？该怎么治疗才能不再复发？生活中应该注意哪些方面？

腹泻（diarrhea）是指排便次数明显超过日常排便次数（>3次/d），粪质稀薄（含水量明显增加>85%），可伴有黏液、脓血或未消化的食物。

一、腹泻的病因及分类

（一）根据病程分类

可分为急性腹泻和慢性腹泻。

1. 急性腹泻病因

（1）食物中毒：如摄入污染了金黄色葡萄球菌、蘑菇毒素及砷、铅、汞等重金属的食物。

（2）肠道感染：①病毒，如诺瓦克病毒和轮状病毒等；②细菌，如沙门菌、空肠弯曲菌和大肠埃希菌等；③寄生虫感染。旅行者腹泻为旅途中或旅行后发生的腹泻，多为细菌感染所致；全身感染亦可出现腹泻。

（3）药物：泻药、化疗药、广谱抗生素，需注意使用抗生素可继发假膜性肠炎。

（4）其他疾病引起的腹泻：如粪块堵塞、盆腔炎症、急性缺血性肠病等。

2. 慢性腹泻病因

（1）慢性肠道感染性疾病：阿米巴痢疾、慢性细菌性痢疾、艰难梭菌感染、肠结核、肠阿米巴、梨形鞭毛虫病、血吸虫病、肠道念珠菌病、艾滋病均可引起慢性腹泻。

（2）肠道炎症性疾病：包括炎症性肠病、反射性肠炎、憩室炎、显微镜下结肠炎、嗜酸性胃肠炎、尿毒症性肠炎。

（3）肿瘤：包括大肠癌、结直肠绒毛状腺瘤、肠淋巴瘤及内分泌肿瘤（如类癌、血管活性肠肽瘤等）。

（4）消化不良和吸收不良。

（5）动力障碍性腹泻：IBS、糖尿病周围神经病变、类癌综合征、甲状腺功能亢进。

（6）药源性腹泻。

（二）根据有无感染进行分类

1. 感染性腹泻　各种肠道感染均可引起腹泻，包括细菌、病毒、真菌、寄生虫感染等，其中有不洁饮食史（进食被细菌及其毒素污染的食物引起呕吐、腹泻），多为食物中毒，多以集体起病，可分为细菌性食物中毒及毒素性食物中毒两类：①细菌性食物中毒常见病原体有沙门菌属、变形杆菌、副溶血弧菌（嗜盐菌）、产肠毒性大肠埃希菌；②毒素性食物中毒常为葡萄球菌及肉毒杆菌引起。

2. 非感染性腹泻　见于炎症性肠病（包括溃疡性结肠炎和克罗恩病）、肠道肿瘤、消化不良（胰腺和肝胆疾病）、吸收障碍（吸收不良综合征、肝硬化等）、肠的变态反应（食物过敏）、药物或毒物（硫酸镁、新斯的明、林可霉素、毒蕈、河豚、有机磷、砷等）、胃源性腹泻（胃酸缺乏或过多、胃大部切除、胃空肠吻合术后）、功能性腹泻（肠道易激综合征）、甲状腺功能亢进、尿毒症等。

（三）根据腹泻发病机制进行分类

具体见表4-17-1。

表4-17-1　腹泻分类及常见疾病

分类	发生机制	相关疾病
分泌性腹泻	肠黏膜分泌过多	感染、中毒所致的急、慢性肠炎
渗透性腹泻	肠腔内渗透压升高	服盐类泻药
渗出性腹泻	黏膜炎症、溃疡、浸润性病变致血浆、黏液、脓血渗出	肠道炎症
动力性腹泻	肠蠕动亢进	肠道易激综合征、糖尿病周围神经病变、类癌综合征、甲状腺功能亢进
吸收不良性腹泻	肠道黏膜吸收障碍	大部分肠切除术后、吸收不良综合征

（四）根据有无器质性病变分类

可分为器质性腹泻和功能性腹泻。

功能性胃肠病引起的慢性腹泻包括IBS（腹泻型与混合型）、功能性腹泻，以及胃-结肠反射亢进引起的腹泻。

（五）根据临床特点分类

可分为水样泻、脂肪泻和炎症性腹泻。

1. 水样泻　见于各种分泌性腹泻，如肠毒素大肠埃希菌、促胃液素、金黄色葡萄球菌食物中毒，如粪便量>5L/d，则应考虑霍乱（米泔水样粪便）或内分泌肿瘤等引起的分泌性腹泻。

2. 脂肪泻　是指有油滴的糊状便，多由脂肪吸收不良、慢性胰腺炎引起。

3. 炎症性腹泻　粪便常含有渗出液和血液；结肠（尤其是左半结肠）炎症者，多有肉眼可见的黏液脓血便；粪便检查可见较多红细胞和白细胞；常伴有腹部或全身炎症或感染症状。

4. 其他　蛋花汤样粪便见于艰难梭菌等引起的伪膜性肠炎。脓血便见于渗出性腹泻，如脓血仅附着于粪便表面，则提示直肠或乙状结肠病变。洗肉水样粪便见于某些急性出血性肠炎或重症溃疡性结肠炎。果酱样粪便见于阿米巴痢疾或升结肠癌。酸臭的糊状便见于糖吸收不良，恶臭粪便见于蛋白质消化不良。粪便中带有不消化的食物，粪便有恶臭且伴有中上腹或脐周腹痛，常提示慢性胰腺炎及小肠吸收不良，其中白陶土样粪便并带有泡沫见于脂肪泻和慢性胰腺炎。急性坏死性小肠炎引起的腹泻粪便多为浓臭血水样粪便。

二、腹泻的诊断思路

（一）病史采集

首先明确患者所诉“腹泻”情况、日常排便情况，明确目前排便情况及日常排便情况之间的区别。

1. 年龄和性别　先天性失氯性腹泻多在儿童期起病；功能性腹泻、肠结核和炎症性肠病多见于青壮年；显微镜下结肠炎多见于中年女性；结肠癌多见于老年人，但目前有年轻化的趋势。

2. 起病缓急、病程　根据病程可分为急性和慢性腹泻，急性腹泻病程多在2～3周，多为自限性，多为外源性感染、食物中毒、肠变态反应和药物原因等导致；病程超过3周或长期反复发作者为慢性腹泻，常见于慢性细菌性痢疾、肠结核、炎症性肠病、肠道寄生虫病、肿瘤、功能性腹泻、甲状腺功能亢进等。

3. 腹泻的频次和量、粪便外观与腹痛性质

（1）小肠或右半结肠病变引起的腹泻：每天腹泻3～6次，量多，粪便稀烂成液状或水样，色较淡，无里急后重。

（2）直肠和乙状结肠病变引起的腹泻：便意频繁，每日可达10～15次，但每次量甚

少，有时只排出少量气体和黏液，粪色较深，多为黏胨状，可混有血液，腹痛多为持续性，位于下腹或左下腹，便后可稍减轻，具体区别见表4-17-2。

（3）结肠炎引起的腹泻：表现为慢性反复发作的水样便。

（4）慢性胰腺炎和小肠吸收不良引起的腹泻：粪便中可见脂肪滴，含食物残渣，有恶臭。

（5）霍乱弧菌引起的腹泻：粪便呈米泔水样。

（6）慢性痢疾、血吸虫病、溃疡性结肠炎、直肠癌等病引起的腹泻：粪便常带脓血，

（7）肠结核和IBS引起的腹泻：常有腹泻与便秘交替现象；IBS导致的腹泻多在清晨起床后和早餐后发生，每日腹泻2～3次或更多，便前常伴有腹痛，粪便有时含黏液。

（8）影响睡眠的夜间腹泻多为器质性疾病所致。

表4-17-2 大肠及小肠腹泻的区别

区别	小肠	大肠
量	大量	少量
排便次数	2～10次/d	次数较小肠腹泻更多
里急后重	无	可有
疼痛部位	脐周	低位或左髂窝
肠鸣音	++	–
未消化食物	+	–
体重减轻	常见	少见

4. 伴随症状　腹泻伴发热大多为肠道感染，但亦可见于炎症性肠病和肠道恶性肿瘤；若多以集体起病，或有不洁饮食史，多为食物中毒；近期有服用药物史者，排除其他病因后可考虑是否为药物性腹泻；近期饮食习惯改变者（奶制品及糖类），排除其他病因后可考虑是否为乳糖不耐受症；其他如肠变态反应、水土不服等原因引起的腹泻。

小肠病变引起的腹泻常伴脐周阵发性绞痛，腹泻之后腹痛往往未见缓解；结肠病变引起的腹泻常伴下腹部阵发性绞痛，排便后腹痛往往减轻或消失；直肠、乙状结肠病变腹泻常伴里急后重感。

不伴腹痛的剧烈大量腹泻常见于霍乱或副霍乱；伴有皮肤紫癜的腹痛、腹泻见于过敏性紫癜；功能性腹泻常伴头昏、失眠、焦虑、紧张，且常因情绪波动而发作。

（二）体格检查

1. 明显消瘦和营养不良　大肠癌、肠结核、甲状腺功能亢进、吸收不良综合征。

2. 腹部包块　肿瘤、肠结核、克罗恩病、血吸虫病性肉芽肿。

3. 腹部压痛　胃炎、结肠炎、胆囊炎、胰腺炎、阑尾炎、腹膜炎。

4. 肠鸣音亢进　机械性肠梗阻。

（三）实验室及辅助检查

1. 新鲜粪便检查　是诊断急、慢性腹泻原因的最重要步骤。粪红细胞、白细胞、吞噬细胞、原虫、虫卵等提示肠道感染；脂肪滴及未消化食物提示消化不良；隐血试验阳性提示肿瘤或炎症。粪便培养可发现致病微生物，如沙门菌、志贺菌及真菌等，而耶尔森菌属、肠出血性大肠埃希菌属（O157：H7型）、气单胞菌属及非霍乱弧菌属等不作为常规培养选项，易漏诊。

2. 血常规及生化　可了解有无贫血、白细胞增多、糖尿病，以及电解质和酸碱平衡情况。

3. 影像学检查　全消化道钡餐和钡剂灌肠可显示胃肠道病变，小肠增强CT可同时评价肠壁及肠外病变，是诊断小肠疾病的常用手段。CT或MRI对诊断慢性胰腺炎、胰腺肿瘤等有重要价值。B型超声检查为无创性和无放射性检查方法，宜优先采用。

4. 内镜检查和活检　内镜检查对于消化道疾病的诊断具有重要意义。下消化道内镜检查可直观显示结肠黏膜情况，明确结直肠病变，一般慢性腹泻患者均建议常规进行下消化道内镜检查，尤其是有报警征象者更应及时进行。对原因不明的慢性腹泻，结肠镜检查阴性时，应行结肠黏膜多点活检进一步明确病因以排除显微镜下结肠炎可能。

慢性腹泻患者结肠镜检查的适应证如下。

（1）合并腹泻以外的其他肠道症状，如腹痛、腹胀持续出现，以及发现腹部包块等诊断不明确。

（2）原因不明的下消化道出血，包括显性出血和持续性隐性出血。

（3）低位肠梗阻及腹部包块不能排除肠道疾病。

（4）影像学或其他检查不能确定肠道病变性质，但有明显的肠道症状，尤其疑有恶性变的情况。

（5）有结肠癌家族史，需要进行肠镜检查。

（6）已确诊的肠道病变，如炎症性肠病、结肠息肉、结肠癌术后等需要定期随访复查。

（7）大肠息肉和早期癌需在内镜下治疗。

（8）不明原因的消瘦、贫血。

（9）结肠切除术后，需要检查吻合口情况。

（10）有其他系统疾病和临床其他发现，需要肠镜进行辅助诊断。

（11）对于慢性腹泻同时具有结直肠癌等其他高危因素，也应考虑结肠镜检查。

上消化道内镜检查对全身性疾病、克罗恩病及疑诊乳糜泻者非常重要，乳糜泻的诊断一般需要从十二指肠黏膜取活检进行病理检查。黏膜组织学检查有助于惠普尔病、小肠淋巴瘤、小肠淋巴管扩张、克罗恩病、某些寄生虫感染、脂蛋白缺乏症、淀粉样病变等的诊断。

5. 小肠吸收功能试验　对吸收不良综合征的病因和分类有诊断价值。

6. 血清及尿中胃肠道激素与化学物质测定　有助于诊断内分泌肿瘤引起的腹泻。

（四）诊断标准与诊断流程

1. 急性腹泻 急性腹泻多由自限性感染引起，病程在10日以内，根据病史体格检查，多不需深入检查。按腹泻严重程度需进一步检查的情况：大量水泻导致低容量；每日便次超过6次，持续时间超过2日；血样便；腹部剧痛；发热（体温>38.5℃）；高龄患者（>70岁）；免疫抑制状态的患者。病史线索对急性腹泻的诊断很重要，若伴有发热常提示感染，进食后起病快则提示食物中毒。

2. 慢性腹泻 是针对症状的描述，在符合其发病时间及腹泻的诊断标准后，还需要明确慢性腹泻的病因，由全身性或肠道器质性病变导致，或属于肠道的功能性疾病。

（1）全身性疾病或器质性疾病造成的慢性腹泻

1）糖尿病性腹泻呈顽固性、间歇性，发作时间可为数日至数周；间歇期可为数周至数月，腹泻昼夜均可发生，约5%的腹泻患者同时有脂肪泻。

2）甲状腺功能亢进表现为排便频繁，甚至腹泻，粪便一般呈糊状，含较多未消化食物。

3）结直肠癌多伴有排便习惯改变，当肿瘤有糜烂、溃疡、坏死时，可表现为腹泻、血便和里急后重，尤其是肿瘤位于直肠者，主要表现为血便、排便次数增多、排便不畅和里急后重。

4）炎症性肠病包括克罗恩病和溃疡性结肠炎，起病缓慢，以腹痛、腹泻开始，逐渐加重，溃疡性结肠炎可有脓血便。

（2）功能性腹泻及IBS：功能性胃肠病是以胃肠道症状为主要表现的脑－肠轴互动异常。功能性胃肠病引起慢性腹泻的情况包括IBS（腹泻型与混合型）、功能性腹泻，胃－结肠反射亢进引起的腹泻。

1）功能性腹泻：诊断标准为≥75%粪便为松散或糊状便或水样便；不伴有腹痛或腹部不适；诊断之前至少6个月存在症状，且后3个月符合诊断标准。功能性腹泻与IBS的主要区别是前者不伴腹痛或腹部不适，因此在询问病史时要注意详细问诊。

2）IBS：是临床常见的以腹痛、腹胀、腹部不适和排便习惯改变为主要症状的临床综合征，但缺乏能解释这些症状的器质性病变的临床常规检查。根据罗马Ⅳ诊断标准，IBS被定义为诊断前症状出现6个月以上，近3个月以来有反复腹痛，每周至少有1日出现腹痛，并伴有以下2项或以上异常改变者：①与排便相关；②与排便频率改变相关；③与粪便性状改变相关。有报警征象的患者必须进一步检查，排除器质性疾病。IBS的报警征象：年龄>40岁的新发病患者、便血、粪便隐血试验阳性、贫血、腹部包块、腹水、发热、体重减轻和结直肠癌家族史。

3. 诊断流程 慢性腹泻的诊断流程见图4–17–1。

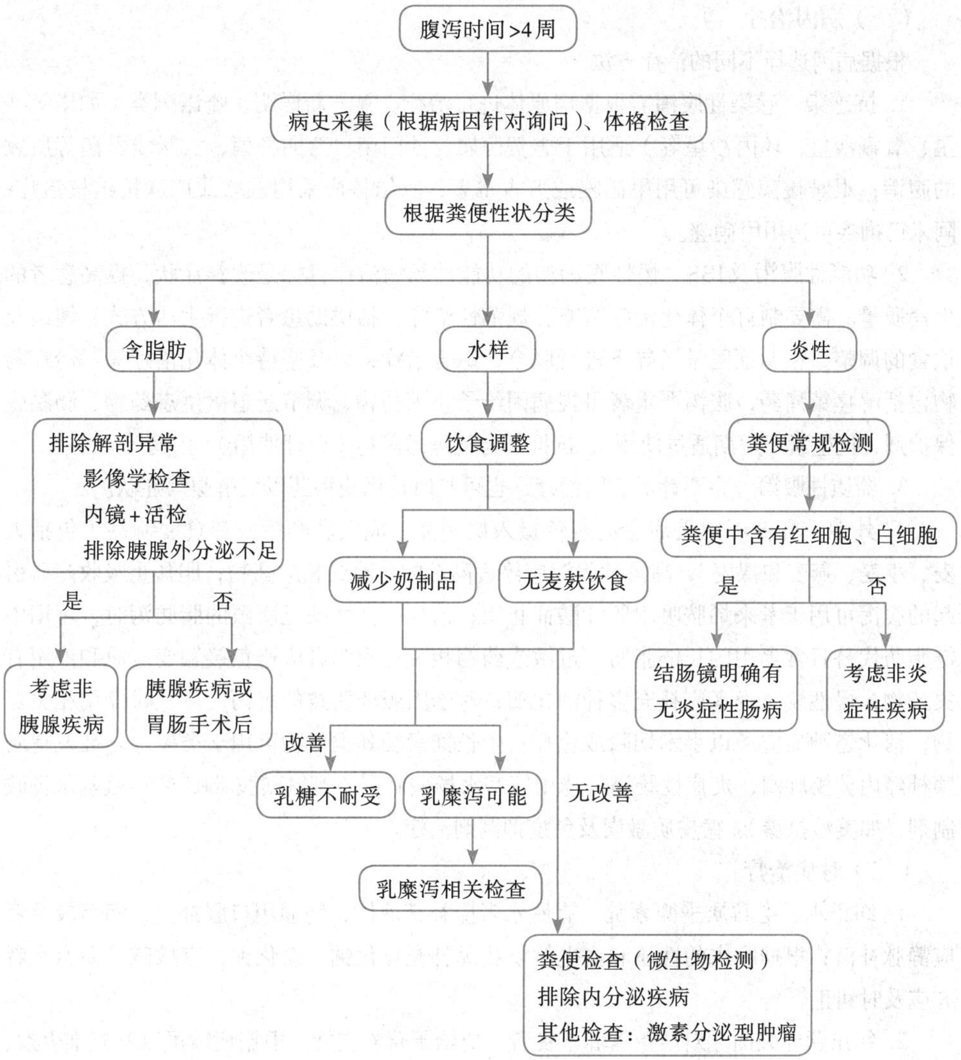

图4-17-1　慢性腹泻的诊断流程

相关实验室检查、影像学检查及内镜检查均阴性者高度提示功能性疾病。

【分析】

患者反复腹泻5年，病程较长，属慢性腹泻。进食牛奶或工作紧张时易发生，无其他伴随症状，曾行粪便常规、隐血试验及肠镜检查均无异常发现。根据病史资料，全科医生考虑患者为功能性腹泻，诊断为肠易激综合征。

三、治疗原则

治疗主要针对病因，但许多腹泻需根据其病理生理特点给予对症和支持治疗。在未明确病因之前，要慎重使用止泻药和镇痛药，以免造成误诊耽误病情。

（一）病因治疗

根据病因选择不同的治疗方法。

1. 抗感染　感染性腹泻需根据病原体进行治疗。复方新诺明、喹诺酮类（如诺氟沙星、氧氟沙星、环丙沙星等）适用于志贺菌属、沙门菌、弯曲杆菌、大肠埃希菌等所致的腹泻；艰难梭菌感染可用甲硝唑或万古霉素；肠结核应采用三联或四联抗结核治疗；阿米巴痢疾可选用甲硝唑。

2. 功能性腹泻及IBS　慢性腹泻型的功能性肠病治疗目标是改善症状，提高患者的生命质量。需要制订个体化治疗策略，规范性治疗包括协助患者进行生活方式、情绪及饮食的调整、在循证医学指导下进行联合、综合治疗，以及坚持个体化治疗等。治疗药物包括解痉镇痛药，腹泻严重者可视病因给予止泻药物、调节肠道微生态药物、肠黏膜保护剂、抗生素（短期适量使用）、抗抑郁与抗焦虑药物（合理使用）、中药等。

3. 器质性腹泻　主要针对病因治疗，也可临时选用止泻药以缓解腹泻症状。

4. 其他　乳糖不耐受症者应避免摄入奶制品，成人乳糜泻应禁食麦制品（包括大麦、小麦、燕麦和裸麦）；高渗性腹泻应停食高渗的食物或相应药物；胆盐重吸收障碍引起的腹泻可用于考来烯胺吸附胆汁酸而止泻；治疗胆汁酸缺乏所致的脂肪泻时，可用中链脂肪代替日常食用的长链脂肪；过敏或药物相关性腹泻者应避免接触变应原和停用有关药物；慢性胰腺炎者应补充多种消化酶；对于因服药所致的腹泻，应及时停用相关药物；消化道肿瘤应予以手术切除或化疗；生长抑素及其类似物可用于类癌综合征及胃肠胰神经内分泌肿瘤；炎症性肠病可选用氨基水杨酸制剂（柳氮磺胺吡啶或5-氨基水杨酸制剂，如美沙拉嗪）、糖皮质激素及免疫抑制剂治疗。

（二）对症治疗

1. 纠正水、电解质平衡紊乱　有脱水者应补充液体，轻症用口服补液，病情较重者应静脉补液；根据脱水的性质和血电解质状况补充氯化钠、氯化钾；有酸碱平衡紊乱者亦应及时纠正。

2. 纠正营养失衡　对严重营养不良者，应给予营养支持。根据病情可以补充维生素、氨基酸、脂肪乳剂等营养物质，有缺铁、缺钙者亦应及时补充。对弥漫性肠黏膜受损者，谷氨酰胺是黏膜修复的重要营养物质，在补充氨基酸时应注意补充谷氨酰胺。

3. 黏膜保护剂　蒙脱石散、硫糖铝等药物有黏膜保护作用，可用于感染性或非感染性腹泻，可口服或灌肠。

4. 微生态制剂　可以调节肠道菌群，用于急、慢性腹泻，常用制剂有双歧杆菌、乳酸菌、嗜酸乳酸杆菌、粪链球菌等。

5. 止泻剂　有药用炭、洛哌丁胺、复方地芬诺酯、氢氧化铝凝胶、可待因等，这些药物不能用于感染性腹泻，严重的非感染性腹泻可用止泻剂。

6. 解痉药　如山莨菪碱、阿托品等，青光眼或前列腺肥大者应慎用；胃肠道选择性钙通道阻滞剂匹维溴铵副作用较少。

临床常用止泻相关药物见表4-17-3。

表4-17-3　临床常用止泻相关药物

分类	药物	用法和用量
黏膜保护剂	蒙脱石散	3g，口服，3次/d
微生态制剂	双歧杆菌	2g（4片），口服，2～3次/d
止泻药	药用炭	0.9～3.0g（3～10片），口服，3次/d
	洛哌丁胺	急性腹泻：起始剂量4mg，以后每次出现不成形便后服用2mg 慢性腹泻：起始剂量4mg，以后2～12mg/d以维持每日1～2次正常排便
	复方地芬诺酯	1～2片（每片含盐酸地芬诺酯2.5mg），口服，3次/d（首剂加倍，腹泻得到控制后应立即减少剂量）
解痉药	山莨菪碱	5～10mg，口服，3次/d
	阿托品	0.3～0.6mg，口服，3次/d
	匹维溴铵	50mg，口服，3次/d

【分析】

肠易激综合征的治疗原则是在建立良好医患关系的基础上，根据症状严重程度进行分级治疗，强调综合治疗和个体化治疗的原则。除一般治疗外，常用的药物有解痉剂、止泻药、黏膜保护剂、微生态制剂、抗焦虑抑郁药等。同时，全科医生还应给予患者生活方式上的指导，包括日常生活有规律，避免精神紧张、焦虑等，避免摄入牛奶等奶制品、大豆等易产气的食物，必要时口服药物治疗，稳定病情，预防复发。

四、转诊原则

出现以下情况需及时转诊至上级医院。

1. 腹泻原因不明，应转院进一步做相关检查，明确诊断。
2. 结肠癌等肠道肿瘤需手术治疗。
3. 严重肠道感染，腹泻量大，导致水、电解质、酸碱平衡紊乱，甚至休克者。

五、腹泻的预防

针对导致腹泻的不同病因及发病机制，采取相应的预防措施。

1. 感染性腹泻者，应避免不洁饮食，注意卫生，防止粪-口传播。

2. IBS患者，需建立良好的生活习惯，饮食上避免产气的食物，如奶制品、大豆等。伴有焦虑者可采取心理治疗或用药。

3. 乳糖不耐受者，不宜食用牛奶等奶制品；成人乳糜泻，不宜食用麦制品（包括大麦、小麦、燕麦和裸麦）。

4. 因过敏所致的腹泻，应避免接触变应原；服药所致腹泻者，应及时停用有关药物。

六、管理流程和三级诊疗

（一）一级诊治

适合轻、中度慢性腹泻患者。首先应详细了解病史、体格检查、直肠指检、粪便常规检查，包括隐血试验。若有报警征象、对疾病过度担心者，可进行辅助检查以明确是否存在器质性疾病，并进行相应处理，否则可选择经验性治疗。强调生活方式调整、认知治疗，注意避免诱发腹泻的食物，可选用解痉药、止泻药或益生菌，疗程为2～4周。

（二）二级诊治

主要对象为经验性治疗或诊断性治疗无效的患者，必须采取结肠镜等方式进一步明确病因，根据病因选择合理的治疗方案。

（三）三级诊治

对二级诊治无效的患者，应进行重新评估，注意是否合并机会感染、是否能排除引发慢性腹泻的少见或罕见病因，注意患者是否已改变不合理的生活方式、依从性如何、治疗是否规范、有无精神心理障碍等。必要时需多学科（包括心理科）会诊，以确定合理的个体化综合治疗方案。

（赵光斌）

第十八节 便　　秘

【案例】

患者，男，86岁。反复便秘2年。近2年来因右髋关节疼痛，经常卧床休息，由于起床排尿不方便，所以饮水很少，便秘情况逐渐加重，由2～3日1次，发展为3～5日1次，粪便干结，伴腹胀、食欲减退，需口服泻药帮助排便。他感到很苦恼，询问全科医生到底什么原因使他便秘加重？应该如何用药？如何合理饮食有助于便秘好转？

便秘（constipation）是指一种（组）临床症状，表现为排便困难和/或排便次数减少、粪便干结且量少。排便困难包括排便费力、排出困难、肛门直肠阻塞感、排便不尽感、排便费时，以及需手法辅助排便。排便减少指每周排便<3次。

一、病因分类

正常的肠道功能机制复杂，排便有赖于产生便意和排便动作的各个环节的协调配合，每一个环节的异常均可导致便秘。

便秘的病因与分类见表4-18-1。

表4-18-1 便秘的病因与分类

分类	代表疾病
功能性疾病	功能性便秘 功能性排便困难 便秘型肠易激综合征
器质性疾病	肠道疾病：结肠肿瘤、憩室、肠腔狭窄或梗阻、巨结肠、结直肠术后、肠扭转、直肠膨出、直肠脱垂、痔、肛裂、肛周脓肿和瘘管、肛提肌综合征、痉挛性肛门直肠痛 内分泌和代谢性疾病：严重脱水、糖尿病、甲状腺功能减退、甲状旁腺功能亢进、多发内分泌腺瘤、重金属中毒、高钙血症、高或低镁血症、低钾血症、卟啉病、慢性肾病、尿毒症 神经系统疾病：自主神经病变、认知障碍或痴呆、多发性硬化、帕金森病、脊髓损伤 肌肉疾病：淀粉样变性、皮肌炎、硬皮病、系统性硬化病
药物因素	抗抑郁药、抗癫痫药、抗组胺药、抗震颤麻痹药、抗精神病药、解痉药、钙通道阻滞剂、利尿剂、单胺氧化酶抑制剂、阿片类药、拟交感神经药、含铝或钙的抗酸药、钙剂、铁剂、止泻药、非甾体抗炎药

二、常见病因的识别

便秘根据有无器质性病变可分为器质性和功能性腹泻（表4-18-2）。

表4-18-2 便秘常见病因的识别

识别项目	器质性便秘	功能性便秘
好发年龄	任何年龄	任何年龄，老年人多见
性别	无性别差异	女性多见
诱因	直肠和肛门病变、结肠病变、神经系统疾病	饮食生活因素、心理因素
特点	急性便秘、腹痛、肛门疼痛和痉挛	慢性便秘、腹痛
发作形式和持续时间	起病较急，去除病因可缓解	起病缓慢、持续性
伴随症状或体征	腹胀、便血、恶心、呕吐、消瘦、腹痛压痛、腹部包块	抑郁、焦虑、体格检查阴性

三、根据功能改变分类

根据引起便秘的肠道动力和肛门直肠功能改变的特点，将慢性便秘分为3种类型。

1. 慢传输型便秘　多数功能性便秘属于此型便秘，结肠常规病因学检查除结肠黏膜黑变外未见明显异常，而结肠测压和胃肠传输试验表明存在结肠动力紊乱和转运能力降低。

2. 出口梗阻型　此类患者主要表现为直肠排便异常，多种因素均可导致功能性出口梗阻。常见的疾病有直肠膨出、盆底下降综合征和盆底痉挛综合征。

3. 混合型　此类患者合并有结肠慢传输和直肠排出障碍。

四、诊断思路

（一）病史采集

询问患者如何定义便秘，这一点非常重要，应仔细询问病史，包括粪便黏稠度、排便的频率、粪便的性状，有无排便腹痛及肛门周围疼痛，是否存在便血或黏液，有无里急后重感。患者饮食也与便秘很有关系。

1. 急性便秘或慢性便秘　急性便秘要多考虑器质性便秘；慢性便秘原因比较复杂，最常见的是习惯性便秘。

2. 诱发因素及排便相关情况　询问饮食生活习惯、排便习惯，有无慢性胃肠病、腹部手术史、药物服用史等，以寻找导致便秘发生的诱因。

3. 伴随症状　急性便秘伴呕吐和肠绞痛应考虑肠梗阻；便秘与腹泻交替出现须注意肠结核、结肠肿瘤和IBS；若伴精神紧张、生活环境改变，多为功能性便秘；便秘伴腹部包块者须注意肠套叠、肠肿瘤、克罗恩病、腹腔结核等。

（二）体格检查

左下腹可有轻压痛、可触及粪块或痉挛的肠段。若为肛裂、痔疮患者，肛门口常有触痛或出血。继发性便秘会伴有器质性疾病的相关体征。

（三）实验室及辅助检查

1. 粪便检查　观察粪便的一般形态，包括粪便的量、性状、坚硬度、颜色、气味、有无脓血或黏液、寄生虫等。粪便常规及隐血试验是常规检查项目。IBS患者的粪便伴有较多的黏液。直肠癌或有直肠病变的患者往往表现为粪便变细或粪便一侧有压迹伴有鲜血。痔疮或肛裂时粪便表面常伴有鲜血。对于部分消化道肿瘤（如胃癌、大肠癌）患者，持续或间断性粪便隐血试验阳性可能是其早期的表现。

2. 直肠指检　有助于帮助了解肛门狭窄、粪便嵌塞、痔疮，或直肠脱垂、直肠肿块等情况，也可了解肛门括约肌的功能状态、直肠壁的光滑程度，对于便秘的鉴别诊断能提供重要信息。

3. 腹部平片　腹部X线平片对于疑似便秘的患者既是一种经济的检查手段，又可作为临床病史及体格检查的有利补充。如腹部X线平片显示明显气液平，则支持肠梗阻诊断。此外，腹部X线平片对明显扩张的结肠也能很好地显示，故对诊断巨结肠有一定的价值。

4. 结肠镜检查　结肠镜检查对引起便秘的各种结肠病变，如结肠癌、直肠癌，肠腔内息肉等器质性肠腔狭窄病变的诊断有极大帮助，结合病理活检，可获得确诊。

5. 其他检查还包括结肠传输试验、排粪造影检查、肛管直肠压力测定、球囊逼出试验、肛门肌电图检查等。

（四）诊断标准及病情评估

1. 便秘的诊断主要取决于症状（便秘的诊断流程见图4-18-1），凡有排便困难费力、排便次数减少（每周<3次），粪便干结、量少，可诊断为便秘，时间≥6个月为慢性便秘。慢性功能性便秘的诊断目前主要采用罗马Ⅳ诊断标准，具体如下。

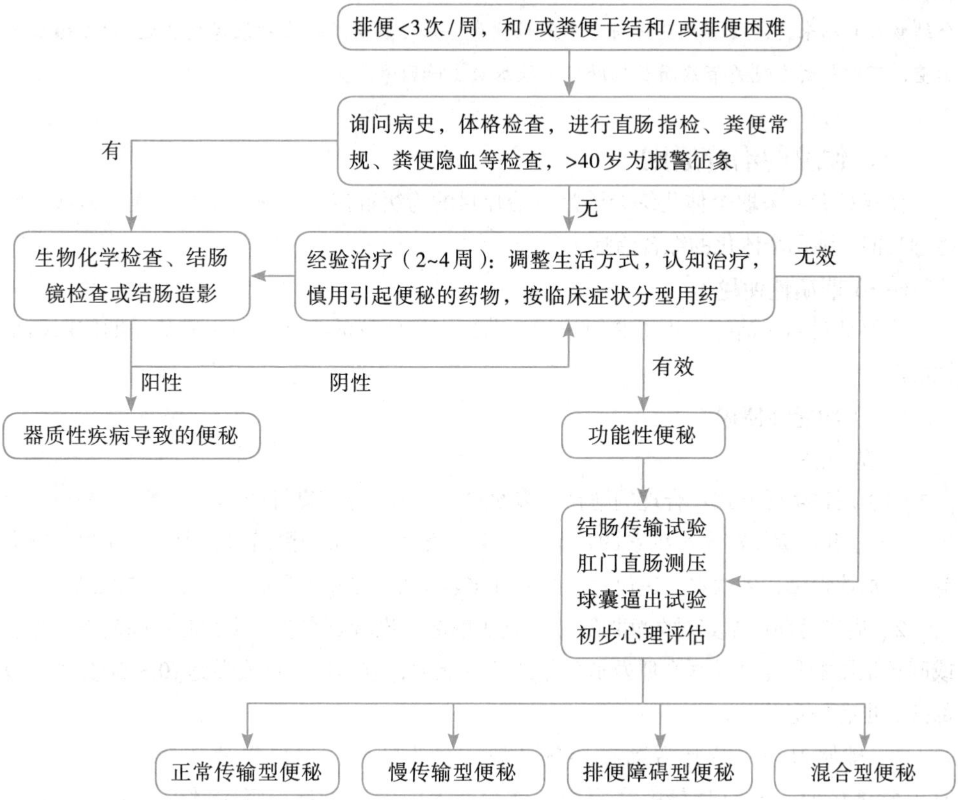

图4-18-1　便秘的诊断流程

（1）必须包括以下2项或以上：

1）至少25%的排便感到费力。

2）至少25%的排便为干球粪或硬粪。

3）至少25%的排便有不尽感。

4）至少25%的排便有肛门直肠梗阻感和/或堵塞感。

5）至少25%的排便需手法辅助，每周自发排便<3次。

（2）不用泻药时很少出现稀便。

（3）不符合IBS的诊断标准。

2. 便秘的程度　可分为轻、中、重度。轻度便秘不影响日常生活，通过整体调整、短时间用药即可恢复；重度便秘指便秘症状重且持续，严重影响工作、生活，需用药物治疗，且不能停药或药物治疗无效；中度则介于轻度和重度之间。

【分析】

患者为老年男性，反复便秘2年，病程较长。全科医生为其安排了粪便常规和隐血试验的检查，未见异常。为排除结肠器质性病变，建议其转诊至上级医院行肠镜检查，结果显示：全结肠及直肠未见器质性病变，符合功能性便秘。结合病史及检查结果考虑其近2年病情逐渐加重，可能与因右髋关节痛而长期卧床、饮水减少等因素有关。

五、便秘的治疗原则

便秘患者应采取个体化综合治疗。治疗目的为缓解症状，恢复正常肠道动力和排便生理功能。强调个体化的综合治疗。

（一）器质性便秘

主要针对病因治疗，也可临时选用泻药以缓解便秘的症状，但应避免长期使用刺激性泻药。

（二）功能性便秘

1. 基础治疗

（1）调整生活方式：合理的膳食、多饮水、运动、建议良好的排便习惯。

1）膳食：增加富含纤维素的蔬菜、水果、燕麦、玉米、黑面包、大豆、花生、肉类等。增加饮食量，多饮水，建议每日摄入纤维素（25～35g）和水分（1.5～2.0L）。

2）适当运动：尤其对久病卧床、运动少的老年患者更有益。步行时抬腿动作可直接或间接地影响骨盆耻骨联合肌及肛门括约肌的能力，应每日步行或慢跑10～30分钟。腹部按摩也有一定效果。

3）排便习惯：结肠活动在晨醒和餐后最为活跃，建议患者在晨起或餐后2小时内尝试排便，排便时集中注意力，减少外界因素的干扰；每次排便时间不宜太长（<10min/次）。

（2）精神、心理治疗：对于伴有明显抑郁、焦虑障碍和睡眠障碍的患者，需要进行精神、心理治疗，包括健康教育、心理治疗、认知行为治疗。严重者可予抗抑郁焦虑药物治疗和/或转至精神心理科接受专科治疗。尽量避免选用多靶点作用的抗抑郁焦虑药物。

2. 药物治疗　便秘经过4～8周的基础治疗无效者可酌情选用相应药物治疗，可根据病情轻重及便秘不同的类型决定。如轻中度便秘患者，可选用容积性或渗透性泻药，必要时联合使用；对于重度便秘患者，在容积性和渗透性药物无效时，可联合选用胃肠促动药或促分泌药。慢传输型便秘表现为排便次数减少、缺乏便意，可选用泻药以缓解，可选用容积性、渗透性、促动力泻药，必要时可联合用药；排便障碍型便秘主要表现为排便费力、粪便干结、排便不尽感，生物反馈疗法是此型便秘治疗的主要措施，也可适当使用渗透性、容积性泻药；便秘型IBS，注重心理治疗，可选用渗透性泻药（表4-18-3）。

表4-18-3 便秘的常用药物分类、特点及注意事项

分类	特点及注意事项	常用代表性药物
通便药		
容积性泻药	滞留粪便中的水分，增加含水量和粪便体积，主要用于轻度便秘，服药时应补充足够的液体	甲基纤维素、欧车前纤维制剂、麦麸
渗透性泻药	肠内形成高渗状态，吸收水分，增加体积刺激蠕动，可用于轻中度便秘患者	乳果糖、硫酸镁、聚乙二醇
刺激性泻药	作用于肠神经系统，增强肠道动力和刺激肠道分泌	酚酞、比沙可啶、蒽醌类
胃肠促动药	作用于肠神经末梢，释放运动性神经递质、拮抗抑制性神经递质或直接作用于平滑肌，增加肠道动力，对慢传输型便秘有较好的效果	5-HT_4受体激动剂（莫沙必利）；胆碱酯酶抑制剂（依托必利）
促分泌药	刺激肠液分泌，促进排便	利那洛肽、鲁比前列酮
灌肠药和栓剂	润滑并刺激肠壁，软化粪便，适用于粪便干结、嵌塞患者临时使用	甘油、液状石蜡、开塞露、清洁灌肠
益生菌/益生元	通过调节肠道菌群失衡、促进肠道蠕动和胃肠动力恢复改善便秘症状。推荐作为慢性便秘的长期辅助用药	双歧杆菌、乳酸菌、枯草杆菌等

便秘的常用治疗药物如下。

（1）聚乙二醇4000散：适用于成人及≥8岁儿童便秘的症状治疗。用药方法为：口服，10g/次，1～2次/d，或20g/次、顿服，每袋内容物溶于一杯水中后服用。可用于糖尿病或需要无糖饮食的患者。

（2）乳果糖口服溶液：主要用于慢性或习惯性便秘。乳果糖除了具有渗透性泻剂作用的同时还具有益生元的作用，通过调节肠道菌群的平衡起到治疗作用。同时在肝性脑病中也用于治疗和预防肝性昏迷或昏迷前状态，具体用法见表4-18-4。

表4-18-4 乳果糖口服液用法和用量

适用对象	起始剂量	维持剂量
成人	30～45ml/d	12～25ml/d
7～14岁儿童	15ml/d	10ml/d
3～6岁儿童	5～10ml/d	5～10ml/d

续表

适用对象	起始剂量	维持剂量
婴儿	5ml/d	5ml/d
肝性昏迷及昏迷前期	30～50ml/次，3次/d	剂量应调至能保证每日最多2～3次软便，粪便pH 5.0～5.5

（3）比沙可啶肠溶片：用于急、慢性便秘和习惯性便秘。用药方法为：6岁以上儿童5mg/次，成人5～10mg/次，1次/d，整片吞服。

（4）利那洛肽：主要用于便秘型IBS的治疗，可显著增加患者每周自发排便次数，改善排便费力和粪便性状，并可有效缓解腹胀等腹部不适症状。该药在胃肠道中代谢，极少吸收入血，安全性较好。用药方法为：口服，成人290μg/次，1次/d，至少餐前30分钟服用；不建议18岁以下青少年及儿童应用。

（5）琥珀酸普芦卡必利：用于治疗成年女性患者通过轻泻剂难以充分缓解的慢性便秘症状。用药方法为：口服，可在一日中任何时间服用，餐前餐后均可；成人2mg/次，1次/d；老年患者（>65岁）起始剂量为1mg/次，1次/d，如有需要，单次剂量可增加至2mg/次。

（6）益生菌及益生元

1）益生菌：慢性便秘患者存在肠道微生态失衡，研究发现成人慢性便秘患者肠道中双歧杆菌属、乳酸杆菌属等有益菌群的数量显著减少，同时大肠埃希菌、金黄色葡萄球菌等潜在致病菌数量显著增加，且这一趋势与便秘的严重程度相关。补充含双歧杆菌、乳杆菌、枯草杆菌等益生菌的制剂，尤其是双歧杆菌四联活菌、枯草杆菌二联活菌等复合制剂，可通过调节肠道菌群、促进肠道蠕动和胃肠动力恢复来改善便秘症状。目前推荐该类制剂作为慢性便秘的长期辅助用药。

2）益生元：是一类不被吸收但可促进肠道优势菌生长的寡糖类物质。以乳果糖为代表，其一方面可作为渗透性泻剂治疗便秘，同时又作为益生元促进肠道优势菌的生长，通过双重机制治疗便秘。

（7）开塞露：用于小儿、老年体弱便秘者的治疗。用法为：将容器顶端刺破或剪开，涂以少许油脂，缓慢插入肛门，然后将药液挤入直肠内，成人1支/次，儿童0.5支/次。

3. 中医药　中医的辨证施治方法有可能使便秘的症状有所改善，既往报道中成药制剂、汤剂等中药，以及手法按摩、推拿可以改善便秘的症状，但缺乏疗效评估，仍需有进一步的循证医学证据支持。

4. 生物反馈治疗　针对盆底肌功能障碍所致的便秘。经保守治疗后无效或明确有器质性疾病时，可考虑手术，应严格掌握手术适应证，术前应全面评估。

5. 特殊人群的便秘治疗

（1）老年人：老年人便秘主要与缺乏运动、因病服用相关药物有关，治疗手段主要为改变生活方式、尽量停用致便秘的药物。容积性、渗透性泻药为首选，严重者可短期适量应用刺激性泻药。

（2）妊娠妇女：适当运动、多饮水、增加膳食纤维为主要治疗措施，可选用安全性好的乳果糖、聚乙二醇、容积性泻药。比沙可啶少见致畸的报道，但会引起肠痉挛。应避免使用蒽醌类泻药和蓖麻油。

（3）儿童：基础治疗包括家庭教育、合理饮食和排便习惯训练，对于粪便嵌塞者，可选用开塞露或温生理盐水灌肠。乳果糖、聚乙二醇、容积性泻药证实有效，安全性好。

（4）糖尿病患者：便秘是糖尿病患者最常见的消化道症状，可尝试使用容积性、渗透性和刺激性泻药。

（5）终末期患者：终末期患者发生便秘与运动和进食减少、使用阿片类药物等有关。预防性使用泻药极为重要，可使用刺激性泻药，同时可联合渗透性泻药或灌肠药。

【分析】

作为全科医生，首先应在生活上对患者进行耐心指导，包括嘱咐患者增加膳食纤维的摄入、多饮水、养成定时排便的习惯等，必要时使用缓泻药帮助排便。患者长期卧床、饮水减少的根本原因是右髋关节疼痛，需做进一步检查明确诊断，明确诊断后应针对病因采取治疗，同时结合功能性便秘的治疗措施，帮助患者尽快解除便秘的困扰。

六、转诊原则

当患者出现以下情况，建议转诊至上级医院。

1. 及时转诊

（1）器质性疾病导致便秘病情严重者，或出现并发症，如肠梗阻、结肠粘连、肠穿孔、腹膜炎等情况。

（2）需手术治疗。

（3）严重的顽固性便秘，药物治疗无效。

（4）有报警征象。

2. 普通转诊

（1）对疾病过分担心且宣教无效。

（2）经验治疗（2～4周）无效或难治性便秘。

（3）需要进一步检查排除器质性疾病的便秘。

七、便秘的预防

1. 一级预防　功能性便秘的病因主要与饮食、生活习惯、精神心理及滥用药物等因素相关，一级预防主要是针对以上因素，采取相关措施，在源头上预防疾病的发生。主要措施如下。

（1）养成定时排便的习惯，睡醒和餐后结肠动作电位增强，能将粪便向结肠远端推进，是便意最强烈的时候，故晨起和餐后最容易将粪便排出体外。

（2）每日摄入1.5～2.0L水，坚持适当锻炼，合理安排工作和生活，避免久坐不动。

（3）多进食高纤维含量的食物，避免进食过少或食品过于精细，导致对结肠刺激减弱。

（4）积极治疗原发疾病，避免便秘发生。

（5）当外出旅行、生活节奏发生变化时，不要压制便意，有便意时应及时如厕。

（6）出现负面情绪时，及时调整心理状态。

（7）避免滥用与便秘相关的药物，慎用或停用吗啡类、抗胆碱药、神经节阻滞药、药用炭、铁剂、氢氧化铝等药物。

2. 二级预防　主要指对便秘能早发现、早诊断、早治疗。全科医生应仔细询问有导致便秘的危险因素及目前是否有便秘的症状（筛查），如有相应的危险因素，应进行相关健康教育，如有便秘症状，则及早进行干预。

3. 三级预防　对功能性便秘患者，在对症治疗的同时，需要长期进行随访评估，防止转化为慢性便秘；可隔2～4周进行经验评估，如发现治疗无效，应积极查明病因，必要时进行转诊。对于器质性疾病导致便秘者，需防止因便秘加重病情，其评估时间由于病因及病情严重程度不同而有差异，如急性心肌梗死不稳定期患者，每日均需关注患者排便情况。

八、疾病管理

便秘患者的管理流程见图4-18-2。

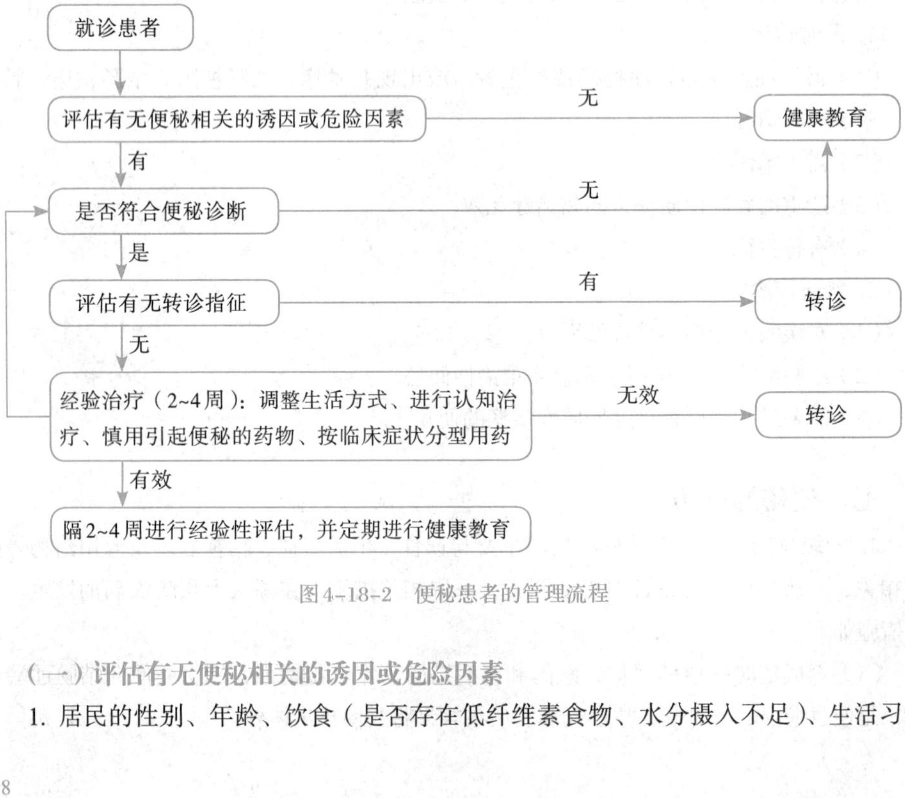

图4-18-2　便秘患者的管理流程

（一）评估有无便秘相关的诱因或危险因素

1. 居民的性别、年龄、饮食（是否存在低纤维素食物、水分摄入不足）、生活习惯

（生活节奏是否加快）、工作规律（工作环境是否改变）、精神情绪如何（如抑郁、焦虑等），以及从事何种职业。

2. 有无报警征象，包括便血、粪便隐血试验阳性、贫血、消瘦、明显腹痛、腹部包块及有结直肠息肉史和结直肠肿瘤家族史等；有无铅接触史；有无泻药、吗啡、神经阻滞剂等药物接触史；有无糖尿病、垂体功能减退、甲状腺功能减退、结直肠、肛门部位疾病等病史。

（二）评估便秘严重程度

明确是否需要转诊、便秘是否影响日常生活、短期干预后是否可恢复，如干预无效或严重影响生活，应及时转诊；如患者有报警征象或由明确器质性疾病导致，无法处理时，也应及时转诊。

（三）评估干预相关问题

评估患者接受干预的依从性，重点了解患者自身是否有接受治疗的心理准备、家庭支持如何、经济情况等，明确可能影响患者连续性干预的因素。根据患者的具体情况，为其制订个性化的便秘防治计划，主动了解患者实施情况，定期随访。

（赵光斌）

第十九节 呕血与便血

【案例】

患者，男，27岁。因“反复中上腹隐痛1个月，伴呕血、黑便1日”就诊。患者近1个月来反复感中上腹隐痛，空腹时及夜间明显，进食后可暂时缓解。昨晚饮酒后中上腹痛加剧，今晨3点呕吐咖啡色液体2次，共约100ml，9点解柏油样黑便2次，每次约100ml，感头晕、心悸、出冷汗。患者心情非常紧张，来到社区全科医生处询问自己患了什么疾病？应该如何进一步检查和治疗？

呕血（hematemesis）是上消化道疾病（指十二指肠悬韧带以上的消化道，包括食管、胃、十二指肠、肝、胆、胰及胃空肠吻合术后的空肠上段疾病）或全身性疾病所致的上消化道出血，血液经口腔呕出。常伴有黑便，严重时可有急性周围循环衰竭的表现。

便血（hematochezia）是指消化道出血，血液由肛门排出。便血颜色可呈鲜红、暗红或黑色。少量出血不造成粪便颜色改变，需经隐血试验才能确定者，称为隐血（occult blood）。

一、病因与分类

（一）呕血的病因

呕血的常见病因见表4–19–1。

表4–19–1 呕血的常见病因

分类	代表疾病
消化系统疾病	
食管疾病	疾病食管炎、食管溃疡、食管肿瘤、食管贲门黏膜撕裂、Cameron糜烂、物理/化学性损伤
胃及十二指肠疾病	疾病消化性溃疡、急性糜烂出血性胃炎、胃血管异常（动静脉畸形，如黏膜下恒径动脉破裂出血等）、胃癌和胃其他肿瘤、急性胃扩张、十二指肠炎和憩室炎、膈疝、胃扭转、钩虫病、胃肠吻合术后的空肠溃疡和吻合口溃疡
肝、胆管疾病	肝硬化致食管、胃底静脉曲张或门静脉高压性胃病、胆管结石、胆管蛔虫、胆囊癌、胆管癌及壶腹癌
胰腺疾病	慢性胰腺炎合并脓肿或囊肿、胰腺癌
全身性疾病	
血液疾病	血小板减少性紫癜、过敏性紫癜、白血病、血友病、霍奇金病、遗传性毛细血管扩张症、弥散性血管内凝血及其他凝血功能障碍（如应用抗凝药物过量）
感染性疾病	流行性出血热、钩端螺旋体病、登革热、暴发性肝炎、败血症
消化系统邻近器官疾病	胸主动脉瘤破裂进入食管，腹主动脉瘤破裂进入十二指肠
结缔组织病	系统性红斑狼疮、皮肌炎、结节性多动脉炎累及上消化道
其他	尿毒症、肺源性心脏病、呼吸功能衰竭

（二）便血的病因

便血的常见病因见表4–19–2。

表4–19–2 便血的常见病因

分类	代表疾病
下消化道疾病	
小肠疾病	肠结核、克罗恩病、小肠肿瘤、小肠血管瘤、空肠憩室炎或溃疡、梅克尔憩室炎或溃疡、肠套叠、肠伤寒、急性出血性坏死性肠炎、钩虫病

续表

分类	代表疾病
结肠疾病	急性细菌性痢疾、阿米巴痢疾、血吸虫病、溃疡性结肠炎、结肠憩室炎、结肠癌
直肠肛管疾病	直肠肛管损伤、直肠息肉、直肠癌、痔疮、肛裂、肛瘘
肠道血管畸形	先天性血管畸形、血管退行性变、遗传性毛细血管扩张症
上消化道疾病	可表现为便血或黑便
全身性疾病	白血病、血小板减少性紫癜、血友病、遗传性毛细血管扩张症、肝脏疾病、尿毒症、流行性出血热

（三）呕血和便血的常见病因的识别

呕血和便血常见病因的识别见表4-19-3。

表4-19-3　呕血和便血常见病因的识别

识别点	消化性溃疡	食管胃底静脉曲张	结肠癌
好发年龄	DU青壮年多见，GU中老年多见	20～50岁	中、老年
性别	DU男女比例为（4.4～6.8）∶1 GU男女比例为（3.6～4.7）∶1	男性多见	男女比例为1.65∶1
诱因	药物、精神刺激、饮食不慎、气候变化	肝硬化失代偿	不明
特点	呕血、黑粪黑便或粪便隐血试验阳性，长期性、周期性、节律性，中上腹隐痛或不适，出血后疼痛缓解	呕血、黑便，出血量较大	便血或粪便隐血试验阳性，腹痛、腹块，便秘、腹泻或交替
发作形式和持续时间	缓慢起病，持续性、反复发作	缓慢起病，持续性	缓慢起病，进行性
伴随症状或体征	烧心、反酸、嗳气、恶心、呕吐，中上腹轻压痛	食欲减退、乏力、腹水、黄疸、贫血、脾大、腹壁静脉曲张	贫血、腹块、腹水、消瘦或恶病质

注：DU，十二指肠溃疡；GU，胃溃疡。

二、诊断思路

（一）病史采集

1. 呕血

（1）鉴别是否为上消化道出血：首先应与口、鼻、咽部出血相区别；也需与呼吸道和心脏疾病导致的咯血相区别。柏油样便是上消化道出血的特征；当服用药用炭、铋剂、铁剂之后，也会排出黑便，但一般无光泽且隐血试验阴性。

（2）询问出血方式：有助于判断出血部位。一般来说，幽门以下出血常表现为黑便，而幽门以上出血常兼有呕血和黑便。但幽门以下部位如出血量多，血液反流到胃，可引起呕血；幽门以上部位如出血量少，不引起呕吐反射，也可只有黑便而无呕血。呕血的性状主要取决于出血量和在胃内停留时间，如出血量较少而在胃内停留时间长，由于血红蛋白受胃酸作用，转化为酸化正铁血红蛋白，呕吐物会呈咖啡色或棕黑色；如出血量大而在胃内停留时间短，则呕吐物呈鲜红色或暗红色。

（3）估计失血量：失血量的估计在临床上具有重要意义，判断每日出血量在5～10ml或以上时，隐血试验可呈阳性反应；每日出血量达50～100ml或以上时，可出现黑便；胃内积血量250ml时，可引起呕血。24小时内失血量超过1 000ml或循环血量的20%，被称为急性上消化道大量出血。由于在消化道的失血量甚难估计，因此尚需结合全身情况来判断；如失血量在1 000～1 500ml，相当于循环血量的20%～30%，患者站立时可出现头晕、面色苍白、心悸、脉速、出汗，甚至晕厥等症状；如失血量在1 500～2 000ml，相当于循环血量的30%～40%，仰卧位时也可出现上述症状，并且有短暂意识丧失和血压下降；如失血量在2 000～2 500ml或以上，相当于血容量的40%～50%及以上，则可出现严重失血性休克。但需注意全身症状的个体差异很大，与患者年龄、体质和有否慢性病都有关系。

（4）伴随症状和既往史：消化性溃疡出血常伴反复中上腹隐痛或不适，出血后疼痛缓解；慢性肝炎、血吸虫病或肝硬化者往往由于食管、胃底静脉曲张破裂出血；右上腹剧烈绞痛后出现呕血和黑便者，要考虑是否为胆管出血；上消化道出血同时伴有皮肤、黏膜出血者，需注意是否存在血液病。应当指出的是，肝硬化患者出现上消化道出血时，有一部分患者出血可来自消化性溃疡、急性糜烂出血性胃炎、门静脉高压性胃病。

45岁以上慢性持续性粪便隐血试验阳性，伴有缺铁性贫血、持续性上腹痛、厌食、消瘦者，应警惕胃癌的可能性；50岁以上原因不明的肠梗阻及便血，应考虑结肠肿瘤；60岁以上有冠心病、心房颤动病史的腹痛及便血者，缺血性肠病可能大。

突然腹痛、休克、便血者要立即想到动脉瘤破裂；黄疸、发热及腹痛伴消化道出血时，胆源性出血不能除外；儿童便血以梅克尔憩室、感染性肠炎、血液病多见。

2. 便血

（1）便血的颜色：便血的颜色取决于出血的部位、出血量及血液在肠道内停留的时间。鲜红色的血便多来自左半结肠、直肠和肛管的病变；暗红色、果酱色或咖啡色血便多来自小肠或右半结肠的病变。

（2）便血量的估计：与呕血失血量的评估方法相同。

（3）与排便的关系：排便后有鲜红色血液滴下或呈喷射状出血，多见于痔疮和肛裂；少量鲜红色血便或鲜红色血附于粪便表面者，多为肛管、直肠和左半结肠病变，如痔疮、肛裂、息肉、溃疡和癌等；血与粪便混合伴有黏液者，多为慢性结肠炎、息肉或癌；黏液血便或脓性黏液血便者，应考虑溃疡性结肠炎、痢疾、肠道血吸虫病等。

（4）伴随症状：便血伴腹痛者，应考虑溃疡性结肠炎、出血性坏死性肠炎、憩室炎、肠系膜动脉栓塞、肠套叠等；便血伴腹部包块者，应考虑肠道肿瘤、肠梗阻、肠套叠、肠结核等；便血伴里急后重者，可见于痢疾、直肠癌等；便血伴发热者，可见于急性传染病、急性出血性坏死性肠炎、溃疡性结肠炎、克罗恩病、肠道恶性肿瘤等。

（二）体格检查

1. 出血量较大者面色苍白、心率增快、血压下降，甚至可出现休克。
2. 胃癌、肠癌贫血、消瘦、恶病质，可触及腹部包块、出现腹水。
3. 胆管疾病多表现为黄疸、寒战、发热伴右上腹绞痛伴呕血。
4. 肝硬化表现为慢性肝病面容、肝掌、蜘蛛痣、腹壁静脉曲张、脾大、腹水等。
5. 血液疾病及凝血功能障碍性疾病，除呕血便血外多有皮肤、黏膜出血表现。

（三）实验室及辅助检查

1. 血、尿、粪便常规及生化检查　急性大量出血后发生失血性贫血，血红蛋白（Hb）浓度、血细胞计数和血细胞比容下降，但在出血早期可无明显变化。出血后组织液渗入血管内，使血液稀释，一般须经3～4小时以上才出现贫血，出血后24～72小时血液稀释到最大限度。

2. 内镜检查　内镜检查是消化道出血定位、定性诊断的首选方法，可明确90%消化道出血的病因诊断。内镜检查见到病灶后，应进行活检或细胞刷检，以提高病灶性质诊断的正确性，同时根据病变特征判别是否有继续出血或再出血的危险性，并行内镜下止血治疗。

一般主张在出血24～48小时进行检查，称急诊内镜；急诊胃镜最好在生命体征平稳后进行，尽可能先纠正休克、补足血容量，改善贫血。胃镜检查可在直视下观察食管、胃、十二指肠球部直至降部，从而判断出血的病因、部位。结肠镜是诊断大肠及回肠末端病变的首选检查方法。超声内镜、色素放大内镜等均有助于明确诊断，提高对肿瘤、癌前病变等的诊断准确率。胶囊内镜具有安全、创伤小的优点，主要用于小肠疾病的诊断。小肠镜具有可活检、可提供治疗（病灶标记、止血、息肉切除）等特点；目前常用的小肠内镜有：①推进式小肠镜；②深部小肠镜。对于胶囊内镜检查阳性的患者再行小肠内镜检查，可提高检出率。

3. X线钡剂检查　仅适用于出血已停止和病情稳定的患者，其对急性消化道出血病因诊断的阳性率不高。食管吞钡检查可发现静脉曲张，但不能肯定是否为本次出血的原因；钡剂灌肠X线检查可发现40%的息肉及结肠癌，应用气钡双重造影可提高检出率。

4. 血管造影　选择性血管造影对急性、慢性或复发性消化道出血的诊断及治疗具有重要作用，对确定下消化道出血的部位（特别是小肠出血）及病因更有帮助，也是发现血管畸形、血管瘤所致出血的可靠方法。根据脏器的不同，可选择腹腔动脉、肠系膜动脉或门静脉造影，最好在活动性出血的情况下进行，即出血速率>0.5ml/min时，才可能发现真正的出血病灶。

5. 放射性核素显像 可发现0.05～0.12ml/min活动性出血的部位，其方法是静脉注射^{99m}Tc标记的自体红细胞后进行腹部扫描，以探测标志物从血管外溢的证据，可起到初步定位的作用。

6. 开腹探查术 各种检查均不能明确原因时，可行开腹探查术。术中内镜可明确诊断不明原因的消化道出血，尤其是小肠出血，该方法可靠，成功率达83%～100%。

（四）出血停止的判断

主要观察脉搏、血压的动态变化、胃管抽吸液、腹部肠鸣音、Hb及血尿素氮监测等指标来判断出血是否停止。若心率、脉搏、血压恢复正常，临床症状明显好转，肠鸣音不再亢进，胃管抽吸液的颜色由血性变清，粪便隐血试验转阴，血尿素氮恢复正常，则认为出血已停止。

（五）出血持续的判断

出现下列迹象，应考虑仍在持续出血。

1. 心率增快，血压降低。
2. 反复呕血或黑便增多、稀薄便，甚至呕鲜红色血，解暗红色粪便。
3. 虽经补液、输血等，但周围循环衰竭表示未见明显改善。
4. 红细胞计数、Hb等持续下降，网织细胞计数持续升高。
5. 补液量足够与尿量正常的情况下，血尿素氮持续或再次增高。

【分析】

患者为年轻人，其临床症状符合消化性溃疡表现，且以十二指肠溃疡可能性大，出现呕血、黑便应考虑消化性溃疡致上消化道出血。全科医生根据其出血同时伴有头晕、心悸、出冷汗等症状，估计出血量在800ml左右，给予监测生命体征、建立静脉通路，应用止血、抑酸药物治疗后，建议紧急转诊至上级医院行急诊胃镜检查，以明确诊断。

三、治疗原则

（一）一般治疗

1. 卧床休息，记录血压、脉搏、出血量与每小时尿量。
2. 保持静脉通路并监测中心静脉压。
3. 保持患者呼吸道通畅，避免呕血时引起窒息。
4. 大量出血者宜禁食，少量出血者可适当进食流质。
5. 多数患者在出血后常有发热，一般不需要使用抗生素。
6. 插胃管可帮助确定出血部位，了解出血状况、及时吸出胃内容物、预防吸入性肺炎、灌注止血药物、鼻饲营养液等。

（二）补充血容量

1. 及时补充和维持血容量，改善周围循环，防止微循环障碍引起脏器功能障碍。
2. 抢救失血性休克，可选择新鲜全血或成分输血，在配血同时给予低分子右旋糖酐静脉滴注，同时适量滴注5%葡萄糖生理盐水及10%葡萄糖溶液。

3. 有酸中毒时可给予碳酸氢钠静脉滴注。

4. 要避免过快、过多地输血，防止输液引起急性肺水肿。

5. 对肝硬化门静脉高压的患者，门静脉压力增加易诱发再出血，输入大量库存血有诱发肝性脑病的风险。

（三）上消化道大出血的处理

急性上消化道出血急诊诊治流程见图4-19-1。

1. 抑制胃酸分泌和保护胃黏膜　质子泵抑制剂和H_2受体拮抗剂可抑制胃酸分泌，提高胃内pH、减少H^+逆向弥散，促进止血，对急性胃黏膜病变及消化性溃疡出血具有很好的防治作用。首选质子泵抑制剂：奥美拉唑（40mg）或兰索拉唑（30mg）或泮托拉唑（40mg）等，1～2次/d，静脉注射。H_2受体拮抗剂：西咪替丁（0.6g）或法莫替丁（20～40mg），1～2次/d，静脉滴注。黏膜保护剂包括硫糖铝、铝碳酸镁等。

2. 生长抑素及其衍生物　3～6mg/d，静脉持续滴注或分次皮下注射。

3. 内镜直视下止血　经内镜直视下局部喷洒5%孟氏液（Monsell液，即碱式硫酸铁溶液），可使局部胃壁痉挛，出血面周围血管收缩，促使血液凝固，从而达到止血目的。也可局部喷洒1%肾上腺素液、凝血酶500～1 000U，或在出血病灶处注射1%乙氧硬化醇、高渗盐水、肾上腺素或巴曲酶（立止血）。内镜直视下还能应用高频电灼血管或使用金属夹止血。

4. 食管静脉曲张破裂出血的非外科治疗

（1）气囊压迫：是一种有效，但仅能暂时控制出血的非手术治疗方法。近期止血率90%，可为进一步抢救、治疗赢得时间。

（2）降低门静脉压力的药物治疗：使出血处血流量减少，为凝血过程提供了条件，从而达到止血的目的，对静脉曲张破裂出血和溃疡、糜烂、黏膜撕裂所致的出血均有效。

1）垂体后叶激素（血管升压素及其衍生物）：剂量为0.2～0.4IU/min，止血后每12小时减0.1IU/min，可降低8.5%的门静脉压力，止血成功率为50%～70%，但出血复发率高。由于药物本身可能引起门静脉内血栓形成、冠状动脉血管收缩等并发症，因此需与硝酸甘油联合使用。

2）生长抑素及其衍生物：人工合成的奥曲肽是八肽生长抑素，半衰期1.5～2.0小时，能减少门静脉主干血流量25%～35%，降低门静脉压历12.5%～16.7%，同时可使内脏血管收缩、抑制促胃液素及胃酸的分泌；对于肝硬化食管静脉曲张的出血，止血成功率为70%～87%。用法和剂量：首次静脉缓慢推注100μg，继而以25μg/h的速度静脉滴注，或以0.6mg/d的剂量，分次静脉、肌内或皮下注射。另一种14肽生长抑素半衰期较短，仅数分钟，用法为先静脉推注250μg，后以250μg/h连续静脉滴注维持。生长抑素及其衍生物也可用于消化性溃疡出血，其止血率约90%。

（3）内镜下硬化剂注射和圈扎术：既可控制急性出血，又可治疗食管静脉曲张。硬化剂可以用于血管内注射，亦可用于血管外黏膜下注射。胃底静脉曲张破裂出血时，还可注射组织黏合剂或选用金属夹止血。

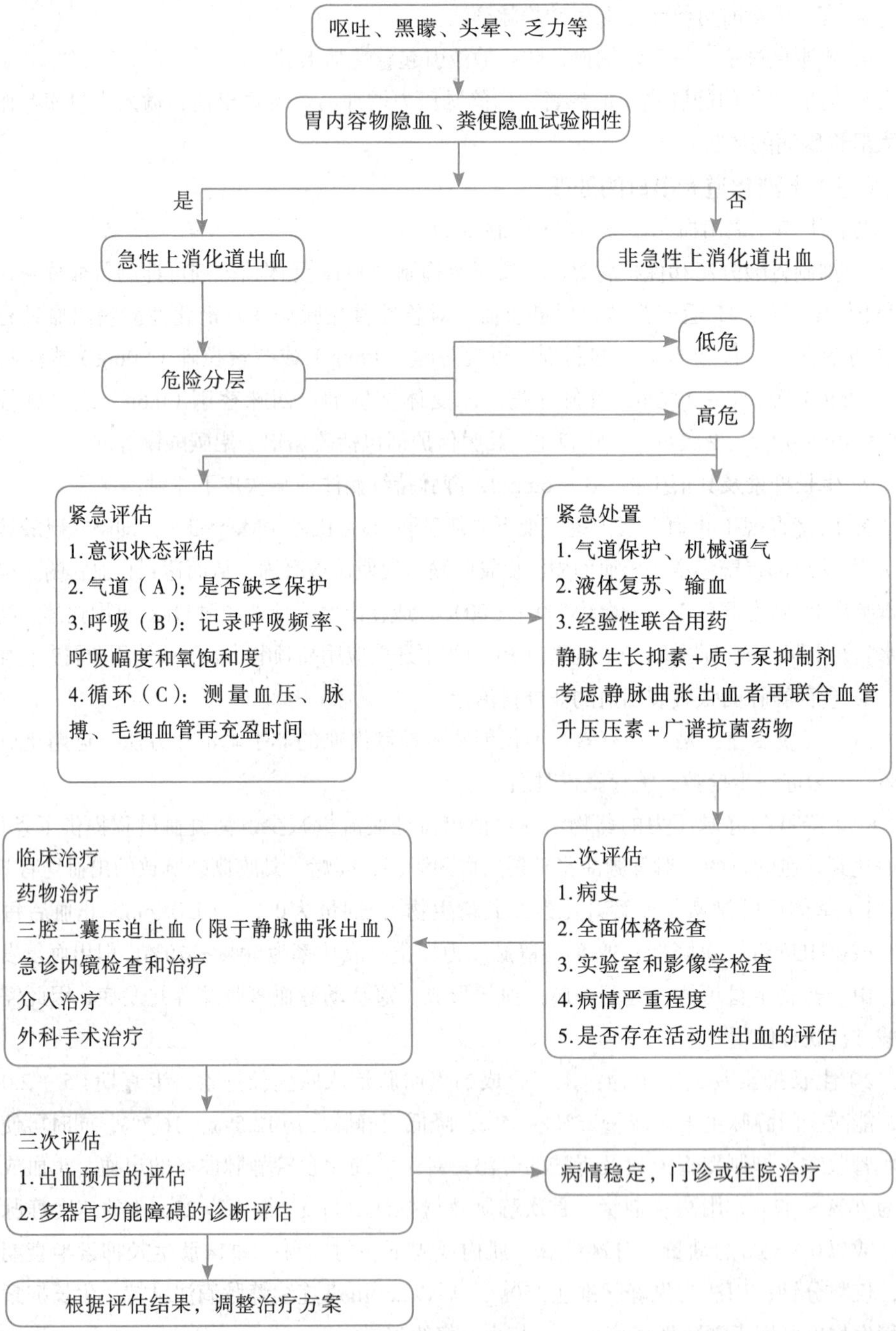

图4-19-1　急性上消化道出血急诊诊治流程

（四）下消化道大出血的处理

下消化道出血分为小肠出血（图4-19-2）和结直肠出血（图4-19-3），基本措施是输血、输液，纠正血容量不足引起的休克，并针对下消化道出血的病因给予相应治疗。如有条件也可行内镜下止血治疗，如局部喷洒5%孟氏液、去甲肾上腺素、凝血酶复合物或电凝、激光、金属夹等治疗。

（五）手术处理

1. 食管胃底静脉曲张出血　经非手术治疗不能控制出血者，应做紧急静脉曲张结扎术，如能同时行门-体静脉分流手术或断流术，可以减少复发率。择期门-腔分流术的手术死亡概率低，具有预防再出血的作用。对于严重肝硬化患者可考虑行肝移植术。

2. 消化性溃疡出血　以下情况可考虑手术治疗：①上消化道持续出血超过48小时仍不能停止；②24小时内输血1 500ml仍不能纠正血容量，血压不稳定；③保守治疗期间发生再次出血；④内镜下发现有动脉活动性出血而止血无效者。

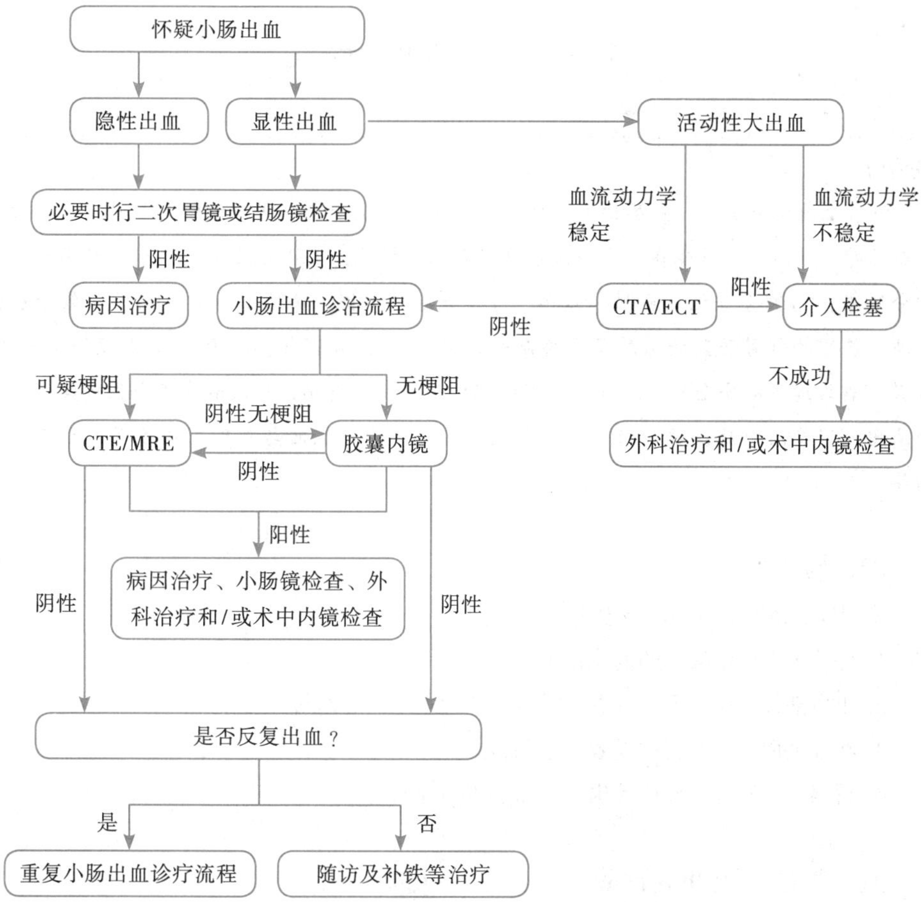

CTA.计算机体层摄影血管造影；ECT.发射型计算机断层成像；CTE.增强CT；MRE.磁共振弹性成像。

图4-19-2　小肠出血的诊治流程

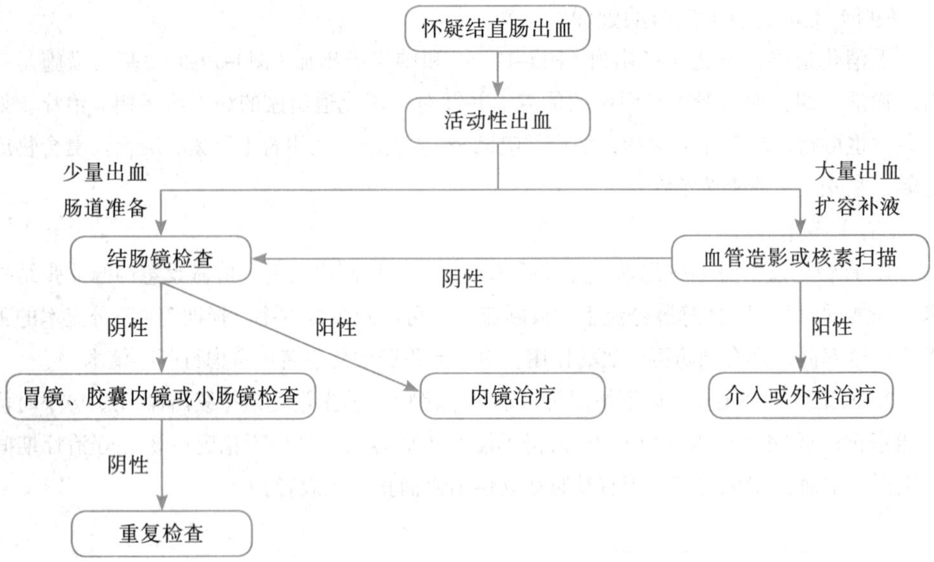

图4-19-3 结直肠出血的诊治流程

【分析】

患者上消化道出血，应尽快准备转诊，行急诊胃镜检查以明确诊断，同时可行内镜下止血治疗，作为全科医生在患者转诊前需采取以下措施：①心理上安慰患者，让患者不要过分紧张；②测量并记录血压、心率、呼吸等生命体征，评估出血量；③尽早给予静脉输液，使用抑制胃酸药物（质子泵抑制剂为首选）、止血药等；④联系并办理转诊手续；⑤落实转诊途中的安全措施。如果经胃镜确诊为消化性溃疡，当患者在专科医院接受规范的消化性溃疡治疗后，转回社区，全科医生应在饮食、生活与合理用药方面给予正确的指导。

四、转诊原则

出现以下情况需及时转诊至上级医院。

1. 评估为出血量较大的消化道出血。
2. 出血部位及病因不明确者，需进一步检查以明确诊断。
3. 在社区用药止血无效或效果不明显。
4. 胃癌、肠癌等肿瘤所致出血，需手术治疗。

五、呕血与黑便的预防

呕血与黑便的病因较多而复杂，症状不典型，甚至隐匿。预防消化道出血发生的关键在于早期发现引起消化道出血的病因，给予积极的治疗。例如：预防消化性溃疡发生、治疗幽门螺杆菌、预防胃癌的发生、积极治疗慢性肝病、防止出现肝硬化失代期、有疾病积极治疗、预防出血。

（赵光斌）

第二十节　血　尿

【案例】

患者，男，42岁。因“突发右侧腰痛伴肉眼血尿1日”就诊。患者今晨突感右侧腰部疼痛不适，呈阵发性绞痛，疼痛放射至同侧大腿内侧，无发热、腹痛、腹胀等不适。下午排肉眼血尿3次。患者既往无血尿史，因此他非常担心和害怕，故来就诊。

血尿（hematuria）是指尿液中含有较多的红细胞，临床上按程度可分为镜下血尿和肉眼血尿。前者是指尿色正常，须经显微镜检查才能确定，通常标准为离心沉淀后的尿液镜检每高倍视野有3个以上红细胞。后者是指肉眼见到红色或血样尿，甚至血凝块，通常每升尿含血量在1ml以上，肉眼可见血色。任何引起镜下血尿的疾病，当出血量较多时，都可表现为肉眼血尿。血尿是临床上常见的症状，既可以是泌尿系统疾病的表现，也可由某些全身疾病导致。全科医生对血尿患者要仔细询问病史和进行体格检查，并选择恰当的辅助检查，以尽早明确病因并实施治疗。

一、常见病因

引起血尿的原因有很多，可以由泌尿系统原发疾病引起，也可由全身性疾病或泌尿系统邻近器官疾病所致。根据血尿来源，可分为肾小球性和非肾小球性血尿；按照症状可分为症状性和无症状性血尿；按持续时间可分为一过性、间歇性和持续性血尿。引起血尿的常见病因见表4-20-1。

二、少见病因

包括遗传性肾炎（奥尔波特综合征）、家族性复发性血尿（薄基底膜肾病）、肾淀粉样变性、肾周脓肿、海绵肾、肾动静脉瘘、肾小动脉瘤、先天性尿道憩室、尿道肉阜、尿道脱垂、生物毒素（鱼胆、蛇毒）中毒、放射线损伤和高原性血尿等。

三、血尿的常见病因识别

血尿的常见病因识别见表4-20-2。

表4-20-1　血尿的常见病因

病变部位	病因	疾病
泌尿系统疾病	免疫性炎症	急性肾小球肾炎、急进性肾小球肾炎、慢性肾小球肾炎、IgA肾病
	感染性炎症	非特异性：肾盂肾炎、膀胱炎、前列腺炎、尿道炎、肾脓肿 特异性：肾结核、膀胱结核、寄生虫感染
	结石	肾结石、输尿管结石、膀胱结石
	肿瘤	肾脏肿瘤、膀胱肿瘤、输尿管肿瘤、前列腺肿瘤
	损伤	外伤、手术、器械检查等所致急性肾损伤，尿道、膀胱损伤
	遗传性疾病	多囊肾
	血管性病变	肾静脉血栓形成、肾动脉硬化
	其他病变或异常	肾下垂、膀胱憩室、游走肾
尿路邻近器官疾病	炎症	急性阑尾炎、盆腔炎、输卵管炎
	肿瘤	结直肠癌、宫颈癌、卵巢恶性肿瘤
全身性疾病	血液病	过敏性紫癜、血小板减少性紫癜、白血病、再生障碍性贫血、血友病
	感染性疾病	流行性出血热、猩红热、钩端螺旋体病、亚急性感染性心内膜炎
	结缔组织疾病	系统性红斑狼疮、皮肌炎、结节性多动脉炎
	心血管疾病	高血压肾病、充血性心力衰竭
	内分泌、代谢疾病	糖尿病、痛风、甲状旁腺功能亢进
其他	理化因素	抗凝药物、甘露醇、非甾体抗炎药、磺胺类药物、氨基糖苷类药物、环磷酰胺，以及铅、汞、有机磷中毒等
	运动	运动后血尿
	原因未明	特发性血尿

表4-20-2　血尿的常见病因识别

病因	常见疾病	临床特点
肾小球疾病	急性肾小球肾炎、慢性肾小球肾炎、急进性肾小球肾炎	血尿伴有少尿、水肿、高血压，部分患者可有肾功能异常，起病前常有上呼吸道感染病史
泌尿系统感染	上尿路感染：急性肾盂肾炎 下尿路感染：膀胱炎、前列腺炎	血尿伴寒战、发热，腰痛 血尿伴尿频、尿急、尿痛等膀胱刺激症状，严重时可伴有发热

续表

病因	常见疾病	临床特点
泌尿系统肿瘤	肾癌、膀胱癌、前列腺癌	无痛性间歇性血尿，可伴有贫血、消瘦等全身症状，部分患者腰部可扪及肿块
泌尿系统结石	肾结石、输尿管结石、膀胱结石	血尿伴患侧腰腹部绞痛，并向会阴部及大腿内侧放射
前列腺增生性疾病	良性前列腺增生	中老年人多见，血尿伴夜尿增多、排尿困难及尿流中断
全身性疾病	血液病：血小板减少性紫癜、再生障碍性贫血	血尿伴有皮肤、黏膜、牙龈等其他部位的出血
	结缔组织病：系统性红斑狼疮	血尿伴有面部蝶形红斑、关节痛、光过敏等

【分析】

患者为中年男性，以右侧腰部阵发性绞痛不适为首发表现，之后出现肉眼血尿，从症状上看符合泌尿系统结石的表现。全科医生对其进行了仔细体格检查后，发现右侧肾区叩击痛(+)，故考虑泌尿系统结石可能，建议行血、尿常规及泌尿系统彩色多普勒超声检查。

四、血尿的诊断思路

对于血尿患者，都应评估其潜在的疾病，从而作出正确的诊断。首先需排除假性血尿；在确定为真性血尿后，应根据病史要点、体格检查，结合相应的辅助检查结果进行综合分析，明确血尿的病因。

（一）排除假性血尿

当服用某些药物或食物的情况下，可以引起尿色发红，血红蛋白尿时也会出现尿色异常，但镜检无红细胞；邻近器官出血混入尿液也可造成血尿的假象，如月经或非月经期的阴道出血。假性血尿可以通过必要的病史询问和体格检查加以排除。引起假性血尿的常见原因见表4-20-3。

表4-20-3 引起假性血尿的常见原因

分类	原因
污染血尿	邻近器官出血混进尿液，如月经、子宫阴道出血、直肠息肉、痔疮等
药物性红色尿	使用利福平、酚红、苯妥英钠、氨基比林、大黄等
血红蛋白尿和肌红蛋白尿	急性溶血、挤压伤、重度烧伤、蛇咬伤等
卟啉尿	血卟啉病、铅中毒

（二）病因诊断

1. 病史询问要点

（1）年龄和性别：小儿血尿常见于肾小球肾炎及先天性异常；青少年或青年出现血尿时，需考虑尿路感染、结石、结缔组织疾病、肾小球肾炎等；老年人血尿多见于前列腺增生、尿路感染及泌尿系统肿瘤。女性血尿常见于尿路感染；而男性则多见于前列腺炎症、增生及肿瘤。

（2）血尿的性质：肉眼血尿还是镜下血尿。

（3）血尿与排尿的关系：为初始血尿、终末血尿还是全程血尿。

（4）频率及持续时间：血尿偶尔发生还是反复发生；一过性血尿还是持续性血尿。

（5）诱因：是否存在外伤、药物、呼吸道感染、运动等因素。

（6）伴随症状或体征：是否同时伴有发热、寒战、少尿、尿路刺激症状、排尿困难、腰痛、黄疸、皮疹、皮肤出血、腹部包块等。

（7）既往病史：有无内分泌代谢性疾病、血液系统疾病；有无邻近器官肿瘤和炎症性疾病；有无免疫系统疾病等。

（8）家族史：有无家族性遗传病史，如多囊肾、家族性复发性血尿等。

2. 体格检查要点

（1）一般检查：包括体温、呼吸、脉搏、血压；注意有无贫血，皮肤、黏膜有无黄染及出血点，面部有无蝶形红斑，有无下肢及颜面部水肿，心脏听诊有无杂音。

（2）腹部检查：注意腹部有无肿块，各输尿管点、肋脊角有无压痛，膀胱区有无触痛，肾区有无叩痛，腹部血管有无杂音等。

（3）泌尿生殖系统检查：对女性患者，应行妇科检查，明确有无盆腔肿块及宫颈肿瘤。同时应注意检查尿道口，以排除尿道肉阜；男性患者应行前列腺触诊，以了解有无前列腺触痛、增生或结节。

3. 必要的辅助检查

（1）尿液检查

1）尿常规：明确是否为真性血尿，排除某些情况引起的假性血尿。有时通过尿常规检查，可初步判断血尿的原因，如尿常规检查中发现大量白细胞常提示泌尿系统感染，发现异形细胞提示膀胱或尿道恶性肿瘤。

2）尿三杯试验：用三个清洁玻璃杯分别留取起始段、中段和终末段尿观察，用于判断血尿的来源（表4-20-4）。

3）尿红细胞形态检查：尿相差显微镜检查可用于观察红细胞形态，是区分肾小球性和非肾小球性血尿的重要手段。肾小球性血尿多为小细胞、细胞形态畸形多样或以畸形红细胞为主（畸形红细胞占80%以上）；非肾小球性血尿多可见正常形态的红细胞。

4）尿培养：尿细菌培养可用于明确尿路感染性疾病，同时药敏试验可帮助选用敏感抗生素。

表4-20-4 血尿出现时间与病变部位的关系

时间	病变部位
起始段血尿（第一杯）	尿道
终末段血尿（第三杯）	膀胱颈部、三角区或后尿道的前列腺和精囊腺
三段血尿（全程血尿）	肾脏或输尿管

5）尿脱落细胞检查：新鲜尿液的脱落细胞或膀胱冲洗液的细胞学检查有助于膀胱移行细胞癌的诊断。对于40岁以上的血尿患者，若怀疑泌尿系统肿瘤，应行尿脱落细胞学检查。

（2）血液检查：包括血常规、红细胞沉降率、肝肾功能检查等。如考虑急性肾小球肾炎，应进一步行抗链球菌溶血素O试验、血清补体检查；怀疑结缔组织疾病时，可行自身抗体检测；如怀疑前列腺肿瘤，可行前列腺特异性抗原检测。

（3）无创性辅助检查

1）腹部超声：能发现结石、钙化病灶及肿块，能为尿路结石、肾结核、肾及输尿管肿瘤等病变提供重要参考信息。对于血管性病变也有一定的诊断价值，是血尿鉴别诊断不可或缺的检查方法。

2）腹部X线检查：包括腹部平片、静脉肾盂造影。腹部平片检查可了解肾脏的大小及形态，同时可发现不透光结石；静脉肾盂造影能为泌尿系统结核、肿瘤、先天畸形、结石及慢性肾盂肾炎的鉴别诊断提供重要信息。

3）CT：主要用于肾脏占位性病变的诊断及鉴别诊断，对较小的占位性病变而言，较超声和静脉肾盂造影更为敏感。

（4）有创性辅助检查

1）膀胱镜：在血尿发作期间行膀胱镜检查对于无症状的血尿有诊断价值，可确定血尿来自哪一侧肾脏和输尿管；并可直接观察尿道和膀胱内病变的部位、大小、性质，同时可对病变部位进行病理活检。

2）肾动脉和静脉造影：为肾动脉狭窄、肾内动静脉瘘、肾动静脉血栓等肾血管疾病提供诊断依据。

3）肾穿刺活检：主要用于明确肾小球源性血尿的病因，能了解肾组织病变性质和程度,是重要的有创性辅助检查。

（三）血尿的诊断流程

血尿的诊断流程见图4-20-1。

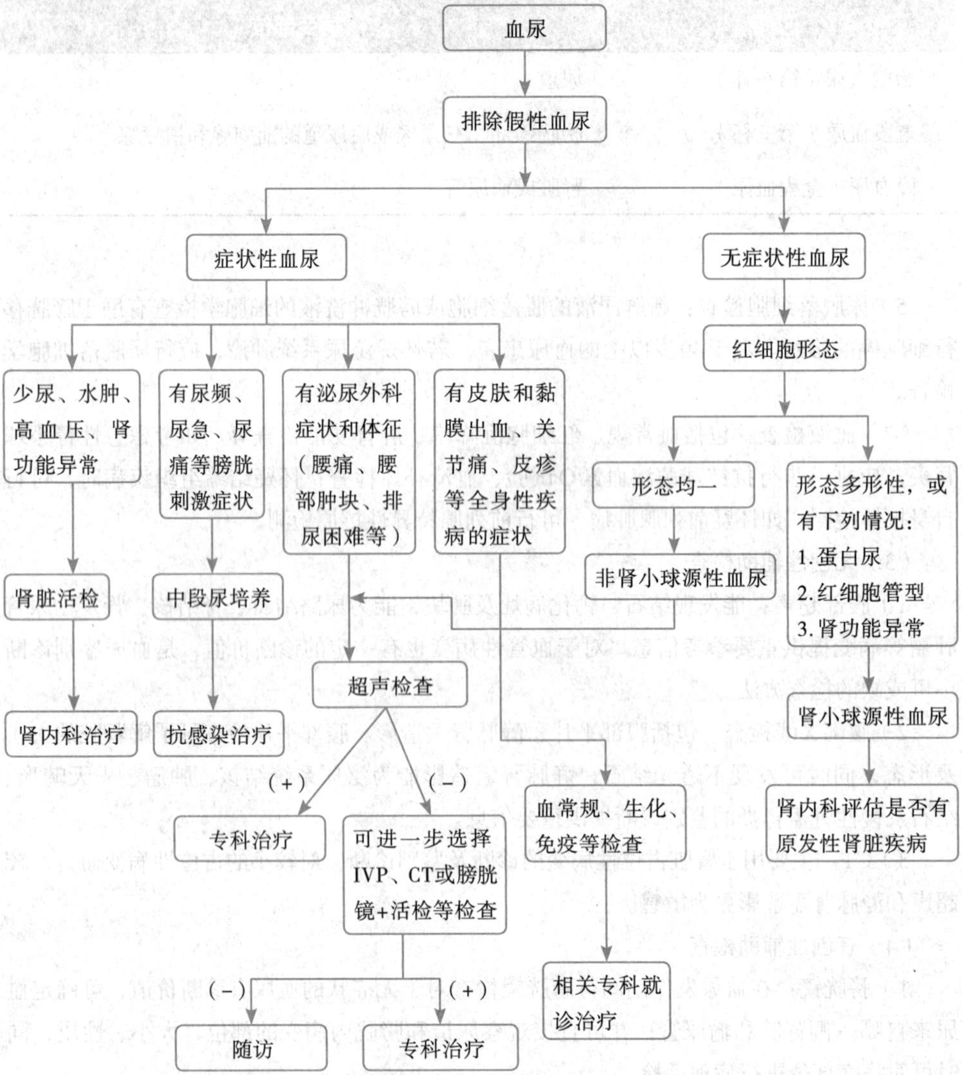

IVP.静脉肾盂造影；CT.计算机体层摄影。

图4-20-1 血尿的诊断流程

【分析】

患者的血常规检查未见异常。尿常规示：红细胞满视野，白细胞10～15个/HP。彩色多普勒超声示：右侧输尿管结石。根据患者症状，结合辅助检查结果，目前诊断为输尿管结石引起的肉眼血尿。

五、血尿的治疗原则

血尿是一种常见的临床症状，其治疗原则是寻找引起血尿的病因，针对病因进行治疗。但临床上某些造成血尿的原因并不需要治疗，如运动性血尿，一般在停止运动后血尿可消失；有些则可能是由相当严重的疾病引起的血尿，需立即治疗。血尿相关常见疾病的治疗原则见表4–20–5。

表4–20–5　血尿相关常见疾病的治疗原则

相关疾病	处理原则
泌尿系统感染	选择有效的抗生素，如喹诺酮类（18岁以下禁用）或头孢菌素类抗生素；对于反复发作的尿路感染，先行中段尿培养，针对病原菌选择敏感抗生素
泌尿系统结石	对症治疗：如疼痛剧烈，可给予相应的止痛治疗，肌内注射山莨菪碱或哌替啶 结石引起的血尿一般都合并有尿路感染，可选择敏感的抗生素治疗 较小的结石，可口服排石冲剂促进结石的排出
肾小球疾病	卧床休息至肉眼血尿消失、水肿消退及血压恢复正常 低盐、优质低蛋白饮食 少尿者应限制入液量 利尿：如经限水及限盐后，水肿仍明显，可适当给予利尿治疗 降压：经利尿治疗后血压仍高者，应加用降压药物，通常选择ACEI及ARB类药物 抗感染：有感染病灶或伴发热者需用抗生素治疗，首选青霉素
前列腺增生	口服药物治疗：α受体拮抗剂（多沙唑嗪）、5α–还原酶抑制剂（非那雄胺）、植物类药物（舍尼通） 必要时手术治疗
药物引起的血尿	立即停用相关药物
运动性血尿	停止运动，休息

注：ACEI.血管紧张素转化酶抑制剂；ARB.血管紧张素Ⅱ受体阻滞剂。

【分析】

因诊断为泌尿系统结石，同时尿常规检查发现白细胞10～15个/HP，提示合并尿路感染。予以肌内注射哌替啶止痛、口服抗生素抗感染、排石冲剂促进结石排出治疗。患者疼痛缓解，肉眼血尿消失。嘱其多饮水以增加尿量，1个月后门诊随访。

六、血尿的转诊原则

对于以下情况的血尿患者，应及时转诊至专科医生处治疗。

1. 原因不明、反复发作的血尿。

2. 怀疑泌尿系统恶性肿瘤。

3. 泌尿道结石较大伴尿路梗阻。

4. 疑似肾小球源性血尿。

5. 全身性疾病所致的血尿。

七、血尿的预防

血尿是一个比较严重的症状，通常出现血尿后患者会有恐惧感，并造成一定的心理压力。但事实上，有一部分引起血尿的原因是可以预防和避免的。血尿的预防应从以下几点着手。

1. 避免过度劳累及剧烈运动，注意劳逸结合。

2. 注意个人卫生，养成多饮水的习惯，尤其是已有泌尿道结石及经常发生尿路感染的患者。

3. 积极治疗泌尿系统炎症、结石等疾病。

4. 避免憋尿。

5. 做好染料、橡胶、塑料等生产中的防护工作。

（祝墡珠）

第二十一节 蛋白尿

【案例】

患者，女，37岁。因“尿中泡沫增多1个月”至社区卫生服务中心就诊。患者近1个月来发现尿中泡沫较多，无尿频、尿急、尿痛，无发热、腰部酸痛等不适，既往有系统性红斑狼疮病史10年，目前口服泼尼松10mg，1次/d治疗。

健康成人每日从尿液中排出的蛋白质极少（30 ~ 130mg），一般常规定性方法检查呈阴性。当尿中蛋白质含量>150mg/24h或尿蛋白/尿肌酐>200mg/g或尿常规检查尿蛋白定性试验阳性，称为蛋白尿（proteinuria）。蛋白尿是肾脏疾病的常见临床症状，可由功能性或器质性疾病引起，而全身性疾病亦可引起蛋白尿。

一、分类及常见病因

引起蛋白尿的病因众多，按性质可分为生理性蛋白尿和病理性蛋白尿；按持续时间分为一过性蛋白尿和持续性蛋白尿；按发生机制可分为肾小球性蛋白尿、肾小管性蛋白尿、混合性蛋白尿、溢出性蛋白尿和组织性蛋白尿；按蛋白尿的量可分为轻度蛋白尿

（<1.0g/24h）、中度蛋白尿（1.0 ~ 3.5g/24h）和重度蛋白尿（>3.5g/24h）。蛋白尿的常见原因见表4-21-1。

表4-21-1 蛋白尿的常见原因

分类		原因
生理性蛋白尿	功能性蛋白尿	发热、紧张、术后、剧烈运动
	体位性蛋白尿	长时间直立、行走
病理性蛋白尿	肾性蛋白尿	原发性肾小球疾病： 急慢性肾小球肾炎、急进性肾炎、肾病综合征、IgA肾病 继发性肾小球疾病： 结缔组织疾病，包括系统性红斑狼疮、干燥综合征、系统性硬化 内分泌代谢疾病，包括糖尿病肾病、痛风性肾病、自身免疫性甲状腺疾病 心血管疾病，包括充血性心力衰竭、高血压肾病、感染性心内膜炎 传染病，包括流行性出血热、钩端螺旋体病、乙型肝炎相关性肾炎 原发性肾小管间质疾病： 遗传性肾小管疾病、急慢性肾间质炎、急慢性肾盂肾炎 继发性肾小管间质疾病： 感染性疾病，包括金黄色葡萄球菌败血症、军团菌病、巨细胞病毒感染 药物性肾损伤，包括抗生素、非甾体抗炎药、中草药 中毒性肾病，包括重金属、化学毒素、生物毒素等
	非肾性蛋白尿	多发性骨髓瘤、急性血管内溶血、挤压综合征、横纹肌溶解综合征、食物性蛋白尿

（一）生理性蛋白尿

生理性蛋白尿是由于机体内、外环境因素引起的生理反应性增多所产生的蛋白尿，包括功能性蛋白尿和体位性蛋白尿。

（二）病理性蛋白尿

病理性蛋白尿按其产生的原因不同，可分为肾性蛋白尿和非肾性蛋白尿。

1. 肾性蛋白尿　由于肾小球的滤过屏障受损或肾小管的重吸收功能障碍而产生的蛋白尿。肾性蛋白尿多见于各种原因造成的肾小球或肾小管的不可逆性损伤，包括原发性肾小球、肾小管疾病及继发于全身性疾病所引起的肾小球和肾小管间质病变，并产生持续性蛋白尿。

2. 非肾性蛋白尿　由于血中异常蛋白产生增多，经肾小球滤出，超过肾小管的重吸收能力而产生的蛋白尿。

二、蛋白尿的临床特点

（一）生理性蛋白尿

生理性蛋白尿多为轻度、暂时性的，与剧烈运动、发热、体位改变等有关，去除诱因后蛋白尿亦消失。生理性蛋白尿包括功能性蛋白尿和体位性蛋白尿。

1. 功能性蛋白尿　功能性蛋白尿是一种轻度、暂时性的良性蛋白尿。常见于健康青年，一般多发生于发热、剧烈运动、受寒、精神紧张等因素下，进食高蛋白饮食后出现的蛋白尿亦属于功能性蛋白尿。尿蛋白一般<0.5g/24h。

2. 体位性蛋白尿　体位性蛋白尿的发生与身体姿势改变有着密切关系。长时间的直立、行走或脊柱前凸时发生机会较多，平卧可使蛋白尿减轻或消失。多见于瘦长体型的健康青年，尿蛋白<1g/24h。体位性蛋白尿通常是暂时性的，但少数患者可呈持续性。对持续性蛋白尿者，应行肾脏活检，以除外器质性病变。

（二）病理性蛋白尿

病理性蛋白尿特点为蛋白尿持续存在，尿中蛋白含量较多；尿液检查常合并其他异常，如血尿、管型尿等；多伴有肾脏疾病的其他表现，如高血压、水肿，或伴有全身性疾病的原发症状。病理性蛋白尿可分为肾小球性蛋白尿、肾小管性蛋白尿、混合性蛋白尿、溢出性蛋白尿和组织性蛋白尿。各种类型病理性蛋白尿的临床特点见表4-21-2。

表4-21-2　不同类型病理性蛋白尿的临床特点

临床特点	肾小球性蛋白尿	肾小管性蛋白尿	混合性蛋白尿	溢出性蛋白尿	组织性蛋白尿
病因	肾小球滤过屏障受损	肾小管重吸收功能障碍	肾小球和肾小管同时受损	血浆异常蛋白增加	肾组织破坏或肾小管、下尿路分泌的蛋白
尿蛋白量	较多，常>2g/24h	较少，1～2g/24h	不定，>1g/24h	不定，0.2～10g/24h	微量，0.5～1g/24h
尿蛋白定性	（++）～（++++）	（+）～（++）	（++）～（++++）	（+）～（+++）	（±）～（+）
尿蛋白组分	白蛋白为主，少量大分子量蛋白	小分子量蛋白为主（β_2微球蛋白），白蛋白含量较少	小分子量和大分子量蛋白质	小分子量蛋白（血红蛋白、肌红蛋白、本周蛋白等）	肾组织、尿路分泌蛋白（如T-H蛋白，IgA球蛋白等）

续表

临床特点	肾小球性蛋白尿	肾小管性蛋白尿	混合性蛋白尿	溢出性蛋白尿	组织性蛋白尿
常见疾病	原发性或继发性肾小球疾病	小管间质病变，如肾盂肾炎、间质性肾炎、药物及重金属引起的肾间质损害	各种肾小球疾病的后期、全身性疾病同时侵犯肾小球和肾小管	多发性骨髓瘤、阵发性睡眠性血红蛋白尿、挤压综合征、横纹肌溶解综合征	肾脏及尿路肿瘤、炎症

【分析】

患者为中年女性，既往有系统性红斑狼疮病史，可造成肾脏损害而出现蛋白尿。该患者近1个月出现尿中泡沫增多，全科医生可通过尿常规检测明确患者是否存在蛋白尿。

三、蛋白尿的诊断步骤

全科医生接诊蛋白尿患者时，首先应根据病史、体格检查及尿液检查，区分是真性蛋白尿还是假性蛋白尿。当患者常规尿蛋白定性检查阳性时，应首先注意排除以下可能引起假阳性的情况：①肾脏以下泌尿道炎症性疾病（如膀胱炎、尿道炎等）可产生脓性、血性等含蛋白质成分的物质；或女性患者月经污染尿液时，会导致尿蛋白反应呈阳性。②高度浓缩尿（尿pH>8.0）。③青霉素、头孢菌素类、磺胺类、造影剂等药物也可造成尿蛋白检测阳性。

在确定是真性蛋白尿后，需判定是生理性蛋白尿还是病理性蛋白尿，如为病理性蛋白尿，再进行尿蛋白组分分析，根据尿蛋白成分确定是肾小球性、肾小管性、混合性、溢出性还是组织性蛋白尿，最后结合必要的辅助检查，确定蛋白尿的病因。蛋白尿的临床诊断思路见图4-21-1。

（一）病史询问要点

1. 诱因　有无感染、毒物接触史、创伤史，近期用药情况等。

2. 尿液性状　有无血尿、脓尿等。

3. 持续时间　一过性还是持续性蛋白尿。

4. 伴随症状　是否伴有发热、水肿、高血压、血尿、尿路刺激症状、肌痛、关节疼痛等。

5. 加重及缓解因素　是否与体位、剧烈活动或体力劳动等有关。

6. 育龄期妇女　应询问月经情况。

7. 既往史　有无肾脏原发性疾病及可造成肾脏损伤的系统疾病如糖尿病、结缔组织疾病、痛风等。

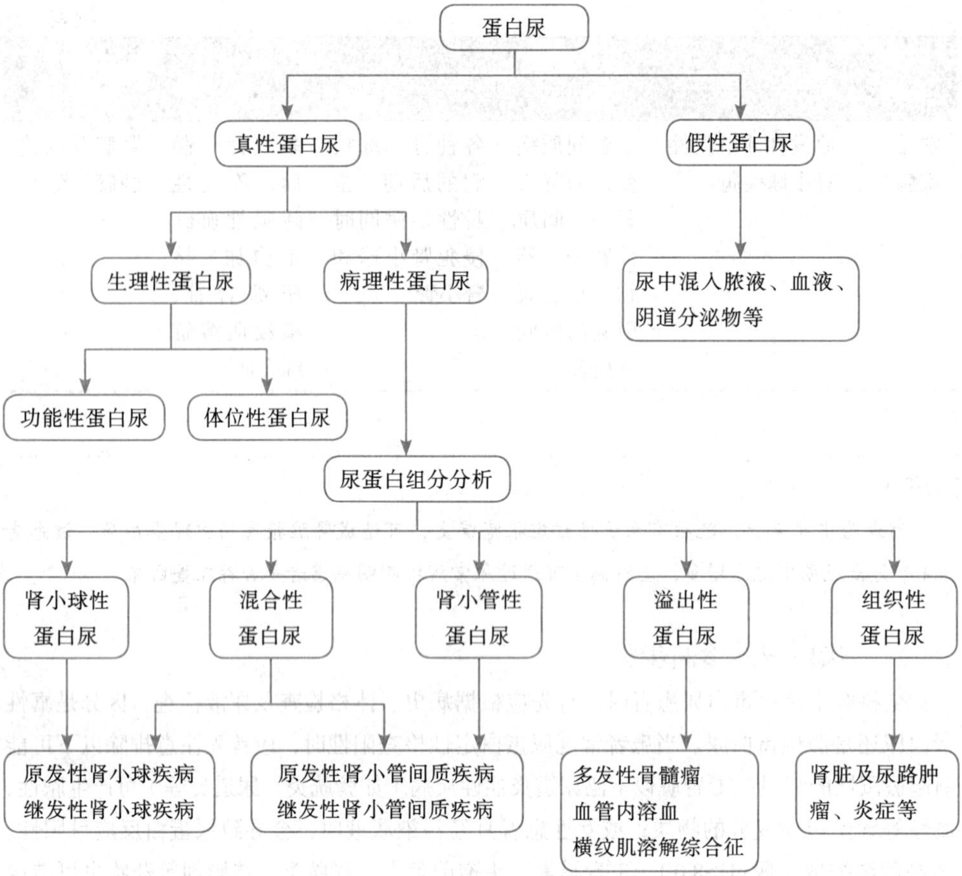

图4-21-1 蛋白尿的临床诊断思路

8. 家族史 肾脏疾病或其他继发疾病的家族史。

（二）体格检查要点

1. 一般状况 注意有无皮疹、慢性肾病面容，有无水肿及浆膜腔积液，血压、心肺体征检查、骨骼关节检查等。

2. 眼底检查 慢性肾炎眼底可见出血、渗出，甚至视神经乳头水肿；糖尿病肾病常出现糖尿病眼底改变。

3. 肾脏检查 肋脊点、肋腰点压痛多提示肾脏和尿路的炎症，如肾盂肾炎、肾脓肿等；肾脏肿大提示肾盂积水或积脓、肾肿瘤、多囊肾等。当肾盂积脓时，肾脏质地较为柔软，有时有波动感；多囊肾时，一侧或双侧肾脏不规则增大，有囊性感；肾肿瘤则表面凹凸不平，质地坚硬。

（三）必要的辅助检查

1. 尿液检查 包括尿常规检查、尿蛋白定量检查及尿蛋白电泳检查。

（1）尿常规检查：包括尿液有形成分检查，如有无红细胞、白细胞、管型等。白细胞尿常见于泌尿系统炎症性病变，如肾盂肾炎、膀胱炎、肾脓肿等；而尿中出现多形性红细胞时，需考虑原发性或继发性肾小球疾病，如肾小球肾炎、狼疮性肾炎等。尿常规检查简单、快速，在持续性蛋白尿患者的长期随访过程中，应定期进行尿常规检查。

（2）尿蛋白检测：包括定性及定量检查。定性检查只是筛选检查，不作为准确的尿蛋白含量指标；24小时尿蛋白定量检查可评估蛋白尿的程度。

（3）微量白蛋白尿及尿白蛋白/尿肌酐检测：微量白蛋白尿是肾小球性疾病的一种表现，常在糖尿病肾病或高血压肾损害的早期检测到。尿微量白蛋白/尿肌酐的测定则校正了脱水引起的尿液浓度变化，能更好地反映尿微量白蛋白的排泄情况。

（4）尿蛋白电泳检查：可分辨出尿蛋白的组分，区别肾小球性或肾小管性蛋白尿、选择性或非选择性蛋白尿，有助于明确病因。

2. 血生化检查　包括肾功能、血糖、血脂、血钙等检查。血清总胆固醇、甘油三酯明显升高对肾病综合征诊断有一定帮助；痛风性肾病时可出现高尿酸血症；多发性骨髓瘤、恶性肿瘤时血钙可升高。

3. 免疫学检查　血清抗链球菌溶血素O试验的滴定度测定，有助于链球菌感染后急性肾小球肾炎的诊断；血清补体、免疫球蛋白、免疫电泳检查等有助于结缔组织疾病的诊断。

4. 影像学检查　包括X线、超声、CT、MRI检查等，有助于提供肾脏大小、有无梗阻等信息，排除继发性、遗传性肾脏疾病。其中腹部超声检查因简便、易行，为首选检查。

5. 肾活检　一般生理性蛋白尿不需要行肾活检；持续性蛋白尿且24小时尿蛋白定量>1g或出现肾功能损害时，应考虑肾活检；蛋白尿伴显著肾脏病者应及时行肾活检明确病理类型、病变程度，为指导临床治疗和判断预后提供依据。

【分析】

全科医生仔细地进行了病史询问及体格检查，了解到患者近期无感染、无毒物接触史，除糖皮质激素外，未服用其他特殊药物，既往无慢性肾脏疾病史，故建议患者行尿常规及肾功能检查。尿常规检查提示：尿蛋白（+++），尿红细胞（++），白细胞（-），肾功能检查正常。结合该患者有系统性红斑狼疮病史，考虑可能为狼疮性肾炎所致的蛋白尿。

四、蛋白尿的治疗原则

蛋白尿是一种症状，应明确引起蛋白尿的病因，针对病因进行治疗。其治疗目的为减少蛋白尿、保护肾功能。对生理性蛋白尿患者，一般以密切随访观察为主，无须使用特殊药物，去除诱因后蛋白尿即可自行消失。对于持续性蛋白尿、蛋白尿伴肾脏疾病的患者，全科医生应及时将其转诊至专科医生处进一步检查以明确病因，针对病因进行治疗。此外，全科医生应对蛋白尿患者进行健康教育，包括指导其合理饮食、改善生活方式、避免使用肾毒性药物等，并定期监测尿蛋白，以延缓肾脏疾病的进展。全科医生蛋白尿处理流程见图4-21-2。

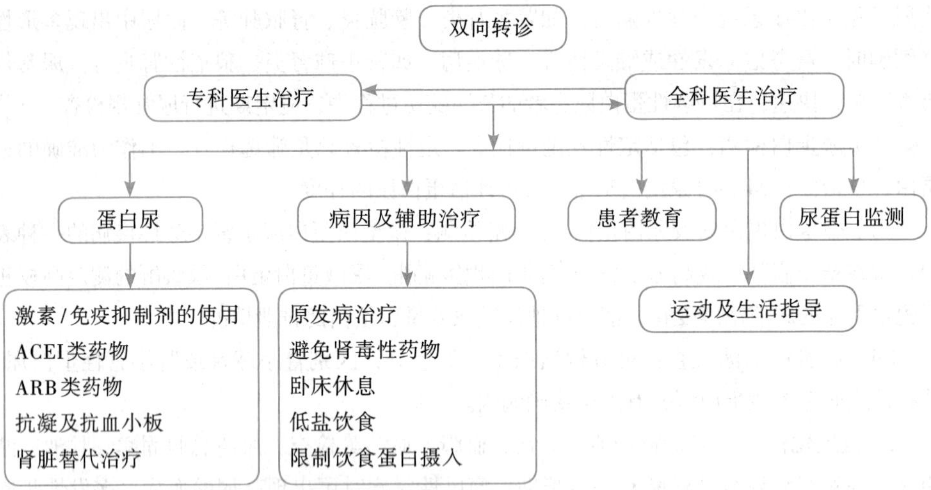

ACEI. 血管紧张素转化酶抑制剂；ARB. 血管紧张素Ⅱ受体阻滞剂。

图4-21-2 蛋白尿的处理流程

（一）一般治疗

1. 适当休息 蛋白尿患者应注意休息，有严重水肿及低白蛋白血症者应以卧床休息为主。病情稳定者应适当活动，以防止血栓形成。

2. 饮食控制 生理性蛋白尿患者食物中蛋白质摄入量同一般正常人即可。但在病理性蛋白尿患者中，如出现肾功能减退，应限制蛋白质摄入，根据肾功能的状况给予优质低蛋白饮食，如动物蛋白质中的蛋、牛奶、鱼、瘦肉等及大豆蛋白质。伴有水肿或高血压时，应限制钠盐及水的摄入量。

3. 避免诱因 感染、劳累等因素可引起或加重肾脏损伤，应及时去除潜在感染病灶、避免感染及劳累等诱因。肾毒性药物（如氨基糖苷类抗生素、含有马兜铃酸的中药、NSAIDs、造影剂等）会造成肾功能的损伤，应避免使用或慎用。

4. 控制原发疾病 有继发性因素者应积极治疗原发病，如糖尿病、高血压、高尿酸血症、结缔组织疾病等。

（二）药物治疗

持续性蛋白尿可加速肾脏疾病的进展，并加速肾功能的恶化。而ACEI、ARB可通过降低肾小球内压和影响肾小球基底膜对大分子的通透性而减少蛋白尿。因此对于慢性肾脏疾病患者，如果无使用ACEI或ARB类药物的禁忌证，应使用上述药物减少蛋白尿。此外，对于伴有肾脏疾病的蛋白尿患者，可根据肾脏病理类型和肾组织具体病变情况，决定是否使用肾上腺皮质激素和/或免疫抑制剂。肾病综合征患者常处于高凝状态，其血栓栓塞并发症发生率较高，以下肢深静脉血栓和肾静脉血栓形成为常见，应给予抗凝及抗血小板治疗。

【分析】

全科医生考虑该患者蛋白尿的病因可能为系统性红斑狼疮性肾损害，建议其转诊至专科医生处就诊，在积极控制系统性红斑狼疮的基础上进一步治疗蛋白尿。同时建议其饮食中蛋白质摄入量控制在0.8 ~ 1.0g/（kg · d），避免感染、劳累等诱发因素，避免使用肾毒性药物，并建议应用ACEI或ARB类药物以减少蛋白尿。全科医生应告知患者需定期监测尿蛋白情况。

五、转诊原则

全科医生如遇到以下情况，应转诊至专科医生处进一步检查及治疗。

1. 怀疑为病理性蛋白尿。
2. 蛋白尿病因不明。
3. 蛋白尿患者随访过程中病情加重。
4. 体位性蛋白尿，但尿蛋白持续存在。

六、蛋白尿的预防

全科医生应重视蛋白尿这一症状，即使是体位性蛋白尿、功能性蛋白尿，如不积极处理也有一小部分患者可能会发展为严重的肾脏疾病。

1. 对于有高血压、糖尿病、结缔组织疾病等高危因素的患者，应积极监测尿蛋白情况。
2. 有肾脏疾病家族史的患者应注意定期监测尿蛋白。
3. 避免感染、劳累等诱发因素，避免使用肾毒性药物。

（杨　华）

第二十二节　水　　肿

【案例】

患儿，女，10岁。因“颜面水肿3日、伴血尿1日”就诊。患儿2日前晨起时，母亲发现其双眼睑水肿，当时以为是前一晚没用枕头所致，未特别在意。次日晨起时仍见其颜面水肿，晚上放学回来说在学校时发现尿色发红，其母亲观察了一下的确如此，所以今日带患儿来就诊。患儿是顺产儿，既往身体健康。全科医生接诊后，追问病史发现2周前曾有过一次上呼吸道感染史。体格检查：血压152/92mmHg，眼睑水肿，咽稍充血，扁桃体Ⅱ度肿大，未见脓性分泌物。心、肺、腹无异常。双下肢无水肿。尿常规提示尿红细胞（+++），尿蛋白（++），血液检查提示红细胞计数6.7×10^{12}/L，血红蛋白（Hb）132g/L，白细胞计数12.4×10^{9}/L，血小板计数212×10^{9}/L，红细胞沉降率84mm/h，肝肾功能正常。初步诊断为急性肾小球肾炎，给予休息、饮食等方面的健康教育，并将患儿转诊至上级医院进一步行抗链球菌溶血素O试验、补体C_3等检查。

水肿（edema）是指人体组织间隙有过多的液体积聚致组织肿胀。水肿可分为全身性和局部性。当液体在体内组织间隙弥漫性分布时，呈全身性水肿；液体积聚在局部组织间隙时呈局部性水肿。通常而言，水肿这一术语不包括脑水肿、肺水肿等内脏器官的水肿。由于水肿的原因纷繁复杂，因此全科医生应通过仔细的病史询问、体格检查和适当的辅助检查，寻找出水肿的病因，并给予正确的干预和治疗。

一、常见病因

水肿的常见病因见表4-22-1。

表4-22-1 水肿的常见病因

分类	常见病因
全身性水肿	心源性、肾源性、肝源性、营养不良性及黏液性水肿；经前期紧张综合征；药物反应（钙通道阻滞剂、抗抑郁药物、肾上腺皮质激素、雌激素、胰岛素、甘草制剂等）
局部性水肿	局部炎症，静脉阻塞或功能不全，淋巴回流受阻，血管神经性水肿

二、少见病因

包括系统性红斑狼疮、硬皮病、皮肌炎、妊娠高血压综合征、血清病、间脑综合征及特发性水肿等。

【分析】

患儿的水肿表现在颜面部，呈双侧对称性，属全身性水肿。

三、水肿常见病因的识别

全身性水肿和局部性水肿常见相关疾病的识别见表4-22-2、表4-22-3。

【分析】

全身性水肿者多有基础疾病，或服用某些可引起水肿的药物。因此在询问病史时，除了要详细了解水肿的性质、特点和伴随症状外，还需要着重询问患者的既往病史、药物使用情况，以及家族遗传疾病史。该患儿既往体健，2周前曾有过1次上呼吸道感染；此次急性起病，表现为血尿、蛋白尿、颜面部水肿、高血压，因此要高度怀疑急性肾小球肾炎的可能。

表4-22-2　全身性水肿常见相关疾病的识别

识别项目	心源性水肿	肾源性水肿	肝源性水肿	黏液性水肿	经前期紧张综合征
病因	右心衰竭和/或全心衰竭、缩窄性心包炎、限制型心肌病	急性肾小球肾炎、慢性肾小球肾炎、肾病综合征、肾衰竭	失代偿期肝硬化	甲状腺功能减退、腺垂体功能减退、少数甲状腺功能亢进	确切病因目前未明，可能是机体对孕激素、雌激素敏感性失常所致
水肿部位	先于低垂部位出现：踝部（非卧床者）、骶部（卧床者），逐渐蔓延至全身	早期于晨起时眼睑或颜面部水肿，之后发展为全身水肿	从踝部出现，逐步向上蔓延，颜面部和上肢常无水肿，多有腹水	一般为颜面及下肢的水肿，严重者可有全身水肿，少数甲状腺功能亢进者为胫前黏液性水肿	眼睑、手部、踝部轻度水肿
水肿特点	凹陷性水肿，比较坚实、移动性较小	凹陷性水肿，软而移动性大	凹陷性水肿	非凹陷性水肿，水肿处皮肤呈苍白或蜡黄色，粗糙、少光泽、厚而凉，多鳞屑和角化	凹陷性水肿
病程进展	发展较缓慢	发展常迅速	发展较缓慢	发展较缓慢	月经前7～14日出现，月经来潮后消退，呈周期性
伴随症状或体征	黏膜发绀、颈静脉怒张、肝颈静脉回流征阳性、心脏增大、心脏杂音、肝大等，严重时出现胸腔积液、腹水	常伴有高血压、血尿、泡沫尿、眼底改变等	肝功能减退和门静脉高压表现，如肝病面容、肝掌、蜘蛛痣，皮肤紫癜、牙龈出血，腹壁静脉曲张、脾大、痔疮等	乏力、怕冷、嗜睡、脱发、反应迟钝、食欲减退、记忆力减退、便秘、月经不调、精神抑郁、表情淡漠、眉毛外1/3脱落，甲状腺功能亢进者有高代谢综合征	乳房胀痛、下腹沉重感，部分患者可有精神症状，如烦躁、易怒、头痛、失眠等

表4-22-3 局部性水肿常见相关疾病的识别

识别项目	局部炎症	静脉阻塞或功能不全		淋巴水肿	血管神经性水肿
		下肢深静脉血栓形成	下肢静脉曲张		
病因	感染（疖、痈、丹毒、蜂窝织炎等）、外伤	长期卧床、手术创伤、恶性肿瘤、妊娠、口服避孕药或雌激素治疗	长期站立工作、重体力劳动、妊娠、慢性咳嗽、习惯性便秘	丝虫感染和链球菌感染、肿瘤压迫或阻塞淋巴管、淋巴结清扫术后、淋巴管发育异常	对某些食物、药物或周围环境过敏
水肿部位	炎症局部	单侧肢体	单侧或双侧足背和踝部	单侧肢体	多位于头面部、颈部、上下肢
水肿特点	同时有红、热、痛	凹陷性水肿	凹陷性水肿，常在下午出现，夜间卧床后可消退	非凹陷性水肿，重者可有象皮肿样皮肤变化	非凹陷性水肿，边界不清，中央微凹，皮肤呈苍白或蜡样光泽
病程进展	发展常迅速	发展常迅速	发展较缓慢	因病因不同而缓慢或迅速	发展常迅速，部分呈反复进行性加重
伴随症状或体征	畏寒、发热、头痛、厌食等毒血症状	发热、患肢疼痛、压痛、局部皮温升高、浅表静脉扩张、花斑状发绀、Homan征阳性（即足背屈时激发疼痛）等	下肢浅静脉扩张迂曲隆起、足靴区皮肤萎缩、瘙痒、色素沉着、湿疹、溃疡等	皮肤增厚、干燥、粗糙、色素沉着、出现疣或棘状物等	皮肤肿胀、有热感，发作时间较长者局部可出现毛发脱落，发生于咽喉部者可出现呼吸和吞咽困难

四、水肿的诊断思路

通过详细的病史询问和体格检查可以对水肿的病因进行初步分类，再选择相应的辅助检查进一步诊断。

（一）病史询问要点

1. 性别和年龄。

2. 部位　全身性或局部性；单侧或双侧，是否对称；与体位和活动的关系。

3. 出现的时间　早晨或傍晚。

4. 性质　持续性或间歇性。

5. 病程进展　发展迅速或缓慢；趋向好转或恶化。

6. 加重及缓解因素　是否存在劳累、感染、月经周期、药物使用、妊娠等因素。

7. 伴随症状或体征　尿量有无变化；是否合并胸腔积液、腹水；与水肿伴发的躯体或精神症状和/或体征。

8. 服药史　有无使用钙通道阻滞剂、抗抑郁药物、肾上腺皮质激素、雌激素、胰岛素、甘草制剂等。

9. 既往史　有无心、肝、肾、胃肠道、内分泌和代谢等疾病；有无精神疾病、营养不良、肿瘤、传染病史；有无手术或外伤史；分娩时是否合并大出血；有无过敏史；有无长期大量饮酒史。

10. 家族史　有无先天性心脏病、慢性肝炎、糖尿病等家族史。

（二）体格检查要点

1. 局部体征　观察水肿是否对称，患处皮色及皮温，有无皮疹、皮肤破溃、色素沉着、浅表静脉曲张。按压后是否有凹陷，有无压痛。

2. 全身检查　除各系统体格检查外，还需关注体重、腹围、面容、毛发多少及分布等。

（三）辅助检查

1. 血常规　Hb降低可见于营养不良性水肿、肾源性水肿和甲状腺功能减退；白细胞计数减少常见于甲状腺功能亢进；白细胞计数、中性粒细胞百分比及CRP升高考虑炎症性病变；全血细胞减少提示肝源性水肿。

2. 尿常规　大量蛋白尿见于肾源性水肿。

3. 粪便隐血　肝源性水肿、消化道肿瘤者常有粪便隐血试验阳性。

4. 血生化

（1）肝功能：仅有低白蛋白血症可见于肾源性水肿、营养不良性水肿；血清胆红素升高、转氨酶升高、白蛋白降低伴球蛋白升高有助于肝源性水肿的诊断。

（2）肾功能：血尿素氮、肌酐持续性升高可能为肾源性水肿，而一过性升高可能为心源性水肿或肝源性水肿。

（3）电解质：心源性、肾源性、肝源性水肿者皆有电解质紊乱。

（4）血脂：升高多见于肾源性水肿，降低则见于肝源性水肿、营养不良性水肿和甲状腺功能减退。

5. 甲状腺功能　有助于甲状腺功能亢进或减退的诊断。

6. 心电图　有助于心脏病变的诊断。

7. X线胸片　缩窄性心包炎可见心包钙化。

8. 胃镜或上消化道钡餐摄片　肝硬化者可见食管和胃底静脉曲张征象。

9. 超声　肝源性水肿者见肝脏大小、形态、肝静脉和门静脉内径，以及脾脏大小的改变，并可探及腹水；部分肾源性水肿者可有肾脏形态学改变。

10. 心脏超声　有助于心源性水肿的诊断，还可评估心脏功能。

11. 胸腔积液、腹水检查　心力衰竭、缩窄性心包炎、急性肾小球肾炎、肾病综合征、肝硬化、黏液性水肿、药物过敏等多为漏出液；渗出液则见于细菌感染、结核、恶性肿瘤等。

12. 其他　必要时，进一步检查如下项目。

（1）心源性水肿者可有B型利钠肽（BNP）和N末端B型利钠肽原（N-terminal pro-brain natriuretic peptide，NT-proBNP）升高。

（2）血浆D-二聚体<500μg/L，可基本除外血栓栓塞。

（3）自身抗体检查有助于风湿性疾病的诊断。

（4）肾上腺皮质功能、性腺功能测定有助于内分泌疾病的诊断。

（5）血管彩色超声有助于发现下肢深静脉血栓，了解深静脉瓣膜功能。

（6）胃肠镜检查可明确有无消化道肿瘤和食管、胃底静脉曲张。

（7）疑有上、下腔静脉阻塞综合征时，可进行选择性上、下腔静脉造影。

【分析】

患儿在上级医院查抗链球菌溶血素O试验抗体滴度升高、补体C_3浓度降低。结合疾病的好发年龄，急性起病，曾有链球菌感染史，典型的水肿部位、特点和伴随症状，以及实验室检查的异常提示，急性肾小球肾炎诊断基本成立。急进性肾小球肾炎，或临床、实验室检查不典型，或病情迁延时，可行肾穿刺活检以确诊。

五、水肿的处理原则

关键是病因治疗。不同原因引起的水肿，可选择不同的治疗方式（表4-22-4、表4-22-5）。对于部分患者而言，休息、停药、限盐或抬高下肢等非药物治疗即可缓解水肿。如上述方法无效，可适当予以药物治疗；若遇药物治疗效果不佳，或需要手术治疗的水肿患者，应及时转诊至上级医院。

表4-22-4　水肿的综合治疗

处理原则	具体内容和方法
病因治疗	积极治疗引起水肿的基础疾病，药物性水肿者应立即停药
	避免或去除诱发因素，如劳累、饮酒、肝毒性及肾毒性药物的使用、习惯性便秘、感染等
非药物治疗	休息：适当限制体力活动，部分患者需避免过度情绪波动
	控制钠盐摄入：<2g/d（相当于氯化钠5g），应用利尿剂时，可适度放宽钠摄入量
	限制水分摄入：入水量以前一日尿量加500ml为宜
	蛋白质摄入：对于肾源性水肿的患者，应根据肾功能情况给予优质低蛋白饮食［蛋白质0.6～1.0g/（kg·d）］；对于无并发症的肝源性水肿和营养不良患者，可给予高蛋白饮食［蛋白质1.0～1.8g/（kg·d）］
	其他：下肢静脉曲张者可抬高患肢，穿弹力袜或用弹力绷带；下肢深静脉血栓者可抬高患肢、局部湿热敷；部分淋巴水肿者可使用弹力袜、弹力衣或淋巴按摩；对于经前期紧张综合征和特发性水肿的患者，应给予情绪疏导及适当休息
药物治疗	利尿剂：轻度水肿首选噻嗪类利尿剂，中度水肿需加用潴钾类利尿剂，重度水肿时可合用袢利尿剂和潴钾类利尿剂；肾源性水肿者需根据肾小球滤过率选择利尿剂；肝源性水肿者则首选螺内酯
	渗透性利尿剂：常用的有甘露醇、低分子右旋糖酐、高渗葡萄糖等，对于老年人、心功能不全者、少尿（<400ml/d）患者应慎用甘露醇
	白蛋白：营养不良性水肿和肝源性水肿者可适当补充白蛋白；而心源性水肿和肾源性水肿患者需慎用
	其他：下肢静脉曲张、深静脉血栓形成所致的水肿可应用马栗种子提取物片（每片含马栗种子提取物263.2mg、七叶素50mg），1～2片，2次/d，口服
中药治疗	济生肾气丸：9g，3次/d，口服，用于肾虚水肿
	健脾丸：12g，3次/d，口服，用于脾虚水肿
	金匮肾气丸：水蜜丸4～5g（20～25粒），2次/d，口服；大蜜丸1丸，2次/d，口服；用于肾阳虚水肿
	肾复康胶囊：4～6粒，3次/d，口服，用于急性肾炎、慢性肾炎急性发作
	肾炎舒胶囊：4粒，3次/d，口服，用于脾肾阳虚型肾炎
	云南白药：1～2片，4次/d，口服，用于外伤
	三七总甙片：2～4片，2～3次/d，口服，用于外伤

表4-22-5　常用利尿剂

类别	常用药物	特点	用法用量	常见不良反应
排钾类				
袢利尿剂	呋塞米、托拉塞米	强效利尿剂，呈剂量-效应关系	呋塞米20～100mg/d，口服或静脉注射；托拉塞米10～100mg/d，口服或静脉注射	低钾、低镁血症，血糖、尿酸升高，痛风恶化；前列腺增生、排尿障碍、痛风或可疑痛风者慎用
噻嗪类利尿剂	氢氯噻嗪	中效利尿剂	氢氯噻嗪25～100mg/d，口服	低钠、低钾血症，糖耐量异常，血脂异常，胃肠道反应；避免用于严重肝肾功能损害者，痛风或可疑痛风者慎用
潴钾类				
保钾利尿剂	螺内酯、氨苯蝶啶、阿米洛利	低效利尿剂，常与排钾利尿剂合用	螺内酯20～100mg/d，口服；氨苯蝶啶50～100mg/d，口服；阿米洛利5～20mg/d，口服	高钾血症、胃肠道反应，螺内酯长期使用可致性功能障碍、男性乳房发育、女性月经失调等；避免用于高钾血症和严重肾功能损害者

【分析】

多数急性肾小球肾炎具有自限性，通过休息、饮食调整和对症治疗、防治并发症、保护肾功能等措施，疾病将自愈。因此，全科医生对患儿及其家长进行了生活指导：疾病初期2～3周应卧床休息，待水肿消退、血压恢复正常、肉眼血尿消失后，可下床轻微活动并逐渐增加活动量。此后3个月内仍要避免剧烈活动，待红细胞沉降率等实验室检查指标正常后才可上学。患儿在水肿、高血压、少尿期间，应适当限制水、盐、蛋白质摄入，宜进易消化、高糖、低盐、低蛋白的食物，食盐60mg/（kg·d），蛋白质0.5g/（kg·d），满足能量需要。待尿量增多、氮质血症消除后尽早恢复蛋白质供给，以保证儿童生长发育需要。如有感染，应给予青霉素或其他敏感抗生素治疗。完全康复后，可考虑清除反复感染的慢性病灶，如扁桃体炎、龋齿等。

六、水肿的转诊原则

患者如出现以下情况需转诊至专科医生处。

1. 严重的心力衰竭，经治疗后呼吸困难或水肿无明显好转。
2. 肾源性水肿者伴肾衰竭。
3. 肝硬化伴有大量胸腔积液、腹水，肝性昏迷及肝肾综合征时。
4. 疑似由肿瘤、静脉血栓等原因引起的水肿，基层医疗机构诊治困难。
5. 水肿病因不明。

七、水肿的预防

1. 生活规律、避免过度劳累和情绪波动。

2. 低盐饮食，控制钠盐摄入。

3. 对长期卧床者，宜勤翻身、定时按摩下肢，预防下肢深静脉血栓形成。下肢静脉曲张者可使用弹力袜、弹力绷带或手术治疗。

4. 原有心、肝、肾等慢性基础疾病的患者，应定期随访，避免感染及使用加重病情的药物。

【分析】

本病例提示防治感染是预防急性肾小球肾炎的关键。如有扁桃体炎、猩红热及脓疱疮，应尽早、足量、全程应用青霉素或其他敏感抗生素治疗。而甲型溶血性链球菌感染后1～3周内的患儿，定期检查尿常规可及早发现急性肾小球肾炎。

（祝墡珠）

第二十三节　贫　　血

【案例】

患者，女，42岁，教师。平素月经量偏多，常感疲乏、无力和头晕，曾多次至社区卫生服务中心就诊，查血常规示Hb在90～100g/L，间断口服铁剂治疗后症状可改善。近1个月来，患者感觉头晕、乏力加重，并出现中上腹不适伴反酸，遂再次就诊，血常规示Hb为72g/L。

贫血（anemia）是指人体循环中红细胞容量减少，以女性、老年人及儿童为多见。临床上常以外周血单位容积内Hb、红细胞计数和/或血细胞比容代替红细胞容量反映贫血程度，一般以Hb低于正常参考值95%的下限为贫血的诊断标准（表4-23-1）。根据患者的年龄、性别，其诊断标准会略有差异。

表4-23-1　贫血的诊断依据　　单位：g/L

血红蛋白量标准	6月龄～6岁	6～14岁	成年男性	成年女性	孕妇
血红蛋白量（WHO）	<110	<120	<130	<120	<110
血红蛋白量（中国）	<110	<120	<120	<110	<100

注：上述标准适用于长期居住在海平面地区的成人。WHO.世界卫生组织。

按照贫血的程度，可将贫血分为轻度贫血（Hb>90g/L）、中度贫血（Hb 61～90g/L）、重度贫血（Hb 31～60g/L）和极重度贫血（Hb≤30g/L）。

贫血是一种症状，而不是具体的疾病，各种不同的疾病都可以导致贫血。因此贫血的病因诊断十分重要，只有明确病因，才能给予针对性的治疗。

一、常见病因

贫血的发病机制主要包括红细胞生成减少、红细胞破坏增加和红细胞丢失过多三个方面，有时几种因素可同时存在，引起贫血的常见病因见表4-23-2。

表4-23-2 贫血的常见病因

病因	常见原因	贫血类型
营养因素	摄入减少（喂养不当、长期素食、偏食等） 需要量增加（妊娠、婴幼儿、感染、甲状腺功能亢进等）	缺铁性贫血 巨幼细胞贫血
慢性失血	胃肠道疾病（消化性溃疡、消化道肿瘤、食管或胃底静脉曲张破裂出血、痔疮等） 妇产科疾病（月经过多、宫内放置节育器等） 呼吸系统疾病（反复咯血、儿童期反复鼻出血等） 泌尿系统疾病（多次发作的血红蛋白尿、泌尿系统肿瘤等）	缺铁性贫血
吸收障碍	全胃切除术后、胃大部切除术后、小肠吸收不良综合征、克罗恩病、回肠切除术后等	缺铁性贫血 巨幼细胞贫血
慢性感染	肺脓肿、肺结核、亚急性感染性心内膜炎、慢性尿路感染、盆腔炎等	慢性病性贫血
慢性非感染性炎症性疾病	结缔组织病，如类风湿关节炎、系统性红斑狼疮、风湿热、血管炎；严重外伤、烧伤等	慢性病性贫血

二、少见病因

除了上述常见病因外，表4-23-3列举了一些引起贫血的少见病因。

表4-23-3 贫血的少见病因

病因	常见情况	贫血类型
药物因素	对氨基水杨酸钠、秋水仙碱、二甲双胍等会影响小肠内维生素B_{12}的吸收，甲氨蝶呤、乙胺嘧啶等可导致叶酸利用障碍	巨幼细胞贫血
化学因素	氯霉素、苯剂及其衍生物、除草剂和杀虫剂等	再生障碍性贫血
物理因素	γ射线和X射线等	再生障碍性贫血

续表

病因	常见情况	贫血类型
感染因素	病毒性肝炎、肠道寄生虫病、艾滋病等	再生障碍性贫血 溶血性贫血 缺铁性贫血
机械性因素	心脏人工机械瓣膜置换术后、微血管病等	缺铁性贫血 溶血性贫血
慢性疾病	慢性肾功能不全、慢性肝病、恶性肿瘤等	慢性病性贫血
骨髓病变	肿瘤组织浸润骨髓、骨髓纤维化、骨髓肉芽肿性炎症等	骨髓病性贫血
遗传及免疫因素	自身免疫性溶血性贫血、遗传性球形红细胞增多症、阵发性睡眠性血红蛋白尿等	溶血性贫血

【分析】

患者平素月经量偏多，经常感到疲乏、无力和头晕，多次血常规检查提示轻度贫血，口服铁剂后症状改善。因此，考虑其原因为月经过多所致缺铁性贫血。然而近1个月来上述症状加重且伴中上腹不适，查Hb进一步降低至72g/L，为中度贫血。因此，全科医生在接诊过程中，应仔细分析此次病情加重的原因。

三、贫血病因的识别

贫血诊断分为评估贫血的严重程度、类型诊断，以及病因诊断。贫血的类型诊断，即判断属于何种贫血综合征（如小细胞低色素性贫血），通过外周血检查可基本明确。类型诊断明确后，结合相关病史及实验室检查，将更有利于医生寻找贫血的病因。

1. 小细胞低色素性贫血　以缺铁性贫血最为常见，若血清铁降低，结合病史存在引起缺铁的原因，基本可明确诊断；但如体内铁过多，则可能是铁粒幼细胞贫血或血红蛋白病；如属铁利用障碍，则要考虑慢性病贫血。

2. 大细胞性贫血　包括巨幼细胞贫血和非巨幼细胞贫血，其中以巨幼细胞性贫血为多见。巨幼细胞贫血外周血涂片可表现为大卵圆形红细胞增多，中央苍白区缩小，中性粒细胞核分叶过多，血清维生素B_{12}或叶酸水平可明显降低。而非巨幼细胞贫血见于急性失血性贫血、溶血性贫血和内分泌功能减退性贫血等，可表现为网织红细胞增多，维生素B_{12}及叶酸水平正常，或有其他系统疾病表现。

3. 正常细胞性贫血　如网织红细胞数升高，多为急性出血性贫血或溶血性贫血；如网织红细胞数不高，则可能为骨髓造血功能障碍所致，可进一步行骨髓象检查明确诊断。

4. 继发于其他疾病的贫血　常会伴有相关疾病的临床表现。如消化性溃疡出血引起的贫血，除了有贫血的症状外，还有剑突下疼痛、反酸、黑便等消化道症状。

【分析】

体格检查时发现患者口唇、睑结膜苍白，心、肺及神经系统检查均无异常。由于患者诉有中上腹不适，遂行粪便隐血试验，结果示隐血（++），病程中无食物、药物等干扰粪便隐血试验的因素，因此考虑为由消化道出血所致的贫血，同时应进一步查明消化道出血的原因。

四、贫血的诊断思路

多数贫血呈慢性、进行性发展，何时开始发生贫血并不能明确得知。因此，要求全科医生在病史询问过程中要格外认真、仔细，不放过任何细节。有时病史中的一点信息就能给诊断提供有力的依据，或帮助医生选择最有效的辅助检查，迅速作出正确的诊断。

（一）病史询问

1. 基本资料　性别和年龄等；工作及居住情况（包括有无近期住房装修史、有无长期接触化学物质及放射性物质史等）。

2. 临床表现　症状（疲倦、乏力、头晕、记忆力减退等）及持续时间；有无其他全身系统症状（心血管系统、呼吸系统、消化系统、泌尿生殖系统、内分泌系统等）。

3. 一般情况　饮食（有无特殊饮食嗜好、是否偏食、烹饪习惯等）及大小便（有无黑便、鲜血便、血尿、酱油色尿等）。

4. 既往史和家族史　既往有无其他系统疾病；女性患者应询问月经情况（月经周期、月经是否规律、月经持续时间、月经量、有无血凝块等）及生育史（妊娠与流产次数及其间隔时间、哺乳时间等）；药物应用史；疫区旅居史；烟酒嗜好（饮酒的品种、量、持续时间等）；家族史（有无家族遗传性疾病）。

（二）体格检查

体格检查需全面、细致，某些特征性的体征可能给诊断和鉴别诊断提供重要的线索。贫血常见体征及代表疾病见表4-23-4。

表4-23-4　贫血常见体征及代表疾病

体征	代表疾病
面容	重型β地中海贫血具有特征性面容（鼻梁凹陷、眉距增宽、颧骨凸出）
面色	包括皮肤、口唇、甲床、结膜是否苍白，巩膜有无黄染等，黄疸常提示溶血性贫血
指甲	指甲变平或凹陷见于严重缺铁性贫血
舌乳头	舌乳头萎缩多见于维生素B_{12}缺乏症
眼底检查	眼底有出血或渗出多见于白血病、再生障碍性贫血、尿毒症、感染性心内膜炎等
血压	年轻贫血患者合并有高血压则提示可能存在慢性肾脏疾病
皮肤	皮肤出血点可见于再生障碍性贫血、白血病
淋巴结	浅表淋巴结肿大多见于炎症、免疫系统疾病或肿瘤

续表

体征	代表疾病
骨骼压痛	急性白血病可有胸骨、胫骨压痛
腹部检查	贫血合并肝脾肿大提示肝硬化、脾功能亢进可能，某些血液系统疾病（如白血病、自身免疫性溶血）也可致脾大
妇科检查	宫内放置节育器、妇科肿瘤等所致月经过多，可引起缺铁性贫血

（三）辅助检查

实验室检查是确立贫血的可靠方法，也是明确其类型的重要步骤。贫血的常规实验室检查项目简述如下。

1. 血常规检查　含血红蛋白量、红细胞计数、血细胞比容、平均红细胞体积（mean corpuscular volume，MCV）、平均红细胞血红蛋白量（mean corpuscular hemoglobin，MCH）、平均红细胞血红蛋白浓度（mean corpuscular hemoglobin concentration，MCHC）及红细胞分布宽度（red cell distribution width，RDW）等。根据MCV、MCH、MCHC可对贫血进行初步形态学分类（表4–23–5）。

表4–23–5　贫血形态学分类

类型	MCV/fl	MCH/pg	MCHC/（$g \cdot L^{-1}$）
小细胞性	<80	<27	320 ~ 360
小细胞低色素性	<80	<27	<320
大细胞性	>100	>34	320 ~ 360
正常细胞性	80 ~ 100	27 ~ 34	320 ~ 360

注：MCV.平均红细胞体积；MCH.平均红细胞血红蛋白量；MCHC.平均红细胞血红蛋白浓度。

2. 外周血涂片检查　外周血涂片检查可以更进一步了解红细胞形态、大小、有无异形红细胞及幼稚红细胞、有无幼稚粒细胞等。血涂片检查结果及其意义见表4–23–6。

表4–23–6　血涂片检查结果及意义

贫血类型	血涂片结果
缺铁性贫血	红细胞体积变小、中央淡染区扩大
巨幼细胞贫血	红细胞大小不等，以大卵圆形红细胞为主
骨髓纤维化	泪滴状红细胞
微血管病性溶血性贫血	各种异形红细胞症，如梨形、泪滴形、新月形、哑铃形、三角形，甚至红细胞碎片
骨髓病性贫血	幼红细胞、幼粒细胞

续表

贫血类型	血涂片结果
自身免疫性溶血性贫血	部分可见球形红细胞
先天性遗传疾病所致贫血	红细胞形态异常，如球形红细胞、椭圆形红细胞、口型红细胞、靶形红细胞、镰形红细胞、棘形红细胞

3. 网织红细胞计数　是反映骨髓红系增生情况的重要指标，成人正常值为0.5% ~ 1.5%。溶血性贫血和急性失血性贫血骨髓代偿增生能力良好，故网织红细胞计数增高，在溶血性贫血中常达5% ~ 20%；再生障碍性或不良性贫血网织红细胞计数常不增多，甚至减少。

4. 其他

（1）尿常规：血尿既可源于肾脏或泌尿道疾病，亦可由血小板减少或凝血功能障碍所致。血红蛋白尿提示血管内溶血；急性溶血性贫血时，尿胆原可明显升高。

（2）粪便隐血试验：阳性提示消化道出血，对怀疑消化道出血的患者可进一步行胃肠镜等检查。

（3）肝功能：血清非结合胆红素升高，多见于溶血性贫血。

【分析】

全科医生与患者进行沟通后，患者同意进一步行胃镜检查以明确诊断。故一方面给予口服补铁及抑酸剂，另一方面将其转诊至上级医院。

五、贫血的治疗原则

（一）一般治疗

病因治疗是治疗贫血的关键，只有针对病因进行治疗，才能从根本上纠正贫血。如缺乏造血原料所致的贫血，需积极补充造血原料；药物性贫血，应立即停药；其他系统疾病所致的贫血，应积极治疗原发病等。中度贫血以上患者，适当的支持治疗有利于尽快缓解症状，包括：①营养充分，膳食搭配合理；②减轻体力活动，中重度贫血患者建议适当休息；③对于急性大量出血患者，可予输血及补液支持治疗。

（二）补充造血所需的元素或因子

缺铁性贫血、维生素B_{12}及叶酸缺乏所导致的贫血在补充相应元素之后，症状将会得到改善。常用的治疗贫血的口服药物见表4-23-7。

口服铁剂后，如有效可表现为外周血网织红细胞增高，上升的高峰在治疗后第5 ~ 10日，2周后Hb上升，2个月后Hb达正常水平，同时临床症状逐步得到改善。此后，仍需小剂量铁剂维持治疗3 ~ 6个月以补充体内储存铁。

在叶酸补充治疗期间需注意：如伴有维生素B_{12}缺乏，则应同时补充维生素B_{12}，否

表4-23-7 贫血常用口服药物

药品名称	用法用量	不良反应
硫酸亚铁片	300mg，t.i.d.，餐后口服	胃肠道不良反应，如恶心、呕吐、上腹疼痛；可减少肠蠕动，引起便秘并排黑便
富马酸亚铁片	预防用：200mg，q.d.，餐后口服； 治疗用：200 ~ 400mg，t.i.d.，餐后口服	
琥珀酸亚铁缓释片	预防用：200mg，q.o.d.，餐后口服； 治疗用：200 ~ 400mg，q.d.，餐后口服	
维铁缓释片	1片，q.d.，餐后口服	
叶酸片	预防用：0.4mg，q.d.，口服； 治疗用：5 ~ 10mg，t.i.d.，口服	长期用药可有厌食、恶心、腹胀等胃肠道症状
维生素B_{12}注射液	0.025 ~ 0.10mg，q.d.，或0.05 ~ 0.20mg，q.o.d.，肌内注射	肌内注射偶可引起皮疹、瘙痒、腹泻及过敏性哮喘

则可加重神经系统损害。维生素B_{12}缺乏所致的巨幼细胞贫血患者大多有吸收障碍，故多选用肌内注射。

（三）中医中药

中医学认为，心主血、肝藏血、脾统血、肾藏精，故贫血的发生与心、脾、肝、肾的功能失调，脏腑虚损密切相关。针对脾胃虚弱、气血两虚、肝肾亏虚等，治疗上应以益气健脾、补益气血、滋补肝肾为主要原则。常用的中药制剂见表4-23-8。

表4-23-8 贫血常用中药制剂

药品名称	功效	用法用量
益血生胶囊	健脾补肾，生血填精。用于脾肾两虚，精血不足所致的面色无华、眩晕气短、体倦乏力、腰膝酸软	4粒，t.i.d.，口服
归参补血片	温补脾肾，益气荣血，用于脾肾两虚引起的虚劳贫血（缺铁性贫血）	5 ~ 7片，t.i.d.，口服
益中生血片	健脾和胃，益气生血。用于脾胃虚弱、气血两虚所致的面色萎黄、头晕、食欲缺乏、心悸气短；缺铁性贫血见上述证候者	6片，t.i.d.，餐后口服
复方阿胶颗粒	补气养血。用于气血两虚、头晕目眩、心悸失眠、食欲不振及贫血	4g（1袋），t.i.d.，开水冲服
益气维血颗粒	补血益气。用于血虚证、气血两虚治疗，患者可见面色苍白、头晕目眩、神疲乏力、少气懒言、自汗、唇舌色淡、脉细弱等	成人1袋，t.i.d.，口服 儿童1袋，b.i.d.，口服

【分析】

患者胃镜检查示十二指肠球部溃疡（活动期），故分析此次贫血加重的原因与十二指肠球部溃疡出血有关。经专科治疗后，患者转回社区。全科医生立即给予饮食及生活方式指导，为患者制订了随访计划。

六、贫血的转诊原则

患者如出现以下情况应转诊至上级医院。

1. 就诊时生命体征不稳定者，经基本生命支持处理后及时转诊。
2. 贫血原因不明。
3. 某些重症疾病，如急性白血病、再生障碍性贫血、骨髓增生异常综合征等。
4. 治疗效果不佳或需要特殊治疗（如造血干细胞移植等）。
5. 需要进一步行特殊检查，如胃肠镜及骨髓穿刺术等。

七、贫血的预防

贫血的预防主要包括以下几点。

1. 饮食规律，营养搭配合理，改善烹调习惯，勿将蔬菜烹煮时间过长。平时可适当多吃含铁丰富的食物，如瘦肉、猪肝、蛋黄、海带、发菜、紫菜、木耳、香菇、豆类等；不提倡长期素食。
2. 对工作中会接触到一些化学制剂或物理射线者，应严格执行防护措施，遵守操作规程，避免对造血系统造成损伤。
3. 积极治疗如钩虫病、痔、功能性子宫出血等各种失血性疾病。
4. 对有胃肠道疾病者（口炎性腹泻、乳糜泻、胃全切除术后、回肠切除术后等），除积极治疗原发病外，应注意补充铁剂、维生素 B_{12} 和叶酸。
5. 加强孕妇、产后及哺乳期妇女的营养，定期产前及产后访视。
6. 注意婴幼儿的合理喂养，及时添加辅食，定期于儿保门诊随访。

（祝墡珠）

第二十四节　关　节　痛

【案例】

患者，男，48岁，销售人员，体型偏胖。因“突发右足第一跖趾关节疼痛2日”就诊。患者2日前夜间突然开始关节痛，疼痛比较剧烈，无外伤史。这次发病让他想起父亲年轻时也有过类似情况，那时被医生诊断为“痛风”，他特别担心自己也得了这种病。去年单位体检时，患者血脂、尿酸都有升高，但其并未在意，发病前一日吃了一次火锅。检查示患者右足第一跖趾关节附近红、肿、热、痛，进一步查尿酸为534μmol/L，拟诊为急性痛风性关节炎，对其进行健康教育，给予美洛昔康治疗，并叮嘱患者关节痛缓解后一定再来随访，进行后续降尿酸治疗。

关节痛（arthralgia）是中老年人就医的常见原因，也是全科医生诊疗工作中的常见症状。关节痛通常伴有关节炎症，这些炎症既可由单纯的关节疾病引起，也可以是全身疾病的局部表现。除小部分关节痛呈一过性或自限性外，绝大多数需要立即和持续治疗。全科医生的职责是要依据病史、体格检查和适当的辅助检查区分关节痛的不同病因，因为不同病因的关节痛治疗、随访和预后均不相同。及时和规范的治疗是缓解症状、改善预后的关键。

一、常见病因

关节痛根据起病形式和病程长短分为急性和慢性。急性关节痛起病急，多为单关节受累；病程一般在6周以内，与外伤、感染、晶体沉积等引起的关节及周围组织急性炎症反应有关。慢性关节痛起病隐匿，持续时间超过6周，常影响多个关节，可反复发作而无明显缓解期；与退行性改变、变态反应等引起的滑膜慢性炎症、关节囊肥厚和骨质增生有关。急性关节痛可以是某些慢性疾病的首发症状或急性发作状态，并可逐步转化为慢性关节痛。关节痛的常见病因见表4-24-1。

表4-24-1 关节痛的常见病因

分类	常见病因
外伤	扭伤、拉伤、骨折、脱位
感染	外伤、医源性操作后细菌侵入关节 周围组织炎症、脓肿侵入关节 继发于血流感染
晶体性关节病	痛风
退行性关节病	骨关节炎
恶性肿瘤	原发或转移性骨肿瘤 白血病
风湿病	类风湿关节炎 强直性脊柱炎 系统性红斑狼疮
其他	药物反应（如青霉素、巴比妥等）

二、少见病因

包括莱姆病、假性痛风、副肿瘤综合征（如肺癌、乳腺癌）、赖特综合征、银屑病关节炎、甲状腺功能减退。

【分析】

患者关节痛为发作性，且病程仅2日，属急性关节痛。

三、关节痛常见病因的识别

急、慢性关节痛常见病因的识别见表4-24-2和表4-24-3。

表4-24-2　引起急性关节痛常见病因的识别

识别点	外伤性关节炎	化脓性关节炎	痛风
好发年龄	任何年龄	任何年龄	>40岁，有年轻化趋势
性别	男性多见	无性别差异	男:女为15:1
诱因	外伤	外伤、医源性操作、血流感染	饮酒、高嘌呤饮食、剧烈运动、受冷、紧张、局部损伤、手术
部位	外伤关节	感染关节	第一跖趾、足弓及踝、膝、腕、肘关节
特点	剧烈	单关节多见，下肢负重关节易受累	刀割样、咬噬样，剧烈，进行性加重，夜间痛醒
发作形式和持续时间	依据外伤情况	依据感染情况	数日至数周
伴随症状或体征	骨折、肌腱韧带损伤	发热，全身中毒症状	发热、头痛、恶心、心悸、寒战

表4-24-3　引起慢性关节痛常见病因的识别

识别点	骨关节炎	类风湿关节炎	强直性脊柱炎	系统性红斑狼疮
好发年龄	中老年	30～50岁	15～30岁	15～45岁
性别	女性多见	男:女为1:3	男性多见	男:女为1:(7～9)
诱因/家族史	天气变化、过度使用病变关节	不明	有家族史	有家族史
部位	膝、脊柱、髋、踝、远端指间关节	近端指间、掌指、腕、肘、足趾关节	骶髂、脊柱、肩、髋、膝、踝关节	近端指间、腕、膝、踝、肘、肩关节

续表

识别点	骨关节炎	类风湿关节炎	强直性脊柱炎	系统性红斑狼疮
特点	轻到中度的隐痛，活动后加重，休息后缓解	反复发作、对称性、多关节疼痛	难以定位的钝痛	反复发作、对称性、游走性疼痛，很少致畸
发作形式和持续时间	隐匿起病，早期为间歇性，晚期为持续性	持续性	隐匿起病，开始为单侧、间歇性，逐步发展为双侧、持续性	依据狼疮活动程度变化
伴随症状或体征	晨僵（<30分钟）、骨摩擦音	晨僵（>1小时）、关节肿胀、关节畸形、发热、贫血、胸腔积液、心包积液、类风湿结节	急性虹膜炎	发热、乏力、蝶形红斑、口腔溃疡、光过敏、胸腔积液、心包积液、泡沫尿

【分析】

患者为中年男性，有高脂血症、高尿酸血症的病史和痛风的家族史，故为痛风的好发人群。本次就诊为首次发病，部位在痛风的典型受累关节，又符合急性起病的特点和高嘌呤饮食的诱因，因此要高度怀疑急性痛风性关节炎的可能。

四、关节痛的诊断思路

通过全面的病史询问和体格检查可基本确定关节痛的病因，为与其他疾病相鉴别，必要时需结合相应的辅助检查。

（一）病史询问要点

包括性别和年龄，关节痛的诱因、部位、特点、发作形式、持续时间、加重及缓解因素、伴随症状，以及既往史等。

（二）体格检查要点

1. 关节检查

（1）肿胀：提示炎性关节病，渗出明显，浮髌试验阳性提示膝关节腔积液。

（2）压痛：非特异症状，受主观因素影响。

（3）活动度：关节病变越重，活动度缩小越快越持久；目前无疼痛的关节出现活动度减小，提示曾经有过炎性关节病。

（4）关节不稳：关节松弛或半脱位是慢性关节病重要的机械物理特征。

（5）骨性膨大：远端指间关节的赫伯登（Heberden）结节和近端指间关节的布夏尔（Bouchard）结节是骨关节炎的常见体征。

（6）畸形：手指尺侧偏斜是类风湿关节炎的特征，天鹅颈畸形是关节慢性炎症的结果。

2. 全身检查 皮疹、心脏杂音、胸腔积液、心包积液、类风湿结节、痛风石。

（三）必要的辅助检查

1. 血常规 慢性风湿病常伴有贫血；白细胞计数升高见于化脓性关节炎，减少见于系统性红斑狼疮。

2. 红细胞沉降率 升高程度和持续时间有助诊断和随访病情，如骨关节炎红细胞沉降率仅轻度高，类风湿关节炎及系统性红斑狼疮活动期可明显升高。

3. 血清学检查

（1）炎症或风湿性疾病CRP明显升高。

（2）急性痛风发作时尿酸多升高，少数降低。

（3）类风湿关节炎活动期时类风湿因子70%阳性，但要注意5%正常人也会有低滴度阳性；抗环瓜氨酸肽抗体特异度高，疾病早期即升高，且可用作病情预测指标。

（4）抗核抗体、可提取性核抗原抗体谱、抗双链DNA抗体等自身抗体有助于风湿病诊断。

4. 关节液检查

（1）常规：颜色、透明度、黏性、黏蛋白凝集试验。

（2）白细胞：>200个/mm^3提示炎症反应。

（3）细菌培养：阳性提示感染。

（4）偏振光显微镜：见尿酸盐结晶可确诊痛风。

5. X线检查 排除骨折；非对称性关节间隙变窄、软骨下骨硬化和/或囊性变、骨赘形成在骨关节炎中常见。

6. 条件允许时可行以下检查

（1）人类白细胞抗原（human leucocyte antigen，HLA）-B27：有助于诊断强直性脊柱炎。

（2）双能CT。

（3）MRI：对关节积液敏感，有助早期发现病变。

【分析】

结合患者有典型的关节受累部位和尿酸值升高，基本可以确诊为痛风。用偏振光显微镜检查关节液、滑囊、痛风石，若发现尿酸盐结晶可明确诊断痛风，但多数患者仅依靠病史特点、体格检查、其他实验室和影像学检查，亦可诊断。

五、关节痛的治疗原则

关节痛的治疗原则是缓解疼痛、减轻炎症、促进愈合、保留功能、阻止或延缓疾病进展，其中缓解疼痛是各项治疗的基础。全科医生应重视非药物治疗，合理使用镇痛药物，并适时、正确地将药物治疗效果不佳或病情持续进展的患者转诊至相应的专科医生

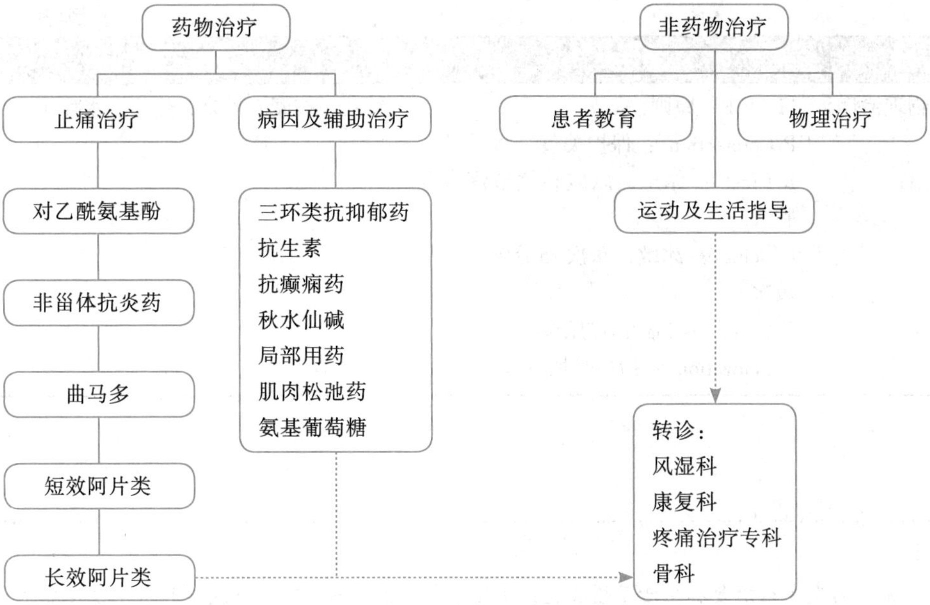

图4-24-1　关节痛的处理流程

处。关节痛的处理流程见图4-24-1。

（一）非药物治疗

非药物治疗包括患者教育、运动及生活指导和物理治疗（表4-24-4）。急性关节痛的物理治疗遵循“PRICE”原则，慢性关节痛更应强调患者教育和适当的肌肉锻炼。

表4-24-4　关节痛常用非药物治疗方法

治疗方法	急性关节痛	慢性关节痛
患者教育	告知药物起效所需的时间及常见不良反应，若疼痛不缓解或持续超过6周应及时就诊 告知应注意有无皮疹等其他症状，出现时应及时就诊	了解疾病预后，消除思想负担，避免长久保持站立、跪位、蹲位、不良姿势，以及爬楼梯等不利因素 在医生指导下合理用药，了解药物用法和常见不良反应 强调家庭和社会支持
运动及生活指导	保护受损关节的前提下适量运动以保持肌力 预防下肢静脉血栓	合理进行关节、肌肉锻炼：非负重状态下锻炼，保持关节活动度；肌肉锻炼，增强肌力和关节稳定性 有氧运动：步行、游泳、骑自行车 肥胖者减轻体重以减轻关节负荷 减轻关节负荷：使用手杖、助步器

续表

治疗方法	急性关节痛	慢性关节痛
物理治疗	“PRICE”原则： P（protection）：保护关节 R（rest）：休息，以减轻关节疼痛及肿胀 I（icing）：冰敷，每次15分钟，每日数次 C（compressing）：加压包扎 E（elevation）：抬高受累关节	针灸、按摩、推拿、热疗、水疗

【分析】

痛风的发生与饮食和生活习惯相关，生活方式干预对本病减少并发症和避免复发非常重要。因此，全科医生首先对患者进行了健康教育，一方面告知痛风对关节、骨骼和肾脏的危害性，以加强患者对疾病的重视；另一方面告诫其应多饮水，忌摄入动物内脏、海鲜、啤酒、豆制品等高嘌呤食物，在急性期应以休息为主，再辅以药物治疗。

（二）药物治疗

1. 止痛治疗　急性关节痛患者治疗的关键在于早期、足量使用镇痛药物，并在症状缓解后及时减量。由重大外伤导致的剧烈疼痛需要使用阿片类药物，中度到重度的急性关节痛宜选用NSAIDs，轻度疼痛应用对乙酰氨基酚即可缓解。短期使用上述药物，发生不良反应的风险较低。对于慢性关节痛患者，建议通过逐渐增加剂量或更换不同种类的镇痛药物以达到镇痛目的。若长期使用各种镇痛药物，需注意不良反应的发生。常用镇痛药物见表4-24-5。

表4-24-5　常用镇痛药物

类别	药物名称	特点	用法用量	主要不良反应
解热镇痛药	对乙酰氨基酚	止痛作用弱，无抗炎作用	0.3～0.6g，b.i.d.或t.i.d.，剂量不超过4g/d	偶尔致恶心、呕吐，少数发生过敏性皮炎、粒细胞缺乏、血小板减少、贫血、肝功能损害，很少引起胃肠道出血

续表

类别	药物名称	特点		用法用量	主要不良反应
NSAIDs	布洛芬	非选择性COX-2抑制剂	短效，半衰期1.8小时	0.4～0.6g，t.i.d.，剂量不超过2.4g/d	胃肠：消化不良 胃黏膜糜烂 消化道出血 肾脏：水钠潴留 急性间质性肾炎 急性肾衰竭 肝脏：转氨酶升高 血液：血细胞减少 过敏：皮肤过敏 哮喘 循环：高血压
	双氯芬酸		止痛效果强，抗炎效果弱	25～50mg，t.i.d.，剂量不超过150mg/d	
	吲哚美辛		有肛塞制剂	25～50mg，t.i.d.，剂量不超过150mg/d	
	美洛昔康		长效，半衰期20小时	7.5～15.0mg，q.d.，剂量不超过15mg/d	
	塞来昔布	选择性COX-2抑制剂		0.1～0.2mg，b.i.d.，剂量不超过0.4g/d	胃肠道不良反应少；可能增加心血管不良事件发生率，磺胺类药物过敏者禁用塞来昔布
	依托考昔			30～60mg，q.d.，急性痛风性关节炎时最大剂量不超过120mg/d	
弱阿片类	曲马多	不抑制前列腺素合成，与非阿片类药物联用效果好		50～100mg，b.i.d.或t.i.d.，剂量不超过400mg/d	偶见出汗、恶心、呕吐、食欲缺乏、头晕、无力、嗜睡，罕见皮疹、心悸、直立性低血压；无成瘾性，无呼吸抑制
阿片类	吗啡控释片	镇痛效果强，无剂量限制		从每次10～20mg，q.12h.开始，根据镇痛效果增加剂量	有成瘾性；胃肠道反应常见（如便秘），建议同时给予导泻剂；老年患者使用时应注意呼吸抑制情况

注：NSAIDs，非甾体抗炎药；COX-2，环氧合酶-2。

NSAIDs使用原则：NSAIDs通过抑制环氧合酶（cyclooxygenase，COX）活性，减少前列腺素合成而具有抗炎、止痛、减轻关节肿胀、改善关节活动的作用。其主要不良反应包括胃肠道症状、肝肾功能损害，以及可能增加的心血管不良事件。故使用时应遵循以下原则。

（1）注意NSAIDs种类、剂量和剂型的个体化处理。

（2）尽可能使用最低有效剂量，以及短疗程。

（3）先用一种NSAIDs，数日至1周无明显疗效时再换另一种，避免同时使用两种及以上。

（4）有消化道疾病高危因素者，推荐选择性COX-2抑制剂或NSAIDs加质子泵抑制剂。

（5）老年人选用半衰期短或小剂量的NSAIDs。

（6）心血管病高危患者慎用NSAIDs，尤其是选择性COX-2抑制剂。

（7）肾功能不全者慎用NSAIDs。

（8）定期监测血常规和肝肾功能。

2. 病因及辅助治疗　骨关节炎使用氨基葡萄糖和硫酸软骨素可改善软骨代谢、减少破坏，提高其修复能力，延缓关节损伤。这两种药副作用小，联用可起协同作用，但起效慢。辣椒碱软膏可消耗感觉神经末梢的P物质起到止痛作用，但有破损皮肤时禁用。关节腔内注射激素、局部麻醉药、透明质酸可抑制炎症、减轻疼痛、保护软骨，前提是排除化脓性关节炎、周围组织的蜂窝织炎和骨折。常见病因及辅助治疗方法见表4-24-6。

表4-24-6　关节痛常见病因及辅助治疗方法

常见病因及伴发情况	治疗方法
化脓性关节炎	抗生素
痛风	秋水仙碱、苯溴马隆、别嘌醇、非布司他、碳酸氢钠
肌肉痉挛	肌肉松弛药
伴发神经痛	辣椒碱软膏、抗抑郁药（如5-羟色胺去甲肾上腺素再摄取抑制剂）
伴发肌肉痛	外用非甾体抗炎药药膏（如双氯芬酸二乙胺乳胶剂）
类风湿关节炎	改善病情抗风湿药、生物制剂
骨关节炎	氨基葡萄糖、软骨素、透明质酸关节腔内注射

（三）中医中药治疗

关节痛在中医属于“痹症”，以肝肾亏虚、筋骨失养为基础，风寒湿邪侵袭、跌打扭伤为诱因导致。中医中药治疗关节痛以补肝肾、强筋骨、祛风湿、活血化瘀为原则，常用方法有内治、外治和内外结合治疗（表4-24-7）。

表4-24-7　常用中医中药治疗方法

种类	方法	
内治	疏风定痛丸	1丸，b.i.d.，温开水送下
	瘀血痹冲剂	1袋，t.i.d.
	旭痹颗粒	1～2包，t.i.d.
	舒筋活络丸	每次研碎后吞服，1粒，q.d.
外治	外洗、熏蒸、热熨、外敷、针灸、推拿、小针刀	

【分析】

美洛昔康属于NSAIDs，有抗炎、止痛作用，适用于痛风急性发作期。对于炎症反应剧烈的患者，也可选择秋水仙碱或激素治疗。痛风急性发作期主要以止痛为治疗目标，待疼痛缓解后，才能开始后续的降尿酸治疗。开始降尿酸治疗前应注意评估肾功能和泌尿道有无结石。常用药物为苯溴马隆，为促尿酸排泄药；别嘌醇和非布司他为抑制尿酸生成药，应注意别嘌醇发生超敏反应的风险。

六、关节痛的转诊原则

以下情况应转诊至专科医生处。

1. 关节痛的病因诊断不明。
2. 药物治疗效果不佳，或出现药物不良反应。
3. 多系统表现考虑风湿病。
4. 需进一步指导物理治疗和功能锻炼。
5. 关节功能严重受损，考虑行手术治疗。

七、关节痛的预防

目前许多慢性关节痛的病因仍不明确，因此一级预防较为困难，建议针对危险因素进行控制。以骨关节炎为例，应做到：①避免外伤；②合理运动，保护关节；③控制体重；④戒烟；⑤围绝经期妇女若症状严重而无禁忌证，可在专科医生指导下考虑激素替代治疗。

（祝墡珠）

第二十五节　消　　瘦

【案例】

患者，男，56岁，企业经理。近半年来工作繁忙，自觉乏力、食欲不振，体重下降约8kg。患者有个朋友也有类似症状，一直不够重视，直到体格检查才发现是肿瘤晚期。患者担心自己的健康状况，因此至全科医生处就诊。

消瘦（emaciation）是一种不良的营养状态，多见于长期或严重的疾病，通常由于疾病或其他因素导致体内脂肪储量进行性减少、肌肉消耗进行性增加，可见于各个年龄阶段。当体重较正常体重下降10%以上时称为消瘦，患者明显感觉衣服变宽大、腰带变松、鞋子变大；可表现为皮下脂肪减少，肌肉瘦弱萎缩，皮肤粗糙松弛，缺乏弹性，骨骼显露突出等。极度消瘦时，患者可表现为眼窝深陷，皮肤干燥松弛，肋骨外露，舟状腹等，也就是人们形容的“皮包骨头”的状态，称为恶病质（cachexia）。

消瘦可由生理性原因引起，也可由疾病引起，但脱水与水肿消退后的体重下降，不能称为消瘦。全科医生应根据患者病史、体征和辅助检查，区分引起消瘦的不同原因，针对病因进行治疗和随访，以免漏诊及误诊。

一、常见病因

消瘦可分为生理性和病理性。若患者因劳动量、运动量过大，或因生长发育、妊娠、哺乳等生理过程导致体内脂肪与蛋白质消耗增加出现的消瘦，称为生理性消瘦。通常经休息调整、补充营养，体重很快就会恢复至原来水平。如果短期内出现不明原因消瘦，且伴有食欲不振、乏力倦怠等症状，经休息调整后仍不恢复，则可能是罹患某些疾病的先兆。病理性消瘦常见病因见表4-25-1。

表4-25-1 病理性消瘦的常见病因

分类	常见病因
感染性疾病	各种急慢性感染，如败血症、感染性心内膜炎、结核、艾滋病、寄生虫感染、骨髓炎等
非感染性疾病	
各系统慢性疾病	
内分泌系统	糖尿病、甲状腺疾病、脑垂体功能减退等
消化系统	消化性溃疡、慢性胃炎、炎症性肠病、肠易激惹综合征、慢性肝炎、慢性胰腺炎等
心血管系统	慢性心力衰竭、心肌病等
呼吸系统	慢性阻塞性肺疾病
血液系统	贫血
泌尿生殖系统	慢性肾功能不全
神经精神系统	痴呆症
肿瘤性疾病	各系统恶性肿瘤，如肝癌、食管癌、胃癌、淋巴瘤等

二、少见病因

包括创伤、大手术后；佝偻病、肾上腺皮质功能减退；口腔溃疡、下颌关节炎；久服泻剂或对胃肠有刺激的药物等；结缔组织病，如系统性红斑狼疮等；神经性厌食及抑郁等心理疾病；遗传性疾病，如半乳糖代谢缺陷、苯酮尿症等；酒精依赖等。

三、消瘦的分类

消瘦根据发病机制与病因可分为三类：营养摄入不足，营养消化吸收及利用障碍，营养需要增加或消耗过多（表4–25–2）。此外，尚有少数人生来即消瘦，无任何疾病征象，可有家族史，为体质性消瘦。

表4–25–2　消瘦的分类

分类	代表疾病
营养摄入不足	小儿营养不良、佝偻病、口腔溃疡、下颌关节炎、食管肿瘤、急慢性感染、尿毒症、恶性肿瘤、肾上腺皮质功能减退、垂体前叶功能减退、神经性厌食、抑郁症
营养消化、吸收及利用障碍	消化性溃疡、慢性胃炎、慢性肠炎、肠结核、胆管感染、胰腺炎、慢性肝炎、肝硬化、消化道恶性肿瘤、糖尿病、久服泻剂或对胃肠有刺激的药物
营养需要增加或消耗过多	长期发热、恶性肿瘤、甲状腺功能亢进、创伤或烧伤、大手术后

【分析】

全科医生对患者进行了详细问诊，患者目前没有运动量过大或刻意控制体重的情况，也未使用利尿剂、脱水剂等药物，近期也无感染依据，故需考虑是否为慢性疾病或肿瘤性病变导致的消瘦。

四、消瘦常见病因的识别

不同年龄阶段，引起消瘦的原因也不相同。婴幼儿多为喂养不当而造成摄入不足或慢性腹泻引起营养利用障碍；年轻女性应注意有无甲状腺疾病及神经性厌食。中年以后原因不明的消瘦和乏力，除了常见的慢性疾病如甲状腺功能亢进、糖尿病、炎症性肠病等外，还需要警惕恶性肿瘤可能。引起消瘦的常见病因见表4–25–3；此外，一些特殊药物也可引起消瘦，见表4–25–4。

表4–25–3　引起消瘦常见病因的识别

识别点	感染性疾病	慢性疾病			恶性肿瘤
	慢性化脓性感染、结核、寄生虫、HIV 等感染	甲状腺功能亢进	糖尿病	炎症性肠病	以肝癌、胃癌或血液系统疾病多见
好发年龄	各年龄组，有基础疾病者易发生	30～50岁 女性多见	各年龄均有	青壮年多见	中年以后多见

第四章 常见临床问题的处理原则

续表

识别点	感染性疾病	慢性疾病			恶性肿瘤
	慢性化脓性感染、结核、寄生虫、HIV等感染	甲状腺功能亢进	糖尿病	炎症性肠病	以肝癌、胃癌或血液系统疾病多见
引起消瘦的原因	摄入相对不足及消耗增加	基础代谢率增高，分解代谢过于旺盛	脂肪、蛋白质分解代偿性增加、消耗过多	消化及吸收障碍	食欲缺乏、肿瘤生长消耗能量、分解代谢增加及继发感染出血
特点	常表现为发热、盗汗、食欲减退、乏力、贫血等非特异症状	甲状腺肿大、突眼及甲状腺激素分泌过度引起的代谢异常	多饮、多食、多尿、体重减轻（"三多一少"），幼年型发展迅速，易出现酮症酸中毒	有持续或反复发作的腹泻、黏液脓血便、里急后重和不同程度的全身症状，病程在4～6周或以上	乏力、食欲减退、疼痛等非特异症状
伴随症状	因感染部位不同，可有局部症状	心悸、焦虑、运动亢进、腹泻等	可影响全身脏器出现不同症状（如皮肤改变、感觉异常、肢体麻木等）	可有关节、皮肤、眼、口及肝、胆等肠外表现	可伴有全身各系统症状
体征	因感染部位不同，可有局部体征	甲状腺肿大，血管杂音、心动过速、突眼、手震颤、低热等	临床上缺乏明显异常体征	腹部肿块、肛门病变、口腔溃疡、发热、贫血、发育迟缓等	局部肿块、淋巴结肿大、胸腔积液、腹水等
诊断依据	血常规、红细胞沉降率、CRP、病原学检查、组织活检等	甲状腺功能、甲状腺摄碘率等	根据临床症状及空腹血糖、餐后2小时血糖、糖耐量试验等	肠镜及组织病理学检查	肿瘤标志物、影像学及病理学

注：HIV.人类免疫缺陷病毒；CRP.C反应蛋白。

表4-25-4　引起消瘦的常见药物

药物	机制
甲状腺制剂、苯丙胺	促进身体代谢
泻药	影响肠道吸收功能
口服氨茶碱、氯化铵、对氨基水杨酸钠、雌激素等	食欲减退、上腹部不适
口服降糖药如双胍类、胰高血糖素样肽-1受体激动剂等	影响肠道吸收功能

【分析】

补充病史发现，患者消瘦同时伴有乏力、食欲缺乏等症状，偶有中上腹腹胀不适，否认多饮、多食、多尿，亦无慢性心肺疾病及黑便、慢性腹泻等；体格检查示轻度贫血貌，无皮肤、黏膜异常色素沉着和淋巴结肿大，无面部水肿、甲状腺肿大。患者既往病史无特殊，但因工作性质，生活及饮食毫无规律，应酬较多，经常大量饮酒。结合其年龄特点及生活方式，需进一步检查明确贫血诊断，并了解其贫血程度及贫血原因。

五、消瘦的诊断思路

消瘦可由生理性原因及器质性疾病引起。全面详细的病史询问及体格检查有助于初步确定消瘦的可能原因，进一步的辅助检查则可为明确诊断与鉴别诊断提供证据。

（一）病史询问要点

1. 基本信息

（1）年龄：不同年龄引起消瘦的常见病因不同，见表4-25-3。

（2）籍贯和职业：工作及生活环境提示可能接触的病原体，如寄生虫等。

（3）经济和饮食情况：有助于判断饮食及营养情况。

2. 起病时间及速度

（1）缓慢：多见于慢性器质性疾病。

（2）迅速：多见于严重感染或恶性肿瘤。

3. 伴随症状

（1）食欲亢进：甲状腺功能亢进和糖尿病。

（2）食欲减退：全身严重感染、恶性肿瘤、慢性肾上腺皮质功能减退症、希恩综合征、神经性厌食症（可与暴饮暴食交替出现）等。

（3）发热：严重的感染性疾病、某些恶性肿瘤（如淋巴瘤等）。

（4）腹泻：炎症性肠病、慢性胰腺炎、吸收不良综合征、甲状腺功能亢进或减退等。

（5）神经症状：如长期失眠、焦虑、精神紧张、忧郁等。

4. 服药史　有无服用甲状腺制剂、苯丙胺等药物。

5. 其他　有无创伤及手术史（尤其是胃肠道手术）、遗传性疾病及肿瘤家族史。

（二）体格检查要点

1. 皮肤、黏膜色素沉着　原发性肾上腺皮质功能不全者常有此体征，而且以皮肤皱褶处、口腔及齿龈黏膜处及关节伸面明显。

2. 面容虚肿、精神萎靡、毛发稀疏、心动过缓、血压偏低、第二性征消失，此为垂体前叶功能减退的典型体征。

3. 甲状腺肿大、突眼、手震颤等是甲状腺功能亢进的典型体征。

4. 浅表淋巴结肿大　左锁骨上淋巴结肿大常见于胃、食管恶性肿瘤；右锁骨上淋巴结肿大常见于肺癌；全身淋巴结肿大需警惕恶性淋巴瘤的可能。

（三）必要的辅助检查

1. 血常规　有无贫血，以及白细胞计数和中性粒细胞百分比异常。

2. 尿常规　有无镜下白细胞、红细胞及尿糖。

3. 粪便常规及隐血试验。

4. 红细胞沉降率　红细胞沉降率增快有助于结核及肿瘤的诊断。

5. 胸部X线平片或CT　可提示有无感染、肺结核、胸腔积液、肿瘤等。

6. 血生化及免疫学监测　血糖、甲状腺功能、肿瘤标志物等。

7. 超声　简单方便且无创伤的检查，可帮助了解有无肝、胆、胰疾病及肿瘤等。

8. 肾上腺及性腺功能测定　有助于发现垂体病变。

9. 血、尿、粪细菌培养　对疑有感染者，可行相关细菌学检查。

10. 骨髓检查和/或淋巴结活检　对疑有血液系统或实体恶性肿瘤者，可行该检查协助诊断。

11. 内镜检查　对疑有消化系统、呼吸系统肿瘤者。

【分析】

全科医生为患者安排了相应的辅助检查，血常规提示贫血，Hb 86g/L，粪便隐血（++），血糖及甲状腺功能均正常，进一步行肿瘤标志物检查发现CEA 35.6ng/ml，而X线胸片、腹部超声等均无异常发现。根据患者的临床表现及初步辅助检查结果，考虑其消瘦与贫血、CEA升高有关。建议至上级医院进一步行胃肠镜等检查了解胃肠道情况，以排除消化道肿瘤可能。

六、消瘦的治疗原则

消瘦的治疗，关键是针对病因。如病因不明，除缓解患者紧张情绪，指导合理的饮食及生活方式外，应及时转诊至上级医院。消瘦的诊断及治疗流程见图4-25-1。

（一）非药物治疗

首先应主动关心患者，获得其信任与合作。其次为鼓励患者少食多餐，主动进食，补充营养丰富的食物及维生素，对进食困难者应采用肠内或肠外营养支持，以纠正营养不良。根据消瘦的不同原因进行膳食指导，因食欲减退、营养摄入不足导致消瘦者，膳食应从低能量开始，逐渐增加能量摄入；有情绪抑郁者，可转诊心理科予以心理干预；慢性肾功能不全者，需根据肾功能情况，制订优质低蛋白或优质高蛋白饮食。

（二）药物治疗

1. 病因治疗　此为治疗的关键。如糖尿病所致消瘦，可用口服降糖药、胰岛素等；感染性疾病则需根据病原菌行抗炎、抗结核或抗寄生虫的治疗；肿瘤性疾病则可选择手术、化疗、放疗及中医药等。

2. 纠正低蛋白血症及水、电解质平衡紊乱。

3. 辅助治疗

（1）肠内及肠外营养：若患者胃肠功能正常或存在部分功能，但不能或不愿口服营

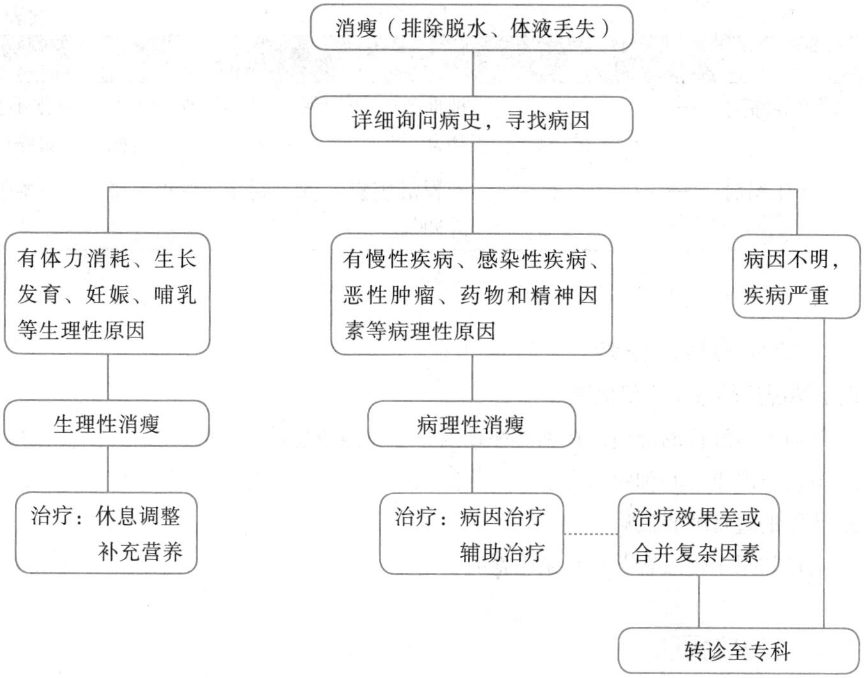

图4-25-1　消瘦的诊断及治疗流程

养物质时，可考虑肠内营养，通常需经鼻胃管、空肠造瘘管、内镜辅助的造瘘口输入营养液。常用的肠内营养制剂有匀浆制剂、大分子聚合物肠内营养配方制剂、预消化肠内营养配方及针对特殊疾病的配方制剂等。基层使用较多的是自行制作的匀浆制剂，即将正常人饮食去刺、去骨后搅拌成糊状经导管输入。

凡不能或不宜经口摄食在5～7日或以上的患者，皆属于肠外营养的适应证。但此类患者通常需中心静脉给药，而基层医疗机构条件有限，在社区使用的机会不多，故不详细赘述。

（2）其他可改善食欲的药物见表4-25-5。

表4-25-5　常用改善食欲的药物

药物类型	西药	中成药	注意事项
增加食欲药	维生素B_1、维生素B_6	香砂枳术丸、保和丸	—
助消化药	胰酶片、干酵母片、胃蛋白酶合剂	大山楂丸、六味安消胶囊	不宜与抗生素合用
胃肠促动药	枸橼酸莫沙必利	—	服2周后，若消化道症状无改善，建议停用

续表

药物类型		西药	中成药	注意事项
消导剂	消食导滞剂	—	神曲茶、加味保和丸	适用于伤食停积，消化不良；不宜久用，消积后立即停用
	消痞化积剂	—	养胃舒胶囊、胃舒冲剂	适用于饮食停滞，气机壅阻

七、消瘦的转诊原则

以下情况应转诊至上级医院。

1. 任何不能解释的消瘦，特别是怀疑内分泌原因或恶性肿瘤时。
2. 消瘦与严重的心理疾病有关。
3. 严重的进食障碍疾病。
4. 治疗效果不佳或合并有复杂因素时。

八、消瘦的预防

1. 避免不合理的膳食习惯或不良的喂养方法，以预防营养不良引起的消瘦。
2. 指导健康的生活方式，如戒烟戒酒、合理膳食、作息时间规律、体育锻炼。
3. 不盲目减肥。
4. 指导合理用药及不良反应监测。

（祝墡珠）

第二十六节　肥　　胖

【案例】

患者，男，32岁。7年前起体重逐渐增加，近半年多在长时间走路之后感到胸闷、气喘，遂至全科医生处就诊。测身高163cm，体重98kg，腰围98cm，血压150/90mmHg，空腹血糖6.8mmol/L。

肥胖（obesity）指体内脂肪积聚过多而呈现的一种状态。近年来，肥胖已成为全球共同面临的重大公共卫生危机。肥胖是2型糖尿病、高血压、血脂异常、骨关节炎的危险因素，且可引发精神抑郁、自杀等社会、心理问题，因此需要予以关注并及时治疗。

一、肥胖的诊断标准

（一）体重指数

体重指数（body mass index，BMI）是目前国内外较为认可的超重和肥胖诊断指标，具体计算方法：BMI=体重/身高^2（kg/m^2）。国际上通常采用世界卫生组织（WHO）制定的BMI界限值，即BMI在25.0～29.9kg/m^2为超重，≥30kg/m^2为肥胖。我国则以BMI≥28kg/m^2定义为肥胖（表4-26-1）。

表4-26-1 成人超重和肥胖的体重指数 单位：kg/m^2

标准	WHO（1997）	亚洲（2000年）	中国（2003年）
正常	18.5～24.9	18.5～22.9	18.5～23.9
超重	≥25	≥23	≥24
肥胖前期	25.0～29.9	23.0～24.9	24.0～27.9
肥胖Ⅰ度	30.0～34.9	25.0～29.9	≥28
肥胖Ⅱ度	35.0～39.9	≥30	—
肥胖Ⅲ度	≥40	—	—

（二）腰围

腰围（waist circumference）是衡量脂肪在腹部蓄积程度的最简单、实用的指标。测量方法为被测量者取立位，测量腋中线肋弓下缘和髂嵴连线中点的水平位置处体围的周径。测量腰围可诊断向心性肥胖（表4-26-2）。

表4-26-2 腰围诊断中心性肥胖的标准 单位：cm

分类	男性	女性
向心性肥胖前期	85～<90	80～<85
向心性肥胖	≥90	≥85

向心性肥胖较为精确的诊断方法为采用CT或MRI，选取第4腰椎与第5腰椎间层面图像，测量内脏脂肪面积含量，中国人群面积≥80cm^2定义为向心性肥胖。

（三）体脂率

生物电阻抗法测量人体脂肪的含量（体脂率）可用于肥胖的判断。正常成年男性体内脂肪含量占体重的10%～20%，女性为15%～25%。男性体脂率>25%，女性体脂率>30%，可考虑为肥胖。因生物电阻抗法测量的精度不高，故测定值仅作为参考。

（四）其他

1. 腰臀比　即腰围/臀围（waist hip ratio，W/H），臀围是环绕臀部的骨盆最突出点的周径。正常成人W/H：男性<0.90，女性<0.85。

2. 测量肱三头肌皮褶厚度 男性>2.5cm、女性>3.0cm为肥胖。

【分析】

本例首先应按BMI和腰围测量数值评估其是否存在肥胖、肥胖程度及脂肪分布，肥胖的并发症和伴随症等。经计算，患者的BMI为36.9kg/m²，腰围为98cm，因此可判定该患者有肥胖，肥胖程度为Ⅱ度。

二、肥胖的病因

90%以上肥胖并无明显病因，称为单纯性肥胖；少数肥胖是由于某些疾病所致，称为继发性肥胖，如皮质醇增多症、胰腺性肥胖、下丘脑病、垂体病、甲状腺功能减退、性腺功能减退、双侧多囊卵巢综合征、药物性肥胖（表4-26-3）等。

表4-26-3 引起肥胖的药物

药物分类	代表性药物
肾上腺皮质激素	泼尼松
降糖药	胰岛素
抗精神病药	氯丙嗪
蛋白质合成剂	苯丙酸诺龙

【分析】

从常见病、多发病的角度及体重增加的速度考虑，患者为单纯性肥胖的可能性大。但首诊时，仍然需要除外继发性肥胖的可能。

三、肥胖的临床特点

（一）单纯性肥胖的临床特点

主要因饮食过度和运动量不足。根据肥胖程度、脂肪分布部位、发病年龄及脂肪组织病理特点，可对单纯性肥胖进行不同的分类。

1. 肥胖程度 按BMI判断（表4-26-1）。

2. 脂肪分布特点 按脂肪在躯体分布的部位进行分类（表4-26-4）。

表4-26-4 向心性肥胖和周围型肥胖

分类项目	向心性肥胖	周围型肥胖
外形	上半身肥胖、腹型肥胖 男性型肥胖、内脏型肥胖	下半身肥胖、四肢型肥胖 女性型肥胖、皮下型肥胖
性别	男性多见	女性多见

续表

分类项目	向心性肥胖	周围型肥胖
脂肪分布	腹部为主	外周、臀股部为主
腰臀比	男性≥0.95 女性≥0.85	男性<0.95 女性<0.85

3. 按发病年龄及脂肪组织病理特点可分为体质性肥胖和获得性肥胖（表4-26-5）。

表4-26-5 体质性肥胖和获得性肥胖

分类项目	体质性肥胖	获得性肥胖
起病年龄	幼年起病	20～25岁起病
肥胖分布	全身性	四肢为主
饮食控制和运动的疗效	差	好
肥胖家族史	有	无

（二）继发性肥胖的临床特点

部分继发性肥胖疾病的临床特点见表4-26-6。

表4-26-6 部分继发性肥胖疾病的临床特点

疾病	临床特点
皮质醇增多症	向心性肥胖、皮肤紫纹、满月脸、水牛背、多毛、多血质面容、高血压、骨质疏松、月经紊乱或闭经
下丘脑或垂体疾病	有一系列内分泌功能异常临床表现，如睡眠进食障碍、体温调节障碍及自主神经功能紊乱、尿崩症、泌乳、女性月经紊乱或闭经、男性性功能减低，此外还有原发性疾病的临床表现
胰岛素瘤	发作性空腹低血糖、肥胖，发作时感软弱乏力，有出汗、饥饿感、震颤、心悸，或表现为精神症状等，因进食过多而有肥胖
多囊卵巢综合征	闭经或月经周期延长、不育、肥胖、多毛、多发痤疮（尤其是下颌和胸背部痤疮）、男性化
糖原累积病	儿童多见，进食多。表现有反复发作的空腹低血糖、肝大、心脏增大、黄色瘤、巨舌，肌无力等
甲状腺功能减退	怕冷、水肿、乏力、嗜睡、记忆力下降、体重增加、粪便秘结等
药物性肥胖	有相关药物服用史，如因使用肾上腺皮质激素者，则有皮质醇增多症的表现

【分析】

患者无怕冷、全身水肿、尿崩、发作性空腹低血糖、满月脸、多毛、水牛背等临床表现和体征，因此不支持皮质醇增多症、下丘脑肥胖、胰岛素瘤等内分泌系统疾病引起的肥胖；亦无相关药物服用史，故不考虑药物性肥胖。因此，初步诊断为单纯性肥胖，且为向心性肥胖。同时，应通过病史、体格检查及辅助检查评估心血管疾病和/或肥胖相关疾病及合并症的风险。

四、肥胖的诊断及评估

（一）病史采集

1. 发病年龄。

2. 生活方式　如饮食习惯、体力活动等，因多数单纯性肥胖者存在饮食过多及爱吃甜食、零食，以及活动量不足的情况。

3. 临床表现　轻度肥胖者一般并无特殊表现；中重度肥胖者可出现嗜睡、打鼾、怕热、多汗，活动后疲乏无力、呼吸困难，性功能减退等。

4. 既往史　高血压、糖尿病、冠心病、痛风及骨关节炎等病史。

5. 药物服用史　包括可能引起肥胖的药物及减重药物。

6. 肥胖家族史。

7. 月经史　继发性肥胖可有月经紊乱、闭经等。

（二）体格检查

详细的病史询问及体格检查多能基本确定肥胖的诊断，并可发现一些继发性肥胖的征象。一般包括血压、心率、呼吸、心、肺、腹部、神经系统、四肢脊柱，需要特殊注意的包括身高、体重、腰围、腰臀比、皮下脂肪厚度、脂肪分布部位，皮肤（皮纹）、毛发、面容等。

（三）辅助检查

1. 尿液检查　如尿常规、随机尿白蛋白/肌酐比值等。

2. 生化检查　如血糖系列检查（空腹血糖和餐后2小时血糖、糖化血红蛋白、葡萄糖耐量试验等）、血脂、肝肾功能等，可明确糖尿病前期病变或糖尿病、脂质代谢紊乱及脂肪肝等肥胖并发症。

3. X线片　头颅平片可发现较大垂体瘤，关节平片有助于骨关节炎的诊断。

4. 心电图、心脏超声、颈动脉彩色多普勒超声。

5. 腹部彩色超声　有无脂肪肝、胆囊结石等。

6. CT或MRI　为确诊垂体瘤或空泡蝶鞍症及肾上腺、胰腺、卵巢等部位的肿瘤，可行头颅及全身CT、MRI。

7. 内分泌激素检查　①肾上腺皮质激素及其代谢产物：血皮质醇、尿游离皮质醇、尿17-羟皮质类固醇、尿17-酮类固醇；②地塞米松抑制试验：有助于鉴别单纯性肥胖和皮质醇增多症；③甲状腺激素。

【分析】

追问病史，患者有饮食过量、喜欢吃零食的习惯，平时几乎不运动。体格检查无满月脸、多毛、脱发等体征，实验室检查也未提示有继发性肥胖的线索。至此，可确定患者为单纯性肥胖。此外，患者还有高血压，餐后2小时血糖8.1mmol/L，糖化血红蛋白6.1%，总胆固醇5.45mmol/L，甘油三酯1.85mmol/L，低密度脂蛋白3.49mmol/L，高密度脂蛋白1.10mmol/L。因此，患者除肥胖外，还存在高血压、糖调节受损、血脂异常。全科医生随即为患者制订了减重计划及治疗措施。

五、肥胖的治疗原则

（一）肥胖的处理流程

肥胖症基层管理流程见图4–26–1。

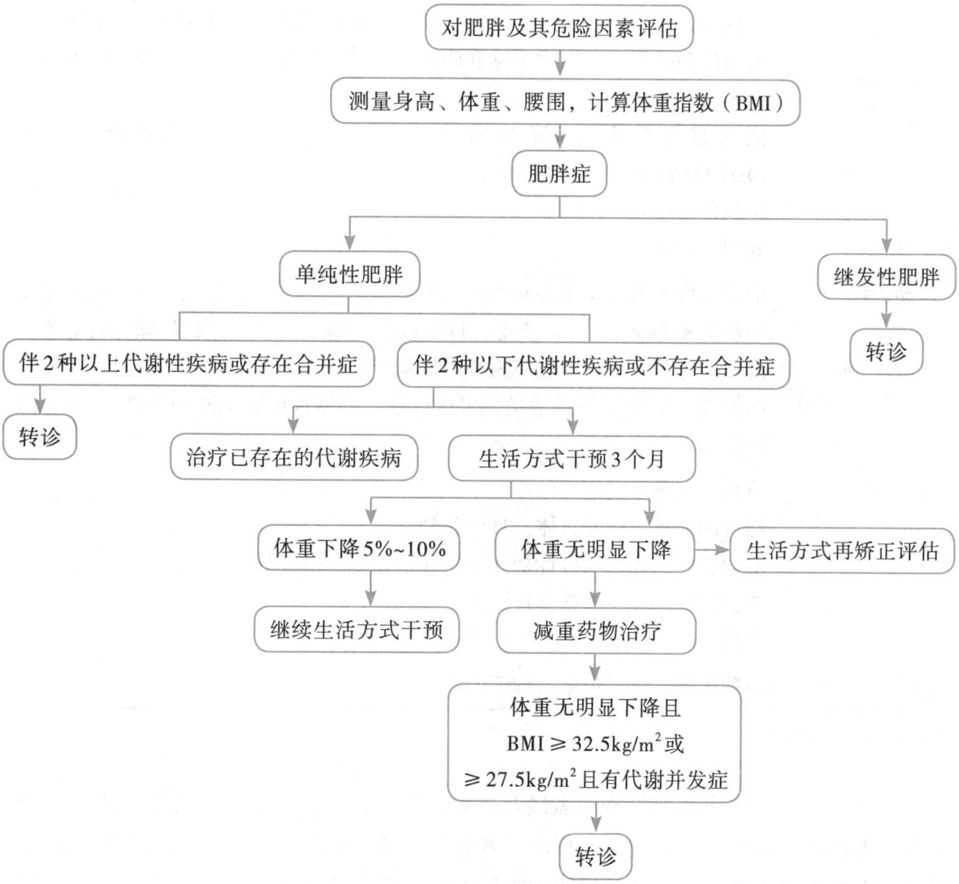

图4–26–1　肥胖症基层管理流程

代谢性疾病包括2型糖尿病及其慢性并发症、高血压、高脂血症、高尿酸血症、非酒精性脂肪性肝炎等；合并症包括阻塞性睡眠呼吸暂停、男性性功能异常、多囊卵巢综合征、变形性关节炎、蛋白尿或肾功能异常等。

（二）肥胖的治疗

除一些妊娠期、哺乳期妇女，以及有严重精神疾病或患多种慢性病者不宜进行减重治疗外，其余肥胖者均应接受减重治疗。肥胖的治疗可分为非药物治疗、药物治疗及手术治疗。

1. 非药物治疗　包括饮食治疗、运动治疗、行为治疗及心理支持治疗（表4-26-7）。其中饮食治疗与运动治疗相结合，可促进能量负平衡，是公认的减重非药物治疗的基础。

表4-26-7　肥胖的非药物治疗

治疗方法	具体措施
饮食治疗	限制能量：肥胖男性能量摄入建议为1 500～1 800kcal/d，肥胖女性建议为1 200～1 500kcal/d，或在目前能量摄入水平基础上减少500～700kcal/d 平衡膳食：蛋白质、碳水化合物和脂肪提供的能量比应分别占总能量的15%～20%、50%～55%和30%以下；在有限的脂肪摄入中，尽量保证必要脂肪酸的摄入，而多不饱和脂肪酸、单不饱和脂肪酸和饱和脂肪酸的比例维持在1∶1∶1 摄入富含维生素、矿物质和膳食纤维食品，膳食纤维推荐量为14g/1 000kcal 控制食盐摄入（≤6g） 戒烟、限酒
运动治疗	中等强度的有氧运动（50%～70%最大心率，运动时稍用力，心跳和呼吸加快但不急促），包括快走、打太极拳、骑车，以及打乒乓球、羽毛球和高尔夫球等；最终目标应为每周运动150分钟以上，分3～5日进行；如无法做到一次30分钟的运动，可进行短时的体育运动（如10分钟），一日内累计运动30分钟亦可。
行为治疗	节食，每餐不过饱 制订的减重目标要具体，且可达到 协助肥胖病患者制订计划并支持和指导减肥措施的执行 学会自我管理（如饮食日记） 干预时间不少于6个月
心理支持治疗	心理疏导及针对焦虑、抑郁的治疗

注：1kcal=4.186kJ。

2. 药物治疗　大多数肥胖病患者经非药物治疗后，可使体重显著减轻。但由于种种原因体重仍然不能减低者，或非药物治疗效果欠佳者，可考虑用药物帮助减重。如有的肥胖病患者因担心增加体力活动可能加重原有的疾病或使病情出现新的变化，亦可采用药物辅助减重。减重药物不适合妊娠期、哺乳期妇女及儿童。

（1）目前符合适应证且获得国家药品监督管理局批准的药物仅有奥利司他。该药属于胃肠道脂肪酶抑制剂，通过抑制食物中脂肪的分解和吸收，从而减轻体重。其他减重辅助药物有降糖药，如二甲双胍、胰高血糖素样肽-1（glucagon-like peptide 1，GLP-1）类似物等，但尚未获批用于肥胖症的治疗。

（2）药物减重的目标：2016年美国临床内分泌医生协会的指南对肥胖及伴有合并症患者的减重目标给出了相关建议（表4-26-8）。

表4-26-8 肥胖及伴有相关合并症患者的减重目标

诊断	治疗目标	
	干预/减重目标	临床目标
代谢综合征	10%	预防2型糖尿病发生
糖尿病前期	10%	预防2型糖尿病发生
2型糖尿病	5%～15%或更多	降低糖化血红蛋白 减少降糖药物种类和/或剂量 缓解糖尿病，特别当糖尿病病程较短时
血脂异常	5%～15%或更多	降低甘油三酯水平 升高高密度脂蛋白胆固醇水平 降低非高密度脂蛋白胆固醇水平
高血压	5%～15%或更多	降低收缩压及舒张压水平 减少降压药物种类和/或剂量
非酒精性脂肪肝		
脂肪变性	≥5%	减少干细胞内的脂质
脂肪性肝炎	10%～40%	减少炎症及纤维化
多囊卵巢综合征	5%～15%或更多	排卵 月经规律 减少多毛症 增加胰岛素敏感性 降低血浆雄激素水平
女性不孕	≥10%	排卵 怀孕及活产
男性性腺轴功能减退症	5%～10%或更多	增加血浆睾酮
阻塞性睡眠呼吸暂停	7%～11%或更多	改善症状 降低呼吸暂停通气指数

续表

诊断	治疗目标	
	干预 / 减重目标	临床目标
哮喘/气道反应性疾病	7% ~ 8%或更多	改善第1秒用力呼气容积
		改善症状
骨关节炎	≥10%	改善症状
	加上运动时5% ~ 10%或更多	提高功能
压力性尿失禁	5% ~ 10%或更多	降低尿失禁发生的频率
胃食管反流病	≥10%	降低症状发作频率及严重程度
抑郁症	未知	减少抑郁症状，改善抑郁评分

（3）药物疗效评价：经治疗3个月后对疗效进行评价。如果非糖尿病患者体重下降>5%，糖尿病患者体重下降>3%，可以被视为有效，则继续药物治疗。而治疗无效者应停药，并对整体治疗方案重新评估。

3. 手术治疗　单纯肥胖病患者手术适应证如下。

（1）BMI≥37.5kg/m^2，建议积极手术；32.5kg/m^2≤BMI<37.5kg/m^2，推荐手术；27.5kg/m^2≤BMI<32.5kg/m^2，经改变生活方式和内科治疗难以控制，且至少符合2项代谢综合征表现，或存在合并症，综合评估后可考虑手术。

（2）男性腰围≥90cm，女性腰围≥85cm，参考影像学检查提示向心性肥胖，经多学科综合治疗协作组广泛征询意见后可酌情提高手术推荐等级。

（3）建议手术年龄为16 ~ 65岁。目前主要的手术方式有腹腔镜胃袖状切除术、腹腔镜Roux-en-Y胃旁路术、胆胰转流十二指肠转位术等。

与强化生活方式干预和药物治疗相比，代谢手术能更有效地减轻体重，但也应注意术后贫血、骨质疏松等营养相关性并发症。对有手术指征的患者，全科医生应将其转诊至上级医院专科进一步评估后进行决策。

【分析】

患者开始接受限制能量饮食1 600kcal/d（1kcal=4.186kJ）和体育运动治疗，但干预3个月效果不明显。此时，全科医生应分析原因：减重计划是否得当、患者依从性好坏、医生有没有花足够的时间和患者就治疗进行沟通、患者是否有精神心理方面的问题（如焦虑和/或抑郁等），必要时可转至上级医院。

六、肥胖的转诊原则

以下情况应转诊至上级医院。

1. 疑似继发性肥胖。

2. 非药物及药物治疗无效。

3. BMI ≥ 32.5kg/m^2、采用生活方式干预3个月，体重减轻<5%或呈进行性增加。

4. 肥胖合并严重的代谢性疾病或合并症。

5. 存在与肥胖有关的心理问题。

6. 有手术适应证者。

【分析】

全科医生将患者转诊至上一级医院，营养科医生进一步减少了患者饮食中的能量，增加了体育活动的项目，并给予了促进患者坚持饮食和运动的行为治疗。患者体重在3个月内逐渐下降至85kg。返回社区随访，测血压130/85mmHg，空腹血糖5.3mmol/L，总胆固醇4.90mmol/L，甘油三酯1.35mmol/L，低密度脂蛋白胆固醇2.49mmol/L，高密度脂蛋白胆固醇1.20mmol/L。遂嘱其坚持减重计划，维持体重。

七、减重维持策略

通常情况下，肥胖是人类终身都可能发生的慢性病。成功减重后必须要有好的体重维持策略。

1. 长期（≥1年）参加全面减重维持项目。

2. 控制饮食中的能量，进行高等级体育活动（每周运动200分钟以上）。

八、肥胖的预防

肥胖的预防既要加强全人群肥胖知识的普及教育和健康指导，又要提高对肥胖高危人群的筛查。预防的要点如下。

1. 从儿童、青少年抓起，终身坚持。

2. 合理饮食，尽量做到定时、定量。

3. 多摄入合适能量、低脂肪、高膳食纤维食物。

4. 加强运动，经常进行慢跑、爬山、打拳等户外活动。

5. 筛查出肥胖高危人群，具体给予针对性预防指导。

（祝墡珠）

第二十七节 胸腔积液

【案例】

患者，男，37岁，因“发热、咳嗽10日”就诊。患者于10日前出现发热，自测体温38.1℃，干咳伴左侧胸痛，深呼吸和咳嗽时加剧。6日前胸痛消失，但感气短、乏力，自行服用退热感冒冲剂，体温在37.8℃左右，无畏寒、寒战，遂来就诊。患者平素体健，有吸烟史，发病前曾到外地出差。体格检查：体温37.9℃，脉搏86次/min，呼吸20次/min。口唇无发绀，左下肺叩诊呈浊音，呼吸音明显降低，右肺呼吸音清。腹部（–），下肢无水肿。胸部X线检查：左侧中等量胸腔积液。血常规：白细胞计数 8.6×10^9/L，中性粒细胞百分比42%，淋巴细胞百分比56.5%；红细胞沉降率92mm/h；CRP 9.2mg/L。

胸膜腔是位于肺和胸壁之间的一个潜在腔隙。正常人胸膜腔内有微量液体（0.3ml/kg），在呼吸运动时起润滑作用，以减少胸膜的摩擦。胸膜腔中的液体并非处于静止状态，由壁层和脏层胸膜生成，并由壁层胸膜回吸收，达到动态平衡。但在胸膜炎症、肿瘤、淋巴回流障碍等病理情况下，胸腔积液产生与吸收失衡，导致过多液体在胸膜腔中积聚，称为胸腔积液（pleural effusion）。

一、常见病因

胸腔积液的常见病因分类见表4-27-1。

表4-27-1 胸腔积液的常见病因分类

分类	常见病因
感染性疾病	
细菌感染	结核性胸膜炎、肺炎旁胸腔积液
病毒感染	病毒性肺炎、胸膜炎
其他部位感染	肝脓肿、膈下脓肿所致反应性胸腔积液
肿瘤性疾病	
胸膜原发性肿瘤	胸膜间皮瘤
胸膜转移性肿瘤	肺癌胸膜转移、乳腺癌胸膜转移等
全身性疾病	肾病综合征、肝硬化、心力衰竭
血胸	胸部创伤、自发性血气胸、主动脉瘤破裂等
结缔组织病	系统性红斑狼疮、风湿热、类风湿关节炎等

二、少见病因

较少见的病原体感染，如寄生虫、真菌、支原体、立克次体等引起肺炎及胸膜炎；淋巴瘤、白血病导致胸腔积液；尿毒症性胸膜炎。

【分析】

该患者以发热、咳嗽就诊，初步体格检查和胸部X线摄片发现左侧胸腔积液。为探究病因，可依引起胸腔积液的常见疾病的临床特征进行鉴别诊断。

三、胸腔积液病因的识别

常见引起胸腔积液疾病的鉴别诊断见表4-27-2。

表4-27-2 胸腔积液常见临床疾病鉴别

常见病因	临床特征
肺炎旁胸腔积液	量较少，一般有肺炎的急性起病症状，全身症状明显，外周血白细胞计数和中性粒细胞百分比升高
结核性胸膜炎	儿童、青年或患有糖尿病等免疫力低下的人群多见，有结核病接触史或以往有感染结核病史。常有轻中度发热、干咳及结核中毒症状。干性胸膜炎主要表现为胸痛，而大量胸腔积液者以气急、胸闷为主
肿瘤性胸腔积液	见于原发或转移性胸膜恶性肿瘤。多为缓慢起病，胸腔积液增多速度快，常呈血性。可有原发肿瘤相应的临床或影像学表现
结缔组织病	如系统性红斑狼疮、类风湿关节炎等，常有发热，可伴有关节、皮肤和全身表现，胸腔积液常为双侧，多发生于疾病活动期
低蛋白血症	常为肝硬化、肾病综合征、营养不良等引起血清白蛋白降低所致，有原发疾病的相应临床表现，治疗后可随血清白蛋白水平升高而缓解
血胸	因外伤、主动脉瘤破裂、自发性血气胸所致，起病急骤，除胸闷气促外，严重者可有休克。胸腔穿刺可抽出不凝血

【分析】

患者以发热、咳嗽起病，并有一过性胸痛、气短，因此首先考虑感染性疾病所致的肺炎旁胸腔积液。外周血白细胞计数和中性粒细胞百分比无明显升高，胸部X线检查除左侧胸腔中等量积液外，未见明显渗出性病变，结合红细胞沉降率明显增快、外周血淋巴细胞百分比增高、CRP轻度升高，需考虑病毒或结核感染所致的胸腔积液。

四、胸腔积液的诊断思路

患者的年龄、性别、症状、体征及辅助检查有助于病因判断。

（一）病史询问要点

1. 采集病史时，应注意患者的年龄、性别、既往史及诱发因素，有无胸痛、胸闷、气促等症状，其持续时间及与体位、呼吸运动等的关系。青、中年患者多考虑感染性疾病或风湿病，其中女性亦应考虑到系统性红斑狼疮等结缔组织病的可能；老年人则以患癌性胸腔积液的可能性较大。

2. 注意询问伴随症状

（1）伴畏寒、寒战、高热者：应考虑感染引起的胸膜炎。

（2）伴低热者：应考虑结核性胸膜炎、肿瘤性胸腔积液、结缔组织病等。

（3）伴午后低热、盗汗、疲乏、消瘦、食欲缺乏者：应考虑结核。

（4）有痰血者：应考虑呼吸道炎症、寄生虫、结核或肿瘤等。

（5）伴咳大量脓臭痰者：应考虑肺脓肿合并胸腔积液或支气管胸膜瘘。

（6）严重胸痛：应考虑胸膜间皮瘤或肺癌胸膜转移。

3. 既往史和个人史　由于胸腔积液可由多种病因引起，故详细询问患者的既往史和个人史有助于进行鉴别诊断。重点关注有无以下情况。

（1）与结核病患者密切接触史。

（2）肺炎、气胸、膈下脓肿等病史。

（3）肿瘤病史。

（4）外伤、穿刺或手术史。

（5）结缔组织疾病史。

（6）心脏疾病或心力衰竭、肝硬化、肾病综合征、肾衰竭及严重营养不良史。

（7）有生食或半熟食习惯，牧区居住、生活史。

（8）长期大量吸烟史，多见于癌性胸腔积液。

（二）体格检查要点

1. 一般体征　体温、脉搏、呼吸、血压及意识。有无口唇发绀、全身皮疹、浅表淋巴结肿大、关节红肿、三凹征等。

2. 胸部　胸腔积液的量少时，体征不明显，有时可听到胸膜摩擦音。中等量以上的胸腔积液可见患侧胸廓饱满，呼吸运动减弱、肋间隙增宽；触诊语颤减弱或消失；叩诊浊音或实音；听诊呼吸音减弱或消失，语音共振减弱。大量胸腔积液时，气管和心脏浊音界向健侧移位。

3. 黄疸、蜘蛛痣、肝掌、腹壁静脉曲张等需考虑肝硬化。

4. 颈静脉怒张、肝大并伴有压痛、肝颈回流征阳性，提示右心衰竭；双肺湿性啰音伴心率显著增快或心尖区奔马律需要考虑左心衰竭的可能。

5. 乳腺检查有无肿块。

6. 是否合并其他浆膜腔积液，如心包积液（心界扩大、心音遥远）、腹水（移动性浊音阳性）、有无肢体或躯干水肿等。

7. 如有颜面部蝶形红斑、关节肿痛畸形等，应除外风湿病，尤其是系统性红斑狼疮。

（三）必要的辅助检查

完成病史采集及体格检查后，可对患者的病情作出初步判断，然后再选择必要的辅助检查以明确诊断。

1. 血常规、肝肾功能、电解质、红细胞沉降率、CRP、肿瘤标志物、抗核抗体等自身抗体、乙型肝炎病毒标志物、胸部X线等。

2. 进一步可能要做的检查包括结核菌素［纯化蛋白衍生物（purified protein derivative，PPD）］试验、胸部CT，以及胸腔积液常规、生化、腺苷脱氨酶（adenosine deaminase，ADA）、细菌培养、抗酸杆菌及细胞病理检查等。

（四）诊断流程

1. 确定有无胸腔积液　中等量以上的胸腔积液诊断不难，症状和体征均较明显。少量胸腔积液（0.3L）仅表现为肋膈角变钝，有时易与胸膜粘连混淆。体征上需与胸膜增厚相鉴别，胸膜增厚叩诊浊音，听诊呼吸音减弱，但往往伴有胸廓塌陷，肋间隙变窄，气管向患侧移位，语音共振增强等体征。超声、CT等检查可明确有无胸腔积液。

2. 胸腔积液外观是血性、浆液性、脓性还是乳糜性　①血性胸腔积液见于外伤或血气胸；②浆液血性胸腔积液见于胸膜间皮瘤、胸膜转移瘤、血液病，也可见于结缔组织病或结核性胸膜炎；③化脓性胸膜炎可由葡萄球菌或肺炎球菌引起，也可由结核分枝杆菌或真菌引起；④乳糜性胸腔积液可见于丝虫病、纵隔肿瘤、淋巴结核或肺淋巴管平滑肌瘤病。

3. 胸腔积液是渗出性还是漏出性　胸腔积液性质的判定对诊断有重要意义。渗出液以恶性肿瘤、结核性胸膜炎，以及非特异性感染和结缔组织病等为常见病因；漏出液多见于心力衰竭、门静脉高压症、肾病综合征、低蛋白血症等。渗出液和漏出液的鉴别诊断要点见表4-27-3。

表4-27-3　胸腔积液漏出液和渗出液的鉴别诊断

鉴别要点	漏出液	渗出液
外观	透明或轻微混浊	混浊多见
比重	<1.018	>1.018
凝固	不自凝	能自凝
黏蛋白定性	阴性	阳性
蛋白定量	<25g/L	>30g/L
葡萄糖定量	与血糖水平相近	多低于血糖水平
乳酸脱氢酶	<200IU	>200IU
细胞总数	常<100×10^6/L	常>500×10^6/L
细胞分类	以淋巴细胞为主	因病因而不同，以中性粒细胞或淋巴细胞为主

续表

鉴别要点	漏出液	渗出液
恶性细胞	无	部分恶性肿瘤引起者可找到恶性细胞
细菌学检测	阴性	细菌感染所致者可找到病原菌
积液/血清蛋白比值	<0.5	>0.5
积液/血清乳酸脱氢酶比值	<0.6	>0.6
常见病因	充血性心力衰竭、肾病综合征、肝硬化等	肺炎、结核性胸膜炎、恶性肿瘤、结缔组织病等

4. 寻找胸腔积液的病因　常见的胸腔积液分类和病因见表4-27-4，特点见表4-27-5。

表4-27-4　胸腔积液的分类和病因

分类	病因
漏出性胸腔积液	心力衰竭、心包疾病、肝硬化、肾病综合征 腹膜透析、黏液性水肿
渗出性胸腔积液	
恶性疾病	胸膜转移瘤、胸膜间皮瘤
感染性疾病	化脓性细菌感染、结核、真菌感染、病毒感染、寄生虫感染
肺栓塞	—
胃肠道疾病	食管穿孔、胰腺疾病、腹腔脓肿、腹部手术后
结缔组织病	类风湿关节炎、系统性红斑狼疮
心脏创伤后综合征	心脏搭桥手术后
结节病	—
尿毒症	—
石棉肺	—
药物性	胺碘酮、溴隐亭
物理性	放疗、电击伤
医源性损伤	—

表4-27-5　常见疾病的胸腔积液特点

常见疾病	胸腔积液特点
肺炎旁胸腔积液	大多数为胸膜反应性渗出，量较少，少数为脓胸；胸腔积液常规中性粒细胞百分比在90%以上，葡萄糖常降低；部分病例胸腔积液细菌培养可找到致病菌

续表

常见疾病	胸腔积液特点
结核性胸膜炎	胸腔积液一般呈草黄色、透明或混浊，少数呈血性；放置后可形成胶冻样凝块；比重>1.018，蛋白>30g/L，镜检多为淋巴细胞；涂片检查可找到抗酸杆菌；ADA>45IU/L
肿瘤性胸腔积液	胸腔积液常呈血性，可有癌胚抗原等肿瘤标志物增高，ADA<45IU/L，LDH>500U/L；脱落细胞检查可找到恶性肿瘤细胞
结缔组织病	胸腔积液为渗出性，多以淋巴细胞为主，ADA可升高；系统性红斑狼疮胸腔积液抗核抗体多呈阳性；类风湿关节炎胸腔积液中葡萄糖很低或无
低蛋白血症	为漏出液
血胸	胸腔穿刺抽出不凝血

注：ADA.腺苷脱氨酶；LDH.乳酸脱氢酶。

【分析】

患者PPD试验阳性（直径13mm），胸腔穿刺见血性胸腔积液，送检结果示：总蛋白43g/L，乳酸脱氢酶（lactate dehydrogenase，LDH）437IU/L，pH 7.12，葡萄糖3.09mmol/L（血糖5.1mmol/L），细胞计数3.9×10^{6}/L，其中淋巴细胞百分比92%，中性粒细胞百分比4%，ADA 82IU/L，未找到恶性肿瘤细胞，诊断考虑为结核性胸膜炎。全科医生遂将其转诊至专科医院进一步治疗。

五、胸腔积液的处理原则

胸腔积液为胸部或全身性疾病的一部分，因此病因治疗尤为重要。胸腔积液的治疗原则主要包括病因治疗、吸氧、缓解胸腔积液导致的压迫症状（表4-27-6）。

表4-27-6　胸腔积液的治疗

治疗方法	主要内容
病因治疗	肺炎旁胸腔积液：抗感染，复杂性肺炎旁胸腔积液或脓胸，应积极胸腔引流 结核性胸膜炎：抗结核治疗，积极引流胸腔积液 肿瘤性胸腔积液：抗肿瘤综合治疗，必要时行胸膜固定术 低蛋白血症：补充白蛋白、改善营养状况、适当利尿 心力衰竭：强心、利尿、扩血管等
胸腔穿刺放液或置管引流	主要为缓解大量胸腔积液引起的压迫症状。一般首次穿刺放液不超过600ml，以后每次不超过1 000ml 若为自发性血气胸、乳糜胸、复杂性肺炎旁胸腔积液、包裹性胸腔积液等，需行胸腔穿刺置管引流

续表

治疗方法	主要内容
外科手术	创伤所致的血胸、严重的自发性血气胸等应及时手术 难治的肿瘤性胸腔积液可行胸膜粘连术以减少胸腔积液生成

【分析】

结核性胸膜炎确诊后，专科医生为患者制订了异烟肼、利福平和乙胺丁醇的三联治疗方案，并每周穿刺抽液3次。2周后患者发热、干咳、胸痛、气促等症状缓解，复查X线胸片示胸腔积液明显吸收。继续给予抗结核治疗。

六、胸腔积液的转诊原则

以下情况应转诊至上级医院。

1. 考虑为结核性胸膜炎，需及时传报并转诊至专科医院。
2. 考虑为肿瘤性、结缔组织病所致的胸腔积液。
3. 原因不明的胸腔积液。

七、胸腔积液的预防

1. 指导居民建立健康的生活方式；戴口罩、勤洗手；积极锻炼身体，增强体质；宣传结核病的传播、预防知识，降低社区获得性肺炎及结核病的发病率。
2. 经常开窗通风，养成良好的卫生习惯，以减少感染的机会；秋冬或冬春季节变换时应注射或口服疫苗。
3. 糖尿病、长期使用糖皮质激素、免疫缺陷等慢性病患者避免到人群聚集的场所。
4. 普及肿瘤预防知识；定期开展常见肿瘤的筛检工作，以达到“早诊断，早治疗”的目的。

（祝墡珠）

第二十八节 认知障碍

【案例】

患者，女，71岁，因“记忆力下降1年余”来社区全科医生处就诊。患者近1年出现记忆力下降，表现为找不到自己放的东西、记不住亲属的名字、购物时会忘记要买的物品、对以前自己喜欢的事情兴趣下降、不愿与人交往，因近来上述症状加重来诊。既往有高血压病史7年，规律口服氨氯地平，血压控制在135/90mmHg。

认知是人脑接受外界信息，经过大脑加工、处理、储存及信息提取，获得知识并应用知识的过程。认知域包括记忆力、注意力、语言能力、执行能力、判断理解能力、空间能力等方面。

认知障碍（cognitive disorder）是指上述认知域1项或以上受累的情况。认知障碍主要包括记忆障碍、视空间障碍、执行功能障碍、计算力障碍、失语、失用、失认、轻度认知障碍和痴呆。

目前我国痴呆的患病率每年都在增加，给社会和家庭带来了非常大的影响。早期识别认知功能障碍并加以干预，是全科医生的一个重要的临床工作和责任。

一、认知障碍的常见病因

1. 记忆障碍　记忆可以分为瞬时记忆、短时记忆和长时记忆。临床上常见的记忆障碍类型主要是根据长时记忆进行分类，包括遗忘、记忆减退、记忆错误和记忆增强。其中，遗忘常见于阿尔茨海默病、癫痫、颅脑外伤、缺氧、中毒等；记忆减退常见于阿尔茨海默病、血管性痴呆和代谢性脑病等；记忆错误常见于颞叶癫痫、乙醇中毒性精神病、感染性脑病等；记忆增强多见于躁狂、妄想或服用过量兴奋剂。

2. 视空间障碍　可见于阿尔茨海默病、帕金森病等。

3. 执行功能障碍　多见于血管性痴呆、阿尔茨海默病、帕金森病痴呆、路易体痴呆和额颞叶痴呆等。

4. 计算力障碍　主要见于角回损伤。

5. 失语　常见于脑梗死、脑出血、脑炎等。

6. 失用　见于中毒、帕金森病等。

7. 失认　视觉失认多为枕叶病变；听觉失认多为双侧颞上回中部及听觉联络纤维病变；触觉失认多为双侧顶叶角回及缘上回病变。

8. 轻度认知障碍　认知功能有轻度障碍但还达不到痴呆的标准，介于衰老和痴呆之间的中间状态。患者有认知障碍但还没影响到日常生活。常见原因包括阿尔茨海默病、脑血管病、额颞叶变性，以及抑郁症等。

9. 痴呆　痴呆为认知域有2项或以上受损，表现为记忆、语言、学习和理解判断能力等方面的障碍，可伴有精神异常，常影响患者的工作和日常生活。痴呆的病因可分为变性病性和非变性病性两大类：①变性病性包括额颞叶变性、阿尔茨海默病等；②非变性病性包括血管性、感染性、中毒性或代谢性脑病所造成的痴呆。常见原因见表4-28-1。

表4-28-1 痴呆的常见病因

分类	常见病因
变性病性痴呆	路易体痴呆病
	帕金森病合并痴呆
	苍白球黑质色素变性
	皮层基底节变性
	亨廷顿病
	肝豆状核变性
	阿尔茨海默病
	额颞叶变性疾病
	进行性核上性麻痹
非变性痴呆	血管性痴呆
	脑缺血性痴呆
	脑出血性痴呆
	皮质下白质脑病
	淀粉样血管病
	炎性动脉病
	正常脑压脑积水
	脑外伤性痴呆
	感染性疾病所致痴呆
	病毒性脑炎
	神经梅毒
	朊蛋白病
	艾滋病
	脑肿瘤
	代谢性或中毒性脑病
	慢性尿毒症性脑病
	慢性肝性脑病
	贫血
	电解质紊乱
	重金属中毒
	一氧化碳中毒
	酒精中毒
	毒品中毒
	维生素B_{12}缺乏

二、认知障碍常见病因的识别

认知障碍既可由神经系统器质性病变引起，也可由精神疾病导致。而痴呆类型不同，临床表现也不同。除认知功能障碍外，还常出现精神行为异常。痴呆的常见原因识别见表4-28-2、表4-28-3。

表4-28-2　痴呆的常见原因识别

神经、精神症状	痴呆综合征
抑郁	阿尔茨海默病
	血管性痴呆
	帕金森病
	路易体痴呆
	皮层基底节变性
幻觉	路易体痴呆
	帕金森病，经多巴胺能药物治疗后
	血管性痴呆
谵妄	路易体痴呆
	阿尔茨海默病
	帕金森病，经多巴胺能药物治疗后
情感淡漠	阿尔茨海默病
	血管性痴呆
	进行性核上性麻痹
	额颞叶痴呆
失抑制	额颞叶痴呆
激越和/或攻击	阿尔茨海默病
	路易体痴呆
快速动眼期睡眠行为障碍	帕金森病
	路易体痴呆

表4-28-3　阿尔茨海默病和血管性痴呆的鉴别

鉴别要点	阿尔茨海默病（AD）	血管性痴呆（VD）
性别	女性多发	男性多发
病程	持续进展	波动性进展
认知功能	全面性痴呆	执行功能受损严重
伴随症状	精神行为异常	局灶性神经系统症状和体征

【分析】

患者有认知功能障碍伴情感淡漠，应注意阿尔茨海默病可能。

三、认知障碍症状的识别

首先根据认知障碍和痴呆的定义判断患者是否存在认知障碍和痴呆，再通过进一步检查确定认知障碍和痴呆的病因。痴呆的病因诊断：皮质下特征还是皮质性特征；有无多发性缺血发作特征；有无运动障碍；有无明显的情感障碍；有无脑积水。

（一）病史询问要点

1. 重点询问认知障碍的发病时间。
2. 认知障碍的发病形式。
3. 认知障碍的具体表现和进展方式。
4. 认知障碍的诊治经过及转归。
5. 伴随疾病、家族史、职业、受教育水平等。
6. 询问认知障碍对患者的社会功能、日常生活、自理能力是否产生影响。
7. 认知障碍是否同时伴有精神行为和人格改变。
8. 既往史，尤其注意询问是否存在导致痴呆的可能疾病（如脑血管病、帕金森病等）。

（二）体格检查要点

1. 神经系统体格检查

（1）意识。

（2）初步高级皮质功能检查。

（3）脑神经。

（4）运动系统和感觉系统。

（5）反射。

（6）注意有无神经系统其他体征。

2. 全身体格检查

（1）注意患者血压、心率等生命指征。

（2）注意有无贫血。

（3）注意心、肺、腹体格检查。

（三）必要的辅助检查

1. 通过检测外周血细胞计数、红细胞沉降率、血电解质、血钙、血糖、肝肾功能、甲状腺激素水平，有些患者尚需要检测维生素 B_{12}、梅毒螺旋体、人类免疫缺陷病毒（HIV）、伯氏疏螺旋体等，排除引起认知障碍的疾病。

2. 痴呆的原因如果考虑为中枢神经系统炎症、血管炎或脱髓鞘疾病时推荐行脑脊液检查。

3. 颅脑CT用于疑似痴呆患者的筛查。

4. 头颅MRI对痴呆诊断的灵敏度及特异度明显高于颅脑CT。

5. 电生理检查

（1）脑电图对于鉴别正常老化与痴呆有一定的实用价值。

（2）诱发电位和事件相关电位检测认知功能损害较为敏感。

6. 有痴呆家族史的痴呆患者应进行基因检测以协助诊断。

（四）认知功能评定

1. 总体评估　熟悉和利用各种认知评估量表对患者的认知功能进行总体评估，能够全面了解患者的认知功能状态，对于认知障碍的诊断和病因判断有非常重要的作用。目前常用的认知评估量表包括简易精神状态评价量表、蒙特利尔认知评估量表、阿尔茨海默病评估量表认知部分、Mattis痴呆评估量表及全科医生认知评估量表等。

2. 记忆功能评定　通过病史询问和记忆功能检测量表评估患者的记忆功能。

3. 失语症检查　目前国内常用汉语失语成套测试和波士顿诊断性失语症检查（汉语版）。

4. 视觉失认症检查　对患者进行物体失认、面孔失认、颜色失认和空间失认等方面进行检查。

5. 失用症检查　通过给患者指令，让其完成任务、动作模仿，以及实物操作等方法进行检查。

6. 执行功能检查　可应用威斯康星卡片分类测定、Stroop测试、伦敦塔测试、词语流畅性测验等方法检查。

7. 视空间能力检查　可以应用画钟试验、积木测验等方法检查。

8. 社会认知检查　可通过应用错误信念任务、复杂人际间情绪识别测验等方法检查患者对他人的心理状态、行为动机等。

【分析】

患者经过认知功能评定，血常规、肝肾功能、甲状腺功能和头颅MRI检查，最终诊断为阿尔茨海默病。

四、认知障碍的临床特点

全科医生若能熟悉和掌握认知障碍的临床特点，便可以迅速作出判断，有利于疾病的早发现和早诊断。

1. 记忆障碍　可表现为回忆不起疾病发生前或发生后一段时间内的经历。早期可有记忆减弱、记忆时间顺序上的错误等。

2. 视空间障碍　可表现为停车时找不到车位、回家迷路，以及不能判断衣服的上下左右等。

3. 执行功能障碍　表现为不能根据规则进行自我调整，不能统筹安排事情等。

4. 计算力障碍　表现为无法进行简单计算，甚至不认识算数符号。

5. 失语　表现为说话费力，不能理解别人的讲话、不能复述别人的话等。

6. 失用　表现为不能完成整套动作、扣错纽扣，不能进行精细动作等。

7. 失认　表现为不能辨别熟悉的物体，不能辨别以前熟悉的声音等。

【分析】

对患者认知功能评价：患者为记忆障碍。

五、认知障碍的治疗原则

认知障碍的治疗原则是改善患者的认知功能，提高其生活质量，最大限度地延缓痴呆发展的进程。认知障碍的处理流程见图4-28-1。

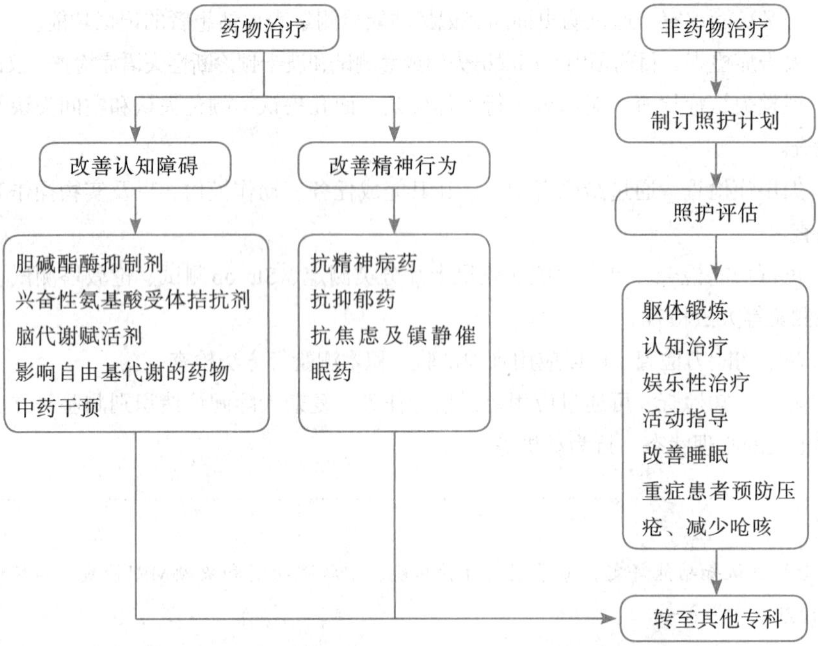

图4-28-1　认知障碍的处理流程

（一）非药物治疗

护理在痴呆患者的非药物治疗中占重要地位，尤其是对于中、重度患者。护理措施如下。

1. 制订护理计划　在对痴呆患者的病情进行充分评估之后，针对不同的患者制订个性化的护理计划。

2. 早期痴呆的护理　包括躯体锻炼、认知治疗、娱乐性治疗、活动指导、改善睡眠等。

3. 中度痴呆患者的护理　以保障安全为主，防止患者走路迷失。

4. 重度痴呆患者的护理　以减少并发症、保障营养、防止压疮、减少误吸、防止肌肉萎缩为主。

（二）药物治疗

1. 改善认知功能障碍

（1）胆碱酯酶抑制剂：是目前治疗轻、中度阿尔茨海默病一线药物。临床常用的胆碱酯酶抑制剂主要包括多奈哌齐、卡巴拉汀、加兰他敏和石杉碱甲。

1）多奈哌齐：是选择性乙酰胆碱酯酶抑制剂。用法用量：起始剂量5mg/次，1次/d，口服4周后可增至10mg/次，1次/d，晚上睡前口服。

2）卡巴拉汀：是乙酰胆碱酯酶和丁酰胆碱酯酶双向抑制剂。用法用量：起始剂量为1.5mg/次，2次/d；患者口服至少4周以后，若对此剂量耐受良好，可将剂量增至3mg/次2次/d；口服至少4周以后，若对此剂量耐受良好，可逐渐增加剂量至4.5mg/次，甚至6mg/次，2次/d。

3）加兰他敏：起始剂量为5mg/次，2次/d，1周后可改为10mg/次，2次/d，餐后口服。

（2）兴奋性氨基酸受体拮抗剂：美金刚对中、重度阿尔茨海默病疗效确切，也可用于治疗轻度到中度之间的血管性痴呆患者。用法用量：起始剂量5mg/次，1次/d，晨服；第2周增加至5mg/次，2次/d；第3周早口服10mg下午口服5mg；第4周开始口服推荐的维持剂量，10mg/次，2次/d。可空腹口服，也可随食物同服。

（3）脑代谢赋活剂：目前没有充足的证据证实西坦类药物对阿尔茨海默病有效。

（4）影响自由基代谢的药物：目前没有充分的证据证实维生素E对治疗阿尔茨海默病有效。

（5）中药：没有足够的循证医学证据证明中药提取物，如银杏叶提取物和鼠尾草提取物，对治疗阿尔茨海默病有效。

2. 治疗精神行为症状

（1）抗精神病药：可应用利培酮、奥氮平和喹硫平等。

（2）抗抑郁药：如帕罗西汀、氟伏沙明、氟西汀、舍曲林和西酞普兰等SSRI类药物，有效治疗剂量分别为：氟西汀20mg/d，帕罗西汀10～20mg/d，舍曲林25～50mg/d，氟伏沙明25～50mg/d，西酞普兰10～20mg/d。

（3）抗焦虑及镇静催眠药：主要是苯二氮䓬类药，如地西泮、氯硝西泮、氟西泮、阿普唑仑、三唑仑等。

（三）药物使用原则

1. 在使用促认知药物后，若精神行为症状无改善，可酌情使用精神药物。

2. 精神药物的使用应遵循低起始剂量，缓慢增量，直至症状改善的原则。

3. 使用精神药物前应与患者或法定监护人商讨精神药物的作用及可能出现的不良反应，并权衡用药的利弊，谨慎调整剂量。

【分析】

对患者采取综合治疗措施，给予胆碱酯酶抑制剂多奈哌齐，同时鼓励患者尽量参加社会活动、群体活动，改善认知障碍。

六、认知障碍的健康教育

由于认知障碍常为逐渐发生，进展比较缓慢，因此早期不易被发现。对患者及其家属进行相关知识的宣教，加强患者及其家属对认知障碍的认识和重视十分重要。应对患者进行鼓励和支持，细心看护，及时就医。

七、认知障碍的转诊原则

以下情况应转诊至上级医院。

1. 患者经过初步评估，明确需进一步检查才能确诊。
2. 患者接受药物治疗需调整治疗方案。
3. 重度痴呆患者出现严重并发症，如误咽发生气道梗阻等。
4. 痴呆患者出现精神症状。
5. 需治疗引起痴呆的疾病，如肝硬化、尿毒症、艾滋病、梅毒等。

八、认知障碍的社区康复

社区是认知功能障碍患者康复的一个重要场所。应鼓励患者在社区进行智力活动、体育锻炼和社交活动，增加患者的社会参与感。社区医生对患者进行健康宣教，能够增加其对疾病治疗的信心，有利于患者认知功能的改善。

九、认知障碍的社区预防

1. 合理膳食、规律生活、避免不良嗜好，预防心脑血管疾病。
2. 积极治疗和控制基础疾病，如肝硬化、糖尿病、尿毒症等。
3. 鼓励患者多参加集体活动，培养自己的兴趣和爱好。
4. 适当参加体力和脑力活动。

（王　爽）

第二十九节　瘫　　痪

【案例】

患者，男，30岁。因“四肢无力1周”来诊。既往健康。患者1周前晨起后突然出现双下肢无力、行走困难，10余小时后出现上肢无力，不能持重物，无意识障碍和感觉障碍。随后于医院急诊就诊，查血钾为2.8mmol/L，口服氯化钾后好转。今晨起床后突然再次出现双下肢无力，因此来诊。

瘫痪（paralysis）是指个体随意运动功能的减低或丧失，是全科医生有时会遇到的临床症状。瘫痪的病因既可能是神经源性的，也可能是肌肉源性的，病因不同，处理方法也不同，需要全科医生认真识别瘫痪的原因以期能对症处理，必要时应转至相应专科继续治疗。

一、常见病因

瘫痪有不同的分类方法：按程度可分为完全性和不完全性；按肌张力状态可分为痉挛性和弛缓性；按分布可分为单瘫、偏瘫、交叉瘫、截瘫和四肢瘫。按病因分为神经源性、神经肌肉接头性和肌肉源性；按运动传导通路可分为上运动神经元性瘫痪和下运动神经元瘫痪。瘫痪的常见原因见表4-29-1。

表4-29-1 瘫痪的常见原因

分类	代表疾病
神经源性	肌萎缩侧索硬化
	原发性侧索硬化
	进行性肌萎缩
神经肌肉接头性	重症肌无力
	兰伯特-伊顿肌无力综合征
肌肉源性	周期性瘫痪
	多发性肌炎
	进行性肌营养不良症
	线粒体肌病

二、少见病因

瘫痪的少见病因主要是脑性瘫痪，简称“脑瘫”，是由发育中的胎儿大脑先天性或获得性发育缺陷所致的非进行性脑损伤所引起的一组持续存在的中枢性运动和姿势发育障碍、活动受限综合征。主要表现为运动障碍，伴或不伴感知觉和智力缺陷。

【分析】

患者1周来反复出现肌无力，考虑为周期性瘫痪。

三、瘫痪常见病因的识别

瘫痪的病因不同，临床症状和体格检查结果也有所不同。熟悉和掌握不同瘫痪的特点，对判断瘫痪的病因有很大帮助。一侧瘫痪伴患侧肌张力升高，为上运动神经元受损的表现；一侧肢体瘫痪伴肌张力下降，则为脊髓前角运动神经元受累的表现；肌肉连续收缩后出现无力、瘫痪症状，休息后缓解，提示重症肌无力的可能。

瘫痪病因识别见表4-29-2和表4-29-3。

表4-29-2 上、下运动神经元性瘫痪的比较

临床检查	上运动神经元性瘫痪	下运动神经元性瘫痪
瘫痪分布	整个肢体	肌群
肌张力	痉挛性瘫痪	弛缓性瘫痪
腱反射	增强	减弱或消失
病理反射	阳性	阴性
肌萎缩	无	明显
肌束颤动	无	可有
肌电图	神经传导正常	神经传导异常

表4-29-3 神经肌肉接头性瘫痪和肌肉源性瘫痪的比较

鉴别要点	神经肌肉接头性瘫痪	肌肉源性瘫痪
肌无力	面肌和眼外肌受累常见	近端肌无力常见
肌萎缩	少见	常见
肌肉疼痛	少见	常见
肌强直	少见	常见
肌肥大	少见	常见

【分析】

患者为年轻男性，既往健康，出现周期性瘫痪，为弛缓性瘫痪，表现为近端肌无力，无肌萎缩、肌肉疼痛、肌强直、肌肥大，口服氯化钾可缓解，考虑为低钾性周期性瘫痪。

四、瘫痪症状的识别

根据患者的发病年龄、既往基础疾病、瘫痪发生的时间、发作时的情况、伴随症状及缓解的方法，可初步判断瘫痪的基本病因，结合一些必要的辅助检查可进一步确定瘫痪的明确病因。

（一）病史询问要点

1. 患者的年龄、民族、婚姻、职业等一般项目。
2. 引起瘫痪发作的诱因。
3. 发作的时间。
4. 发作的方式。

5. 发作的持续时间。

6. 发作时的伴随症状。

7. 发作缓解或加重的原因。

8. 诊治经过。

9. 既往史。

（二）体格检查要点

1. 神经科检查

（1）注意瘫痪的分布。

（2）注意肌肉张力。

（3）注意有无肌肉疼痛。

（4）注意有无肌萎缩。

（5）注意有无肌肥大。

（6）注意有无肌肉强直。

（7）注意有无病理反射。

2. 全身检查　注意患者的发育、体型、意识、体位、姿势及步态等；检查患者有无皮疹、水肿等改变。

（三）重点的辅助检查

1. 血清钾等检查　注意低钾性周期性瘫痪。

2. 血心肌酶学检查　有助于炎症性肌病的诊断。

3. 肌电图和神经电生理检查。

4. 肌肉活检、病理检查　对于炎症性肌病诊断具重要意义。

5. 通过肺部CT检查胸腺　对于重症肌无力的诊治具有重要作用。

6. 头部或脊髓MRI　对于一些瘫痪的病因诊断具有重要意义。

【分析】

患者有周期性肌无力，以近端肌无力为主，查血清钾为2.8mmol/L，口服氯化钾可缓解，可诊断为低钾性周期性瘫痪。

五、常见瘫痪的临床特点

瘫痪是以患者运动功能减弱或消失为主要特征的症状，对患者的日常活动、工作和学习有很大的影响。根据瘫痪常见的临床特点，快速判断患者可能的病因，对早期诊断、早期治疗，尽快缓解患者的病情有非常重要的作用。

1. 神经源性瘫痪　①上运动神经元损伤导致的瘫痪：一般只累及受单侧上运动神经元支配的肢体。受双侧支配的运动不受影响；②下运动神经元损伤导致的瘫痪。

2. 重症肌无力　受累骨骼肌病态疲劳，有“晨轻暮重”现象。即肌无力症状在下午或傍晚劳累后加重，晨起或休息后症状减轻。

3. 多发性肌炎　亚急性或急性四肢肌近端或骨盆带肌无力伴肌肉压痛。

4. 周期性瘫痪　肌无力持续数小时、数天或数周。发作间期肌力完全正常。发作期间血钾常见异常。

【分析】

患者肌无力周期性发作。发作期间查血钾异常，考虑为周期性瘫痪。

六、瘫痪的治疗原则

瘫痪的治疗原则包括查明病因、缓解症状、防止复发等。瘫痪的病因不同，治疗方法也不同。瘫痪处理流程见图4-29-1。

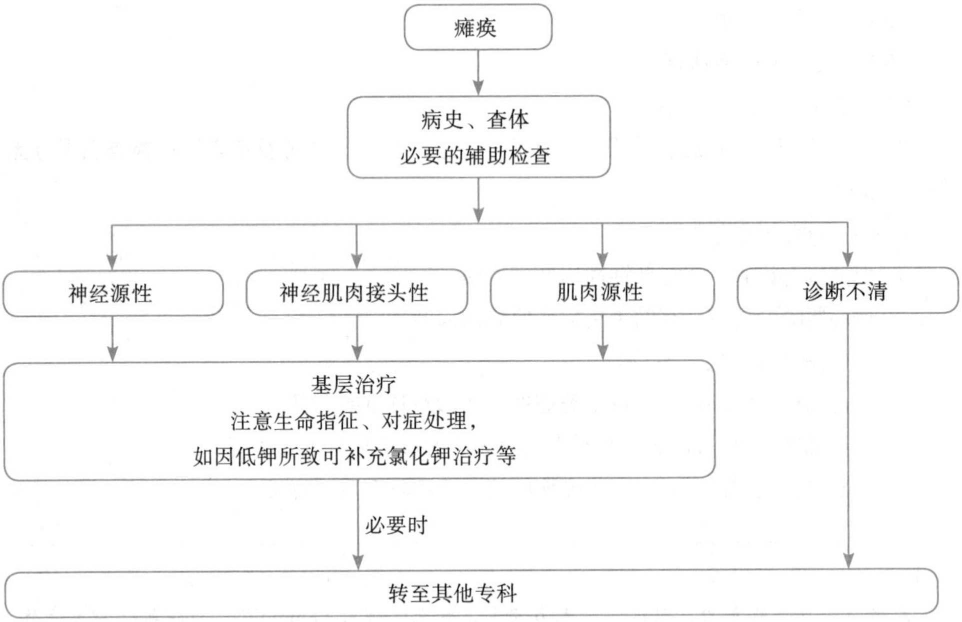

图4-29-1　瘫痪处理流程

（一）药物治疗

1. 低钾所致周期性瘫痪需给予钾剂口服；高血钾患者轻症不需处理，症状较重时可应用10%葡萄糖酸钙10～20ml静脉注射，或10%葡萄糖500ml加胰岛素10～20IU静脉滴注，以降低血钾。

2. 确诊重症肌无力后可以开始溴吡斯的明治疗。肾上腺皮质激素可抑制自身免疫反应，适合所有类型的重症肌无力患者。对激素反应不佳或不能耐受者可给予环磷酰胺、硫唑嘌呤，以及环孢素A等免疫抑制剂。伴胸腺瘤的患者可进行胸腺切除手术。肌无力危象是重症肌无力患者最危急的状态，应注意确保呼吸道通畅，若早期处理病情无好转，应立即行气管插管或气管切开，给予抗感染、糖皮质激素或大剂量丙种球蛋白治疗。

3. 类固醇激素是治疗多发性肌炎的首选药物。治疗不满意时可加用免疫抑制剂，首选甲氨蝶呤，其次可选用硫唑嘌呤、环磷酰胺等。急性期可联合使用免疫球蛋白。

4. 运动神经元病变目前尚无有效的治疗药物。

（二）非药物治疗

1. 教育患者尽量避免瘫痪发作的诱因。
2. 瘫痪发作时防止受伤。
3. 出现重症肌无力危象时常需机械通气。
4. 重症肌无力合并胸腺瘤常需手术治疗。
5. 如出现肌肉萎缩等情况，根据病情可行康复治疗。

【分析】

根据既往病史及本次血清钾检查结果，初步诊断考虑为低钾周期性瘫痪，给予氯化钾口服，患者临床症状逐渐缓解。患者有低钾血症反复发作，是否需要检查确定，是否继发性低钾血症？

七、瘫痪的健康教育

对瘫痪患者进行健康宣教。让患者了解病情，树立战胜疾病的信心，消除其消极心态，使其积极配合治疗，改善其生活质量。与家属做好沟通工作，创造良好的护理环境，避免发生意外。

八、瘫痪的转诊原则

瘫痪患者病因复杂，诊断比较困难，多需要大量的辅助检查方能确诊，因此若瘫痪患者（如低钾型周期性瘫痪）诊断明确，除短期内给予有效治疗外，还应尽可能转至其他专科医生处进一步诊治。

九、瘫痪的社区康复

仅依靠医院很难完成瘫痪患者的康复工作。社区和家庭是瘫痪患者康复必不可少的条件。患者充分利用社区和家庭环境，延续医院制订的康复计划，尽可能提高生活质量，争取能够生活自理。

十、瘫痪的社区预防

1. 尽量减少诱因避免反复发作。
2. 诊断明确的患者应注意坚持治疗，定期复查。

（王　爽）

第三十节 体表肿物

【案例】

患者，男，64岁。既往有糖尿病病史5年，规律口服降糖药物，空腹血糖控制在5～6mmol/L，餐后血糖在7mmol/L左右，因“发现颈部包块2个月”来诊。2个月前患者无意中发现左侧颈部有肿块，约蚕豆大小，质硬，不活动，无疼痛，未注意。2日前发现包块较前有所增大，约鸡蛋黄大小，为进一步诊治来诊。病程中无发热，无盗汗、乏力，体重略下降。

体表肿物是指位于身体表面且可触及的肿物，来源于皮肤、皮下软组织或深部组织。体表肿物按来源可分为皮肤肿物、浅表软组织肿块等；按部位可分为颈部肿块、乳腺肿块、腹部肿块等；按性质可分为肿瘤性和非肿瘤性，以良性病变为多。

一、体表肿物常见病因

引起体表肿物的原因很多，来源不同，肿物的性质也不相同。常见体表肿物的常见原因见表4-30-1。在体表肿物中少见的病因有软组织原始神经外胚叶肿瘤等恶性软组织肉瘤等。

表4-30-1 体表肿物的常见原因

部位	疾病
皮肤	疣、痣、黑色素瘤、皮肤乳头状瘤、皮肤癌、皮肤软纤维瘤、皮肤纤维瘤、皮肤平滑肌瘤
浅表软组织	脂肪瘤、纤维瘤及瘤样纤维病变、神经纤维瘤、血管瘤、皮样囊肿、皮脂腺囊肿、滑液囊肿
颈部	
下颏下区	颌下腺肿瘤、淋巴结炎
颈前正中	甲状腺肿瘤、甲状腺结节、甲状腺炎等甲状腺疾病，以及甲状舌管囊肿
颈侧区	淋巴结疾病、血管瘤、囊状淋巴管瘤、胸腺咽管囊肿
锁骨上窝	转移性肿瘤、淋巴结疾病
颈后区	纤维瘤、脂肪瘤、淋巴结疾病
腮腺区	腮腺疾病
乳腺	乳腺纤维瘤、乳腺肉瘤、乳腺癌
腹部	
腹壁	白线疝、脐疝、切口疝
腹股沟	腹股沟疝

【分析】

患者的体表肿物位于颈侧区，应考虑淋巴结疾病、血管瘤、囊性淋巴管瘤等。

二、体表肿物常见病因的识别

体表肿物可分为肿瘤性和非肿瘤性，其中肿瘤性可进一步分为良性和恶性。非肿瘤性肿物和良性肿瘤与恶性肿瘤在临床表现上有一定的不同。炎性肿物常短期出现，伴明显的疼痛、表面红肿。恶性肿物多无明显的疼痛，患者往往是无意中发现，肿物增长较迅速。体表肿物常见病因识别见表4-30-2。

表4-30-2　体表肿物常见病因识别

识别要点	非肿瘤性和良性肿瘤	恶性肿瘤
生长速度	多缓慢	较迅速
边界	多清楚	可不清
活动度	活动良好	多数活动度差
质地	多较柔软	常较硬
全身症状	局部病变为主，常无全身症状	可出现全身症状

【分析】

患者颈部肿块生长迅速、质硬、活动度差，考虑为恶性肿瘤可能性大。

三、体表肿物的识别

经过详细的病史询问，以及对体表肿物的仔细检查，结合全身体格检查和必要的辅助检查，基本能明确体表肿物的性质。若鉴别困难，则可能需通过穿刺或手术取得病理组织后才能确定最终病因。

（一）病史询问要点

1. 患者的年龄、性别、职业等一般情况。
2. 诱因　有无外伤、昆虫叮咬等。
3. 体表肿物的情况　包括部位、大小、质地、生长速度、有无疼痛等。
4. 伴随症状　有无发热、皮疹等。
5. 缓解或加重因素。
6. 既往史　基础疾病等。

（二）体格检查要点

1. 体表肿物体格检查

（1）肿物的部位。

（2）肿物的大小。

（3）肿物的质地。

（4）肿物的活动度。

（5）肿物与周围组织的关系。

（6）肿物有无压痛。

2. 全身体格检查

（1）检查有无贫血、浅表淋巴结、皮疹等。

（2）心、胸、腹等部位体格检查有无异常体征。

（3）有无肝脾肿大。

（三）重要的辅助检查

1. 血常规、红细胞沉降率、肝肾功能等检查有助于判断疾病对全身的影响。

2. 肿物的超声、CT检查有助于判断肿物的性质及与周边组织的关系等。

3. 超声引导下穿刺对于性质不明肿物的诊断具有重要作用。

【分析】

患者全身检查未发现其他异常，无其他部位恶性肿瘤证据，超声显示颈部肿块为肿大淋巴结，淋巴结结构异常，初步考虑为恶性疾病，淋巴瘤可能性大。

四、常见体表肿物的临床特点

1. 乳头状疣　皮肤多根细柱状突起，表面呈乳头状突出，可自行脱落。

2. 黑痣

（1）皮内痣：痣细胞位于真皮层，高出皮面，表面光滑，可有汗毛，很少有恶性变。

（2）交界痣：位于基底细胞层，局部扁平，色素深，外伤或感染后容易发生恶性变。

（3）混合痣：皮内痣和交界痣并存，若色素加深、加大应完整切除。

3. 脂肪瘤　好发于四肢及躯干部，境界清楚，质软呈分叶状。

4. 纤维瘤　质硬，生长缓慢。

5. 皮样囊肿　好发于眉梢或颅骨骨缝处，圆形突起，质硬有囊性感。

6. 非特异性淋巴结炎　肿大的淋巴结柔软、表面光滑、无粘连、有触痛，多见于引流区域的急慢性炎症所致。

7. 恶性肿瘤淋巴结转移　肿大的淋巴结质硬、表面可不光滑、与周围有粘连、无触痛。

8. 海绵状血管瘤　多数在皮下组织内，局部略隆起，肿块质地软、境界不清，部分有压缩性。

【分析】

患者颈部淋巴结肿大，质硬、有粘连、无触痛，考虑恶性肿瘤淋巴结转移或淋巴瘤可能性大。

五、体表肿物的治疗原则

大多数体表肿物需手术切除，根据病理情况决定是否需进一步化疗或放疗。炎性肿物通常需药物治疗。体表肿物的全科处理流程见图4-30-1。

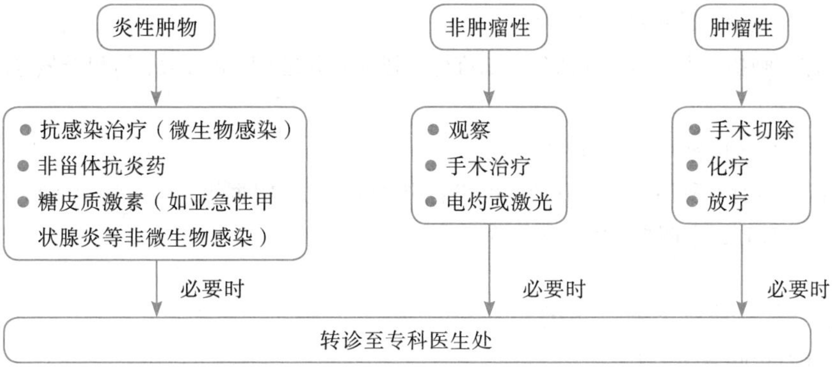

图4-30-1　体表肿物的全科处理流程

（一）药物治疗

1. 急性细菌性炎症、非特异性淋巴结炎可应用抗生素抗感染治疗。
2. 结核病患者需转到结核病医院接受规范的抗结核治疗。
3. 部分非感染性疾病（如亚急性甲状腺炎）需使用非甾体抗炎药、糖皮质激素治疗。
4. 皮肤感染性疾病还可选择外用药物治疗。
5. 恶性疾病，如恶性肿瘤淋巴结转移或淋巴瘤，常需给予化疗等相应的全身或局部治疗。

（二）非药物治疗

1. 手术治疗　大多数体表肿物需手术切除。
2. 放疗　有些恶性肿瘤可行局部放疗。
3. 电灼或激光　部分肿物可通过电灼或激光切除。

【分析】

在基层接诊该类患者后，需要转诊至上级医院外科进一步诊疗。患者经手术取出颈部淋巴结，病理诊断为霍奇金淋巴瘤。转诊至血液科，给予全身化疗。

六、体表肿物的健康教育

对于良性体表肿物患者，应通过健康宣教，解除其心理负担。对于有恶性变倾向的病变，教会患者自己认真观察，必要时求助专业医生，但不要因过于担心疾病而影响工作和生活。对于恶性疾病患者，应正确引导其科学对待自己的疾病，积极配合医疗机构，争取早日康复。

七、体表肿物的转诊原则

以下情况应转诊至上级医院。

1. 体表肿物需手术、电灼或激光切除。
2. 恶性肿瘤需放、化疗。
3. 经初步检查后肿物性质不明。
4. 体表肿物考虑为传染病所致，如流行性腮腺炎引起的腮腺肿大、淋巴结核等。

八、体表肿物的社区康复

社区医生对专科治疗后回到社区的患者应加强随访，根据患者病情科学地制订饮食及身体锻炼计划，定期去医疗机构复诊。

九、体表肿物的社区预防

1. 注意皮肤清洁、卫生。
2. 注意预防传染病。
3. 对于已经手术切除需进一步治疗的患者应坚持治疗避免复发。

（王 爽）

第三十一节 腹部肿块

【案例】

患者，男，56岁。既往体健。近半年有时出现上腹痛，为隐痛，与进食无关，偶有反酸、上腹部饱胀感，未予重视。1周前洗澡时发现上腹部可摸到肿块，质硬、不活动，同时发觉体重下降明显来诊。

腹部肿块（abdominal mass）是外科常见体征。大多数腹部肿块来自腹腔内部，少数来源于腹膜后器官，也有来自腹壁的疾病。腹部肿块可以是身体的正常结构，如剑突、腰椎、乙状结肠、腹主动脉、右肾下极等，也可能是肿大或异位的器官、肿瘤、囊肿等。全科医生接诊腹部肿块患者，首先要区别肿块是正常脏器还是异常病变。

一、常见病因

根据发病机制区分，腹部肿块可分为先天性、炎症性、肿瘤性及其他原因。腹部肿块常见病因见表4-31-1。

表4-31-1 腹部肿块的常见病因

来源	炎症性	肿瘤性	梗阻性	先天性
胃、十二指肠	穿通性溃疡	胃癌	幽门梗阻	—
肝脏	肝脓肿	肝癌	肝淤血	肝囊肿
胆囊	胆囊炎	胆囊癌	胆管梗阻	胆总管囊肿
胰腺	胰腺脓肿	胰腺癌	—	胰腺囊肿
脾脏	伤寒、黑热病、疟疾	淋巴瘤等	—	游走脾
小肠	克罗恩病	间质瘤、淋巴瘤等	肠道蛔虫、肠套叠等	—
盲肠、结肠	回盲部结核、克罗恩病等	结肠癌	肠梗阻	乙状结肠囊肿
阑尾	阑尾周围脓肿	类癌	—	阑尾囊肿
肾脏	结核	肾癌	肾盂积水	多囊肾、游走肾
肾上腺	—	嗜铬细胞瘤	—	肾上腺囊肿
膀胱	—	膀胱肿瘤	尿潴留	巨大膀胱
卵巢	结核	卵巢癌	—	卵巢囊肿
子宫	—	子宫肌瘤、子宫体癌	—	—
肠系膜、网膜、腹膜	结核	淋巴瘤、腹膜间皮瘤	—	肠系膜囊肿

二、少见原因

外伤在少数情况下也可导致腹部肿块，多由血肿形成。患者可出现吸收热。肿块变化速度快，可在短时间内增大或缩小，有时甚至会很快消失。

【分析】

患者有上腹部隐痛，伴短期内体重下降，上腹部包块，考虑为胃、十二指肠病变可能性大。结合其年龄、无发热等感染表现，高度怀疑恶性肿瘤。

三、腹部肿块常见原因的识别

肿块形成的时间、部位、硬度、变化，以及伴随症状等对判断腹部肿块的原因具有重要意义。全科医生应该通过详细的病史询问、熟练而准确的腹部体格检查，对腹部肿块的性质短时间内作出正确判断。

1. 炎症性　急性炎症，如阑尾炎、细菌性肝脓肿等，多伴有体温升高、局部疼痛，血常规提示白细胞，尤其是中性粒细胞增多等表现；慢性炎症，如回盲部结核等，呈亚急性或慢性起病，多为低到中度发热，同时有乏力、体重下降、贫血等消耗性表现。

2. 肿瘤性 ①恶性肿瘤，如胃癌，多为慢性或隐匿起病，有时出现上腹部不适、乏力、体重下降等表现，肿块质地硬、活动性差、与周围组织无明显界限，粪便隐血试验阳性；②良性肿瘤，常无症状，多在体检时发现，表面光滑、质地软，活动性好，可长时间无变化。

3. 梗阻性 ①急性梗阻，如急性尿潴留，可短时间内出现腹部肿块，并可有相应的临床表现，例如：有明显尿意但无法排尿、下腹部胀痛难忍，导尿后下腹部肿块迅速消失；②慢性梗阻，如幽门梗阻，多由慢性溃疡引起的幽门瘢痕性狭窄导致，患者病程较长，胃慢性扩张，逐渐出现上腹部肿块，患者反复出现上腹部胀痛、恶心、呕吐等症状。

4. 先天性 ①良性病变，如肝囊肿，发展缓慢，多无全身表现；②恶性病变，如肾母细胞瘤，进展迅速，可出现食欲缺乏、消瘦等全身表现。

5. 外伤性 如肾破裂，多有明确的外伤史，常伴疼痛、低热等表现，随血肿吸收，肿块迅速变小甚至消失。

【分析】

患者有上腹部隐痛、饱胀感，肿块质硬、活动差，考虑胃癌可能性大。为进一步诊治，需要转诊至上级医院进一步明确诊断。

四、腹部肿块的识别

仔细询问病史，可初步确定肿块的类型；细致地进行体格检查可基本确定肿块的来源和性质；结合必要的辅助检查，大多数腹部肿块可得到确诊。少数情况下，可能需手术探查才能确定病因。

（一）病史询问要点

询问患者的年龄、体重等一般状况，还要询问吸烟史、既往史、家族史、居住地等情况，重点询问腹部肿块形成的时间、大小、疼痛、变化速度、伴随症状。若为女性患者，还要询问月经史、阴道分泌物的变化等。

（二）体格检查要点

1. 肿块的触诊 触诊对于明确肿块性质具有重要意义，触诊肿块需要注意以下几个方面。

（1）部位：肿块常来源于局部的器官，如上腹部肿块常来于胃、十二指肠；右肋下肿块主要来自肝脏和胆囊；左肋下肿块常为脾脏病变。

（2）大小：可触及的肿块应测定其大小，包括纵径和横径，若条件允许，还要测量前后径。测量肿块大小有利观察其变化情况。

（3）质地：质地柔软的常为囊性病变；实质肿块质地常较韧，甚至比较硬。

（4）移动度：肿块随呼吸运动而移动者，常为肝、胆囊、肾脏病变；若肿块能推动，可能来源于胃肠。

（5）压痛：压痛明显的腹部肿块多考虑为炎性病变。

（6）搏动：若为腹部搏动性肿块，需要注意考虑腹主动脉瘤的可能。

（7）与腹壁的关系：通过屏气起坐试验区分肿块与腹壁的关系。

2. 全身体格检查　注意检查患者有无皮疹、贫血、全身淋巴结肿大等情况，有利于判断腹部肿块对全身的影响。

（三）重要的辅助检查

为进一步确定腹部肿块性质、位置等，推荐选择的重要辅助检查如下。

1. 腹部超声　具有无创、方便、准确等特点，可首先选择使用。

2. 胃镜、小肠镜、结肠镜等内镜　对于确定胃、小肠、结肠病变具有重要意义。

3. 腹部CT或MRI　若为腹部超声不能明确的腹部肿块，可根据病情选择。

4. 肿块穿刺及病理学检查　在超声或CT引导下可行肿块穿刺，取得的组织进行病理学检查，对于术前明确肿块的性质具有非常重要的价值。

5. 其他　胃肠造影、静脉肾盂造影等检查对于某些腹部肿块的病因诊断具有重要作用。

【分析】

为进一步明确诊断，该患者最重要的辅助检查是胃镜检查。胃镜检查结果汇报：可见小弯侧局限性溃疡，边缘隆起、不整、易出血，底覆污苔，胃镜诊断为胃癌。胃镜下取组织3块，病理学检查可进一步确定病变性质。

五、常见腹部肿块的临床特点

1. 腹直肌肌腹及腱划　腹肌发达者可见，在中线两侧对称出现，腹肌紧张时更明显。

2. 腰椎椎体　消瘦及腹壁薄软者易出现，脐附近中线位置可触到骨样硬度的肿块，左前方有时可触到搏动。

3. 乙状结肠粪块　在左下腹可触到类圆形肿块，呈光滑索条状，排便或洗肠后移位或消失。

4. 胃癌　可触及上腹部质硬、固定的肿块。

5. 胆囊炎　右上腹胆囊区可触及肿大胆囊及触痛，被大网膜包裹可形成边界不清的肿块。

6. 切口疝　腹壁切口处肿块，常在站立或用力时出现，平卧休息时消失或减小。

7. 尿潴留　耻骨上区半球形膨隆，用手按压有明显尿意，叩诊呈浊音。

六、腹部肿块的治疗原则

根据腹部肿块的类型、病因、部位等不同，采用的治疗方法也有所不同。手术治疗占重要地位。有些则可通过内科治疗得到缓解。全科医生接诊腹部肿块的患者，如果通过病史询问和体格检查能明确病因且不需进一步诊治，可于社区治疗，否则应转诊至上级医院。腹部肿块的基层处理诊治流程见图4-31-1。

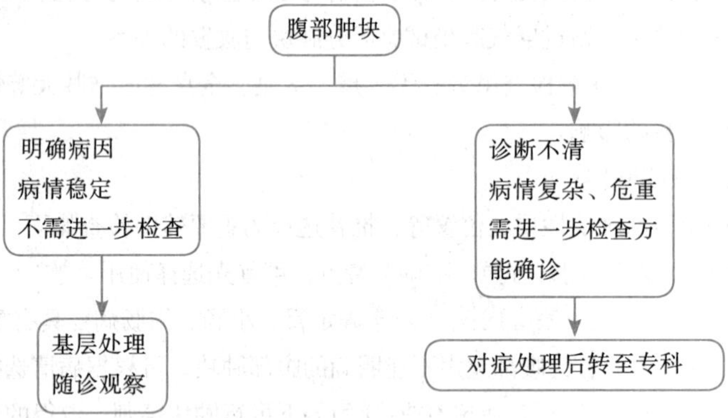

图4-31-1 腹部肿块的基层处理诊治流程

（一）非药物治疗

解除梗阻：尿潴留患者可留置导尿等。

（二）药物治疗

1. 感染性疾病　如急性胆囊炎等，可给予抗生素，腹腔感染以肠杆菌科细菌为多，可选择第三代头孢菌素或β-内酰胺酶制剂及复方制剂等药物。

2. 恶性肿瘤　根据疾病分期，可采用手术治疗、化疗、放疗、靶向治疗、免疫治疗等一种或多种方法结合的综合治疗。

3. 胃部疾病　还可给予抑酸、止吐等治疗。

（三）其他治疗

1. 超声引导下穿刺治疗　肾囊肿患者可行囊肿穿刺术。

2. 手术治疗　如肿瘤切除、外伤修补等。

【分析】

患者胃镜病理检查回报为胃腺癌，其他辅助检查结果提示未发现远隔转移，外科医生建议手术治疗。

七、腹部肿块健康教育

对患者及其家属进行健康宣教，注意腹部新出现的症状及体征，若有相应症状及时去医疗机构就诊。

八、腹部肿块转诊原则

以下情况应及时转诊至上级医院。

1. 需手术治疗，如肿瘤、外伤修补等。

2. 恶性肿瘤需化疗。

3. 感染性疾病出现并发症，如肝脓肿破裂。

4. 腹部肿块经过初步检查未能明确肿块性质。

九、腹部肿块社区康复

对于从医疗机构回到社区的患者，应定期随访，给予疾病相关知识讲解，解除其心理负担，积极配合医疗机构的治疗。并给予正确生活方式教育，增强其体质，提高生活质量。

十、腹部肿块社区预防

1. 避免外伤。

2. 对于原有疾病注意复查、及时治疗，如胃溃疡、肾囊肿、前列腺增生等。

3. 肿瘤的预防。

（王　爽）

第三十二节　腰　腿　痛

【案例】

患者，男，45岁。因“腰痛2个月，右下肢疼痛、无力5日”就诊。患者于2个月前抬重物后出现腰部疼痛，呈锐痛，外涂“扶他林软膏”数日无好转。5日前又因搬重物而腰痛加重，并出现右腿后侧疼痛，右下肢无力。上述症状在弯腰、用力排便时加重，卧床休息后可稍缓解。为求明确诊断和治疗前来社区卫生服务中心。

腰腿痛（lumbocrural pain）是一组临床多见的症状，是指腰、腰骶、骶髂、臀部等处的疼痛，可伴有单侧或双侧下肢痛、马尾神经症状。腰腿痛不是一个独立的疾病，而是各种疾病可能出现的同一种症状，与脊柱相关疾病、椎旁软组织疾病及腹腔、盆腔某些脏器的疾病相关联。该病临床表现多样化、病程较长、鉴别诊断复杂、治疗较困难。

一、常见病因

腰腿痛的病因复杂多样，有先天性的，有外伤、身体功能退行性改变造成的，还有一些内脏疾病也可表现为腰腿痛，甚至心理因素引起的腰腿痛近年来也逐步增多。腰腿痛的病因及其相关疾病分类见表4-32-1。

表4-32-1 腰腿痛常见病因

分类	代表疾病
腰部疾病	
外伤性	急性损伤：腰肌软组织损伤、腰椎骨折、脱位 慢性损伤：长期不良体位、劳动姿势、搬运重物等引起
炎症性	感染性炎症：结核分枝杆菌、化脓菌、伤寒菌等引起 无菌性炎症：寒冷、潮湿、变态反应、重手法推拿
退行性	腰椎间盘突出症
先天性	隐性脊柱裂、椎体畸形、发育性椎管狭窄、骶椎腰化
肿瘤性	原发或转移肿瘤对腰椎及软组织的侵犯
消化系统疾病	消化性溃疡、胰腺炎及胰腺癌
泌尿系统疾病	泌尿系统结石、肾盂肾炎、肾炎
妇科系统疾病	盆腔炎、盆腔肿瘤
其他	腹膜后肿瘤、内脏下垂
心理因素	—

【分析】

患者为青壮年男性，有腰腿疼反复发作2个月的病史，有明确诱因，症状有腰痛及下肢疼痛，属于腰腿痛疾病。

二、腰腿痛常见病因的识别

腰腿痛病因复杂，临床表现多样化，其常见病因的识别见表4-32-2。

表4-32-2 腰腿痛常见病因的识别

病因	症状特点	体征	影像学表现
腰椎间盘突出	青壮年常见，常有重物搬动及扭伤史，可突发或缓慢发病，主要表现为腰痛和坐骨神经痛，弯腰、咳嗽、喷嚏加重，卧床休息缓解，可有下肢麻木和间歇性跛行	腰椎侧凸，腰部活动受限，病变间隙的棘突间压痛，直腿抬高试验阳性，可有神经系统表现	MRI可全面观察病变腰椎间盘情况，如椎间隙狭窄及髓核情况

续表

病因	症状特点	体征	影像学表现
腰肌劳损	慢性腰部疼痛，劳累时加重，休息后缓解，反复发作	骶棘肌处、骶骨后骶棘肌正点处、骶骨嵴后部、腰椎横突部有固定压痛点，叩击疼痛反而减轻，可伴有单侧或双侧骶棘肌痉挛，直腿抬高试验阴性，无下肢神经受累表现	无异常发现
腰椎管狭窄症	间歇性跛行，咳嗽、打喷嚏不加重，弯腰可缓解	腰部过伸试验阳性	CT、MRI检查椎间隙变窄、椎管内径变窄
第三腰椎横突综合征	疼痛主要在腰部，可随骶棘肌向下放射，活动时加重，咳嗽、打喷嚏不加重	患侧骶棘肌痉挛、第三腰椎横突尖压痛，无神经系统受累	X线可见第三腰椎横突过长
梨状肌综合征	臀部和下肢痛为主，活动后加重，休息后可明显缓解	臀肌萎缩、臀部深压痛，直腿抬高试验阳性，神经定位体征不明确	无异常发现
腰椎结核	有结核中毒症状，腰痛持续性加重	累及不同椎体有不同的体征	X线可见椎间隙变窄、椎体边缘和椎间盘破坏、椎体楔形变，有时可因冷脓肿形成而出现腰大肌影增宽，常伴有肺、腹腔、盆腔结核表现
腰椎肿瘤	持续性、进行性加重，平卧不能缓解	累及不同椎体有不同的体征	可发现肿瘤椎体破坏，如转移癌可见原发病灶表现
盆腔疾病	骶部疼痛或伴有单侧或双侧下肢疼痛	直肠、阴道检查可有阳性发现	骨盆平片、超声可有所提示，必要时进一步CT或MRI检查

注：CT.计算机体层摄影；MRI.磁共振成像。

【分析】

患者为青壮年男性，症状发作有明确的诱因，两次均在搬重物后诱发及加重，弯腰、用力排便时加重，卧床休缓解。此外，还有坐骨神经痛表现，符合腰椎间盘突出症表现。

三、腰腿痛的诊断思路

通过全面的病史询问和体格检查可基本确定腰腿痛的病因，为与其他疾病鉴别，必要时需结合相应的辅助检查。

（一）病史询问要点

1. 性别和年龄。
2. 诱因。
3. 部位。
4. 特点。
5. 发作性质。
6. 持续时间。
7. 加重及缓解因素。
8. 伴随症状。
9. 既往史。

（二）体格检查要点

1. 专科检查

（1）步态。

（2）脊柱：生理曲度、活动度。

（3）体位。

（4）压痛点：着重检查棘突间或棘旁、骶棘肌处、骶骨后骶棘肌止点处、髂骨嵴后部、腰椎横突部有无压痛。

（5）直腿抬高试验（Lasegue征）：抬高不足70°，并伴有下肢后侧的放射痛，为阳性。

（6）压颈试验（Linder征）：阳性见于腰椎间盘突出症的“根肩型”。

（7）股神经牵拉试验：阳性见于高位腰椎间盘突出症（$L_{2\sim3}$或$L_{3\sim4}$）。

（8）4字试验：剧烈疼痛提示有髋关节疾病、髂腰肌痉挛或骶髂关节疾病。

（9）膝腱反射：反射减弱或消失提示$L_{2\sim4}$神经受侵犯。

（10）跟腱反射：减弱或消失常因$S_{1\sim2}$神经发生病变或受侵犯。

（11）跖反射：$L_{1\sim2}$神经受累时反射均可消失或减弱。

（12）提睾肌反射：脊髓圆锥部或马尾神经障碍时发生该反射减弱或消失。

（13）肛门反射：脊髓圆锥部或马尾神经障碍时减弱或消失。

（14）巴宾斯基反射：阳性提示锥体束受损伤。

2. 全身检查　体温、心、肺、肝、脾、关节、类风湿结节、皮疹等。

（三）必要的辅助检查

1. 血常规　慢性疾病，如结核、肿瘤，常伴有贫血；若白细胞计数升高应考虑感染。

2. 红细胞沉降率　升高程度和持续时间有助于诊断和随访病情，如类风湿关节炎、脊柱结核等该项可明显升高。

3. 血清学检查　炎症性疾病CRP明显升高；抗核抗体、可提取性核抗原抗体谱、抗双链DNA抗体、HLA-B27等自身抗体检测有助风湿性疾病的诊断。

4. X线平片检查　脊柱各段前后位和侧位摄片，根据需要拍摄左、右斜位片。一般软组织损伤性腰痛患者不需常规拍摄X线片。

5. CT或MRI检查　腰椎间盘突出症、腰椎管狭窄症、肿瘤可考虑。

6. 肌电图　考虑神经、肌肉损伤可进行该检查。

【分析】

通过对患者的症状进行分析，初步诊断为“腰椎间盘突出症”，全科医生为患者进行了必要的体格检查，发现$L_{4\sim5}$棘间及棘突右侧压痛阳性，直腿抬高试验阳性。右侧小腿外侧及足背感觉减退，右侧趾肌力减退。转上级医院行腰椎MRI显示腰$L_{4\sim5}$椎间盘向后突出，右侧硬膜囊受压。

四、腰腿痛的治疗

腰腿痛的治疗目的是缓解疼痛、促进康复，需结合实际病症选择正确治疗方法。多数腰腿痛的患者可通过康复治疗达到临床症状减轻或缓解，下面以腰椎间盘突出症为例说明治疗的原则。

（一）健康教育

包括纠正日常生活、工作的姿势；预防危险因素；腰腹部肌肉力量训练及牵伸训练等。

在非特异性腰痛中，健康教育较其他保守疗法更为有效。

（二）非手术治疗

对于年轻、初次发病或病程较短的患者，休息后症状可自行缓解，X线检查无椎管狭窄的患者可以考虑非手术治疗。

1. 卧床休息　当症状初次发作时，应立即卧床休息，戴上腰围起床活动，3个月之内不要做弯腰动作。

2. 持续牵引　采用骨盆牵引可使椎间隙略微增宽，减少椎间盘内压，减轻对神经根的刺激和压迫。研究表明牵引治疗联合其他物理因子治疗和药物治疗可在短期内降低坐骨神经痛症状的发生率，自体牵引较机械牵引效果更好。

3. 理疗、推拿和按摩　超声波和激光的治疗作用在短期、中长期与牵引类似。手法治疗在纤维环完整的急性患者中，短期缓解腰痛、放射痛的效果最好，且复发率低。

4. 药物治疗　适当使用非甾体抗炎药：双氯芬酸钠，50mg/次，2～3次/d，口服；布洛芬，0.3～0.6g/次，2次/d，口服。辅助性镇痛药，如罗通定，60～120mg/次，3次/d，口服；曲马多，50～100mg/次，2～3次/d，口服。可帮助缓解症状。

5. 骶管内注射　硬膜外注射皮质类固醇在缓解神经根刺激症状时，短期效果与安慰剂、局部麻醉药、非甾体抗炎药注射相比的效果目前存在争议，但有证据表明在透视引导下较非透视引导下注射效果更好。

（三）手术治疗

对于经严格内科治疗半年以上无效，患者病情进行性加重，影响工作和生活者，或马尾神经受压者，可考虑行髓核摘除术治疗。

（四）心理治疗

针对患者存在的抑郁焦虑进行心理辅导、康复知识教育，促使其心理状况改善，有助于减轻疼痛。

五、腰腿痛的转诊原则

以下情况应及时转诊至上级医院。

1. 患者腰腿痛病因不明确。
2. 怀疑腰腿痛是结核或肿瘤所致。
3. 怀疑腰腿痛是内脏疾病所致。
4. 严重腰椎间盘突出症患者，关节功能严重受损需手术治疗。

六、社区随访及预防

1. 社区随访　对于诊断明确的初发腰腿痛患者，全科医生应该注意加强宣教，提高患者的防范意识，降低患者疾病的复发率。对于手术后的患者，应及时与专科医生进行沟通、交流，督促患者术后定期复查及规律进行康复治疗，指导其进行下肢及腰背部肌力的功能恢复训练，建议进行合适的术后运动。

2. 预防　嘱患者保持良好的生活、饮食、作息习惯，使用较硬的床，注意保暖；纠正不良体姿，避免长时间强迫体位；工作注意劳逸结合，避免过度劳累；加强腰背肌锻炼，锻炼时避免压腿、弯腰幅度过大。

【分析】

诊断明确后，考虑患者为青壮年、病程短，故建议他在硬板床卧床休息，起床后戴上腰围，给予布洛芬对症止痛后，患者的症状在2周内逐渐缓解。

（杜振双）

第三十三节　皮下出血

【案例】

患者，女，38岁。突发双下肢红色出血点3日，逐渐增多，无痛无痒，为进一步诊治，至社区全科医生处就诊。

皮下出血（subcutaneous hemorrhage）是指由于机体止血或凝血功能障碍所引起的自发性或轻微外伤后出血，血液由毛细血管内进入皮肤组织，通常以全身性或局限性皮肤自发性出血或损伤后难以止血为临床特征。此类出血应与血管遭受外伤、手术、溃疡、肿瘤坏死等损伤，以及曲张的静脉和血管瘤破裂等而发生的局部严重出血相区别，其中后一种出血不属本节的讨论范围。

一、皮下出血的病因及发生机制

当小血管损伤出血时，血液迅速在损伤处发生凝固，从而防止因轻微损伤而导致持续出血。在病理情况下，由于止血、凝血功能缺陷或抗凝系统功能亢进，轻微损伤即可出现严重的出血倾向而导致皮肤出血（表4-33-1）。

二、皮下出血临床表现

皮下出血表现为血液淤积于皮肤或黏膜下，形成红色或暗红色斑，压之不褪色，临床表现多样，其常见表现见表4-33-2。

表4-33-1 皮下出血的病因及发生机制

基本病因	发生机制	疾病病因
血管壁异常	血管分为动脉、静脉和毛细血管。血管壁结构与功能的正常是保证血液在血管内畅流的重要因素。动脉和静脉壁由内膜、中膜和外膜三层组织构成，毛细血管的管壁主要是一层内皮细胞，内皮外仅有基膜和薄层结缔组织。在正常情况下，血管受损可通过轴突反射使血管壁中层的平滑肌反射性收缩，引起远端毛细血管闭合，减缓局部血流，以利止血。此外，一些体液因子，如儿茶酚胺、5-羟色胺、血管紧张素及血小板活化后所产生的TXA_2、血管内皮细胞产生的内皮素等也可引起血管收缩。当血管，尤其是毛细血管因遗传性或获得性缺陷引起结构异常和收缩功能障碍时，则可导致皮肤出血	1. 遗传性：见于遗传性出血性毛细血管扩张症、血管性假性血友病等 2. 获得性：见于过敏性紫癜、单纯性紫癜、老年性紫癜及机械性紫癜等 3. 其他：见于严重感染、化学物质或药物中毒及代谢障碍、维生素C或维生素B_3（烟酸）缺乏、尿毒症、动脉硬化等

续表

基本病因	发生机制	疾病病因
血小板数量或功能异常	血小板在止血过程中起重要作用，当血管受损时，血小板在vWF等黏附因子的作用下，黏附于血管损伤处暴露的内皮下组织，黏附的血小板被内皮下的胶原及局部产生的凝血酶等物质激活而发生释放反应和花生四烯酸代谢，释放出的ADP和代谢产生的TXA_2可引起血小板的聚集，形成白色血栓。活化的血小板还同时释放出血小板因子、5-羟色胺和贮存的凝血因子，参与凝血过程和促使血块收缩。血小板数量或功能的异常可因初期止血缺陷引起皮肤的出血	1. 血小板减少 （1）血小板生成减少：见于再生障碍性贫血、白血病、感染、药物性抑制等 （2）血小板破坏过多：见于特发性血小板减少性紫癜、药物免疫性血小板减少性紫癜、脾功能亢进等 （3）血小板消耗过多：见于血栓性血小板减少性紫癜、DIC等 2. 血小板增多 （1）原发性：见于原发性血小板增多症 （2）继发性：继发于慢性粒细胞白血病、脾切除后、感染、创伤等 此类疾病血小板数虽然增多，但仍可引起出血现象，这是由于活动性凝血活酶生成迟缓或伴有血小板功能异常所致 3. 血小板功能异常 （1）遗传性：见于血小板无力症（主要为聚集功能异常）、血小板病（主要为血小板第3因子异常）、巨大血小板综合征等 （2）继发性：继发于药物、尿毒症、肝病、异常球蛋白血症等
凝血功能异常	人体凝血过程极为复杂，是一系列血浆凝血因子相继酶解激活的过程，最终生成凝血酶，形成纤维蛋白凝块以达到止血的目的。在止血发生过程中，体内纤溶系统也会启动，主要作用是溶解沉积在血管内的纤维蛋白，维持血管腔的通畅，防止血栓形成。若凝血因子缺乏、功能异常或发生纤维蛋白溶解亢进，均可引起凝血功能障碍，从而导致皮肤、黏膜及深部组织出血	1. 遗传性：见于血友病、低纤维蛋白原血症、凝血酶原缺乏症、低凝血酶原血症、凝血因子缺乏症等 2. 继发性：见于重症肝病、尿毒症、维生素K缺乏等 3. 循环血液中抗凝物质增多或纤溶亢进：见于异常蛋白血症类肝素抗凝物质增多、抗凝药物使用过量、原发性纤溶或DIC所致的继发性纤溶等

注：TXA_2.血栓素A_2；vWF.血管性血友病因子（von Willebrand因子）；ADP.腺苷二磷酸；DIC.弥散性血管内凝血。

表4-33-2　皮下出血的常见表现

皮下出血特征	常见表现	常见病因
出血点	又称瘀点，指直径≤2mm的皮肤、黏膜出血，大多如针头大小，可见于全身各部位，尤以四肢和躯干下部为多见。出血点通常不高出皮面，按压不褪色，早期呈暗红色，约1周可被完全吸收。小的出血点常需与小红痣相鉴别，两者按压均不褪色，但后者色泽较鲜亮，略高于皮面	常见于血小板减少和功能异常
紫癜	为直径3～5mm的皮下出血，特点与出血点基本相同	常见于血小板减少、血小板功能异常和血管壁缺陷
瘀斑	为直径>5mm的皮下片状出血，常见于肢体易摩擦和磕碰的部位及针刺处，一般不高于皮面，按压不褪色，初期呈暗红色或紫色，逐渐转为黄褐色、黄色或黄绿色，约2周可被完全吸收	常提示血管壁缺陷和凝血功能障碍，大片瘀斑见于严重凝血功能障碍性疾病、纤维蛋白溶解亢进，以及严重血小板减少和功能异常
皮下及深部组织血肿	表现为大片皮下出血、瘀斑伴皮肤或关节腔明显隆起、肿胀	常见于严重凝血功能障碍性疾病，遗传性的如血友病，获得性的如循环抗凝物、香豆类药物过量等
血疱	为暗黑色或紫红色水疱状出血，大小不等，多见于口腔和舌等部位	常见于严重的血小板减少
鼻出血	又称鼻衄，大多情况下出血量较少，偶因大量出血而急诊就医	除了鼻黏膜损伤和炎症外，鼻黏膜局部血管异常（如遗传性毛细血管扩张症）、血小板减少和功能障碍，以及凝血功能异常均为常见原因
牙龈出血	大多为牙龈少量出血	多由牙龈炎症及损伤引起，也见于血小板减少、严重凝血功能障碍和维生素缺乏等

【分析】

全科医生仔细检查了患者的皮下出血形态，主要表现为双侧大腿内侧散在多发红色出血点，直径3～5mm，不高出皮面，按压不褪色，皮下出血表现较符合紫癜临床特点。追问病史，患者诉伴有腹痛、关节痛，因此首先考虑为过敏性紫癜。

三、皮下出血的诊断思路

皮下出血的诊断和鉴别诊断，需要对病史、体格检查、辅助检查等资料进行综合分析。询问病史时要注意既往有无类似病史、周围疾病流行及接触情况、此次发病表现及治疗经过等，注意皮下出血与其他疾病的联系。

（一）病史询问要点

1. 初发年龄　自幼出血提示先天性出血性疾病，而成年后发病多为获得性因素所致。

2. 性别　在遗传性出血性疾病中，血友病几乎均见于男性，血管性血友病男女均可发病。年轻女性反复出现下肢游斑常见于单纯性紫癜。

3. 特点　应注意询问皮肤出血的部位、大小、分布、持续时间、消退情况及出血的频度。

4. 加重及缓解因素。

5. 伴随症状　如有无发热、疼痛、蛋白尿、血尿、关节炎、皮疹及多系统损伤的表现。

6. 既往史　注意询问既往病史及诊断治疗经过，对获得性出血的诊断有重要意义；如是否有感染史、蛇咬伤、恶性肿瘤、休克等病史，是否接受抗凝治疗或有其他服药史，女性患者有无月经过多或产时、产后大出血。

7. 个人史　饮食习惯、营养状况、居住环境、职业，是否接触放射性物质及毒物，药物过敏史等。

8. 家族史　有无类似疾病史。

（二）体格检查要点

1. 皮下出血　检查皮下出血的形态、色泽、大小、界限、高于或低于皮表、有无触痛。

2. 全身检查　注意观察眼结膜及口、舌、咽部黏膜，根据临床表现对心、肺、腹部，以及淋巴结、关节等进行重点检查。

（三）必要的辅助检查

1. 筛选试验的分类和概述　筛选试验简单易行，帮助确定出血性疾病属于血小板数量或功能异常，或是凝血功能障碍。

（1）血管或血小板异常：出血时间（bleeding time，BT）和血小板计数等。

（2）凝血异常：包活化部分凝血活酶时间（activated partial thromboplastin time，APTT）、凝血酶原时间（PT）和凝血酶时间（thrombin time，TT）等。

2. 确诊试验的分类和概述　筛选试验的灵敏度与特异度较差，无法确定止血机制异常的具体环节。例如：某些出血性疾病的筛选试验结果正常，如凝血因子XIII缺乏、纤溶抑制物缺乏和某些血管性出血疾病等。筛选试验异常还可能是由于基础疾病或因素所致，如严重的肝功能损伤、尿毒症、口服抗凝药时，也可发生血管、血小板及凝血异常。因此，应进一步选择特殊的或更精确的实验室检查以确定诊断。

（1）血管异常：血内皮素-1、血管性血友病因子（von Willebrand factor，vWF）测定等。

（2）血小板异常：血小板数量、形态，血小板黏附、聚集功能，血小板糖蛋白检测等。

（3）凝血异常：①凝血酶原，以及凝血因子XIII、XII、XI、X、IX、VIII、VII、V和组织因子等抗原及活性测定；②vWF抗原和活性测定；③F VIII：C抗体测定；④纤维蛋白原、异常纤维蛋白原、纤维蛋白单体等。

（4）抗凝异常：①抗凝血酶抗原及活性或凝血酶-抗凝血酶复合物测定；②蛋白C、蛋白S及血栓调节蛋白测定；③狼疮抗凝物或心磷脂类抗体测定。

（5）纤溶异常：①纤维蛋白降解产物（fibrin degradation product，FDP）、D-二聚体测定；②纤溶酶原测定；③组织型纤溶酶原激活物、纤溶酶原激活物抑制物，以及纤溶酶-抗纤溶酶复合物测定等。

一些常用的出、凝血试验在出血性疾病诊断中的意义见表4-33-3。

表4-33-3 常用的出、凝血试验在出血性疾病诊断中的意义

项目	血管性疾病	血小板疾病	凝血异常性疾病		
			凝固异常	纤溶亢进	抗凝物增多
出血时间（BT）	±	±	±	-	-
血小板计数	-	±	-	-	-
凝血酶原时间（PT）	-	-	±	-	±
活化部分凝血活酶时间（APTT）	-	-	+	+	+
凝血酶时间（TT）	-	-	±	+	+
纤维蛋白原	-	-	±	+	-
纤维蛋白降解产物（FDP）	-	-	-	+	-

（四）诊断与鉴别

1. 出血性疾病的诊断

（1）病史

1）出血特征：包括出血发生的年龄、部位（皮肤、黏膜、血尿、血便等）、持续时间、出血量、有否为出生时脐带出血及迟发性出血、是否在同一部位反复出血、伤口愈合情况等。一般认为，皮肤和黏膜出血点、紫癜等多为血管、血小板异常所致，而深部血肿、关节出血等则提示可能与凝血功能障碍等有关。

2）出血诱因：是否为自发性，与拔牙、手术、创伤及接触或使用药物（抗血小板药）的关系等。

3）基础疾病：如消化系统疾病、泌尿系统疾病、糖尿病、免疫性疾病及某些特殊感染等。

4）家族史：父系、母系家族的1～2代一级亲属是否有类似疾病或出血病史。

5）其他：饮食、营养状况、职业及环境等。

（2）体格检查：包括出血体征、相关疾病体征和一般体征，详见前文所述。

（3）实验室检查：出血性疾病的临床特点仅有相对的意义，大多数出血性疾病都需要经过实验室检查才能确定诊断。实验室检查应根据筛选、确诊及特殊试验的顺序进行，详见前文所述。

2. 血栓性疾病的诊断

（1）存在血栓形成的危险因素：如动脉粥样硬化、血脂异常、糖尿病、肾病、恶性肿瘤、妊娠、肥胖、近期手术及创伤、长期使用避孕药等。

（2）各种血栓形成及栓塞的症状、体征。

（3）影像学检查：血管造影术过去一直是诊断血栓性疾病的“金标准”。近年来，CTA及MRA也能直接显示全身大部分血管的栓子，一定程度上可取代血管造影术，尤其对于病情严重、老年患者，以及有动、静脉插管禁忌证者更为合适。静脉血栓形成以彩色多普勒血流成像最为常用，是安全、无创、可重复的血栓筛查手段。

（4）血液学检查：可根据上述血栓形成机制的三大要素，结合患者病情择项进行检查。对于反复及多发血栓形成的患者，若凝血功能检查有异常，还应进行家系调查，考虑做相关蛋白的分子诊断。

四、皮下出血的治疗

（一）出血性疾病的防治

1. 病因防治

（1）防治基础疾病：①遗传性出血性疾病尚无根治办法，预防措施在于进行必要的婚前咨询和产前诊断，禁止近亲结婚；②获得性出血性疾病主要针对病因进行预防，如控制感染、积极治疗肝肾疾病、抑制异常免疫反应等。

（2）避免接触、使用可能加重出血的物质及药物：如血友病、血小板功能缺陷症等有出血倾向患者，应慎用香豆素、肝素等抗凝药物，同时避免使用血小板功能抑制药，如阿司匹林、吲哚美辛、双嘧达莫、保泰松、噻氯匹定等。

2. 纠正出、凝血异常

（1）补充血小板和凝血因子：在外伤或手术时，可以输入新鲜血浆或新鲜冷冻血浆。此外，可根据病情予以补充血小板悬液、纤维蛋白原、凝血酶原复合物、冷沉淀物、凝血因子Ⅷ等。

（2）止血药物：目前广泛应用的有以下几类。

1）卡巴克络、曲克芦丁、垂体后叶激素、维生素C及糖皮质激素等收缩血管、增加毛细血管致密度、改善毛细血管通透性的药物。

2）维生素K等合成凝血相关成分所需的药物。

3）氨基己酸、氨甲苯酸等抗纤溶药物。

4）去氨升压素（1-脱氨-8-精氨酸升压素）等促进止血因子释放的药物。

5）重组活化凝血因子Ⅶ等新型重组凝血制剂。

6）凝血酶、巴曲酶及吸收性明胶海绵等局部止血药物。

（3）促血小板生成的药物：多种细胞因子调节各阶段巨核细胞的增殖、分化和血小板的生成，如血小板生成素、白介素（interleukin，IL）-11等。

（4）局部处理：局部加压包扎、固定及手术结扎局部血管等。

（二）血栓性疾病的防治

1. 去除血栓形成诱因，治疗基础疾病　如防治动脉粥样硬化，控制糖尿病、感染，以及治疗肿瘤、避免久坐等。

2. 抗血栓治疗　根据血栓形成发生的部位和时程，采取不同的治疗措施。

（1）溶栓治疗和介入溶栓：通过静脉注射溶栓药物或应用导管将溶栓药物注入局部血管，以溶解血栓、恢复正常血供。主要用于新近的血栓栓塞症。应选择性应用于有肢体坏疽风险的深静脉血栓、血流动力学不稳定的肺栓塞患者等。动脉血栓溶栓最好在发病3小时之内进行，最晚不超过6小时；静脉血栓溶栓应在发病72小时内实施，最晚不超过6日。常用溶栓药物有尿激酶、链激酶、组织型纤溶酶原激活物等。

溶栓治疗的监测指标：①血纤维蛋白原，维持在1.2～1.5g/L水平或以上；②血FDP检测，维持在400～600mg/L水平为宜。

（2）静脉血栓治疗原则：抗凝以普通肝素和低分子量肝素治疗为首选，对肝素过敏或为因肝素诱导的血小板减少症者，可选用其他抗凝药物（如阿加曲班等），总疗程一般不宜超过10日；长期抗凝以华法林治疗为主，也可考虑戊聚糖类及凝血因子Ⅹa直接抑制剂等。抗凝药物的使用剂量应谨慎、个体化，一般以APTT作为监测肝素治疗的指标，以国际标准化比值（international normalized ratio，INR）作为监测华法林治疗的指标。

（3）动脉血栓治疗原则：需持续抗血小板治疗。阿司匹林、氯吡格雷和血小板糖蛋白Ⅱb/Ⅲa拮抗剂是当前抗血小板药物的主体，阿司匹林和氯吡格雷可以口服，而血小板糖蛋白Ⅱb/Ⅲa拮抗剂只能静脉注射，且仅适用于疾病急性期。

（4）对陈旧性血栓经内科治疗效果不佳而侧支循环形成不良者，可考虑手术取出血栓，或切除栓塞血管段并重新吻合，或行血管搭桥术。

（5）易栓症治疗原则：急性期治疗与一般血栓形成相似，急性期后应持续抗凝6个月，INR维持在2.0～3.0，6个月后根据血栓症状和D-二聚体水平判断是否停药。易栓症妇女妊娠期及易栓症患者的亲属应考虑预防血栓形成。

【分析】

全科医生告知患者，其皮下出血表现较符合过敏性紫癜的临床特点，给予“甲泼尼龙，60mg/次，1次/d”治疗，辅以制酸保胃、补钙等处理。

五、皮下出血的转诊原则

皮下出血病情可大可小，需尽早就诊接受规范化诊治，以下情况应转诊至专科医生处。

1. 皮下出血诊断不明或药物治疗效果欠佳。

2. 皮下出血病情严重，或皮下出血是全身性疾病的表现之一。

六、皮下出血的预防管理

1. 保持外周中心静脉导管穿刺部位清洁干燥，不可自行撕下敷料，若敷料卷曲、松动、潮湿，应及时通知护士。

2. 避免揉眼。

3. 避免抠、挖鼻孔。

4. 进食前后、晨起、睡前使用漱口液漱口，禁止使用牙签剔牙。

5. 保持排便通畅，避免用力排便，排便后前用水温为39～41℃含0.005%碘附的热水坐浴15～20分钟。女性患者月经期禁止坐浴。

6. 告知患者若出现头痛、视力模糊、发热、恶心、呕吐、出血，立即就医。

7. 告知患者要经常开窗通风，保持室内清洁卫生。根据季节变化增减衣物，外出佩戴口罩。

8. 告知患者遵医嘱长期坚持服药的重要性，且不得随意增减药量。

9. 告知患者遵医嘱定期（1～2周）门诊复诊，若出现头痛、视力模糊、发热、恶心、呕吐、出血，及时就诊。

【分析】

经治疗3日，患者皮下出血点逐渐消退，嘱其注意休息，门诊随诊。

（杜振双）

第三十四节　皮　　疹

【案例】

患者，女，30岁。1日前因接种新型冠状病毒疫苗后，自觉颈、胸背部和上肢瘙痒，出现成片的小红斑，并逐渐增多，遂至社区全科医生处就诊。

皮疹（exanthem）是可见或可触及的皮肤、黏膜损害，多为全身性疾病的表现之一。引起皮疹的疾病很多，涉及内、外、妇、儿、传染、皮肤和耳鼻喉各科，病因各异、病情复杂，治疗策略也各有不同。皮疹变化迅速，有的瞬间消退，有的同病异质。掌握皮疹的识别和诊断方法，有助于合理而有效地进行治疗。

一、皮疹的分类及特征

皮疹可分为原发性损害和继发性损害两大类（表4-34-1）。

表4-34-1 皮疹的分类及特征

分类	特征
原发性损害	斑疹：局限性、不突出于皮面的皮肤颜色改变，形态不一；直径<10mm为斑点，直径>10mm为斑 丘疹：皮肤表面的局限性实性隆起，直径<10mm 结节：位于真皮或皮下组织中的实性皮疹，多为圆形或类圆形 风团：暂时性、隆起性、局限性皮肤水肿性团块，消退后多不留痕迹 水疱：充满液体的隆起性损害；直径<5mm称小水疱 脓疱：含有脓液的隆起性损害 皮下出血：血液外溢所致皮疹；针尖样局限性出血点为瘀点，直径3～5mm者为紫癜；较多出血融合斑为瘀斑；多量出血聚集于皮下而致皮肤隆起者为血肿
继发性损害	浸渍：皮肤角质层吸收较多水分导致表皮变软、变白，摩擦后易脱落 抓痕：由搔抓、摩擦或挖抠引起表皮线状或点状结痂 痂：皮疹表面干燥的血清、血液或脓液 糜烂：部分或全部表皮缺损、局限性表皮或黏膜上形或类圆形皮缺损，愈合后一般不留瘢痕 溃疡：累及表皮全层和部分真皮层的局限性缺损，退后多不留痕迹，愈合后常留瘢痕 苔藓化：皮肤增厚、表面粗糙，伴皮纹加深、皮棘隆起 瘢痕：皮肤损害后的修复，由纤维结缔组织增生替代正常皮肤结构 萎缩：皮肤变得菲薄，可起皱

二、皮疹常见病因的识别

（一）急性皮疹的常见病因

急性皮疹临床表现多样，其常见病因见表4-34-2。

表4-34-2 急性皮疹的常见病因

皮疹特征	常见病因
斑丘疹	麻疹、风疹、猩红热、病毒疹、传染性红斑、幼儿急疹、药疹、早期HIV感染、二期梅毒、玫瑰糠疹、滴状银屑病、荨麻疹、多形性红斑、疥疮
风团	药物过敏反应、昆虫咬伤、荨麻疹
水疱	带状疱疹、水痘、单纯性疱疹、疱疹性湿疹、手足口病、药物反应、昆虫咬伤、烧伤等

续表

皮疹特征	常见病因
脓疱	假单胞菌性毛囊炎、脓疱性皮炎、金黄色葡萄球菌皮肤感染
浸渍	稻田皮炎、足癣
糜烂	皮肤感染、严重压迫、刺激或高温损伤后出现
溃疡	病因同糜烂
皮下出血	血管损伤、血小板异常

注：HIV.人类免疫缺陷病毒。

（二）常见引起药疹的药物

任何一种药物都有引起药疹的可能，临床常见的药物见表4-34-3。

表4-34-3 引起药疹的常见药物

类别	药物
抗微生物药	青霉素/头孢菌素类、磺胺类、四环素类、呋喃妥因、链霉素、灰黄霉素、甲硝唑等
解热镇痛药	以吡唑酮类及水杨酸盐制剂为主，另外还有阿司匹林、氨基比林、对乙酰氨基酚、保泰松等
镇静药	巴比妥类、吩噻嗪、氯氮等
抗惊厥药	卡马西平、苯妥英等
利尿剂	氢氯噻嗪、呋塞米
激素类	复合口服避孕药、己烯雌酚、睾酮等
血清制品	破伤风抗毒素、狂犬病疫苗、蛇毒免疫血清、新型冠状病毒疫苗等
其他	胺碘酮、奎尼丁/奎宁、磺脲类、华法林、中药等

【分析】

全科医生仔细检查了患者的皮疹形态，发现主要表现为颈部、躯干和上肢散在或密集的、红色针尖至米粒大小的斑点或斑丘疹，对称分布、以躯干为主，类似麻疹。追问病史，患者幼时曾患过“麻疹”，可初步排除。根据患者出现皮疹前曾接种新型冠状病毒疫苗的情况，皮疹表现较符合药疹（麻疹样型）的临床特点，因此首先考虑为药疹。

三、皮疹的诊断思路

皮疹的诊断和鉴别诊断，需要对病史、体格检查、辅助检查等资料进行综合分析。询问病史时要注意既往有无发疹病史、周围疾病流行及接触情况、此次发病表现及治疗经过等，注意皮疹与其他疾病的联系。

（一）病史询问要点

1. 诱因　如接触的物品或特殊患者、用药情况、日晒、呼吸道感染等。

2. 部位　皮疹的始发部位、扩展情况。

3. 特点　皮疹的形态、色泽、大小、界限、分布及出疹顺序、皮疹是否高于或低于皮表、有无渗液等。

4. 发病情况　皮疹出现的急缓。

（1）急性（数小时至数日）：多见于湿疹、荨麻疹、特应性皮炎、变应性接触性皮炎、虫咬皮炎、药疹、疱疹、病毒疹。

（2）亚急性（数日至数周）：多见于湿疹、特应性皮炎、脓疱疮、疥疮、虱病、药疹、玫瑰糠疹、银屑病、癣、念珠菌病。

（3）慢性（数周至数月）：多见于湿疹、银屑病、特应性皮炎、癣、神经性皮炎。

5. 加重及缓解因素。

6. 伴随症状　皮疹伴发热多见于病毒疹、脓疱疮、药疹等；皮疹伴瘙痒见于荨麻疹、特应性皮炎、疥疮、虱病、虫咬、水痘、疱疹样皮炎、暂时性棘层松解性皮肤病（Grover病）、癣、银屑病、药疹、玫瑰糠疹、念珠菌病、应激性瘙痒或单纯性苔藓等。

7. 既往史　有无全身性疾病，有无特异质表现（荨麻疹、湿疹、过敏性鼻炎、哮喘等）。

8. 药物过敏史。

9. 家族史　尤其是过敏性疾病家族史。

（二）体格检查要点

1. 皮疹检查　皮疹的形态、色泽、大小、界限、高于或低于皮表、有无渗液、有无触痛。

2. 全身检查　注意观察眼结膜及口、舌、咽部黏膜，根据临床表现对心、肺、腹、淋巴结、关节等进行重点检查。

（三）必要的辅助检查

1. 血常规　外周血嗜酸性粒细胞百分比及计数升高常见于特异质。

2. 斑贴试验　用于检测变应性接触性皮炎的变应原。

3. 皮肤划痕试验　用于诊断荨麻疹。

4. 皮肤活检病理　适用于疑难复杂的皮肤损害。

（四）诊断与鉴别

对于病情简单、皮疹明显的疾病，可根据“病史+症状+皮疹特点+辅助检查”综合分析作出初步诊断。

例如：环状皮疹伴瘙痒+鳞屑镜检菌丝=体癣；单侧沿神经分布斑丘疹性水疱+明显疼痛=带状疱疹；脓疱疱液沉积呈半月形=大疱型脓疱疮；指缝、外生殖器好发+夜间剧烈瘙痒+隧道和丘疱疹=疥疮；强烈日光照射+急性红斑、水疱+瘙痒、灼痛=日光性皮炎。

对于表现复杂的疾病，综合上述诊断要点，抓住主要特征进行鉴别，如急性湿疹与接触性皮炎（表4-34-4）。

表4-34-4 急性湿疹与接触性皮疹鉴别

鉴别要点	急性湿疹	接触性皮炎
病因	很难查清	容易查明致病物质
部位	常对称广泛分布	暴露或接触部位
皮疹	多形性皮疹，易渗出，界限不清	皮疹单一，界限清楚
症状	痒	痒、灼热感或疼痛
病程	长，去刺激后未必改善	短，去病因易治愈
复发	易复发	无复发倾向

四、皮疹的治疗

（一）皮疹的治疗原则

1. 首先应明确是单纯皮肤病变还是其他系统疾病的皮肤病变。

2. 重视皮肤病与环境、精神因素等的关系。

3. 根据病因与发病机制合理选择药物，如化脓性皮肤病宜选用抗生素，真菌性皮肤病选用抗真菌药物，变态反应性疾病应选糖皮质激素和/或抗组胺药，瘙痒者选用止痒剂（表4-34-5、表4-34-6）。

4. 根据皮疹特点选用外用药物的剂型（表4-34-7）。

5. 注意药物的使用方法、时间、部位、次数和可能出现的不良反应。

（二）皮疹的药物治疗

1. 皮疹的内用药物（表4-34-5）

表4-34-5 皮疹的内用药物

药物种类	代表药物	适应证及注意事项
抗组胺药	第一代H_1受体拮抗剂：氯苯那敏、苯海拉明、异丙嗪、酮替芬等	用于湿疹、荨麻疹、药疹等；有嗜睡、排尿困难等不良反应。高空作业、精细工作、驾驶，以及青光眼、前列腺肥大者禁用或慎用
	第二代H_1受体拮抗剂：阿司咪唑、氯雷他定、西替利嗪、咪唑斯汀等	不良反应较少，临床应用广。阿司咪唑不宜与阿奇霉素同时使用，可能诱发心律失常
	H_2受体拮抗剂：雷尼替丁、西咪替丁、法莫替丁等	主要用于慢性荨麻疹、皮肤划痕症等
钙剂	氯化钙、葡萄糖酸钙	急性湿疹、过敏性紫癜

续表

药物种类	代表药物	适应证及注意事项
脱敏剂	硫代硫酸钠	玫瑰糠疹、湿疹等
糖皮质激素	低效：氢化可的松 中效：泼尼松、泼尼松龙、甲泼尼龙、曲安西龙 高效：地塞米松、倍他米松	广泛应用于变应性皮肤病、自身免疫性疾病；使用过程中应注意监测不良反应，如感染、消化道出血、糖尿病、骨质疏松、股骨头坏死等；应尽量避免长期大量使用
抗生素	青霉素类、头孢菌素类、氨基糖苷类、大环内酯类、喹诺酮类、磺胺类等	注意药物的过敏反应和副作用
抗病毒药物	核苷类：阿昔洛韦、泛昔洛韦、更昔洛韦等 利巴韦林	肾衰竭者慎用核苷类 妊娠早期禁用利巴韦林
抗真菌药物	唑类：伊曲康唑 丙烯胺类：特比萘芬	甲真菌病、皮肤癣菌病 甲真菌病、角化过度型手癣
维A酸类	第一代：全反维A酸、13-顺维A酸	寻常型痤疮、掌跖角化病
	第二代：阿维A酯	银屑病、鱼鳞病、毛发红糠疹等
	第三代：芳香维A酸乙酯	银屑病、鱼鳞病、毛囊角化病等
免疫抑制剂	环磷酰胺、硫唑嘌呤、甲氨蝶呤、环孢素、他克莫司等	适用于红斑狼疮、皮肌炎、天疱疮、变应性皮肤血管炎、重症银屑病。应特别注意骨髓抑制、免疫功能低下等不良反应。需要在专科医生指导下使用
免疫调节剂	干扰素、卡介菌、左旋咪唑、转移因子、胸腺素、静脉注射用人免疫球蛋白等	病毒性皮肤病、自身免疫性疾病和皮肤肿瘤等的辅助治疗
维生素类	维生素C、A、B_6、B_{12}、E等维生素缺乏所致的皮疹	如鱼鳞病、毛周角化病、过敏性、慢性炎症性皮肤病、多形性日光疹等
其他	氯喹、羟氯喹	红斑狼疮、多形性日光疹等
	雷公藤总甙	红斑狼疮、皮肌炎、变应性皮肤血管炎、关节型银屑病、天疱疮等

2. 皮疹的外用药物

（1）常用外用药物见表4-34-6。

（2）外用药物的适应证与剂型选择见表4-34-7。

表4-34-6 皮疹的外用药物

药物种类	代表药物	作用
清洁剂	生理盐水、3%硼酸溶液等	清除渗出物、鳞屑、痂皮和残留药物
保护剂	滑石粉、炉甘石等	保护皮肤、缓解刺激和摩擦
脱敏剂	硫代硫酸钠	玫瑰糠疹、湿疹等
糖皮质激素	低效：氢化可的松 中效：泼尼松、泼尼松龙、甲泼尼龙、曲安西龙 高效：地塞米松、倍他米松	广泛应用于变应性皮肤病、自身免疫性疾病；使用过程中应注意监测不良反应，如感染、消化道出血、糖尿病、骨质疏松、股骨头坏死等；应尽量避免长期大量使用
抗生素	青霉素类、头孢菌素类、氨基糖苷类、大环内酯类、喹诺酮类、磺胺类等	注意药物的过敏反应和副作用
抗病毒药物	核苷类：阿昔洛韦、泛昔洛韦、更昔洛韦等 利巴韦林	肾衰竭者慎用核苷类 妊娠早期禁用利巴韦林
抗真菌药物	唑类：伊曲康唑 丙烯胺类：特比萘芬	甲真菌病、皮肤癣菌病 甲真菌病、角化过度型手癣
抗病毒剂	3%~5%阿昔洛韦、5%~10%碘苷	抗病毒
杀虫剂	5%~10%硫软膏、2%甲硝唑、25%苯甲酸苄酯	杀灭疥螨、虱、蠕形螨等

注：外用糖皮质激素的选择原则和注意事项如下。①严格掌握糖皮质激素适应证；②弱效和中效制剂适用于大部分皮肤病；③弱效制剂用于慢性皮肤病，强效药物用于急性进展性皮肤病；④强效制剂禁用于婴儿，禁用于面部、屈曲部位；⑤糖皮质激素可能掩盖、加重或诱发感染；⑥长期使用会引起皮纹和皮肤萎缩、口周皮炎、“类固醇性痤疮”和酒渣鼻；⑦过度使用强效制剂可能引起肾上腺皮质功能抑制；⑧避免突然停药，可选用润滑剂或温和的制剂交替使用。

表4-34-7 皮疹的外用药物的适应证与剂型选择

剂型	药物	作用与适应证
粉剂	滑石粉、炉甘石粉	具有散热、清凉、保护、吸收汗液、干燥和止痒功能；适于急性皮炎仅有红斑、丘疹而无渗液
洗剂	炉甘石洗剂、氧化锌洗剂等	有清凉、止痒、保护作用；由于含有10%的甘油，可润泽皮肤；适应证与粉剂相似，加入止痒药时可用于皮肤瘙痒症

续表

剂型	药物	作用与适应证
溶液（湿敷）	2%～3%硼酸溶液、1%～2%间苯二酚溶液、0.05%～0.10%依沙吖啶溶液，以及中草药等	具有消炎、镇静、止痒、清洁、抑制渗出等作用；适用于急性炎症重，糜烂、渗出多的情况
软膏/糊剂	药物与油脂基质均匀混合而成；软膏为加入不溶性药物15%～<25%，如抗生素软膏；若达25%～50%则成糊剂，如氧化锌糊	具有保护、润滑、软化松解表皮角质及痂皮作用，有较强的渗透性；软膏适用于慢性湿疹、神经性皮炎及痂皮等皮疹；糊剂适用于亚急性皮炎和有少许渗液的湿疹
油剂	药物加入植物油混合而形成油剂，其中药物成分占30%～50%，氧化锌油剂、苯锌油等占40%	具有润泽、保护、清洁、收敛和消炎作用；适用于急性、亚急性皮炎，湿疹湿敷的间歇期
乳剂	水包油型称霜；油包水型称脂	因含有水分，蒸发时有散热、清凉、止痒、消炎作用，还有保护、润泽作用；适用于亚急性皮炎
酊剂/醑剂	酊剂是不挥发性药物溶于乙醇中所得的溶液，而挥发性药物的乙醇溶液称醑剂；常用的有百部酊、补骨脂酊、氯柳酊、碘酊、樟脑酊等	有散热、清凉、镇静、止痒作用，发挥主药的杀菌或抑菌作用；适用于瘙痒性皮肤病、浅层皮肤真菌病、无破损的慢性皮炎

注：外用药使用注意事项如下。①必须询问患者是否有药物过敏史，并告知患者外用药引起过敏反应或刺激时应立即停止用药。②根据病情选择适宜的剂型。③向患者或家属详细告知用法，如湿敷需用六层纱布浸湿溶液，以不滴水为度，紧贴于患处；分泌物多者，宜勤换湿敷；大面积湿敷时浓度需低些，防止吸收中毒。④用药应根据患者性别、年龄、皮疹部位而有所不同。⑤刺激性强的药物，如高浓度水杨酸不宜用于婴幼儿、面部或会阴部。⑥外用药物浓度应由低至高；药物久用易产生耐受，故需经常变更药物。⑦一般先用作用较温和，浓度较低的药物。

（三）皮疹的辅助治疗

激光治疗、紫外线治疗、心理治疗。

（四）皮疹的中医中药治疗

中医认为皮疹属于风、热、寒、燥、虚、瘀的范畴，常用的中成药见表4-34-8。

表4-34-8 皮疹常用的中成药

中成药	功效	适应证
防风通圣丸	解表通里，清热解毒	用于外感内热、表里俱实、恶寒壮热、头痛咽干、小便短赤、粪便秘结、初起瘰疬、风疹湿疮
当归苦参丸	凉血、祛湿	用于血燥湿热引起的头面生疮、粉刺疙瘩、湿疹刺痒、酒渣鼻赤
湿毒清胶囊	养血润燥，化湿解毒，祛风止痒	用于皮肤瘙痒症属血虚湿蕴者
皮肤康洗液（外用药）	清热解毒，凉血除湿，杀虫止痒	用于湿热阻于皮肤所致湿疹，症见瘙痒、红斑、丘疹、水疱、渗出、糜烂等

【分析】

全科医生可告知患者，其皮疹表现较符合药疹（麻疹样型）的临床特点，因此首先考虑为药疹。告知患者病因可能与其接种新型冠状病毒疫苗有关，可使用氯雷他定，10mg/次，1次/d，口服；外用炉甘石洗剂，勿搔抓。嘱其1周后若没有明显好转需再次就诊。必要时转诊到专科医生处诊治，以指导今后的用药方案。

五、皮疹的转诊原则

皮疹相关疾病可大可小，需尽早就诊接受规范化诊治，患者有以下情况应及时转诊至专科医生处。

1. 皮疹诊断不明、药物治疗效果欠佳，或出现药物不良反应。
2. 皮疹病情严重，或皮疹是全身性疾病的表现之一。
3. 患者需接受进一步指导治疗。

六、皮疹的预防管理

许多皮疹的病因并不明确，一级预防较为困难，建议针对危险因素进行控制。去除或避免病因，尤其是环境因素和明确的药物因素，避免理化刺激皮肤。重视心理精神因素在免疫损伤机制所致皮疹中的作用。

【分析】

诊断明确后，给予患者抗组胺对症治疗，3日内瘙痒明显缓解，皮疹逐渐消退。

（杜振双）

第三十五节 视力障碍

【案例】

患者，男，20岁，大学生。半日前出现右眼视物不清及眼前大片黑影，眼前曾有闪光感，不伴有眼红，无明显疼痛感，无畏光、流泪等其他伴随症状，左眼无异常，到学校医院就诊。自诉以前没有出现过类似情况，症状出现前曾和同学一起玩蹦极游戏。平素体健，戴500度近视镜，家族中无类似病史。

视力障碍（visual impairment）是指在良好照明条件下，识别物体形态的能力（视敏度）降低，不能感知光刺激者称为视力丧失。视力障碍的病因很多，主要是视觉通路本身疾病或其邻近组织病变累及视觉通路所致。

一、常见病因

引起视力障碍的病变所在部位甚为广泛，因而造成视力障碍的原因也多种多样视力障碍的常见病因见表4-35-1。

表4-35-1 视力障碍的常见病因

分类	病因
炎症（最常见的原因）	感染性：由细菌、病毒、衣原体、真菌、寄生虫等引起的角膜炎、角膜溃疡、虹膜睫状体炎、脉络膜炎、眼内炎、全眼球炎、眼眶蜂窝织炎等 非感染性：泡性角膜炎、角膜基质炎、葡萄膜炎（包括虹膜睫状体炎、脉络膜炎）、交感性眼炎、原田病、白塞综合征等
屈光不正	近视、远视、散光
斜视、弱视	共同性斜视、非共同性斜视、斜视性弱视、屈光不正性弱视、形觉剥夺性弱视等
青光眼	原发性青光眼、继发性青光眼、先天性青光眼
眼外伤	眼球穿孔伤、钝挫伤、爆炸伤、化学烧伤、辐射伤等
眼病后遗症	角膜瘢痕、瞳孔膜闭、瞳孔闭锁、玻璃体混浊
全身循环障碍、代谢障碍及遗传病引发	高血压性视网膜病变、糖尿病性视网膜病变、肾炎性视网膜病变、妊娠高血压综合征性视网膜病变、血液病性视网膜病变、视网膜色素变性、黄斑变性、缺血性视神经病变、莱伯遗传性视神经病变、糖尿病白内障等各种眼底病变
视网膜血管病和视网膜脱离	视网膜动脉阻塞、视网膜静脉阻塞、中心浆液性脉络膜视网膜病变、视网膜血管炎、视网膜脱离等

续表

分类	病因
老年性和变性病变	老年性白内障、角膜变性、老年性黄斑变性
肿瘤	眼内肿瘤、眼眶肿瘤或侵及眼球的眼睑肿瘤等
其他	视病变、伪盲

二、视力障碍常见病因的识别

根据病情的进展情况，视力障碍可以分为急性视力下降和慢性视力下降。

对于急性视力下降，需要紧急进行处理，其中需要鉴别的疾病包括角膜炎、急性青光眼、眼内炎、玻璃体或视网膜出血、视网膜脱离、急性黄斑病变、视网膜动脉阻塞、视网膜静脉阻塞、视神经炎、缺血性视神经病变、枕叶大脑皮质梗死，以及精神心理疾病等（表4-35-2）。

表4-35-2 急性视力下降病因

疾病	疼痛	红眼	相对传入性瞳孔障碍	检查镜所见	治疗紧急程度	说明
角膜炎	+	+	–	–	立即	早期治疗可能会避免损伤上皮下组织，从而避免永久性视力丧失
急性闭角型青光眼	+	+	+/–	–	立即	诊断主要依靠准确测量眼压，若无法进行紧急转诊，则作出初步诊断并立即给予降眼压药物
眼内炎	+	+/–	–	红光反射减弱	立即	眼内组织的感染是由眼表面病原体或脓血症引起，应紧急给予抗感染治疗（点眼药、静脉给药、玻璃体内注药等）来挽救视力
视网膜或玻璃体积血	–	–	–	红光反射减弱（积血）	及时	由高血压、糖尿病、动脉硬化、镰状细胞贫血、恶病质和视网膜撕裂等疾病引起视网膜血管破裂；及时转诊主要为了排除视网膜撕裂、脱离，以及控制血压

续表

疾病	疼痛	红眼	相对传入性瞳孔障碍	检查镜所见	治疗紧急程度	说明
视网膜脱离	–	+/–	–	视网膜脱离	立即	如没有间接检眼镜和其他专门仪器则难以诊断；为了保护视力，应在黄斑部位视网膜出现脱离前行视网膜复位术
急性黄斑病变	–	–	–	黄斑色泽改变	及时	由于视网膜下出血、视网膜撕裂，血管渗漏引起的水肿及炎症所造成；虽然病变部位颜色变化通常很明显，但受累部位很小，除非有专门的镜头或进行散瞳检查，否则难以发现；及时进行激光治疗有时可以防止视网膜下出血的进一步发展
视网膜动脉阻塞	–	–	+	樱桃红点	立即	阻塞常由于血栓和栓子引起，缺血的视网膜混浊，但若不散瞳则难以观察；若黄斑区受累，则在黄斑区出现樱桃红点；应立即吸氧、扩血管、降低眼压以增加血供
视网膜静脉阻塞	–	–	+/–+/–	视网膜出血	及时	与视网膜病变、高血压、动脉硬化、血液异常等有关，由血栓引起。视网膜表面有散在出血，不需要紧急治疗，根据诊断的难易程度决定是否要及时转诊
视神经炎	+	–	+	+/–视神经乳头肿胀	及时	通常由于急性脱髓鞘引起，静脉给予糖皮质激素治疗，持续8日，通常不会影响视力，但如果发生视神经萎缩，则预后较差
缺血性视神经病变	–	–	+	视神经乳头肿胀	立即	通常由于动脉硬化造成小动脉阻塞，没有及时治疗引起；60岁以上的患者，必须排除颅部的动脉炎（如颞动脉炎）；紧急应用大剂量激素治疗以防止进一步视力丧失

续表

疾病	疼痛	红眼	相对传入性瞳孔障碍	检查镜所见	治疗紧急程度	说明
视皮质梗死	–	–	–	—	及时	由椎–基底动脉循环中的血栓和栓子引起，一般局限于一侧大脑半球，但如果发生于双侧，也可以损害双眼视力；通常没有神经病变的表现（至少在开始时是如此），如果有脑干卒中的可能时要及时转诊
精神心理疾病	+/–	–	–	—	不必紧急处理	患者有意或无意地掩饰；首先需排除器质性病变，但往往很难

【分析】

患者为青年男性，高度近视，高空蹦极后出现单眼视力障碍，伴有闪光和眼前黑影，无眼红和眼痛，无其他伴随症状。根据患者的年龄、诱因、病史情况，考虑急性视力障碍的原因为视网膜脱离的可能性大，但仍要结合眼部的相关体格检查进一步判断。

三、视力障碍的诊断思路

详细询问视力障碍的发生发展过程。视力障碍是单眼还是双眼；是同时还是先后发生；是迅速发生还是逐渐发生；是远视力差，还是近视力差，或远、近视力都差。确认有无其他症状，如眼红、畏光、流泪、疼痛，以除外角膜炎和虹膜睫状体炎；有无头痛、眼胀、雾视、虹视，以除外青光眼。若单眼复视，应考虑角膜、晶状体、玻璃体中轴的混浊、晶状体半脱位。若有暗点、色视、小视、夜盲、视物变形、视野缺损、眼前黑影飘动、闪光感等症状，应考虑有无眼底病变。同时要注意患者有无外伤史。

（一）病史询问要点

性别、年龄、诱因（有无外伤、刺激情况）、症状的特点、性状、发作形式、持续时间、加重及缓解因素、伴随症状、既往史（有无造成全身性疾病、神经精神性疾病）、家族史。

（二）体格检查要点

视力障碍可由全身性疾病引起，故全面体格检查非常重要。尤其应注意神经、心血管及内分泌等系统的检查。眼部体格检查必须系统、全面地从眼外到眼内进行检查，以防遗漏重要体征。

1. 眼科检查

（1）视力：包括远视力和近视力检查，全科医生应熟练掌握，以对视力障碍有一个初步印象和判断。

1）远视力不佳、近视力尚好可能为近视、散光等。

2）近视力不佳、远视力良好，可能为远视，40岁以上者考虑为老视。

3）远、近视力均不佳，可为远视、散光或是屈光间质混浊、眼底或视神经病变、颅内病变等。

4）如有睫状充血，应考虑角膜炎、虹膜睫状体炎、青光眼。

5）视力突然障碍，可能为视网膜中央动脉阻塞、缺血性视神经病变。

6）数日内视力迅速减退，可能为视网膜中央静脉阻塞、视网膜脱离、玻璃体积血、眼及颅脑外伤、中毒、颅内急性病变等。

7）无光感可能为视神经萎缩、眼球萎缩、绝对期青光眼、皮质盲等。

对上述视力障碍有了初步印象后，应按一定的步骤，从前向后逐步深入地检查。

（2）外眼检查

1）眼睑：一般眼睑病变很少引起视力障碍，只有当眼睑病变引起刺激因素时，才会出现视力障碍，如眼睑外翻、倒睫、结膜结石、睑缘炎、瘢痕形成等。

2）眼眶与眼球：确认眼球有无突出与凹陷、眼球位置有无异常、眶周有无肿物、眼球运动是否受限。

3）角膜：大小及有无血管翳、浸润、溃疡、瘢痕、变性等。

4）前房：深浅、房水混浊程度、有无积脓积血及渗出物。

5）虹膜：注意双侧对比，检查颜色纹理、有无缺损、有无结节萎缩、前后粘连和新生血管。

6）瞳孔：形状大小、边缘、光反应（直接、间接、辐辏）、瞳孔区有无渗出物、色素等。

7）晶状体是否缺如、位置及透明度。

（3）玻璃体及眼底检查：在暗室内用直接或间接检眼镜进行检查，观察玻璃体有无混浊、出血、液化变性、异物、寄生虫等，检查眼底应注意视神经乳头、视网膜血管、黄斑及眼底全貌，有无炎症、出血、渗出、变性和畸形等。

（4）特殊检查：包括裂隙灯显微镜检查、视野检查、眼压及眼球突出度测量等。

2. 全身检查　血压、血糖及心、肺、肝、肾体格检查等。

（三）必要的辅助检查

1. 实验室检查　为了明确诊断或确定病因，血压、血常规、尿常规、红细胞沉降率、血糖、PPD试验、甲状腺功能及病理检查等均有重要参考价值。

2. 其他检查　需到上级医院进行，包括眼底荧光血管造影、视觉电生理检查、显示眼部结构和病变的影像检查（如眼眶X线检查、超声多普勒、CT、MRI等）。

【分析】

患者的视力障碍为急性病程，发病过程较典型，病史询问、体格检查更能帮助确诊，考虑可能出现视网膜脱离，全科医生应及时将患者转诊至专科医生处进一步诊治。

四、视力障碍的治疗原则

全科医生视力障碍处理流程见图4-35-1，绝大多数视力障碍需要转诊至专科医院或综合医院眼科进行治疗，在治疗中应注意以下原则。

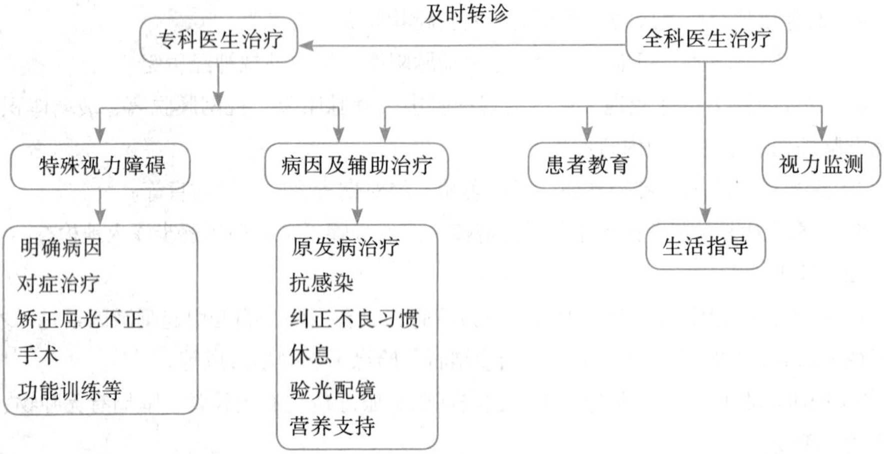

图4-35-1 全科医生视力障碍处理流程

1. 明确视力障碍的病因，对症处理病因，保护视功能。
2. 积极纠正屈光不正。
3. 开展健康教育，鼓励患者养成良好的用眼习惯。
4. 如遇到需要紧急处理的眼外伤、急性视力障碍，应及时转诊至专科医院。
5. 在治疗眼部疾病的同时，要关注全身性疾病在眼部的表现，及时治疗原发病。
6. 处理后嘱患者复诊，监测视力、眼压等情况。

（一）非药物治疗

全科医生应进行的工作包括对患者进行健康教育，帮助其树立良好的用眼习惯；鼓励、督促无症状人员进行定期筛查（具体见下文），及时发现视力障碍；指导弱视儿童尽早进行视觉评估，纠正屈光不正。

无症状人员的定期筛查：筛查的间隔时间要根据年龄和患病的危险性而定。根据年龄段及危险程度可将人群分为4类：低危儿童、高危儿童、低危成人、高危成人。

1. 低危儿童 见表4-35-3

2. 高危儿童 高危儿童分为以下4组。

（1）早产儿（出生时体重<1 250g）。

（2）有先天性眼病家族史（如白内障、视网膜母细胞瘤）、有斜视或弱视者。

（3）母亲曾有子宫内或宫颈、阴道感染，或有滥用药物史。

（4）有造成眼部病变的全身性疾病。

由于病变的快速进展可能会威胁到视觉系统的正常发育，因此对婴幼儿一旦发现有

表4-35-3　低危儿童的眼科检查

年龄 / 时期	检查内容
新生儿期	外眼检查（用手电筒）：观察眼表面和眼球周围组织有无异常 眼位是否正常（角膜映光法） 检眼镜检查红光反射
6月龄	注视和跟随注视光线、目标或小玩具的能力 外眼检查（用手电筒）：观察眼表面和眼球周围组织有无异常 瞳孔检查 眼位是否正常（角膜映光法） 检眼镜检查红光反射
3岁	用图视力表或E字表检查视力 外眼检查（用手电筒）：观察眼表面和眼球周围组织有无异常 瞳孔检查 眼球运动功能和眼位是否正常（眼球运动检查、遮盖试验和角膜映光法检查） 检眼镜检查红光反射及视网膜和视神经
5～6岁	原发性青光眼、继发性青光眼、先天性青光眼

上述危险因素，应尽快转诊给专科医生，并由眼科医生安排一系列的眼科检查。

3. 低危成人　低危成人的眼科检查分为两个年龄阶段：6～40岁者及40岁以上者。

（1）6～40岁者：建议每3年检查一次视力。由于此年龄段眼病的发生率较低，因此通常只对有眼部症状的患者进行眼科检查，并且只有在检查中发现患者有眼部异常或有眼病症状时才转诊给专科医生。

（2）40岁以上者：建议每2年进行一次全面的眼科筛查，而且每2～4年要由专科医生进行一次全面眼科检查，矫正老视，改善视功能，并监测有无青光眼。过去普遍认为检测眼压发现青光眼是全科医生的一项重要工作，但目前认为仅测量眼压有其局限性，因为50%的青光眼患者偶尔查眼压是正常的。因此，只有将测量眼压同眼底视神经乳头检查、视野检查等多种眼科检查综合起来，才有意义。

4. 高危成人　建议每1～2年进行一次全面的眼科检查。高危成人可分为4组。

（1）有视网膜脱离史、严重的眼外伤史、单眼或双眼持续性视力下降史。

（2）有糖尿病、高血压。

（3）有青光眼或其他遗传性眼病家族史。

（4）60岁以上者。

在发现患者存在高危因素后，转诊至专科医生进行眼科检查。眼科检查的随诊时间表由专科医生决定。

（二）治疗

1. 眼部疾病的治疗　根据疾病原因进行治疗，如抗感染、局部热敷、脓肿的切开引流、局部镇痛、异物取出及眼部清洗等，如遇特殊情况还可施行手术治疗。

2. 其他原发疾病的治疗及全身支持治疗 见相关疾病章节。

【分析】

对于视网膜脱离患者，尽早转诊给专科医生行急诊手术有助于后期视力的恢复。根据裂孔所在的位置、大小及玻璃体的状态选择不同的术式。

五、视力障碍的转诊原则

全科医生遇到的大多数视力障碍均需要转诊至专科医生处。

1. 不明原因的急性视力障碍，需要紧急转诊。

2. 任何视力模糊，包括突然的或逐渐发生的、疼痛的或无痛的，特别是1mm小孔试验未改变视敏度者，应转诊。

3. 所有可疑视神经乳头疾病。

六、视力障碍的预防管理

1. 爱眼、护眼，注意用眼卫生。

2. 无症状人员定期筛查。

3. 积极治疗，避免病情加重。

4. 使用角膜接触镜时注意卫生。

5. 合理平衡膳食，养成良好饮食习惯，不挑食；引导儿童多食用粗粮（如玉米面、小米等），以增加必要的维生素供给；多吃新鲜水果和蔬菜，适当增加蛋白质的摄入，限制过多糖类的摄入，以促进视网膜和视神经的发育；不吃蒸煮过度的蛋白质类食物；必要时补给一些维生素（如维生素B_1、维生素B_{12}、维生素C、鱼肝油等）和矿物质（如锌、铁、钙等），多吃坚果，如核桃、杏仁、瓜子、松子、榛子；饮用绿茶、枸杞茶、菊花茶、决明子茶等来改善视力。

（杜振双）

第三十六节 眼部异常

【案例】

患者，女，43岁。因“双眼红、痛3日”来医院就诊。

眼部异常（ocular abnormality）包含的症状很多，其中许多症状在生活中常见，并且会成为患者到全科门诊就诊的原因。虽然对有的眼科疾病（如结膜炎）可能无须依靠眼科专家、不用专业器械就能作出判断，但仍然有很多严重性急症、全身性疾病也表现为结膜充血、水肿，因此需要全科医生在普通门诊中重视此情况，区分出哪些需要尽早转诊给专科医生，以免影响到患者的预后，对其未来的生活质量造成危害。

一、常见症状病因分类

在眼科症状中，主要可以分为视觉性症状、感觉性症状、外观异常、运动异常（表4-36-1），本节眼部异常主要包括感觉异常、外观异常和运动异常等方面。

表4-36-1 眼科常见症状病因分类

分类	原因	症状表现
视觉性症状	眼部异常	常见，具体介绍见本章第三十五节
	眼前黑影	固定性黑影或视野缺失；飘动黑影
	虹视	看灯泡时见到灯泡周围有色彩缤纷的圆圈，似彩虹样
	视野改变	视野是指眼睛所能看到的范围，视野的改变主要包括视野缩小和暗点
	复视和多视	复视是将一个目标看成两个，多视是将一个目标看成两个以上
	视物变形	所视物体形状发生改变。多见于散光或视细胞排列扭曲，如中心性浆液性脉络膜视网膜病变、后极部扁平视网膜脱离、黄斑囊样水肿、后极部玻璃体增生牵引、黄斑前膜及视网膜脱离手术后
	视物显小症	看到的物体比实际小；多为近视眼戴凹透镜或由于中心性浆液性脉络膜视网膜病变或黄斑水肿引起视网膜水肿、视细胞排列疏松、单位面积中视细胞减少所致
	视物显大症	看到的物体比实际大；戴凸透镜矫正屈光不正时，可引起视物变大，也可由于中心性浆液性脉络膜视网膜病变或黄斑水肿引起视网膜萎缩，单位面积视细胞增多导致
	闪光	眼前看到闪电样亮光，常因玻璃体牵引视网膜所致，可见于玻璃体后脱离、视网膜脱离前驱期或视网膜下猪囊尾蚴病
	幻视	眼前出现虚幻的形象，见于颞叶肿瘤或精神病患者
	色物	将无色事物视为有色

续表

分类	原因	症状表现
	夜盲	视力在暗处下降 ①先天性夜盲：见于视网膜色素变性、白点状视网膜变性、静止型白点状眼底、先天性静止夜盲、无脉络膜等 ②后天性夜盲：见于维生素A缺乏、青光眼、屈光间质混浊（周边部角膜病变、晶状体混浊）、视神经或眼底病变（如视神经萎缩、视神经炎、视网膜脉络膜炎、视网膜脱离、高度近视、视网膜铁锈症）、与夜盲有关的综合征
	昼盲	光线亮时出现视力下降 ①先天性昼盲：见于视网膜视锥细胞营养不良、黄斑中心区发育不良 ②后天性昼盲：见于角膜、晶状体中央混浊，黄斑区病变，眼内异物存留
	色盲	失去全部或部分分辨颜色的能力，分为先天性和后天性
感觉性症状	疼痛	见于眼睑痛、眼眶痛、眼球痛、伴有头痛的眼痛
	异物感	见于结膜结石、睑内翻、倒睫、结膜炎、角膜变性、干眼等
	灼热感	见于结膜炎和眼睑急性炎症
	痒	见于过敏性炎症、睑缘炎、春季结膜炎、慢性结膜炎、沙眼等
	畏光	在明亮处感到眼痛，不敢睁眼 ①三叉神经刺激症状：见于结膜炎、角膜炎、眼睑炎、先天性青光眼 ②眼底接受光线过强：见于白化病、瞳孔散大
	溢泪	①泪液分泌过多：见于结角膜炎、虹膜睫状体炎、急性青光眼、泪腺炎症、强光照射刺激、翼腭神经节受刺激，以及感情冲动 ②泪液排泄障碍：见于泪点由于外伤退变而移位或封闭、慢性泪囊炎
	干涩	①泪液缺乏型干眼：见于干燥综合征、泪腺术后泪液分泌不足、干燥性角膜结膜炎、慢性结膜炎、沙眼、慢性结膜炎、结膜天疱疮、烧伤等引起结膜囊瘢痕、阻塞泪腺排泄管 ②泪液蒸发过强型干眼：见于眼睑不能正常闭合、甲状腺功能亢进性突眼，以及睑板腺功能障碍、睑缘炎
	视疲劳	用眼时间过长即感酸胀、胀痛或眉弓痛，见于屈光不正、老视、斜视、慢性结膜炎，以及精神或神经综合征
	眼睑沉重	眼睑睁开久后想闭合，见于重症肌无力、睑下垂、睡眠不足
	眼睑痉挛	眼轮匝肌纤维痉挛，原因不明，睡眠不足、精神紧张可诱发
	眼球搏动	手扪眼球可触及眼球搏动感：血管性搏动见于颈动脉瘤或眼动脉瘤，脑性搏动见于先天或外伤性眶顶缺陷、炎症或肿瘤造成眶壁破坏、视神经鞘扩大

续表

分类	原因	症状表现
	眨眼	眼睑不由自主地频繁闭合；单眼性见于眼球局部的异物感，双眼性见于儿童轻型的面神经痉挛、倒睫、过敏性结膜炎、干眼或原发病痊愈后遗习惯性动作
	眯眼	视物时睑裂收成一条缝；近视眼视远眯眼，散光或畏光则视近视远都眯眼
外观异常	流泪	见于泪囊炎、眼眶炎症、眼部异物、特异性过敏反应、格雷夫斯眼病
	分泌物多	见于细菌、病毒、衣原体性结膜炎及泪囊炎、眼眶炎症过敏
	结膜充血、肿胀	见于结膜下出血、各类结膜炎（细菌性、病毒性、衣原体性及过敏性等）
	眼球突出	见于格雷夫斯眼病、眼眶炎症、眼眶肿瘤、眶后蜂窝织炎、钝挫伤
	上睑下垂	见于脑神经麻痹、霍纳综合征、重症肌无力
	眼睑肿胀	见于睑板腺囊肿（霰粒肿）、睑腺炎（麦粒肿）、泪囊炎
	眼睑裂伤	见于外伤
	角膜混浊、糜烂	见于感染性、非感染性角膜炎及结膜异物、角膜异物
	眼球运动障碍	见于先天性或儿童斜视、脑神经麻痹、眼眶外伤、格雷夫斯眼病、重症肌无力、卒中、脑肿瘤
运动异常		见于先天性或儿童斜视、脑神经麻痹、眼眶外伤、格雷夫斯眼病、重症肌无力、卒中、脑肿瘤

二、眼部异常常见病因的识别（以红眼和眼痛为例）

（一）红眼

具体分类情况见表4-36-2。

表4-36-2 红眼的常见病因

分类	病因
感染	结膜炎：细菌性、腺病毒性、过敏性
	葡萄膜炎：虹膜炎、脉络膜炎
	巩膜炎：巩膜炎或巩膜外层炎
	角膜疾病：角膜溃疡、单纯疱疹性角膜炎、真菌性角膜炎
	眼眶、眼周：眼部带状疱疹、眼眶蜂窝织炎、睑缘炎
其他	外伤、异物、急性青光眼、紫外线性角膜炎、海绵窦动静脉瘘、药物过敏、甲状腺功能亢进

（二）眼痛

眼痛的症状可能是由于分布于眼内、眼球旁组织、眼眶深处、颅中窝和颅前窝基底部处的三叉神经纤维的任何部位受到刺激所致。如果疼痛来自眼球本身，则外眼检查通常可以发现炎症的表现，即红眼；角膜上皮缺损引起的疼痛，表现为沙砾感或异物感。

如果疼痛来自眼球旁组织，眼睑肿胀可能比较明显；眼眶后部和深处的疼痛可能不会引起外眼症状，检查时需要注意有无第Ⅲ、Ⅳ和Ⅵ对脑神经损害及霍纳综合征（海绵窦损伤的表现）。

【分析】

患者为中年女性，突然出现的双眼红、痛，应该考虑多种可能，结合其发病特点为双侧，可初步排除异物、外伤、急性青光眼等原因，临床中结膜炎较常见，需要进一步询问病史，确认有无接触红眼患者、病情的进程，以及疼痛的感受等，同时进行辅助检查进一步明确病因。

三、眼部异常的诊断思路

（一）病史询问要点

在眼部症状的询问中，要围绕症状发生的情况、诱因、加重和缓解因素、伴随症状等进行问诊，注意在询问中需要联系可能的病因，不能忽略全身性疾病的眼科表现等问题，相关疾病的家族史和既往史也是非常重要的。

主要问诊内容：性别和年龄、诱因（有无外伤、刺激情况）、症状的特点、性状、发作形式、持续时间、加重及缓解因素、伴随症状、既往史（有无造成全身性疾病、神经精神性疾病）、家族史。如以下举例：

1. 红眼　见图4-36-1。

2. 眼痛的询问要点

（1）询问疼痛是持续性还是阵发性的，如果是阵发性的，有无诱因，如果视物时疼痛加重，则考虑为屈光的原因。

（2）询问是否有沙砾感或异物感，若有则提示有角膜上皮缺损。

（3）询问是否伴随关节或肌肉的强直、颌骨弹响、视力下降、复视、上睑下垂或突眼等症状。如果有这些症状，考虑巨细胞动脉炎（常为颞动脉炎）、眼眶或海绵窦综合征。其中若疼痛伴有关节或肌肉的强直、颌骨弹响和视力下降，则可能为巨细胞动脉炎；若疼痛伴有复视、上睑下垂、突眼和视力下降，则可能是眼眶或海绵窦综合征。

（4）询问近期有无眼部手术、眼部疾病或外伤。

3. 流泪的病史询问要点

（1）流泪是否为近期发生，时间离得越近，病情往往越紧急。

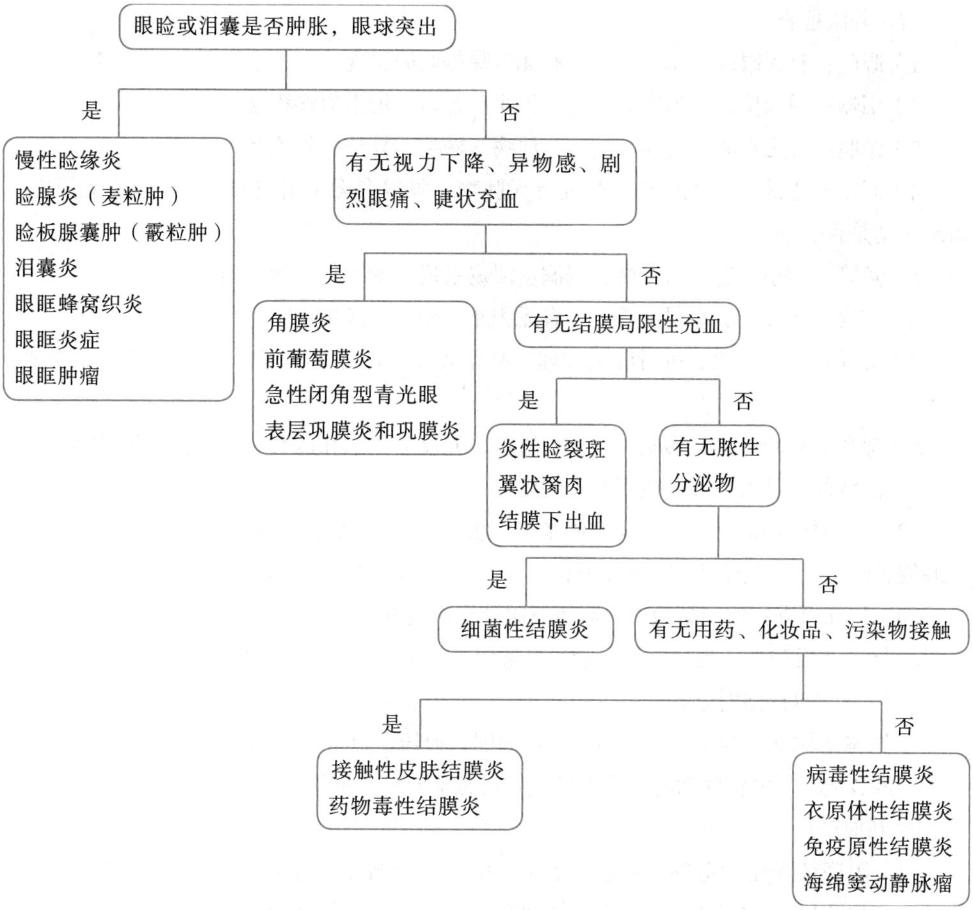

图4-36-1　结膜充血诊断流程

（2）是否有眼痛、畏光、眼痒或眼红，若有则表明有眼部炎症。

（3）是否有脸部或鼻外伤，若有则提示外伤性鼻泪管阻塞。

（4）是否发生过面部麻痹（Bell面瘫），若有表明眼睑相对于眼球的位置出现异常。

（5）泪囊部有无触痛，有无分泌物流出，若有则表明有泪囊部感染。

（6）患者是否有口干症状或关节炎，若有则提示有角结膜干燥症。

（二）体格检查要点

眼部异常可由全身性疾病引起，故全面体格检查非常重要。尤其应注意对神经、心血管及内分泌等系统的检查。眼部必须系统、全面地从眼外到眼内进行检查，以防遗漏重要体征。

1. 眼科检查

（1）视力：导致眼部异常的原因也可以引发视力障碍，如眼底或视神经病变、角膜炎、虹膜睫状体炎、青光眼等。

（2）外眼检查

1）眼睑：有无眼睑下垂等情况，有无倒睫等刺激情况。

2）泪器：泪腺位置、形态、颜色，泪小点开口、泪道通畅程度。

3）结膜：有无水肿、充血、增生、溃疡、瘢痕、异物、粘连等。

4）眼眶与眼球：有无外伤、眶周有无肿物，眼球有无突出或凹陷、位置有无异常，眼球运动是否受限。

5）角膜：大小、有无血管翳、浸润、溃疡瘢痕、变性、异物、畸形。

6）前房：深浅、房水混浊程度，有无积脓、积血、渗出物。

7）虹膜：双眼对比、查看颜色纹理、有无缺损，有无结节萎缩、前后粘连、新生血管等。

8）瞳孔：双侧对比，形状、大小、边缘、光反应、瞳孔区有无渗出物、色素等。

9）晶状体：是否缺如、位置及透明度。

（3）玻璃体及眼底检查：玻璃体是否混浊、出血、液化变性、有异物和寄生虫等，眼底视神经乳头、视网膜血管及黄斑有无炎症出血、渗出、变性畸形等。

（4）特殊检查：如视野检查、眼压及眼球突出度的测量等。

2. 全身体格检查　血压、心、肺、肝等。

（三）必要的辅助检查

1. 实验室检查　为了明确诊断或确定病因，血压、血常规、尿常规、红细胞沉降率、血糖、PPD试验、甲状腺功能及病理检查等均有重要参考价值。

2. 其他检查

（1）眼底荧光血管造影：能进一步了解眼底血液循环（达毛细血管水平）的细微结构动态变化及功能上的改变，为眼底病诊断提供更多、更详尽的诊断依据。

（2）视觉电生理检查：包括视网膜电图、眼电图、视觉诱发电位等，以了解视网膜及视路功能。

（3）影像学检查：包括视野检查、眼眶X线检查、超声检查（A型超声、B型超声、多普勒超声）、光学相干断层扫描、CT、MRI等可以显示眼部结构和病变，在眼部不透明组织检查中可达到直接视诊的目的。

【分析】

经过进一步的问诊，医生发现患者所住小区近1个月来出现多起类似病例，体格检查发现睑结膜、球结膜充血，穹窿结构模糊，有黏性分泌物，结膜刮片检查发现有沙眼衣原体包涵体。考虑患者患衣原体性结膜炎较为明确。

四、眼部异常的治疗原则

全科医生眼部异常处理流程见图4-36-2，绝大多数的眼部异常需要转诊至专科医院或综合医院眼科进行治疗，在治疗中应注意以下原则。

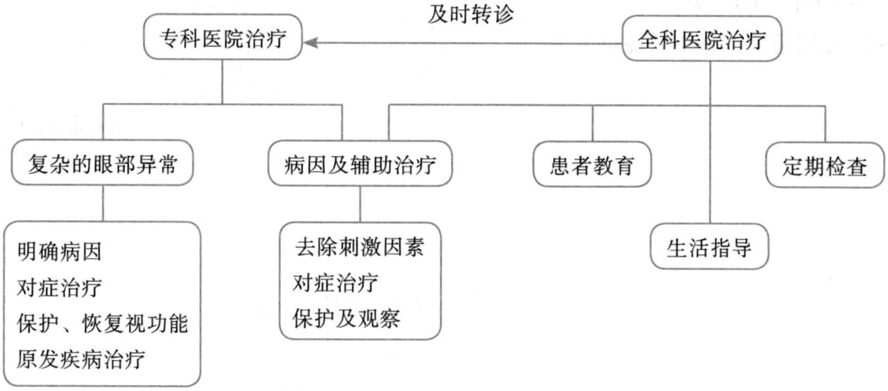

图4-36-2 全科医生眼部异常处理流程

五、眼部异常的转诊原则

大多数问题需要转诊给专科医生或嘱患者找专科医生评估、随访，到专科医生处就诊前不能使用皮质类固醇。

1. 不明病因或初步治疗不能缓解。
2. 严重的眼内异物或显著外伤。
3. 病情迁延或有进行性加重趋势（如感染不愈出现眼部并发症）。
4. 可能伴有并发症或过敏。
5. 儿童突然出现的眼眶肿胀，提示眼眶蜂窝织炎。
6. 角膜溃疡、严重的结膜炎、葡萄膜炎或急性虹膜炎。
7. 急性青光眼。
8. 急性泪囊炎。
9. 巩膜表层炎或巩膜炎。
10. 眼部带状疱疹。
11. 前房积血、积脓。
12. 化学物质灼伤（转诊前尽快用大量干净水冲洗）等。

六、眼部异常的预防

1. 爱眼、护眼，注意用眼卫生。
2. 无症状人员的定期筛查（见本章第三十五节）。
3. 高危成人每1～2年进行一次全面的眼科检查，高危成人可分为4组：

（1）有视网膜脱离史、严重的眼外伤史、单眼或双眼持续性视力下降史。

（2）有糖尿病、高血压。

（3）有青光眼或其他遗传性眼病家族史。

（4）年龄>60岁者。

4. 使用角膜接触镜时注意卫生。

（杜振双）

第三十七节 鼻 出 血

【案例】

患者，男，67岁，退休公务员。突发左侧鼻腔出血，为鲜红色，约30ml，不伴流脓涕、鼻塞、嗅觉障碍、耳鸣、听力下降等，至医院就诊后予填塞后停止流血。遵医嘱自行拔除左侧填塞棉片后，再次出现左侧鼻腔出血，自行填塞干棉球后，至社区医院全科医生处就诊。

鼻出血（nasal bleeding，epistaxis）是指由于各种原因引起的鼻腔和/或鼻窦及邻近部位出血，血液经鼻腔、鼻窦从前鼻孔和/或后鼻孔流出的现象。邻近部位出血包括靠近后鼻孔部位的鼻咽部、耳咽鼓管、鼻泪管及颈内动脉瘤破裂出血等。鼻出血可由鼻腔本身的疾病引起，也可为全身疾病的局部表现。

一、鼻出血的常见病因

引起鼻出血的病因较为复杂，大致可分为两种，即局部因素和全身因素。鼻出血的常见病因见表4-37-1。

表4-37-1 鼻出血的常见病因

分类		常见疾病
局部因素	创伤性	挖鼻、擤鼻、鼻骨骨折、鼻部手术
	畸形	鼻中隔偏曲或穿孔
	炎症	急性鼻炎、鼻窦炎、干燥性鼻炎、过敏性鼻炎
	肿瘤	鼻腔、鼻窦、鼻咽部良恶性肿瘤
	其他	鼻腔异物、咽扁桃体肥大、原发性鼻出血*

续表

分类		常见疾病
全身因素	急性发热性疾病	急性上呼吸道感染、流感等
	心血管病	高血压、动脉硬化
	肝肾疾病	肝硬化、尿毒症
	血液病	白血病、血小板减少性紫癜、血友病
	营养障碍或维生素缺乏	维生素C、维生素K缺乏
	药物	服用水杨酸类药物或使用抗凝药物（如华法林）

*注：对临床上未能找到明确病因的鼻出血，无论其局部是否出现病变，称为原发性或特发性鼻出血，多见于儿童或青少年，出血部位多在鼻中隔利特尔区（Little area）（鼻中隔前下部黏膜区）。

二、鼻出血的少见病因

1. 鼻咽纤维血管瘤。
2. 鼻部特殊感染（如结核、麻风、梅毒）。
3. 气压创伤性鼻窦炎。
4. 肾上腺嗜铬细胞瘤。
5. 纵隔、颈部的恶性肿瘤。
6. 磷、汞、苯、砷等中毒。
7. 子宫内膜异位症。
8. 遗传性疾病（出血性毛细血管扩张症）。
9. 颅内颈内动脉瘤破裂。

三、鼻出血的分类

1. 按出血发生频率分类　分为偶发性鼻出血或习惯性鼻出血，后者常又称为复发性鼻出血。

2. 按出血血管分类见表4-37-2。

表4-37-2　鼻出血按出血血管分类

分类	临床特点
动脉性鼻出血	呈鲜红色，出血猛烈，似喷泉样冒出或射出
静脉性鼻出血	常呈暗红色，出血不间断，均匀地向外涌出
毛细血管渗血	多处或弥漫性渗血，常合并凝血功能障碍

【分析】

患者鼻出血呈鲜红色，为动脉性出血，病史未提示既往有类似症状反复发作，属于偶发性鼻出血。患者出血量约30ml，量不大，首先考虑可能与血压一过性波动有关。

四、鼻出血常见病因的识别

鼻出血常见的局部和全身因素病因识别见表4-37-3和表4-37-4。

表4-37-3　鼻出血常见局部病因识别

识别要点	外伤性鼻出血	鼻中隔偏曲	萎缩性鼻炎	鼻咽癌	鼻腔异物	原发性鼻出血
好发人群	儿童、青少年	各年龄段	青少年，女性多见	40～50岁高发，男性多见	儿童	儿童、青少年
诱因	有明确外伤史	发育异常、外伤、肿瘤或异物的推压	病因不明，或继发于炎症、有害气体、粉尘对鼻腔的持续刺激	遗传、病毒或与环境因素有关	异物塞入	擤鼻、打喷嚏、咳嗽、用力时或无任何诱因
部位	单侧或双侧	单侧，多发生在偏曲的凸面	双侧	单侧	单侧	单侧，出血部位在鼻腔前部利特尔区
特点	出血量不定	出血量少	出血量少	回缩涕中带血，早期出血少，晚期因感染或侵蚀大血管而量多	量少，涕中带血	量不定
伴随症状或体征	可伴有局部疼痛或肿胀，皮肤擦伤、挫伤，皮下淤血	伴有单侧或双侧鼻塞、头痛、嗅觉障碍	鼻、咽干燥感，鼻塞，嗅觉障碍，头痛、头晕，呼出气体恶臭	鼻塞，患侧耳鸣、闷塞感及听力下降，颈部淋巴结肿大和脑神经受损症状	单侧鼻塞、流粘脓涕	无
耳鼻喉科检查	鼻骨骨折移位时，可有鼻梁塌陷和偏斜，鼻中隔偏曲或脱位	鼻中隔偏曲，前端凸面和棘突、嵴突表面黏膜干燥、糜烂	鼻梁宽平，鼻黏膜干燥，鼻腔宽大、鼻甲缩小，鼻腔内大量脓痂充塞伴恶臭	咽隐窝及鼻咽顶前壁见小结节状或肉芽肿样隆起，表面粗糙不平、易出血	可见鼻腔内异物，若存留时间长时可有鼻黏膜肿胀、糜烂、肉芽形成	可无异常发现或仅见局部黏膜充血

表4-37-4 鼻出血常见全身病因识别

识别要点	流行性感冒	高血压病	特发性血小板减少性紫癜
好发人群	各年龄段	中老年人	儿童和青少年，女性多见
部位	单侧，多在鼻腔前部	多单侧，常位于鼻腔的中后段或鼻腔顶部	双侧
特点	量少，出血多能自止	多在清晨或血压波动时发生，呈鲜红色、波动性，可突发突止	鼻腔渗血，持续不断，可反复发生
伴随症状或体征	鼻塞、喷嚏、水样鼻涕、嗅觉减退、闭塞性鼻音，继发感染后鼻涕为脓性，伴有头痛、发热、乏力等全身症状	头痛、头胀、眼花、耳鸣、眩晕，血压常显著升高	全身皮肤瘀斑、瘀点，外伤后出血不止，月经过多，严重者可有皮肤血疱及血肿形成
耳鼻喉科检查	鼻黏膜充血、肿胀，下鼻甲充血、肿大，鼻道较多分泌物	局部动脉曲张	鼻腔黏膜广泛性出血
其他相关检查	血常规检查见淋巴细胞或单核细胞增多	眼底检查可见眼底动脉硬化表现；心电图检查可见左心室肥大等表现	血常规检查可见血小板显著降低

五、鼻出血的诊断思路

在临床工作中对鼻出血的患者应尽可能在短时间内按出血量、出血部位及出血原因作出初步判断。对活动性鼻出血的患者应先予止血，避免因出血量大而引起严重后果，应当在止血后再寻找病因。通过病史的询问、体格检查、相应的辅助检查，必要时结合鼻咽镜或鼻内镜检查，可获得初步诊断。

（一）病史询问要点

1. 年龄、性别　儿童以发热、上呼吸道感染、异物等致鼻出血多见；青壮年以外伤、鼻中隔疾病多见；老年人以高血压、动脉硬化等多见。

2. 部位、量和速度　明确哪一侧鼻腔出血或是先出血，出血是先从前鼻孔流出还是向后流入咽部；明确出血量和速度有助于判断属于动脉性还是静脉性。

3. 持续时间　有助于估计出血量。

4. 发作频率　偶发性或复发性。

5. 伴随症状或体征　是否同时存在局部疼痛、耳鸣、听力下降、鼻塞、嗅觉减退、流脓涕、发热、全身皮肤瘀斑或瘀点、外伤后出血不止、月经过多等。

6. 诱因。

7. 头面部外伤史和鼻部手术史。

8. 基础疾病　有无心血管疾病，如高血压、动脉粥样硬化、充血性心力衰竭等；有无血液疾病，如血小板减少性紫癜、血友病、白血病、再生障碍性贫血等；有无肝肾疾病，如肝硬化、尿毒症；有无风湿热。

9. 月经史和妊娠史　女性患者应询问鼻出血的发生与月经和妊娠的关系。

10. 既往史　有无类似发作史；有无反复发生的鼻出血家族史；有无长期服用某种药物史（导致鼻出血的主要药物见表4-37-5）。

表4-37-5　导致鼻出血的主要药物

分类	代表药物
抗血小板凝集类药物	阿司匹林、氯吡格雷
非甾体抗炎药	对乙酰氨基酚、布洛芬、吲哚美辛
抗凝剂	低分子量肝素、华法林、溶栓剂
抗生素类	氯霉素、磺胺类、四环素类
巴比妥类	苯巴比妥
其他	砷、汞、金化合物，磷制剂，奎宁及其合成同类药物

（二）体格检查要点

1. 耳鼻咽喉科检查

（1）明确出血部位：仔细检查鼻腔，尤其是鼻中隔前下部、后部，各鼻甲、鼻道和鼻顶等处；若就诊时出血已停止，可从鼻腔内血痂附着处判断出血部位。

（2）有无鼻腔黏膜病变、黏膜下曲张血管、鼻中隔偏曲或穿孔，鼻腔异物、炎症、息肉等。

（3）鼻咽部有无病变。

（4）局部有无皮肤擦伤、挫伤或局部肿胀、皮下淤血、鼻梁塌陷和偏斜等。

2. 全身检查

（1）包括生命体征（血压、心率、呼吸等）、意识、面色及口唇颜色等一般情况。

（2）有无皮肤、黏膜瘀斑、瘀点、皮疹等。

（3）有无全身浅表淋巴结肿大。

（4）心、肺、腹部的体格检查。

（5）颈部有无肿大淋巴结。

（三）必要的辅助检查

1. 血常规　能明确有无感染性疾病或血液病，且有助于估计失血程度。

2. 血生化　如肝肾功能、凝血功能等。

3. 如病情需要，可行以下检查

（1）鼻部X线：明确有无鼻、鼻窦骨折，鼻腔、鼻窦占位性病变。

（2）骨髓穿刺：当怀疑与血液病有关时，可行骨髓穿刺。

（3）鼻窦或头颅CT、MRI：明确有无鼻窦骨壁、颅底骨骨折、占位性病变、异物存在。

（4）鼻咽镜及鼻内镜：用于常规前鼻镜检查未发现出血点者。

（5）血管造影：有助于血管畸形、假性动脉瘤等不常见原因的诊断，以及外科手术前的检查。

【分析】

患者就诊后，全科医生立即再次给予前鼻孔填塞、止血。通过病史询问，得知患者无鼻部及全身伴随症状；发病前无头面部外伤、鼻部手术、特殊服药史；既往有高血压病史十余年，血压最高达200/120mmHg，服用非洛地平缓释片（波依定）5mg，厄贝沙坦（安博维）150mg，均为1次/d，平素未监测血压，近1周自行停药；无肝、肾等的慢性疾病史。体格检查示血压180/100mmHg，心率80次/min，左鼻膨胀海绵填塞中，有红染，鼻中隔前部黏膜充血，表面附有血痂，口咽后壁洁净，无鲜血下行，余无异常发现。初步诊断为“左侧鼻出血，高血压病”，患者鼻出血考虑为长期高血压导致鼻腔黏膜下小动脉曲张，此次血压波动引起曲张小动脉破裂所致。

六、鼻出血的治疗原则

在鼻出血的治疗中，应遵循“急者治其标，缓者治其本”的原则。对活动性鼻出血患者，应首先紧急止血，尤其是局部止血治疗，并根据出血的不同部位和程度，选用不同的方法；同时给予对症治疗，待病情稳定后再进行病因治疗。而对于非活动性鼻出血者，可通过询问病史、体格检查和辅助检查，明确病因后进行病因治疗和局部处理。

（一）非药物治疗

鼻出血的非药物治疗见表4-37-6。

表4-37-6　鼻出血的非药物治疗

类别	具体内容及方法		
止血治疗	局部止血	压迫法	手指捏紧两侧鼻翼10～15分钟，或用吸收性明胶海绵、浸有1%麻黄碱或0.1%肾上腺素的棉片局部压迫
		烧灼法	用于部位固定的反复小量出血者，包括化学法、激光、射频或微波等
		填塞法	用于出血较剧烈或鼻腔后部出血者，包括前鼻孔填塞、后鼻孔填塞、鼻腔填塞、鼻咽填塞
		注射治疗	局部注射硬化剂
		冷冻法	用于部位明确的反复小量出血者
		鼻中隔手术治疗	用于因鼻中隔偏曲所致出血者

续表

类别	具体内容及方法		
		血管结扎法	用于极少数严重出血者，包括颈外动脉、上颌动脉结扎术
		栓塞法	用于一些难以控制的严重出血者
	全身止血	使用止血药、维生素C、维生素K等，对高血压患者使用降压药	
一般治疗	①判断患者一般情况和出血程度，注意有无休克征象，必要时给予抗休克治疗 ②让患者采取坐位，头保持正直位或稍前倾；出血量大者可采取半坐卧位或平卧位，头偏向一侧 ③前额和后颈予冰袋或湿毛巾冰敷 ④保持呼吸道通畅		
病因治疗	针对病因进行治疗		
心理治疗	解释病情及治疗方案，消除患者及家属的焦虑及恐惧心理		

（二）药物治疗

鼻出血的常见治疗药物及其不良反应见表4-37-7。

表4-37-7　鼻出血的常见治疗药物及其不良反应

类别	药物名称	用法用量	常见不良反应
肾上腺素受体激动剂	麻黄碱	1%麻黄碱浸润棉片鼻腔填塞	可导致心率加快。甲状腺功能亢进、高血压等患者禁用
	肾上腺素	0.1%肾上腺素浸润棉片鼻腔填塞	可引起头痛、心悸，导致心律失常、血压升高。甲状腺功能亢进、高血压、心脏病等患者禁用
其他促凝血药	凝血酶	凝血酶干燥粉播撒或浸润溶液（50～250IU/ml）棉片鼻腔填塞	偶可致过敏反应
抗生素类	金霉素软膏	1%～3%金霉素软膏涂于局部，2～4次/d	用药部位可出现轻微刺激感，偶见过敏反应（充血、水肿等）

（三）中医中药治疗

鼻出血属中医“鼻衄”“鼻洪”等范畴，其产生是各种原因引起的鼻部阳络损伤的结果。中医治疗鼻出血的原则是“急则治其标”，先用外治法止血，再辨证求因，配合内治法进行病因治疗（表4-37-8）。

表4-37-8 常用中医中药治疗鼻出血方法

类别	方法
内治（可选用）	云南白药胶囊，1～2粒/次，3次/d；一清胶囊，2粒/次，3次/d；羚羊清肺丸，1丸/次，3次/d
外治	①手指揉按患者前发际正中线1～2寸（一寸≈3.33cm）处，紧捏一侧或两侧鼻翼 ②血竭、蒲黄各等份研末成粉，或血余炭、马勃粉、云南白药粉，直接撒或放棉片上贴敷于出血处 ③艾条灸囟会穴，或针刺迎香、合谷、内庭穴

【分析】

全科医生给予患者卡托普利12.5mg口服，半小时后复测血压为160/80mmHg，嘱继续口服非洛地平缓释片5mg，厄贝沙坦150mg，1次/d；并嘱48小时后来院取出鼻腔填塞物，告知其应定期监测血压并规律服药，血压宜控制在140/90mmHg以下，如血压仍控制不佳，建议就诊调整降压治疗方案。应避免各种可能加重病情的因素（如血压波动、便秘、情绪激动等）。

七、鼻出血的转诊原则

以下情况时应及时转诊至专科医生处。

1. 反复鼻出血，尤其是后鼻孔出血，局部处理无效。
2. 严重鼻出血各种填塞方法无效。
3. 严重鼻出血伴贫血和休克。
4. 严重全身疾病所致的鼻出血。
5. 病因诊断不明的鼻出血。

八、鼻出血的预防

引起鼻出血的病因较多，针对病因采取相应的措施可有效地减少鼻出血的发生。

1. 良好的卫生习惯　不挖鼻，保持鼻腔清洁，防止小儿向鼻腔塞物。
2. 防止外伤。
3. 预防感冒，减少剧烈咳嗽、打喷嚏，不用力擤鼻，勿将异物置入鼻腔。
4. 保持鼻腔黏膜湿润。
5. 首次出现鼻出血，应常规行鼻腔检查，除外畸形、鼻中隔偏曲等问题。
6. 合理饮食，多吃蔬菜、水果，防止营养搭配失衡，忌辛辣刺激饮食。
7. 防止便秘，保持排便通畅。
8. 保持心情平和，不动怒、不激动。
9. 对中老年患者，应加强对心肺等疾病相关医学知识的了解，定期防治原发病；尤其是高血压病患者，需积极控制血压，保持血压稳定，并定期监测血压。

（江孙芳）

第三十八节 咽 痛

【案例】

患者，男，25岁。既往身体健康，本次因“发热、咽痛2日”来诊。患者2日前受凉后出现发热，体温最高达38.3℃，伴咽痛，吞咽时加重，无鼻塞、流涕，无咳嗽、咳痰，自行口服左氧氟沙星2日无好转来诊。

咽痛（pharyngalgia）是咽部疾病中最常见的症状，也是社区门诊常见症状之一。咽痛多数情况下由咽部局部疾病引起，但也可以是全身疾病的咽部伴随症状。病因不同，咽痛的性质也很不同，可以是刺痛、灼烧感、隐痛、钝痛、跳痛等。咽痛在临床上可分为自发性咽痛和激发性咽痛。自发性咽痛是指咽痛发生在咽部平静状态，而激发性咽痛则由咽部运动引起。咽部感染、异物、创伤、肿瘤等均可引起咽痛，颈部疾病（如亚急性甲状腺炎）有时也可出现咽痛的表现，全科医生应仔细辨别，做到有的放矢、对症下药。

一、咽痛的常见原因

引起咽痛的原因很多，除了咽部疾病之外，如白血病等全身性疾病也可出现咽痛表现，常见的咽痛原因见表4–38–1。少见的病因如咽喉结核、茎突过长也可引起咽痛；舌咽神经痛在临床上可表现为一侧咽痛；喉部肿瘤放疗后发生的喉软骨膜炎也可出现咽痛的临床表现。

表4–38–1 咽痛的常见原因

原因	常见疾病
感染	急性咽炎、急性扁桃体炎、扁桃体脓肿、白喉、咽后脓肿、咽旁脓肿
创伤	咽外伤、咽灼伤
肿瘤	扁桃体恶性肿瘤、喉咽恶性肿瘤
溃疡	引起咽部溃疡的疾病（如白塞综合征）
异物	咽异物
全身疾病	白血病性咽峡炎

【分析】

患者既往身体健康，无基础疾病，此次为急性咽痛伴发热，病程短，首先考虑感染性疾病所致的咽痛。

二、咽痛常见病因的识别

引起咽痛的原因很多，且临床表现相似，准确地识别病因有一定的困难。如咽部感染性疾病通常急性起病，多伴发热等全身表现，但喉结核可能病情迁延，呈慢性经过。外伤和异物多有明确的病史，识别多不困难。咽痛常见病因的识别见表4-38-2。

表4-38-2　咽痛常见原因识别

病因	疾病	临床特点
感染性	急性咽炎、急性扁桃体炎、扁桃体脓肿、白喉、咽后脓肿、咽旁脓肿	急性起病，疼痛多较剧烈，可伴发热等全身症状
创伤	咽外伤、咽灼伤	有明确外伤史，或高温蒸气、液体烫伤，或强酸、强碱等误咽史
异物	—	有匆忙进食或儿童将玩具等误咽史，有意吞咽或昏迷醉酒误吸
肿瘤	扁桃体恶性肿瘤、喉咽恶性肿瘤	隐匿起病，早期症状不明显，多以咽部不适、异物感等为主要表现，肿瘤增大或破溃时可出现咽痛等表现
全身疾病	白血病性咽峡炎	咽痛不明显，可早期出现高热、贫血、出血、全身衰竭等表现

【分析】

患者无外伤史，无误吸、误咽史，急性起病，无贫血、出血等表现，考虑咽部感染性疾病所致咽痛可能性大。

三、咽痛的识别

根据患者基础疾病，详细询问咽痛病史，如咽痛的诱因、咽痛的特点、咽痛的伴随症状等，结合咽部体格检查所见和必要的辅助检查，多能明确咽痛的病因。

（一）病史询问要点

1. 一般情况　患者的年龄、性别、职业等。
2. 咽痛发作的诱因　有无外伤、误吸等。
3. 咽痛的性质　如是钝痛还是锐痛。
4. 咽痛部位　咽部两侧还是后壁部位。

5. 咽痛持续的时间　持续疼痛还是间断性疼痛。

6. 咽痛伴随症状　有无发热、贫血、声音嘶哑等。

7. 咽痛缓解或加重因素　如吞咽时是否加重、抗感染治疗后症状是否减轻等。

8. 既往史　如有哪些基础疾病等。

（二）体格检查要点

1. 咽喉部体格检查

（1）注意口咽部黏膜有无充血、出血、溃疡。

（2）双侧扁桃体有无肿大、充血、化脓、附着物及瘢痕等。

（3）观察咽腭弓有无破溃、水肿、充血等。

（4）观察咽后壁有无肿胀、隆起等。

2. 全身体格检查

（1）注意有无发热、贫血、皮疹、皮肤瘀点、瘀斑等。

（2）注意浅表淋巴结有无肿大。

（3）注意肝脾有无肿大。

（三）重要的辅助检查

1. 血常规　白细胞计数和中性粒细胞百分比明显升高，支持感染性疾病；外周血中出现幼稚细胞或外周血中出现二系或三系减少，应注意血液系统疾病的可能。

2. 鼻咽镜检查可观察鼻咽部表面情况，并可根据情况取组织活检行病理检查。

3. CT或MRI检查能发现咽部深部结构的病变。

【分析】

患者无基础疾病，疼痛为持续性，吞咽时加重。体格检查发现患者双侧扁桃体增大、充血，血常规提示白细胞计数和中性粒细胞百分比明显升高。

四、常见引起咽痛疾病的临床特点

1. 急性扁桃体炎　可以畏寒、高热、乏力等全身症状，剧烈咽痛，有时伴吞咽困难，颌下淋巴结可肿大，体格检查见咽部黏膜充血，腭扁桃体肿大，表面可见黄白色脓点。

2. 急性咽炎　起病急，多先有咽部干痒，之后出现明显的疼痛，吞咽时加重，全身症状多较轻，体格检查见口咽部黏膜充血、肿胀，咽后壁淋巴滤泡隆起，可见黄白色渗出物。

3. 咽后脓肿　多见于婴幼儿，急性型起病急，高热、咳嗽、吞咽困难、拒食，体格检查见咽后壁一侧隆起，黏膜充血。

4. 急性会厌炎　急性起病，高热、畏寒，多数伴有剧烈的咽喉痛，吞咽时加重，讲话含糊不清，甚至出现吸气性呼吸困难。口咽部检查多无异常所见，间接喉镜检查可见会厌明显充血、肿胀。

5. 舌咽神经痛　急性起病，剧烈针刺样疼痛，持续数秒至数十秒。说话、吞咽可诱发。

6. 扁桃体恶性肿瘤　早期症状多为咽部不适，一侧咽痛。晚期咽痛加剧。体格检查见一侧扁桃体肿大、表面溃烂、结节状突起。颌下淋巴结肿大、质硬，不活动。

7. 喉咽恶性肿瘤　早期为咽部异物感，肿瘤增长表面出现溃烂时可出现咽痛，常伴吞咽困难，体格检查有时可触到肿大淋巴结，间接喉镜或纤维喉镜可早期发现病变。

8. 咽异物　多有匆忙进食、误吸等诱因，咽部有异物刺痛感，口咽视诊多可发现异物，结合鼻咽镜、间接喉镜多能确诊。

【分析】

患者急性起病，发热伴咽痛，口咽部检查见腭扁桃体肿大，表面可见黄白色脓点，符合急性扁桃体炎的表现。

五、咽痛的治疗原则

咽痛的治疗原则是确定病因，进而缓解或消除症状；若病因未明，可对症处理。咽痛的处理流程见图4-38-1。

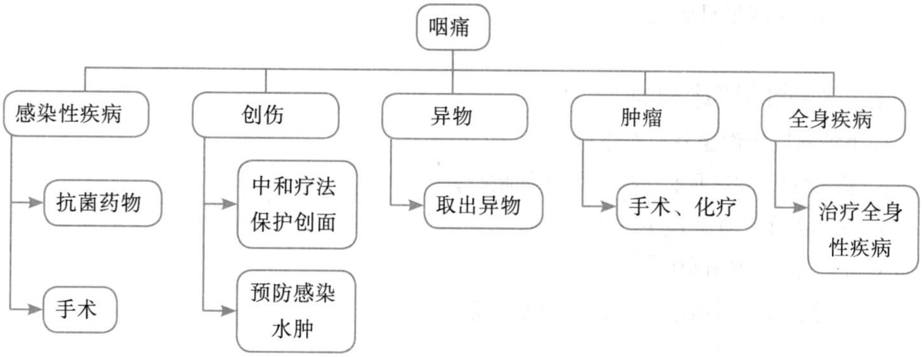

图4-38-1　咽痛的诊治流程

（一）药物治疗

1. 感染性疾病，如急性咽炎、扁桃体炎可给予抗感染治疗，病原体以链球菌属、葡萄球菌属等革兰氏阳性球菌为主，可选择第一代、第二代头孢菌素或左氧氟沙星、莫西沙星等喹诺酮类药物。

2. 有创伤者使用抗生素的主要目的是预防感染，也可选择第一代、第二代头孢菌素，轻度创伤一般不需要预防细菌感染。

3. 异物如果合并感染，可在应用抗感染药物治疗后取出异物。

4. 肿瘤可以使用化疗药物治疗。

5. 若为因强碱灼伤咽部，可给予牛奶、鸡蛋、醋、柠檬汁等；如为强酸灼伤，可给予镁剂、牛奶等中和酸剂，切勿使用碳酸氢钠。

（二）手术治疗

1. 咽部脓肿，可行手术切口引流等。

2. 慢性扁桃体炎反复发作可手术切除扁桃体。

（三）其他治疗

1. 可通过间接喉镜或纤维喉镜取出异物。

2. 患者首选放疗。

【分析】

患者诊断为急性扁桃体炎，急性期不宜手术，故全科医生可给予患者第二代头孢菌素抗感染治疗。治疗疗程一般持续到体温下降至正常水平、咽痛缓解为止。

六、咽痛的健康教育

对于急性咽痛的患者，一定要通过健康宣教，解除其心理负担。而对于慢性咽痛的患者，教会患者自己认真观察，及时就医，以免耽误病情，但也不要因过于担心疾病而影响工作和生活。对于恶性疾病患者，则应正确引导患者科学对待自己的疾病，积极配合医疗机构，争取早日康复。

七、咽痛的转诊原则

以下情况应转诊至专科医生处。

1. 感染性疾病需手术治疗，如咽部脓肿。

2. 异物需在纤维喉镜下取出。

3. 中、重度咽部创伤。

4. 咽部肿瘤患者需手术、化疗和放疗等。

八、社区康复

社区医生对专科治疗后回到社区的患者应加强随访，根据患者病情科学地饮食及身体锻炼。急性感染患者建议增强体质，去除不良习惯，慢性病患者定期至医疗机构复诊。

九、社区预防

1. 增强体质，做好预防呼吸道感染的个人防护。

2. 对婴幼儿、昏迷、醉酒等人群加强看护，减少误吸、误咽发生。

（王　爽）

第三十九节　耳　　痛

【案例】

患者，男，22岁。因“耳痛3日”就诊。患者3日前于公共泳池游泳，回家后晚上自感耳部灼热感，未注意，昨日出现耳痛，并进行性加重，牵拉耳郭时疼痛剧烈，耳道有少许分泌物流出，自服阿奇霉素耳痛无好转，疼痛不能耐受来诊。

耳痛（otalgia）是指耳内或耳周疼痛，为门诊常见症状。耳痛多数是由耳源性疾病所致，但也可为相邻器官疾病引起的牵涉痛。耳痛以炎症性疾病为多，如中耳炎等，但也可能是周围或远隔器官，如鼻、口腔、颞颌关节等非感染性病变引起。全科医生接诊耳痛患者时，尤需注意耳外疾病的可能，要及时发现病因，争取尽早开始病因治疗。

一、耳痛常见病因

根据耳痛的发生机制，可将耳痛分为原发性和继发性两类。原发性耳痛主要是发生于耳郭、外耳道和中耳的疾病。继发性耳痛是耳部相邻或远隔器官疾病通过神经反射引起的疼痛。引起耳痛的常见原因见表4-39-1。耳蜗和前庭神经无躯体感觉纤维，因此内耳疾病基本不引起耳痛。但如果发生内耳带状疱疹，可以引起疼痛，因内耳位置很深，耳镜无法看到，可能不易早期识别。

表4-39-1　耳痛的原因

分类		常见疾病
原发性耳痛	耳郭疾病	外伤、湿疹、丹毒、冻伤、灼伤、耳郭软骨膜炎等
	外耳道疾病	外耳道疖肿、耳道异物、外耳道炎、外耳道湿疹、耵聍嵌顿
	中耳疾病	急性中耳炎、中耳乳突炎、大疱性鼓膜炎、肌阵挛性小脑协调障碍（Ramsay-Hunt综合征）、肿瘤等
继发性耳痛	牙源性疾病	龋病、磨牙嵌顿、智齿等
	咽喉疾病	扁桃体炎、扁桃体周围脓肿、咽喉部溃疡、喉癌等
	鼻部疾病	鼻窦炎、鼻窦肿瘤等
	下颌关节疾病	错位咬合、颞颌关节炎等
	神经性耳痛	三叉神经痛、耳颞神经痛、舌咽神经痛等
	其他疾病	胃食管反流、上呼吸道感染、颈性骨关节炎、茎突综合征等

【分析】

患者耳痛伴外耳道有分泌物，无其他部位疾病表现，考虑原发性耳痛。

二、耳痛常见病因的识别

（一）原发性耳痛

1. 耳郭疾病 耳郭外伤、冻伤、灼伤多有明确的病因。耳郭丹毒少见，表现为皮肤充血、肿胀，与周边皮肤界限清晰，病变向周围扩散迅速，同时可伴有发热等全身表现。

2. 外耳道疾病

（1）弥漫性外耳道炎：轻者主要表现为灼热感，重者出现明显的耳痛，可有少量浆液性或脓性分泌物。

（2）外耳道疖肿：以剧烈耳痛为主，检查见皮肤红肿，疖肿成熟后尖端可出现黄白色脓点。

3. 中耳疾病

（1）急性中耳炎：耳深部胀痛，可放射到同侧的颞部或半侧头部，鼓膜穿孔后疼痛减轻。

（2）大疱性鼓膜炎：耳部持续剧烈胀痛，迅速加重，检查见鼓膜充血，有局限性大疱。

（3）耳带状疱疹：外耳道皮肤可见有淡红色丘疹，可变成小疱，小疱可破溃结痂，在出现小疱之前或之后可有剧烈的耳痛。

4. 外耳道疾病

（1）弥漫性外耳道炎：轻者主要表现为灼热感，重者出现明显的耳痛，可有少量浆液性或脓性分泌物。

（2）外耳道疖肿：以剧烈耳痛为主，检查见皮肤红肿，疖肿成熟后尖端可出现黄白色脓点。

（二）继发性耳痛

1. 鼻窦疾病多有鼻塞、流涕或头痛等症状，鼻镜检查可见鼻黏膜肿胀。

2. 扁桃体炎可见扁桃体肿大、充血，甚至表面可见到脓性分泌物。

3. 三叉神经痛为发作性、短暂的剧痛，呈火烧、刀割样，可骤然发生。

【分析】

患者有游泳史，早期耳内灼热感，后出现明显耳痛，外耳道有少许分泌物，考虑外耳道疾病。

三、耳痛的识别

通过全面、细致的询问病史和体格检查可初步确定耳痛的原因，结合必要的辅助检查可进一步明确耳痛的病因。

（一）病史询问要点

1. 详细询问患者的基础疾病 有无鼻窦炎、扁桃体炎等。

2. 耳痛发生的诱因 有无外伤、污染等。

3. 耳痛的部位 耳郭还是耳深部疼痛。

4. 耳痛性质　胀痛还是刀割样锐痛。

5. 持续时间　持续性还是间歇性疼痛。

6. 伴随症状　有无发热及分泌物等。

7. 缓解或加重的因素　接触后加重还是抗感染后缓解等。

首先重点关注耳鼻喉科疾病史，其次注意远隔部位病变的临床表现。

（二）体格检查要点

1. 耳及耳周检查　对于耳部疾病的诊断极具意义。

（1）视诊：首先观察耳郭的大小、形状，皮肤有无红肿、增厚、隆起；其次注意耳周皮肤是否正常，有无肿物；然后观察外耳道口有无狭窄，外耳道皮肤有无红肿、破溃、水疱、糜烂等，注意有无异常分泌物。

（2）触诊：注意乳突区有无压痛，耳周淋巴结有无肿大，耳郭有无牵拉痛。

（3）嗅诊：注意分泌物有无特殊臭味。

（4）应用耳镜观察外耳道和鼓膜，注意外耳道内有无耵聍、异物，皮肤是否异常，鼓膜的外观。

2. 全身体格检查　重点检查鼻、口腔、咽喉等部位有无异常。

（三）重要的辅助检查

1. 听力测试可判断听力受损情况。

2. 颞骨CT能显示耳部及邻近组织的解剖结构，对各种中耳炎、耳源性颅内并发症和肿瘤有诊断价值。

3. 鼻窦的X线、CT对鼻窦疾病有诊断意义。

4. 纤维喉镜能发现喉部病变。

5. 血常规、CRP等对诊断感染性疾病有帮助。

【分析】

患者有耳部不洁接触史，检查见外耳道弥漫性充血、肿胀，外耳道内有分泌物，为稀薄的浆液性分泌物。

四、常见引起耳痛疾病的病因及临床特点

1. 耳郭外伤　包括机械性损伤、冻伤及烧伤等，其中挫伤最为常见。轻度挫伤可见耳郭皮肤擦伤或局部红肿，重者可发生皮下血肿。

2. 耳郭化脓性软骨膜炎　常因外伤、手术等所致。患者出现耳郭肿痛，局部红肿并逐渐加重，可伴有发热、乏力等全身症状，局部检查可见耳郭红肿，明显触痛。

3. 外耳道疖　外耳道皮肤的化脓性炎症。早期有剧烈耳痛，咀嚼时加重，局部体格检查可见皮肤疖肿。

4. 弥漫性外耳道炎　急性者耳痛明显，耳道可有分泌物流出。耳部检查可见外耳道皮肤弥漫性红肿，外耳道变窄，耳郭有牵拉痛。

5. 急性化脓性中耳炎 常继发于呼吸道感染。主要的症状包括剧烈耳痛、听力下降、耳鸣及耳内分泌物等。常伴发热、乏力等全身症状。耳镜检查可见鼓膜充血、肿胀、向外膨出。需要警惕的是，患者耳痛突然减轻可能是发生了鼓膜穿孔。

6. 中耳癌 早期可出现耳内出血，后可有耳深部胀痛，夜间痛明显。

【分析】

患者耳痛明显，耳道可有分泌物流出，耳部检查可见外耳道皮肤弥漫性红肿，符合急性弥漫性外耳道炎的临床表现。

五、耳痛的治疗原则

耳痛的病因多样，需诊断明确后根据病因进行相应治疗。在诊断不明的情况下不宜轻易应用镇痛药物。若患者耳部急性炎症严重或出现其他症状、继发性耳痛，应转至专科医生处诊治。耳痛处理流程见图4-39-1。

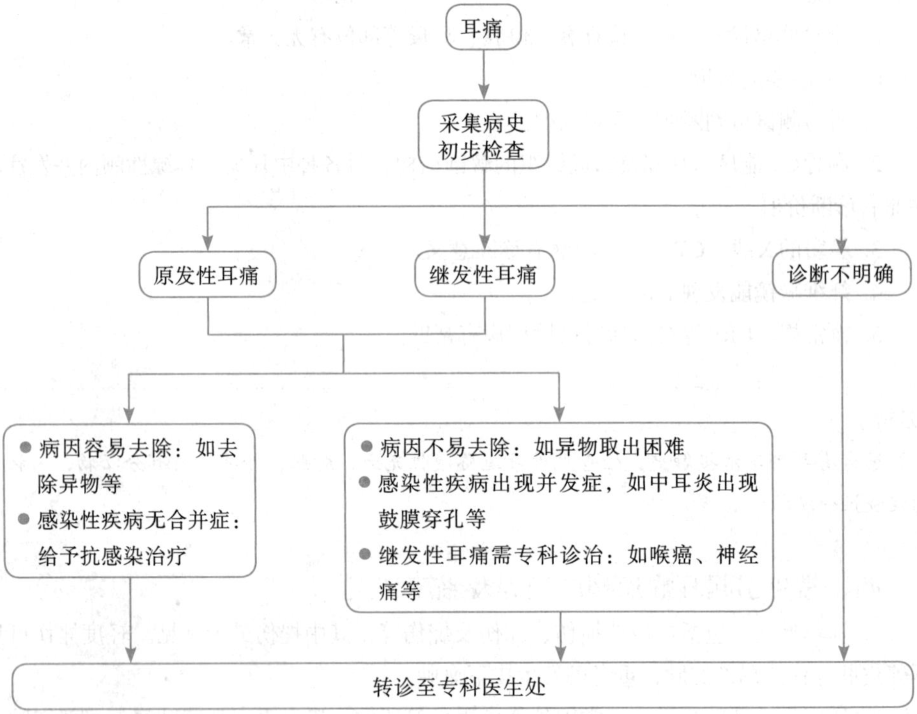

图4-39-1 耳痛处理流程

（一）药物治疗

1. 感染性疾病可给予全身或局部抗感染治疗。

2. 病原体以链球菌属、葡萄球菌属等革兰氏阳性球菌为主，可选择第一、二代头孢菌素或左氧氟沙星、莫西沙星等呼吸喹诺酮类药物；慢性中耳炎可出现铜绿假单胞菌感染，需行分泌物培养确定致病菌后给予相应治疗。

3. 肿瘤患者常在手术后辅以化疗。

（二）手术治疗

肿瘤患者多需要手术治疗

（三）其他治疗

局部清洁：及时清除外耳道内的污物，保持外耳道干燥；外耳道疖肿可结合局部理疗。

【分析】

给予患者第二代头孢菌素（头孢呋辛）抗感染治疗后，耳痛症状明显缓解。

六、耳痛的健康教育

对于外伤、炎症的耳痛患者，通过健康宣教，解除其心理负担，防止再次受伤及感染。而对于有恶变倾向的病变，应教会患者自己认真观察，必要时求助专科医生，但不要因过于担心疾病而影响工作和生活。恶性疾病患者则正确引导患者科学对待自己的疾病，积极配合医疗机构，争取早日康复。

七、耳痛的转诊原则

以下情况应转诊至专科医生处。

1. 病因不易去除，如异物难以取出。
2. 出现并发症，如鼓膜穿孔。
3. 需手术治疗，如耳部肿瘤。
4. 需专科医生诊治，如神经痛等。
5. 经过初步检查未能明确耳痛原因。
6. 其他基层无法处理的相关临床情况。

八、社区康复

社区医生对专科治疗后回到社区的患者应加强随访，根据患者病情，科学地指导饮食及身体锻炼，防止意外事件发生。对于恶性肿瘤患者，需提醒其定期到医疗机构复诊。

九、社区预防

1. 保持耳部清洁、干燥。
2. 避免接触不清洁液体或物品，如公共泳池、毛巾等。防止冻伤或灼伤。避免用硬物或锐物挖耳道。
3. 对于已经手术切除需进一步治疗的患者，应坚持治疗避免复发。

（王　爽）

第四十节　耳　鸣

【案例】

患者，女，50岁。近1个月来反复双侧耳鸣，自觉耳鸣为间断性嗡嗡作响，时轻时重，持续时间从数分钟至数日不等，不伴有听力减退、眩晕及头痛。患者对自己的健康状况产生担忧，遂至全科医生处就诊。既往有高血压史，近期为女儿高考的事情担心、紧张。

耳鸣（tinnitus）是在无外界声源刺激情况下耳内有响声的一种主观感觉，通常是耳聋的先兆。若因耳部病变引起，耳聋或眩晕可同时存在；而由其他因素引起的，则可不伴有耳聋或眩晕。耳鸣本身不是疾病，是一种与多种病因及恶化因素相关的症状。

一、常见病因

耳鸣的常见病因见表4-40-1。

表4-40-1　耳鸣常见病因

分类	常见疾病
外耳性耳鸣	外耳道耵聍栓塞、异物、湿疹
中耳性耳鸣	分泌性中耳炎、慢性中耳乳突炎、粘连性中耳炎
内耳性耳鸣	梅尼埃病、突发性耳聋、耳毒性药物损伤、急性噪声伤
听神经性耳鸣	听神经瘤、病毒性听神经炎
中枢性耳鸣	严重中枢供血障碍、颅脑外伤、神经外科术后
听觉系统以外病变引起的耳鸣	颈椎病、下颌关节病变、高血压、贫血、白血病、甲状腺功能减退或亢进、糖尿病

二、少见病因

中耳胆脂瘤、耳硬化症、听神经脱髓鞘病变、血管袢压迫听神经、鼻咽癌、脑肿瘤等。

三、耳鸣的分类

（一）根据发生机制

可分为客观性和主观性耳鸣。

1. 客观性耳鸣　患者接收到体内在耳旁由自身的生理性声源发出的声音（如血管源性或肌肉源性）。

2. 主观性耳鸣　在没有外界声源刺激情况下出现的听觉通路上异常信号形成。

（二）根据病变部位

可分为外耳、中耳、内耳、听神经、中枢性耳鸣等（表4-40-1）。

（三）根据病程

病程小于3个月为急性耳鸣，3～12个月之间为亚急性耳鸣，1年以上为慢性耳鸣。

（四）根据继发症状

可分为代偿性和失代偿性耳鸣。

1. 代偿性耳鸣　患者能感到耳鸣，但能够耐受，无继发症状，没有或只有轻微干扰，未明显影响患者的生活质量。

2. 失代偿性耳鸣　患者的生活质量明显受到影响，并引起继发症状（恐惧、睡眠障碍、抑郁等）。

【分析】

该患者病程为1个月，耳鸣呈反复间断发作，属于急性耳鸣。

四、耳鸣常见病因的识别

耳鸣常见病因的识别见表4-40-2。

【分析】

患者为中年人，主要表现为低调耳鸣，不伴有听力减退、眩晕及头痛。询问病史时，应注意了解除耳鸣以外有无其他伴随症状、既往全身性疾病、近期药物使用史。可先进行初步的耳鼻喉检查，明确有无外耳及中耳的疾病。

五、耳鸣的诊断思路

需详细询问病史、规范进行体格检查，必要时进一步做听力学检查和心理学评估，从而对耳鸣进行定位、定性、定量及定因的四部分诊断。

（一）病史询问要点

耳鸣是由多种不同原因引起的一种症状，除耳源性外，还应注意全身情况或其他使耳鸣加重的因素。病史询问是诊断的基础及进一步检查的依据，同时要评估耳鸣的严重程度，以及是否出现继发症状。以下的询问很重要。

1. 您耳鸣多长时间了？（急性、亚急性、慢性）
2. 环境噪声能掩盖住您的耳鸣吗？
3. 有听力下降吗？
4. 耳鸣与听力下降是同时出现的吗？
5. 在紧张、激动或心理压力大时，耳鸣会加重吗？
6. 身体运动时对耳鸣有影响吗？某个头位变化时耳鸣是否也会改变？
7. 某种食物或饮料对耳鸣有影响吗？

表4-40-2 耳鸣常见病因的识别

识别要点	外耳道异物	外耳道耵聍	慢性中耳炎	梅尼埃病	突发性耳聋	听神经瘤
好发人群	儿童多见	男性多见	无特殊人群	多见于50岁以下的中、青年人	多见于中年人	多见于30～60岁者
病因	异物进入外耳道	耵聍阻塞	急性炎症未彻底治疗，咽鼓管功能不良，鼻、咽部慢性炎症	病因不明，组织病理学表现为膜迷路积水	病因不明，可能与病毒感染、内耳供血障碍有关	原发于听神经鞘膜的肿瘤
特点	多有异物入耳病史	常在做吞咽动作时出现耳鸣	耳内间断流脓，脓量不等	典型者表现为发作性眩晕、耳鸣、听力下降的三联征	突发听力下降	一侧进行性加剧的耳鸣
耳鸣性质	常为低调	常为低调，“嗡嗡声”或“哗哗声”	多为低调	性质不一，早期多为低调，晚期可出现多种音调的嘈杂声	高调，可长期存在	音调高低不等，多以“喳喳声”为主
伴随症状或体征	可有耳痛、听力减退、反射性咳嗽	可伴有眩晕、听力减退	常伴不同程度的传导性耳聋或混合性耳聋	常伴耳胀满感、低频听力下降、听音变调现象	可有眩晕、耳内堵塞或压迫感	可伴一侧渐进性耳聋、轻度头晕
耳鼻喉科检查	外耳道内可见异物，并发外耳道或中耳炎	外耳道有黄色、棕褐色或黑色耵聍堵塞	可见鼓膜紧张部穿孔，大小不一，穿孔四周均有鼓膜残留	发作高潮期可见自发性眼震，呈水平型或水平-旋转型	听力测试为感音神经性聋，多为中、重度耳聋	可有自发性眼震，听力测试为单耳感音性耳聋

8. 您有其他疾病吗？（心血管系统、颈椎、代谢性、下颌关节等病变）

9. 耳鸣让您心烦还是能够忍受？

10. 耳鸣会影响您集中注意力吗？

11. 有睡眠障碍吗？是入睡困难还是早醒，抑或全程睡眠障碍？

12. 耳鸣影响您的生活质量吗？

用药史的询问对药物性耳鸣的诊断亦具有重要价值。药物性耳鸣是指某些药物或化学制剂引起的入耳感音神经系统的损害，可导致耳聋（表4-40-3）。耳鸣呈双侧对称性感音神经性，多由高调向中、低调发展。症状可在用药中始发，但更多在用药后出现，停药并不一定能阻止其发展，常为暂时性，少数为永久性。

表4-40-3　导致耳鸣的主要药物

种类	代表药物
水杨酸类	阿司匹林（包含阿司匹林的药物产品）
非甾体抗炎药	布洛芬、美洛昔康
抗生素类	氨基糖苷类、红霉素、万古霉素
利尿剂	呋塞米、布美他尼、依他尼酸
化疗药物	顺铂、氮芥、长春新碱
奎宁及其合成同类药物	奎宁、氯喹、羟氯喹
其他	一氧化碳、重金属及乙醇

（二）评估耳鸣程度

在询问病史的同时，应对耳鸣的响度和严重程度进行评估（表4-40-4），并作为治疗方案选择和疗效评估的依据。

表4-40-4　耳鸣的响度及严重程度评估

评估项目	级别 / 程度	评估标准
响度	0级	无耳鸣
	1级	耳鸣轻微响，似有似无
	2级	耳鸣轻微响，但肯定可听到
	3级	耳鸣中等响度
	4级	耳鸣很响
	5级	耳鸣很响，有吵闹感
	6级	耳鸣极响，难以忍受

续表

评估项目	级别/程度	评估标准
严重程度	轻度	间歇发作，或仅在夜间或安静环境下出现轻微耳鸣，偶尔心烦
	中度	持续耳鸣，在嘈杂环境中仍感受到耳鸣，中度心烦
	重度	持续耳鸣，严重影响听力、情绪、睡眠、工作和社交活动
	极重度	长期持续耳鸣，难以忍受耳鸣带来的极度痛苦

（三）体格检查要点

1. 耳鼻咽喉科检查　包括有无外耳道病变、耵聍堵塞，鼓膜有无内陷、穿孔、流脓、瘢痕、粘连，鼓室有无积液；鼻咽部有无病变，咽鼓管通畅度；颈部及耳周有无异常血管搏动、听诊有无杂音，颞下颌关节活动情况。

2. 全身检查　包括血压、心、肺、甲状腺及神经系统检查等。

3. 眼底检查　观察有无眼底动脉硬化等。

（四）必要的辅助检查

1. 听力检查　包括纯音测听、声导抗、言语测听、耳鸣响度频率匹配、耳鸣掩蔽试验等。

2. 血常规、CRP。

3. 血生化　如肝肾功能、电解质、血糖、血脂、红细胞沉降率等。

4. 甲状腺功能。

5. 颈椎X线。

6. 头颅CT、MRI、MRA　明确有无颅脑外伤、颅内肿瘤或感染、脑卒中等；MRA用于脑血管检查；内听道CT用于诊断听神经瘤。

（五）心理学评估

应用心理评定量表，包括症状自评量表（self-reporting inventory，symptom checklist 90，SCL-90）、焦虑自评量表（self-rating anxiety scale，SAS）、抑郁自评量表（self-rating depression scale，SDS）、生活事件量表（life event scale，LES）、社会支持评定量表（social support rating scale，SSRS）、耳鸣专用评估量表等，明确有无焦虑、抑郁等心理疾病。

（六）可能忽视的疾病

在耳鸣的诊断过程中应从听觉系统、全身情况、心理等三方面采用排除法寻找耳鸣的可能病因，尽可能避免遗漏严重的疾病，如听神经瘤、脑桥小脑角胆脂瘤、颅内外血管畸形、鼻咽癌、白血病、甲状腺功能减退或亢进、糖尿病等。

【分析】

经过详细的病史询问，患者的耳鸣为双侧性、低调，常与脉搏节律一致，偶有头晕不适，耳鸣程度与颈部运动无关，近期未用特殊药物；患者高血压已有3年，规律服用氨氯地平，近来血压波动于（152～166）/（96～108）mmHg。内科和耳鼻咽喉科初步检查未发现异常情况，广泛性焦虑障碍量表（generalized worry disorder-7，GAD-7）评分7分，提示轻度焦虑。全科医生对患者的病情进行了分析、解释，耳鸣可能与目前血压控制不佳及焦虑情绪有关。

六、耳鸣的处理原则

病因治疗为主，同时要关注病程和耳鸣的严重程度。客观性耳鸣，要仔细检查，寻找并去除体内的生理性发声源。而对于主观性耳鸣，必须严格区分急性、亚急性、慢性，并按病程和严重程度采取不同的治疗方法。急性耳鸣起病急，有时症状较重，患者耐受性差，宜尽早检查、明确诊断、治疗及改善症状。而慢性耳鸣病程长，治疗效果往往不尽如人意，在接诊过程中要耐心地与患者沟通，并告知一些可以帮助适应耳鸣的方法。耳鸣的处理原则见表4-40-5。

表4-40-5　耳鸣的处理原则

处理原则	具体内容及方法	
病因治疗	对于耳鸣的治疗首先应该是病因治疗	
	耳部疾病	如耵聍栓塞、咽鼓管功能障碍、分泌性中耳炎、梅尼埃病等
	全身性疾病	积极治疗贫血、脑供血不足、高血压、冠心病、糖尿病、甲状腺功能减退或亢进等能引起耳鸣的全身性疾病
	肿瘤性疾病	听神经瘤、鼻咽癌、颅脑肿瘤等宜手术治疗
	血管性疾病	颈动脉瘤、颈静脉瘤或动静脉瘘等宜手术治疗
	脑外伤	激素治疗
	药物中毒	立即停药
对症治疗	临床上大部分耳鸣无法确定病因，可按病程的长短给予不同的对症治疗	
	药物治疗	适用于早期（3个月内）原因不明的耳鸣 ①血管扩张药：改善内耳微循环的药物，如氟桂利嗪，10mg，q.n.，口服；倍他司汀，4mg，t.i.d.，口服；也可使用银杏叶制剂、葛根素、疏血通等中成药物 注：可根据病情酌情选用1～2种上述药物
		②神经营养药：甲钴胺，0.5mg，t.i.d.，口服；辅酶A，50～100IU，q.d.或q.o.d.，肌内注射；ATP（三磷酸腺苷），20～40mg，t.i.d.，口服；维生素B_1，10～30mg，t.i.d.，口服；维生素B_{12}，0.1～0.5mg，q.d.或q.o.d.，肌内注射 注：可根据病情选用1～2种作为治疗耳鸣的辅助用药 ③抗焦虑、抗抑郁药：可酌情使用盐酸多塞平、艾司唑仑等 ④抗惊厥药：首选氯硝西泮，停药后仍可有不同程度的改善 ⑤其他耳鸣抑制药：如利多卡因或卡马西平，对部分耳鸣患者有效

续表

处理原则	具体内容及方法	
	高压氧治疗	适用于耳鸣伴有突发性耳聋的患者；在高压环境中吸入纯氧，增加体内氧含量和氧分压，纠正局部神经组织因病变水肿导致的缺氧，恢复正常代谢；发病后越早进行高压氧治疗，疗效越好，一般治疗7～8次开始显效，20～30次疗效最佳；高压氧治疗的同时需要进行药物治疗
综合治疗	适用于病因不明，或病因明确但久治不愈及病因治愈后仍遗留长期严重耳鸣者	
	习服疗法	是目前最好的综合治疗方法之一，包括咨询和声治疗两个方面：应明确告诉患者耳鸣的病因、治疗方案及预后，让患者对耳鸣的相关问题有一个全面了解，通过转移注意力、松弛训练等方法使患者保持积极愉快的情绪；声治疗是使用有声材料，如耳鸣掩蔽器、音乐光盘、收音机、磁带等协助患者达到对耳鸣适应和习惯的目的，应长期（1～2年）坚持训练
	认知疗法	通过分析患者对耳鸣的认知、情绪和不良行为，加以改变或矫正，以求达到治疗目的，基本原理同习服疗法的心理咨询和心理调适
	松弛疗法	闭目静坐或平卧，有意识地去控制神经和肌肉的紧张性；先从头皮、额部、面部肌肉开始放松，逐渐将上下肢、胸部乃至全身肌肉放松；1～3次/d，10～20min/次，让患者得到身心松弛
	掩蔽疗法	专用器械有助听器和耳鸣掩蔽器；伴听力损失的耳鸣患者应首选助听器，因其放大外界声音后既可助听也可掩蔽耳鸣；患者明白掩蔽的原理后，用一台收音机、电视机、随身听收听或播放音乐磁带和光盘，也可起到掩蔽耳鸣的目的
心理治疗	对伴有严重心理障碍的耳鸣患者，应转诊至医学心理科或精神科，采用心理量表评定心理状况，进行心理咨询并酌情使用抗焦虑、抑郁类药物治疗	
手术治疗	传统手术	颈交感神经切除、鼓室神经丛切断、鼓岬电刺激等
	新兴手术	内镜下耳蜗神经减压术、内淋巴分流术、内淋巴分流与前庭神经切断等

耳鸣的诊断和治疗流程见图4-40-1。

【分析】

该患者血压控制不佳、轻度焦虑，全科医生为她进行了心理疏导，并调整了降压药物，改为氨氯地平、缬沙坦两药联合降压治疗，并予氟桂利嗪口服改善内耳微循环；同时转至专科医院行听力检查，除外其他疾病；1个月后复诊评估治疗效果。

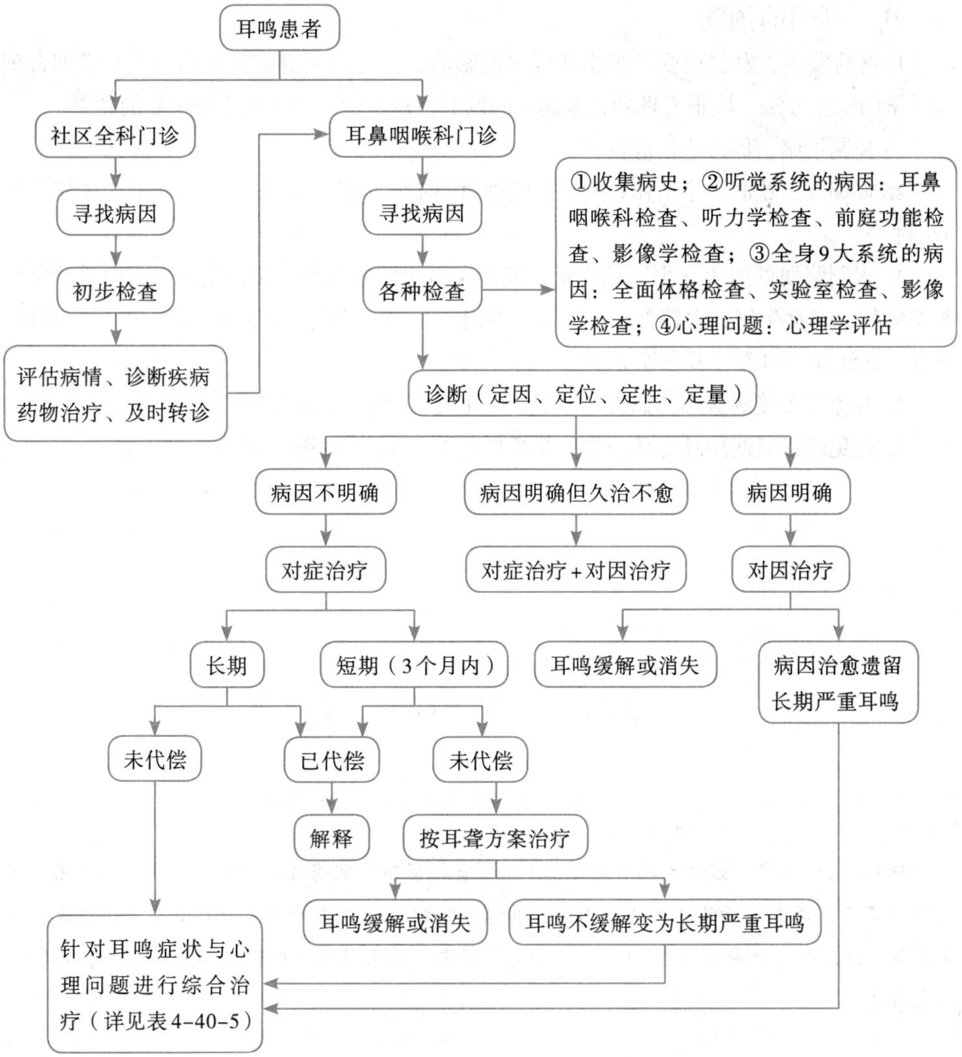

图4-40-1 耳鸣的诊断和治疗流程

七、耳鸣的转诊原则

出现以下情况的耳鸣患者应及时转诊至专科医生处。

1. 病因诊断不明。
2. 药物治疗效果不佳，或出现药物不良反应。
3. 严重或复杂的听觉系统疾病，需进一步检查。
4. 严重或复杂的其他系统疾病，如鼻咽癌、甲状腺疾病、中枢神经或血管性疾病等。
5. 伴随严重心理障碍，需进行心理咨询并酌情使用抗焦虑、抑郁药物治疗。
6. 长期严重耳鸣，需进行综合治疗。

八、耳鸣的预防

耳鸣的发生、发展可受各种生活因素的影响，因此提倡健康的生活方式，掌握合理且科学的饮食方法，注重心理和日差起居的调节，对防治耳鸣具有十分重要的意义。

1. 控制情绪，保持心情舒畅。

2. 戒烟、少饮酒，生活作息规律，睡眠时间不宜过长（中青年7～8小时，老年人约6小时）。

3. 限制脂肪的摄入，少食动物脂肪及富含胆固醇的食品；多补充富含蛋白质和维生素类食物；多食牛奶、含锌食物（如鱼、牛肉、鸡肉、鸡蛋、各种海产品、苹果、核桃、黄瓜、西红柿、白菜、萝卜等）和豆制品。

4. 避免过多接触噪声，如交通、工业、建筑、娱乐、居住环境中的噪声。

5. 避免或谨慎使用耳毒性药物，儿童与老年人尤应慎用氨基糖苷类抗生素。

（祝墡珠）

第四十一节　耳　聋

【案例】

患儿，女，9岁。因“左耳听力下降1周”至社区卫生服务中心就诊。患儿1周来出现左耳听力下降，诉无法听清老师讲课内容，其母也反映患儿近期看电视时将音量开得很大，故来就诊。该患儿平时身体健康，1个月前曾有感冒史，后出现左耳痛和耳鸣，但很快自行缓解，故未在意。

耳聋（deafness）是听觉器官及听觉传导通路器质性或功能性病变导致的不同程度听力损害（hearing impairment）的总称。程度较轻的有时也称为重听，显著影响正常社交能力的听力减退称耳聋。

耳聋是影响人类生活质量和导致终身残疾的主要问题之一，可发生在任何年龄。耳聋不仅会给患者的生活、学习和工作带来极大不便，也会给患者造成心理压力、引发心理自卑感，从而产生精神心理创伤。

一、耳聋的分类

耳聋按照病变的部位、性质、发病的时间特点等可进行不同的分类。通常病变部位发生在外耳、中耳传音装置的称为传导性聋；发生在内耳耳蜗螺旋器的为感音性聋；发生在螺旋神经节至脑干耳蜗核的为神经性聋；发生在耳蜗核至听觉皮层的为中枢性聋

（其中也包括一部分癔症性聋）。目前临床上将耳聋分为传导性聋、感音神经性聋（感音性聋与神经性聋的统称）及混合性聋（兼有传导性聋与感音神经性聋双重成分）。此外，按病变性质可分为器质性聋和功能性聋；按发病的时间特点可分为突发性聋、进行性聋和波动性聋等；按耳聋出现的时间可分为先天性聋和后天性聋。

二、耳聋的常见病因

耳聋的病因复杂，有先天性和后天性因素，可以由听觉器官的局部病变所致，也可以是全身性疾病在耳部的特殊表现。常见的耳聋病因见表4-41-1。

表4-41-1 耳聋的病因

分类		病因
功能性聋		精神心理因素
器质性聋	传导性聋	炎症：急慢性化脓性中耳炎、急慢性分泌性中耳炎、急性乳突炎、外耳道炎症等
		外伤：颞骨骨折、鼓膜外伤、听骨链中断等
		异物或其他机械性阻塞：外耳道异物、耵聍阻塞、肿瘤、胆脂瘤等
		畸形：先天性外耳道闭锁、鼓膜缺失、前庭窗发育不全等
	感音神经性聋	中毒性聋：氨基糖苷类、多肽类抗生素，水杨酸盐，利尿剂、抗肿瘤药物；酒精中毒；砷、铅等重金属中毒
		遗传性聋：颅面骨发育不全综合征，佩吉特病等
		先天性非遗传性聋：妊娠期母体病毒感染、使用耳毒性药物；分娩产伤
		感染性聋：流行性脑脊髓膜炎、流行性腮腺炎、耳带状疱疹、风疹、水痘、伤寒等
		创伤性聋：头颅外伤、耳气压伤、急慢性声损伤
		噪声性聋：急性或慢性强声刺激
		全身疾病相关性聋：高血压、糖尿病、慢性肾炎、系统性红斑狼疮、白血病、甲状腺功能减退等
		自身免疫性内耳病
		老年性聋
		特发性突聋
	混合性聋	耳硬化中期、鼓膜穿孔、急性或慢性化脓性中耳炎并发迷路炎、分泌性中耳炎伴老年性聋

三、耳聋严重程度分级

临床上常以0.5～2.0kHz的平均听阈为标准进行分级。根据WHO（1997年）听力障碍分级，将耳聋分为以下5级（表4-41-2）。

表4-41-2 世界卫生组织（WHO）（1997）推荐的耳聋分级表

分级	听阈均值 /dB	表现
0级	≤25	没有或仅有很轻的听力问题，可听到耳语声
1级（轻度）	26～40	可听到和重复1m处的正常语声
2级（中度）	41～60	可听到和重复1m处提高了的语声
3级（重度）	61～80	可听到叫喊声中的某些词
4级（极重度）	≥81	不能听到和听懂叫喊声

【分析】

患儿既往无耳病史，母亲妊娠期无感染及使用耳毒性药物史，家族中无耳聋性疾病者。但起病前有“感冒”史，考虑可能为感染引起的中耳炎未及时治疗转为慢性所致，仍需排除其他导致听力损失的原因，并通过检查明确其程度。

四、耳聋的诊断思路

耳聋的诊断主要是明确引起耳聋的病因及性质，其中详细的病史采集及体格检查对于耳聋的病因诊断至关重要。

（一）问诊要点

病史采集的要点应包括以下几部分。

1. 年龄　对于年龄>60岁且缓慢进展的听力下降，需考虑老年性聋的可能；对于儿童患者，需考虑遗传性聋或先天性非遗传性聋的可能。

2. 诱因　近期有无病毒或细菌感染史；有无游泳或跳水史等。

3. 起病方式及病程　急性起病还是缓慢起病；听力下降是短期内急剧加重、缓慢逐渐加重还是呈波动性；是单耳起病还是双耳同时起病。

4. 伴随症状　有无耳鸣、耳痛、耳道分泌物增多、耳内堵塞感、耳周麻木、眩晕、恶心、呕吐、头痛、发热等。

5. 既往史　有无头颅外伤、耳气压伤史；有无高血压、糖尿病、结缔组织疾病等慢性病史；有无噪声暴露史；有无已知耳毒性药物，如氨基糖苷类药物（阿米卡星、庆大霉素、卡那霉素、新霉素、链霉素、妥布霉素）、利尿剂（依他尼酸、呋塞米）、化疗药物、奎宁及其相关药物、水杨酸类药物、麻醉药等的使用史；对于儿童患者，需询问其母亲妊娠期有无感染史、耳毒药物使用史，分娩时有无产伤等。

6. 家族史　注意询问家族中有无耳聋患者，包括耳聋的发病时间、严重程度、伴随症状等。

（二）体格检查要点

1. 耳部视诊　面部结构、颅骨和耳，了解耳郭、外耳道口和耳周情况，了解有无耳部皮疹等。

2. 耳镜检查　外耳道有无耵聍、炎症或新生物堵塞；检查鼓膜色泽、完整性和活动性，注意有无鼓室积液等。

3. 听力学检测　包括音叉试验、纯音听阈测试、声导抗测试等。其中音叉试验又包括林纳试验（Rinne test，RT）、韦伯试验（Weber test，WT）和施瓦巴赫试验（Schwabach test，ST）。传导性聋与感音神经性聋的听功能检测鉴别要点见表4-41-3。

（1）林纳试验（RT）：又称气骨导对比试验，是比较同侧气导（air conduction，AC）和骨导（bone conduction，BC）的一种检查方法。取C256音叉，振动后置于乳突鼓窦区测患者骨导听力，待听不到声音时记录时间，然后立即将音叉移至外耳道口外侧1cm外，测患者气导听力。若仍能听到声音，则表示气导比骨导时间长（AC>BC），称林纳试验阳性（RT“+”）。反之骨导比气导时间长（BC>AC），则为林纳试验阴性（RT“–”）。

（2）韦伯试验(WT)：又称骨导偏向试验，能比较两耳骨导听力的强弱。取C256或C512音叉，振动后柄底置于前额或头顶正中，让患者比较哪一侧耳听到的声音较响，若两耳听力正常或两耳听力损害性质、程度相同，则感声音在正中，为骨导无偏向；由于气导有抵消骨导的作用，当为传导性聋时患耳气导有障碍，不能抵消骨导，因此患耳骨导会比健耳强，出现声音偏向患耳的情况；感音神经性聋时则因患耳感音器官病变，故健耳听到的声音较强，出现声音偏向健耳的情况。

（3）施瓦巴赫试验(ST)：又称骨导对比试验，比较正常人与患者骨导的时间差异。取C256音叉，振动后柄底交替置于患者和检查者的乳突部鼓窦区加以比较，正常情况下两者应相等；若患者骨导时间较正常耳延长，称施瓦巴替试验延长（ST“+”），为传导性聋；若较正常者短，则称骨导对比试验缩短（ST“–”），为感音神经性聋。

4. 全身体格检查　了解有无合并其他器官的畸形及疾病。

表4-41-3　传导性聋、感音神经性聋的鉴别要点

检测项目	传导性聋	感音神经性聋
林纳试验（RT）	阴性	阳性
韦伯试验（WT）	偏向患侧	偏向健侧
施瓦巴赫试验（ST）	延长	缩短
纯音听阈测试	气导阈值不同程度升高，骨导阈值正常，气骨导差>10dB	气导阈值和骨导阈值一致性升高，无气骨导差（<10dB）
声导抗测试	B、C、D、E、Ad型等鼓室导抗图	A型鼓室导抗图

（三）必要的辅助检查

1. 血液检查 血常规检查可辨别感染性疾病、血液系统疾病造成的耳聋；怀疑为自身免疫性内耳病时，可行相关抗体检查；怀疑遗传性耳聋时，可行染色体、基因诊断检查。

2. 影像学检查 如内耳、迷路CT及MRI等检查，可了解有无畸形、肿瘤等病变。

（四）诊断步骤

全科医生接诊耳聋患者时，首先应根据病史、体格检查等判断是器质性聋还是功能性聋。在判断为器质性聋后，再根据检查结果明确耳聋的病因。

1. 判断功能性聋和器质性聋 功能性聋又称为假性神经性聋，由精神心理性因素引起。临床上一般表现为：①多为双耳突然或缓慢起病；②突然发病者此前多有精神心理创伤或挫折史；③耳蜗瞳孔反射和耳蜗眼睑反射消失；④可伴外耳麻木；⑤睡眠中耳聋继续存在；⑥语声不因耳聋而改变；⑦测试时回答问题刻板、缓慢；⑧前庭功能正常；⑨可突然自愈。对于功能性聋，在诊断时需注意收集有关的精神心理创伤病史；暗示疗法可取得良好效果。

2. 判断传导性聋和感音神经性聋 在确定是器质性聋后，需明确是传导性聋还是感音神经性聋。一般根据病史、听力学检查不难作出判断（表4–41–3）。

3. 明确病因 最后确定引起耳聋的病因，明确是听觉器官的局部病变还是全身疾病相关性聋。

五、耳聋的治疗原则

耳聋的治疗原则为早期发现、早期诊治。对于儿童，应适时进行听觉言语训练，帮助其提高语言能力、恢复社会功能；必要时适当应用助听器、人工耳蜗等辅助听力的器械。

对于器质性聋患者，全科医生应及时将其转诊至专科医生处进一步明确病因及治疗。而对于功能性聋患者，全科医生应积极探寻引起耳聋的精神心理创伤病史，并给予心理治疗，必要时可转诊至心理医生处。耳聋处理流程见图4–41–1。

1. 药物治疗 发病初期及时、正确用药是治疗成功的关键。应根据耳聋的病因及类型选择适当的药物。对于病毒或细菌感染引起的耳聋，应早期应用抗病毒药物和抗生素；对自身免疫性聋可考虑应用糖皮质激素和免疫抑制剂。此外，根据患者病因，可酌情使用血管扩张剂、神经营养药物等。

2. 高压氧 高压氧疗法对于早期药物性聋、噪声性聋、突发性聋和创伤性聋等有一定的辅助治疗作用。

3. 手术疗法 对于咽鼓管功能和耳蜗功能正常的传导性耳聋患者，可通过耳显微外科手术重建听通路，达到治疗的目的；而对于感音神经性聋患者，通过手术改善局部血液循环，可达到使内耳可逆损害部分恢复功能的目的。

4. 选配助听器 对于期望改善言语交流能力的有残余听力的耳聋患者，在药物或手术治疗无效，且病情稳定后，均可选配助听器。

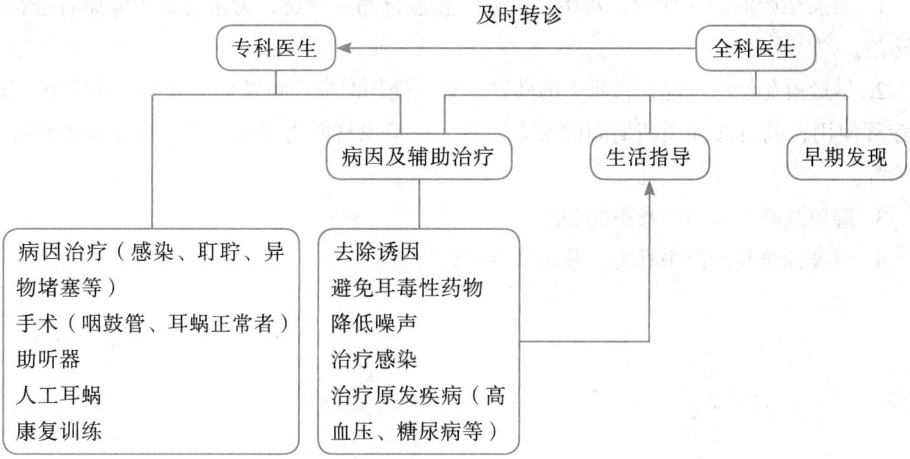

图4-41-1　耳聋处理流程

5. 人工耳蜗植入　具有以下适应证者可考虑植入人工耳蜗：①双耳极重度感音神经性聋；②借助助听器或其他助听装置无法改善听力和言语理解能力者；③年龄1岁以上，语前聋患者最好在6岁以下，语后聋则年龄不限；④患者具有改善听力的强烈愿望；⑤术后有条件进行言语康复计划。

6. 治疗全身性疾病　对于全身疾病相关性耳聋，应积极治疗原发疾病，如糖尿病、高血压、甲状腺功能减退等。

7. 教育和指导　全科医生对于耳聋患者家属，应给予必要的教育与指导，包括如何与患者交流、如何保养助听器等。在与耳聋患者交流时，应面向患者，避免向患者大声喊叫，言语尽量缓慢而清晰，必要时可借助面部表情或手势帮助患者了解语意。

【分析】

该患儿出现的耳聋可能为分泌性中耳炎造成的听力损害，建议患儿转诊至专科医生处就诊，进一步检查明确听力受损度，并及时治疗。

六、耳聋的转诊原则

以下情况应该转诊至专科医生处。

1. 疑为器质性耳聋。
2. 功能性聋，经治疗后无好转。
3. 可疑耳聋，包括语言差、听力问题等。

七、耳聋的预防

耳聋的预防比治疗更为重要，也更为有效。预防措施主要包括以下几方面。

1. 加强孕产期妇幼保健，对胎儿、婴幼儿进行测听筛选，力求对听力障碍者进行早期防治。

2. 尽量避免使用可能损害听力的药物，必须使用时应严格掌握适应证，尽量小剂量、短疗程使用；同时加强用药期间的听力监测，一旦出现听力受损征兆，应立即停药并积极治疗。

3. 避免及减少环境中噪声的刺激。

4. 积极预防和治疗中耳炎，及时清除耳内异物。

（杨 华）

第五章　常见精神心理问题

常见精神
心理问题

第一节　心理咨询的基本方法

一、医学心理咨询的概念

心理咨询是心理学的一个分支，具有以下特点：①咨询对象主要为正常人，处理人们正常需要和问题，如婚姻中处理夫妻关系的咨询；②咨询所起的作用可对咨询者的人生提供有效的帮助；③咨询过程中常需要找出来访者内在的积极因素，以及对事物、关系的认知因素，尤其是这些因素在理性选择和决定中的作用；④心理咨询主要研究个人在制订目标、计划及扮演社会角色方面的个性差异；⑤充分考虑情景、环境因素，强调人对环境资源的利用及必要时改变环境。

医学心理咨询是心理咨询中的一个重要分支，适应生物-心理-社会医学模式的要求。现实中很多患者的躯体症状是由心理、社会因素所致，而非单纯的躯体疾病；同时患有躯体疾病者，也往往会有各种心理反应。因此与普通心理咨询不同，医学心理咨询的主要对象是患者或寻求医学帮助的人，着重处理医学领域中的各种心理问题，并适当运用心理治疗或医学治疗（包括药物）来解决这些问题。

医学心理咨询将临床医学、心理学、社会学和精神病学有机融合，帮助患者恢复身心健康。从事医学心理咨询的人员应该具备相当的临床医学知识，又具备一定的心理学、社会学的知识，还需要掌握一定的心理咨询技巧。

二、医学心理咨询的原则

若期望在医学心理咨询中取得好的效果，医生必须遵守以下几项原则，并在会谈中努力贯彻。

1. 尊重患者　医生的尊重和同情本身就对患者有一定的治疗意义。很多患者对心理咨询存在疑虑，怕被当成精神病人，有病耻感。如果医生能在会谈中能体现出对患者的尊重，表现出对患者病痛的体恤，则有利于消除他们对心理咨询的疑虑。因此，对前来咨询的患者要加以鼓励，使他们相信医生正准备给予帮助，倾吐内心不快既有助于医生了解他们的情况，也可减轻自己的精神负担。

2. 严守秘密　心理咨询常涉及患者的个人隐私，如夫妻关系、人际关系、个人经历和社会问题等，患者不希望被其他人知晓，因此非咨询人员不得参与会谈，且该问题若处理不当，也可构成法律问题。咨询医生对患者所谈的个人隐私应严守秘密，不应随便谈论，这是医生应当遵守的最基本的职业道德。但对于一些紧急情况，如咨询者表现出自杀、伤人等倾向时，应及时通知相关人员和专业医疗机构。

3. 应对慎重 医生在会谈过程中，若还未理解清楚问题的性质和缘由，切勿轻易回答问题。对问题地解释要恰如其分、有理有据、细致耐心，运用科学知识，引导患者自己寻求问题的答案。回答患者的问题既不能简单、草率地敷衍，也不要单纯说教。若一时难以解答，也应予以说明，可请患者进一步提供材料、进行心理测验等，以增加对问题的分析依据。

4. 记录翔实 对于每一个咨询的患者，医生都应该予以客观并尽可能详尽的书面记录，并写明对病情的述说或描述是来源于患者的自述，还是亲友的描述，尤其对于一些情况难以核实的内容更需要写明。如患者或其家庭成员之间描述不一致，则应将每一方描述的内容均如实记录，并亲自向第三方核实，以获得最真实可靠的信息。

三、医学心理咨询的会谈要点

心理咨询特别强调咨询工作人员的会谈技巧，总结为“ABCDE”。

A：态度（attitude）

B：基本的会谈方式（basic way of talking）

C：集中注意（concentration）

D：指导（directing）

E：解释（explanation）

（一）开始会谈的要点

会谈的首要任务是弄清患者真正所要咨询的问题是什么。由于患者可能不知道、不愿意，或不知如何来说明就诊原因，因此患者一开始向医生讲述的问题有时并非促使其就诊的真正原因；也可能出于各种原因，患者采取了迂回曲折的方式来说明就诊原因。这就需要医生能察觉、分辨、引导患者说清其真正的就诊原因。例如：如患者诉说常心悸、胸闷，但其真正的问题是焦虑；患者诉说乏力、食欲缺乏、记忆力减退，但其真实原因却是情绪抑郁。此外，咨询医生还需要明确咨询问题的性质、对患者的影响程度、问题原因、诱因等。此时要求医生注意以下几点。

1. 全神贯注于会谈 医生要注视患者，专注于患者的述说行为。这不仅能捕获重要信息，而且会让患者感到受关注与重视，从而鼓励患者诉说。如患者述说时，医生只顾伏案书写，或心不在焉，则会让患者产生疑虑。

2. 以开放式问题提问 “什么情况下会出现心慌、胸闷？”，这种问题没有可供选择的答案，常可引出患者的一段描述，患者按照自己的语言、观点和时间顺序来陈述，其思维方式和思考范围不受影响。因此这类问题没有思维定式和限制，常会提供很多医生没有考虑到的信息。但有时患者可能不知从何说起，或分不清主次，甚至偏离讨论中心，此时则需要医生给予引导。采用开放式的问题需要提供给患者充分的叙述时间，一般15～20分钟。在会谈开始时，适宜采用开放式提问，以利于获得更多心理因素的信息。

但当需要进一步澄清问题时，可以用封闭式问题追踪确定，如问“心慌、胸闷是否出现在人多的场合？”这类问题所引出的回答常是简短的“是或不是”“好或不好”。这类提问针对性强，可获得确切的答案，对获得特定信息、澄清事实、缩小讨论范围、节省时间较为有利。如果患者陈述偏离正题，此类提问可引导患者重新回到正题，终止其不当的陈述，从而获得更准确、清晰的信息。

（二）继续会谈的要点

1. 鼓励患者，促进会谈　医生应当表现出对患者所谈内容感兴趣，可以采用“请继续说”“后来怎么样了”“那您是怎么认为的呢？”等语言鼓励患者诉说，也可采用关注的神态、点头、目光接触、轻声应答等肢体语言来反馈患者，以促进会谈。

2. 对于躯体性症状的述说，应多用开放式的提问方式　让患者根据自己的思维方式阐述问题，这样易于发现躯体征状之后隐藏的心理、社会原因，以便辨别躯体性症状是因疾病引起，还是心理原因引起的病感。

3. 开放式和封闭式问题的合理使用　会谈应当从开放式提问开始，医生需要从患者提供的众多信息中，寻找、发掘重要的心理、社会原因，然后通过封闭式问题，对重要信息进行澄清、确定、提炼，并控制会谈方向，避免患者讲述过多无关的内容。整个会谈应是从开放式逐渐趋向于封闭式。封闭式提问不宜使用过早，开放式和封闭式提问需要根据具体情况有机结合使用，以获得最多、最准确的信息。

4. 现在问题与过去问题的处理　会谈需要集中于讨论现在问题，而不是过去。由于过去问题常与当下的问题密切相关，通常也属会谈范围，但不宜纠缠过多，以避免妨碍现在问题的解决。

（三）提高会谈能力

1. 全科医生也许不一定会如精神科医生一样与患者进行专门的心理会谈，但在接诊时，对患者表达的心理痛苦或危机的言语线索需要有相当高的敏感性，也就是能察觉患者可能存在的心理问题。这种敏感性多来自对心理问题的警惕性，以及对心理障碍临床表现的熟悉程度。如患者的主诉涉及多系统和多器官、部位不固定、症状易变化，各种实验室和辅助检查结果难以解释这些症状，全科医生就需要考虑可能是心理问题。

2. 全科医生对于患者心理问题的非言语性暗示需要有一定的识别能力。因为患者的心理障碍可通过其表情姿态或动作行为而表现出来。如反应迟缓、表情不快、语调低沉、进食减少、厌世情绪，提示可能为抑郁性障碍；书写遗嘱可能提示有自杀的可能。

3. 全科医生还需要懂得如何应对话多的患者。有些患者言语表达过多，提供信息多而杂乱，常是与当前问题无关或一些细枝末节信息，对诊断治疗无益反而浪费许多时间，且会扰乱会谈进程。对这类患者，给予过多开放式问题往往会导致患者表述过多，因此医生需要采取适当的封闭式问题，澄清信息、总结患者表述，然后通过提问将话题转入会谈要点；此时医生应及时引导话题。比较好的方法是适当打断患者，简单总结患者刚才说的内容，然后提出自己希望患者讲述的话题，这样既不失礼貌，又能巧妙转移话题。

4. 全科医生还需要掌握一定的心理检查能力，包括一些常用心理量表的使用和结果判断。当然，全科医生并非精神病、心理相关的专科医生，但需要学会使用一些简单的筛查量表，运用于日常临床工作，若发现存在有心理问题的患者，应给予适当的教育、指导、治疗和转诊。这些能力也需要反复训练，绝非一朝一夕之功。

四、医学心理咨询基本技术

医学心理咨询的基本技术与一般心理治疗的基本技术类似，主要有以下几种。

（一）倾听

倾听是心理咨询的核心技术，心理治疗的关键不在于医生讲了多少，而在于听了多少。需要给患者以充分的时间诉说，通过耐心倾听，让患者感到医生对他的理解和鼓励。这是一种积极的倾听，应在倾听过程中适当用简洁明了的语句把患者的谈话内容进行概括，以确认讨论问题的一致性。如果患者的陈述缺乏条理，医生需要适当总结和澄清一些重要的事实问题，并且给予患者适当的引导，以保证会谈的有效性。在患者诉说过程中，医生还应当及时予以反馈，将患者讲述的主要内容、思想予以综合、整理再反馈给患者，并给予必要的理解和认同，以便让患者明白医生正在倾听他的陈述，并感到获得了医生的支持，从而提高患者的信心，以利于会谈深入。倾听还需要全面，对于一些问题，除了患者本人的讲述，还需要向患者的家人、朋友等进行了解。

（二）解释和指导

对患者有关躯体和心理的疑问给予解释，矫正其一些不正确的想法和误解。患者对自身躯体或心理问题的担忧，有时是因为其对自身问题的焦虑、知识的缺乏或医生倾听问题时间不足所致。在给予这些解释、指导和知识教育时，治疗医生须注意使用通俗易懂的语言，而非采用医学专业术语，否则会加重患者的误解。

通过积极的倾听和有效的询问，医生应对患者及其问题有一定的了解，以保证当医生开始解释时，所采用的方式和语言是合适的。解释和指导应当避免使用晦涩难懂的专业术语，而要采用通俗易懂的语言或形象化比喻来说明问题。许多患者会因为错误地理解其疾病性质或可能的后果而出现不必要的担忧，因此医生需要通过解释和指导来矫正患者一些不正确的观点和医学知识，并予以指导和健康教育。在解释过程中，医生应当与患者进行互动，这种互动可以是语言的，也可以是眼神交流或点头，以确保患者理解了医生的解释。在与患者进行解释指导时，需要让其有时间提问，有时间充分表达自己的观点、意愿。

（三）减轻痛苦

患者往往通过情绪表达来达到减轻苦恼或心理压抑的目的，这被称为疏泄。医生需要让患者知道：我们遇到棘手的问题或挫折时会感到悲观绝望、愤怒敌对，即使知道无法解决，但面对自己所信赖的人时，讲出来会感到好许多。鼓励患者将有关问题的感受表达出来，而不是压抑在内心，这也是心理会谈的治疗作用之一。

（四）提高自信心

很多健康问题，目前的医学水平难以达到使患者治愈或完全康复的目的。很多慢性疾病，如糖尿病、肿瘤、高血压、关节炎等，长期影响患者的健康易导致患者丧失信心和希望，继而出现心理问题。对这类患者，医生需要采用一些心理支持的方法，提高其自信心，保持乐观向上的情绪显得尤为重要。如帮助患者发现自己的一些优点、培养兴趣爱好、学会自娱自乐等，都有助于增加患者对生活的掌控感，即“知足者常乐”。

（五）鼓励自我帮助

培养自我解决问题能力是让患者心理问题得到治愈的关键。医生应该鼓励患者学会自助，心理治疗只是帮助患者获得处理这些心理问题的方法，是患者遇到问题或痛苦时所提供的一种帮助，而非可以永久依赖。鼓励患者学会自助和自我处理问题是心理咨询的最终目标。让患者认识到，在今后的生活过程中，应该学会应用治疗过程中所学到的各种知识或技巧来“举一反三”地调节自我心理功能，而不是长期依赖于医生。

（六）解决问题的步骤

心理咨询的目的是帮助患者解决问题，因此医生需要通过咨询帮助患者学会处理问题和解决问题的能力。其基本步骤如下。

1. 列出患者的所有问题，帮助患者明确问题的性质。

2. 帮助患者分清问题的主次，选择其中首要的问题先着手解决。

3. 帮助患者考虑各种解决问题的可能方法，列出并记录，选择其中最可能实施和成功的方案。

4. 根据患者作出的决定，鼓励患者付诸行动。

5. 帮助患者评价实施后的结果。

如果患者解决了一个问题，则再选择下一个要解决的问题，重复以上步骤，直到解决所有重要问题。如果问题未能解决，医生需要与患者共同回顾上述每个环节，寻找可能的症结所在并改正，以提高解决问题的成功率。咨询过程中，医生应当鼓励患者独立提出问题和解决问题，树立其信心，使其学会应对、处理问题的能力，以及解决问题的技巧，以便应用于日后的生活和工作中。上述解决问题方法每次实施约30分钟，整个疗程为4～8次。

五、医学心理咨询需注意的问题

（一）采用生物-心理-社会模式

全科门诊中，就诊者病情多样，躯体疾病与心理问题交错，纷繁复杂。全科医生需要采用生理-心理-社会模式，探究多方面原因，辨别患者是躯体疾患还是心理障碍，或是两者交错；澄清问题性质，才能对因治疗，作出正确的处理。很多患者以躯体征状为主诉就诊，但也伴有心理方面的问题。

例如：患者以反复心悸、多汗、肌肉酸痛数月来就诊，但实际上患者还有入睡困难、焦躁、激惹等症状；然而患者的主诉中却忽视了睡眠障碍、焦躁等需要医生解决的问题。如果不全面了解患者情况，医生就会忽略他的焦虑症状表现。

（二）防止漏诊器质性疾病

在作出心理问题的判断前，需要对患者是否存在器质性疾病进行诊断，必要时可做心电图、X线片、化验等检查，要坚持生理–心理–社会的综合诊断原则，以免漏诊。

例如：上文中的患者还需要除外甲状腺功能亢进、心脏病等躯体疾病。此外有的器质性疾病的患者，也可同时又有心理障碍存在，因此要加以鉴别，不能都直接归结为心理问题。

（三）适当运用心理治疗

全科医生可能无法进行非常规范的心理治疗，但可以将一些心理治疗的手段与其他治疗措施灵活结合，增强疗效。有些患者的心理问题经过简单的解释和保证就能好转；但有些则需要进行认知行为治疗。如同糖尿病的治疗需要将饮食控制和运动作为治疗基础一样，全科医生切不可一味依赖药物治疗，忽视心理治疗的运用。

（四）精神药物应用

全科医生在掌握一些常见心理障碍疾病的处理后，在心理治疗的基础上，可以适当运用一些不良反应较小的精神药物帮助患者缓解症状，如抗焦虑、抑郁的药物。精神、心理专科医生处方的精神药物，全科医生也需要随访患者的治疗效果和不良反应。由于精神药物有其特殊性，建议在专科医生指导下使用。

六、医学心理咨询的转诊原则

对心理咨询者进行适时、适当转诊是全科医生的职责。以下情况需要转诊。

1. 无法排除器质性疾病，需转诊至有关专科进行检查。
2. 对于心理疾病诊断不明。
3. 有幻觉、妄想和严重认知、行为障碍。
4. 存在情绪的敌对、不合作。
5. 有严重精神疾病，应由家属陪同前往精神、心理专科就诊。

需要注意的是，对于独自前来且有严重精神障碍的患者，如果患者不合作则不必硬性转诊，可建议让家属陪同就诊，再向家属告知病情并转诊。

（江孙芳）

第二节　常用心理量表的选择和使用

一、心理量表的种类

心理测量使用的各种工具被称为心理量表（mental scale）。心理量表是一些能够反映人们某些心理行为特点的问题或作业，临床常用的心理量表分为心理测验量表和评定量表。

二、常用精神症状自评量表

（一）症状自评量表

症状自评量表（self-reporting inventory）又名90项症状清单（SCL-90），是当前使用最为广泛的精神障碍和心理疾病门诊检查量表。该量表既可用来进行心理健康状况的诊断，也可以做精神病学的研究；既可用于他评，也可用于自评（表5-2-1）。

表5-2-1 症状自评量表（SCL-90）检测因子

序号	检测因子	包含项目	项目数量	所反映的问题
1	躯体化	1、4、12、27、40、42、48、49、52、53、56、58	共12项	主观的身体不适感
2	强迫症状	3、9、10、28、38、45、46、51、55、65	共10项	强迫综合征
3	人际关系敏感	6、21、34、36、37、41、61、69、73	共9项	某些个人不自在感和自卑感，尤其是在与他人相比较时更突出
4	抑郁	5、14、15、20、22、26、29、30、31、32、54、71、79	共13项	临床上与抑郁综合征相联系的广泛的概念
5	焦虑	2、17、23、33、39、57、72、78、80、86	共10项	临床上明显与焦虑症状相联系的精神症状及体验
6	敌对	11、24、63、67、74、81	共6项	从思维、情感及行为三个方面来反映患者的敌对表现
7	恐怖	13、25、47、50、70、75、82	共7项	与传统的恐怖状态或广场恐怖症所反映的内容基本一致
8	偏执	8、18、43、68、76、83	共6项	猜疑和关系妄想等
9	精神病性	7、16、35、62、77、84、85、87、88、90	共10项	有幻听、思维播散、被洞悉感等反映精神分裂样的症状项目
10	其他	19、44、59、60、64、66、89	共7项	反映睡眠及饮食情况

1. 项目和评定标准　量表共90个项目，量表每一项目均采取5级评分制：无、轻度、中度、相当重、严重。

2. 评定注意事项　该量表主要用于16岁以上成人的神经症、适应障碍及其他轻性精神障碍患者，不适合于躁狂症和精神分裂症。

3. 评分结果的解释

（1）得分症状详解

1）总症状指数：是指总的来看，被检者的自我症状评价处于“没有”到“严重”的其中一个水平。

2）阳性项目数：是指被评为2～5分的项目数分别是多少，它表示被检者在多少项目中感到“有症状”。

3）阴性项目数：是指被评为1分的项目数，它表示被检者“无症状”的项目有多少。

4）阳性症状均分：是指被检者自我感觉不佳的项目的程度究竟处于哪个水平。其意义与总症状指数相同。

5）因子分：每一个因子反映出个体某方面的症状情况，通过因子分可了解症状分布特点。当个体在某一因子的得分超过2分，即超出正常均分时，则个体在该方面就很有可能有心理健康方面的问题。

（2）参考常模的应用：根据中国常模结果，总分超过160分，或阳性项目数超过43项，或任一因子分超过2分，可考虑筛查阳性，需进一步检查。

4. 量表条目（5-2-2）

表5-2-2　症状自评量表-SCL90

填表指导：以下表格中列出可能有的症状或问题，请仔细阅读每一条，然后根据最近1周内，下列问题影响你或使你感到苦恼的程度，在方格内选择最合适的一格画“√”。请勿遗漏任何问题，并在20分钟内完成。

编号	项目	从无	轻度	中度	偏重	严重
		1	2	3	4	5
1	头痛	□	□	□	□	□
2	神经过敏，心中不踏实	□	□	□	□	□
3	头痛时有不必要的想法或字句盘旋	□	□	□	□	□
4	头昏或昏倒	□	□	□	□	□
5	对异性的兴趣减退	□	□	□	□	□
6	对旁人责备求全	□	□	□	□	□
7	感到别人能控制您的思想	□	□	□	□	□
8	责怪别人制造麻烦	□	□	□	□	□
9	忘记性大	□	□	□	□	□
10	担心自己的衣饰整齐及仪态的端庄	□	□	□	□	□
11	容易烦恼和激动	□	□	□	□	□
12	胸痛	□	□	□	□	□
13	害怕空旷的场所或街道	□	□	□	□	□
14	感到自己的精力下降，活动减慢	□	□	□	□	□
15	想结束自己的生命	□	□	□	□	□

续表

编号	项目	从无	轻度	中度	偏重	严重
		1	2	3	4	5
16	听到旁人听不到的声音	□	□	□	□	□
17	发抖	□	□	□	□	□
18	感到大多数人都不可信任	□	□	□	□	□
19	胃口不好	□	□	□	□	□
20	容易哭泣	□	□	□	□	□
21	同异性相处时感到害羞、不自在	□	□	□	□	□
22	感到受骗、中了圈套或有人想抓住您	□	□	□	□	□
23	无缘无故地突然感到害怕	□	□	□	□	□
24	自己不能控制地大发脾气	□	□	□	□	□
25	怕单独出门	□	□	□	□	□
26	经常责怪自己	□	□	□	□	□
27	腰痛	□	□	□	□	□
28	感到难以完成任务	□	□	□	□	□
29	感到孤独	□	□	□	□	□
30	感到苦闷	□	□	□	□	□
31	过分担忧	□	□	□	□	□
32	对事物不感兴趣	□	□	□	□	□
33	感到害怕	□	□	□	□	□
34	您的感情容易受到伤害	□	□	□	□	□
35	感到旁人能知道您的私下想法	□	□	□	□	□
36	感到别人不理解您、不同情您	□	□	□	□	□
37	觉得人们对您不友好、不喜欢您	□	□	□	□	□
38	做事必须做得很慢以保证做得正确	□	□	□	□	□
39	心跳得很厉害	□	□	□	□	□
40	恶心或胃部不舒服	□	□	□	□	□
41	感到比不上他人	□	□	□	□	□
42	肌肉酸痛	□	□	□	□	□
43	感到有人在监视您、谈论您	□	□	□	□	□
44	难以入睡	□	□	□	□	□
45	做事必须反复检查	□	□	□	□	□

续表

编号	项目	从无	轻度	中度	偏重	严重
		1	2	3	4	5
46	难以作出决定	☐	☐	☐	☐	☐
47	怕乘电车、公共汽车、地铁或火车	☐	☐	☐	☐	☐
48	呼吸有困难	☐	☐	☐	☐	☐
49	一阵阵发冷或发热	☐	☐	☐	☐	☐
50	因为感到害怕而避开某些东西、场合或活动	☐	☐	☐	☐	☐
51	脑子变空了	☐	☐	☐	☐	☐
52	身体发麻或刺痛	☐	☐	☐	☐	☐
53	喉咙有梗死感	☐	☐	☐	☐	☐
54	感到前途没有希望	☐	☐	☐	☐	☐
55	不能集中注意力	☐	☐	☐	☐	☐
56	感到身体的某一部分软弱无力	☐	☐	☐	☐	☐
57	感到紧张或容易紧张	☐	☐	☐	☐	☐
58	感到手或脚发重	☐	☐	☐	☐	☐
59	想到死亡的事	☐	☐	☐	☐	☐
60	吃得太多	☐	☐	☐	☐	☐
61	当别人看着您或谈论您时感到不自在	☐	☐	☐	☐	☐
62	有一些不属于您自己的想法	☐	☐	☐	☐	☐
63	有想打人或伤害他人的冲动	☐	☐	☐	☐	☐
64	醒得太早	☐	☐	☐	☐	☐
65	必须反复洗手、点数目或触摸某些东西	☐	☐	☐	☐	☐
66	睡得不稳不深	☐	☐	☐	☐	☐
67	有想摔坏或破坏东西的冲动	☐	☐	☐	☐	☐
68	有一些别人没有的想法或念头	☐	☐	☐	☐	☐
69	感到对别人神经过敏	☐	☐	☐	☐	☐
70	在商店或电影院等人多的地方感到不自在	☐	☐	☐	☐	☐
71	感到任何事情都很困难	☐	☐	☐	☐	☐
72	一阵阵恐惧或惊恐	☐	☐	☐	☐	☐
73	感到在公共场合吃东西很不舒服	☐	☐	☐	☐	☐
74	经常与人争论	☐	☐	☐	☐	☐
75	单独一人时神经很紧张	☐	☐	☐	☐	☐

续表

编号	项目	从无	轻度	中度	偏重	严重
		1	2	3	4	5
76	感到别人对您的成绩没有给出恰当的评价	□	□	□	□	□
77	即使和别人在一起也感到孤独	□	□	□	□	□
78	感到坐立不安、心神不宁	□	□	□	□	□
79	感到自己没有什么价值	□	□	□	□	□
80	感到熟悉的东西变得陌生或不像是真的	□	□	□	□	□
81	大叫或摔东西	□	□	□	□	□
82	害怕会在公共场合昏倒	□	□	□	□	□
83	感到别人想占您的便宜	□	□	□	□	□
84	为一些有关“性”的想法而很苦恼	□	□	□	□	□
85	您认为应该因为自己的过错而受到惩罚	□	□	□	□	□
86	感到要赶快把事情做完	□	□	□	□	□
87	感到自己的身体有严重问题	□	□	□	□	□
88	从未感到和其他人很接近	□	□	□	□	□
89	感到自己有罪	□	□	□	□	□
90	感到自己的脑子有毛病	□	□	□	□	□

（二）抑郁自评量表

抑郁自评量表（SDS）适用于具有抑郁症状的成人。按症状出现频度评定，分4个等级：没有或很少时间、少部分时间、相当多时间、绝大部分或全部时间。若为正向评分题，依次评为1、2、3、4分。反向评分题（文中有“*”号者），则评为4、3、2、1分。

1. 项目和评定标准（表5-2-3）

表5-2-3　抑郁自评量表（SDS）项目及引出症状

序号	量表中症状项目的内容	引出症状
1	我觉得闷闷不乐，情绪低沉	忧郁
2	我觉得一天中早晨最好	晨重晚轻
3	我一阵阵哭出来或觉得想哭	易哭
4	我晚上睡眠不好	睡眠障碍
5	我吃得跟平常一样多	食欲减退
6	我与异性密切接触时和以往一样感到愉快	性兴趣减退

续表

序号	量表中症状项目的内容	引出症状
7	我发觉我的体重在下降	体重减轻
8	我有便秘的苦恼	便秘
9	我心跳比平常快	心悸
10	我无缘无故地感到疲乏	易倦
11*	我的头脑跟平常一样清楚	思考困难
12*	我觉得经常做的事并没有困难	能力减退
13	我觉得不安而平静不下来	不安
14*	我对将来抱有希望	绝望
15	我比平常容易生气激动	易激惹
16*	我觉得作出决定是容易的	决断困难
17*	我觉得自己是个有用的人，有人需要我	无用感
18*	我的生活过得很有意思	生活空虚感
19	我认为如果我死了，别人会过得好些	无价值感
20*	平常感兴趣的事我仍然感兴趣	兴趣丧失

注："*"代表反向评分题。

2. 指标统计和结果分析　20个条目的各项分数总和为粗分，粗分范围为20～80，标准分=粗分×1.25，分数越高表明抑郁症状越严重。中国常模中SDS总粗分的分界值为41分，标准分为53分。

（三）焦虑自评量表

焦虑自评量表（SAS）的构造形式和具体评定方法与SDS相似，主要用于评定焦虑患者的主观感受，常作为门诊中了解焦虑症状的一种自评工具。

1. 项目和评定标准（表5-2-4）

表5-2-4　焦虑自评量表（SAS）项目及引出症状

序号	量表中症状项目的内容	引出症状
1	我觉得比平常容易紧张和着急	焦虑
2	我无缘无故地感到害怕	害怕
3	我容易心理烦乱或觉得惊恐	惊恐
4	我觉得我可能将要发疯	发疯感
5*	我觉得一切都很好，也不会发生什么不幸	不幸预感
6	我手脚发抖打战	手足颤抖

续表

序号	量表中症状项目的内容	引出症状
7	我因为头痛、头颈痛和背痛而苦恼	躯体疼痛
8	我感觉容易衰弱和疲乏	乏力
9*	我觉得心平气和，并且容易安静坐着	静坐不能
10	我觉得心跳得很快	心悸
11	我因为一阵阵头晕而苦恼	头昏
12	我有晕倒发作或觉得要晕倒似的	晕厥感
13*	我呼气吸气都感到很容易	呼吸困难
14	我手脚麻木和刺痛	手足刺痛
15	我因为胃痛和消化不良而苦恼	胃痛，消化不良
16	我常常要小便	尿意频数
17*	我的手常常是干燥、温暖的	多汗
18	我脸红发热	面部潮红
19*	我容易入睡，并且一夜睡得很好	睡眠障碍
20	我做噩梦	噩梦

注："*"代表反向评分题。

2. 统计指标和结果分析　粗分和标准分的计算同SDS。中国常模中SAS的总粗分正常上限为40分，标准总分为50分。

（四）汉密尔顿抑郁量表

汉密尔顿抑郁量表（Hamilton anxiety scale，HAMD）由Hamilton于1960年编制，是临床上评定抑郁状态时应用最为普遍的量表（表5-2-5）。该量表为他评量表，量表评定者需要受过专业培训，最好由精神科医生进行，一次评定一般在15～20分钟内完成。

1. 项目和评分标准　大部分项目采用0～4分的5级评分法。各级的标准为：0级，无；1级，轻度；2级，中度；3级，重度；4级，极重度。少数项目采用0～2分的3级评分法，其分级的标准为：0级，无；1级，轻～中度；2级，重度。

表5-2-5　汉密顿抑郁量表（HAMD）

圈出最适合患者情况的分数：0无症状；1轻微；2中等；3较重；4严重

项目	项目与评分标准	评定
1	**抑郁情绪：**①只在问到时才诉述；②在访谈中自发地描述；③不用言语也可以从表情，姿势，声音或欲哭中流露出这种情绪；④患者的自发言语和非语言表达（表情、动作）几乎完全表现为这种情绪	0　1　2　3　4

续表

项目	项目与评分标准	评定
2	**有罪感**：①责备自己，感到自己已连累他人；②认为自己犯了罪，或反复思考以往的过失和错误；③认为目前的疾病是对自己错误的惩罚，或有罪恶妄想；④罪恶妄想伴有指责或威胁性幻想	0 1 2 3 4
3	**自杀**：①觉得活着没有意义；②希望自己已经死去，或常想与死亡有关的事；③消极观念（自杀念头）	0 1 2 3 4
4	**入睡困难**：①主诉入睡困难，上床半小时后仍不能入睡（要注意平时患者入睡的时间）；②主诉每晚均有入睡困难	0 1 2
5	**睡眠不深**：①睡眠浅，多恶梦；②半夜（24：00以前）曾醒来（不包括上厕所）	0 1 2
6	**早醒**：①有早醒，比平时早醒1小时，但能重新入睡（应排除平时的习惯）；②早醒后无法重新入睡	0 1 2
7	**工作和兴趣**：①提问时才诉说；②自发地直接或间接表达对活动、工作或学习失去兴趣，如感到没精打采、犹豫不决，不能坚持或需要强迫自己去工作或劳动；③活动时间减少或成效下降，住院患者每日参加病房劳动或娱乐不满3小时；④因目前的疾病而停止工作，住院患者不参加任何活动或没有他人帮助便不能完成病室日常事务（注意不能看见住院患者就打4分）	0 1 2 3 4
8	**阻滞**：①精神检查中发现轻度阻滞；②精神检查中发现明显阻滞；③精神检查进行困难；④完全不能回答问题（木僵）	0 1 2 3 4
9	**激越**：①检查时有些心神不宁；②明显心神不宁或小动作多；③不能静坐，检查中曾起立；④搓手、咬手指、头发、咬嘴唇	0 1 2 3 4
10	**精神焦虑**：①问及时诉说；②自发地表达；③表情和言谈流露出明显忧虑；④明显惊恐	0 1 2 3 4
11	**躯体性焦虑**：①轻度；②中度，有肯定的上述症状；③重度，上述症状严重，影响生活或需要处理；④严重影响生活和活动	0 1 2 3 4
12	**胃肠道症状**：①食欲减退，但不需他人鼓励便自行进食；②进食需他人催促或请求，以及需要应用泻药或助消化药	0 1 2
13	**全身症状**：①四肢、背部或颈部沉重感，有背痛、头痛、肌肉疼痛、全身乏力或疲倦；②症状明显	0 1 2
14	**性症状**：①轻度；②重度；③不能肯定，或该项对被评者不适合（不计入总分）	0 1 2
15	**疑病**：①对身体过分关注；②反复考虑健康问题；③有疑病妄想；④伴幻觉的疑病妄想	0 1 2 3 4

续表

项目	项目与评分标准	评定
16	**体重减轻** 按病史评定：①患者述可能有体重减轻；②肯定体重减轻 按体重记录评定：①1周内体重减轻>0.5kg；②1周内体重减轻>1kg	0 1 2
17	**自知力**：①知道自己有病，表现为忧郁；②知道自己有病，但归咎于伙食太差、环境问题、工作过忙、病毒感染或需要休息；③完全否认自己有病	0 1 2 3 4
18	**日夜变化**：如果症状在早晨或傍晚加重，先指出是哪一种，然后按其变化程度评分。①轻度变化；②重度变化	0 1 2
19	**人格解体或现实解体**：指非真实感或虚无妄想。①问及时才诉述；②自发诉述；③有虚无妄想；④伴幻觉的虚无妄想	0 1 2 3 4
20	**偏执症状**：①有猜忌；②有牵连观念；③有关系妄想或被害妄想；④有幻觉的关系妄想或被害妄想	0 1 2 3 4
21	**强迫症状**：指强迫思维和强迫行为。①问及时才诉述；②自发诉述	0 1 2
22	**能力减退感**：①仅于提问时才引出主观体验；②患者主动表示有能力减退；③需鼓励、引导和安慰才能完成病室日常事务或个人卫生；④穿衣、梳洗、进食、铺床或个人卫生均需要他人协助	0 1 2 3 4
23	**绝望感**：①有时怀疑"情况是否会好转"，但解释后能接受；②持续感到"没有希望"，但解释后能接受；③对未来感到灰心、悲观和绝望，解释后不能排除；④自动反复诉述"我的病不会好了"或诸如此类的情况	0 1 2 3 4
24	**自卑感**：①仅在询问时诉述有自卑感（我不如他人）；②自动诉述有自卑感（我不如他人）；③患者主动诉述"我一无是处"或"低人一等"，与评2分者只是程度的差别；④自卑感达妄想的程度，如"我是废物"或类似情况	0 1 2 3 4
评分标准：<8分，没有抑郁；≥20分，可能是轻或中度的抑郁；≥35分，可能为严重抑郁		总分

2. 结果分析　总分≥35分，可能为严重抑郁；≥20分，可能是轻或中等度的抑郁；<8分，患者没有抑郁。

（五）汉密尔顿焦虑量表

汉密尔顿焦虑量表（Hamilton anxiety scale，HAMA）也是常用的他评量表，评定人员需要受过专业培训，最好由精神科医生进行。

1. 项目和评分标准（表5-2-6）

表5-2-6 汉密顿焦虑量表（HAMA）

圈出最适合患者情况的分数：0无症状；1轻微；2中等；3较重；4严重

项目	症状与评分标准	评定
1	**焦虑心境：**担心，感到有最坏的事情将要发生，容易激惹	0 1 2 3 4
2	**紧张：**紧张感、易疲劳、不能放松、易哭、颤抖	0 1 2 3 4
3	**害怕：**害怕黑暗、陌生人、一人独处、动物、乘车或旅行及人多的地方	0 1 2 3 4
4	**失眠：**难以入睡、易醒、睡眠不深、多梦、夜惊、醒后感疲劳	0 1 2 3 4
5	**认知障碍：**记忆力差、注意力不集中	0 1 2 3 4
6	**抑郁心境：**丧失兴趣、对以往爱好缺乏快感、抑郁、早醒、昼重夜轻	0 1 2 3 4
7	**肌肉系统症状：**肌肉酸痛、活动不灵活、肌肉抽动、牙齿打战、声音发抖	0 1 2 3 4
8	**感觉系统症状：**视觉模糊、发冷发热、软弱无力感、浑身刺痛。	0 1 2 3 4
9	**心血管系统：**心动过速、心慌、胸痛、血管跳动感、昏倒感、期前收缩	0 1 2 3 4
10	**呼吸系统：**胸闷、窒息感、叹气、呼吸困难	0 1 2 3 4
11	**胃肠道：**吞咽困难、嗳气、消化不良、饱胀感、肠动感、肠鸣、腹泻、便秘、体重减轻	0 1 2 3 4
12	**生殖泌尿系统：**尿意频数、尿急、停经、性冷淡、早泄、勃起功能障碍	0 1 2 3 4
13	**自主神经症状：**口干、潮红、苍白、易出汗、起鸡皮疙瘩、紧张性头痛、毛发竖起	0 1 2 3 4
14	**会谈时行为表现：**一般表现包括紧张、不能放松、忐忑不安、咬手指、紧紧握拳、摸弄手帕、面肌抽动、手发抖、皱眉、表情僵硬、面色苍白；生理表现包括反复吞咽、呃逆、安静时心跳和呼吸快、震颤、易出汗	0 1 2 3 4
评分标准：<7分，无焦虑；≥7分，可能有焦虑；≥14分，肯定有焦虑；≥21分，有明显焦虑；≥29分，有严重焦虑		总分

2. 结果分析　总分≥29分，有严重焦虑；≥21分，有明显焦虑；≥14分，肯定有焦虑；≥7分，可能有焦虑；<7分，无焦虑。

（六）广泛性焦虑量表

广泛性焦虑量表（GAD-7）不作为诊断量表，是常用于门诊的症状自评量表，用于筛查广泛性焦虑和纵向监测治疗结果。

1. 项目和评分标准　见表5-2-7。

表5-2-7　广泛性焦虑量表（GAD-7）

指导语：最近2周内，您有多少时间受到以下项目问题的困扰

项目	完全不会	几日	一半以上的日子	几乎每日
1. 感觉紧张，焦虑或急切	0	1	2	3
2. 不能够停止或控制担忧	0	1	2	3
3. 对各种各样的事情担忧过多	0	1	2	3
4. 很难放松下来	0	1	2	3
5. 由于不安而无法静坐	0	1	2	3
6. 变得容易烦恼或急躁	0	1	2	3
7. 感到害怕，似乎将有可怕的事情发生	0	1	2	3
总分				

2. 结果分析　总分（0～21）是各单项总和。总分5～9分，提示轻度焦虑，很可能是亚临床焦虑，推荐监测；10～14分，提示中度焦虑，建议进一步评估和治疗；15～21分，提示严重焦虑，建议进一步治疗。

（江孙芳）

第三节　社区接诊精神障碍患者时的注意事项

社区经常会有以精神症状为主诉的患者前来就诊。需要注意的是，有大量躯体疾病引发的症状与某些特殊的精神障碍症状相似；许多药物也可导致精神症状，常见的药物：①中枢神经活性药物（如抗癫痫药、抗抑郁药、抗精神病药、镇静剂、催眠药、兴奋剂）；②抗胆碱酯酶药（如抗组胺药）；③皮质激素。

除了导致精神症状的问题，一些精神疾病的患者发生躯体疾病（如脑膜炎、糖尿病酮症酸中毒）会进一步加重精神症状。因此对于新发精神症状、精神症状改变或症状不典型的患者，要进行仔细的医学评估，发现潜在和伴随的躯体疾病，而不是简单地诊断为某种精神疾病。

一、对有精神症状患者的医学评估

（一）病史

1. 现病史　应记录症状首次发作的时间、性质，特别注意症状是突然出现还是逐渐形成，以及症状是否有特别的诱发因素（如创伤、出现或消失于某种药物的使用）。

2. 系统回顾　寻找可能引起症状的原因。

（1）呕吐或腹泻：提示脱水、电解质紊乱等。

（2）心悸：提示甲状腺功能亢进、药物作用、戒断反应等。

（3）多尿、烦渴：提示糖尿病、尿崩症等。

（4）震颤：提示帕金森病、戒断反应等。

（5）行走或言语困难：提示多发性硬化、帕金森病、卒中等。

（6）头痛：提示中枢神经系统感染、复杂性偏头痛、颅内出血、颅内巨大占位等。

（7）发热、咳嗽和排尿困难：提示全身感染等。

（8）感觉异常和虚弱：提示维生素缺乏、卒中、脱髓鞘疾病等。

3. 既往史　临床医生需要询问患者是否既往有过类似的症状和发作，是否确诊和治疗过精神疾病；如果有，患者是否停用了正在使用的药物。同时要判断患者是否存在能够导致精神症状的已知慢性疾病（如甲状腺、肝脏或肾脏疾病，以及糖尿病等）。询问所有正在服用的处方药物和非处方药物、酒精和非法药物使用状况（剂量和服用时间）。

另外，疾病的家族史，特别是甲状腺疾病和多发性硬化；感染的风险（如高危性行为、共用针头、近期住院、群居等）都应询问。

（二）体格检查

检查患者的生命体征，注意是否存在感染的征象（如脑膜刺激征、肺淤血、腹部压痛）、进行全面神经系统检查（包括步态）和眼底镜观察，确认是否存在颅内压升高（视神经乳头水肿、静脉搏动消失），同时还应进行全面体格检查。

（三）实验室检查

常规的实验室检查有助于识别常见的躯体疾病，对于一些特殊患者，还需要做的检查如下。

1. 头颅CT　新发精神症状，存在谵妄、头痛，最近有创伤史及有局部神经体征的患者。

2. 腰椎穿刺　存在脑膜刺激征、头颅CT正常但有发热、头痛或谵妄的患者。

3. 甲状腺功能检测　服用锂盐、存在甲状腺疾病的症状和体征、年龄>40岁的首发精神症状（特别是女性或有甲状腺疾病家族史）的患者。

4. 发热　患者需行胸部X线、尿检和尿培养、血常规、CRP和血培养等检查。

5. 肝功能　存在肝脏疾病的症状和体征、有酒精和药物滥用史，以及缺乏既往史者。

二、精神科评估

精神科的评估包括病史的询问和精神检查。

（一）病史

患者是否能并且愿意提供病史，如果患者无法做到，则需其家属或照料者提供信息；即使患者能够顺畅交流，其家属也应该进行补充。应采用开放式提问，能让患者用自己的语言描述情况。

精神障碍患者不同于其他躯体疾病患者，躯体疾病患者在问诊时会“知无不言，言无不尽”；而精神障碍患者则不然，有些患者并不认为自己有病，或即便承认自己有病，但常会故意在叙述中减轻自己的症状，甚至隐瞒自己的病史，因此面对这些患者，医生需要有一定的问诊技巧。

1. 诱导　如遇到患者表现为凝神倾听状，而患者否认存在幻听，可以直接问患者“声音在跟你说什么？”“声音是男的还是女的？”从而让患者暴露症状。

2. 随其思路　不要与患者争辩幻听或妄想的真实性，这样只会让患者恼火从而不配合。应该顺从患者的思路，诱导患者进一步暴露症状，如“有人要害你啊？”“哦，那他们怎么迫害你的？”

3. 注意观察患者的反应　很多患者不承认自己的情绪有问题，但一副垂头丧气、眼泪汪汪的样子，则这类患者自己的描述不应作为主要判断依据。

4. 核实家属的诉说　有时家属和患者的说法会很不一致，特别是患者的说法也言之凿凿、逻辑严密的时候，偏听任何一方都是不明智的，应该了解其他家属、患者单位、邻居等第三方的说法，综合判断。

（二）精神检查

精神检查是通过观察和提问来评估大脑功能水平的几个方面，包括言语、情感表达、思维和感知、认知功能。

1. 总体印象　可以通过一些非语言的线索来判断。患者的外表有助于判断其是否能生活自理（如患者看上去营养不良、居无定所、穿着不合时令或身有异味），是否能适应或愿意遵从社会准则（如穿着怪异或不得体），是否存在物质依赖或故意自伤行为（如患者浑身酒气提示酗酒、伤痕累累提示静脉药物注射或自伤）。

2. 言语　能够通过观察语言的自发性、句法结构、语速和语量来进行评估。抑郁症患者说话可能很慢很轻；而躁狂症患者说话时可能语速很快且声音洪亮；构音困难或失语可能提示器质性因素所致的精神状态改变，如头部外伤、卒中、脑部肿瘤或多发性硬化等。

3. 情感表达　可以通过要求患者描述他们的感受来进行评估。要注意患者的语气、姿态、手势和面部表情。

4. 思维和感知　能够通过与患者访谈中交流的内容和方式来进行评估。思维内容异常通常以下列形式表现出来：妄想（错误的固定的观念）、牵连观念（指认为日常生活中发生的事都与患者有直接且显著的关系和意义）或强迫思维。医生还应该评估患者的思维是否连贯、是否有目的导向性、是否有逻辑性。精神病性患者和躁狂症患者可能会出现思维结构紊乱或跳跃性思维。

5. 认知功能　包括患者的警觉性水平、注意力水平、对人物、地点、时间的定向力、记忆力、抽象推理能力、内省力及判断力。认知异常主要发生于谵妄和痴呆患者，以及物质滥用或戒断反应患者，也可能发生于抑郁症患者。

三、需要紧急处理的问题

精神障碍患者不同于躯体疾病患者，虽然身体健康，但在精神疾病的支配下会出现言行异常，通常患者自己无法察觉并且难以听从他人的劝说。精神障碍患者一旦出现自杀、自伤和伤人行为，都属于紧急情况，不及时处理会有生命危险。以下介绍一些复发预防和紧急情况的处理方式，并应在初步处理后转诊至精神专科医生进一步诊治。

（一）出现以下情况提示疾病复发

1. 变得比平时烦躁、焦虑、好发脾气。
2. 出现头昏、头痛、注意力不集中、记忆力减退、工作效率下降。
3. 睡眠习惯改变，如入睡困难、早醒或失眠等。
4. 精神容易紧张、不安，好像有什么重要事情即将发生。
5. 变得孤僻，不愿与家人或朋友来往，常独处一室。
6. 敏感多疑或重提过去病中说过的事情。
7. 偶尔表现自语、自笑或出现短暂的幻觉。
8. 不承认自己有病，不愿坚持门诊随访和服药。

（二）如何应对存在攻击行为的患者

1. 了解引起患者攻击和暴力行为的原因，并尝试解除。
2. 不要与患者争辩，即便他是错的也不必明指。
3. 努力控制自己的情绪，不要对抗和批评，也不要流露紧张和畏惧的表情。
4. 最大限度地对患者的行为表示理解，以取得患者的信任。
5. 保证自己安全的前提下，设法取下患者手中的利器。
6. 如果已经发生伤人毁物的情况，应立即报警，将患者转诊至精神科。

（三）如何判断有自杀风险的患者

自杀危险因素的分级见表5-3-1，一级是自杀危险性高的因素，因素越多自杀危险性越大。

表5-3-1　自杀危险因素分级（简化版）

分级	危险因素
一级危险因素（医学）	存在精神疾病（抑郁症、精神分裂症、药物滥用） 既往自杀未遂 有间接或直接的自杀观念 家庭成员中有自杀死亡者

续表

分级	危险因素
二级危险因素（心理-社会）	隔离、独居（离婚、分居、丧偶等） 失业 有严重的负性生活事件 吸烟
三级危险因素（人口学）	男性 青少年和青年男性，老年 易感季节或周期（春季/初夏、经前期等） 少数群体（自杀者亲属、灾难受害者，以及“双性恋”“同性恋”倾向者等）

（四）如何应对自杀倾向严重的患者

1. 立即转诊至精神科。
2. 告知家属患者的自杀风险。
3. 在住院治疗之前，要求患者家属24小时陪护。
4. 必要时，在家属的同意下限制患者的行动。
5. 如无家属陪伴，应及时报警。
6. 做好详尽的书面记录。

（江孙芳）

第四节 抑郁障碍

【案例】

患者，女，16岁。因“情绪低落、夜眠欠佳半年”就诊。患者最近学习压力大，做事也没有兴趣，感到乏力、能力低下，上课容易走神，成绩下滑明显；另有早醒、食欲缺乏，体重1个月下降了2.5kg。上述症状影响到患者的学习和生活，但做过各项检查均提示无明显异常。医生建议她到心理科就诊。

抑郁障碍（depression）是一种常见的心境障碍，以显著而持久的心境低落为主要临床特征，且这种心境低落与其处境不相称。临床表现可以从闷闷不乐到悲痛欲绝，甚至发生木僵；部分病例有明显的焦虑和运动性激越；严重者可出现幻觉、妄想等精神病性症状。

抑郁障碍主要包括抑郁症、恶劣心境、心因性抑郁症、脑或躯体疾病患者伴发抑郁、精神活性物质或非成瘾物质所致精神障碍伴发抑郁、精神病后抑郁等。

当人遇到困难、挫折、疾病等重大的负性生活事件时，会产生抑郁情绪，进而出现抑郁症状，通常持续时间短、程度轻，并能被他人所理解，经过一段时间后多可自行恢复。当抑郁症状持续时间过长、程度过重、原因让人难以理解，甚至伴有消极自杀的观念和行为时，则应引起注意，有可能是抑郁障碍。

全科医生的职责在于识别抑郁症状，区分正常情绪反应和抑郁障碍，进行规范治疗，适当转诊。

一、抑郁障碍常见病因

抑郁症状产生的原因很多，需要根据患者症状的表现、持续时间、诱发原因、实验室检查结果等综合判断。抑郁障碍的常见病因见表5-4-1。

表5-4-1 抑郁障碍的常见病因

常见病因	疾病举例
脑器质性疾病导致的抑郁	癫痫、脑部肿瘤、痴呆、谵妄
躯体疾病导致的抑郁	恶性肿瘤、严重的高血压、糖尿病、系统性红斑狼疮、甲状腺功能减退、其他慢性疾病
药物导致的抑郁	利血平、糖皮质激素、抗结核药物、乙醇、毒品
反应性抑郁	重大生活事件（如亲人亡故、目睹车祸、遇到抢劫等）
精神疾病相关的抑郁	抑郁症、双相障碍、精神分裂症、广泛性焦虑症、强迫症

【分析】

根据病史，患者有明确的抑郁症状，无明显的重大生活事件、各项实验室检查无特殊发现，症状的持续时间有1个月，应考虑为精神疾病中的一种。

二、抑郁障碍常见病因的识别

抑郁的病因识别见图5-4-1。

由于脑器质性疾病、躯体疾病和药物导致的抑郁有明确的病史特点、体格检查和实验室检查依据，在此仅列举反应性抑郁和精神疾病的识别（表5-4-2）。

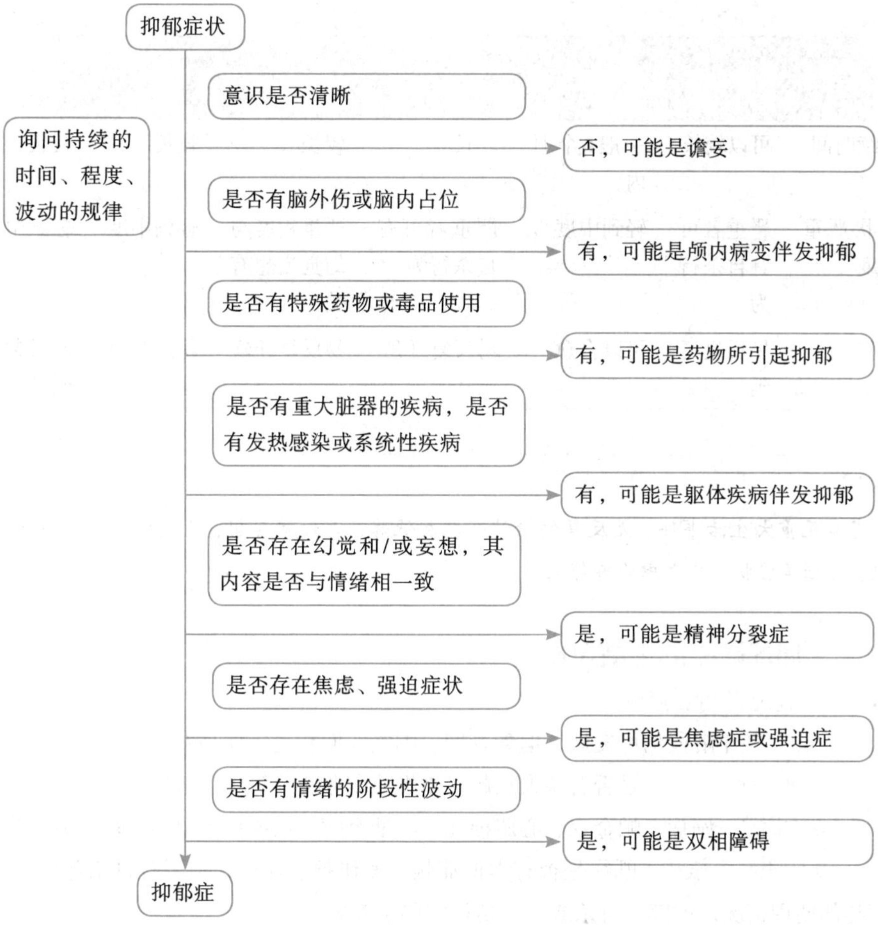

图5-4-1　抑郁症状病因诊断

表5-4-2　抑郁障碍常见病因鉴别

鉴别要点	抑郁症	反应性抑郁	双相障碍	精神分裂症	广泛性焦虑症	强迫症
好发年龄	年轻首发	各年龄段	年轻首发	年轻首发	年轻首发	年轻首发
性别	女性多见	男女类似	男女类似	男性多见	女性多见	男女相当
核心症状	抑郁症状	抑郁症状	情绪低落或情绪高涨交替出现	存在幻觉、妄想	广泛、持续且难以控制的焦虑	强迫症状
诱发因素	一般无重大生活事件	存在重大的生活事件	一般无重大生活事件	一般无重大生活事件	一般无重大生活事件	一般无重大生活事件

续表

鉴别要点	抑郁症	反应性抑郁	双相障碍	精神分裂症	广泛性焦虑症	强迫症
持续时间	可以较长	一般6个月内	较长	较长	较长	较长
症状严重程度	严重者可有自杀行为	轻到中度	严重者可有自杀行为	严重程度与幻觉妄想有关	轻到中度	轻到中度
病程	易反复迁延	可以自愈	易反复迁延	易反复迁延	易反复迁延	易反复迁延

【分析】

患者无重大生活事件、无反复的情绪高涨和低落、无幻觉妄想、无持续性的广泛的焦虑症状、无强迫症状，应考虑为抑郁症。

三、抑郁障碍的诊断思路

（一）病史询问要点

1. 年龄　各年龄段均可发病，但青春期、围绝经期和老年期高发。

2. 心理、社会因素　是否有亲人亡故、婚姻或职业变故等生活事件。

3. 躯体疾病　癌症、帕金森、心肌梗死、晚期肾病、糖尿病等躯体疾病患者高发。

4. 既往史和家族史　既往是否有类似症状、发作频度如何、是否有自杀意念、酒精或药物的使用情况；抑郁、自杀或其他精神障碍家族史。

（二）精神检查的要点

情绪低落、思维缓慢和意志行为降低是抑郁障碍典型的“三低”症状，其中以情绪低落最为重要，症状具有晨重夜轻的变化。

1. 情绪　情绪低落、心情压抑、不愉快，哭泣；自我评价降低，感到自己能力低下；内疚甚至罪恶感；感到生活没有意思；严重者产生自杀观念、自杀行为。

2. 兴趣　兴趣减退及愉快感缺乏，即使对过去非常感兴趣的活动（如体育活动、业余收藏、社会交往等）也难以提起兴趣，出现行为退缩。

3. 疲劳感和活力减退　疲乏感，经休息或睡眠也难以恢复；难以胜任日常生活或工作，初期觉“力不从心”，后期觉“难以坚持”；有无助感、孤独、与周围人（包括家人）有疏远感。

4. 思维及言语　思维活动减慢、言语活动减少；决断能力降低，犹豫不决；焦虑紧张、坐立不安、忧心忡忡。

5. 躯体征状（食欲、体重、睡眠及性欲）　食欲减退，体重减轻；睡眠障碍，早醒、入睡困难、易醒；性欲低下，性生活缺乏快感。

6. 自杀问题　可有自杀念头，观念顽固，反复出现，甚至思虑自杀计划并有自杀企图，最严重的是自杀死亡。

7. 慢性疼痛　包括头、颈、腰背痛等，可成为重要症状之一和导致患者就诊的主要原因，也成为医生鉴别诊断的难点和误诊的原因。

8. 其他症状　各种躯体不适主诉，包括各种疼痛、恶心、呕吐、口干、便秘、消化不良、胃部烧灼感、胃肠胀气，以及排尿疼痛等；常反复就诊，但检查多无异常或难以解释患者的上述症状。

全科医生在接诊时需注意到患者的一些语言描述可能提示抑郁症状，具体见表5-4-3。

表5-4-3　常见与抑郁症状有关的词语与描述

患者常用词语	他人的观察与描述
心情不好	悲观
压抑	消极
高兴不起来	懒散
绝望	很沉闷
沮丧	爱哭泣
空虚	喜怒无常
很伤心	没有笑容
很无助	效率下降
对什么都没兴趣	冷漠

（三）体格检查和辅助检查

1. 进行包括神经系统在内的全面体格检查，以排除躯体疾病引发的症状。

2. 无针对抑郁障碍的特异性检查，但必要时需依靠辅助检查和实验室检查，以除外躯体疾病引发的症状，如进行血糖、甲状腺激素水平、心电图检查等。

（四）自杀观念的检查

对于有抑郁症状的患者，全科医生切勿忽略对自杀观念的询问。自杀是抑郁症的常见症状，也是导致患者死亡的主要原因。

关于自杀问题，医生可以询问患者“是否觉得活着没什么意思？”“是否感到活着很累，生不如死？”。如果患者承认自己觉得生不如死，医生可以接着询问“是否有计划结束自己的生命？”。如果获肯定回答，则需要进一步询问患者具体计划是什么，是否采取实际行动等。

询问这些问题不必担心冒犯患者，或等于提醒患者自杀问题。只要医生询问适当，多数患者会感到医生能体会、理解自己的痛苦感受。

青春期和老年期更容易出现自杀，对于曾有自杀观念或自杀企图的患者，全科医生应高度警惕，反复提醒家属将预防自杀作为首要任务。

（五）抑郁评定量表

医生可借助某些临床评定量表对患者的抑郁症状及其严重程度进行评估。常用的有抑郁自评量表（SDS）、Beck抑郁问卷（Beck depression inventory，BDI）和汉密尔顿抑郁量表（HAMD）等。这些量表属于症状评定量表，不具有诊断功能，因此仅用于评估抑郁症状存在与否及严重程度，多用于疗效评定、病情观察，不能作为诊断依据。

上述评定量表是评估抑郁的有用工具，使用量表时需要掌握各量表的特点，结合病史、精神检查、诊断标准等方能发挥其应有的作用。

四、抑郁发作的诊断标准

中国精神障碍分类与诊断标准3（Chinese Classification and Diagnostic Criteria of Mental Disorders–3，CCMD–3）有关抑郁发作的诊断标准如下。

（一）症状标准

以心境低落为主，并至少符合以下4项。

1. 兴趣丧失、无愉快感。
2. 精力减退或疲乏感。
3. 精神运动性迟滞或激越。
4. 自我评价过低、自责，或有内疚感。
5. 联想困难或自觉思考能力下降。
6. 反复出现想死的念头或有自杀、自伤行为。
7. 睡眠障碍，如失眠、早醒，或睡眠过多。
8. 食欲降低或体重明显减轻。
9. 性欲减退。

（二）严重标准

社会功能受损，给本人造成痛苦或不良后果。

（三）病程标准

1. 符合症状标准和严重标准至少已持续2周。
2. 可存在某些分裂性症状，但不符合分裂症的诊断。若同时符合分裂症的症状标准，分裂症状缓解后，满足抑郁发作标准至少2周。

（四）排除标准

排除器质性精神障碍，或精神活性物质和非成瘾物质所致抑郁。

【分析】

患者存在兴趣丧失、精力减退、自我评价过低、思考能力下降，以及睡眠障碍、食欲减退、体重下降等症状，时间超过2周；这些症状已影响到患者的正常学习和工作；同时，多项检查未发现躯体疾病，也无其他明显精神障碍和药物使用情况，排除器质性疾病和药物所致的抑郁。因此考虑患者为抑郁发作。

五、抑郁障碍的治疗原则

抑郁障碍的基本治疗原则为：①消除临床症状，提高临床治愈率，预防复发；②最大限度减少病残率和自杀率；③提高生活质量，恢复社会功能，达到真正治愈，而不仅是症状的消失；④对于躯体疾病引起的抑郁，首先治疗躯体疾病。

（一）心理治疗

心理治疗并非健康教育或单纯的心理疏导，而是医生或心理治疗师采用各种不同的心理学方法和技术，影响患者的思维、态度、情绪和行为，使之趋向健康的一种互动过程。常用的抑郁障碍心理治疗包括支持性心理治疗、动力学心理治疗、认知行为治疗、人际心理治疗、婚姻和家庭治疗等。专业的心理治疗建议由专科医生进行。

支持性心理治疗又称为一般性心理治疗，常用的治疗技术有耐心倾听、解释指导、疏导宣泄、保证、鼓励和支持等，每次治疗15～50分钟。心理治疗需要经过专业训练方能进行，但由于一般性心理治疗适用于所有抑郁患者，且实施较为简单，可由全科医生进行。心理治疗过程中应当评价疗效，如治疗6周症状无改善，或12周后症状缓解不完全，则需转诊至精神专科医生处。

（二）药物治疗

常用的抗抑郁药物及其用法见表5-4-4。

（三）联合治疗

我国《抑郁障碍防治指南》（第2版）（2015年）中指出，尽管对于大多数患者，不建议常规首选正式心理治疗与药物治疗的联用方案，但患者存在的心理、社会问题往往会加剧其抑郁症状，因此一旦确诊便应开始抗抑郁药物治疗，同时对患者及其家属进行相关教育，给予一般性心理、社会支持，重点在于提高服药依从性，以便在1～2周内通过个体化抗抑郁药物治疗，缓解急性期抑郁症状，再对患者继续存在的心理、社会问题或人际问题再进行评价。

（四）电痉挛疗法

又称电休克治疗，是以一定量的电流通过大脑，引起意识丧失和痉挛发作，从而达到治疗目的，该方法能使病情迅速得到缓解。一般用于严重抑郁，有强烈自伤、自杀、伤人企图及行为者，以及药物治疗无效或对药物治疗不能耐受者。

表5-4-4 常用抗抑郁药物

分类	名称	用法用量	禁忌证	常见不良反应
选择性5-HT再摄取抑制剂（SSRI）	氟西汀	20～40mg/次，1次/d	对SSRI类过敏 严重心、肝、肾病慎用；禁与MAOI、氯咪帕明、色氨酸联用 慎与锂盐、抗心律失常药、降糖药联用	神经系统：头疼头晕、焦虑紧张、失眠、乏力困倦、口干多汗、震颤等 胃肠道：恶心、呕吐、厌食、腹泻、便秘 过敏反应：如皮疹 性功能障碍：勃起功能障碍、射精延缓、性感缺失
	帕罗西汀	20～40mg/次，1次/d		
	舍曲林	50～100mg/次，1次/d		
	氟伏沙明	100～200mg/次，1次/d		
	西酞普兰	20～40mg/次，1次/d		
	艾司西酞普兰	10～20mg/次，1次/d		
选择性5-HT和NE再摄取抑制剂（SNRI）	文拉法新	75～300mg/次，快速释放剂型分2～3次服；缓释胶囊1次/d	严重肝、肾疾病，高血压，癫痫患者应慎用；禁与MAOI和其他5-HT激活药联用	恶心、口干、出汗、便秘、乏力、焦虑、震颤、勃起功能障碍和射精障碍，大剂量时血压可轻度升高
	度洛西汀	60～120mg/次，2次/d	禁与MAOI合用，禁用于未经治疗的闭角型青光眼患者	焦虑、眩晕、发热潮红、出汗、恶心、便秘、排尿困难等
NE及特异性5-HT能抗抑郁药（NaSSA）	米氮平	15～45mg/次，每晚1次	严重心、肝、肾疾病及白细胞计数偏低者慎用；不宜与乙醇、地西泮和其他抗抑郁药联用；禁与MAOI和5-HT激活药联用	镇静、嗜睡、头晕、疲乏、食欲和体重增加
三环类抗抑郁药（TAC）	阿米替林	50～100mg/次，2次/d	严重心、肝、肾疾病，癫痫，急性闭角型青光眼，12岁以下儿童、孕妇、前列腺肥大者慎用；禁与MAOI联用	中枢神经：过度镇静，记忆力减退，转为躁狂发作 心血管：直立性低血压，心动过速，传导阻滞 抗胆碱能：口干，视物模糊，便秘，排尿困难 过量反应：超过一日剂量的10倍有致命性危险，心律失常是最常见死因

注：以上药物均为口服。5-HT，5-羟色胺；NE，去甲肾上腺素；MAOI，单胺氧化酶抑制剂。

（五）其他治疗

另外，音乐治疗、艺术治疗、工作娱乐治疗、生物反馈治疗等对于缓解症状有一定的作用。部分中药对于抑郁症也有一定的治疗作用（表5-4-5）。

表5-4-5　常用中医中药治疗方法

药物	用法用量
贯叶连翘（圣约翰草）	0.6g/次，2次/d
舒肝解郁胶囊（成分：金丝贯叶桃、刺五加）	2粒/次，2次/d

【分析】

患者的抑郁症状并不十分严重，并且患者比较排斥服药，全科医生可以先给予一般心理治疗，如效果欠佳，可转至专科医生处进行规范的心理治疗。如在心理治疗的过程中症状加重，应及时服用药物，一般常用SSRI。

六、抑郁障碍的转诊原则

如出现以下情况，应及时转诊至精神专科医生处。

1. 抑郁诊断不能明确。
2. 一般心理治疗效果欠佳。
3. 常规抗抑郁治疗无效者。
4. 存在自杀、自伤或伤人风险。
5. 居家照顾困难，无法管理。
6. 因躯体疾病引起的抑郁，需要专科处理躯体疾病。
7. 特殊人群，儿童、老年人和孕妇等。

七、抑郁障碍的预防

抑郁障碍具有患病率高、复发率高、易慢性化的特点，会严重损害患者的社会功能。我国抑郁障碍患病率目前有上升趋势，控制抑郁障碍的发病与致残需要进行人群防治和社区防治。

1. 加强健康宣教，增加人们对抑郁障碍的认识。
2. 对高危人群进行健康宣教、提供心理咨询、危机干预。
3. 加强全科医生、非精神专科医生的专业培训，提高抑郁障碍的识别率。
4. 加强患者教育，使患者认识疾病，主动配合治疗。
5. 将患者家属纳入预防全程，参与患者病情观察、督促就医。
6. 加强心理精神专业团队的介入，予以规范治疗。

（江孙芳）

第五节 焦虑障碍

【案例】

患者，女，56岁。患者从小易紧张、担心。1年前体检发现甲状腺右叶结节，半年前手术，术后病理为乳头状癌。术后予口服“左甲状腺素钠片”治疗，逐渐出现阵发性的心慌、透不过气来、夜间盗汗的症状。曾去医院就诊，甲状腺功能正常，除心电图提示窦性心动过速外，其他检查均无特殊。心悸发作多在30分钟左右，发作结束后无不适，近1周来发作频繁，睡眠差，几乎整夜不能入睡。

2018年6月18日，世界卫生组织（WHO）发布了预览版本的《国际疾病分类》第11版（international classification of diseases–11，ICD–11）。在ICD–11中，焦虑与恐惧相关障碍被划入了一个新的疾病分组中；该组疾病以过度恐惧和焦虑及相关的行为障碍为特征，其症状严重到足以导致个人、家庭、社会、教育、职业或其他重要功能领域的巨大痛苦或损害。疾病类型有广泛性焦虑障碍、惊恐障碍、场所恐惧症、特定恐惧症、社交焦虑障碍、分离性焦虑障碍和其他特定或未特定的焦虑和恐惧相关障碍，其中广泛性焦虑障碍、惊恐障碍最为常见。

广泛性焦虑是一种以焦虑为主要临床表现的精神障碍，患者常有原因不明的提心吊胆、紧张不安，显著的自主神经功能紊乱症状、肌肉紧张及运动性不安。惊恐障碍又被称为急性焦虑障碍，主要特点为突然发作、不可预测、反复出现，发作时有强烈的恐惧体验，一般持续5 ~ 20分钟，伴随濒死感或失控感。

焦虑是一种常见的情绪，现实生活中每个人都有过焦虑的体验。适度的焦虑有利于发挥才能，如应对足球赛、考试或应聘面试等。同时适度焦虑在真正危险的情况下能高度提醒人们快速行动，逃离或避开危险，因此焦虑是一种保护性反应。然而，当焦虑的严重程度与客观处境不相称或持续时间过长，以至于影响人的正常生活，就成为一种精神卫生问题。全科医生的职责在于识别焦虑症状，区分正常焦虑情绪反应和焦虑障碍，进行规范治疗，并适当转诊。

一、焦虑障碍常见病因

首先需要鉴别焦虑情绪是否属于正常（表5–5–1）。

表5–5–1 正常焦虑和异常焦虑的鉴别

鉴别要点	正常焦虑	异常焦虑
诱因	有诱因，可以理解	无诱因，难以理解
程度	轻到中度，不影响生活	严重，影响生活
持续时间	诱因消失焦虑即消失	持续时间长

二、焦虑症状常见病因的识别

躯体疾病和精神疾病都可以存在焦虑症状，可能的病因见表5-5-2。

表5-5-2 焦虑症状常见病因

类别	病因
脑器质性疾病	癫痫、脑部肿瘤、痴呆、谵妄等
躯体疾病导致的焦虑	二尖瓣脱垂、高血压、糖尿病、系统性红斑狼疮、甲状腺功能亢进、肿瘤等
药物导致的焦虑	糖皮质激素、酒精、毒品等
精神心理疾病	广泛性焦虑症、强迫症、惊恐发作、抑郁症、精神分裂症等

【分析】

根据病史，患者有明确的焦虑症状，但各项实验室检查无特殊发现，应考虑为心理疾病中的一种。

三、焦虑症状的识别

（一）病史采集要点

1. 年龄 各年龄段均可发病，但青年和中年期高发。
2. 心理、社会因素 是否有工作变动、婚恋变故等生活事件，以及早年的创伤经历等。
3. 躯体疾病 躯体疾病可诱发焦虑症状，焦虑症状也可表现为各种躯体不适。
4. 个人史 早年心理发育、个性特征、酒精或药物依赖等。
5. 既往史和家族史 既往是否有类似症状及其发作频度；是否有精神障碍家族史。

（二）精神检查要点

焦虑症状包括精神性焦虑和躯体性焦虑。

1. 精神性焦虑

（1）不明原因的心神不安、提心吊胆、恐惧、忧虑和烦躁等内心体验。

（2）对某些东西、场景的害怕、回避；明知没有必要，但难以控制地穷思竭虑、回忆和联想，但思维属性正常（即患者知道这些想法是自己的，而非外界强加的）等。

2. 躯体性焦虑 坐立不安、表情紧张忧虑、小动作增多。

（1）消化系统：口干、吞咽困难、食管内异物感、过度排气、肠蠕动增多或减少。

（2）呼吸系统：胸部压迫感、吸气困难、过度呼吸。

（3）心血管系统：心悸、心前区不适、自觉心律不齐。

（4）泌尿生殖系统：尿频、尿急、勃起功能障碍、痛经、闭经。

（5）神经系统：震颤、刺痛感、耳鸣、眩晕、头痛、肌肉疼痛。

3. 睡眠障碍 入睡困难、易惊醒。

4. 其他

（1）意志行为表现为做决定困难、犹豫不决。

（2）自觉记忆力和注意力减退，但往往客观检查结果比自觉程度更重。

（3）常与抑郁共病，因此若发现有抑郁症状，需要问及自杀观念。

（三）体格检查和辅助检查

1. 各系统全面体格检查，排除躯体疾病引发的症状。

2. 无针对焦虑障碍的特异性检查，但必要时需依靠辅助检查和实验室检查除外躯体疾病引发的焦虑症状，如甲状腺激素水平、肾上腺激素水平、心电图等。

（四）焦虑评定量表

医生可借助某些临床评定量表对患者的焦虑症状及其严重程度进行评估。

常用的有焦虑自评量表（SAS）、医院焦虑抑郁量表（hospital anxiety and depression scale，HADS）和汉密尔顿焦虑量表（HAMA）等。这些量表属于症状评定量表，不具有诊断功能，因此仅用于评估抑郁症状存在与否及严重程度，多用于疗效评定、病情观察，不能作为诊断依据。

上述评定量表是评估的有用工具，使用量表时需要掌握各量表的特点，结合病史、精神检查，诊断标准等方能发挥其应有的作用。

焦虑症状可以表现为各种精神和躯体征状，可涉及多系统、多器官，但往往以其中一部分症状占主要地位。医生需要询问这些症状的持续时间、波动规律、有无其他伴随症状，并进行详细体格检查、实验室和辅助检查，以明确是存在引起焦虑症状的躯体性疾病。此外，焦虑患者常过分强调躯体征状，尤其对于惊恐障碍患者，而对躯体征状诉述较少，需要医生详细询问。

四、常见焦虑障碍的临床特点

焦虑障碍以过度的持续焦虑为主要特征，并达到使患者功能损害或明显苦恼的程度。由于焦虑症状可以是正常情绪反应，也可以是焦虑障碍（广泛性焦虑障碍和惊恐障碍）、其他各种神经症（恐怖症、强迫症、创伤后应激障碍等），甚至是抑郁症、精神分裂症等重性精神病的临床表现之一。全科医生需要能判别什么情况下，焦虑才会成为一个问题，一种“障碍”。

有4点标准有助于全科医生把握焦虑障碍的诊断：①症状严重程度或持续时间超出了患者背景（家庭、社会、文化、行为习惯等）通常所理解的范围；②症状导致患者社会功能、职业或人际交往的损害，甚至丧失；③患者为了减轻焦虑而采取某些行为（如回避行为、强迫行为等）影响到患者的日常活动；④出现难以解释的躯体征状、强迫思维等。

由于脑器质性疾病、躯体疾病和药物导致的焦虑有明确的病史特点、体格检查和实验室检查依据，在此仅列举精神疾病导致焦虑障碍的临床特点（表5-5-3）。

表5-5-3 常见存在焦虑症状的心理精神疾病临床特点

鉴别要点	广泛性焦虑症	惊恐障碍	强迫症	恐惧症	抑郁症	精神分裂症
性别	女性多见	女性多见	男女类似	男女类似	女性多见	男性稍多
年龄	20岁和50岁左右为发病高峰	年轻首发	年轻首发	年轻首发	年轻首发	年轻首发
核心症状	广泛、持续、严重的焦虑症状	反复多次惊恐发作	反复的强迫思维和强迫行为	过分和不合理地惧怕外界某些事物或特定场景	情绪低落	思维联想过程缺乏连贯性和逻辑性
主要特征	经常无明确对象和固定内容的过度担忧、紧张不安；有无法忍受的不确定感；常伴躯体征状，如头痛、肌肉紧张，以及运动性不安	无法预料、反复发作的惊恐；有时患者主动回避引起惊恐发作的场景；有强烈的躯体征状，如心悸、气短、濒死感；发作突然，迅速达到高峰	明知没有必要却难以控制地穷思竭虑、回忆和联想；强迫行为，如反复洗涤、核对、检查或询问等；症状起源于患者内心而非他人	恐惧及其程度与实际危险不相称；发作时有焦虑和自主神经症状；知道恐惧过分但无法控制；存在回避行为	情绪低落、思维缓慢和意志行为降低	幻觉、妄想，感知、思维、情感、意志行为等多方面障碍
持续时间/频率	≥6个月	≥3次/月；或首次发作后持续焦虑1个月	≥1个月	≥3次/月	≥2周	≥1月
症状严重程度	严重者可伴有抑郁症状	发作时有濒死感，常去急诊救治	严重者可伴有抑郁症状	严重者可伴有抑郁症状	焦虑症状一般不严重，但严重抑郁可有消极行为	严重程度与幻觉妄想有关
病程	反复迁延	有些可自愈，多反复迁延	反复迁延	反复迁延	反复迁延	反复迁延

【分析】

根据病史描述，患者的焦虑症状表现为阵发性的急性焦虑发作，2次发作间期完全恢复正常，明确为惊恐发作，并且病前有一定的心理因素（恶性肿瘤手术史），同时患者有一定的性格基础（容易紧张担心）。

五、焦虑障碍的治疗原则

焦虑障碍的基本治疗原则为：①消除临床症状，提高临床治愈率；②长期随访，减少和预防复发；③提高生活质量，恢复社会功能，改善预后；④应按照急性期、巩固期、维持期及停药期全程观察治疗效果；⑤对于躯体疾病引起的焦虑，首先治疗躯体疾病。

（一）心理治疗

心理治疗不同于一般的谈话，而是对患者的问题进行有的放矢的治疗和处理，帮助患者解决心理问题。

1. 心理治疗的原则

（1）教会患者处理焦虑症状，如采用肌肉放松、生物反馈、暴露等方法。

（2）改变患者不恰当的焦虑认知。

（3）透过症状表象来了解患者内心真实体验与冲突。

2. 心理治疗的方法　适用于焦虑障碍的心理治疗方法主要有支持性心理治疗、认知治疗、行为治疗、生物反馈治疗和精神动力学心理治疗等，其中支持性心理治疗是基础，认知行为治疗简便、实用有效。

支持性心理治疗的首要内容是医患之间建立良好的治疗性关系，随后医生采取倾听、解释、指导等方法减轻患者的痛苦，鼓励患者进行自我帮助，以恢复患者的社会功能。全科医生在接诊焦虑患者时可以对患者进行支持性心理治疗，其他心理治疗方法需要一定的专业训练，需要转诊至精神专科医生或心理治疗师处。

行为治疗中有些较为简单的方法也可以由全科医生进行，如放松训练。该治疗是通过降低肌肉紧张和自主神经兴奋来缓解焦虑。在让患者一步一步放松肌肉的同时减慢呼吸频率，深而缓慢，思想集中于放松精神。渐进性肌肉放松的基本步骤如下。

（1）握紧拳头——放松；伸展五指——放松。

（2）收紧肱二头肌——放松；收紧肱三头肌——放松。

（3）耸肩向后——放松；提肩向前——放松。

（4）保持肩部平直转头向右——放松；转头向左——放松。

（5）屈颈使下颏触到胸部——放松。

（6）尽力张大嘴——放松；闭口咬紧牙关——放松。

（7）尽可能地伸舌——放松，尽可能地卷舌——放松。

（8）舌头用力抵住上腭——放松；舌头用力抵住下腭——放松。

（9）用力张大眼睛——放松；紧闭双眼——放松。

（10）尽可能地深吸一口气——放松。

（11）肩胛用力抵住椅子、拱背——放松。

（12）收紧臀部肌肉——放松；臀肌用力抵住椅垫——放松。

（13）伸腿并抬高15～20cm——放松。

（14）尽可能地“收腹”——放松；挺腹并绷紧——放松。

（15）伸直双腿、足趾上翘背屈——放松；足趾伸直趾屈——放松。

（16）屈趾——放松；翘趾——放松。

（二）药物治疗

一般用于焦虑障碍诊断明确的患者，治疗期间需要密切观察病情变化和药物不良反应。药物治疗应从小剂量开始，治疗1周后评价患者的耐受性和依从性，1～2周后根据患者情况剂量可增加，4～6周后可采用推荐剂量。鉴于焦虑障碍为慢性病程，复发率高，因此为达到最佳疗效需要12～24个月长期治疗，部分患者需要终身治疗。

1. 苯二氮䓬类药物（benzodiazepine，BZD） 此类药物为目前应用最广泛的抗焦虑药，对于控制精神焦虑、紧张及其伴随的不安有明显效果。由于BZD抗焦虑作用作用强、起效快、安全可靠的特点，多用于药物治疗早期的辅助用药，尤其是短期优先应用与需要尽快控制焦虑症状的急性干预。但应注意应从小剂量开始，逐步加大到最佳治疗剂量，维持2～4周，逐步减量至停用。容易产生耐药是此类药物最大的缺点，往往需要不断增加剂量以保持疗效，且长期应用会产生依赖性，因此在焦虑障碍的治疗中不宜单独长期使用。

常用BZD见表5-5-4。需要注意的是，表中列出的用法和用量包括在住院环境下的剂量，一般在全科门诊的环境下，应尽可能使用小剂量，特别是对于伴有躯体疾病的老年患者，使用时应极其谨慎，必要时转诊给专科医生以免药物使用不当。

表5-5-4　常用苯二氮䓬类药物

药名	特点	用法、用量	常见不良反应
阿普唑仑	中长效	口服，0.4～0.8mg/次，3次/d，最高剂量10mg/d	日间困倦、镇静、药物过量时出现共济失调、言语不清；药物依赖和戒断症状；记忆受损、反跳性失眠
劳拉西泮	短效	口服，0.5～2.0mg/次，1～3次/d，最高剂量6mg/d	
艾司唑仑	中长效	口服，1.0～2.0mg/次，1～2次/d，最高剂量6mg/d	
地西泮	肌内注射吸收不稳定，中长效	口服，2.5～5.0mg/次，3次/d，最高剂量30mg/d	
氯硝西泮	中长效	口服，0.5～1.0mg/次，1～2次/d，最高剂量6mg/d	

2. 抗抑郁药物 由于抗抑郁药物具有抗抑郁和抗焦虑的双重作用，因此广泛应用于焦虑障碍的治疗中。用于焦虑障碍治疗的抗抑郁药物：①选择性5-羟色胺再摄取抑制剂（SSRI）；②5-羟色胺和去甲肾上腺素再摄取抑制剂（SNRI）；③去甲肾上腺素及特异性5-羟色胺能抗抑郁药（noradrenergic and specific serotonergic antidepressant，NaSSA）；④三

环类抗抑郁药（TCA）；⑤单胺氧化酶抑制剂（monoamine oxidase inhibitor，MAOI）等。

其中，SSRI、SNRI、NaSSA与TCA、MAOI相比，具有更好的安全性和耐受性，因此临床上更常用。具体用法等参见本章第四节抑郁障碍。

因SSRI起效慢，临床上经常用BZD联合SSRI治疗焦虑，急性期用BZD减轻焦虑症状，3～4周逐渐减量BZD至停用，可避免长期应用BZD产生药物依赖。

（三）联合治疗

心理治疗在焦虑障碍治疗中有着药物难以取代的作用，特别是对于伴有一定性格基础，且病前有一定生活事件诱因者，药物与心理联合治疗更具有优势。

【分析】

建议患者到精神专科确定药物治疗的方案，心理治疗也可以同时进行，全科医生的倾听及对病情的解释可以缓解患者的焦虑情绪。

焦虑障碍具有患病率高、复发率高、易慢性化的特点，会严重损害患者的社会功能。我国焦虑障碍患病率目前有上升趋势，如何控制焦虑障碍的发病与致残是全社会面临的健康问题。控制人群中焦虑障碍的最有效方法是社区防治。

六、焦虑障碍的健康教育

针对焦虑障碍的患者及其家庭成员进行焦虑障碍的知识普及，使患者及其家属正确认识疾病，充分了解疾病的危害，才能使患者正确地面对疾病，接受治疗。同时要让患者家属更好地理解和照顾患者，督促患者就医及坚持治疗，防止焦虑反复。

七、焦虑障碍的转诊指征

如出现以下情况应及时转诊至专科医生处。

1. 诊断明确且症状严重。
2. 轻症患者一般心理治疗效果欠佳。
3. 常规抗抑郁治疗无效。
4. 居家照顾困难，无法管理。
5. 伴有严重躯体疾病的患者。
6. 特殊人群，儿童、老年人和孕妇等。

八、焦虑障碍的社区康复

经治疗后好转的患者，回归社区后，家属要随时关注病情变化，及时向社区医生寻求帮助。鼓励患者参加社会活动，参与社区、邻里活动，适当运动，及早回归社会，逐步恢复正常社交、学习、生活、工作能力。

九、焦虑障碍的社区预防

1. 对已确诊的患者，加强心理精神专业团队的介入，进行系统、规范的治疗。
2. 将患者家属纳入预防全程，参与患者病情观察、督促就医。
3. 对高危人群进行健康宣教、提供心理咨询、危机干预。
4. 加强全科医生、综合医院非精神专科医生的专业培训，提高焦虑障碍的识别率。

第六节　幻觉和妄想

【案例】

患者，男，21岁，大学生。最近半年无明显诱因下出现睡眠变差，经常自言自语或对着空气说话，听到背后有许多人讲他坏话，议论他，猜疑周围人的言行都在针对他，认为有人在跟踪监视他。经常感到恐惧、紧张不安，夜眠差，举止行为怪异，神神秘秘，走在路上东张西望，有时候东躲西藏。某一日突然坐在马路当中，被警察送至医院，学校通知父母，父母非常担心，想知道患者到底怎么了，是不是受了什么刺激，能不能恢复。

幻觉（hallucination）和妄想（delusion）是精神科的常见症状。所谓幻觉，是一种缺乏外界相应的客观刺激作用于感觉器官时所出现的知觉体验。没有人讲话时却听见讲话的声音称为言语性幻听。如果言语内容是评论患者的言行，称为评论性幻听，如果言语的内容是命令患者去做某些事情，则称为命令性幻听。评论性幻听和命令性幻听在精神分裂症的诊断中有重要意义。除了听幻觉外，还有视幻觉、嗅幻觉、触幻觉、味幻觉。

幻觉和错觉都可以发生于正常人，也可以见于各种精神疾病。全科医生首先要区分患者的幻觉是正常的还是病理性的，因为病理性幻觉往往提示病情严重或由精神疾患引起。正常和病理状态下的幻觉鉴别见表5-6-1。

表5-6-1　正常和病理状态下的幻觉鉴别

鉴别要点	正常人的幻觉	病理状态下的幻觉
出现情况	外界环境条件差，如光线暗淡 疲劳、注意力不集中 处于某种强烈的心境状态时，如紧张恐惧	意识障碍时，多为谵妄 意识清晰时，多为器质性精神障碍、精神分裂症
频率	偶尔出现，很快消失，经提醒能很快认识到是幻觉	频繁出现，无法认识到是异常现象
处理	改善外界条件即可消失	需要医学干预

妄想是一种错误的、不合逻辑的、毫无理由的病态信念，与患者的文化水平及社会背景不符合，但患者坚信不疑，难于用摆事实、讲道理的方法予以纠正。需要注意的是，妄想的内容不一定与事实不符。常见的妄想类型及其临床特点见表5-6-2。

表5-6-2 常见的妄想类型及其临床特点

类型	临床特点
被害妄想	最常见，患者感到被人监视、跟踪、窃听、诽谤、诬陷、毒害等
关系妄想	较常见，患者感到周围的事物均与自己有关或具有某种特殊意义
夸大妄想	患者自以为是非常人物、出身名门，有特殊才能，有巨大财富等
自罪妄想	将过去的缺点错误看成很大的罪行，认为自己对不起家人，不可饶恕，严重者可伴有自杀或自伤行为
物理影响妄想	又称被控制感，患者觉得自己的一言一行都受到外界某种力量的控制，如电波、仪器、光等

一、幻觉和妄想常见病因

幻觉在某些特殊情况下可出现在正常人身上，但妄想肯定出现在病理情况下。可能出现幻觉、妄想等情况的原因见表5-6-3。

表5-6-3 幻觉和妄想症状的常见原因

分类	常见原因
脑器质性疾病	癫痫、脑部肿瘤、痴呆、谵妄
躯体疾病导致的幻觉妄想	肝性脑病、肾性脑病、狼疮性脑病、麻痹性痴呆、HIV脑病、水和电解质紊乱等
药物导致的幻觉	糖皮质激素、酒精、毒品、镇静催眠药
精神疾病	精神分裂症、抑郁症

注：HIV.人类免疫缺陷病毒。

【分析】

根据病史，患者自言自语，对着空气说话，很有可能是存在幻听症状；怀疑别人要害他，可能是被害妄想，如果各项实验室检查无特殊发现，应考虑为精神疾病中的一种。

二、精神分裂症和抑郁症所引起的幻觉和妄想的临床特点

精神分裂症和抑郁症导致的幻觉和妄想临床特点见表5-6-4。

表5-6-4　精神分裂症和抑郁症导致的幻觉和妄想的临床特点

临床特点	精神分裂症	抑郁症
性别	男性多见	女性多见
年龄	年轻首发	年轻首发
核心症状	幻觉妄想	情绪低落
持续时间	1个月以上	1个月以上
症状严重程度	部分有情绪问题	幻觉妄想的内容与情绪低落有关，情绪改善后幻觉妄想随之改善
病程	反复迁延	反复迁延

【分析】

根据病史，患者以幻觉妄想症状为主，没有相应的情绪问题，考虑为精神分裂症。

三、幻觉妄想的诊断思路

诊断时需要详细询问患者症状的持续时间、波动规律、有无其他伴随症状，明确既往病史，并进行仔细的体格检查和完善各项实验室检查。幻觉和妄想的诊断思路见图5-6-1。

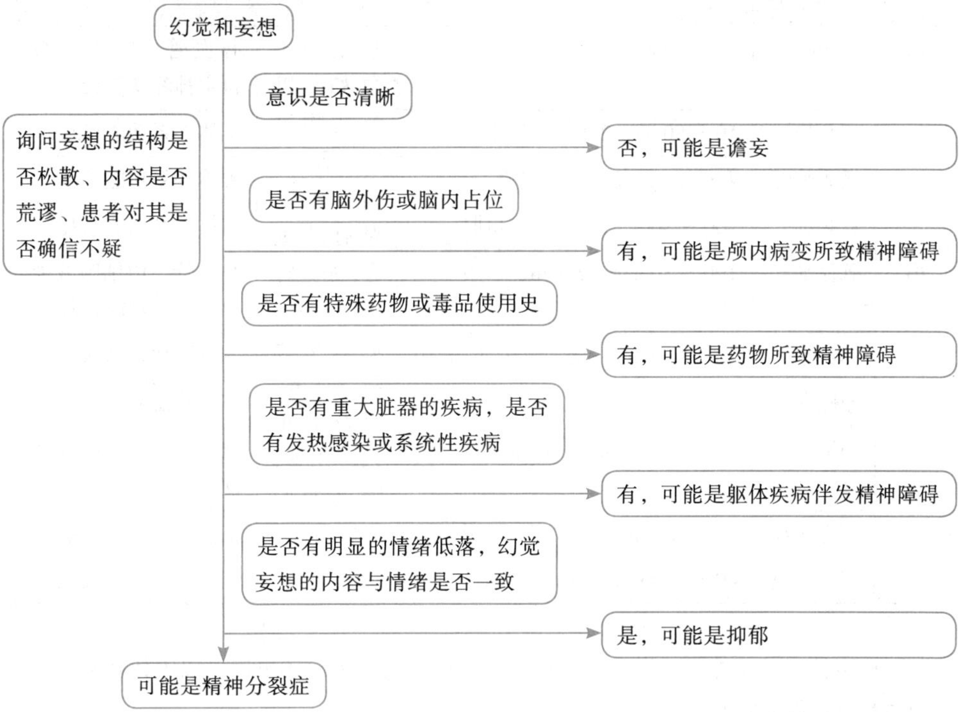

图5-6-1　幻觉和妄想的诊断思路

【分析】

根据病史和实验室检查，排除器质性疾病，明确患者的疾病为精神分裂症。

四、幻觉和妄想的治疗原则

对于有明确躯体疾病或药物导致的幻觉和妄想，应首先解决其躯体疾病问题或药物问题，精神症状会随之改善。

如果为精神分裂症，应首选药物治疗。抗精神病药物适用于各种精神病性症状的治疗，如幻觉、妄想、精神运动性兴奋，也常用于精神分裂症的治疗，以及脑器质性疾病和躯体疾病所致的精神障碍、精神活性物质所致精神障碍的治疗。治疗时注意全程、足量。需要提醒的是，在用药期间应注意缓慢加量，一般在2周内逐渐加至治疗剂量。抗精神病药物应转诊后由精神专科医生开具处方。

抗精神病药物禁用于孕妇、药物过敏、昏迷、高热患者。对有严重心、肝、肾疾病者，有造血功能障碍者，以及老年人、儿童、哺乳期妇女慎用。常用的抗精神病药物见表5-6-5，总体而言第二代抗精神病药物不良反应较少，安全性高，但价格比较昂贵。

表5-6-5　常用的抗精神病药物的用法

种类	名称	治疗剂量及用法	禁忌证	主要不良反应
第一代	氯丙嗪	150～600mg，2次/d，口服	禁止用于孕妇，以及药物过敏、昏迷、高热患者；对有严重心、肝、肾疾病者，造血功能障碍者，以及老年人、儿童、哺乳期妇女慎用	心血管、锥体外系、自主神经功能紊乱
	奋乃静	10～80mg，2次/d，口服		锥体外系功能紊乱
	氟哌啶醇	4～40mg，2次/d，口服		锥体外系功能紊乱
	舒必利	200～800mg，2次/d，口服		锥体外系功能紊乱
第二代	氯氮平	100～300mg，2次/d，口服		心血管、白细胞减少、自主神经功能紊乱
	奥氮平	2.5～15.0mg，1次或2次/d，口服		体重增加、嗜睡
	喹硫平	100～800mg，2次/d，口服，		直立性低血压、嗜睡
	利培酮	1～4mg，2次/d，口服		锥体外系功能紊乱、催乳素升高
	阿立哌唑	2.5～10.0mg，2次/d，口服		锥体外系功能紊乱
	齐拉西酮	40～120mg，2次/d，口服		锥体外系功能紊乱

除抗精神病药物外，对于兴奋躁动而难以控制的患者，还可以予以电休克治疗，但必须由精神专科医生进行。

【分析】

如果经济条件允许，建议患者选用安全性好且不良反应少的第二代抗精神病药物。注意规律服药，全程服药，并且按时随访精神症状和实验室检查。

五、幻觉和妄想的转诊原则

如出现以下情况应及时转诊至专科医生处。

1. 初次出现幻觉和妄想的患者建议转诊以明确诊断。
2. 病情反复并加重，有明显言行紊乱。
3. 居家照顾困难。
4. 无法管理，有冲动、自杀、自伤风险。
5. 常规药物治疗出现严重药物不良反应。

（江孙芳）

第七节　心 身 疾 病

【案例】

患者，男，20岁，大二学生。因“反复发作性中上腹疼痛”就诊。胃镜检查显示十二指肠溃疡，给予奥美拉唑等药物治疗后好转，但几个月后再次出现疼痛不适，反复发作。看诊过程患者表现较焦虑，称“不要因此影响我考试”。医生仔细追问病史，发现患者每次疼痛均为考试前发作，考试结束后结合服药能逐渐好转。询问患者得知：平时没有持续的紧张或焦虑，没有闷闷不乐，没有坐立不安、头痛、发抖等情况，没有阵发性的心慌、胸闷、出汗等不适感。平时胃纳、夜间睡眠好。除了十二指肠溃疡，其余身体情况较好。患者性格多思多虑，做事认真，对自己要求严格。母亲称其自小学习认真，成绩好，上大学后也拿奖学金，想要出国深造，学习非常努力。全科医生此时该如何考虑诊断？

一、概述

心身疾病（psychosomatic disease）又称心理生理性障碍（psychophysiological disorder），是指发病、发展、预后、转归，以及预防和治疗都与心理、社会因素密切相关的躯体疾病，即在疾病发生发展的过程中，社会事件、心理活动、精神状态等都发挥着重要的作用。

现代医学认为，心与身是人体的两个方面，它们是互相影响而不可分割的整体，患者的情绪反应（如紧张、焦虑）可以引起血压升高、心率加快；而患者的躯体疾病也会引起情绪反应，如癌症导致的抑郁情绪等。

情绪活动能引起人体的自主神经和内脏功能发生一系列变化，这种变化是可逆的、生理性的，被称为心身反应（psychosomatic reaction），又称心理生理反应（psychophysiological reaction）。当这些心理生理变化发生于某些具有易患倾向的个体身上时，这些变化可持续发展，形成病理性改变，则为心身疾病。

目前心身疾病的范畴在逐渐扩大，几乎涉及各个系统，如心血管系统、消化系统、呼吸系统、皮肤系统、神经系统、妇科系统等。在临床各科中，几乎都能看到心身疾病的患者。

二、心身疾病的发病因素

（一）社会因素

1. 缺乏社会支持系统　生活在社会大环境中的人是需要社会支持系统的（如家庭、亲属、同学、朋友、同事、同一团体的成员等），社会支持系统是人们面临困难时寻找支持和帮助的重要的人际关系资源，也是人们减轻孤独与寂寞、调节情绪的重要途径。因此，缺乏社会支持系统是导致心理和躯体疾病的一个重要因素。

2. 紧张性生活事件　突发性的、伴有心理损失感的恶性生活或社会事件（如丧偶、离异、失业、遭遇自然灾害、遭受抢劫等），对健康的危害非常大。

3. 持续、慢性的压力　如工作和生活环境的不稳定、工作条件恶劣、职业压力、贫困等，都会对人体造成持续、慢性的负性影响，引起身体的神经内分泌系统改变。有研究显示心身疾病发病机会最多的是中层社会中经济条件偏低者，为了获得比较好的生活条件，他们要付出较多的努力，承受更多的压力，但他们的个人要求和需要却常得不到满足，因而这种个人需求和社会压力之间的冲突就可以引起心身疾病。

（二）心理因素和性格特点

人的心理活动不是孤立存在的，必定受各种因素的影响而发生变化，而心理活动又通常与某种情绪活动相关联，如愤怒、恐惧、焦虑、忧愁、悲伤、痛苦等。人们面对环境变化所产生的情绪虽然是适应环境的一种反应，但强度过大或时间过久，都会使人的神经内分泌系统失去平衡。

1. 心理因素　在消化性溃疡、支气管哮喘、高血压、冠心病等疾病中，心理因素起重要作用。焦虑、紧张等情况可增加肾上腺素分泌，恐惧、愤怒、挫折均可使血压升高；有些支气管哮喘的儿童只在家中发作，在学校则从来不发作或甚少发作；有些哮喘患者可由言语或环境的暗示而引起发作，充分说明了心理因素起着重要作用。

2. 性格特点　心身疾病与某些性格特点或行为倾向关系密切。冠心病的易患人群中具有“A型行为特征”者不在少数，这种性格的人脾气急躁，竞争性强；而长期处于孤独、离群索居和失望情绪下的人易患癌症。

社会和心理因素影响着许多疾病的发展和转归。需要指出的是，这些因素是心身疾病的重要原因，但不是唯一的原因。心理因素和疾病的关系不能简单地理解为直接的因果关系；同样或相似的社会事件或心理刺激作用于不同个体，但并非承受刺激的每个人都会发病；即使在罹患的心身疾病中，有人患溃疡病，有人表现为高血压，有人则出现了冠心病。因此，心身疾病是多种因素相互作用所致，既要重视心理、社会方面因素的影响，也不可忽视遗传生物学因素的重要性。由此提醒我们还需要关注心身疾病的另一个重要因素：生理因素。

（三）生理因素

心身疾病中的生理因素往往是指采用现代医学科技方法可以发现或检测出的躯体在某些方面的变化，而这些变化又与疾病的发生具有重要关联。心身疾病患者具有不同于常人的生理特点，他们对不同心身疾病有着不同的易患性（vulnerability）。同样强度、同样性质的社会、心理因素影响，对一般人只引起正常范围内的生理反应，而对心身疾病易患者则可引起病理生理反应。在心身医学中，多把这种生理的易患特点称为生理始基。

在消化性溃疡的发病过程中，胃蛋白酶会增高并侵蚀胃黏膜，从而导致溃疡的发生。据研究，消化性溃疡的患者胃蛋白酶原（胃蛋白酶的前体）的水平就已经比一般人高，因此这种胃蛋白酶原的增高即可被称为溃疡病的生理始基。在心理、社会因素作用下，相关的变化会导致这一部分人群的胃蛋白酶水平增高。

然而有溃疡病生理始基的人群并不一定会发生溃疡，人群中有相当多的人具有这一特征，而其中只有一部分溃疡患者是由于心理、社会刺激对他们起了“扳机（trigger）”作用。说明只有生理始基和心理、社会刺激同时存在的情况下，才会有溃疡产生。

生理始基与遗传素质和特征密切相关。高血压、冠心病、某些肿瘤等心身疾病都具有遗传倾向，即这些患者的家族成员往往具有共同的生理素质。

综上所述，社会因素、心理因素、生理因素共同影响着心身疾病的发生、发展。具有疾病易患生理特点的人群，一旦暴露在一定的心理、社会环境里，体内的神经内分泌系统就会受到影响，甚至紊乱，从而造成人体系统和器官的损害。

由此，心身疾病的特点如下。

1. 心身疾病不是精神障碍，而是躯体疾病　通常涉及的是自主神经系统所支配的系统或器官；在这些躯体疾病的发生发展中，心理、社会因素具有重要的影响；尤其是其发病原因中心理、社会因素具有不可忽视的作用。有些患者可以提供较准确的社会-心理因素致病过程，而大部分患者不了解心理、社会因素在发病过程中的作用，但能感到某种心理因素能加重自己的病情。

2. 遗传和个性特征与心身疾病的发生有一定的关系　具有相关遗传素质和个性特征的人易使相应的“靶器官”受累，从而罹患心身疾病。

三、心身疾病的范畴

随着现代对心理-生理反应机制的研究深入，心理生理障碍的范畴从以往所谓经典的心身疾病扩展到目前几乎涉及综合性医院的各个专科领域。心身疾病的范畴涉及了人体多个系统或器官（表5-7-1）。人们对心身疾病的认识是一个渐进的过程，并把消化性病、原发性高血压、支气管哮喘、类风湿关节炎、荨麻疹、糖尿病和甲状腺功能亢进列为经典心身疾病。

表5-7-1 各系统常见的心身疾病

系统	常见心身疾病举例
心血管系统	冠心病、阵发性心动过速、功能性期前收缩、原发性高血压、原发性低血压、雷诺病等
呼吸系统	支气管哮喘、过度换气综合征、心因性呼吸困难、神经性咳嗽等
内分泌代谢系统	甲状腺功能亢进、糖尿病和肥胖症等
免疫系统	类风湿关节炎、系统性红斑狼疮、硬皮病、皮肌炎、结节性动脉周围炎等
肌肉骨骼系统	腰背疼、肌肉疼痛、痉挛性斜颈、书写痉挛、原发性颞颌关节痉挛等

四、社区卫生服务中常见的几种心身疾病

（一）原发性高血压

高血压的定义是指体循环动脉收缩压和/或舒张压的持续升高。流行病学调查显示，正常血压和高血压的划分并无明确界限，高血压的水平也是根据临床及流行病学资料人为界定的，目前我国采用国际统一标准，即收缩压>140mmHg和/或舒张压>90mmHg诊断为高血压。原发性高血压又称“高血压病”，发病年龄多在40岁以上，约半数以上有家族史；长期血压升高可导致动脉、脑、心、肾等多器官病变，如脑血管意外、心力衰竭、肾衰竭等并发症。原发性高血压的病因一般认为与遗传因素、肥胖、摄盐量、运动，以及心理、社会因素有关。

心理、社会因素对原发性高血压的影响：根据研究及流行病学调查表明，长期精神紧张与情绪应激都可使本病的发生概率上升，应激性职业的从业人员中，高血压发病率较高，原发性高血压和焦虑、愤怒、恐惧等情绪密切相关。研究表明，焦虑、抑郁情绪会增加老年高血压患者的动态血压水平。另有研究表明，抗焦虑治疗能够改善高龄高血压伴焦虑患者的血管内皮功能，有利于心脑血管疾病的预防。

原发性高血压的治疗：很多患者并不知道自己有高血压，甚至出现并发症后才确诊有原发性高血压，即使明确诊断，也有一部分患者不能规范治疗，不遵从医嘱，所以医生对患者的正确指导就显得尤为重要。

药物是治疗原发性高血压的基础，在心理治疗方面，支持性心理治疗、合理的解释，以及行为治疗对高血压的控制能起到较好的效果。如果患者有明显的焦虑、抑郁情绪，也可以给予少量的抗焦虑及抗抑郁药物。

（二）冠心病

冠心病是临床常见的疾病，而且是造成成人死亡的主要原因。除了不合理的饮食、吸烟、肥胖等因素，心理方面的因素也越来越受到人们的重视。

冠心病倾向的行为模式——A型行为，特点：非常好胜、急躁而缺乏耐心、警觉不安、安排任务过多，总感到时间不够用、多言好辩、手势与躯体动作多等。根据研究，A型行为是导致是冠心病的独立危险因素，至少与高血压、高血脂、重度吸烟同样重要。

工作或婚姻不满意、工作负担过重、抑郁和焦虑的情绪是冠心病的重要病因。抑郁症是冠心病发展和预后的独立危险因素。情绪应激时，交感神经系统活动增强，肾上腺素、去甲肾上腺素分泌增多，导致脂肪动员加快，血中游离脂肪酸与胆固醇含量上升，游离脂肪酸经肝脏转化为甘油三酯，使甘油三酯血浓度增加。过多的血脂在冠状动脉壁内沉着，形成粥样斑块，致使心脏血管硬化。由于交感神经兴奋后耗氧量上升、心率加快，心脏舒张期缩短，导致冠状动脉供血量下降，造成心肌缺氧。应激状态下皮质类固醇的改变，可能导致心肌电解质失衡，加重或促发心脏的病理过程。

冠心病的治疗：冠心病的治疗主要是药物治疗、手术治疗、健康饮食，以及A型行为方式的改变，可以在医生的指导下进行规范的松弛训练。

（三）支气管哮喘

支气管哮喘是一种变态反应性疾病，因变应原引起支气管痉挛、黏膜水肿、分泌物增加，支气管缩窄导致伴有哮鸣音的呼气性呼吸困难。在临床上，精神因素诱发或加重哮喘非常多见，对玫瑰花粉变应原哮喘的患者，如出示同形色的纸花于瓶中，也可诱发哮喘，这足以证明精神因素在发病中有作用。但一般认为单独的心理因素引发的病极少，心理应激可以改变呼吸系统的生理功能，影响免疫机制，但同时须结合变应原或感染等因素，在各种因素相互影响下才会引起哮喘发作。

对哮喘患者人格特征的研究发现，患者的依赖性大、易受暗示、容易焦虑、敏感而懦弱。患者在发作时的情绪反应可激发病理生理机制而促使病情加重。在儿童中，父母的过分关注会让病情持续，父母的紧张焦虑情绪也会影响到儿童的情绪。对于离开父母的儿童（如住校、住院等），因周围的人不会像父母那样紧张，有利于病情的缓解，哮喘的发作会减轻。

支气管哮喘的治疗：除发作时的药物治疗必不可少外，心理治疗也很重要，催眠暗示治疗、松弛训练及行为治疗对减少哮喘发作的次数及减轻严重程度都有较好的疗效。

（四）消化性溃疡

在日常生活中，情绪的变化最能直接引起消化系统的反应，如恐惧、紧张时出现腹胀、没胃口，考试前出现腹泻等。消化性溃疡是一种常见病，其发病与多种因素有关，其中胃酸、胃蛋白酶分泌增加，以及幽门螺杆菌感染是重要的原因。国内部分地区调查发现，消化性溃疡的发病率在城市高于农村，年龄以中青年为主，他们工作时间不规律，家庭负担较重，常伴有紧张、焦虑、忧伤、怨恨等不良情绪。由于不良的心理应激反应，使大脑功能紊乱，导致自主神经功能失调，从而局部组织因血管痉挛而引起缺血，造成营养障碍，加上胃酸及胃蛋白酶分泌增加，从而促进溃疡形成。另一方面，应激引起的内分泌功能改变，皮质激素分泌增加，也加速了溃疡形成。

消化性溃疡的治疗：药物治疗消化性溃疡有确切的疗效，对于焦虑抑郁的不良情绪需要采取综合性的治疗方法，如心理治疗等。

（五）糖尿病

糖尿病是一组碳水化合物代谢障碍的疾病。胰岛素不足导致糖、蛋白质、酯类代谢障碍，以及水、电解质及酸碱失衡，主要表现为多食、多饮、多尿、体重减轻。糖尿病的确切病因目前不明，一般认为是遗传和环境因素共同作用的结果。遗传因素的作用已经得到了双生儿研究和家族调查证实；情绪、生活事件、人格、心理应激、生活方式等不良心理、社会因素，也可加剧病情、影响病程；心理、社会因素对本病的影响可能是通过自主神经系统和神经内分泌途径起作用。

糖尿病的治疗：主要是纠正代谢紊乱，药物控制和健康教育最为重要，支持性心理治疗可使患者的依从性增加，积极配合医生的治疗，并认识到此病是慢性而可控的。

【分析】

该患者的躯体诊断：消化性溃疡；心理诊断：学习认真、有成就和进取心、对自己要求严苛；考前情绪较焦虑；对考试看得较重，多于考试前反复发生上腹部疼痛。全科医生对于心身疾病的心理诊断，一般应包括三点：①患者的人格特点（学习认真、有成就和进取心、对自己要求严苛）；②患者当前的心理状态（考前情绪较焦虑）；③致病的心理、社会因素（考试）。

五、心身疾病对于社区全科医生工作的启示

心身疾病多是临床各科医生日常接触和诊疗的常见病多发病，全科医生对其内科治疗并不陌生。但是对于典型的心身疾病，除常规的内科治疗以外，还应当分析患者的心理因素对其起病和治疗的影响。

（一）对心身疾病的临床分析思路

在诊疗心身疾病过程中，病史采集、体格检查和在此基础上的综合分析，全科医生要注重多维的信息收集和分析评估。

病史采集：注意收集患者心理、社会方面的有关材料，如个性或行为特点、社会生活事件，以及人际关系、家庭支持等，从中初步寻找与心身疾病发生发展有关的一些因素。

体格检查：注意患者的精神状态，尤其是负性情绪如抑郁、焦虑等。有时可以从患者体格检查的反应方式中找出其心理素质上的某些特点，如是否过分敏感、拘谨等。

综合分析评估：根据以上程序中收集的材料，对心身社会因素进行综合分析和评估：①影响疾病的主要社会生活事件；②患者目前的心理状态；③可能的性格类型和个性特征；④个人的应对能力和社会支持状况。

（二）采用综合的治疗和干预方法

大部分心身疾病的患者病情严重程度通常达不到精神疾病的诊断标准，但会有一些明显的心理、社会因素成为应激因素。因此在治疗上，除了传统的针对疾病的治疗手段外，还需要采取包含针对心理、社会因素的方法，才能建立起符合生物-社会-心理模式

的多维干预体系，取得良好的治疗效果。

需要提醒社区全科医生的是，许多心身疾病患者具有一定的性格特点，对于医务人员的态度会特别关注，在就医过程中尤其迫切需要医务人员的心理支持、理解和沟通帮助（尽管多数患者并不会明确表露出这一愿望）。在临床上，不难看到某些心身疾病由于忽略了心理、社会因素而单纯依赖于药物治疗，从而导致效果不佳。必须结合积极有效的心理或行为干预的综合手段，才能改善病情。

社区全科医生可以尝试学习并采用多种简便易行的方法进行治疗，尤其是支持性心理治疗在临床上行之有效，而并非一定要完全借助于药物或专业的心理治疗方法。

心身疾病的综合治疗方法如下。

1. 建立良好的医患关系　耐心倾听患者的陈述，启发患者说出问题和困惑，尽力理解患者的心情和叙述的含义，对患者表示出同情和理解；启发和引导患者共同分析病情，改变患者某些不合理的认知，增强患者对医嘱的依从性。运用医学知识，分析病情和治疗方案，让患者相信只要采用科学的治疗，就能够控制病情。

2. 支持性心理治疗　支持性心理治疗基本技术包括倾听、解释和指导、鼓励患者倾诉而减轻痛苦、提高自信心、鼓励自我帮助等。

3. 行为治疗　让患者学会和适应新的行为方式，消除或克服旧的病态的行为方式，以纠正、克服或消除病态症状。主要训练患者控制自己的行为。其主要方法有系统脱敏疗法、满灌疗法、逐级暴露疗法、厌恶疗法、自控法、行为塑造法等。

4. 生物反馈治疗　利用仪器，把与心理生理过程有关的人体功能活动的生物学信息（如血压、心率、脑电活动、皮肤温度、肌电活动等）加以处理和放大，以视觉或听觉等人们容易感知的方式显示出来，训练患者对这些信息的辨析能力，并有意识地控制自身心理生理活动，有效调整机体功能。

5. 精神药物治疗　改善患者的抑郁、焦虑和紧张等情绪，改善睡眠，有利于患者进行进一步治疗。

【分析】

对患者小高的治疗建议包括：药物治疗：按疗程规律地服用抗酸药，按时复诊；向患者解释消化性溃疡形成的心理方面因素，让患者意识到情绪对身体健康的重要影响，鼓励患者调整认知、重新达到学习和身体健康的平衡；教患者学习考前放松的方法，如规律的体育运动、正念冥想、渐进式肌肉放松术等；患者目前读大学，建议其到所在大学的心理咨询中心进行评估和咨询，有助于以后的身心健康。

（于德华）

第六章　常见实验室与辅助检查结果判读

常见实验室
与辅助检查
结果判读

第一节　常见实验室检查结果判读

临床检验泛指由临床实验室（既可以是医院中检验科、实验室，也可以是独立的检验所）为临床医学提供的一系列实验室检测工作和项目的结果。主要是运用物理学、化学和分子生物学等检测方法对各种标本（包括血液和其他体液标本、分泌物标本、排泄物标本及组织标本等）进行定性或定量分析，以获得反映机体功能状态、病理变化或病因等的客观资料。临床医生需要借助临床检验提供的有临床价值的结果，对患者作出正确诊断和及时治疗；并将检验结果作为观察疗效、推测预后及预防的重要信息。小儿处于生长发育阶段，其形态、生理及生化等各方面均与成人不同，临床医生在判断实验室诊断时，对儿科特殊性必须有充分理解。

一、临床三大常规检查

临床上将血液、尿液和粪便的一般检查称为三大常规检查，是临床医生最常用的实验室信息。三大常规的项目、正常值和临床意义见表6–1–1、表6–1–2和表6–1–3。

表6–1–1　血液一般检查项目参考值和临床意义

项目	英文缩写	参考值	临床意义
红细胞计数	RBC	男性：（4.0 ~ 5.5）× 10^{12}/L 女性：（3.5 ~ 5.0）× 10^{12}/L 新生儿：（6.0 ~ 7.0）× 10^{12}/L	降低：贫血、白血病、失血、溶血 增高：高原居住者、脱水、缺氧、先天性心脏病、肾胚胎瘤、真性红细胞增多症、血液浓缩等
血红蛋白	Hb	男性：120 ~ 160g/L 女性：110 ~ 150g/L 新生儿：170 ~ 200g/L	同红细胞计数
血细胞比容	HCT	男性：42% ~ 49% 女性：37% ~ 48%	同红细胞计数

续表

项目	英文缩写	参考值	临床意义
平均红细胞体积	MCV	80 ~ 100fl	大细胞性贫血：MCV>100fl，MCH>32pg，MCHC正常 小细胞性贫血：MCV<80fl，MCH<26pg，MCHC正常 小细胞低色素性贫血：MCV<80fl MCH<26pg，MCHC<310g/L 正细胞性贫血：MCH、MCHC均正常
平均红细胞血红蛋白量	MCH	26 ~ 32pg	
平均红细胞血红蛋白浓度	MCHC	310 ~ 350g/L	
红细胞体积分布宽度	RDW	<14.9%	缺铁性贫血的早期诊断；缺铁性贫血与轻型地中海贫血的鉴别
白细胞计数	WBC	出生时：（9 ~ 30）$\times 10^9$/L 新生儿：（5 ~ 20）$\times 10^9$/L 1 ~ 6月龄：（5.0 ~ 12.5）$\times 10^9$/L 6月龄 ~ 2岁：（5.5 ~ 12.0）$\times 10^9$/L 2 ~ 7岁：（4.0 ~ 10.5）$\times 10^9$/L	增高：感染、组织损伤、血液疾病等 降低：血液疾病、自身免疫性疾病、脾功能亢进等
白细胞分类计数	DC	中性粒细胞50% ~ 70% 嗜酸性粒细胞0.5% ~ 5.0% 淋巴细胞20% ~ 40% 单核细胞3% ~ 8%	中性粒细胞增高：细菌感染、白血病、组织损伤、急性中毒等 中性粒细胞减少：感染、血液病、理化损伤 淋巴细胞增高：病毒感染、血液病等 嗜酸性粒细胞增高：寄生虫感染、过敏性疾病等
血小板计数	PLT	（100 ~ 300）$\times 10^9$/L	减少：造血功能受损、特发性血小板减少性紫癜、DIC等 增高：骨髓增殖性疾病、急/慢性感染等
网织红细胞计数	RC	手工计数：0.5% ~ 1.5% 绝对计数：（0.12 ~ 0.80）$\times 10^9$/L 出生时：3.0% ~ 6.0% 2 ~ 12周龄：0.5% ~ 2.9% 2 ~ 14岁：0.5% ~ 1.5%	增高：溶贫（溶血性疾病）、失血性贫血等 降低：再生障碍性贫血等
红细胞沉降率	ESR	男性：0 ~ 15mm/h 女性：0 ~ 20mm/h	增高：各种炎症性疾病、组织损伤、恶性肿瘤、贫血、导致血浆球蛋白增高性疾病

注：DIC，弥散性血管内凝血。

表6-1-2 尿液一般检查项目参考值和临床意义

项目	英文缩写	参考值	临床意义
尿比重	SG	1.015 ~ 1.025	降低：慢性肾炎、肾衰竭、尿崩症等 增高：肾小球肾、肝损严重、心力衰竭、糖尿病等
尿酸碱度	pH	5.0 ~ 8.0	病理性酸性尿：酸中毒、脱水、痛风等 病理性碱性尿：碱中毒、尿潴留、泌尿系统感染等
尿蛋白	U-Pro	定性：阴性 定量：0 ~ 80mg/24h	增高：各类原发性和继发性的肾小球疾病、肾小管损伤
尿沉渣检查	MCV	尿白细胞计数：0 ~ 5个/HP（玻片法），0 ~ 10个/μl 红细胞计数：0 ~ 3个/HP（玻片法），0 ~ 10个/μl 上皮细胞：无或偶见； 透明管型：0 ~ 1个/LP	红细胞增加：肾炎、肿瘤、结石等 白细胞增多：泌尿系统感染 皮细胞增多：尿路感染、肾盂肾炎等 管型：各类肾炎、肾病等
尿糖	U-Glu	阴性	增高：糖尿病、肾性糖尿，非葡萄糖性糖尿
尿酮体	U-Ket	阴性	阳性：糖尿病性酮尿，饥饿、呕吐等非糖尿病性酮尿
尿胆红素	U-BiL	阴性	增高：梗阻性黄疸、肝脏疾病
尿胆原	URO	阴性/阳性	增高：溶血性疾病、肝功能受损或肝功能异常、烧伤、大血肿吸收 降低：梗阻性黄疸
尿隐血	—	阴性	阳性：肾炎、溶血、血红蛋白尿、肌红蛋白尿

表6-1-3 粪便一般检查项目参考值和临床意义

项目	参考值	临床意义
性状	成形、柱状软便	黏液便：肠道炎症、痢疾、肿瘤 鲜血便：痔疮、直结肠肿瘤 脓血便：肠炎、结肠直肠肿瘤

续表

项目	参考值	临床意义
颜色	棕黄色，婴儿呈黄色或金黄色	因不同疾病颜色有相应改变 柏油样黑便：消化道出血 白陶土色便：胆管梗阻
寄生虫	阴性	肠道寄生虫病
隐血试验（OB）	阴性	阳性：消化道出血，胃肠道肿瘤等
粪胆原	阳性	增高：溶血性疾病 降低：胆管梗阻
显微镜检查	白细胞：无或偶见 红细胞：无 巨噬细胞：无 寄生虫卵、原虫：无 真菌：可见人体酵母菌 食物残渣：无或少量	增高：肠道细菌性炎症 增高：肠道下段炎症、出血 增高：细菌性痢疾、出血性肠炎、溃疡结肠直肠炎 阳性：肠道寄生虫感染、原虫感染 白色假丝酵增多：菌群失调 增高：消化功能减低

二、临床生化检验

临床常用的生化检查包括肝功能、肾功能、血脂、血糖、电解质和心肌酶。其参考值和临床意义见表6-1-4。

表6-1-4　临床生化检查项目参考值和临床意义

项目	英文缩写	参考值	临床意义
丙氨酸转氨酶	ALT	新生儿：6～67IU/L 1～18岁：5～45IU/L	增高：肝胆疾病，如病毒性肝炎、肝外阻塞性黄疸、胆石症；其他疾病，如心肌炎、心力衰竭导致的肝淤血；服用引起肝损害的药物
天冬氨酸转氨酶	AST	0～5日：35～140IU/L 1～3岁：10～50IU/L 4～6岁：10～45IU/L 7～12岁：10～40IU/L 13～18岁：10～35IU/L	增高：肝胆疾病，如急、慢性肝炎；其他疾病，如胸膜炎、心肌炎、肾炎、肺炎；服用可引起肝损害的药物
γ谷氨酰转肽酶	GGT	0～1月龄：13～147IU/L 1～2月龄：12～123IU/L 2～6月龄：8～90IU/L 1～6岁：5～32IU/ 7～14岁：8～50IU/L	增高：肝胆疾病，如急性肝炎、慢性肝炎活动期、阻塞性黄疸等；其他疾病，如急性胰腺炎；服用药物，如苯巴比妥、氨基比林

续表

项目	英文缩写	参考值	临床意义
肌酸激酶	CK	出生后 5～8小时：214～1 172IU/L 24～33小时：130～1 200IU/L 3～4日：87～725IU/L 婴儿～青少年 男性：25～180IU/L 女性：25～130IU/L	急性心肌梗死后3～8小时即升高，10～24小时达最高峰，3～4日恢复正常 心肌炎、皮肌炎、骨骼肌损伤、肌营养不良、手术或剧烈运动均使CK升高
肌酸激酶同工酶	CK-MB	0～25IU/L（琼脂糖凝胶电泳法）	增高：急性心肌梗死及其他心肌损伤，肌营养不良、多发性肌炎等肌病
血清乳酸脱氢酶	LDH	新生儿：125～765IU/L 婴儿：120～420IU/L 1～3岁：125～345IU/L 4～14岁：50～260IU/L1 5～18岁：50～240IU/L	增高：急性心肌梗死、肝脏疾病、恶性肿瘤、骨骼肌损伤等
羟丁酸脱氢酶	HBDH	90～250IU/L	作为急性心肌梗死诊断的一个指标与LDH意义大致相同，在急性心肌梗死时血液中维持高水平，可达2周左右
碱性磷酸酶	ALP	成人：40～150IU/L 12～15岁：<750IU/L 1～12岁：<500IU/L	增高：肝硬化、胆石症、肝癌等导致的胆管梗阻和胆汁淤积，骨骼疾病，一些代谢性或内分泌疾病
血清淀粉酶	AMY	0～220IU/L	增高：胰腺炎、胰腺癌、胆管疾病、胃穿孔等 降低：肝脏疾病
总胆红素	TBIL	1.7～17.1μmol/L	增高：各种病原导致的急慢性肝炎、肝硬化、胆管梗阻、胆石症、溶血性黄疸等
结合胆红素	DBIL	0～3.42μmol/L	增高：阻塞性黄疸、肝癌、胰头癌、胆石症等
胆汁酸	TBA	0～10μmol/L（酶法）	增高：肝细胞损害、肝内胆汁淤积、胆管梗阻、门静脉分流、肠道疾病引起TBA代谢异常等

续表

项目	英文缩写	参考值	临床意义
总蛋白	TP	60 ~ 80g/L	增高：脱水、高热、糖尿病酮症酸中毒、肠梗阻、急性感染，多发性骨髓瘤等 降低：肾病综合征、营养不良、消耗性疾病、肝脏疾病、水潴留导致的血液稀释
白蛋白	ALB	40 ~ 55g/L	增高：脱水或其他原因引起的血液浓缩 降低：慢性肝脏疾病、营养不良、肾病综合征、结核病、恶性肿瘤、烧伤及渗出性皮炎、组织创伤或感染等
球蛋白	GLO	20 ~ 30g/L	增高：感染性疾病、自身免疫性疾病、血液系统疾病等 降低：使用肾上腺皮质激素或免疫抑制剂者、先天性无γ-球蛋白血症、肾上腺皮质功能亢进
白/球比值	A/G	1.5 ~ 2.5	降低：慢性肝炎、肾病综合征、类脂质肾病、低白蛋白血症、多发性骨髓瘤、巨球蛋白血症
血糖	GLU	3.9 ~ 6.1mmol/L	增高：见于内分泌疾病，如糖尿病、甲状腺功能亢进、肾上腺皮质功能亢进、嗜铬细胞瘤、胰高血糖素病；其他，如脱水、麻醉、缺氧 降低：胰岛素瘤、肾上腺皮质激素分泌不足、严重肝病、营养不良、饥饿、注射或服用过量胰岛素，使用降血糖药等
尿素氮	BUN	1.78 ~ 7.14mmol/L（酶法）	增高：各种严重的肾小球疾病、上消化道出血、甲状腺功能亢进、脱水、休克、尿路梗阻等
尿酸	URIC	男性：150 ~ 416μmol/L 女性：89 ~ 357μmol/L	增高：主要是痛风，其次是白血病或其他恶性肿瘤化疗、多发性骨髓瘤、真性红细胞增多症、肾功能减退、中毒等

续表

项目	英文缩写	参考值	临床意义
血清总胆固醇	TC	2.86 ~ 5.98mmol/L（酶法）	增高：家族性高胆固醇血症、动脉粥样硬化、肾病、甲状腺功能减退、阻塞性黄疸及重症糖尿病等 降低：家族性的无或低β脂蛋白血症、恶性贫血、溶血性贫血、甲状腺功能亢进、营养不良等
血清甘油三酯	TG	0.45 ~ 1.81mmol/L	增高：家族性高TG血症、糖尿病、糖原累积病、甲状腺功能减退、肾病综合征、妊娠、口服避孕药、酗酒等 降低：甲状腺功能减退、肝功能严重衰竭，肾上腺功能减退等
高密度脂蛋白胆固醇	HDL-C	1.16 ~ 1.55mmol/L	降低：脑血管病、冠心病、重症肝炎、肾病、肥胖、吸烟等
低密度脂蛋白胆固醇	LDL-C	0 ~ 3.12mmol/L	增高：高脂蛋白血症、冠心病、肾病综合征、慢性肾衰竭、肝病和糖尿病等
钾	K^+	3.5 ~ 5.5mmol/L	增高：摄入增加，细胞内钾外移如严重溶组织损伤、酸中毒等，排泄障碍如肾衰竭、艾迪生病等 降低：摄入减少，排泄增多如严重呕吐、腹泻、肾脏疾病、肾上腺皮质功能亢进、长期使用利尿剂，细胞外钾内移如碱中毒、胰岛素治疗、家族性周期性瘫痪、甲状腺功能亢进等
钠	Na^+	135 ~ 155mmol/L	增高：摄入过多，严重脱水、大汗、高热、肾上腺皮质功能亢进等 降低：摄入不足，胃肠道丢失、长期使用利尿剂、肾上腺皮质功能减退、糖尿病酮症等
氯	Cl^-	96 ~ 106mmol/L	增高：摄入过多，肾衰竭无尿期，过度换气、肾上腺皮质功能亢进 降低：摄入不足，丢失过多如严重呕吐、腹泻等

续表

项目	英文缩写	参考值	临床意义
钙	Ca^{2+}	成人：2.10 ~ 2.55mmol/L 儿童：2.20 ~ 2.7mmol/L	增高：多见于甲状旁腺功能亢进、多发性骨髓瘤、骨折愈合期、恶性肿瘤等 降低：常见于小儿维生素D缺乏、甲状旁腺功能减退、慢性肾功能不全、低钙饮食及吸收不良
磷	P^{3-}	成人：0.87 ~ 1.45mmol/L 儿童：1.15 ~ 1.78mmol/L	增高：维生素D中毒、甲状旁腺功能减退、多发性骨髓瘤、肾功能不全、糖尿病 降低：维生素D缺乏、甲状旁腺功能亢进、艾迪生病、抗维生素D性佝偻病等

三、出凝血检查

出凝血检查项目参考值和临床意义见表6-1-5。

表6-1-5 出凝血检查项目参考值和临床意义

项目	英文缩写	参考值	临床意义
活化部分凝血活酶时间	APTT	20 ~ 35秒，与正常对照值相差10秒以上为异常	延长：见于因子Ⅷ、Ⅸ、Ⅺ、Ⅻ血浆水平减低，如血友病A和血友病B、因子Ⅺ减少，还见于部分血管性血友病患者 缩短：DIC早期、血栓性疾病和血栓前状态。是肝素治疗的监测指标
凝血时间	CT	试管法：4 ~ 13分钟 硅管法：1.5 ~ 32.0分钟	延长：血友病、严重肝损害、纤维蛋白原减少症、纤溶亢进、应用抗凝药物、循环抗凝物质增多等 缩短：高凝状态，但敏感性较差
凝血酶原时间	PT	11 ~ 13秒，与正常对照值相差3秒以上为异常	延长：先天性因子Ⅰ、Ⅱ、Ⅴ、Ⅶ、Ⅹ缺乏；获得性凝血因子缺乏，如维生素K缺乏、严重肝病、DIC等 缩短：血液高凝状态，如DIC早期、心肌梗死、脑血栓、深静脉血栓。是口服抗凝剂的首选监测指标
凝血酶时间	TT	16 ~ 18秒，与正常对照值相差3秒以上为异常	延长：低（无）纤维蛋白原血症、纤维蛋白降解产物（FDP）增多、肝素增多或类肝素抗凝物质存在

续表

项目	英文缩写	参考值	临床意义
国际标准化比值	INR	0.8 ~ 1.5	国际上强调用INR来监测口服抗凝剂的用量
血浆纤维蛋白原	FB、FIB	2 ~ 4g/L	增高：见于高凝状态，亦见于急性传染病、急性感染、肾小球疾病活动期、烧伤、休克、外科大手术后、恶性肿瘤 减低：见于DIC纤溶期、原发性纤维蛋白溶解症、重症肝炎、重度贫血、低（无）纤维蛋白原血症
血浆鱼精蛋白副凝固试验	3P	阴性	阳性：DIC早期或中期；假阳性可见于大出血（创伤、手术、呕血），样品置于冰箱 阴性：正常人、DIC晚期、原发性纤溶
D-二聚体	D-D	0 ~ 256μg/L	增高或阳性：见于继发性纤维蛋白溶解功能亢进，如高凝状态、DIC、肾脏疾病、器官移植排斥反应、溶栓治疗等

注：DIC，弥散性血管内凝血。

四、溶血性贫血的检查

溶血性贫血检查项目参考值和临床意义见表6-1-6。

表6-1-6 溶血性贫血检查项目参考值和临床意义

项目	英文缩写	参考值	临床意义
红细胞渗透脆性试验	EOT	开始溶血：4.2 ~ 4.6g/L 完全溶血：2.8 ~ 3.2g/L	增加：遗传性球形红细胞增多症、自身免疫性溶血性贫血 降低：低色素性贫血，如缺铁性贫血、地中海贫血；某些肝病和脾切除术后
蔗糖溶血试验	SHT	阴性	①用于原因不明的溶血性贫血与骨髓再生不良的诊断，定性阳性或定量法>5%（阳性），可诊断PNH ②假阳性可见于巨幼细胞贫血与免疫性溶血性贫血 ③定量法>5%即为阳性，可诊断为PNH

续表

项目	英文缩写	参考值	临床意义
热溶血试验	HHT	阴性	阳性见于PNH，为PNH过筛试验
酸溶血试验	Ham's	阴性	阳性见于PNH，为PNH确诊试验
葡萄糖-6-磷酸脱氢酶	G-6-PD	Zinkham法：（12.1 ± 2.09）IU/gHb Clock与Mclean法：（8.34 ± 1.59）IU/gHb 高铁血红蛋白还原法：>75%	降低见于G-6-PD缺乏
血红蛋白A_2测定	HbA_2	2.3%（1.1% ~ 3.2%）	增高见于轻型β地中海贫血
胎儿血红蛋白碱变性试验	HbF	成人：1.0% ~ 3.1% 新生儿：55% ~ 85% 1岁左右接近成人水平	增高见于β地中海贫血
血红蛋白H包涵体染色	—	0 ~ 5%	HbH病患者阳性的红细胞达50%以上
抗人球蛋白试验	Coombs'test	阴性	自身免疫性溶血、新生儿溶血、系统性红斑狼疮、类风湿关节炎、恶性淋巴瘤、药物免疫性溶血

注：PNH，阵发性睡眠性血红蛋白尿症。

五、临床免疫学与血清学检查

临床上常用的免疫学检查包括体液免疫、细胞免疫和感染免疫学检查。具体指标的参考值和临床意义见表6-1-7 ~ 表6-1-10。

表6-1-7　体液免疫检验项目参考值和临床意义

项目	英文缩写	参考值	临床意义
免疫球蛋白A	IgA	新生儿：0 ~ 0.22g/L 1月龄：0.14 ~ 0.34g/L 2 ~ 6月龄：0.06 ~ 0.84g/L 7 ~ 12月龄：0.11 ~ 1.06g/L 1 ~ 3岁：0.28 ~ 1.08g/L 4 ~ 7岁：0.36 ~ 1.72g/L 8 ~ 11岁：0.33 ~ 1.78g/L 12 ~ 16岁：0.59 ~ 3.9g/L	降低：原发和继发性免疫缺陷、各种原因的蛋白质丢失 增高：慢性感染、肝脏疾病、自身免疫疾病、多发性骨髓瘤等

续表

项目	英文缩写	参考值	临床意义
免疫球蛋白M	IgM	新生儿：0.05 ~ 0.3g/L 1月龄：0.17 ~ 1.05g/L 2 ~ 6月龄：0.26 ~ 0.9g/L 7 ~ 12月龄：0.33 ~ 1.26g/L 1 ~ 3岁：0.42 ~ 1.73g/L 4 ~ 7岁：0.44 ~ 2.07g/L 8 ~ 11岁：0.52 ~ 2.42g/L 12 ~ 16岁：0.56 ~ 3.45g/L	
免疫球蛋白G	IgG	新生儿：7.0 ~ 14.8g/L 1月龄：4.96 ~ 12.68g/L 2 ~ 6月龄：3.48 ~ 7.01g/L 7 ~ 12月龄：3.58 ~ 10.69g/L 1 ~ 3岁：4.00 ~ 10.39g/L 4 ~ 7岁：5.00 ~ 10.6g/L 8 ~ 11岁：5.96 ~ 13.64g/L 12 ~ 16岁：7.00 ~ 16.50g/L	
免疫球蛋白G	IgG	新生儿：7.0 ~ 14.8g/L 1月龄：4.96 ~ 12.68g/L 2 ~ 6月龄：3.48 ~ 7.01g/L 7 ~ 12月龄：3.58 ~ 10.69g/L 1 ~ 3岁：4.00 ~ 10.39g/L 4 ~ 7岁：5.00 ~ 10.6g/L 8 ~ 11岁：5.96 ~ 13.64g/L 12 ~ 16岁：7.00 ~ 16.50g/L	
免疫球蛋白E	IgE	0.1 ~ 0.9mg/L	增高：Ⅰ型超敏反应性疾病、高IgE综合征、真菌感染、寄生虫感染、药物过敏、IgE型骨髓瘤、急慢性肝炎等 降低：先天性体液（或联合）免疫缺陷病等
补体C3	C3	0.8 ~ 1.7g/L	增高：急性炎症、传染病早期、组织损伤、肿瘤等 降低：慢性肝炎、急性肾炎、系统性红斑狼疮、先天性补体缺乏等

续表

项目	英文缩写	参考值	临床意义
补体C4	C4	0.1 ~ 0.4g/L	增高：基本同C3 降低：还见于自身免疫性溶血、多发性骨髓瘤、IgA肾病、遗传性血管神经性水肿等

表6-1-8 细胞免疫检验项目参考值和临床意义

项目	参考值	临床意义
$CD3^+$ T细胞	55% ~ 80%	增高：甲状腺功能亢进、淋巴细胞性甲状腺炎、重症肌无力和移植后排斥反应 降低：免疫缺陷、恶性肿瘤、系统性红斑狼疮、一些病毒感染、放疗、化疗和免疫抑制治疗等
$CD4^+$ T细胞	35% ~ 55%	增高：类风湿关节炎活动期等 降低：先天性免疫缺陷、艾滋病、恶性肿瘤、一些病毒感染、应用免疫抑制剂等
$CD8^+$ T细胞	20% ~ 35%	增高：传单急性期、巨细胞病毒感染、慢性肝炎等 降低：类风湿关节炎、重症肌无力、1型糖尿病、膜型肾小球肾炎等
$CD4^+/CD8^+$ T细胞比值	1.4 ~ 2.0	增高：类风湿关节炎活动期、重症肌无力、系统性红斑狼疮等 降低：免疫缺陷、恶性肿瘤、部分感染性疾病等
NK细胞活性	47.6% ~ 76.8%	增高：病毒感染的早期、接受器官移植、骨髓移植和免疫增强剂治疗等 降低：恶性肿瘤、重症联合免疫缺陷病、艾滋病和免疫抑制剂治疗等

表6-1-9 感染免疫检验项目参考值和临床意义

项目	英文缩写	参考值	临床意义
C反应蛋白	CRP	1 ~ 5mg/L	增高：组织损伤、细菌感染、结缔组织病、恶性肿瘤等
抗链球菌溶血素O	ASO	0 ~ 200IU/L	增高：甲型溶血性链球菌感染，如感染性心内膜炎、风湿性关节炎、扁桃体炎、肾炎等
人类免疫缺陷病毒1+2型抗体	HIV-Ab	阴性	阳性：HIV感染

续表

项目	英文缩写	参考值	临床意义
结核分枝杆菌抗体	TB-Ab	阴性	阳性：结核感染
肺炎支原体抗体	MPAb	阴性	阳性：支原体肺炎，一般在感染后1周出现，3～4周达高峰，以后逐渐降低
幽门螺杆菌抗体	HP-Ab	阴性	阳性：HP感染所致的慢性胃炎、胃溃疡、胃癌等
柯萨奇病毒抗体	Cox-Ab	阴性	阳性：Cox感染
EB病毒壳抗原抗体	EBV-Ab	阴性	阳性：EB病毒感染相关性疾病，如传染性单核细胞增多症等
梅毒血清抗体：快速血浆反应素试验	RPR	阴性	阳性：梅毒感染
梅毒螺旋体特异抗体	TPHA	1∶40以下	

注：HIV，人类免疫缺陷病毒；HP，幽门螺杆菌；Cox，柯萨奇病毒。

表6-1-10　病毒性肝炎血清学项目参考值和临床意义

项目	英文缩写	参考值	临床意义
甲型肝炎病毒IgM抗体	HAV-IgM	阴性	阳性可诊断急性甲型肝炎，发病后1～2周内出现，3个月后滴度下降，6个月后不易检出
乙型肝炎病毒表面抗原	HBsAg	阴性	阳性：乙型肝炎潜伏期或急性期、慢性HBsAg携带者、慢性乙型肝炎
乙型肝炎病毒表面抗体	HBsAb	阴性	阳性：曾感染过乙型肝炎、现已处于恢复期、接种乙型肝炎疫苗后等
乙型肝炎病毒e抗原	HBeAg	阴性	阳性：HBV复制活跃，传染性强，孕妇可垂直传播给新生儿
乙型肝炎病毒e抗体	HBeAb	阴性	阳性：HBV急性感染恢复期，慢性乙型肝炎；部分慢性乙型肝炎患者和肝硬化患者血中也可检出
乙型肝炎病毒核心抗体	HBc-IgM	阴性	阳性：新近感染HBV，病毒复制活跃、传染性强，慢性活动性肝炎
	HBc-IgG	阴性	阳性：高滴度提示机体受到HBV感染；低滴度提示既往感染乙型肝炎病毒，具有流行病意义
乙型肝炎病毒DNA	HBV-DNA	阴性	阳性：急性HBV感染

续表

项目	英文缩写	参考值	临床意义
丙型肝炎病毒抗体	HCV-IgM	阴性	阳性：急性丙型肝炎，是早期诊断敏感指标，也是HCV活动、有传染性的指标
	HCV-IgG	阴性	阳性：体内有HCV感染，但不作为早期诊断指标
丁型肝炎病毒抗体	HDV-IgM	阴性	阳性：急性HDV感染
戊型肝炎病毒抗体	HEV-IgM	阴性	阳性：急性HEV感染

注：HBV，乙型肝炎病毒；HCV，丙型肝炎病毒；HDV，丁型肝炎病毒；HEV，戊型肝炎病毒。

六、内分泌激素检查

甲状腺功能、性腺功能和胰岛素是临床经常遇到的内分泌激素检查项目，全科医生应该基本掌握其临床意义。具体检查项目的参考值和临床意义见表6-1-11。

表6-1-11 内分泌激素检查项目参考值和临床意义

项目	英文缩写	参考值	临床意义
三碘甲状腺原氨酸	T_3	1～2日龄：1.2～3.8nmol/L 3～30日龄：1.1～3.1nmol/L 1～12月龄：1.7～3.3nmol/L 2～6岁：1.8～2.92nmol/L 7～14岁：1.7～2.9nmol/L	80%外周T_3是由外周T_4转化而来，血浆中99% T_3结合于血浆蛋白（主要是TBG），血清T_3和FT_3水平反映了T_4向T_3转化的状况 升高：甲状腺功能亢进，服T_4过多；TBG结合增多 降低：甲状腺功能减退，TBG结合下降
甲状腺素	T_4	出生后： 1～2日龄：138～332nmol/L 3～30日龄：100～254nmol/L 1～12月龄：69～178nmol/L 2～6岁：68～156nmol/L 7～14岁：65～143nmol/L	T_4是评估甲状腺激素分泌的基本参数，比T_3更直接反映了甲状腺激素的产生，FT_4水平代表了血清中T_4的代谢活性部分，反映了甲状腺激素产生和清除的真实状态，故比T_4更有意义 升高：甲状腺功能亢进、TBG增多、服T_4过多 降低：甲状腺功能减退，TBG结合下降
游离三碘甲状腺原氨酸	FT_4	1～2日龄：21～49pmol/L 3～30日龄：19～39pmol/L 1～12月龄：12～33pmol/L 2～6岁：10～28pmol/L 7～14岁：8.3～22.6pmol/L	

续表

项目	英文缩写	参考值	临床意义
促甲状腺素	TSH	早产儿：0.7 ~ 27.0mIU/L 新生儿：1.36 ~ 8.8mIU/L 2 ~ 6岁：0.85 ~ 6.5mIU/L 7 ~ 14岁：0.4 ~ 4.3mIU/L	增高：原发性甲状腺功能减退、垂体性甲状腺功能亢进、甲状腺手术后甲状腺功能减退等 降低：原发性甲状腺功能亢进、继发性甲状腺功能减退，应用与T_3、T_4、在各类甲状腺疾病的变化基本一致
反三碘甲状腺原氨酸	rT_3	0.54 ~ 1.46nmol/L	甲状腺功能亢进治疗过程中，如T_4、rT_3均降低提示药物过量，T_3、rT_3均正常说明药量适当 一些非甲状腺疾病rT_3会明显升高
抗甲状腺球蛋白抗	TGA	0 ~ 30IU/ml	增高：自身免疫性甲状腺炎等
抗甲状腺微粒体抗体	TMA	0 ~ 50IU/ml	
抗甲状腺过氧化物	TPOA	0 ~ 12IU/m	
胰岛素	INS	空腹：3.0 ~ 24.9mIU/L	增高：胰岛细胞瘤、自身免疫性低血糖症、肥胖及2型糖尿病等 降低：1型糖尿病
C肽	CP	空腹：0.3 ~ 0.6nmol/L	用于糖尿病的分型，与胰岛素的意义一致；可指导胰岛素用药；用于低血糖诊断与鉴别诊断；血C肽/胰岛素比值可估计肝脏处理胰岛素的能力
	PRL	女性：3.4 ~ 24.1ng/ml 男性：4.1 ~ 18.4ng/ml（化学发光法，以下均为此法）	增高：垂体肿瘤、下丘脑疾患、原发性甲状腺功能减退、神经刺激、药物影响
卵泡刺激素	FSH	女性：卵泡期3.5 ~ 12.5mIU/ml，排卵期4.7 ~ 21.5mIU/ml，黄体期1.7 ~ 7.7mIU/ml，绝经后25.8 ~ 134.8mIU/ml 男性：1.5 ~ 12.4mIU/ml	增高：原发性性腺功能低下，真性性早熟 降低：下丘脑垂体病变引起的性腺功能低下，性腺体或肾上腺病变所致假性性早熟

续表

项目	英文缩写	参考值	临床意义
黄体生成素	LH	女性：卵泡期2.4 ~ 12.6mIU/ml，排卵期14.0 ~ 95.6mIU/ml，黄体期1.0 ~ 11.4mIU/ml，绝经后7.7 ~ 58.5mIU/ml 男性：1.7 ~ 8.6mIU/ml	增高：原发性性腺功能低下、垂体促性腺细胞瘤、真性性早熟 降低：继发性性腺功能低下、假性性早熟
睾酮	T	成年男性：2.45 ~ 17.30nmol/L 成年女性：排卵期0 ~ 0.81nmol/L，绝经后期0 ~ 0.74nmol/L	增高：睾丸间质细胞瘤、肾上腺增生、多毛症、多囊卵巢等 降低：先天性睾丸发育不良、性腺功能减退、慢性肝病等
孕酮	P	女性：卵泡期0.2 ~ 1.5ng/ml，排卵期0.3 ~ 3.0ng/ml，黄体期1.7 ~ 27ng/ml，绝经后0.1 ~ 0.8ng/ml 男性：0.2 ~ 1.4ng/ml	增高：黄体化肿瘤、卵巢肿瘤、分泌孕酮等类固醇激素的肿瘤等 降低：垂体功能衰竭、卵巢功能衰竭、胎盘功能低下、妊娠毒血症、胎儿死亡等
雌二醇	E_2	女性： 1 ~ 10岁：6.0 ~ 27.0pg/ml 卵泡期：12.5 ~ 166pg/ml 排卵期：85.8 ~ 498pg/ml 黄体期：43.8 ~ 211pg/ml 绝经后：<5.0 ~ 54.7pg/ml 男性：7.63 ~ 27.0pg/ml	增高：下丘脑-垂体功能亢进、卵巢功能亢进、非特异性增多如甲状腺功能亢进、肝硬化时 降低：下丘脑-垂体功能低下、卵巢功能低下、非特异性降低如甲状腺功能减退、严重营养不良时

注：TBG，甲状腺素结合球蛋白；FT_3，游离三碘甲状腺原氨酸；rT_3，反T_3。

七、肿瘤标志物检查

肿瘤标志物是反映肿瘤存在的化学类物质，其存在或量变提示肿瘤的性质，临床上用于肿瘤的诊断、分类、预后判断，以及治疗指导。常见肿瘤标志物见表6-1-12。

表6-1-12 肿瘤标志物检查项目参考值和临床意义

项目	英文缩写	参考值	临床意义
糖链抗原19-9	CA19-9	<37 000IU/L	明显升高见于胰腺癌、胆囊癌、胆管癌；胃癌、结肠癌、直肠癌，肝癌也有较高的阳性率 急性胰腺炎、胆囊炎、胆汁淤积性胆管炎、肝硬化等也有轻度升高

续表

项目	英文缩写	参考值	临床意义
糖链抗原12-5	CA12-5	<35 000IU/L	卵巢癌明显升高，是观察疗效、判断复发的指标 乳腺癌、子宫内膜癌、输卵管癌、肺癌、结肠癌、直肠癌等肿瘤有一定的阳性率；一些非恶性疾病，如子宫内膜异位、盆腔炎、卵巢囊肿、胰腺炎、肝炎、妊娠前3个月也有升高
糖链抗原15-3	CA15-3	<25 000IU/L	原发性肝细胞癌明显升高 生殖腺胚胎肿瘤，如睾丸癌、畸胎瘤等；病毒性肝炎和肝硬化也可升高
癌胚抗原	CEA	<5μg/L	升高主要见于结肠癌、直肠癌、乳腺癌、胃癌、肺癌、胰腺癌等 连续监测可作为肿瘤术后疗效及预后判断指标 直肠息肉、结肠炎、肝硬化、肝炎等也可升高
前列腺特异性抗原	PSA	<4μg/L	前列腺癌明显升高 前列腺肥大、前列腺炎、肾脏和泌尿生殖系统疾病，以及其他肿瘤也有不同程度升高 是监测前列腺癌病变和疗效的指标
人绒毛膜促性腺激素	HCG	男性：5IU/L 女性：7IU/L(绝经前) 10IU/L(绝经后)	恶性葡萄胎、绒毛膜癌明显升高，胃肠道肿瘤、肝癌、乳腺癌、肺癌也可升高

八、血气分析及酸碱分析

血气分析及酸碱参考值和临床意义见表6-1-13。

表6-1-13　血气分析及酸碱参考值和临床意义

项目	英文缩写	参考值	临床意义
动脉血氧分压	PaO_2	80 ~ 100mmHg	用于判断机体是否缺氧及程度；<50mmHg为Ⅰ型呼吸衰竭

续表

项目	英文缩写	参考值	临床意义
二氧化碳分压	PCO_2	35 ~ 45mmHg	降低表示肺泡通气不足，见于代偿性呼吸性酸中毒或代谢性碱中毒吸收代偿；>50mmHg为呼吸衰竭；升高表示肺泡通气过度，见于呼吸性碱中毒或代谢性酸中毒呼吸代偿
动脉血氧饱和度	SaO_2	95% ~ 98%	反映组织供氧情况，与氧分压成正比；<90%表示呼吸衰竭，<80%表示重度缺氧
实际碳酸氢盐和标准碳酸氢盐	AB/SB（$cHCO_3^-$）	AB：21 ~ 26mmol/L SB：21 ~ 26mmol/L	SB反映代谢因素，降低为代谢性酸中毒，升高为代谢性碱中毒 AB受呼吸性和代谢性双重因素影响；AB=SB<正常值时为代谢性酸中毒，AB=SB>正常值时为代谢性碱中毒，AB>SB时为CO_2潴留，AB<SB时为CO_2排出过多
缓冲碱	BB	45 ~ 55mmol/L	BB不受呼吸和CO_2因素的影响，其取决于SB BB降低表示代谢性酸中毒，BB升高表示代谢性碱中毒
剩余碱	BE	± 3mmol/L	BE是反映HCO_3^-的变化，为表示代谢性酸碱平衡紊乱的指标，负值增加提示代谢性酸中毒或呼吸性碱中毒的肾脏代偿；正值增加提示呼吸性碱中毒或代谢性酸中毒的肾脏代偿，其临床意义与SB相似，但它反映的是总缓冲碱的变化，更为全面、不受呼吸因素影响，但会受血红蛋白和血浆蛋白含量的影响
二氧化碳结合力	CO_2CP	22 ~ 31mmol/L	CO_2CP是指血浆中呈结合状态的CO_2，反映体内的碱储备量，临床意义与SB相同

九、脑脊液检查

脑脊液检查项目参考值和临床意义见表6-1-14。

表6-1-14 脑脊液检查项目参考值和临床意义

项目	参考值	临床意义
压力测定	成人：0.69 ~ 1.97kPa 儿童：0.69 ~ 1.96kPa 婴儿：0.29 ~ 0.78kPa	升高：颅内各种炎症性病变，如病脑、化脓性脑膜炎等；颅内非炎症性病变，如脑出血、脑瘤等；颅外因素，如高血压、动脉硬化等；其他因素，如咳嗽、喷嚏、压腹、哭泣、深呼吸时等 降低：脑脊液循环受阻，如枕大区阻塞、脊髓压迫症等，脑脊液流失过多，如颅脑损伤后脑脊液漏、短期内多次放脑脊液等；脑脊液分泌减少，不明原因的颅内压降低；穿刺针头不完全在椎管内；其他因素，如休克、脱水等
性状	无色、透明水样液体	红色：穿刺出血、蛛网膜下腔或脑室出血 黄色：陈旧性出血、脊髓肿瘤等 乳白色：化脓性脑膜炎 淡绿色：绿脓杆菌、肺炎链球菌性脑膜炎 褐色或黑色：脑膜黑色素细胞瘤
蛋白质	定性：阴性 定量：0.15 ~ 0.45g/L	升高：神经系统感染，如化脓性脑膜炎、结核性脑膜炎等；颅内占位疾病；颅内和蛛网膜下腔出血；蛛网膜下腔梗阻；其他因素，如脑血栓、中毒性脑病、尿毒症等
葡萄糖	2.5 ~ 4.4mmol/L	增高：常见于病毒性神经系统感染、脑出血、糖尿病、下丘脑损害等 降低：神经系统感染，主要见于化脓性脑膜炎、结核性脑膜炎和真菌性脑膜炎，以及颅内肿瘤、各种原因引起的低血糖等
氯化物	120 ~ 130mmol/L	升高：慢性肾功能不全、肾炎、尿毒症、浆液性脑膜炎及生理盐水静脉滴注等 降低：颅内细菌性和真菌性感染，非神经系统疾病如大量呕吐、腹泻、脱水等
细胞计数及分类	（0 ~ 10）$\times 10^6$/L； 淋巴细胞 40% ~ 80%， 单细胞 15% ~ 45%， 中粒细胞 0 ~ 6%， 其他胞罕见	中性粒细胞增多：多见于化脓性脑膜炎，也见于颅内出血、反复腰椎穿刺、慢性粒细胞白血病及颅内移性肿瘤等 淋巴细胞增多：见于病脑、梅毒性脑膜脑炎、结核性或真菌性脑膜炎、寄生虫病等；也见于多发性硬化症，多发性神经炎等 嗜酸性粒细胞增多：见于寄生虫性和真菌性感染、急性多发性神经炎、过敏性反应、脑淋巴细胞白血病 嗜碱性粒细胞增多：见于寄生虫感染、慢性粒细胞白血病累及脑膜 单核细胞常随淋巴细胞、浆细胞增多而增多

（杜振双）

第二节　临床常见X线检查结果判读

1895年伦琴发现了X线，目前其已被广泛用于人体疾病的辅助诊断。X线检查包括X线摄片、透视、血管造影和CT等，其中X线摄片是基层医疗单位最常用的影像学检查。全科医生应该掌握一些常见疾病的X线阅读知识，并结合患者的临床表现、实验室检查结果，得出较为客观的诊断结论。

一、呼吸系统

胸部的常规摄片位置为后前位，指X线从患者背部进入，从前方射出。这样的位置可减少前方心影的扩大，增加肺野的能见范围。另一常用摄片位置为侧位，即左侧位和右侧位，能较为清晰地观察左、右胸病变；纵隔病变时，可任意选用一种侧位。前弓位则有利于显示肺尖部病变，即患者直立，身体后仰，肩背部靠近X线片。

（一）正常胸部X线表现

1. 胸廓　含软组织和骨组织，前者包括胸锁乳突肌、胸大肌、乳房等，后者有肋骨、锁骨、肩胛骨、胸骨和胸椎。正常胸部平片见图6-2-1。

2. 肺　胸片上两肺所表现的均匀透明区域称肺野，分为上、中、下野及内、中、外带（图6-2-2）；肺叶由叶间胸膜分隔而成，右肺分上、中、下三个肺叶，左肺分上、下两个肺叶（图6-2-3）。肺纹理由肺动脉、肺静脉分支构成，表现为密度均匀、边界清楚、自肺门向外呈放射状分布的树枝状阴影；肺门由肺动脉和肺静脉主支构成，表现为密度均匀、边界清楚的致密影，右肺门呈竖八字状，左肺门呈逗点状。

3. 气管和支气管　两者呈管状透明区，边界清楚，支气管分支在X线胸片上不能显示。

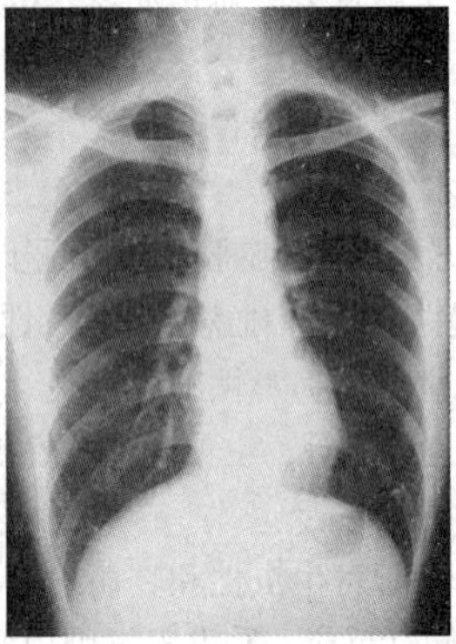

图6-2-1　正常胸部平片

双肺透亮度正常，肺纹理清晰，肺门不大，膈肌光滑，肋膈角锐利，心影大小及形态正常。

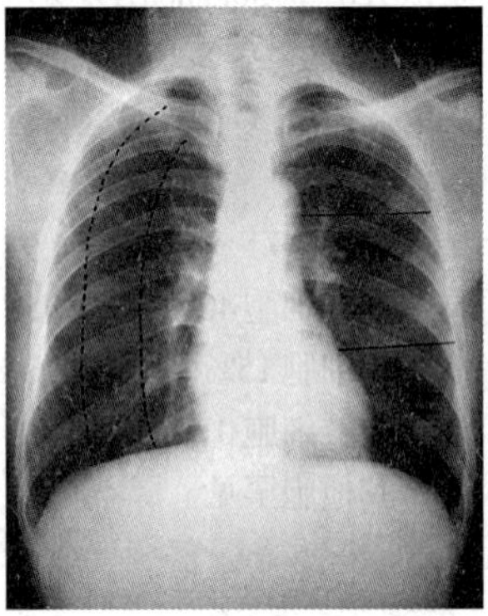

图6-2-2　肺野的划分

肺野的横向划分：分别在第2、4肋骨前端下缘做一水平线，将肺部分为上、中、下三野（图中横实线）；肺野纵向的划分：分别将两侧肺野纵行分为三等分，从而将肺部分为内、中、外三带（图中竖虚线）。

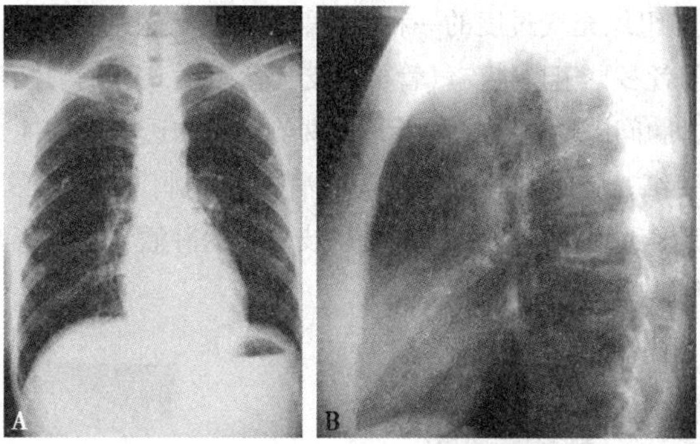

图6-2-3　肺叶的划分

右肺以横裂、斜裂为界分上、中、下三叶，左肺以斜裂为界分上、下两叶（A、B）。横裂：正位片上表现为从腋部第6肋骨水平向内止于肺门外1cm处的水平线状致密影；斜裂：侧位片上表现为自后上（T_4、T_5）斜向前下方的线状致密阴影，横裂起自斜裂中点，向前水平走行达前胸壁。

4. 纵隔　指两肺之间、胸廓入口以下、膈肌以上的各种组织和器官，表现为中等密度阴影。在侧位胸片上，一般以上、中、下和前、中、后分为9区（图6-2-4）。

5. 膈肌　呈圆顶状位于胸、腹之间，膈影内高外低，边界光滑，与侧胸壁相交形成肋膈角，与心脏相交形成心膈角。

6. 胸膜　X线胸片上一般不显示，当胸膜折返处与X线平行时，显示线状致密影。

（二）胸部基本病变的X线表现

胸部的基本病变包括气管、支气管、肺及胸膜。气管、支气管的改变主要是支气管的阻塞，X线平片常表现为肺气肿或肺不张。肺部病变包括炎症、肿块及弥漫性病变等。胸膜病变最常见的有胸腔积液、气胸、液气胸。

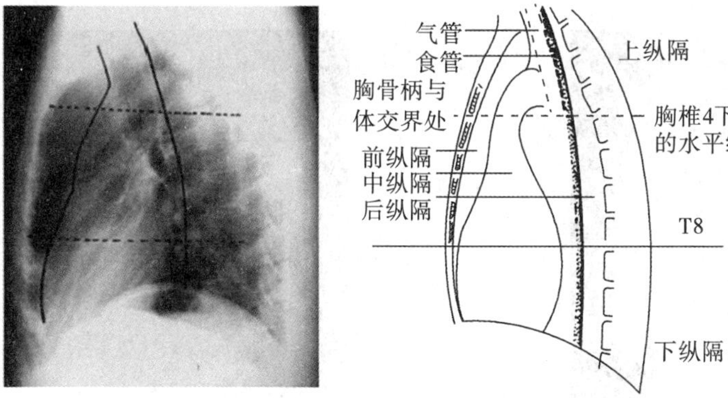

图6-2-4　纵隔的分区

自胸骨柄与体的交点至T4下缘连一横线，横线以上为上纵隔；横线以下至肺门下缘水平之间为纵隔中部；肺门下缘水平线以下至横膈为下纵隔。前纵隔位于胸骨之后，心脏、升主动脉和气管之前的狭长区域；中纵隔相当于心脏、主动脉弓、气管和肺门所占据的区域；食管为中、后纵隔的分界线，食管及其后和胸椎旁的区域为后纵隔。

1. 肺气肿 指肺组织充气过度的一种状态，可分为慢性弥漫性阻塞性肺气肿和局限性阻塞性肺气肿。前者多见于慢性支气管炎及支气管哮喘，X线胸片表现为胸廓前后径增宽，肋骨走行变平，肋间隙增宽，横膈低平；两侧肺野的透明度增加，有时可见肺大疱，肺纹理分布稀疏、变细，肺野中外带肺纹理可消失，近肺门处的肺纹理增粗；心影狭长（图6-2-5）。局限性肺气肿可见于支气管异物、支气管内肿瘤和支气管的慢性炎性狭窄等，多为一个肺叶或一侧肺的肺气肿（图6-2-6）。

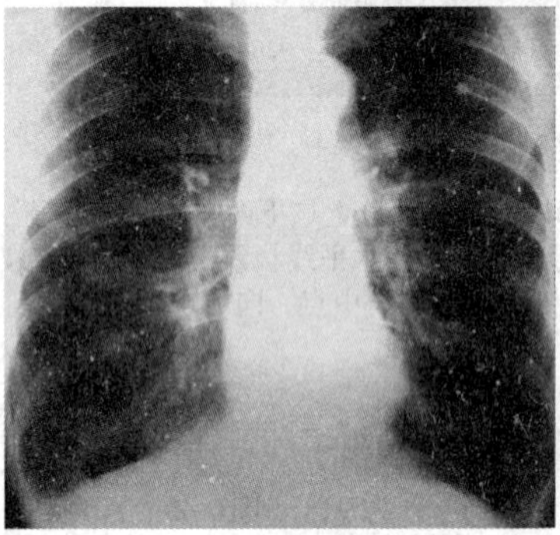

图6-2-5 弥漫性肺气肿

肺的透光度增加，肺纹理稀疏、变细、变直，肋骨平直，肋间隙变宽，膈肌位置低，心影狭长。

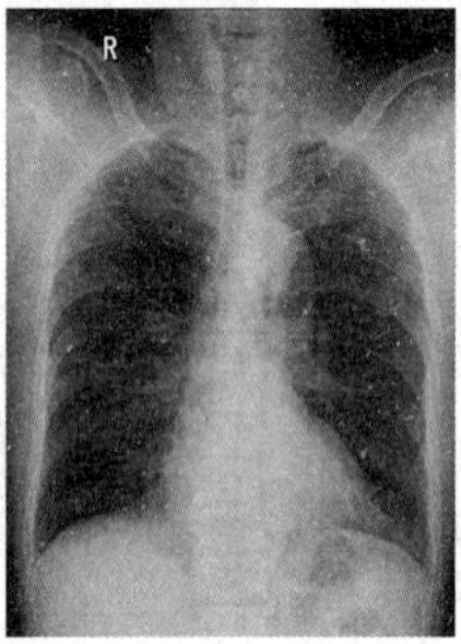

图6-2-6 右肺上叶局限性肺气肿

两肺纹理增多，右上肺野透亮区，心影大小正常范围，纵隔影无增宽，两膈面光滑，肋膈角锐利。

2. 肺不张（图6-2-7～图6-2-10） 肿瘤、炎症或异物阻塞支气管引起肺内气体减少或消失，同时伴有肺体积缩小，称为阻塞性肺不张。肺不张可发生在一侧肺、肺叶或肺叶以下组织。其在X线下的基本表现为肺叶体积缩小，密度增高；纵隔及叶间裂移位，膈肌抬高；周围肺叶代偿性肺气肿。

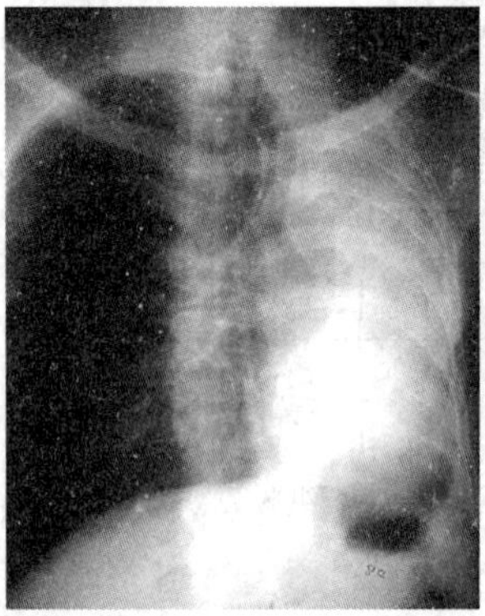

图6-2-7 左侧肺不张

左侧肺野呈均匀一致的密度增高影，纵隔向患侧移位，横膈升高，健侧肺呈代偿性肺气肿表现。

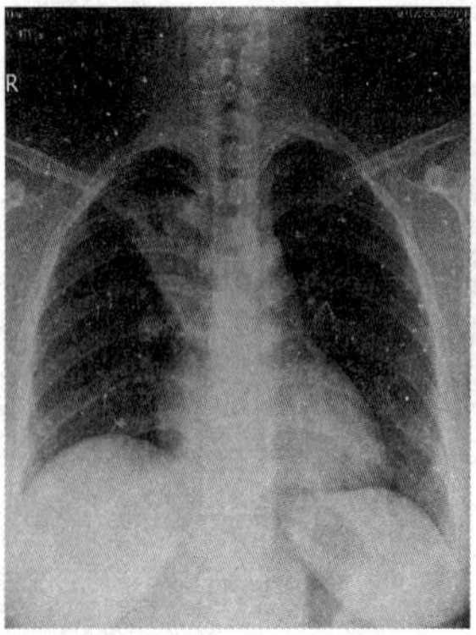

图6-2-8 右上叶不张

右上肺近肺门见楔形高密度影，右肺水平裂上抬。

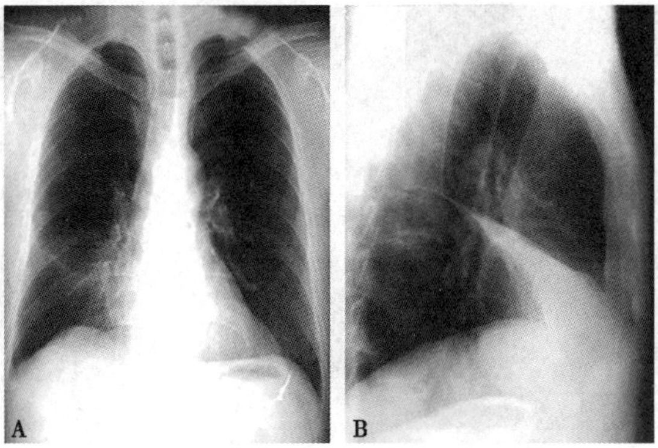

图6-2-9　右中叶不张

在正位片中（A），右下肺野中内带呈底部位于右心缘的三角形阴影，上界较清楚，下界模糊。侧位片（B）示底在前胸壁、尖向肺门的三角形阴影。上叶及下叶可有代偿性肺气肿。

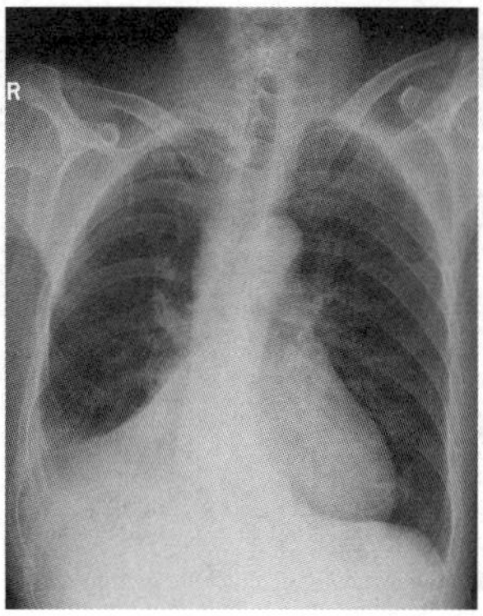

图6-2-10　右下肺不张

两肺纹理增多，右下肺见类三角形增白影，尖端位于肺门区，余肺未见实质性病变。

3. 渗出与实变　渗出是机体对急性炎症的一种反应，肺泡内的气体被血管内渗出的液体及白细胞代替，X线表现为片状、云絮状密度增高影，境界不清（图6-2-11）；当肺泡内气体完全被血管渗出物所代替，即形成渗出性实变（图6-2-12）。渗出性病变病情好转时可完全吸收，愈后不留瘢痕。

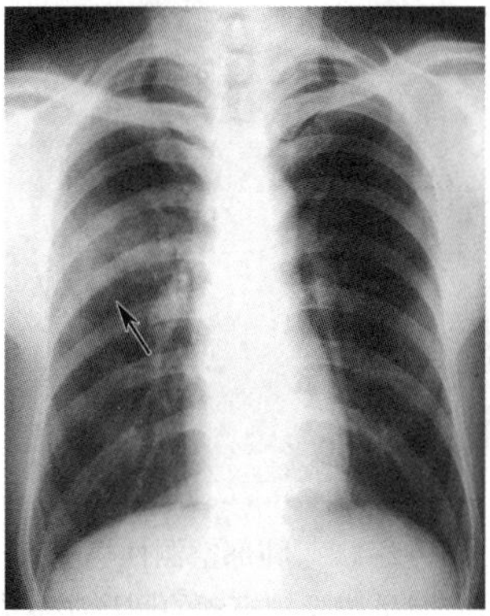

图6-2-11　肺部渗出性病变

右上肺斑片状阴影，密度较淡，边缘模糊。

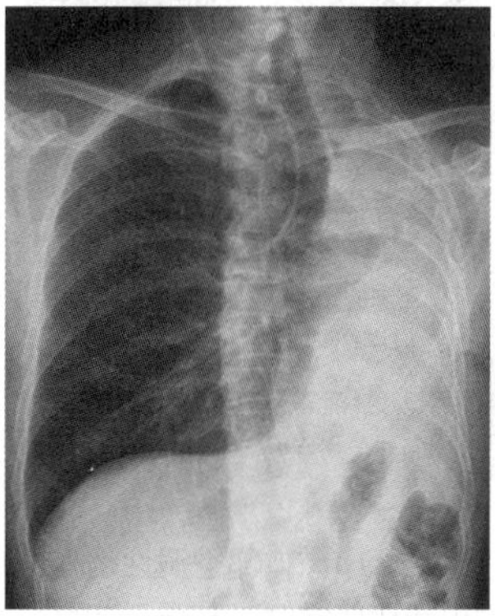

图6-2-12　肺部实变

左侧胸腔见大片实变影，心影、纵隔、气管影左移。

4. 增殖　肺部的慢性炎症在肺内形成肉芽组织，称为增殖性病变。X线表现为境界清晰的结节影，密度较高（图6-2-13）。增殖组织大多向纤维化过渡，愈后留有瘢痕。

5. 纤维化　是肺内急、慢性炎症的愈合表现。X线表现为密度增高的条状影，边界清晰、粗细均匀、行径僵直，不同于正常的肺纹理（图6-2-14）。

6. 钙化　钙化多见于肺或淋巴结干酪样结核灶的愈合，也可发生于退行性改变和坏死组织内。X线表现为高密度影，境界锐利、形态不一（图6-2-15）。

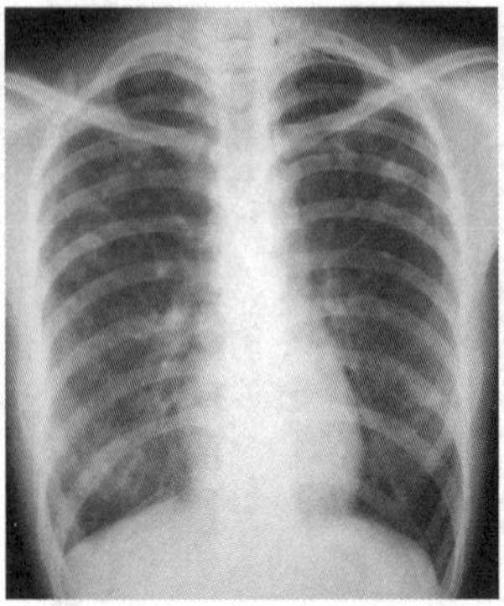

图6-2-13　肺部增殖性病变
两肺散在密度较高的结节影，
境界清晰。

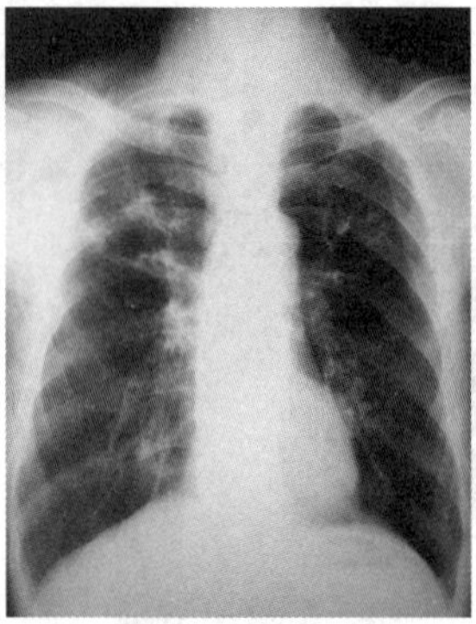

图6-2-14　肺部纤维化病变
两下肺条索状高密度影，
边界清晰。

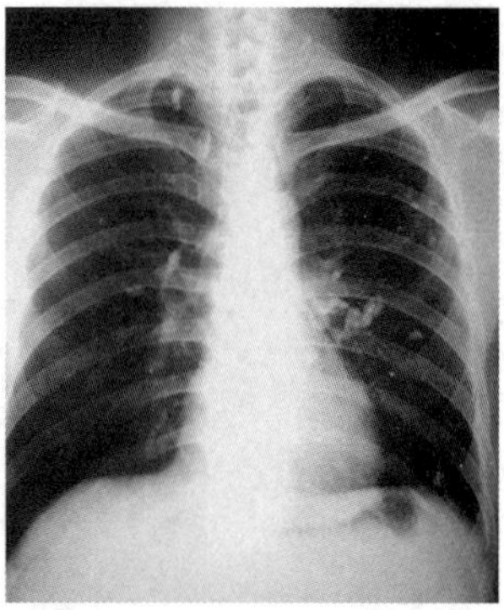

图6-2-15　肺部钙化病变
两肺散在斑点状高密度影，
境界锐利。

7. 空洞与空腔

（1）空洞：是大范围炎症性破坏的结果，肺组织坏死液化，并经支气管排出。X线表现为实变区内大小不等、不规则的透亮影（图6-2-16、图6-2-17）。急性空洞多为厚壁空洞，慢性空洞的壁多数较薄。

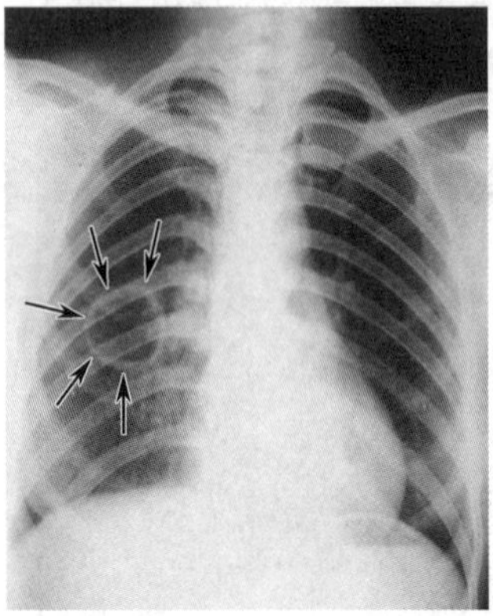

图6-2-16　肺部空洞性病变
右中肺薄壁空洞呈环状透明区。

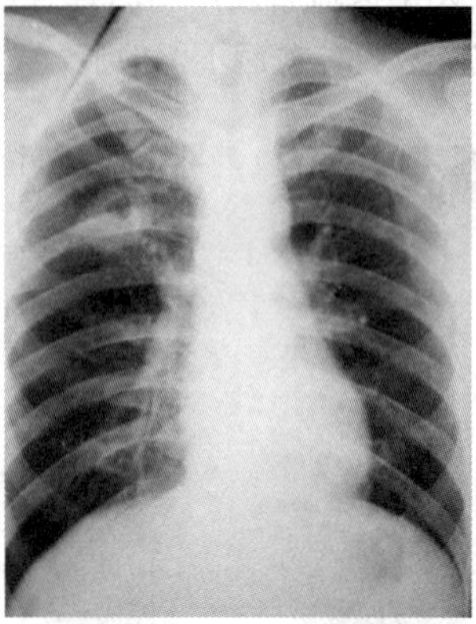

图6-2-17　肺部空洞性病变
右上肺厚壁空洞呈边缘较模糊的圆形实变影，内有透明区和液平。

（2）空腔：是肺内腔隙的病理性扩大如肺囊肿、支气管扩张、肺大疱等，X线表现如同薄壁空洞（壁厚<3mm）（图6-2-18）。肺部空洞性病变的鉴别诊断见表6-2-1。

表6-2-1　肺部空洞性病变的鉴别诊断

鉴别要点	肺脓肿	结核空洞	肺癌空洞
临床表现	高热、寒战、咳嗽、脓痰、胸痛	低热、盗汗、乏力、咳嗽、咯血、胸痛	咳嗽、咳痰、咯血、胸痛

续表

鉴别要点		肺脓肿	结核空洞	肺癌空洞
X线片	空洞外缘	模糊	较清晰	分叶、毛刺
	空洞壁	厚	薄	厚/偏心性
	空洞内壁	较光滑	较光滑	结节状
	液平	常有	多无	多无
	卫星灶	多无	常有	多无

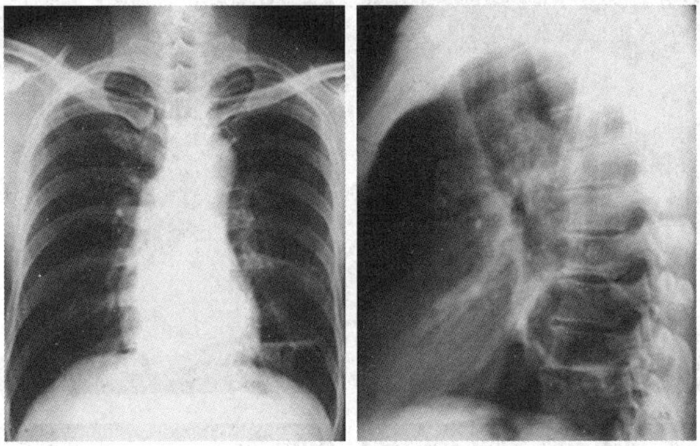

图6-2-18　左下肺囊肿（空腔性病变）

两肺透过度增加，肺纹理细、少、分散，肋间隙增宽，左下肺类圆形透明区。

8. 肿瘤性病变　良性肿瘤（图6-2-19）大多表现为球形阴影，边缘光滑，轮廓清晰；恶性肿瘤（图6-2-20）常呈不均匀性生长，轮廓为分叶状，边缘可出现毛刺，肿瘤内部有时残留含气组织，即空泡征。

对于肺部肿瘤性病变的筛查，提倡应用低剂量CT（low-dose computed tomography，

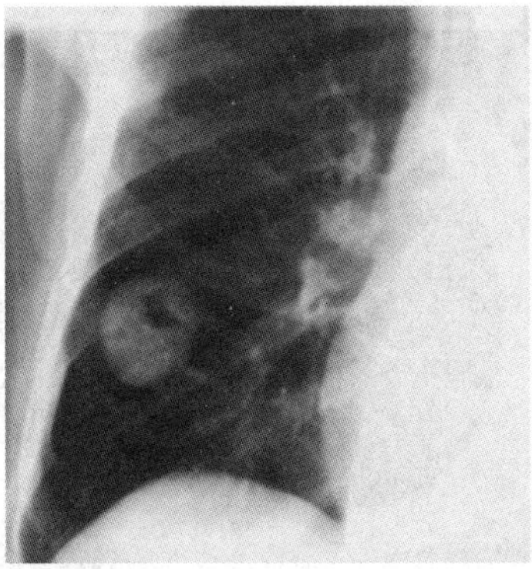

图6-2-19　肺部良性肿瘤

右下肺球形阴影，边缘光滑，轮廓清晰。

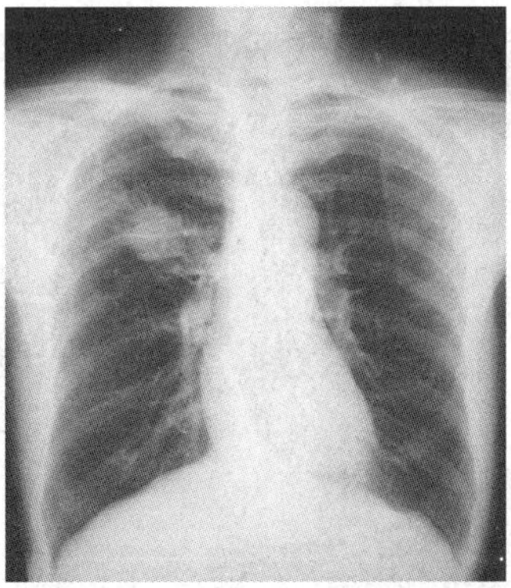

图6-2-20　肺部恶性肿瘤

右上肺肿块呈分叶状，边缘毛糙。

LDCT），既能做到早期发现，早期诊断，又可减少肺放射性损伤。观察胸部CT时，至少需采用两种不同的窗宽和窗位，分别观察肺野（图6-2-21）和纵隔（图6-2-22），有时还需采用骨窗，以观察胸部骨骼的改变。

（1）中央型肺癌：CT直接征象表现为肺门区分叶状肿块或支气管腔内的结节及息肉样影，支气管壁不规则增厚，引起支气管腔的狭窄与截断；间接征象表现为支气管狭窄引起的阻塞性肺气肿、阻塞性肺炎或阻塞性肺不张（图6-2-23）。

（2）周围型肺癌：CT显示瘤体形态可呈圆形、椭圆形、不规则形，较大肿瘤分叶征较常见。直径<2cm的肺癌多表现为实性结节、磨玻璃样结节或磨玻璃样与实性混合

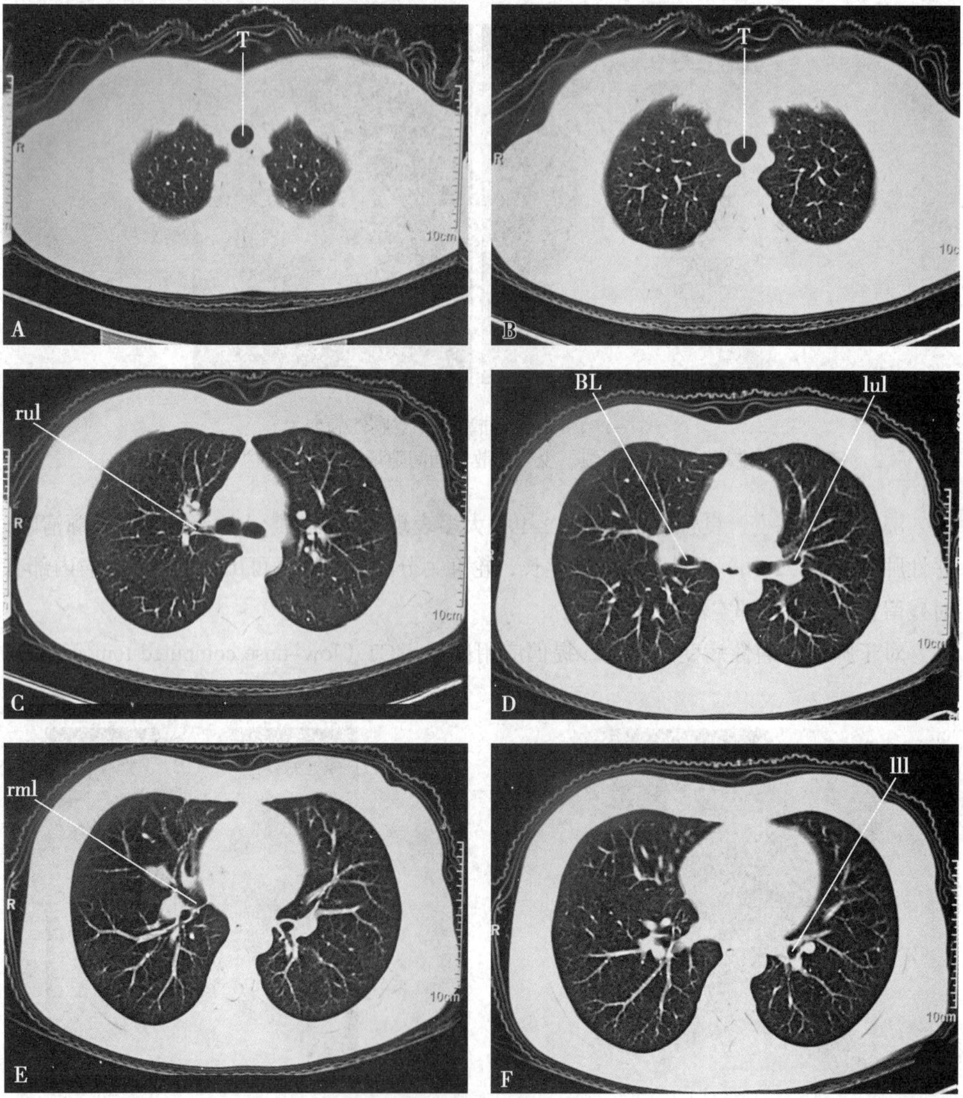

图6-2-21 正常肺窗CT

A、B.气管（T）；C.右上叶支气管（rul）；D.右中间段支气管（BL），左上叶支气管（lul）；E.右中叶支气管（rml）；F.左下叶支气管（lll）。

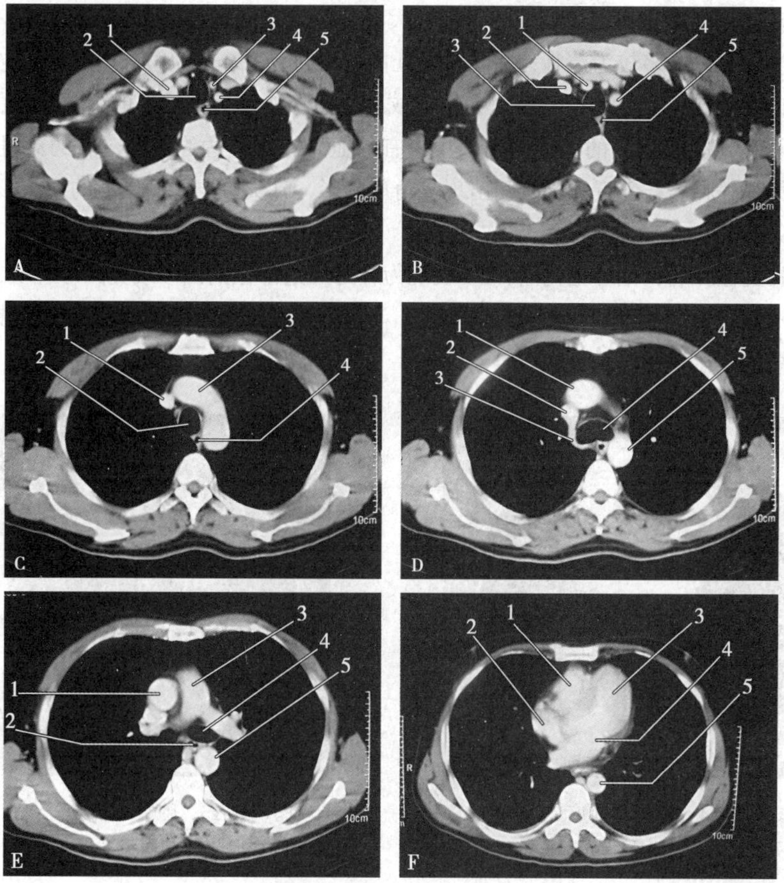

图6-2-22　正常纵隔CT（增强检查）

A.胸腔入口层面（1.右头臂静脉；2.气管；3.左颈总动脉；4.左锁骨下动脉；5.食管）；
B.胸骨柄层面（1.无名动脉；2.右侧头臂静脉；3.气管；4.左锁骨下动脉；5.食管）；
C.主动脉弓层面（1.上腔静脉；2.气管；3.主动脉弓；4.食管）；
D.主动脉窗层面（1.升主动脉；2.上腔静脉；3.奇静脉；4.气管；5.降主动脉）；
E.气管分叉层面（1.升主动脉；2.食管；3.主肺动脉；4.左主支气管；5.降主动脉）；
F.四腔心层面（1.右心室；2.右心房；3.左心室；4.左心房；5.降主动脉）。

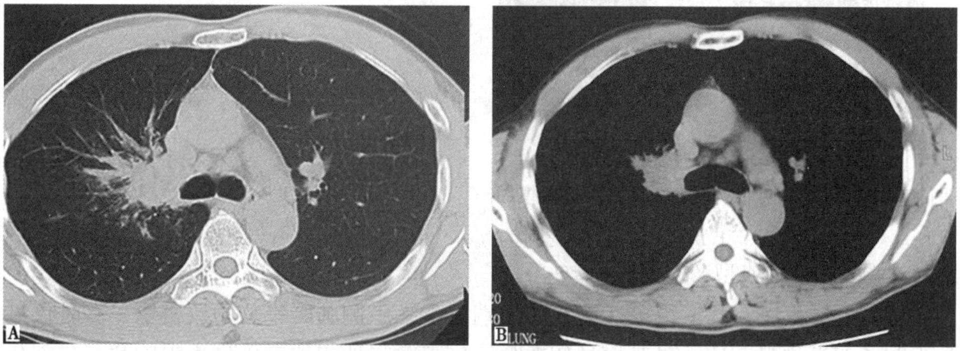

图6-2-23　中央型肺癌CT表现

A.肺窗示右肺门不规则软组织影，可见阻塞性炎症；B.纵隔窗示右肺上叶支气管开口处软组织影。

结节；磨玻璃密度影是指结节病灶的全部或大部分区域密度较淡而似磨玻璃样，不掩盖其中的肺纹理，边缘多较为清晰；在结节病灶内可见直径<5mm的小透亮区，为空泡征。多数肿瘤边缘毛糙，有毛刺征，表现为结节或肿块边缘较细短而僵硬的呈放射状的细线影（图6-2-24），肿瘤周围的血管向其聚集，有的血管在肿瘤边缘中断，有的穿过肿瘤，为血管聚集征；肿瘤与邻近胸膜之间出现三角形阴影，其尖端与肿瘤周边的线状影相连，为胸膜凹陷征。

（3）肺良性肿瘤：如肺错构瘤，CT表现为肺野周边部位的圆形或类圆形肿块，多数边缘光滑清晰，部分病灶可出现分叶或切迹，典型征象为瘤体内呈“爆米花”样钙化并有脂肪组织成分（图6-2-25）。

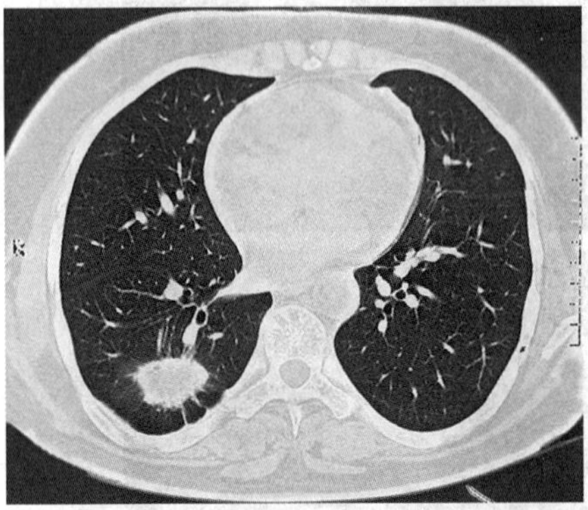

图6-2-24 周围型肺癌CT表现

右肺下叶不规则软组织块影，可见长短不一毛刺征。

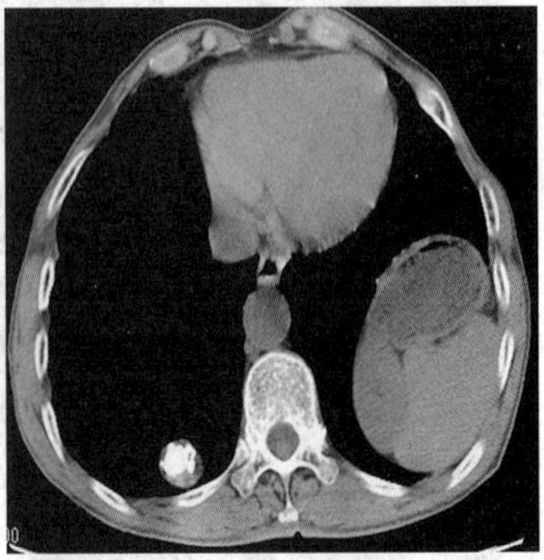

图6-2-25 肺错构瘤CT表现

右下肺类圆形肿块，其内见“爆米花”样钙化。

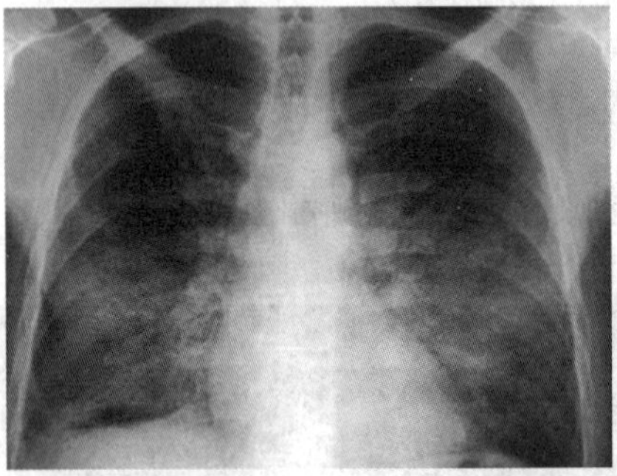

图6-2-26 肺部弥漫性病变

两肺中下野斑点状阴影，融合成团片，边界模糊。

9. 弥漫性病变 肺内广泛分布，病因复杂，病情重，常有肺功能障碍。X线表现为边界模糊的斑点状影，常融合成片；或分布于肺间质内，呈结节形、网织形、索条形或网织结节形（图6-2-26）。

10. 胸腔积液

（1）少量积液：在X线表现为肋膈角消失。

（2）中等量积液：可达肺门水平，液体上缘呈外高内低的边缘模糊的弧线影，为胸腔积液的典型X线表现（图6-2-27）。

（3）大量积液：其上缘可达第二肋前端以上，患侧肺野呈均匀致密影，有时仅见肺尖部透明，横膈下降，纵隔向健侧移位。局限包裹性积液可以发生于胸腔任何部位（图6-2-28），其中叶间积液呈梭形，不随体位改变而变动，轮廓光整（图6-2-29）。

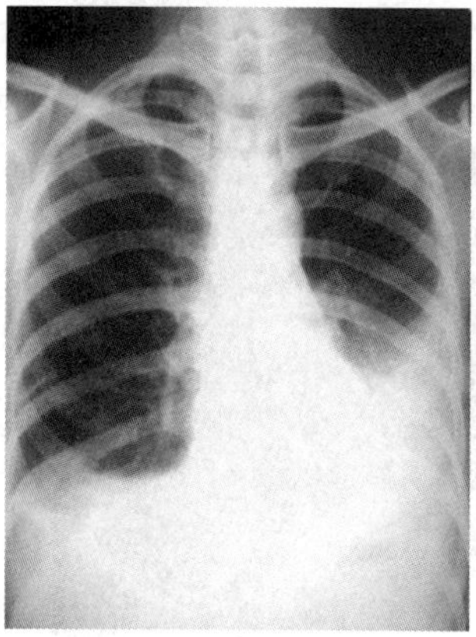

图6-2-27　胸腔积液

右侧肋膈角变钝，左肺下野密度均匀增高，见外高内低的弧线影，边缘模糊。

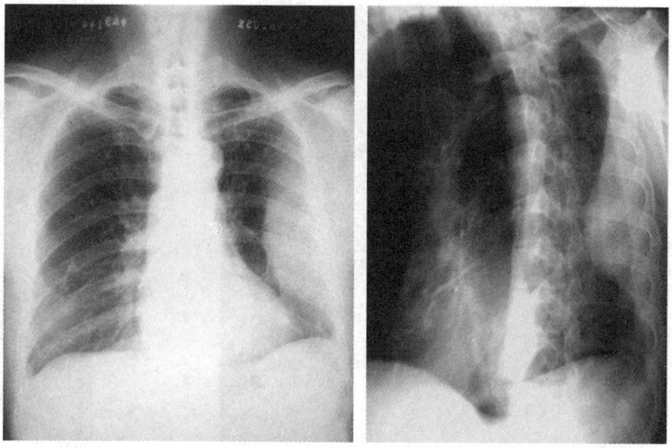

图6-2-28　包裹性积液

左侧自胸壁向肺野突出的扁丘状阴影，其上下缘与胸壁的夹角呈钝角，密度均匀，边缘清楚。

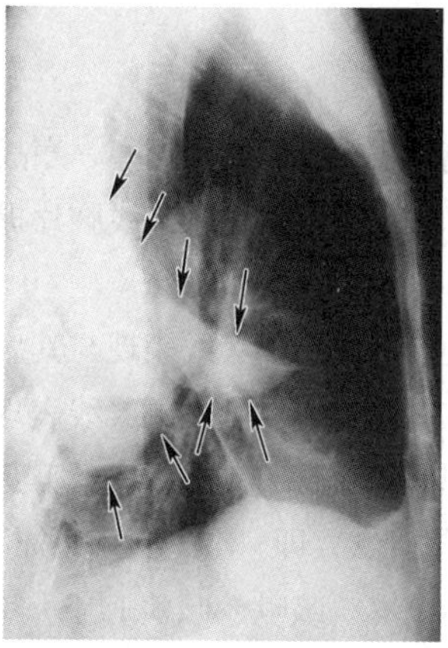

图6-2-29　叶间积液

侧位片上见叶间裂呈梭形高密度影（箭头处），两端较尖，轮廓光整。积液局限于水平裂或斜裂内称为叶间积液，可单独存在或与胸腔积液并存。

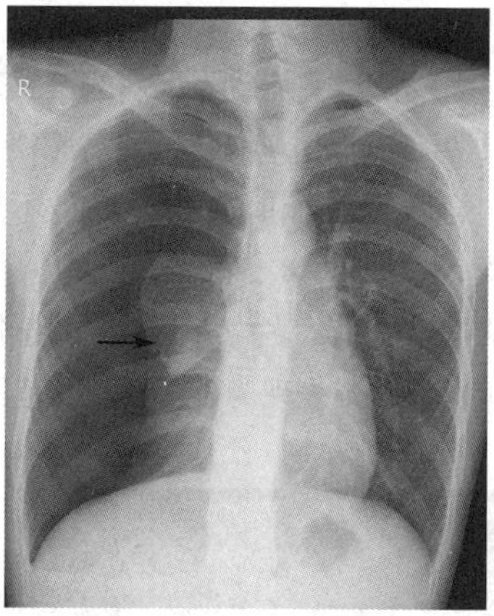

图6-2-30　右侧气胸

右肺野中外带可见无肺纹理透亮区（箭头处），内缘见胸膜线，右肺被压缩、呈密度均匀的软组织影。

11. 气胸　气体通过壁层或脏层胸膜的破口进入胸腔，称为气胸，肺组织被压向肺门方向，气胸区无肺纹理。少量气胸时，气胸区呈线状或带状，同时可见被压缩肺的边缘；大量气胸时，气胸区可占据肺野的中外带，内带为被压缩的肺，呈密度均匀软组织影（图6-2-30）。

12. 胸膜肿瘤　X线表现为半球形、扁丘状或不规则形肿块，密度均匀，边缘清楚（图6-2-31）。原发的胸膜肿瘤以间皮瘤最常见，弥漫性间皮瘤可有胸腔积液；继发的转移瘤常伴有肋骨破坏。

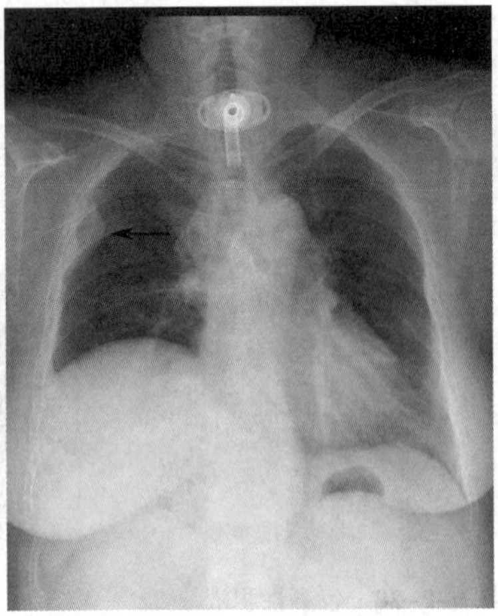

图6-2-31 右侧胸膜肿瘤

右侧肺野见基底在胸廓内向肺野突出的半弧形密度稍高影（箭头处），边界清楚，右侧纵隔影增宽。

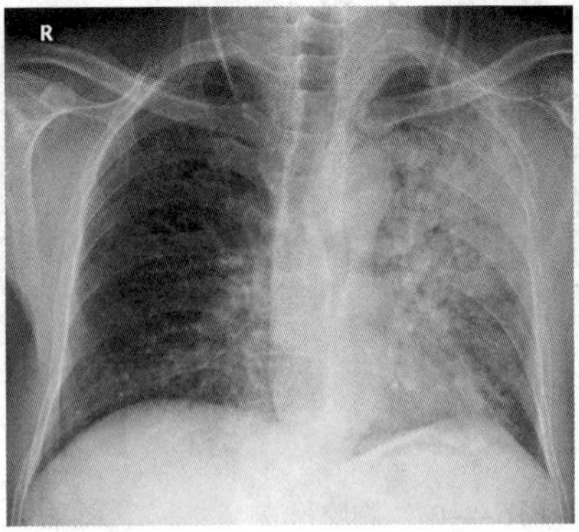

图6-2-32 左上肺大叶性肺炎

X线胸片可见左上肺大片状高密度实变影，边缘模糊，其内隐约可见“空气支气管征”。

（三）常见呼吸系统疾病的X线表现

1. 男，36岁。咳嗽5日伴黄脓痰，发热2日，最高体温39.4℃，伴畏寒、寒战、左侧胸痛。自服退热药和抗生素，疗效不显著，体温波动于38.5 ~ 39.4℃。X线胸片提示左上叶肺炎（图6-2-32）。

大叶性肺炎：多为细菌引起的急性肺部炎症，常见于青壮年。X线表现与其病理分期密切相关，基本表现为不同形状及范围的渗出与实变。其中，以实变期的X线表现最为典型，呈大片密实阴影，境界不清，实变影中常可见透亮支气管影，即“空气支气管征”。

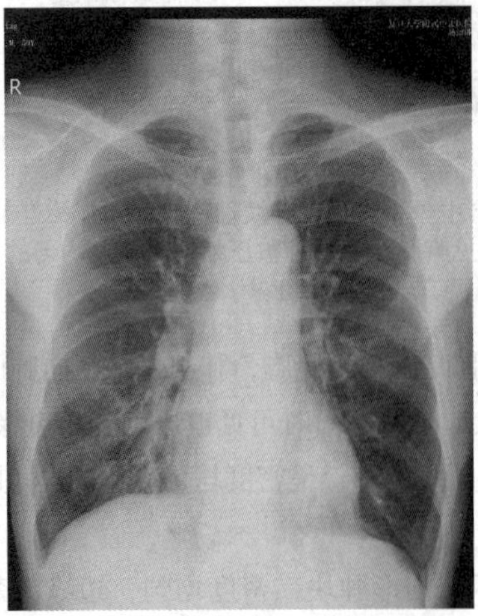

图6-2-33 右下肺支气管肺炎

两下肺纹理增多而模糊，右下肺见斑片状模糊影。

2. 男，59岁。咳嗽、咳痰1周，多为白黏痰。发热3日，最高38.4℃，无畏寒、寒战。既往有慢性支气管炎病史4年，吸烟史30年。X线胸片提示右下肺支气管肺炎（图6-2-33）。

支气管肺炎：又称小叶性肺炎，病原体可为细菌、病毒、支原体等，常见于婴幼儿、老年人及长期卧床者，多由支气管炎和细支气管炎发展而来。病变位于两肺中下野的内、中带，X线表现为肺纹理增多且紊乱，沿肺纹理可见小片状模糊阴影，边界不清。

3. 男，56岁。突发咯血1日，量约50ml，无发热、胸痛。既往有慢性咳嗽、咳痰病史，尤以晨起为著，咳大量黄脓痰。X线胸片提示支气管扩张（图6-2-34）。

支气管扩张：是指支气管内径的异常增宽，多见于左下叶、右中叶及右下叶。早期轻度支气管扩张在平片上可无异常发现，较严重者X线表现为肺纹理增多、增粗、排列紊乱，并可见多个囊状透亮影，伴有小液平。

4. 男，40岁。反复咳嗽3月余，伴少量白黏痰。近半年有午后低热，伴乏力、夜间盗汗。X线胸片提示浸润型肺结核可能（图6-2-35）。

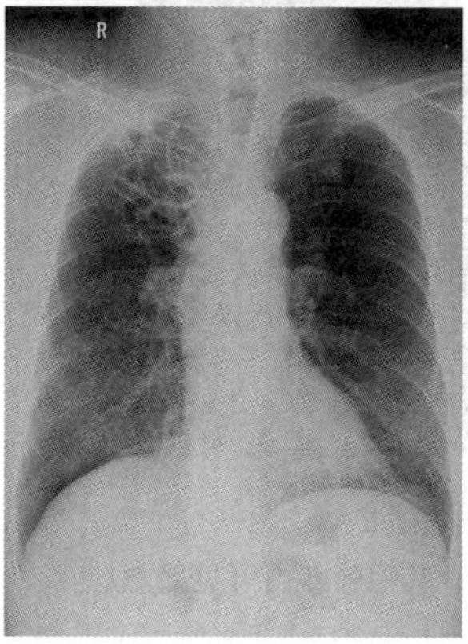

图6-2-34　囊状支气管扩张

两肺纹理增多、增粗，右上叶见多囊样及索条影。

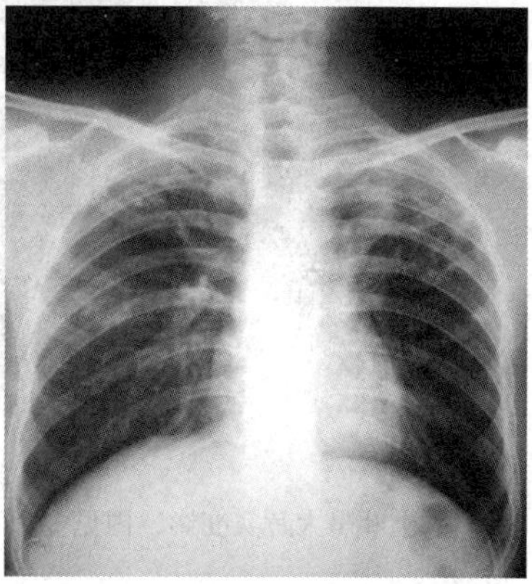

图6-2-35　两肺浸润型结核

两上肺边缘模糊的斑片状密度增高影，周围有斑点状卫星灶。

肺结核：是由结核分枝杆菌引起的一种慢性肺部炎症，分为5种类型：原发型、血行播散型、继发性（浸润型/慢性纤维空洞型）、结核性胸膜炎及肺外结核。结核性胸膜炎影像学缺乏特异性，临床上须排除其他原因引起的胸膜炎；肺外结核影像学是肺外表现，故这两型不在下文详细介绍。

原发型肺结核又称初染结核，典型病变包括肺部原发灶、引流淋巴管和肺门或纵隔淋巴结的结核性炎症，三者联合称为原发复合征。

血行播散型肺结核的早期（1～2周内），X线检查可无阳性发现，或仅表现为面纱或毛玻璃样，容易漏诊；典型的急性血行播散型肺结核在肺野内呈均匀分布的粟粒样结节影，上至肺尖，下达膈面，又称粟粒性结核（图6-2-36）。

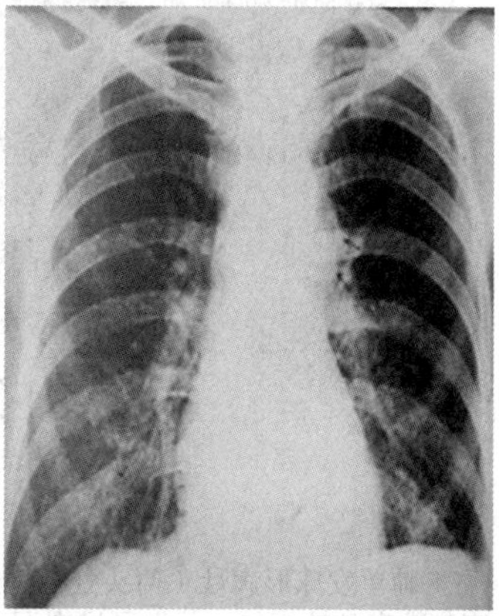

图6-2-36 粟粒性结核

两肺散在大小、密度相似，分布均匀的粟粒样影。

浸润型肺结核多见于成人，多为已静止的原发病灶内仍有存活的结核分枝杆菌，在患者抵抗力减弱时又重新发展；早期病变常出现于锁骨下区外侧，中央密度较深，边缘模糊，一般2周内不能完全吸收。干酪性肺炎（图6-2-37）和结核球（图6-2-38）是浸润型肺结核的两种特殊改变。

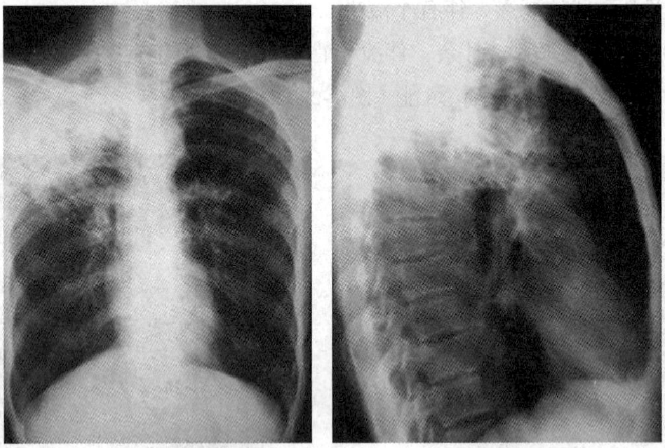

图6-2-37 干酪性肺炎

右上叶呈大片实变影，内见多个不规则虫蚀状空洞，其他肺野内可见播散灶。

5. 男，43岁。咳嗽伴痰中带血1周，无发热、胸痛。有吸烟史20余年，20 ~ 30支/d。X线胸片提示左上肺中央型肺癌（图6-2-39）。

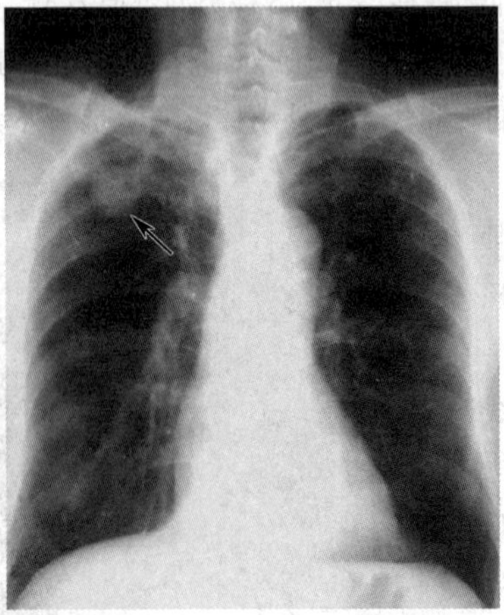

图6-2-38 结核球

右上肺单发球形病灶（箭头处），轮廓较光滑，密度较高且较均匀，其内可见空洞和点状钙化。

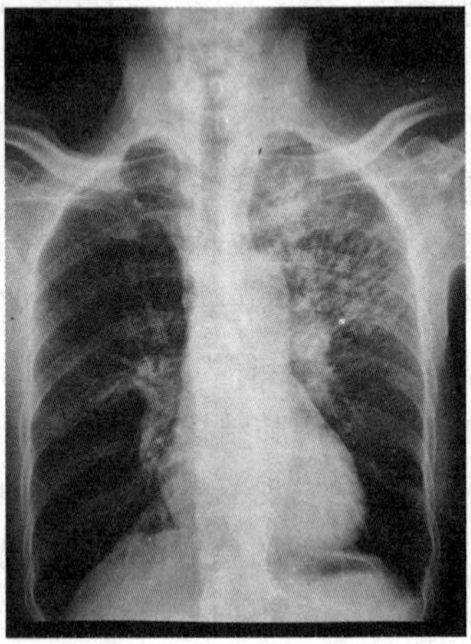

图6-2-39 左上肺中央型肺癌

左肺门圆形肿块，纵隔影增宽；左上肺斑片状阴影，阻塞性炎症可能。

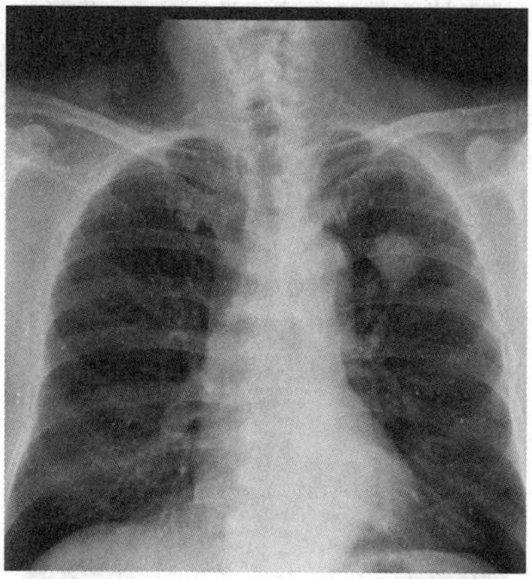

图6-2-40　左侧周围型肺癌

左上肺见团块状高密度影，边缘见毛刺，左侧胸膜轻度牵拉。

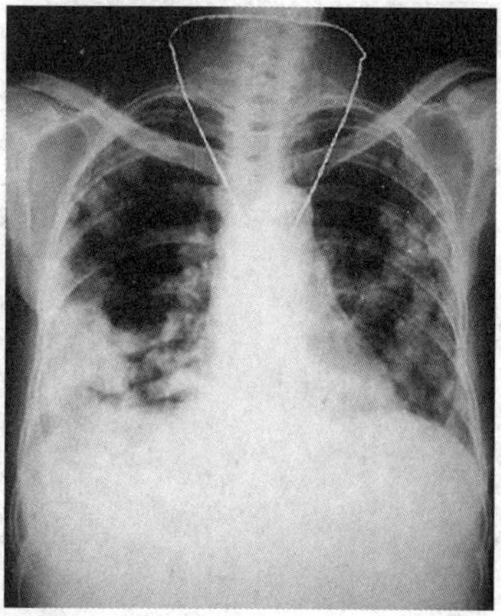

图6-2-41　转移性肺癌

两肺多发结节及肿块影，以两肺中下野多见。

支气管肺癌：分为中央型和周围型两类。前者的X线直接征象为肺门区肿块，间接征象可呈阻塞性肺炎、肺气肿或肺不张。周围型肺癌的阻塞征象不明显，主要表现为肺内孤立性有分叶的球形病灶（图6-2-40）。转移性肺癌见图6-2-41。

二、循环系统

心脏和大血管位于胸腔内，与两侧含气的肺组织有鲜明的对比。因此，普通的X线检查能帮助我们快速了解心血管疾病的初步情况。

（一）正常心脏的X线表现

正常心脏分左、右心房和左、右心室四部分。常用的心血管检查位置有后前位、左前斜位、左侧位和右前斜位。

1. 后前位（图6-2-42）　即正位片，心脏和大血管的阴影在胸部中间位置，该位置依靠肺组织的对比，主要观察心脏两侧缘的结构。右侧缘第一弧为上腔静脉或升主动脉，在儿童和青年中主要为上腔静脉的边缘，老年人为主动脉边缘；第二弧为右心房，有时可见右心耳。左缘第一弧为主动脉结，第二弧为肺动脉段，第三弧为左心室，有时左心耳可投影在其上端，与左心室段不易分开。正常时，左心耳与左心室不能区分。左侧心影与膈顶形成心膈角。

2. 左前斜位（图6-2-43）　此为心脏的正位，心影如悬垂的袋形，长轴近于垂直。心前缘上部稍外突的为升主动脉，下部向前突的弧形由右心房和右心室构成，两者分界常不明显。心后缘上部为左心房，位于左支气管前下方，下部为左心室，两者也无明确分界。

3. 左侧位（图6-2-44）　心影斜置，约在第4前肋水平以下心前下缘与胸骨影相邻处为右心室，再向上为升主动脉。心后缘主要由左心房构成，下部向前下方倾斜的弧形为

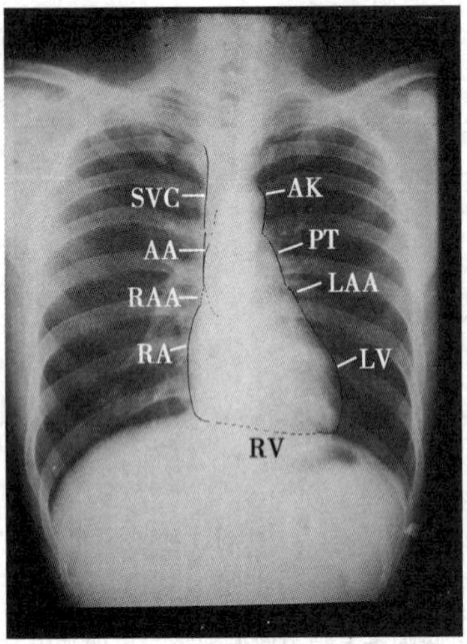

图6-2-42　后前位

SVC.上腔静脉；AA.升主动脉；RAA.右心耳；RA.右心房；RV.右心室；AK.主动脉结；PT.肺动脉段；LAA.左心耳；LV.左心室。

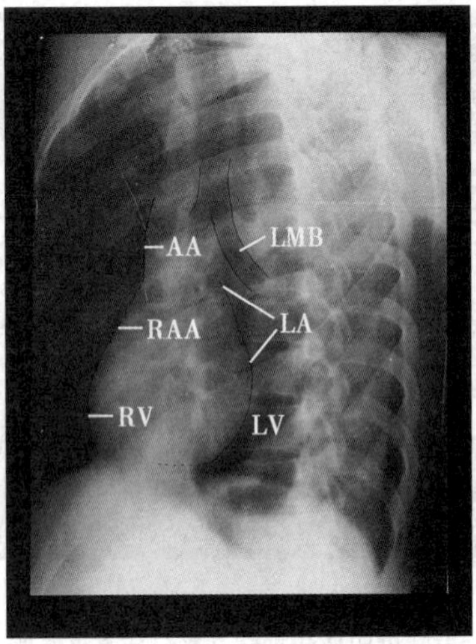

图6-2-43　左前斜位

AA.升主动脉；RAA.右心耳；RV.右心室；LMB.左支气管；LA.左心房；LV.左心室。

左心室。心后缘的下方，与食管之间有一个三角形间隙，即心后食管间隙，左心室增大时该间隙缩小或消失。

4. 右前斜位（图6-2-45）　是心脏的侧位，心后缘上部为左心房，下部为右心房，心房间无明显界线。心前缘第一个弧为升主动脉，第二个弧为肺动脉，第三个弧为左心室或右心室（左右心室相互重叠）。

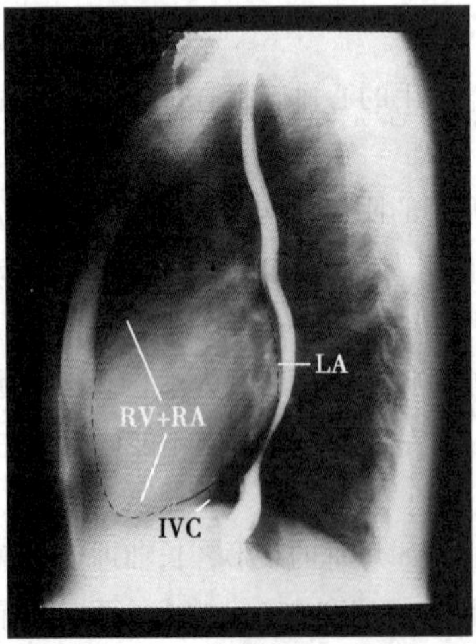

图6-2-44　左侧位吞钡

LA.左心房；RA.右心房；RV.右心室；IVC.下腔静脉。

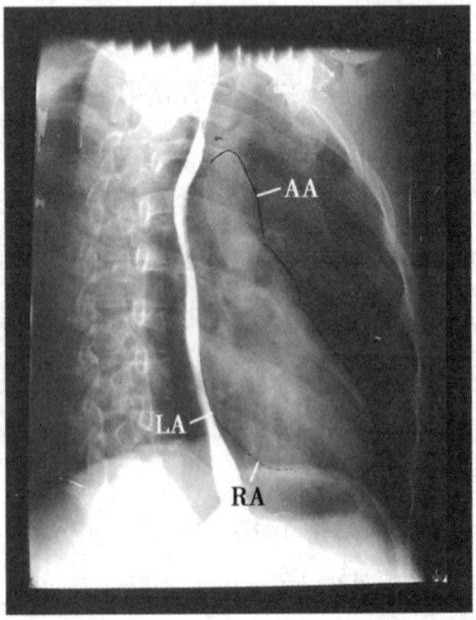

图6-2-45　右前斜位吞钡

AA.升主动脉；LA.左心房；RA.右心房。

（二）心脏基本病变的X线表现

多数情况下，X线检查不能直接显示心脏和大血管的病变本身，但可以通过其形态的改变，推测病变的部位、性质和程度。

1. 心脏增大　心胸比例，即心脏最大横径与胸腔最大横径的比例（前者取心影左侧最突出点至中线的垂直距离，与右侧心影最突出点至中线距离之和；后者取胸腔下部，相当于心脏最低部位水平的两侧胸壁肋骨内缘之间的距离），比例超过0.5即为心脏增大。肥胖者、妊娠后期妇女及婴幼儿的心脏呈横位，该方法不适用；肺气肿患者出现垂位心，可使该比例缩小。

（1）左心室增大（图6-2-46、图6-2-47）：常见于高血压、主动脉瓣病变、二尖瓣关闭不全和动脉导管未闭。

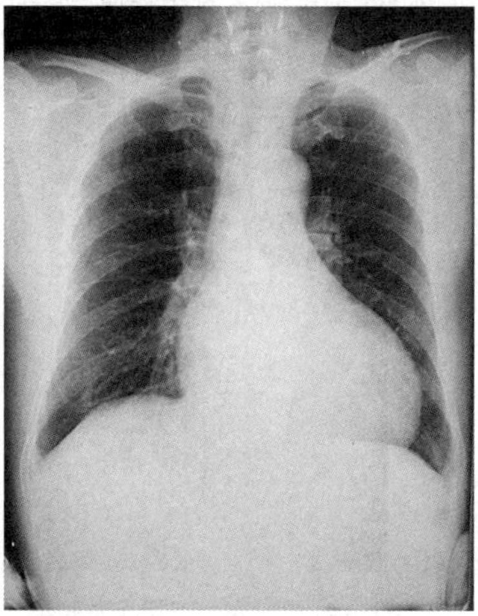

图6-2-46　左心室增大后前位

左心室段明显向左膨隆，心尖向左下延伸。

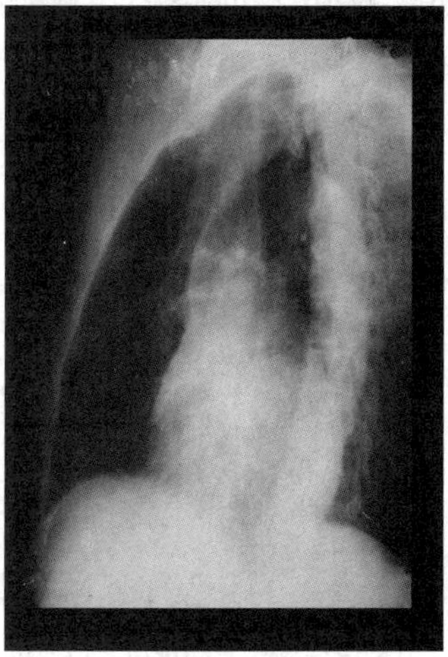

图6-2-47　左心室增大左前斜位

心后缘下段向后膨凸，心后间隙消失。

（2）右心室增大（图6-2-48、图6-2-49）：常见于二尖瓣狭窄、肺动脉高压和法洛四联症。

（3）左心房增大（图6-2-50 ~ 图6-2-52）：常见于二尖瓣病变、左心衰竭和动脉导管未闭。

（4）右心房增大（图6-2-53、图6-2-54）：多见于右心衰竭、房间隔缺损和心房黏液瘤等。

2. 肺充血（图6-2-55）　是肺动脉内血流量增多，主要见于左向右分流的先天性心脏病、甲状腺功能亢进等。X线表现为肺动脉段突出，肺门影增大，右下肺动脉干增粗（>15mm），肺野内肺动脉分支成比例增粗。

3. 肺淤血（图6-2-56）　指肺静脉回流受阻，常见于二尖瓣病变及左心衰竭。X线表现为肺纹理普遍增多、增粗，边缘模糊，有时呈网状或斑点状，肺野透明度下降。肺门

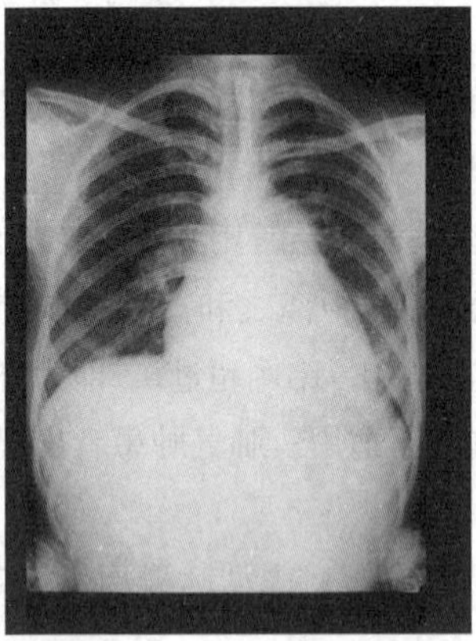

图6-2-48 右心室增大后前位

左心缘向左膨凸，心尖圆隆上翘，肺动脉段膨隆。

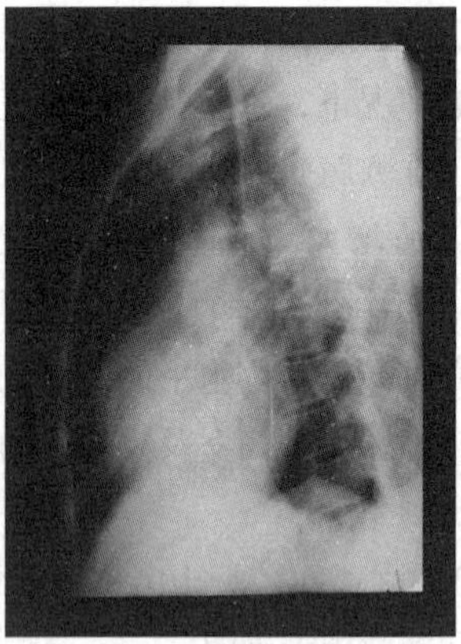

图6-2-49 右心室增大左前斜位

右心室向前膨隆，心后缘向后隆凸。

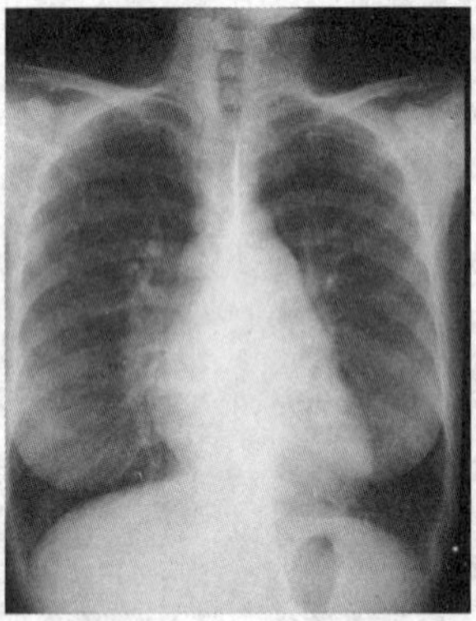

图6-2-50 左心房增大后前位

左心耳膨凸、长度增加，左心房向右膨凸，形成双房影。

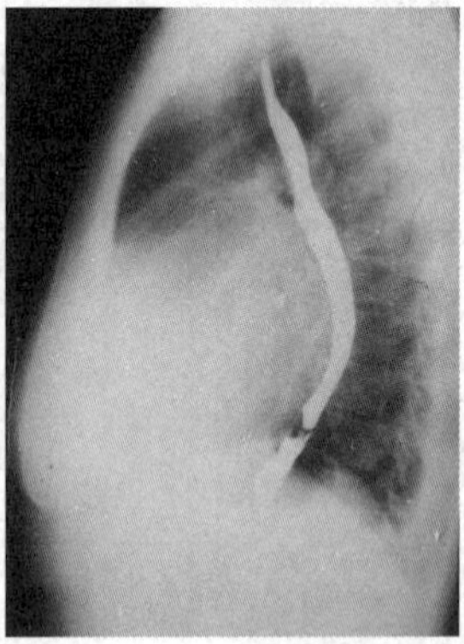

图6-2-51 左心房增大左侧位

吞钡见增大的左心房使食管局限后移。

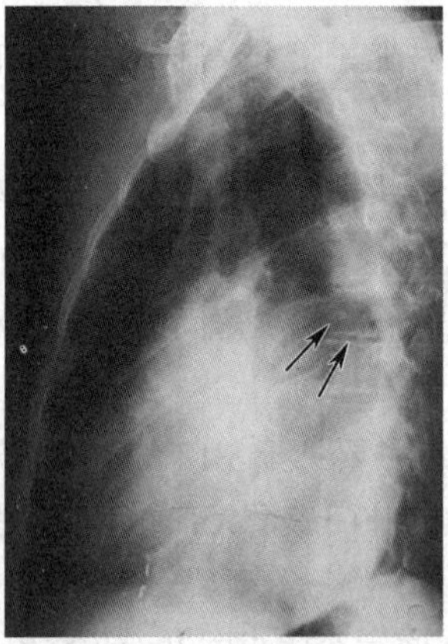

图6-2-52 左心房增大左前斜位

增大的左心房使左主支气管上移、变窄（箭头处）。

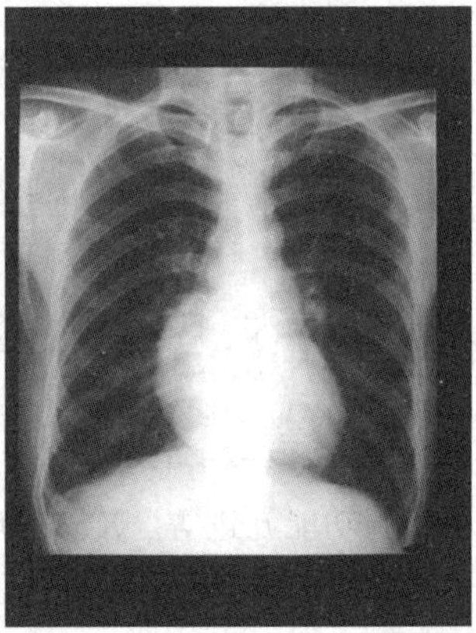

图6-2-53 右心房增大后前位

心右缘膨隆。

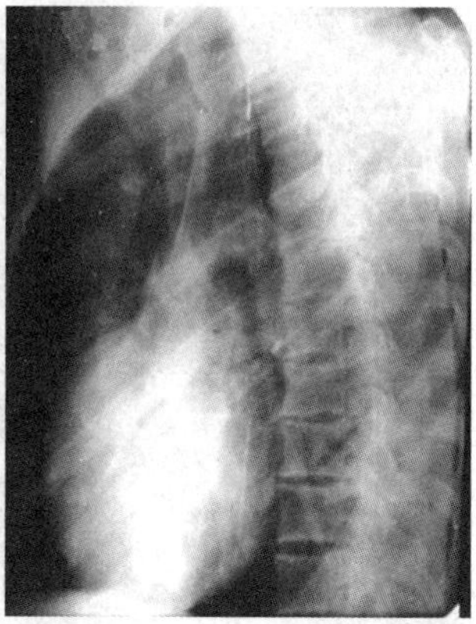

图6-2-54　右心房增大左前斜位

心前缘上段突出、延长。

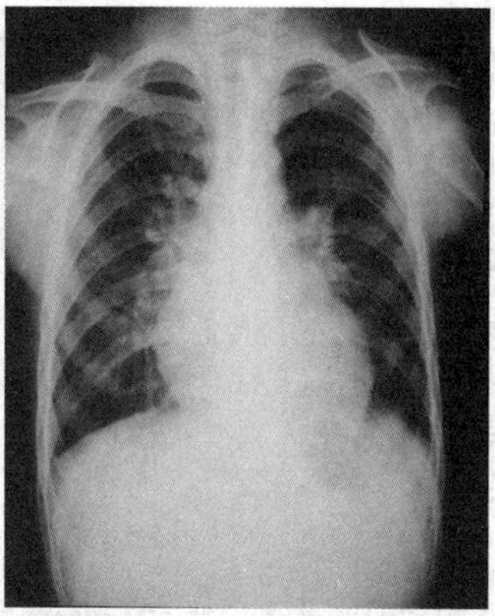

图6-2-55　肺充血

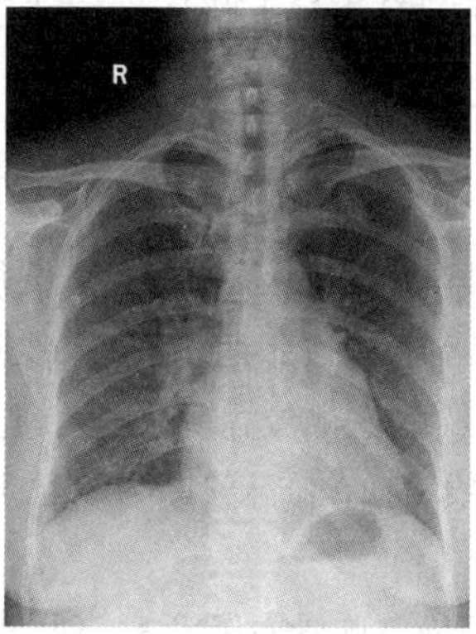

图6-2-56　肺淤血

两肺透亮度减低，两肺纹理增多、紊乱；心影增大。

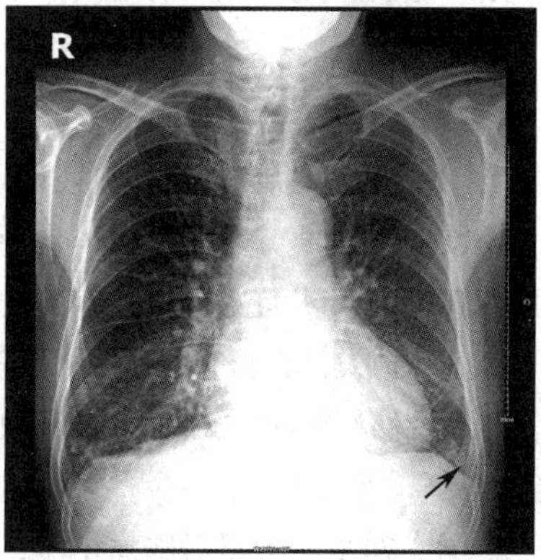

图6-2-57　间质性肺水肿

肺门模糊、增大，两肺中下野呈网状，肺透明度降低，左侧肋膈角区可见克利B线（箭头处）。

影增大、模糊。

4. 肺水肿　较常见于左心衰竭，由毛细血管内液体大量渗入肺间质和肺泡所致。间质性肺水肿（图6-2-57）多见于慢性左心衰竭，常有各种肺淤血的征象，最重要的X线征象为克利B线（Kerley B-line，Kerley B线）（常位于两下肺外带，见于肋膈角上方，长2～3cm，宽约1mm，水平行走，垂直于胸膜面）的出现。肺泡性肺水肿（图6-2-58），多见于急性左心衰竭，较典型的表现为肺门区蝶形分布的模糊影，阴影变化迅速，若病情好转，阴影随即吸收消散。

5. 心包积液　成人<250ml，儿童<150ml被称为少量积液，心影大小和形态无明显变化，或仅有轻度心影增大，搏动如常。中等及大量心包积液时（图6-2-59），心影向两侧增大，正常弧度消失，呈烧瓶状；上腔静脉影增宽；肺野多清晰。如合并左心衰竭，则有肺淤血征象。

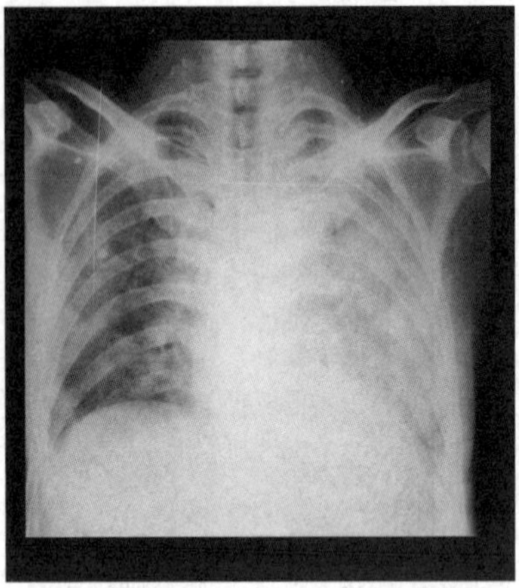

图6-2-58 肺泡性肺水肿

两肺广泛分布的斑片状阴影，融合成片。

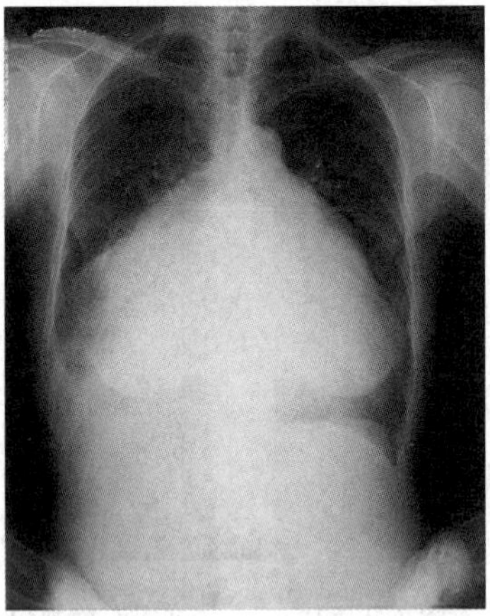

图6-2-59 心包积液

心脏呈烧瓶状增大，两侧心缘的正常弧度消失，上腔静脉影增宽，两肺野血管纹理相对减少。

（三）常见心脏疾病的X线表现

1. 女，43岁。劳累后心悸2年，痰中带血伴夜间阵发性呼吸困难3日。既往有游走性关节痛病史5年。心尖部闻及4/6级舒张期隆隆样杂音，伴舒张期震颤。X线胸片提示左心房显著扩大，心影呈梨形（二尖瓣型心，图6-2-60）；左侧位吞钡见增大的左心房使食管局限后移（图6-2-51）。结合患者症状、体征及X线表现，临床诊断为风湿性心脏病，二尖瓣狭窄。

2. 男，70岁。劳累后胸痛半年，含服硝酸甘油无效。胸骨左缘第3、4肋间闻及3/6级全舒张期哈气样杂音。X线胸片提示左心室向左下明显扩大，心影呈靴形（主动脉瓣型心，图6-2-61）；左前斜位示心后缘下段向后膨突，心后间隙消失（图6-2-47）。拟诊为

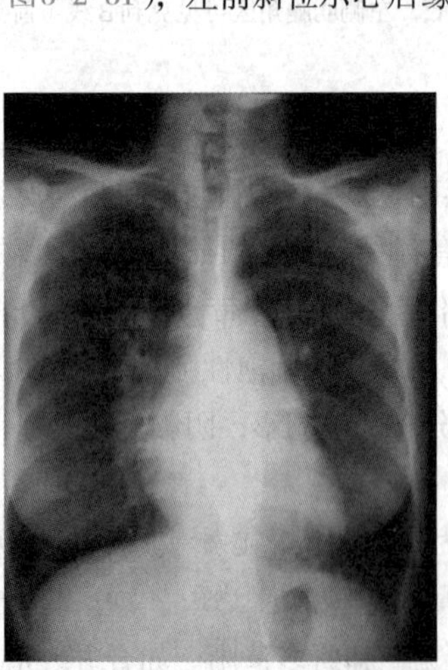

图6-2-60 二尖瓣型心（梨形心）

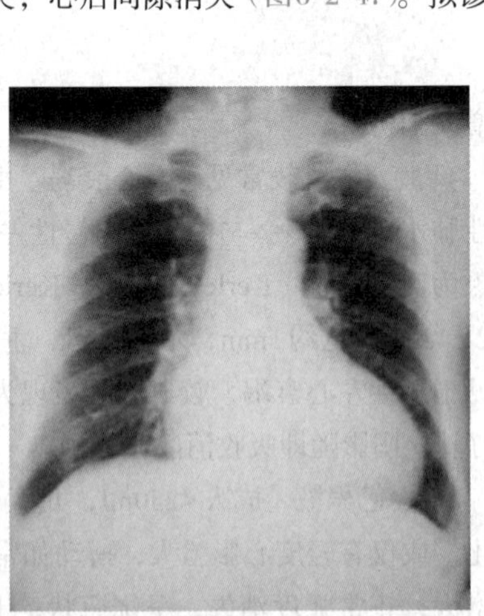

图6-2-61 主动脉瓣型心（靴形心）

退行性主动脉瓣病变，主动脉瓣关闭不全；建议转至上级医院以确诊。

三、消化系统

腹部平片最常用于急腹症和腹部外伤的检查，可显示膈下游离气体和胃肠道内液平，尤其有助于肠梗阻的诊断。消化道造影检查分别有口服钡餐造影及钡灌肠造影。需注意，怀疑消化道穿孔者，不宜采用钡剂检查，而应使用水溶性造影剂或碘油等；对于中毒性巨结肠或疑有结肠穿孔者，切忌行结肠钡剂造影。

（一）消化道疾病的X线表现

1. 腹部平片

（1）胃肠道穿孔：典型的X线表现为膈下出现新月形、透亮气体影，以右侧明显（图6-2-62）。胃、十二指肠溃疡穿孔最常见，也可继发于肿瘤、炎症或外伤等。

（2）肠梗阻：是常见的急腹症之一，多见于肠粘连、炎性狭窄或肿瘤。小肠梗阻者，平卧位X线表现为梗阻以上肠腔扩张，可见环状皱襞，充满液体、气体；立位可见阶梯状液平（图6-2-63、图6-2-64）。结肠梗阻者，平卧位见梗阻部位以上的结肠充气扩大，可见半月状皱襞；立位见腹部两侧胀气肠袢，内有宽大液平（图6-2-65、图6-2-66）。

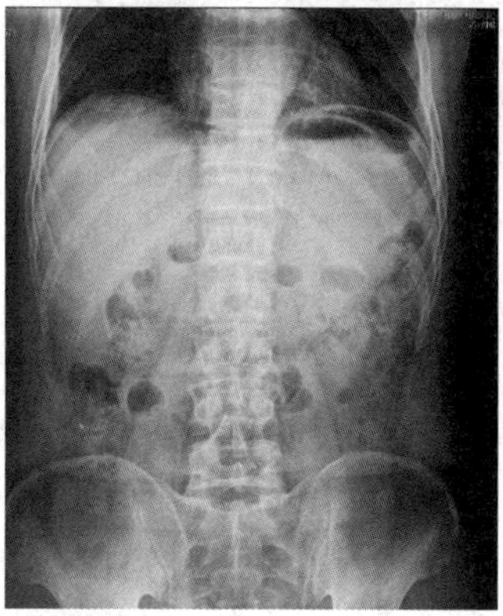

图6-2-62　胃肠道穿孔
两侧膈下见新月状游离气体影。

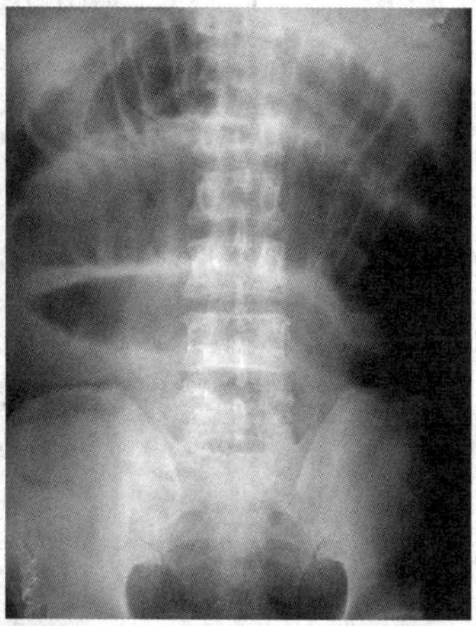

图6-2-63　小肠梗阻平卧位
小肠扩张积气，横贯于上中腹部，层层平行排列、互相靠拢。

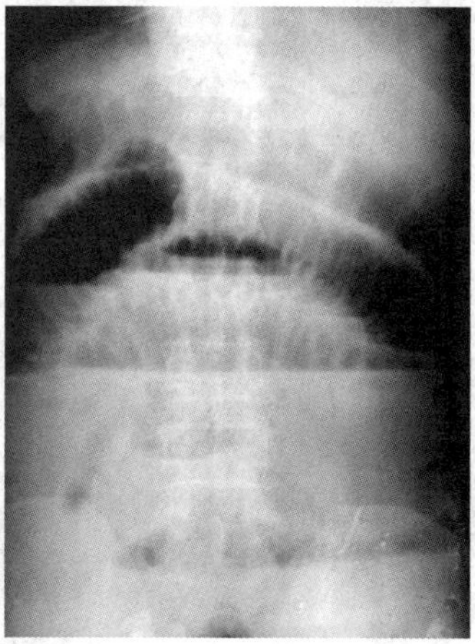

图6-2-64　小肠梗阻立位
腹中部肠腔内多个液平面。

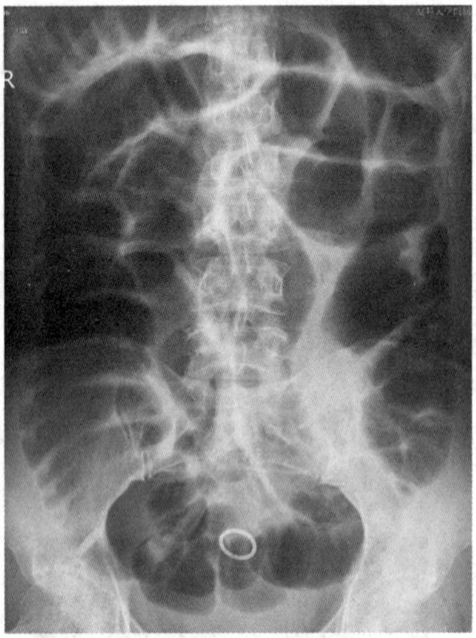

图6-2-65 结肠梗阻卧位
弓形充气扩张的结肠肠曲。

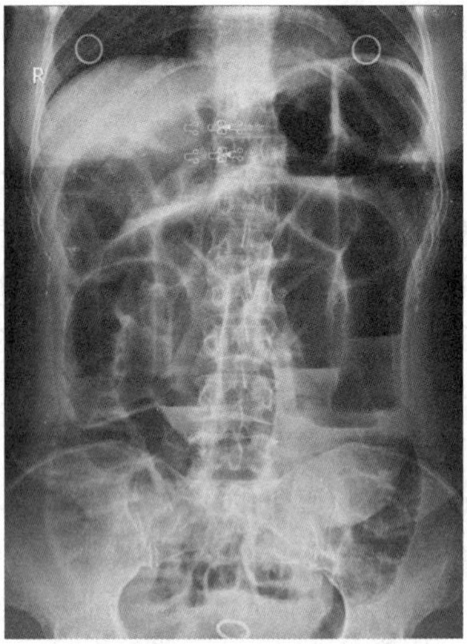

图6-2-66 结肠梗阻立位
腹部两侧多个阶梯状排列液平。

2. 钡餐造影 钡餐造影检查主要显示消化道的黏膜、轮廓和内腔的改变。无论是食管、胃、十二指肠，还是小肠和结肠，其基本病变的影像形态特征有其共性。

（1）龛影：消化道壁上的任何缺损，如溃疡、糜烂，均可造成深浅不一的凹陷，称为龛影。可突出于腔外或腔内，呈类圆形、扁平形、锥形或不规则形（图6-2-67、图6-2-68）。憩室也可造成轮廓改变，表现为突出腔外的囊袋状影（图6-2-69）。

（2）充盈缺损：与龛影相反，任何向腔内隆起、突出的病变，在钡剂充盈后，会形

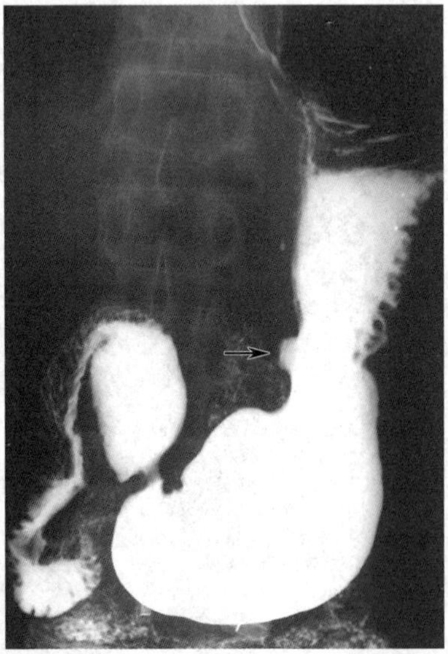

图6-2-67 圆形腔外龛影（箭头处）

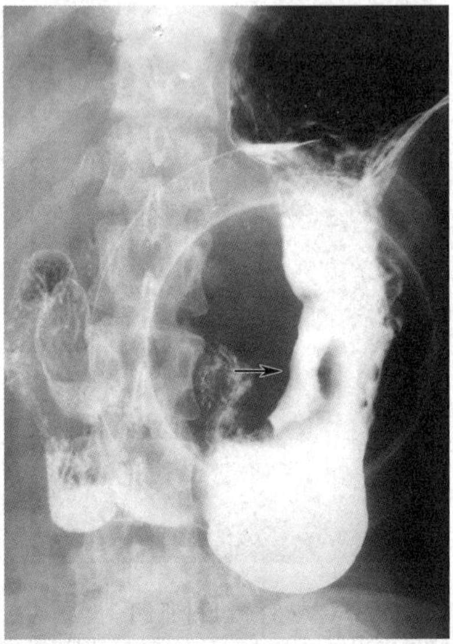

图6-2-68 扁平形腔内龛影（箭头处）

成腔内钡影缺失（图6-2-70、图6-2-71）。

（3）黏膜改变：黏膜的异常改变有助于发现早期病变，对良、恶性病变的鉴别诊断有重要意义。

1）黏膜破坏：即黏膜皱襞消失，与正常皱襞有明确的分界，造成黏膜中断（图6-2-72）。

2）黏膜纠集：是由慢性溃疡产生纤维结缔增生组织，瘢痕收缩而致，表现为黏膜从四周向病变区集中（图6-2-73）。

3）黏膜增粗、迂曲：是由于黏膜或黏膜下炎性浸润、肿胀和结缔组织的增生，表现为条纹状透亮影增宽（图6-2-74）。

（4）管腔狭窄：超出正常范围的持久性管腔缩小称为狭窄。先天性狭窄边缘多光滑而较局限（图6-2-75）；炎症性狭窄由纤维组织增生所致，范围较广泛或具有分段性，边

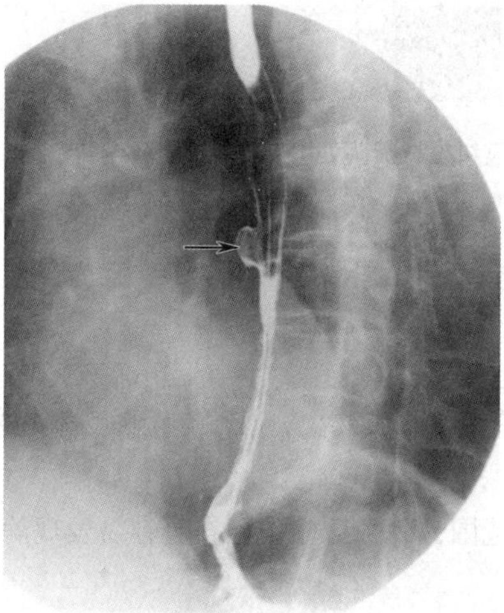

图6-2-69　囊袋状食管憩室（箭头处）

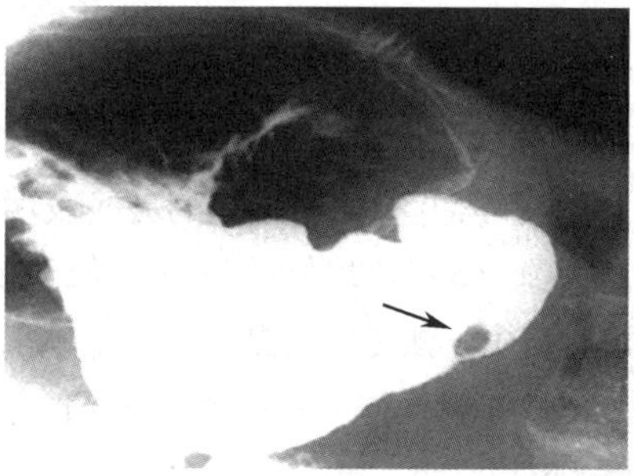

图6-2-70　充盈缺损（轮廓规则，箭头处）

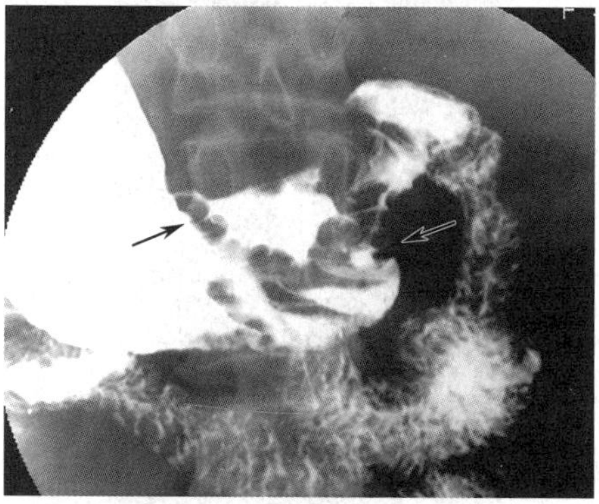

图6-2-71　充盈缺损（轮廓不规则，箭头处）

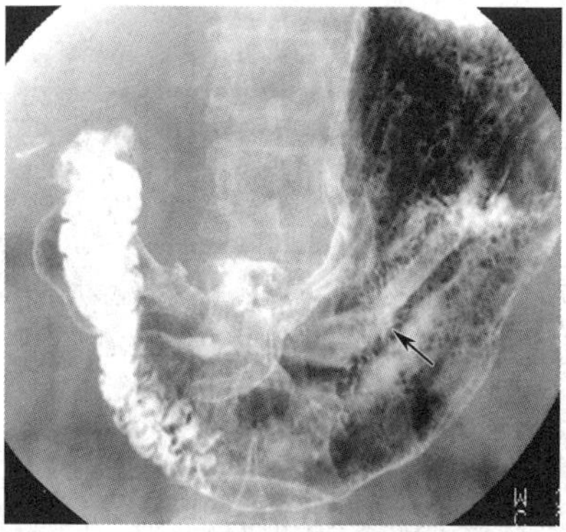

图6-2-72　黏膜破坏（箭头处）

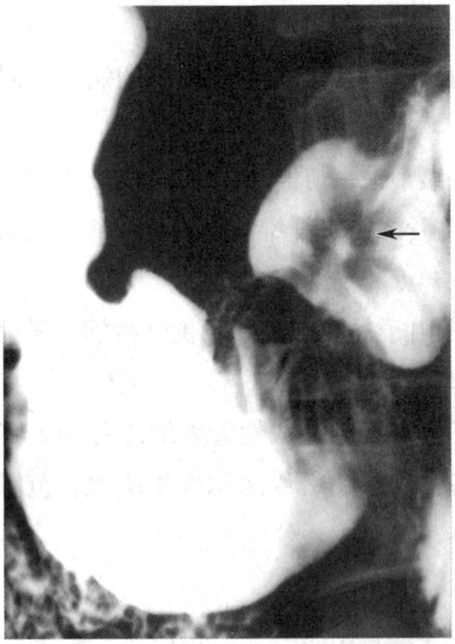

图6-2-73 十二指肠球部黏膜纠集（箭头处）

缘较整齐（图6-2-76）；肿瘤性狭窄范围较局限，管壁僵硬，边缘多不规则，与正常交界明显（图6-2-77）。

（二）常见消化道疾病的X线表现

1. 女，45岁。2日内解成形黑便3次。起病前有进油炸食物史，既往有慢性乙型肝炎、肝硬化病史。钡餐检查提示轻度食管静脉曲张。

常规钡餐检查可发现食管静脉曲张的程度和范围，卧位比立位检查更容易发现静脉曲张（图6-2-78～图6-2-80）。

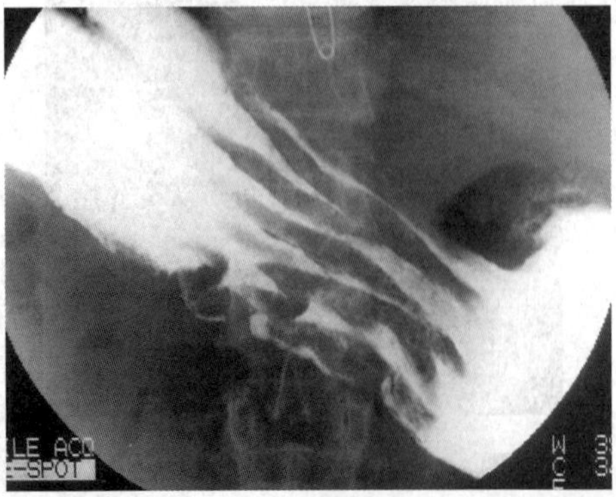

图6-2-74 胃体黏膜增粗

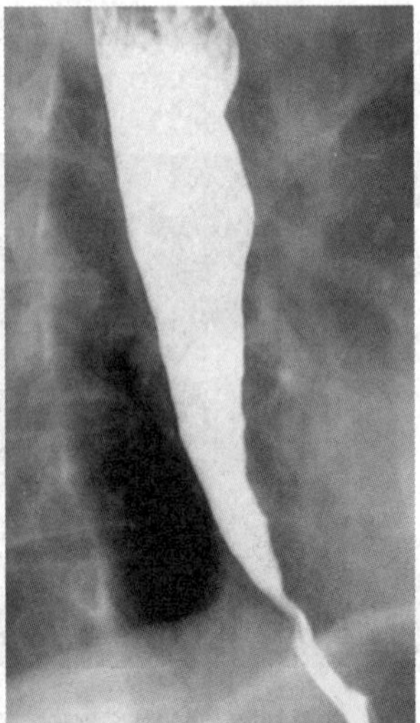

图6-2-75 食管先天性狭窄

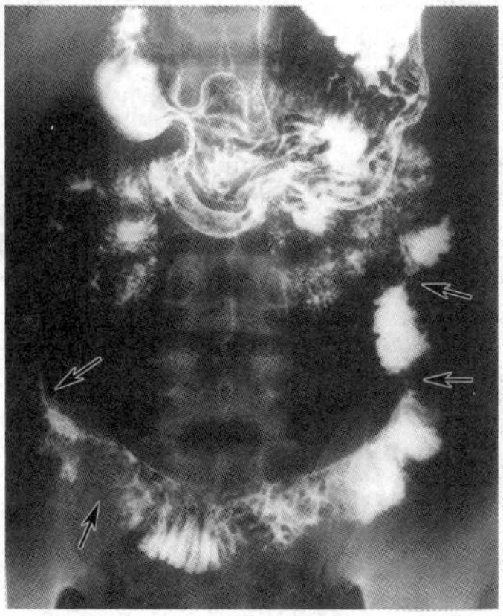

图6-2-76　小肠炎症性狭窄（箭头处）

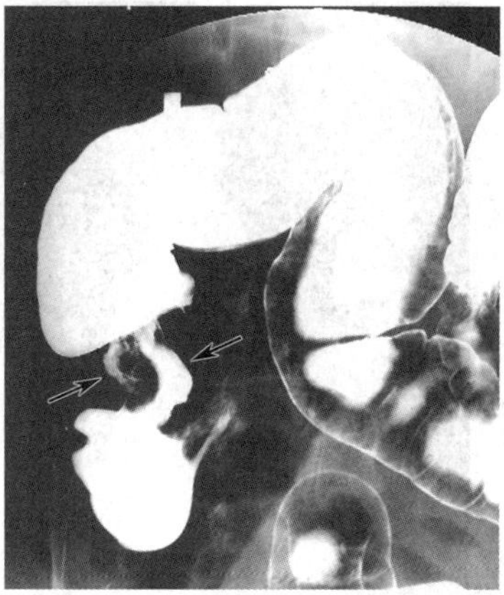

图6-2-77　升结肠肿瘤性狭窄（箭头处）

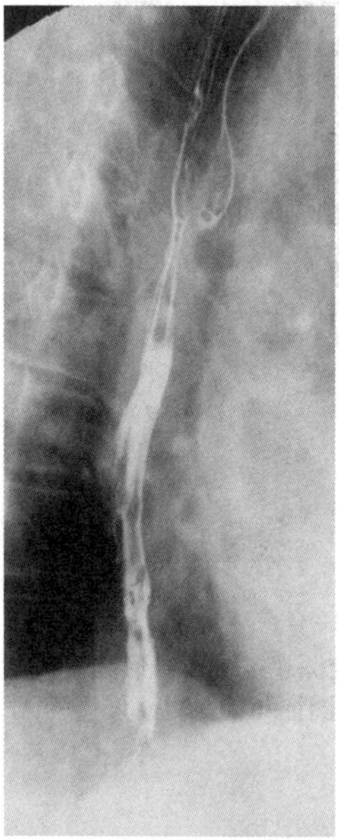

图6-2-78　轻度食管静脉曲张
食管下段黏膜皱襞轻度增粗、迂曲。

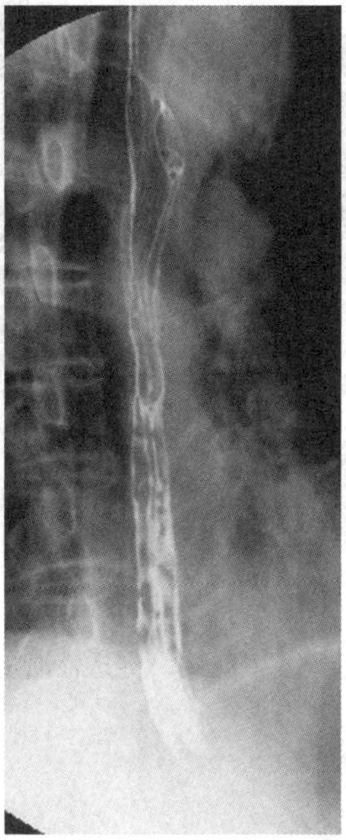

图6-2-79　中度食管静脉曲张
食管中下段黏膜皱襞增粗、迂曲，呈蚯蚓状改变。

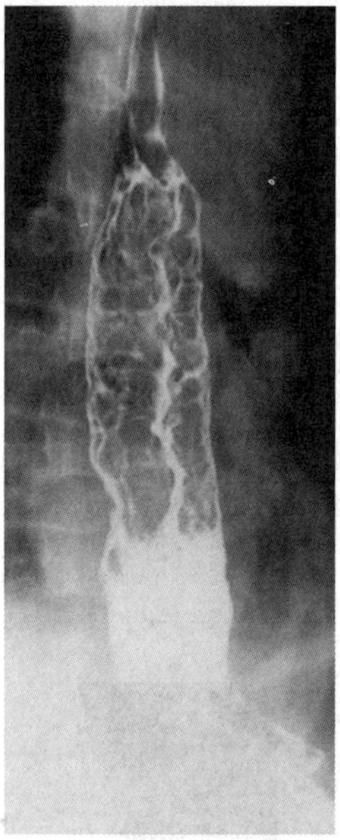

图6-2-80　重度食管静脉曲张
全程黏膜明显增粗，呈串珠状、息肉状充盈缺损，管腔张力下降、扩张，蠕动减弱。

2. 男，45岁。反复餐后中上腹胀痛半年，伴反酸、嗳气。否认饥饿痛、夜间痛等。上消化道钡餐检查提示胃角处溃疡。

（1）胃、十二指肠溃疡好发于青壮年，以十二指肠溃疡多见。胃溃疡好发于角切迹（胃窦体部交界处的解剖标志），其次为胃窦部，胃底、胃体及大弯侧少见。十二指肠溃疡好发于球部后壁，约占90%。

（2）胃溃疡（图6-2-81 ~图6-2-85）的直接征象是龛影，切线位上形态呈乳头状、锥

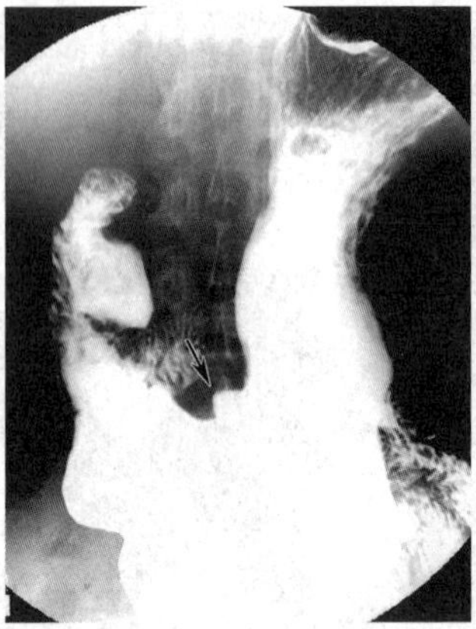

图6-2-81 胃角切迹溃疡（箭头处）

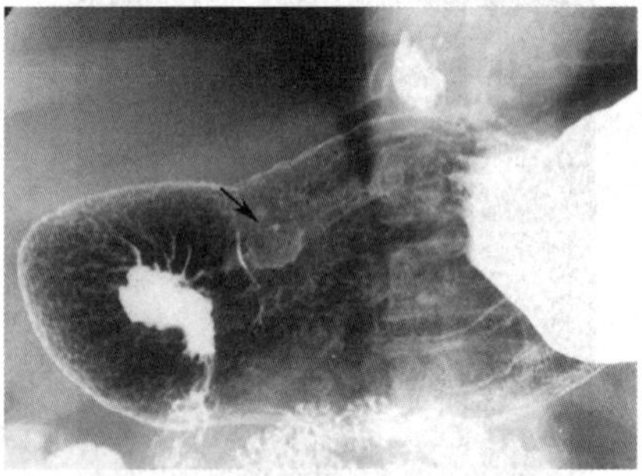

图6-2-82 龛影正面观（箭头处）

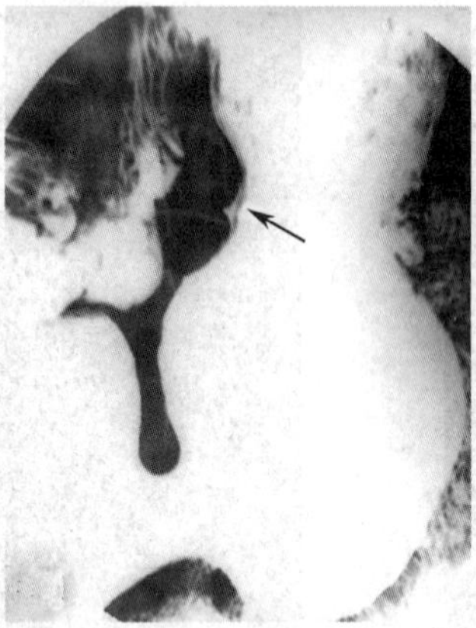

图6-2-83 黏膜线（箭头处）

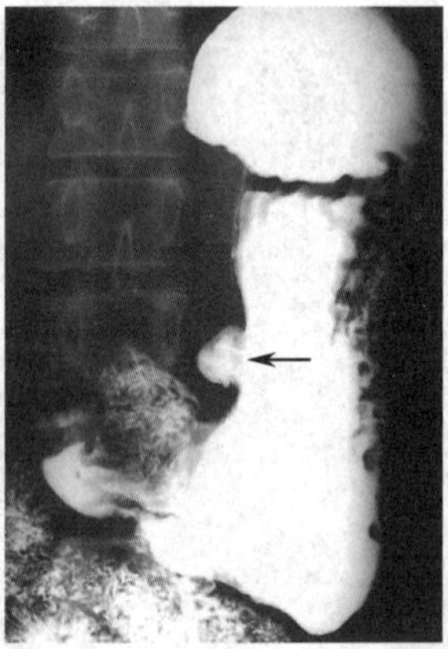

图6-2-84 项圈征

穿透性溃疡，龛影较深超过1cm，形如囊袋状，口部呈项圈征（箭头处）。

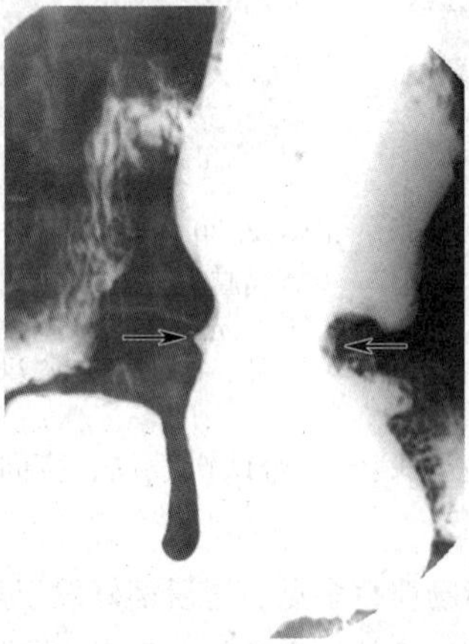

图6-2-85 痉挛切迹

胃小弯溃疡，因环形肌收缩而产生对侧胃大弯的痉挛性切迹（箭头处）。

形或扁平形；正面观呈圆形、椭圆形；龛影口部常有一圈黏膜水肿所造成的透亮带，呈以下不同表现：①黏膜线，宽1～2mm的透明线；②项圈征，宽0.5～1.0cm的透明带；③狭颈征，口部明显狭小，犹如颈项。

胃溃疡还可见间接征象，如胃小弯缩短、痉挛性切迹、幽门狭窄或梗阻、黏膜纠集（良性溃疡黏膜均匀纠集，无黏膜破坏；恶性溃疡黏膜纠集不规则，溃疡口部黏膜破坏）。

（3）十二指肠溃疡（图6-2-86～图6-2-88）的直接征象也是龛影；间接征象有球部畸形、激惹征（钡剂于球部不能停留，迅速排空，称为“激惹征”）、黏膜纠集、幽门痉挛等。

溃疡型胃癌与良性胃溃疡的X线鉴别诊断要点见表6-2-2，以及图6-2-89～图6-2-92。

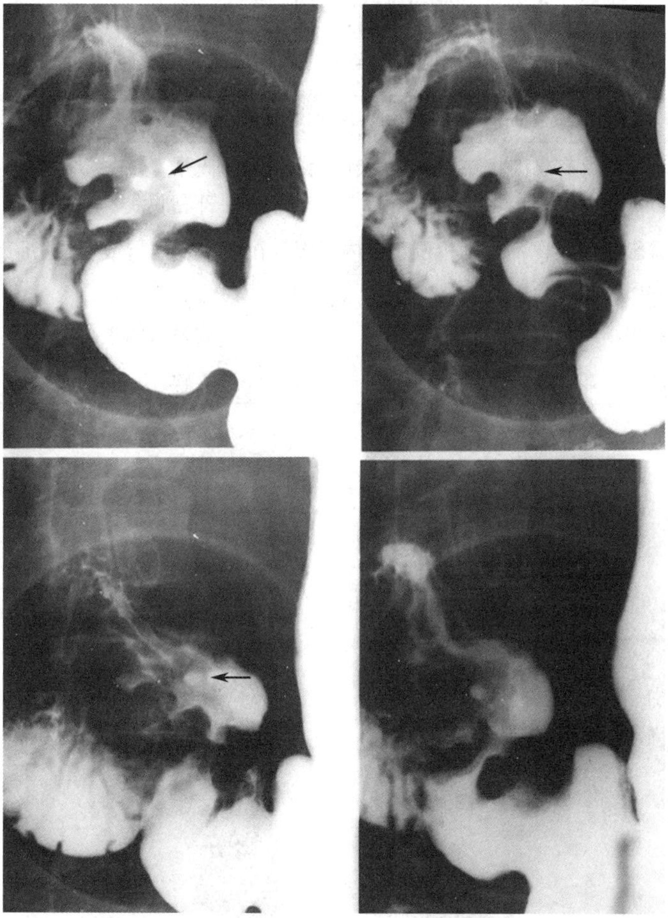

图6-2-86 十二指肠球部溃疡（箭头处）

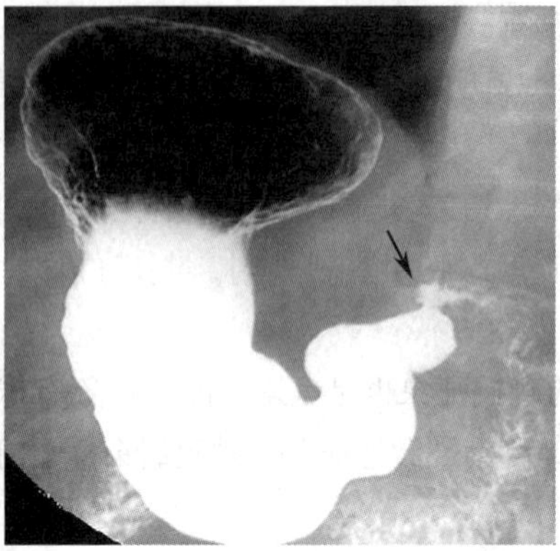

图6-2-87 十二指肠球部溃疡激惹征（箭头处）

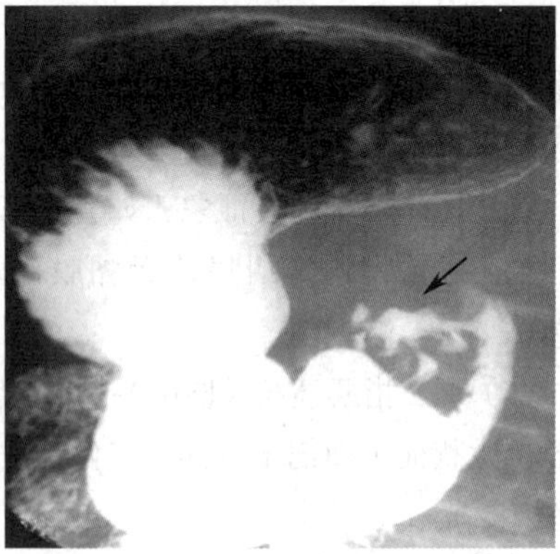

图6-2-88 十二指肠球部畸形（箭头处）

表6-2-2 溃疡型胃癌与良性胃溃疡的X线鉴别诊断

X线表现	溃疡型胃癌	良性胃溃疡
溃疡口部	环堤状，有息肉状缺损、指压迹、裂隙征	光滑整齐，狭颈征、项圈征、口部黏膜浅
龛影位置	龛影浅而大，不规则；位于腔内或部分在腔内，部分在腔外	突出于胃或十二指肠腔轮廓之外
黏膜纠集	不规则纠集，有黏膜破坏	放射状纠集，无黏膜破坏
附近胃壁	僵硬，蠕动消失	柔软，有蠕动波

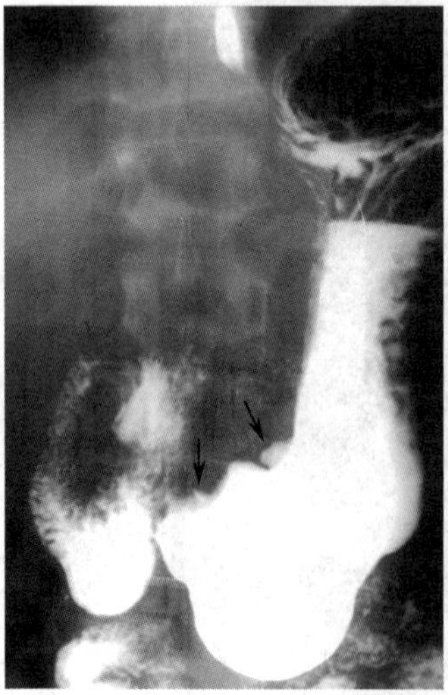

图6-2-89 多发胃溃疡（箭头处）

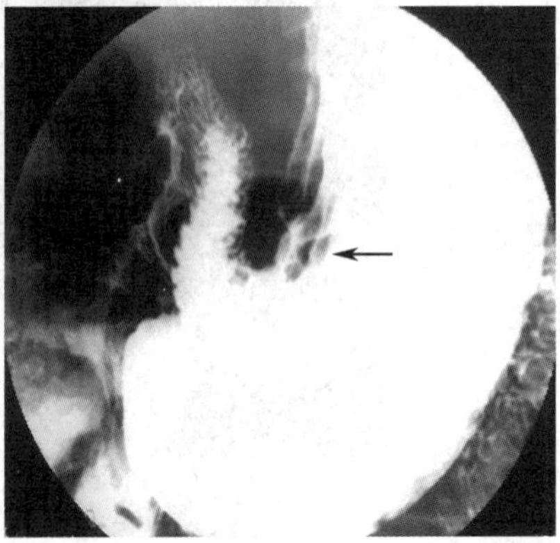

图6-2-90 溃疡型胃癌：腔内龛影（箭头处）

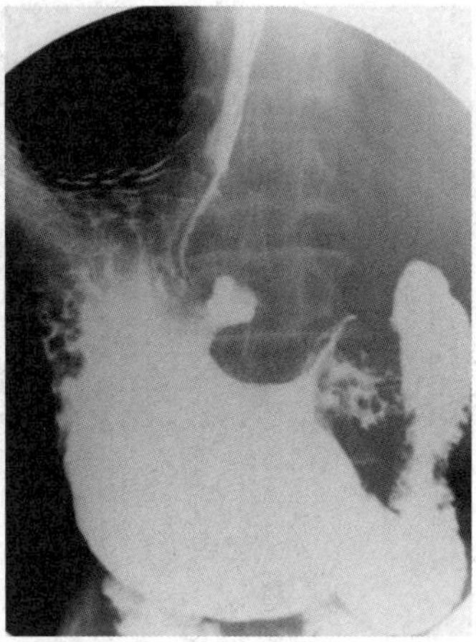

图6-2-91　溃疡型胃癌：腔外龛影

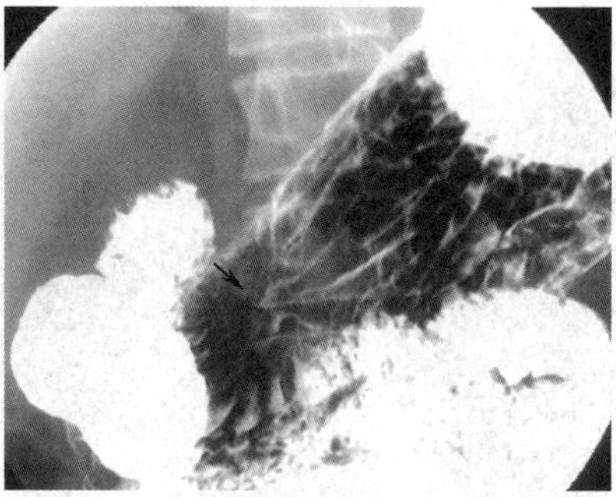

图6-2-92　溃疡型胃癌：黏膜集中破坏（箭头处）

四、泌尿系统

尿路平片检查有助于观察双肾的轮廓、大小、位置及泌尿道有无钙化、结石，但对泌尿系肿瘤及感染性疾病的诊断价值不大，需要结合其他辅助检查来帮助明确病变性质。

（一）正常尿路平片

常规的尿路平片检查采用仰卧、前后位摄片。双肾轮廓位于脊柱两侧，右肾略低于左肾，长12～13cm、宽5～6cm；位于T_{12}～L_3，肾脊角15°～25°（图6-2-93）。

（二）常见泌尿系统疾病的X线表现

1. 男，38岁。突发左侧腰背部剧痛半日，疼痛放射至左下腹及会阴部。尿路平片检查显示左肾结石（图6-2-94、图6-2-95）。

约90%的肾结石可由X线平片显示，称为阳性结石；尿酸盐结石则不一定能显示，

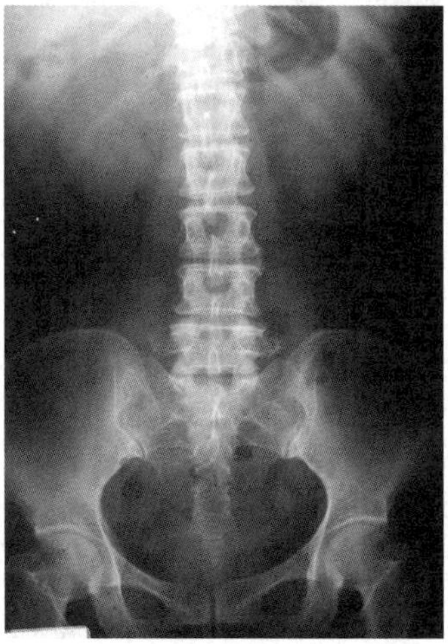

图6-2-93　正常尿路平片

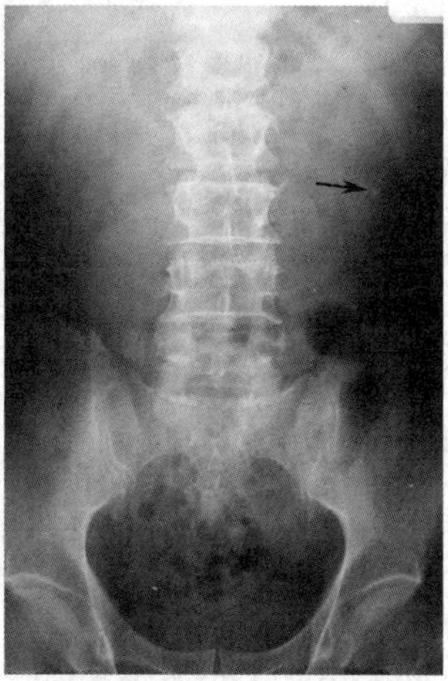

图6-2-94　左肾结石（箭头处）

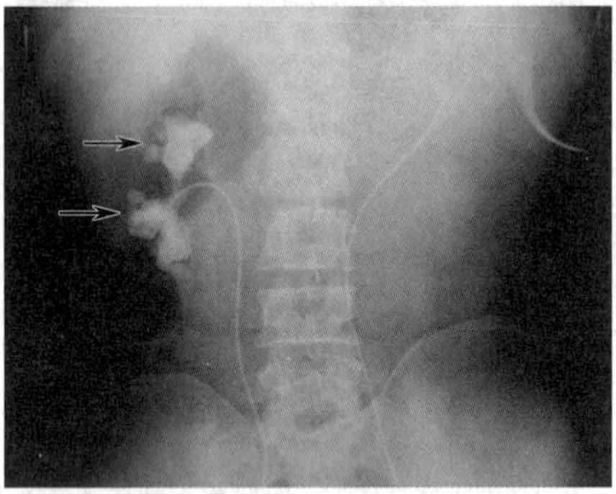

图6-2-95　右肾鹿角形结石（箭头处）

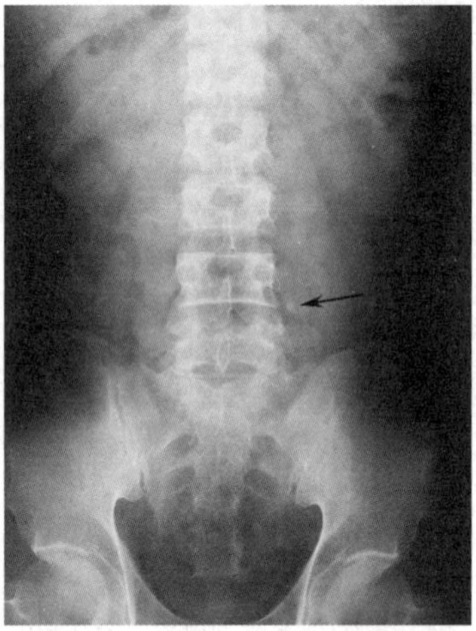

图6-2-96　左输尿管上段结石（箭头处）

称为阴性结石。肾结石可为单侧或双侧，表现为圆形、卵圆形、桑椹状、鹿角状或不定形的密度增高阴影；密度可均匀、不均匀或呈分层状；大多发生在肾盏或肾盂部位，可单发或多发。

2. 接上例，该患者半年后又突发左侧腰背部疼痛，并伴肉眼血尿1日。尿路平片检查提示左输尿管上段结石（图6-2-96）。

输尿管结石（图6-2-97～图6-2-99）多由肾结石移行而来，一般较小。X线表现多为米粒至黄豆大小的密度增高影，长轴与输尿管走行一致，常见于输尿管的生理狭窄处。若为较大的结石，可引起尿路梗阻。

3. 男，56岁。突发下腹痛并尿频、尿急、尿痛1日，伴肉眼终末血尿。尿路平片检查提示膀胱结石（图6-2-100）。

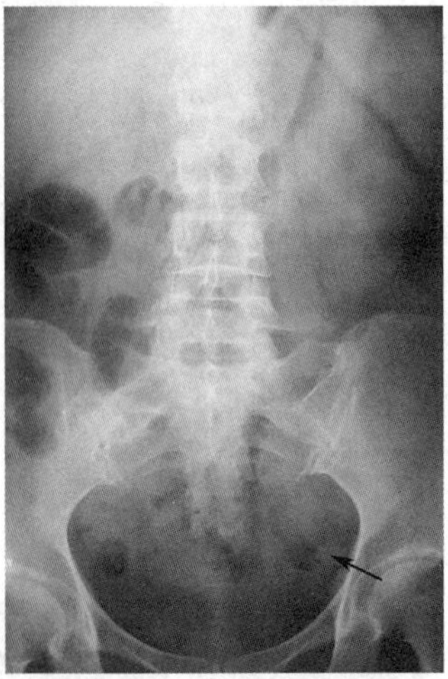

图6-2-97　左输尿管下段结石（箭头处）

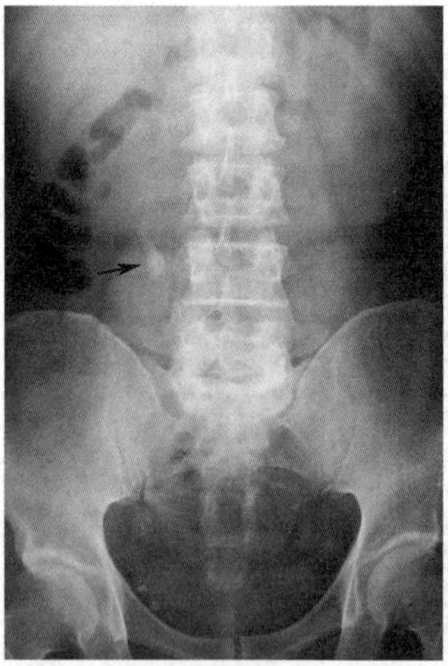

图6-2-98　右输尿管上段结石（箭头处）

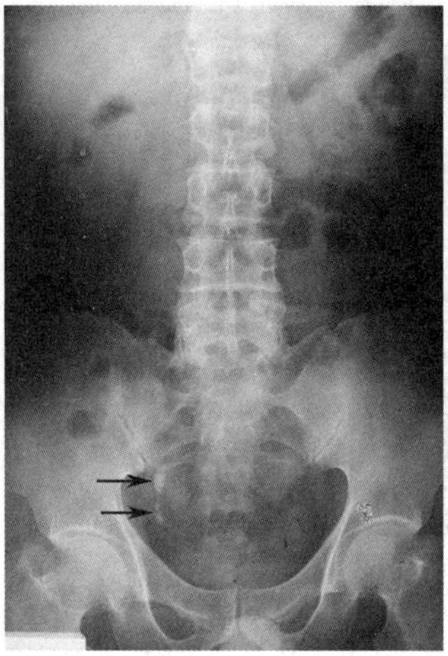

图6-2-99　右输尿管下段结石（箭头处）

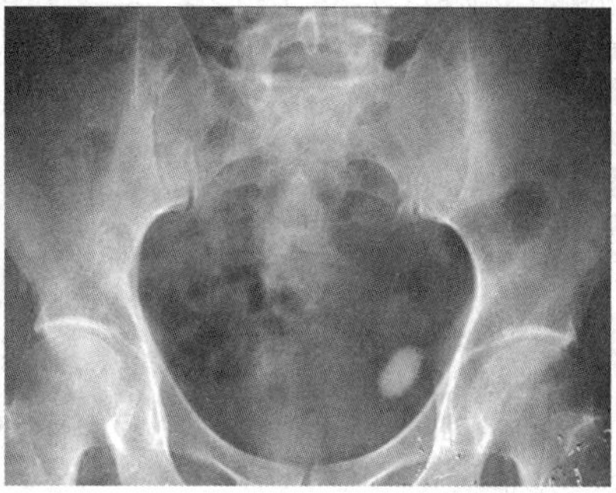

图6-2-100　膀胱结石

膀胱结石分原发和继发两种，前者形成于膀胱，后者由肾结石或输尿管结石下降而成。膀胱结石多为阳性结石，平片即可显示，表现为耻骨联合上方圆形、卵圆形或星状致密影，单发或多发，大小不一，边缘光滑或毛糙，密度均匀、不均或分层。结石常随体位移动，但膀胱憩室内结石偏于一侧且位置固定。

五、骨骼肌肉系统

骨组织是人体内最致密、坚硬的组织，具有良好的天然对比。普通的X线检查对大多数骨骼病变能作出诊断，但对早期病变、骨髓内微小病变和软组织病变的诊断较为困难。普通平片检查包括受检部位正、侧位，骨周围的软组织和相邻的一个关节，可根据需要进行双侧对照拍摄。脊柱摄片应包括能识别的脊椎解剖部位，例如：胸椎摄片时应包括上腰椎或下颈椎，否则难以识别是第几胸椎。

（一）正常X线表现

1. 成人长骨（图6-2-101）　骨膜在X线片上不显影；骨皮质呈高密度、致密均匀的条状影，骨干中部最厚，向两端逐渐变薄，外面光滑，内面与骨松质相连而毛糙；骨髓腔是骨干中央的低密度带状透亮区，骨小梁间隙呈斑点状透亮区；骨端外为边界光滑的薄层骨皮质，内为骨小梁和骨小梁间隙构成的网状骨松质。

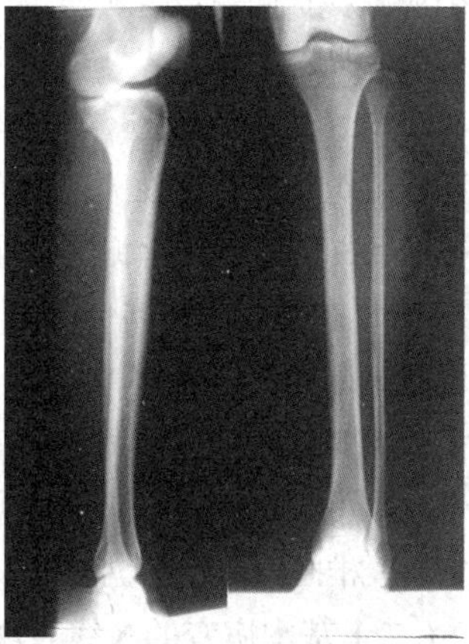

图6-2-101　成人长骨

2. 儿童骨、关节（图6-2-102）　骨干和关节间隙的X线表现同成人，但关节间隙较宽。干骺端是骨干两端粗大的部分，由松质骨构成，X线表现为骨小梁交叉成海绵状，顶端的横形薄层致密带为临

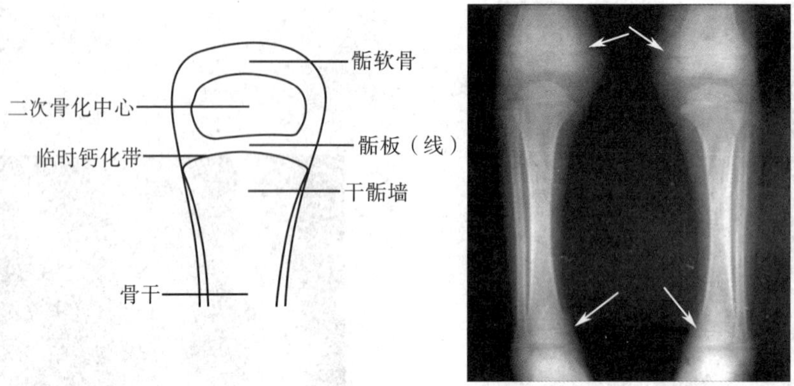

图6-2-102　儿童骨、关节

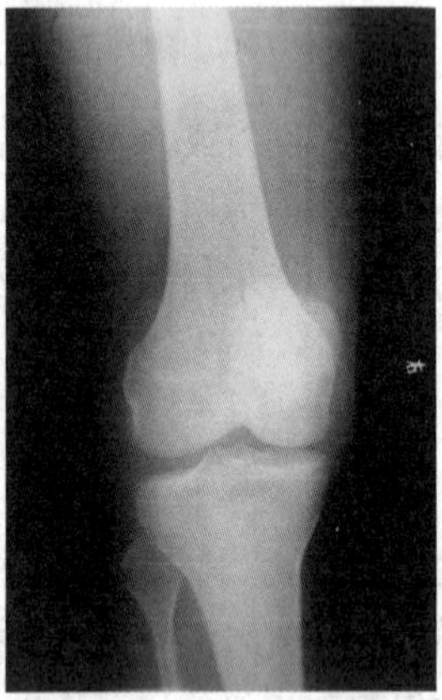
图6-2-103　关节正位片

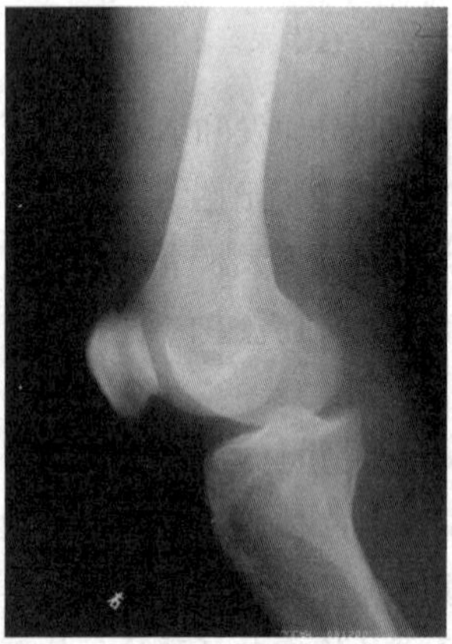
图6-2-104　关节侧位片

时钙化带；骨骺为长骨未发育的一端，含二次骨化中心，X线片上呈骨性致密影，骺软骨不显影；骨骺板，骨骺与干骺端不断骨化，两者间的软骨逐渐变薄呈板状，X线上呈横行半透明线。

3. 关节（图6-2-103、图6-2-104） 关节间隙是关节骨端之间的半透亮间隙，密度与周围软组织相似；骨性关节面为关节骨端表面、边界光滑锐利的线状致密影；关节囊呈中等密度，借助囊外脂肪垫可衬托出关节囊边缘。

4. 脊椎（图6-2-105） X线只能显示骨性椎体和椎弓。椎体呈长方形，内为骨松质，呈网状高密度影，外为骨密质，呈线状光滑高密度影，椎体上下缘称终板；椎弓在正位片上似蝴蝶状。椎体两侧有横突影，其内侧可见椭圆形环状致密影，为椎弓根的横断面投影；椎弓板由椎弓根向后内方延续，并于中线联合成棘突，呈尖向上的类三角形线状致密影。椎间隙是椎间盘的投影，为相邻椎体终板之间的透亮间隙。

（二）基本病变的X线表现

1. 骨质疏松（图6-2-106） 指单位体积内骨基质和矿物质成比例减少，分为广泛性

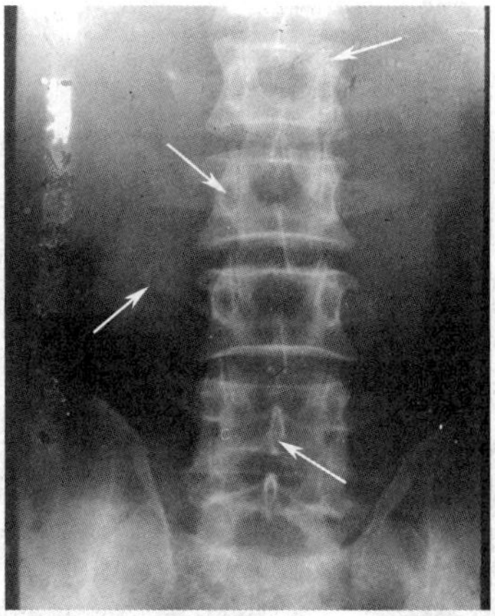

图6-2-105 脊椎正位片
箭头从上到下所指依次为
椎体、椎弓根的横断面投影、横突和棘突。

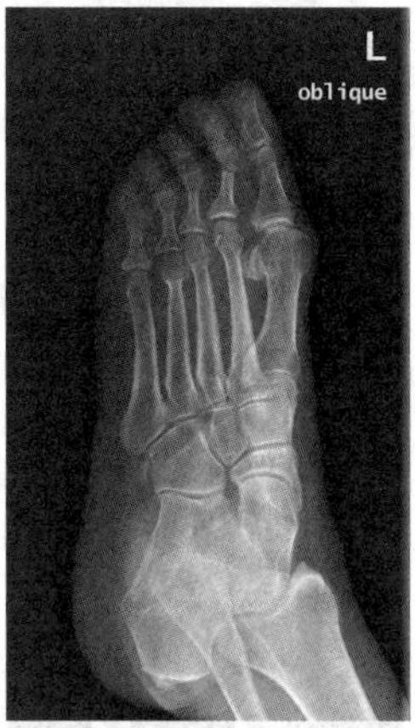

图6-2-106 骨质疏松

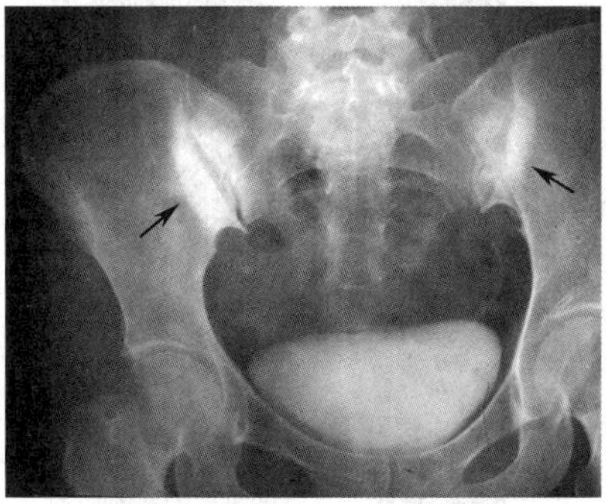

图6-2-107 骶髂关节骨质增生（箭头处）

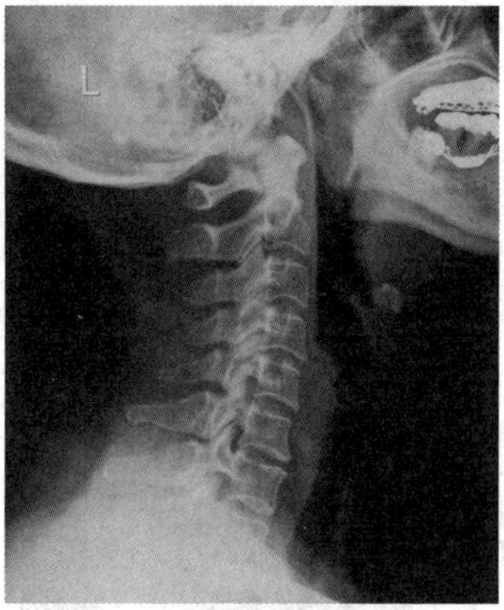

图6-2-108 颈椎骨质增生

和局限性两种。前者多见于老年、绝经后妇女、营养不良者等；后者多见于骨折后、感染或恶性骨肿瘤者等。X线表现为骨密度减低、骨小梁细、少，骨皮质变薄。

2. 骨质增生（图6-2-107、图6-2-108） 指单位体积内骨量增多。骨质增生多数为局限性，由慢性炎症、外伤或肿瘤等引起；少数为普遍性，由代谢性疾病、内分泌障碍或中毒所致。X线表现为骨密度增高，骨小梁增粗、增多，骨皮质增厚，严重时分不清骨结构，显示一片增白影。

3. 骨质软化（图6-2-109） 单位体积内骨基质不变，矿物质减少，是钙盐沉积障碍所致。X线表现为骨密度减低、骨小梁和骨皮质边缘模糊、骨骼变形、假骨折线形成。

4. 骨质破坏（图6-2-110、图6-2-111） 局部骨质为病理组织所侵蚀并代替，可见于炎症、肉芽肿、肿瘤或瘤样病变。X线表现为局限性密度减低区，骨小梁消失，骨皮质缺失。不同病因造成的骨质破坏在X线上的表现无特征性，定性诊断需结合病变的性质、发展速度、邻近骨质和软组织的反应性改变，以及实验室检查等进行综合分析。

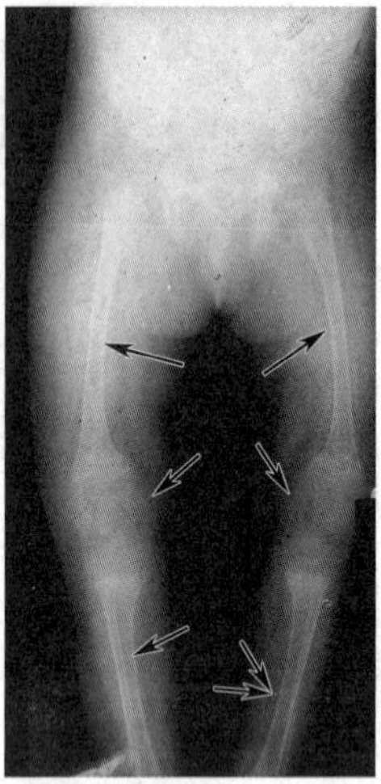

图6-2-109 儿童佝偻病：骨质软化（箭头处）

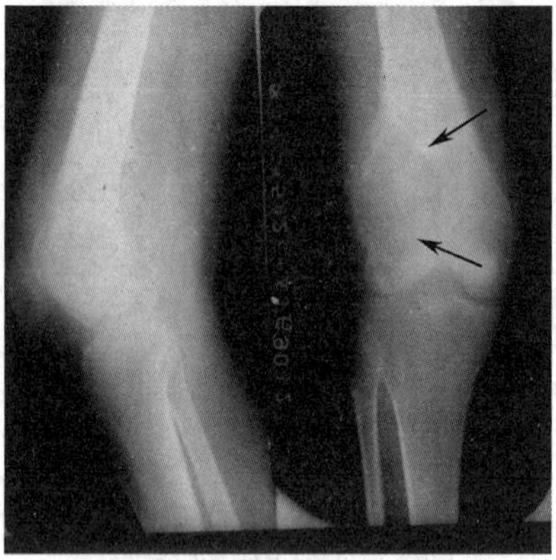

图6-2-110 骨肉瘤：骨质破坏（箭头处）

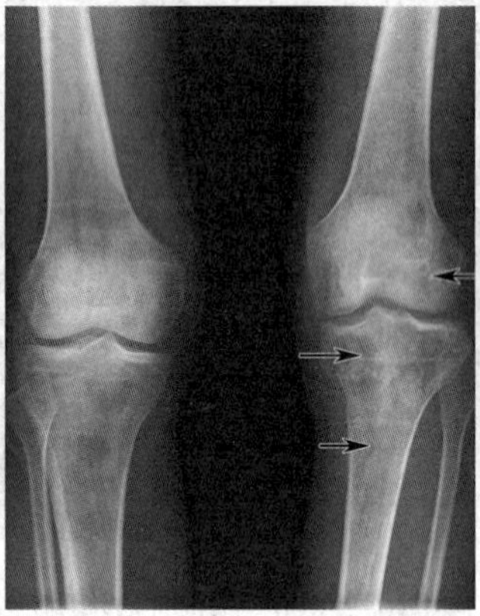

图6-2-111 骨质破坏
左侧股骨下段及胫骨上段骨皮质毛糙，骨密度不均，局部骨密度降低，见小囊状透亮影（箭头处）。

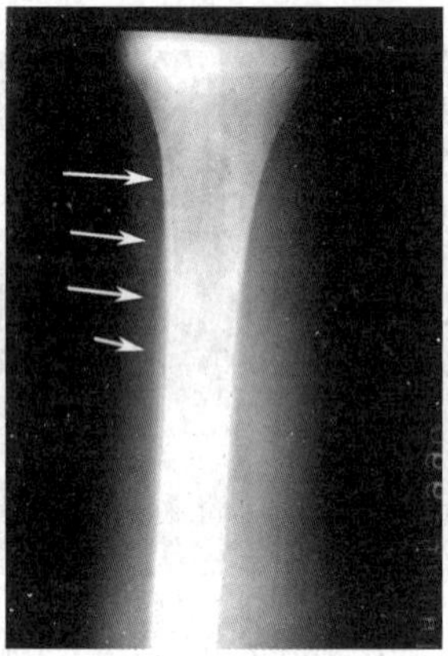

图6-2-112 化脓性骨髓炎层样骨膜增生（箭头处）

5. 骨膜增生（图6-2-112） 又称骨膜反应，是骨膜受刺激后骨膜下成骨细胞活动增加所致的骨质增生。多见于炎症、肿瘤、外伤和骨膜下出血等，仅根据骨膜增生的形态不能确定病变性质，需结合其他表现才能判断。在X线片上，早期可见与骨皮质平行，呈细线状的致密影；发展期，由于新生骨小梁排列的形式不同而表现各异，常见的有葱皮状、垂直状、放射状、花边状等。如引起骨膜反应的病变进展，已形成的骨膜新生骨可重新破坏，破坏区两端的残留骨膜反应呈三角形或袖口状，称为Codman三角。

6. 关节肿胀（图6-2-113） 由关节积液或关节囊及其周围软组织充血、水肿、出血或炎症所致。X线表现为关节周围软组织肿胀，密度增高，大量积液时关节间隙可增宽。

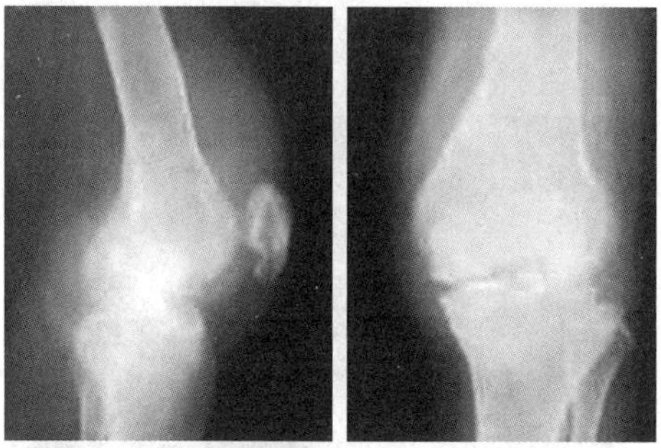

图6-2-113　膝关节肿胀

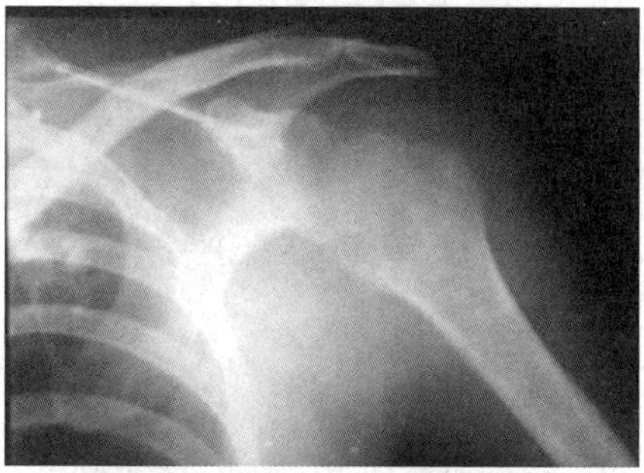

图6-2-114　进展期化脓性关节炎

左肩关节间隙均匀狭窄，骨性关节面承重面骨质破坏，进而侵及骨端骨松质，骨质破坏广泛。

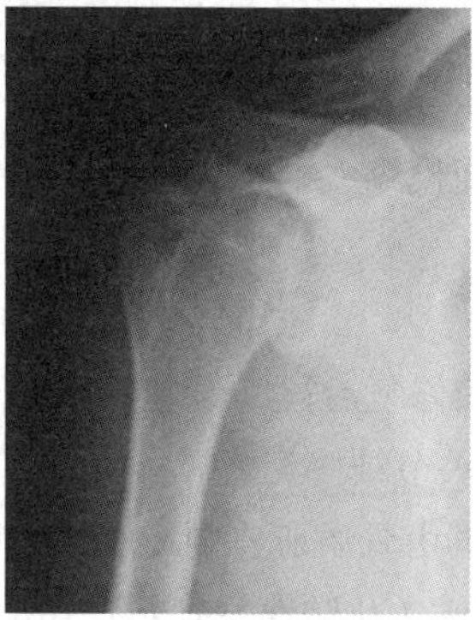

图6-2-115　结核性关节炎

右肩关节间隙不均匀狭窄，肱骨骨质破坏，呈虫蚀状。

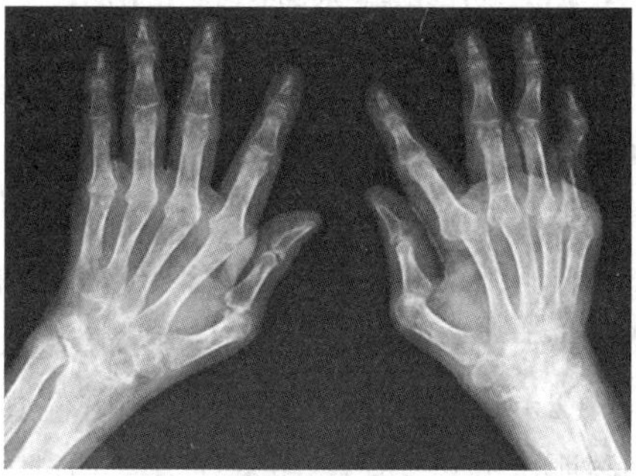

图6-2-116　类风湿关节炎

双手及腕骨普遍骨质疏松，各指间关节、腕关节骨质破坏，关节间隙狭窄，关节软组织梭形肿胀，部分指间关节畸形。

7. 关节破坏　指关节软骨及骨性关节面的骨质被病理组织所侵犯替代。X线主要表现为关节间隙狭窄，关节面骨质缺损。常见病因有化脓性、结核性和类风湿关节炎。

（1）化脓性关节炎（图6–2–114）：由细菌经血行感染滑膜或骨髓炎继发侵犯所致，好发于承重关节（髋、膝关节）。

（2）结核性关节炎（图6–2–115）：发展缓慢，多见于大关节，好发于儿童及少年。从边缘开始，骨质破坏呈虫蚀状，关节间隙狭窄出现晚。

（3）类风湿关节炎（图6–2–116）：病情发展缓慢，常为多关节病变。早期手足小关节多发对称梭形软组织肿胀，关节间隙先增宽后变窄，骨端骨质疏松，关节面边缘破坏；进展期骨性关节面模糊、中断，骨质破坏呈小囊状，骨质疏松加重而广泛。

8. 关节脱位（图6–2–117）　关节从其正常位置上脱开，一般分完全性和不完全性（半脱位）。病因有外伤性、病理性和先天性。

9. 关节退行性变（图6–2–118）　指关节软骨变性、坏死和溶解，骨板被吸收并逐渐

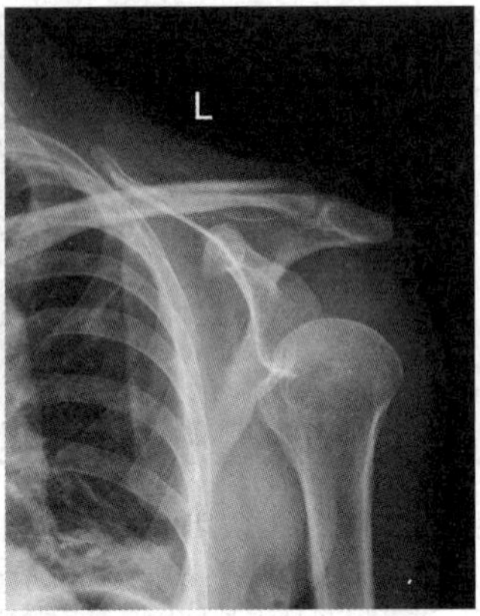

图6-2-117 左肩关节脱位

左侧肱骨头旋转并相对关节盂下移，诸骨骨皮质连续性完整，周围软组织稍肿胀。

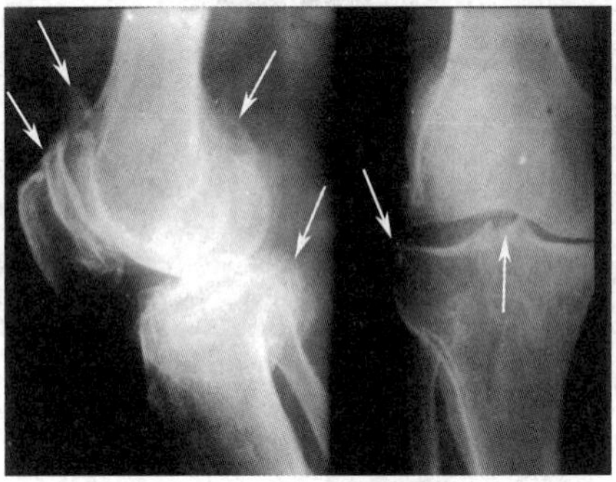

图6-2-118 膝关节退行性变

右侧膝关节间隙不均匀狭窄，关节面不同程度硬化，边缘骨质增生（箭头处）。

被纤维组织或纤维软骨所代替。早期X线表现为关节面模糊、中断、消失；中晚期关节间隙狭窄，关节面致密不整，边缘骨刺（赘）形成等。

10. 关节强直

（1）纤维性强直：指关节破坏愈合中，相邻关节面修复后被纤维组织所替代，关节活动丧失，X线表现为关节间隙狭窄，无骨小梁贯穿（关节结核）（图6-2-119）。

（2）骨性强直：指关节严重破坏愈合后，关节骨端由骨质所连接，X线表现为关节间隙明显狭窄、消失，并有骨小梁通过关节连接两侧骨端（化脓性关节炎）（图6-2-120）。

11. 周围软组织病变（图6-2-121） X线表现为软组织肿胀、密度增高、正常层次模糊不清。软组织肿瘤、恶性骨肿瘤等的X线片上可见局限性密度增高或降低的软组织肿块，边界清楚或模糊，邻近软组织可受压移位，邻近骨表面可见压迹或骨皮质受侵蚀。

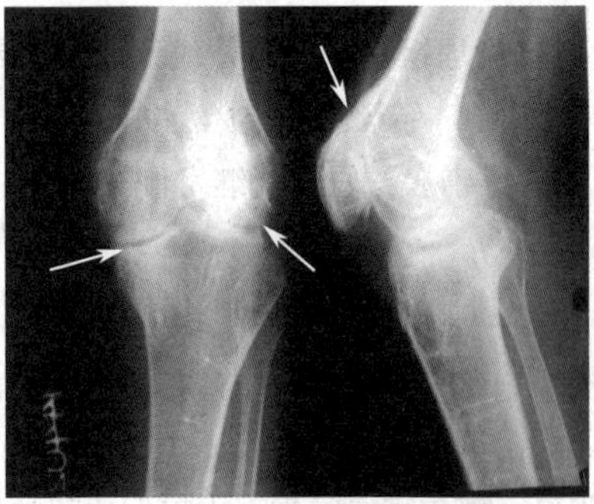

图6-2-119 关节纤维性强直

膝关节间隙明显狭窄，关节僵直（箭头处）。

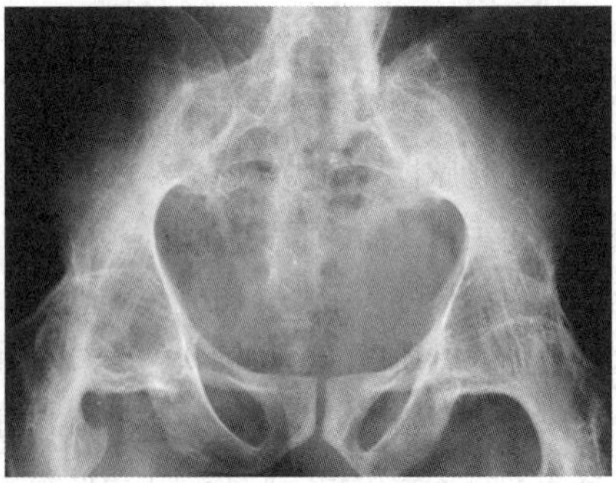

图6-2-120 关节骨性强直

髋关节间隙消失，骨小梁连接关节骨端，关节僵直。

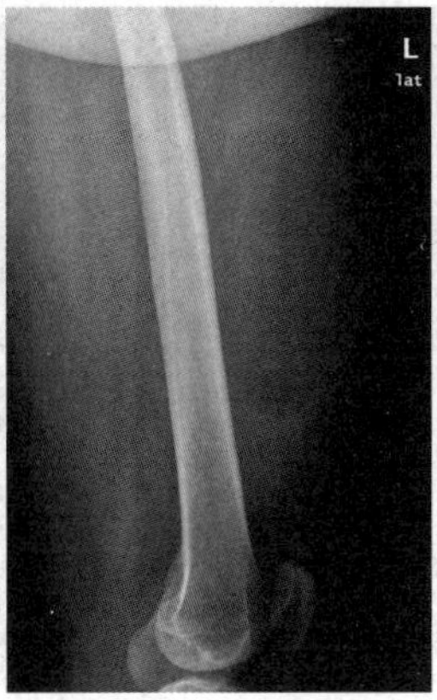

图6-2-121　左大腿软组织占位

左侧股骨及左侧膝关节骨质完整，未见骨质破坏，关节间隙可，左侧大腿处可见一类圆形稍低密度组织影。

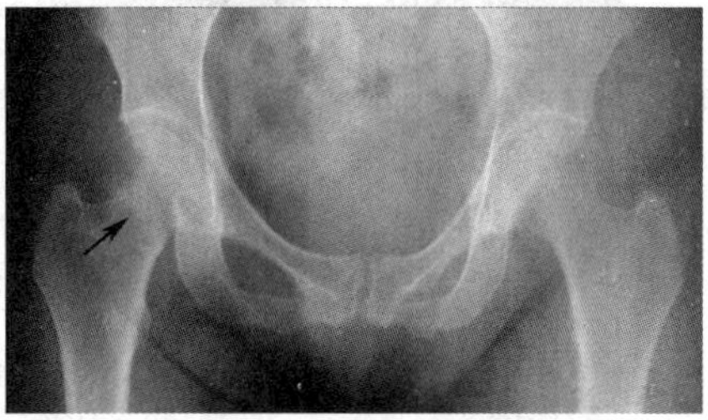

图6-2-122　右股骨颈嵌插骨折

右股骨颈缩短，骨折处可见条状致密线（箭头处）。

（三）常见骨骼肌肉系统疾病的X线表现

1. 女，58岁。不慎摔倒致右髋部疼痛伴活动受限2小时。X线片提示右股骨颈嵌插骨折（图6-2-122）。

平片诊断骨折（图6-2-123～图6-2-125）主要根据骨折线和骨折断端移位或断端成角。骨折的基本表现是骨的连续性中断，X线表现为不规则的透明线（骨折线），但嵌入性和压缩性骨折可看不到骨折线。儿童骨折不同于成人，有两种特殊类型，即骺离骨折（图6-2-126）和青枝骨折（图6-2-127）。前者由于骨骺尚未与干骺端结合，外力致骨骺分离；后者为由于儿童骨骼柔韧性较大，外力不致使骨完全断裂。

2. 骨肿瘤　相对于其他系统的肿瘤，骨肿瘤的发病率较低，影像学表现复杂多变，除典型者易于确诊外，多数需要结合临床和病理检查才能明确诊断。良性骨肿瘤中，以骨软骨瘤最多见；恶性者以转移瘤、骨肉瘤多见。良、恶性骨肿瘤鉴别见表6-2-3。

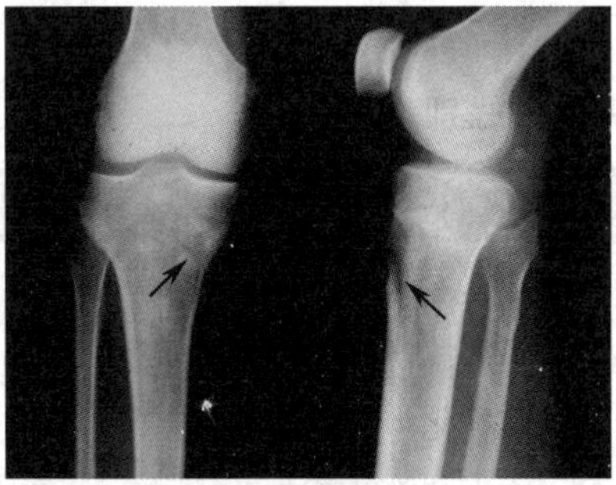

图6-2-123　胫骨上段骨折

胫骨上段可见透明骨折线（箭头处）。

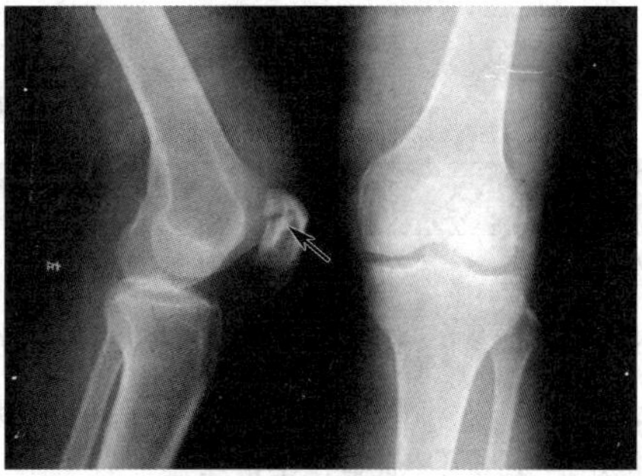

图6-2-124　髌骨骨折

髌骨可见透明骨折线（箭头处）。

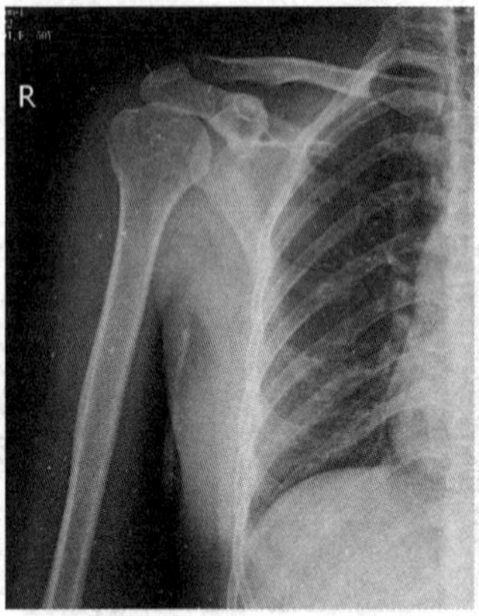

图6-2-125 右侧肱骨大结节骨折

右侧肱骨外侧大结节骨质欠连续，并见弧形透亮影。

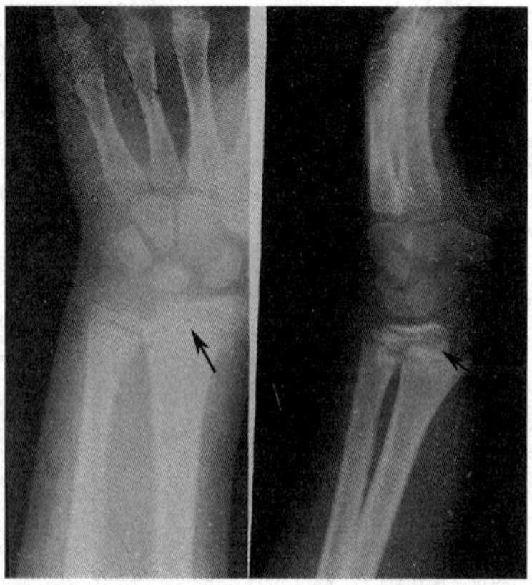

图6-2-126 骺离骨折

骺线增宽，骨骺与干骺端对位异常（箭头处）。

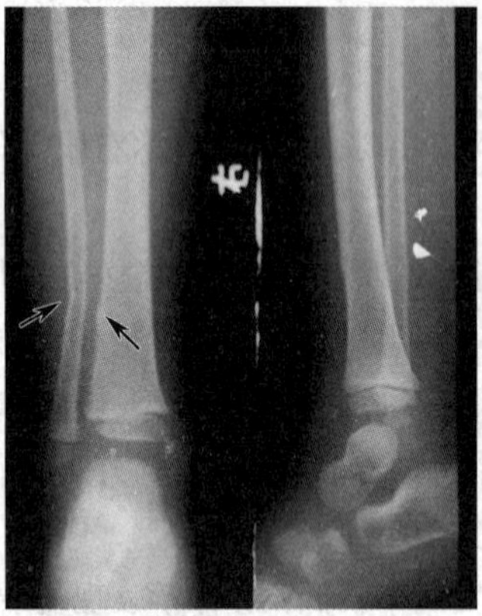

图6-2-127 青枝骨折

右侧胫腓骨远端骨皮质、骨纹理扭曲，无明显骨折线（箭头处）。

表6-2-3 良、恶性骨肿瘤的鉴别

鉴别要点	良性肿瘤	恶性肿瘤
生长情况	缓慢，不侵犯邻近软组织，无转移	迅速，侵犯邻近软组织，有转移
骨质破坏	膨胀性，边界清楚，皮质连续	浸润性，边界不清，皮质不连续
骨膜增生	病理性骨折时可有，不被破坏	多样化，常被破坏
软组织肿块	偶有，边界清楚	多有，边界不清

（1）男，36岁。左下肢胀痛近4个月，尤以运动后明显。X线片提示左股骨下段骨软骨瘤（图6-2-128）。

骨软骨瘤（图6-2-129）为最常见的良性骨肿瘤，好发于长骨干骺端（股骨下端、胫骨上端）。多见于青少年，成年时停止生长。X线表现为附着于干骺端的骨性突起，以细蒂或宽基底与骨相连，外缘骨皮质与正常骨皮质延续，瘤基底顶部有软骨覆盖，常钙化，呈线、点、环、团状致密影。

（2）男，30岁。右膝关节疼痛3个月伴肿胀及下蹲后右腿无力站起1个月。X线片提示右侧胫骨上端骨巨细胞瘤（图6-2-130）。

骨巨细胞瘤（图6-2-131）好发于四肢长骨的骨端（股骨下端、胫骨上端、桡骨下端），青年常见。X线片上病变位于骨端直达骨性关节面下，呈偏心性、膨胀性生长，边

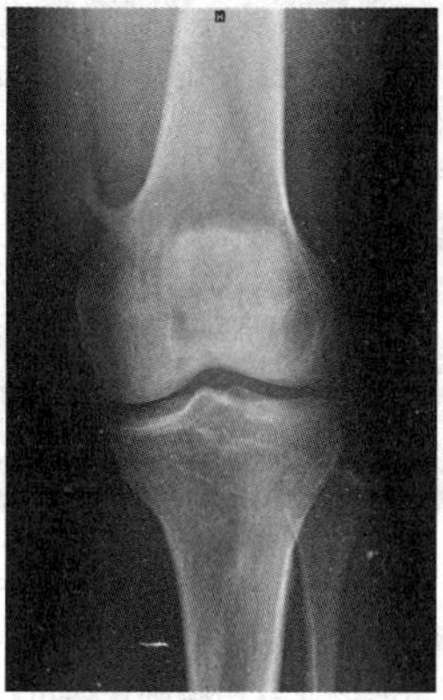

图6-2-128　左股骨下段骨软骨瘤（带蒂型）

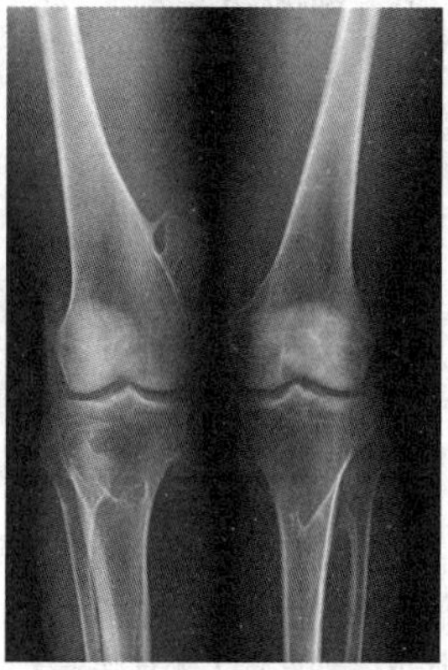

图6-2-129　双膝多发骨软骨瘤

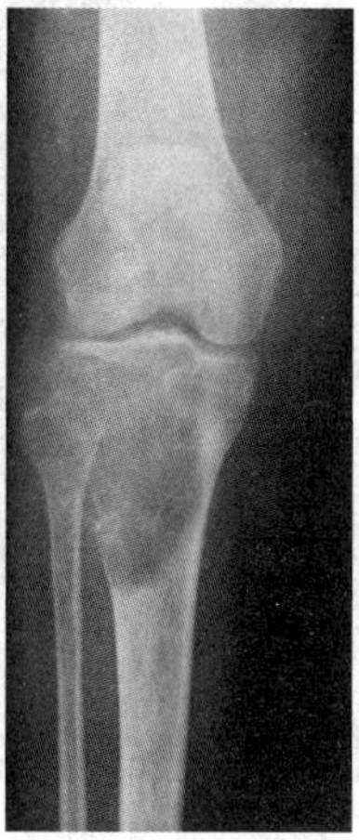

图6-2-130　右胫骨上端骨巨细胞瘤（溶骨性）
胫骨上端偏心性溶骨性破坏区，破坏区达关节面下，与正常骨界限清楚。

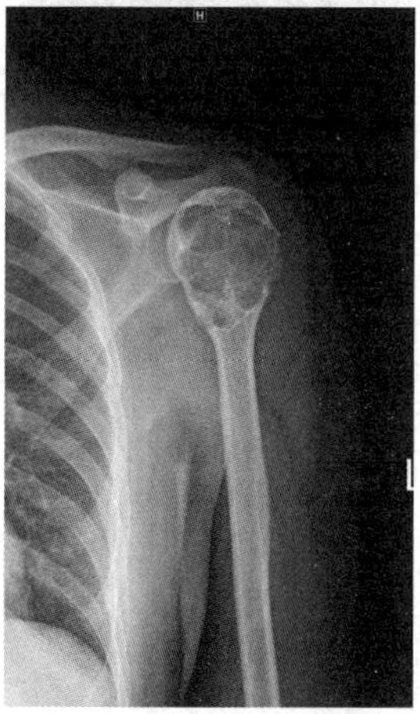

图6-2-131　左肱骨近端骨巨细胞瘤（皂泡状）
左肱骨近端见皂泡状低密度影，密度不均匀，略呈膨胀性改变。

界清晰。良性病灶呈溶骨性或皂泡状骨质破坏区，边界清晰；恶性病灶边缘出现筛孔状或虫蚀状破坏，软组织内出现肿块。

（3）男，20岁。活动后左下肢近踝部处疼痛伴跛行3个月。X线片提示左胫骨远端骨肉瘤（图6-2-132）。

骨肉瘤（图6-2-133、图6-2-134）：好发于长骨干骺端（股骨下端、胫骨与肱骨上端），常见于青年男性。根据瘤骨多少分为3型：硬化型、溶骨型、混合型。X线表现为骨质破坏、瘤骨、骨膜增生、软组织肿块等。

（4）男，58岁。咳嗽伴痰中带血2周，右下肢疼痛5日。X线胸片可见右上肺分叶状肿块，周围有短毛刺；左侧股骨X线片见股骨上端大片骨质破坏区中多发类圆形、低密度溶骨性改变（图6-2-135）。血清ALP 672IU/L（正常值53～140IU/L）。该患者诊断为肺

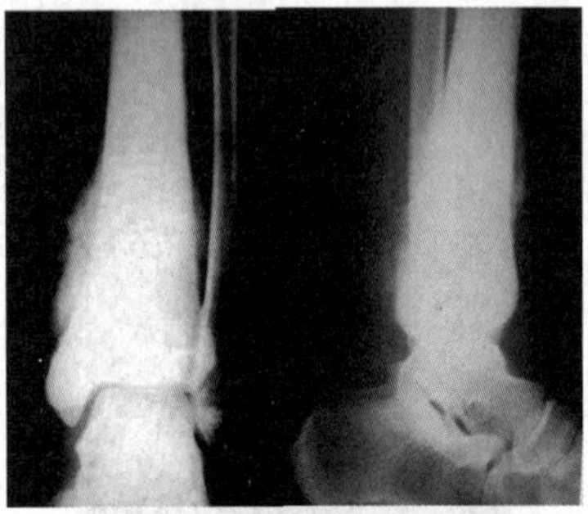

图6-2-132 左胫骨远端骨肉瘤（硬化型）
胫骨远端干骺端骨质硬化，边界模糊，系瘤骨形成，邻近骨干见骨膜增生。

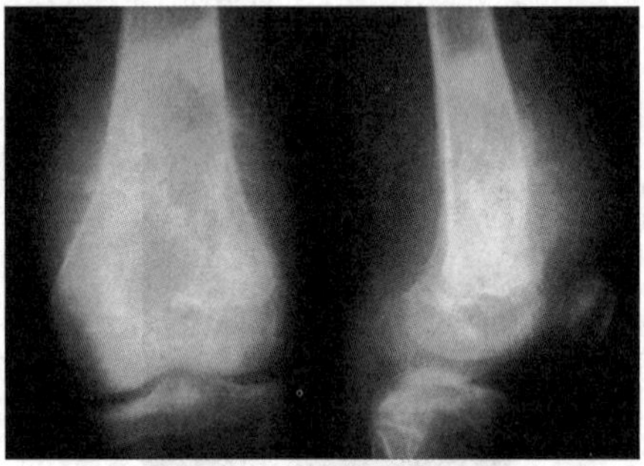

图6-2-133 股骨远端骨肉瘤
股骨干骺端骨质破坏，瘤骨形成，皮质断裂，Codman三角形成，软组织肿块内可见斑片状瘤骨。

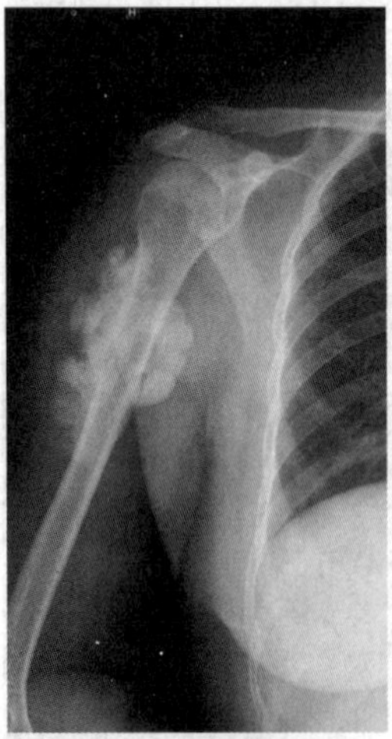

图6-2-134 右肱骨上段骨肉瘤
右侧肱骨干上段可见局部不规则致密影，骨质密度不均，骨皮质增厚、密度增高，周围软组织稍肿胀。

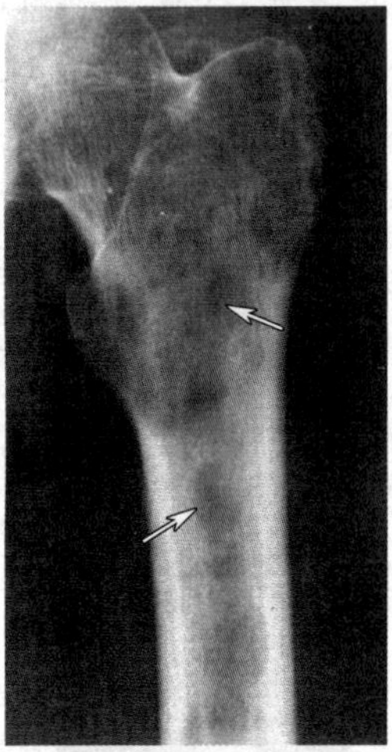

图6-2-135 转移性骨肿瘤（溶骨型）
股骨上端大片骨质破坏区中多发类圆形、低密度溶骨性改变（箭头处）。

癌骨转移。

肺癌骨转移中86%为溶骨性破坏，小细胞未分化癌及少数腺癌可表现为成骨性破坏。36.2%的肿瘤骨转移患者血清ALP增高，可作为骨转移的血清学检查手段之一。

转移性骨肿瘤是最常见的恶性骨肿瘤，常多发，多见于椎体、肋骨和股骨上段。其X线表现分3型：①溶骨型，长骨近骨干处，骨质破坏不伴骨膜增生，但常并发病理骨折；脊椎破坏常伴椎体变扁，但椎间隙完整。②成骨型，多发生于骨盆和腰椎，呈高密度，斑片或结节状，骨皮质多完整，椎体不压缩（最常见于前列腺癌转移）（图6-2-136）。③混合型，见有溶骨型和成骨型改变。

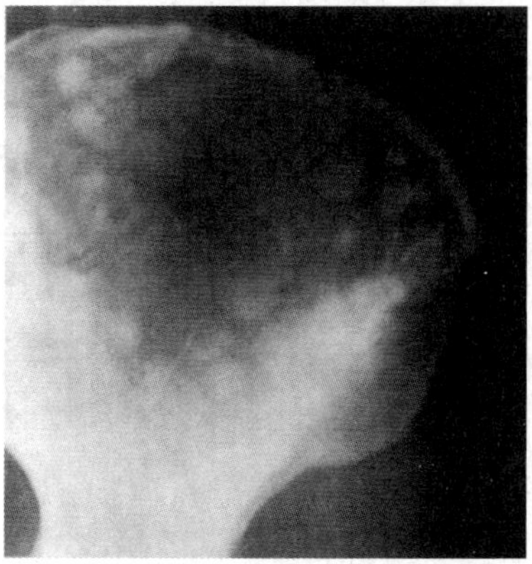

图6-2-136 转移性骨肿瘤（成骨型）
大片骨质破坏区中见多发类圆形高密度成骨性改变。

（祝墡珠）

第三节 常见心电图检查结果判读

一、心电图的基础知识

（一）心电图产生原理

心脏机械收缩前，先产生电激动，心房和心室的电激动可经人体组织传到体表。心电图是利用心电图机从体表记录心脏每一心动周期所产生的电活动变化而绘制的曲线图形。

心肌细胞在静息状态下，膜外排列阳离子带正电荷，膜内排列同比例的阴离子带负电荷，保持平衡的极化状态，不产生电位变化。当心肌细胞受到刺激时，细胞膜对离子的通透性发生变化，细胞内外正、负离子的分布发生逆转，膜外正电荷进入细胞内，使膜外转为负电荷，膜内转为正电荷，产生动作电位，这种细胞膜内正外负的状态称为除极状态。此后，由于细胞的代谢作用，使细胞膜又逐渐复原到极化状态，这种恢复过程称为复极过程。

就单个细胞而言，在除极时，检测电极若面对除极方向可产生向上的波形，背离除极方向产生向下的波形，检测电极位于细胞中部，即先面向细胞除极方向、后背离细胞除极方向，则描记出先正后负的双向波形。单个细胞复极波的方向与除极波方向相反（图6-3-1）。

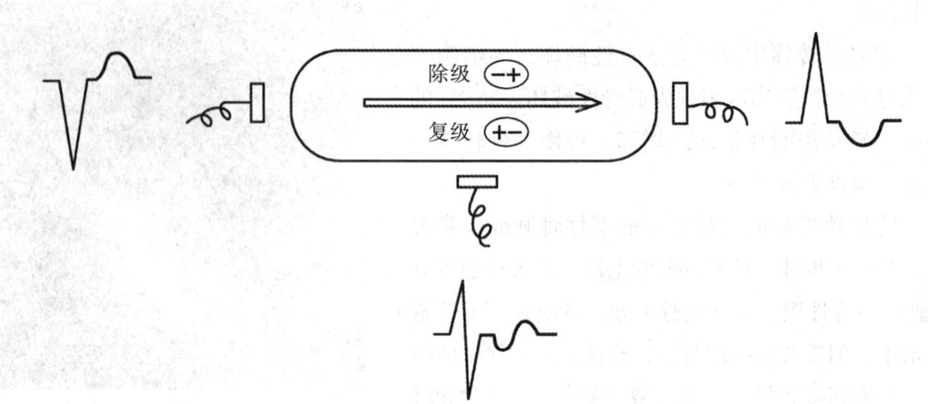

图6-3-1 单个心肌细胞检测电极方位与除极、复极波形方向的关系

需要注意的是，与单个心肌细胞不同，在正常人的心电图中，记录到的复极波方向常与除极波主波方向一致。这是由于正常人心室除极是由心内膜向心外膜方向，而复极则由心外膜向心内膜方向推进，故记录到的复极波方向常与除极波主波方向一致。

（二）心电图各波段的形成和命名

在每个心动周期心脏机械收缩之前，要先产生电激动。心脏的电激动通过心脏特殊的传导系统迅速兴奋心房和心室，形成心肌整体的电活动，使心脏产生机械收缩。心脏的特殊传导系统由窦房结、结间束（分为前、中、后结间束）、房间束（起自前结间束，称Bachmann束）、房室交界区（房室结、希氏束）、束支（分为左、右束支，左束支又分前分支和后分支）及浦肯野纤维构成（图6-3-2）。心脏的传导系统与每一心动周期顺序出现的心电变化密切相关。

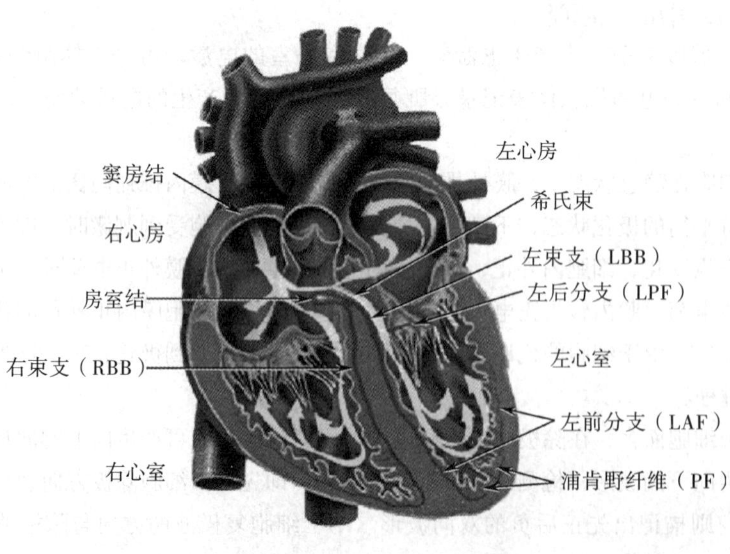

图6-3-2 心脏特殊传导系统

正常的电激动起源于心脏右上方的窦房结，窦房结是控制心脏正常活动的起搏点。窦房结兴奋心房的同时经结间束传导至房室结，然后依次循希氏束→左、右束支→浦肯野纤维顺序传导，最后兴奋心室。这种先后有序的电激动的传播，引起一系列电位改变，被心电图机记录下来从而形成了心电图上相应的波段（图6-3-3）。

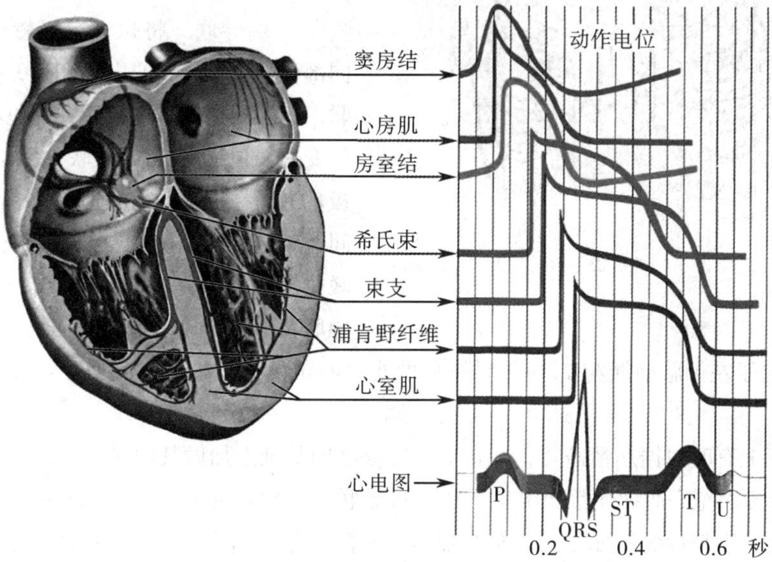

图6-3-3　心电图各波段的组成

临床心电学对这些波段的命名及意义见表6-3-1。

表6-3-1　心电图各波段的命名与心电活动的关系

心电图各波段	心电活动
P波	最早出现的幅度较小的波形，是心房的除极波
PR段	心房复极过程及房室结、希氏束、束支的电活动
PR间期	心房开始除极至心室开始除极的时间
QRS波群	心室除极的全过程
ST段	心室缓慢复极的过程
T波	心室快速复极的过程
QT间期	心室开始除极到复极完毕全过程的时间
u波	心室复极后电位

（三）心电图的导联体系

目前临床上广泛采用的是国际通用导联体系，即为常规十二导联体系，其又分为肢

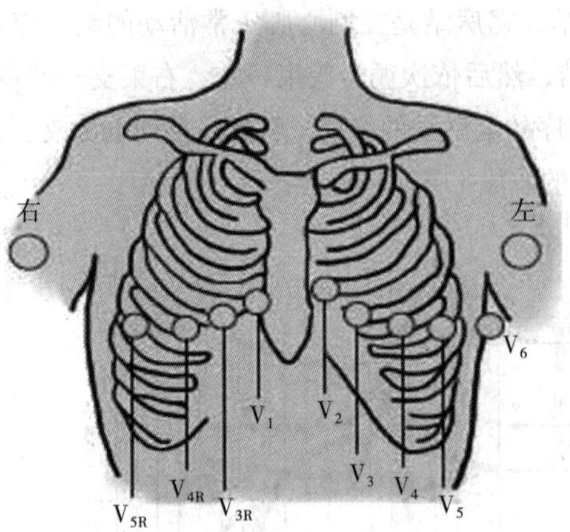

图6-3-4　胸导联电极位置

体导联和胸导联。

1. 肢体导联　包括标准肢体导联Ⅰ、Ⅱ、Ⅲ及加压肢体导联aVR、aVL、aVF。电极主要放置于右臂（R）、左臂（L）和左腿（F）。

2. 胸导联　将探查电极置于胸壁不同部位，负极与中心电端相连，构成胸导联，测定的是探查电极所在部位心脏的电位变化，包括V_1 ~ V_6导联（图6-3-4）。电极的位置：V_1导联位于胸骨右缘第4肋间；V_2导联位于胸骨左缘第4肋间；V_3导联位于V_2导联与V_4导联连线的中点；V_4导联位于左锁骨中线与第5肋间相交处；V_5导联位于左侧腋前线与V_4导联同一水平处；V_6导联位于左侧腋中线与V_4导联同一水平处。

临床上有时根据病情需要，在常规十二导联的基础上加做其他导联，即十八导联体系。如诊断后壁心肌梗死常加做V_7、V_8、V_9导联：V_7导联位于左侧腋后线V_4水平处；V_8导联位于左肩胛骨线V_4水平处；V_9导联位于左侧脊旁线V_4水平处。当怀疑右心室心肌梗死时需加做V_{3R}、V_{4R}、V_{5R}导联：电极位置放置在右胸部与V_3、V_4、V_5对称处。

二、正常心电图

（一）心电图的测量方法

心电图描记在特殊的记录纸上（图6-3-5），通常采用25mm/s纸速记录，使每毫米横向间距相当于0.04秒；电压为标准电压：1mV=10mm，即每1mm振幅相当于0.1mV的电压。

1. 心率测量　在安静、清醒的状态下，正常心率范围在60 ~ 100次/min。测量心率时，根据心脏节律是否规整，可采取不同的测量方法。

（1）在心脏节律规整的情况下，只需要测量一个RR（或PP）间期的秒数，然后用60除以该秒数即可求出（图6-3-6）。

（2）在心脏节律不规整的情况下，一般可以先数6秒的心搏数，然后乘以10作为心率，如图6-3-7所示的心电图，6秒的心搏数是10次，由此可以粗略计算出心率为10 × 10=100次/min。此外，还可采用查表法或使用专门的心率尺直接读出相应的心率数。

2. 各波段振幅和时间的测量　测量各波段的振幅时，需选择一水平线作为基线。P波振幅测量时以P波起始前的水平线作为基线；而QRS波群、J点、ST段、T波和U波则采用QRS波群起始部的水平线作为基线。

测量正向波的振幅应从基线的上缘垂直测量至顶点；测量负向波的振幅则从基线的下缘垂直测量到底端。测量各波段时间时，应自波形起点的内缘测至波形终点的内缘。

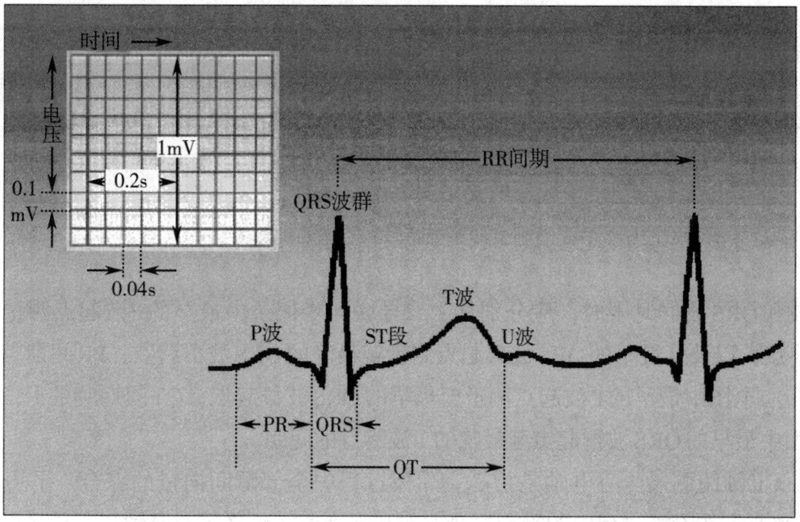

图6-3-5　心电图测量示范图

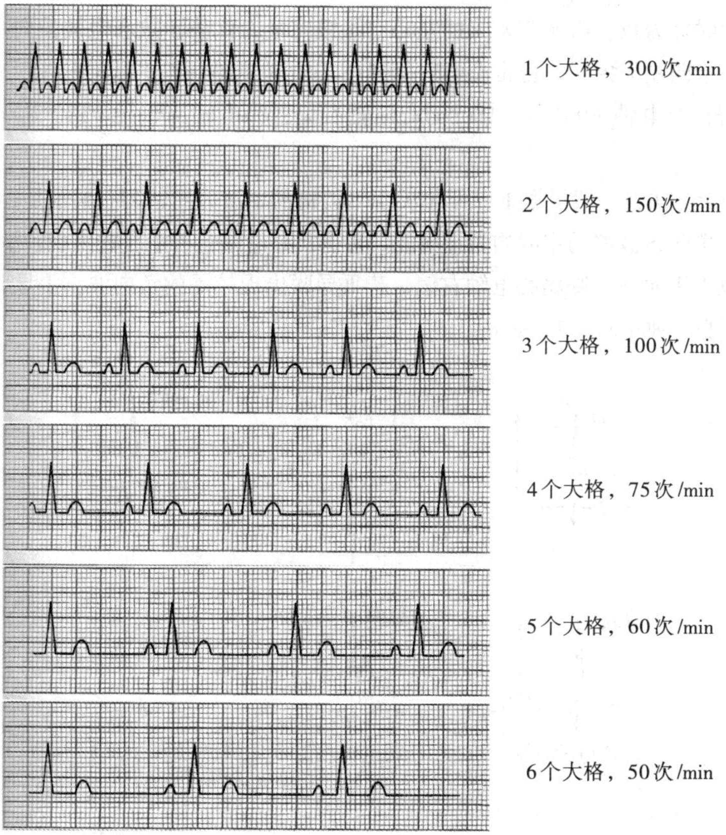

图6-3-6　心脏节律规整时，心率与格子数对应关系示意图

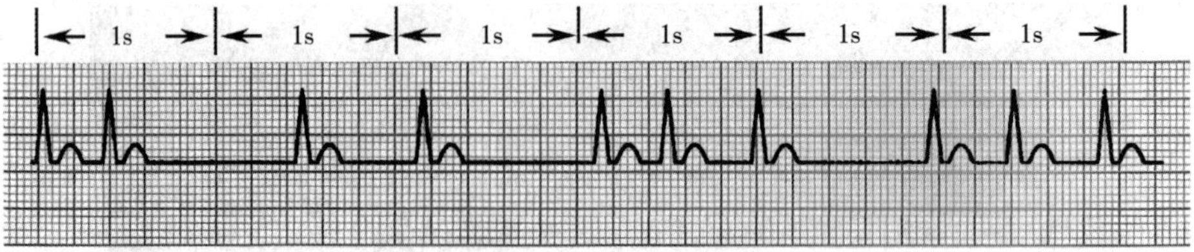

图6-3-7 心脏节律不规整时，心率的计算方法示意图

测量P波和QRS波群时限时，应分别从十二导联同步记录中最早的P波起点测量至最晚的P波终点，以及从最早的QRS波群起点测量至最晚的QRS波群终点；PR间期应从十二导联同步心电图中最早的P波起点测量至最早的QRS波群起点；QT间期应是十二导联同步心电图中最早的QRS波群起点至最晚的T波终点的间距。

3. 心电轴的测量　心电轴是指心室除极过程中全部瞬间向量的综合（平均QRS向量），反映心室在除极过程中的平均电势方向和强度。一般采用心电轴与Ⅰ导联正侧段之间的角度来表示平均心电轴的偏移方向。

（1）正常心电轴：一般规定Ⅰ导联左侧端为0°，右侧端为±180°，循0°的顺时针角度为正，逆时针为负。由于正常人的左心室除极向量占优势，故心电轴偏向左、后、下方，额面上指向左下象限。正常心电轴范围在-30°～+90°；心电轴在-30°～-90°视为心电轴左偏；心电轴+90°～+180°为心电轴右偏；心电轴-90°～-180°称为心电轴不确定。

（2）测量方法：一般根据Ⅰ、Ⅲ导联QRS波群的主波方向估测心电轴是否发生偏移：若Ⅰ、Ⅲ导联QRS波群的主波均为正向波，为正常心电轴；若Ⅰ导联出现较深的负向波，Ⅲ导联主波为正向波，则属心电轴右偏；若Ⅲ导联出现较深的负向波，Ⅰ导联主波为正向波，则属心电轴左偏（图6-3-8）。

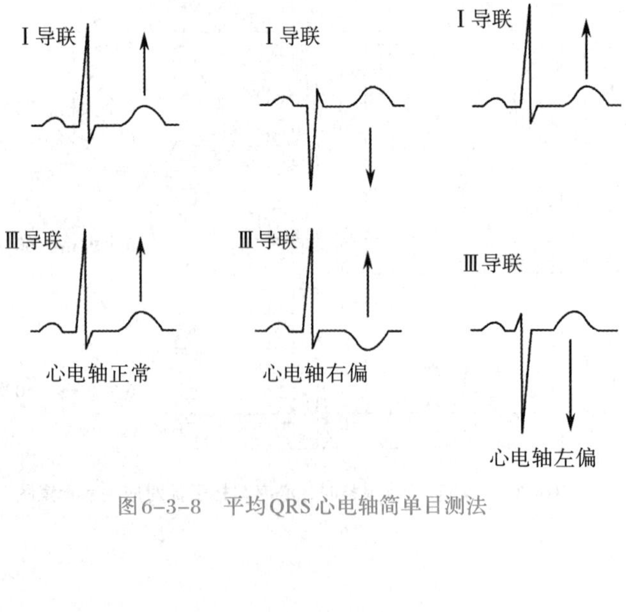

图6-3-8 平均QRS心电轴简单目测法

（3）心电轴的临床意义：心电轴的偏移受年龄、体型、心脏在胸腔内的位置、心室内传导系统功能等影响。心电轴左偏多见于肥胖体型、横位心、左前分支阻滞及左心室肥大等；心电轴右偏常见于瘦长体型、垂直心、左后分支阻滞、右心室肥大等。

（二）正常心电图的波形特点和正常值

正常十二导联心电图的波形特点见图6-3-9。

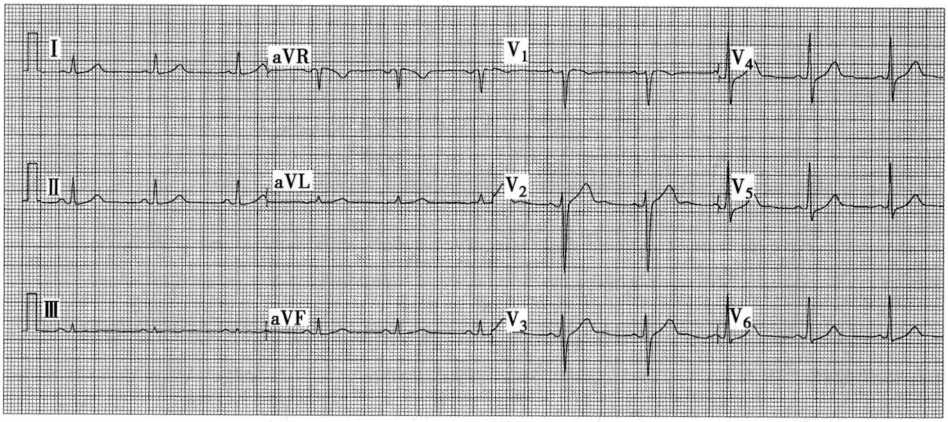

图6-3-9　正常心电图

1. P波

（1）形态：P波的方向在Ⅰ、Ⅱ、aVF、V_4～V_6导联向上，aVR导联向下，其余导联呈双向、倒置或低平。

（2）时间：正常P波的宽度不超过0.11秒。

（3）振幅：P波的振幅在肢体导联<0.25mV，胸导联<0.2mV。

2. PR间期　代表心房开始除极至心室开始除极的时间。在正常窦性心律时，PR间期一般在0.12～0.20秒。老年人和心动过缓的情况下，PR间期可略延长，但一般不超过0.22秒。

3. QRS波群

（1）时间：QRS波群时限<0.12秒，延长见于心室肥厚或心室内传导阻滞；Q波的时限一般≤0.03秒，但Ⅲ导联和aVR导联的Q波宽度可略增加。

（2）形态：正常人V_1、V_2导联的QRS波群多呈rS型；V_5、V_6导联的QRS波群可呈qR、qRs、Rs或R型。在肢体导联上，Ⅰ、Ⅱ导联的QRS波群主波方向一般向上，Ⅲ导联主波方向多变；aVR导联QRS波群主波方向向下，波形可呈QS、Qr或rS型。

（3）振幅：①V_1～V_5导联R波振幅逐渐增大，S波逐渐变小，R/S由小变大（图6-3-10）；②V_1导联R波振幅一般≤1.0mV，V_5、V_6导联R波振幅一般≤2.5mV；aVR导联R波振幅<0.5mV；③至少一个肢体导联QRS波群振幅（正向波与负向波振幅的绝对值相加）≥0.5mV，至少一个胸导联QRS波群振幅≥0.8mV；④Q波振幅小于同导联R波的1/4。

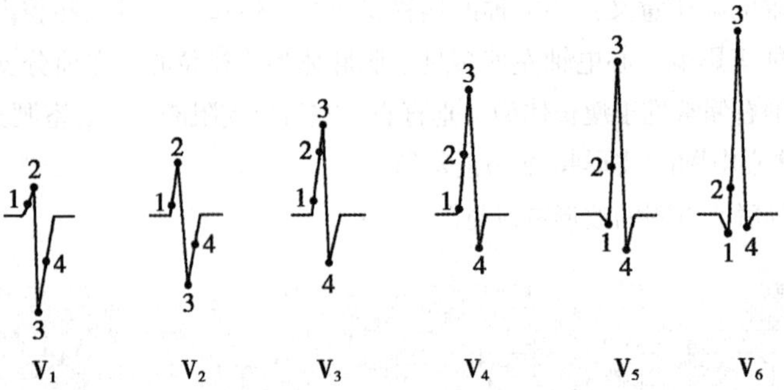

图6-3-10 正常心电图胸前导联QRS波群特点

从V_1到V_6，R波逐渐增大，S波逐渐减小，R/S增大。

4. J点 QRS波群的终末与ST段起始的交接点称为J点。J点随ST段的偏移而移位，当发生心动过速时，可出现J点下移。

5. ST段 ST段代表心室缓慢复极的过程，一般位于等电线上，无明显偏移。有时可有轻微偏移，但在任一导联上ST段下移一般≤0.05mV；肢体导联、V_4～V_6导联ST段一般抬高<0.1mV，V_2、V_3导联ST段抬高可达0.2mV，但<0.3mV。

6. T波 代表心室的快速复极。

（1）形态：T波的方向大多与QRS波群主波的方向一致。T波在Ⅰ、Ⅱ、V_4～V_6导联向上，aVR倒置，其余可为向上、平坦、倒置或双向。

（2）振幅：除Ⅲ、aVL、aVF、V_1～V_3导联外，在其余导联上T波的振幅应超过同一导联R波的1/10。

7. QT间期 QT间期的长短与心率密切相关，心率越快，QT间期越短，反之则越长。心率在60～100次/min时，QT间期的范围为0.32～0.44秒。由于QT间期受心率的影响较大，因此常用校正的QT间期（QTc）来纠正心率对QT间期的影响：$QTc=QT/\sqrt{R-R}$。目前推荐的QT间期延长的标准：男性QTc间期≥0.45秒，女性QTc间期≥0.46秒。

8. u波 在T波后0.02～0.04秒出现的振幅很低的波，方向与T波一致，一般在V_2、V_3导联比较明显。u波明显增高多见于低钾血症。

三、心房肥大和心室肥厚

（一）心房肥大

心房除极的正常顺序是右心房先除极，然后左心房除极，即P波的前半部分是右心房激动，后半部分是左心房激动。当心房肥大时，可使整个心房除极综合向量的振幅和方向发生变化，心电图上主要表现为P波振幅、除极时间及形态发生改变。

1. 右心房肥大 右心房长期负荷过重，可致右心房压力增高，导致右心房肥大，心电图上往往表现为P波振幅的变化（图6-3-11）。

（1）P波高尖，振幅≥0.25mV，以Ⅱ、Ⅲ、aVF导联尤为显著。

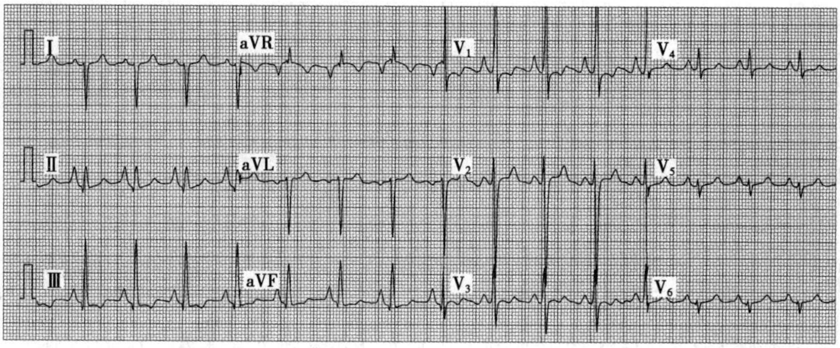

图6-3-11　右心房肥大心电图

（2）V_1、V_2导联的P波振幅常≥0.20mV。

（3）P波的时限正常（<0.10秒）。

因常发生于肺心病，故称“肺性P波”。除肺心病外，右心房肥大还可见于原发性肺动脉高压、房间隔缺损、肺栓塞等。

2. 左心房肥大　由于左心房除极晚于右心房，因此当左心房肥大时，心电图上主要表现为除极时间的延长（图6-3-12）。

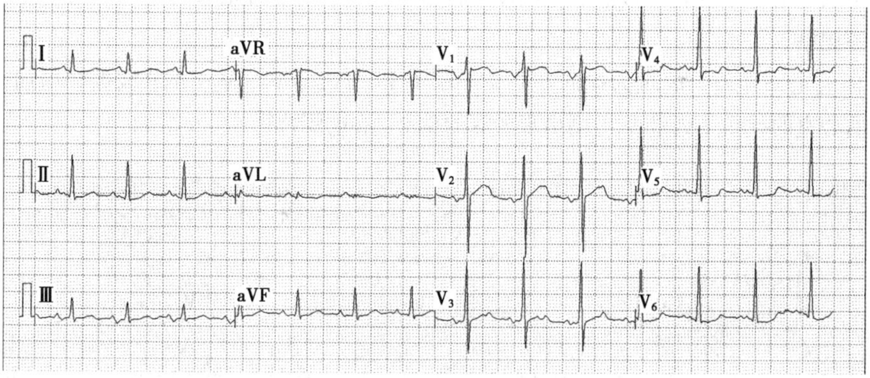

图6-3-12　左心房肥大心电图

（1）P波增宽，时限≥0.12秒，常呈双峰型，第二峰常大于第一峰，双峰间距≥0.04秒，以Ⅰ、Ⅱ、aVL导联明显，又称为“二尖瓣型P波”。

（2）V_1导联P波常呈先正而后出现深宽的负向波；$PtfV_1$（V_1导联P波终末电势，即P波负向部分电压与时间的乘积）绝对值≥0.04mm·s。

左心房肥大常见于风湿性心脏病、二尖瓣病变、高血压病、心肌病等。

3. 双心房肥大　双侧心房负荷增加，导致双心房肥大，除极向量增大，左右心房除极时间延长，心电图上表现为P波振幅和宽度增加（图6-3-13）。

（1）P波增宽≥0.12秒，其振幅≥0.25mV。

（2）V_1导联P波高大双相，上下振幅均超过正常范围。

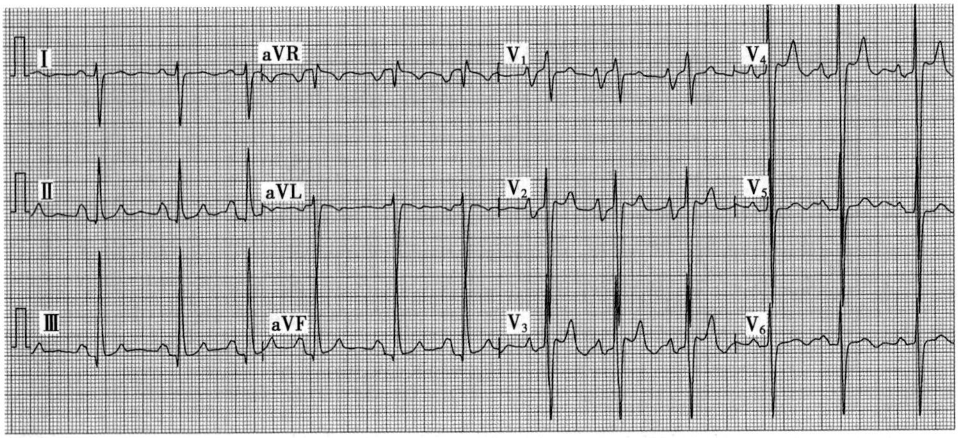

图6-3-13　双心房肥大心电图

（二）心室肥厚

不论是心室肥厚还是扩张，都会影响到心肌的除极和复极过程，主要表现为心室除极面增大，心室内激动传导时间延长，继发性心室复极异常。当心室肥厚达到一定程度时，可引起心电图变化。按照心室肥厚的部位不同，可分为左心室肥厚、右心室肥厚和双心室肥厚。

1. 左心室肥厚　表现为面向左心室导联（Ⅰ、aVL、V_5、V_6）的R波振幅增加，而面向右心室的导联（V_1和V_2）则出现较深的S波。心电图特征见图6-3-14。

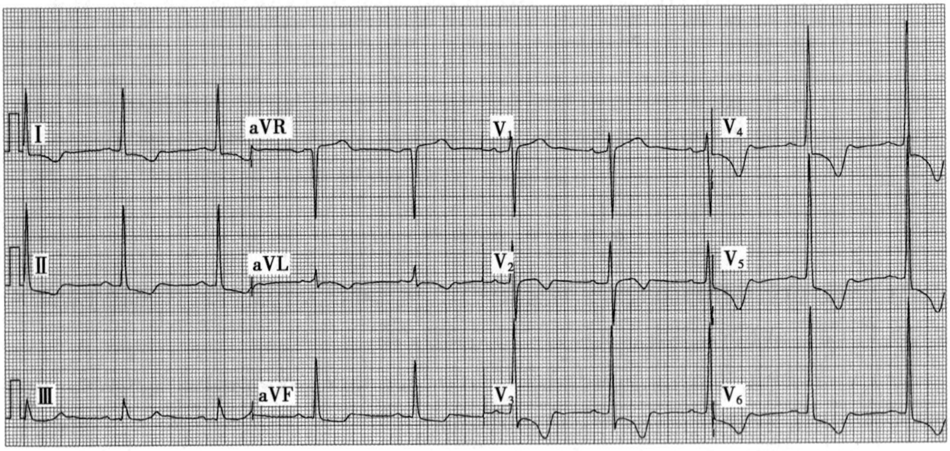

图6-3-14　左心室肥厚心电图

（1）电轴：左偏。

（2）QRS波群电压增高：R_{V5}或R_{V6}>2.5mV；$R_{V5}+S_{V1}$>4.0mV（男性）或>3.5mV（女

性）；$R_{Ⅰ}$>1.5mV；R_{aVL}>1.2mV；R_{aVF}>2.0mV。

（3）QRS时限：0.10～0.11秒。

（4）ST-T改变：在以R波为主的导联上，其ST段可呈下斜型压低达0.05mV以上，T波低平、双相、倒置；在以S波为主的导联上则可见直立的T波。此类ST-T改变多为继发性改变。

在符合一项或几项QRS电压增高标准的基础上，结合其他阳性指标之一，一般支持左心室肥厚的诊断。符合条件越多，诊断的可靠性越大。如仅有QRS电压增高，而无其他任何阳性指标者，诊断左心室肥厚时应慎重。

2. 右心室肥厚　表现为位于右心室面导联（V_1、aVR）的R波增高，而位于左心室面导联（Ⅰ、aVL和V_5）的S波变深。其典型的心电图表现如下（图6-3-15）。

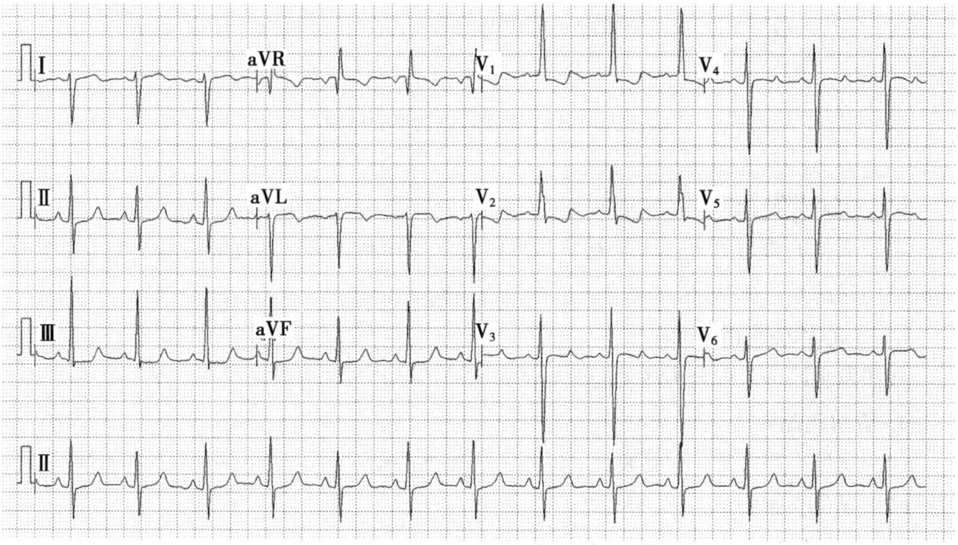

图6-3-15　右心室肥厚心电图

（1）电轴：右偏≥90°，重者可右偏>110°。

（2）QRS形态：V_1导联QRS可呈R、Rs、rsR'或qR型，V_1导联R/S≥1，V_5导联R/S≤1或S波比正常加深。

（3）电压：V_3R或V_1R≥10mm；$R_{V1}+S_{V5}$≥1.05mV，重者可>1.2mV；R_{aVR}>0.5mV。

（4）ST-T：常同时伴有右胸导联ST段压低及T波倒置，为继发性ST-T改变。

3. 双侧心室肥厚　双侧心室肥厚在心电图上可表现为如下情况。

（1）正常心电图：双侧心室的综合向量互相抵消。

（2）单侧心室肥厚：只表现为一侧心室肥厚，而另一侧心室肥厚被掩盖。

（3）双侧心室肥厚：V_1导联呈右心室肥厚图形；同时又有左心室肥厚的改变，如$R_{V5}+S_{V1}$>4.0mV（图6-3-16）。

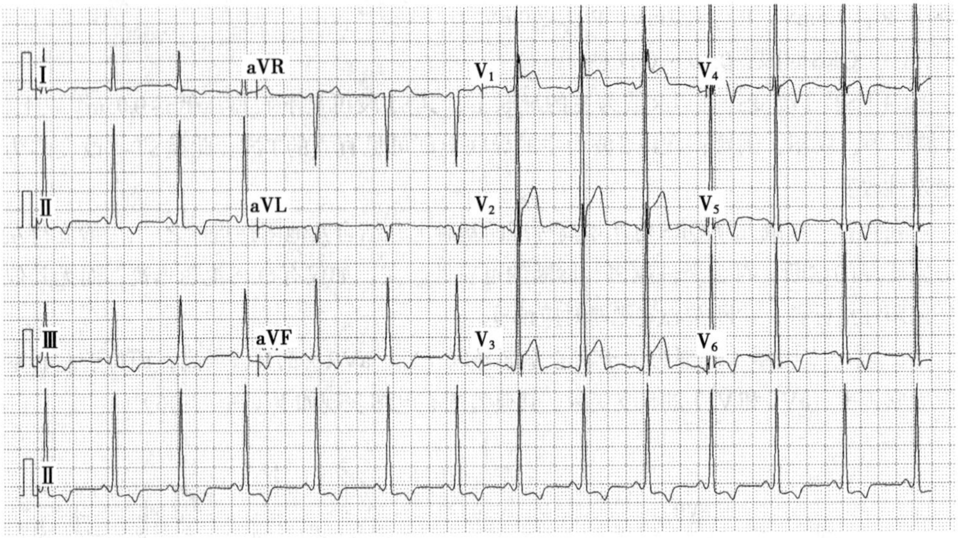

图6-3-16 双侧心室肥厚心电图

四、心律失常

正常人的心脏起搏点在窦房结，并按照正常传导系统顺序激动心房和心室。如果心脏激动的起源异常和/或传导异常，则称为心律失常。

（一）心律失常的分类

按照发生原理，可分为激动起源异常和激动传导异常两大类。

1. 激动起源异常

（1）窦性心律失常：包括窦性心动过速、窦性心动过缓、窦性心律不齐和窦性停搏。

（2）异位心律失常

1）被动性异位心律：包括房性逸搏及逸搏心律、房室交界性逸搏及逸搏心律、室性逸搏及逸搏心律。

2）主动性异位心律：包括期前收缩（房性、房室交界区性、室性）、心动过速（房性、房室交界区性、房室折返性、室性）、心房扑动和颤动、心室扑动和颤动。

2. 激动传导异常

（1）生理性：干扰与脱节。

（2）病理性

1）心脏传导阻滞：包括窦房传导阻滞、房内传导阻滞、房室传导阻滞和室内传导阻滞。

2）折返性心律：阵发性心动过速（房室结折返、房室折返和心室内折返）。

（3）传导途径异常：预激综合征。

（二）窦性心律及窦性心律失常

1. 窦性心律的心电图特征（图6-3-17）

（1）窦性P波：Ⅰ、Ⅱ、aVF、V_4 ~ V_6导联直立，aVR导联倒置。

（2）PR间期0.12～0.20秒。

（3）心率范围60～100次/min。

（4）同一导联上PP间期差异<0.12秒。

2. 窦性心动过速（图6-3-17）

（1）窦性心律频率>100次/min，QRS波群形态正常。

（2）可有继发性ST-T改变。

（3）常见于运动、精神紧张、发热、甲状腺功能亢进、贫血和使用拟交感神经药等情况。

3. 窦性心动过缓（图6-3-17）

（1）窦性心率<60次/min，<45次/min为严重的窦性心动过缓。

（2）常伴有窦性心律不齐。

（3）见于运动员、老年人、窦房结功能障碍、甲状腺功能减退及服用β受体拮抗剂等。

4. 窦性心律不齐（图6-3-17）

（1）具有窦性心律的特点，同一导联上PP间期差异>0.12秒。

（2）呼吸性窦性心律不齐最常见，是生理现象。

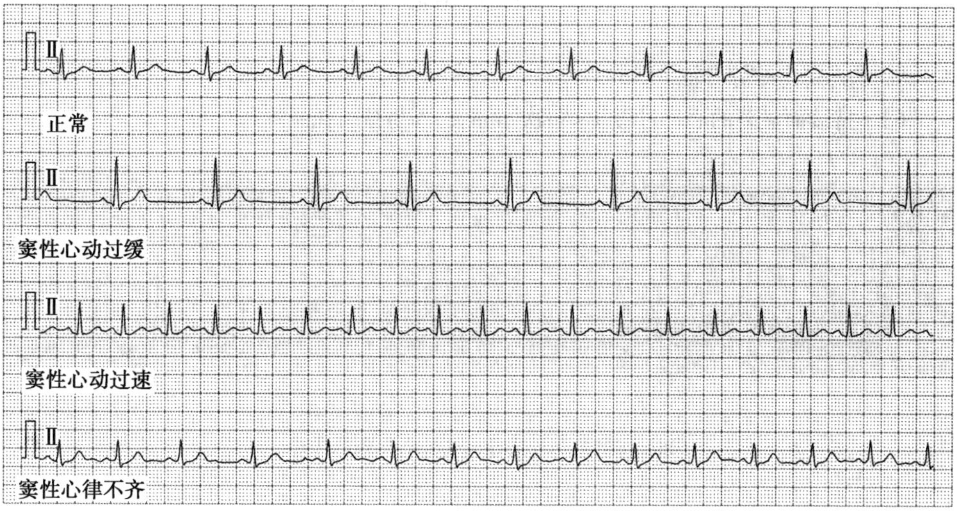

图6-3-17　窦性心律及窦性心律失常心电图

5. 窦性停搏（图6-3-18）

（1）规则的窦性心律中突然出现较长的PP间期。

（2）长PP间期与正常PP间期不成倍数关系。

（3）间歇过长时可能出现交界性逸搏、室性逸搏，但很少出现房性逸搏，因为心房与窦房结可以同时受到同一种病变的抑制。

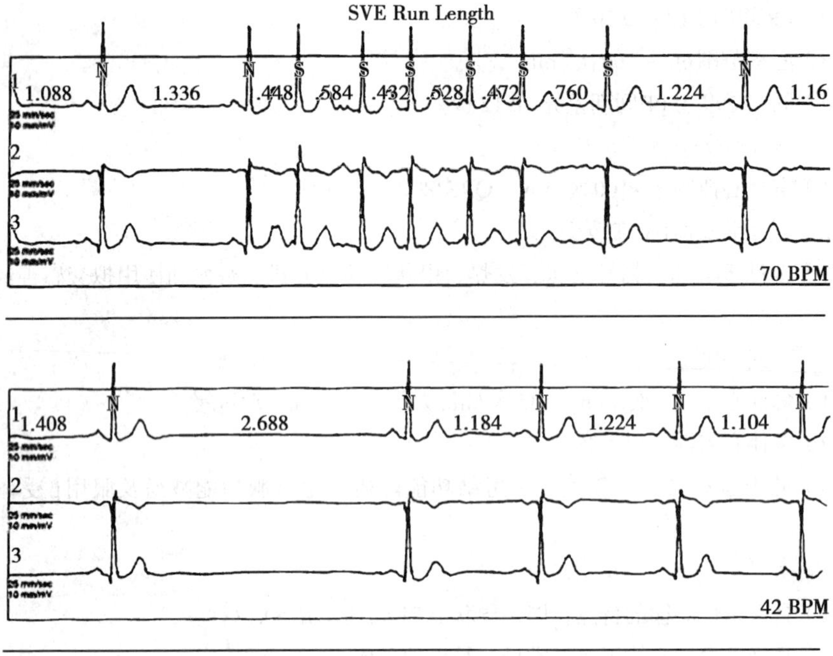

图6-3-18 窦性停搏心电图

6. 病态窦房结综合征（图6-3-19）

（1）持续而显著的心动过缓（<50次/min），不易被阿托品等药物纠正。

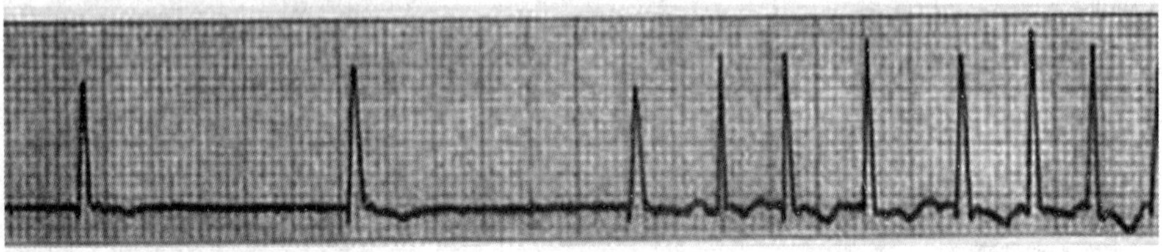

图6-3-19 病态窦房结综合征心电图

初始慢的交界性心律被快速心房颤动代替。

（2）窦性停搏或窦房传导阻滞。

（3）明显的窦性心动过缓并常伴有室上性快速心律失常发作，又称慢快综合征。

（4）若病变同时累及房室交界区，可出现房室传导阻滞，或发生窦性停搏时，长时间不出现交界性逸搏，称为双结病变。

（三）期前收缩

期前收缩又称过早搏动，简称“早搏”，指起源于窦房结以外的异位起搏点提前发出的激动，多为异位节律点兴奋性增高或形成折返激动所引起，是最常见的心律失常。按起源部位可分为房性、房室交界性和室性3种。期前收缩可发生在窦性或异位心律的基础上，可偶发或频发，也可不规则或规则地在每一个或数个正常搏动后发生，形成二联律或联律性期前收缩。

1. 房性期前收缩（图6-3-20）

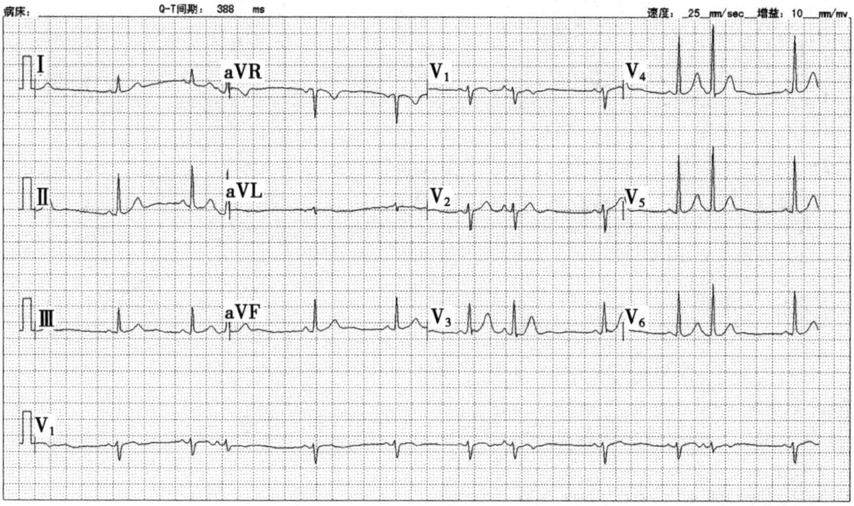

图6-3-20 房性期前收缩心电图

（1）提前出现的异位P'波，形态与窦性P波不同。

（2）P'R间期>0.12秒，部分可>0.20秒。

（3）QRS波群正常或呈室内差异性传导（图6-3-21）。

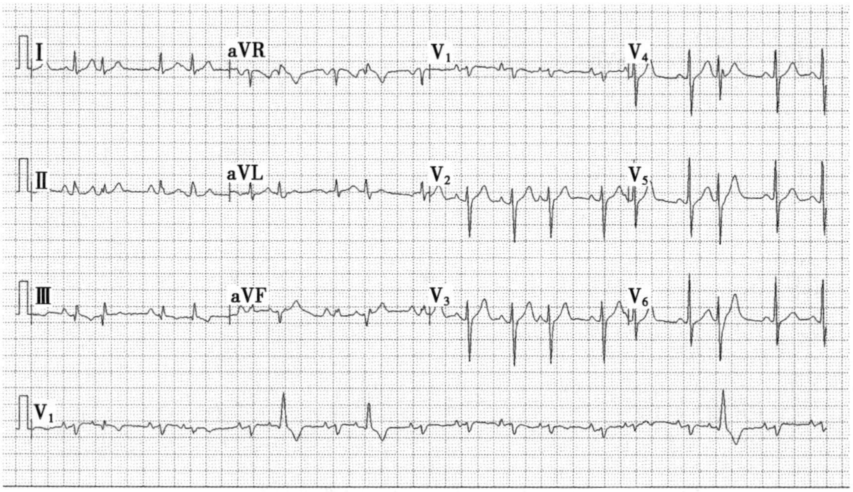

图6-3-21 房性期前收缩伴室内差异性传导心电图

（4）代偿间歇大部分不完全。

（5）部分P’波后无QRS波群，为房性期前收缩未下传心室（图6–3–22）。

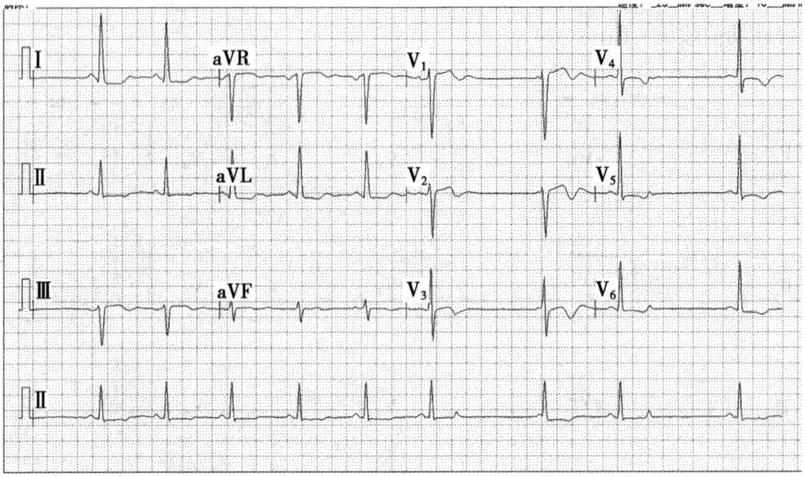

图6–3–22 房性期前收缩未下传心电图

2. 室性期前收缩（图6–3–23、图6–3–24）

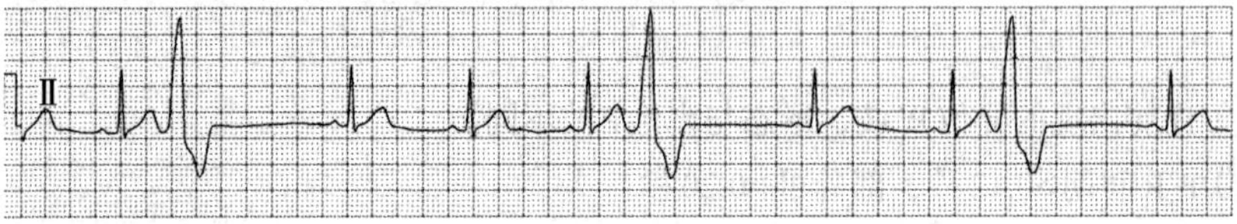

图6–3–23 室性期前收缩心电图

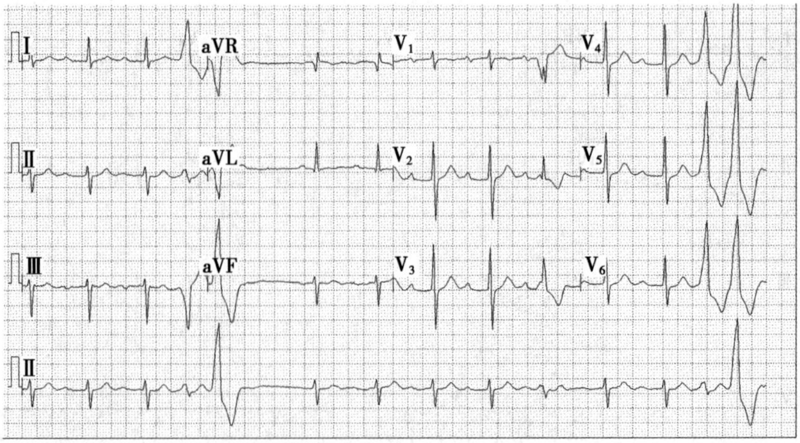

图6–3–24 室性期前收缩连发心电图

（1）提前出现宽大畸形的QRS波群，前面无相关P波。

（2）QRS波群时限>0.12秒。

（3）T波方向与主波相反。

（4）代偿间歇多完全。

3. 交界性期前收缩（图6–3–25、图6–3–26）：

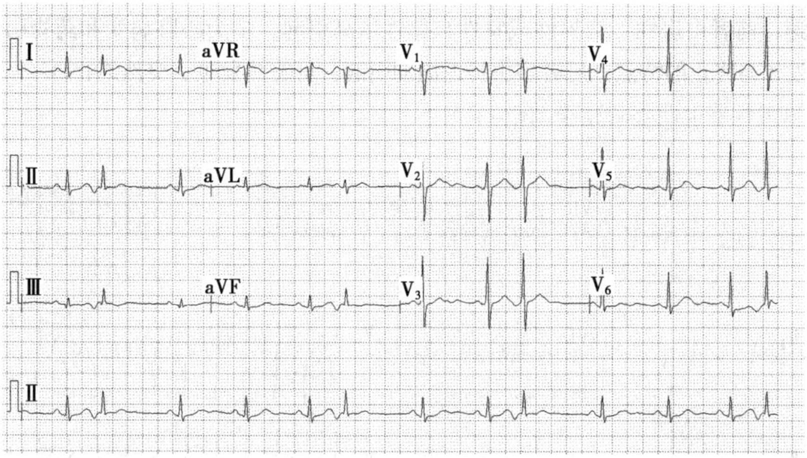

图6–3–25　交界性期前收缩心电图（逆行P波在QRS波群前）

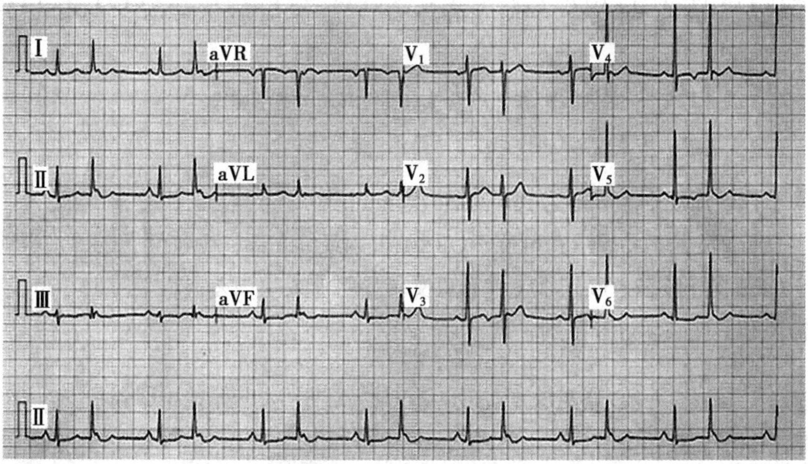

图6–3–26　交界性期前收缩心电图（逆行P波在QRS波群后）

（1）提前出现的QRS波群，呈室上性。

（2）可见逆行P波，于Ⅱ导联倒置，aVR导联直立。

（3）逆行P波可出现在QRS波群前、后或隐藏于QRS波群中；在QRS波群前时P’R间期<0.12秒，在QRS波群后时RP’间期<0.20秒。

（4）代偿间歇可完全或不完全。

（5）多见于器质性心脏病、洋地黄中毒等。

（四）异位性心动过速

异位性心动过速是指异位节律点兴奋性增高或折返激动引起的快速异位心律（期前收缩连续出现3次或以上）。按照异位节律点发生的部位，可分为室上性和室性心动过速，前者包括房性和交界性心动过速。异位性心动过速也可分为非阵发性心动过速和阵发性心动过速，前者由房性、交界性或室性自律性增高引起，多为心脏病变和药物引起，没有突然发作与终止的特点；后者多由折返激动引起，可突然发生、突然终止。

1. 阵发性室上性心动过速（图6-3-27）

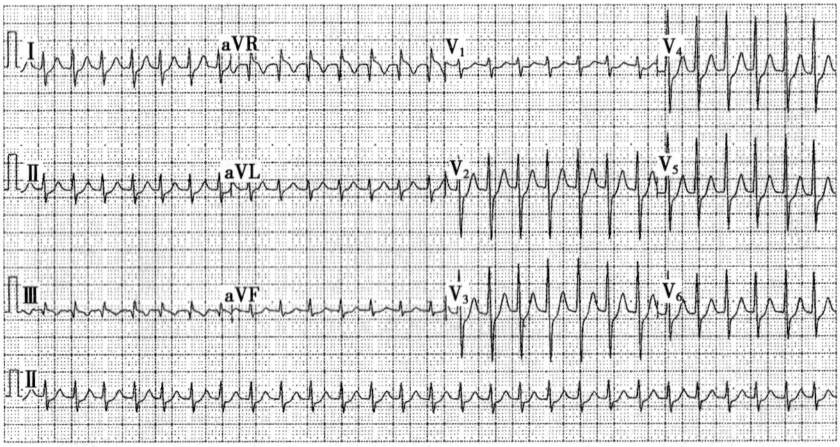

图6-3-27　阵发性室上性心动过速心电图

（1）突然发生，突然终止。

（2）节律快而规则，一般为160～250次/min。

（3）逆行P波，不易看清，可位于QRS波群内或终末部，少数位于QRS波群前。

（4）QRS波群形态一般正常（伴有束支传导阻滞或室内差异性传导时，可呈宽QRS波群，需要和室性心动过速鉴别，见表6-3-2）。

表6-3-2　阵发性室上性心动过速与室性心动过速的鉴别要点

鉴别要点	阵发性室上性心动速	室性心动过速
频率/（次·min^{-1}）	>170	>170
节律	绝对匀齐	基本匀齐
夺获	无	有
干扰	无	有
融合波	无	有
QRS波群/s	≤0.14	>0.14

（5）多见于无器质性心脏病患者。

2. 非阵发性房室交界性心动过速（图6-3-28）

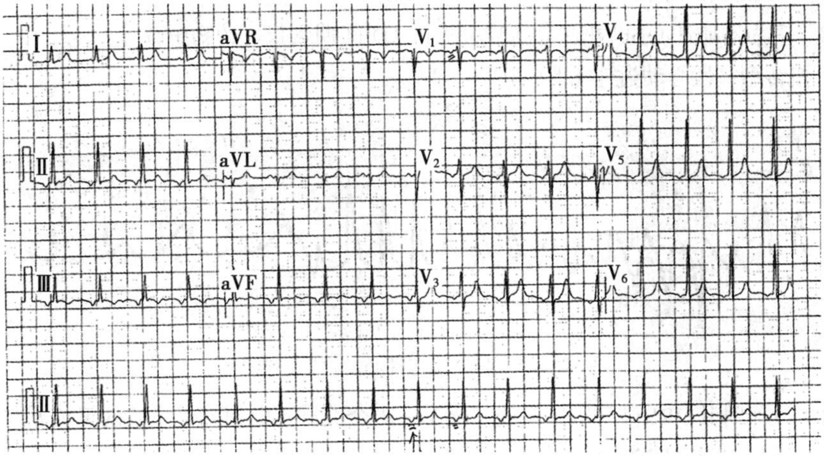

图6-3-28　非阵发性房室交界性心动过速心电图

（1）心率70～130次/min。

（2）可见逆行P波，QRS波群形态正常。

（3）最常见于洋地黄中毒，其次见于急性下壁心肌梗死、心肌炎等，偶见于正常人。

3. 室性心动过速（图6-3-29）

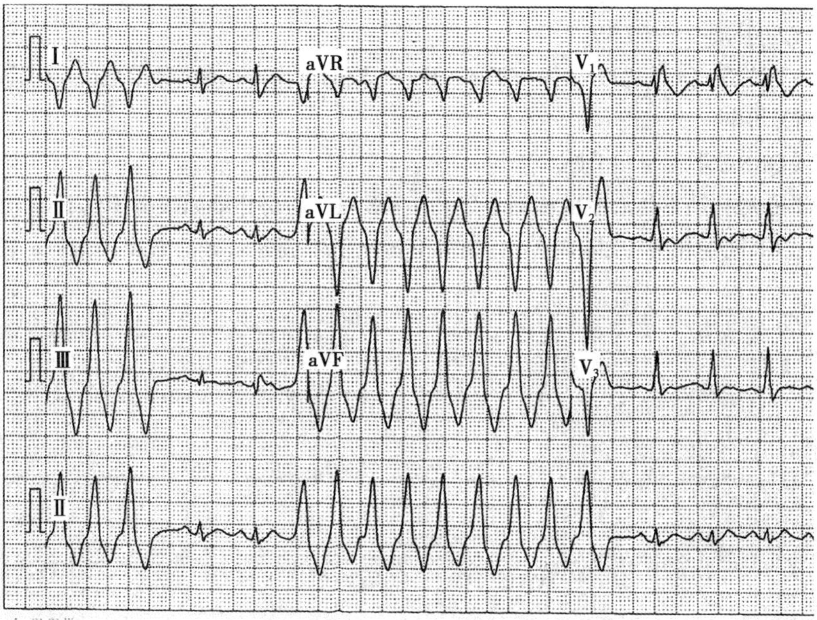

图6-3-29　室性心动过速心电图

（1）室性期前收缩连发三次或三次以上，频率在140～200次/min，RR间期规整或稍不匀齐。

（2）可见房室分离、心室夺获、心室融合波。

（3）多为器质性心脏病所致，如冠心病、QT间期延长、药物中毒等。

4. 扭转型室性心动过速（图6-3-30）

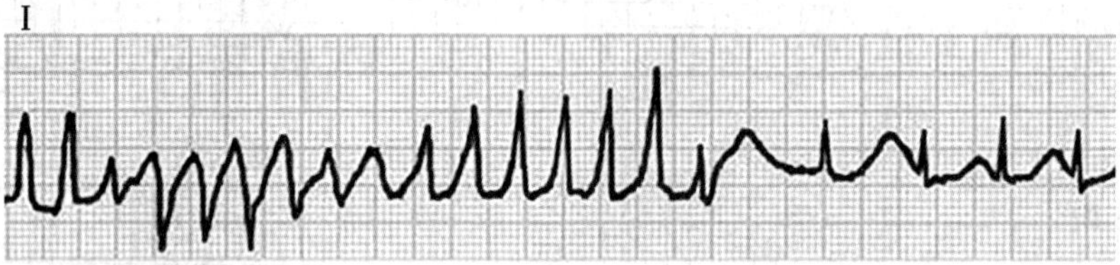

图6-3-30 扭转型室性心动过速心电图

（1）发作时其QRS波群围绕基线每隔3～10个波群不断扭转其主波的正负方向。

（2）极易引起心室颤动。

（3）该心动过速可由不同的病因所致，但共同的特征为QT间期>0.5秒（长QT间期综合征）。

（五）扑动与颤动

扑动和颤动可出现于心房或心室，分为心房扑动和颤动、心室扑动和颤动。主要是由于心肌兴奋性增高，不应期缩短，同时伴有一定的传导障碍，形成环形激动及多发微折返。

1. 心房扑动

（1）P波消失，代之以大小、间距、形态一致的锯齿形F波，频率250～350次/min。F波之间无等电位线。

（2）QRS波群形呈室上性。

（3）心房扑动下传心室的比例多呈4∶1～2∶1。心房扑动如果呈等比下传，则心室率规则，FR间期相等（图6-3-31）；如果下传比例不固定，则心室率不规则，FR间期

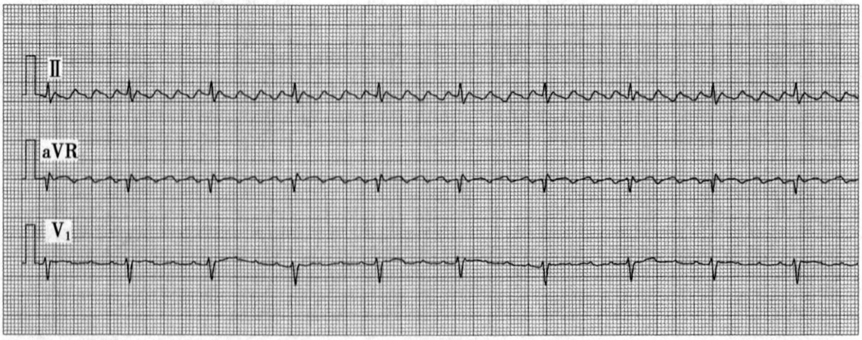

图6-3-31 心房扑动，呈4∶1传导

不等；如果心房扑动下传受阻，心室率由被动心律控制，则心室率规则，FR间期不一致（图6-3-32）。

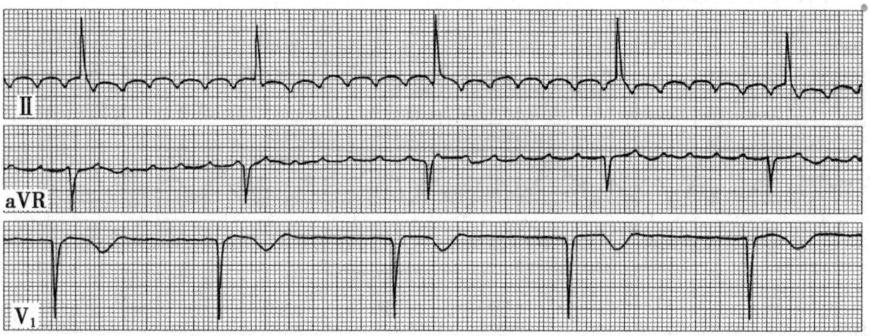

图6-3-32　心房扑动伴三度房室传导阻滞

2. 心房颤动（图6-3-33）

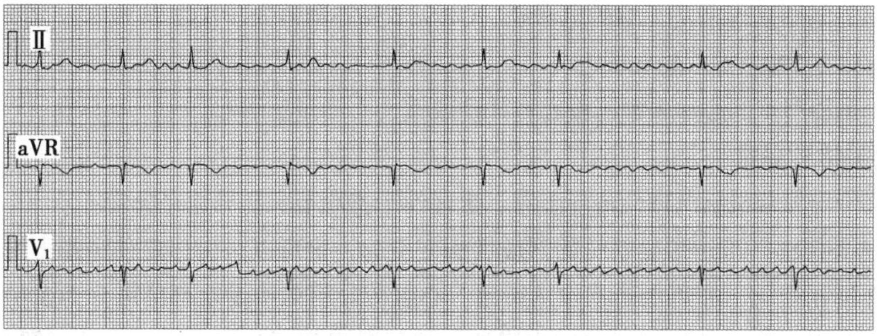

图6-3-33　心房颤动心电图

（1）P波消失，代之大小、间距、形态不一的f波，频率为350 ~ 600次/min。

（2）RR间期绝对不齐。

（3）QRS波群呈室上性，可因室内差异性传导而出现宽大的QRS波群。

3. 心室扑动（图6-3-34）

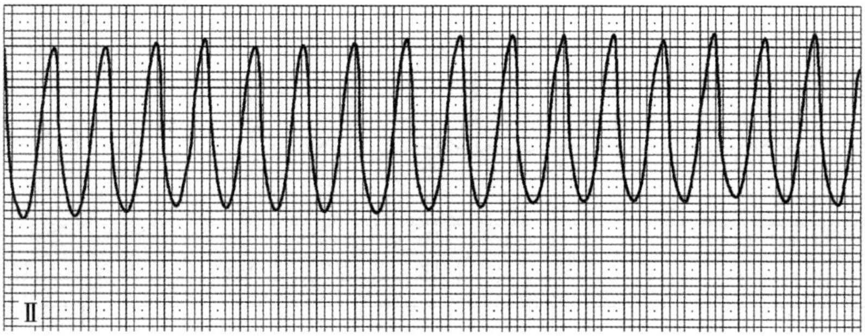

图6-3-34　心室扑动心电图

（1）无正常的QRS–T波，代之以连续快速、相对规则的大振幅波动。

（2）频率200～250次/min。

（3）易转为心室颤动。

4. 心室颤动（图6–3–35）

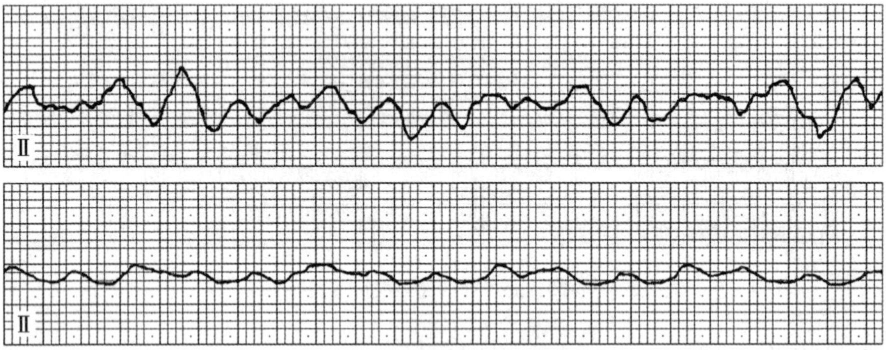

图6–3–35 心室颤动心电图

（1）心电图呈现杂乱无章的电激动，QRS–T波完全消失，代之以大小、时限不等的低小波，频率200～500次/min。

（2）是最严重的心律失常，由心室扑动或室性心动过速引起。

（六）传导异常

心脏传导异常包括病理性传导阻滞、生理性干扰脱节和传导途径异常。

1. 传导阻滞 可由传导系统的器质性病变引起，也可以是由迷走神经张力增高导致的功能性抑制引起，亦可由药物作用所致。心脏传导阻滞按发生部位可分为窦房传导阻滞、房内阻滞、房室传导阻滞和室内阻滞；按阻滞程度可分为一度（传导延缓）、二度（部分激动传导发生中断）和三度（传导完全中断）。

（1）窦房传导阻滞：指传导阻滞发生的部位位于窦房结和心房之间。由于心电图中P波是由心房的电激动形成而非窦房结的电激动，故窦房结一度和三度传导阻滞在心电图上无法识别，只有二度窦房传导阻滞出现心房和心室漏搏（P–QRS–T均脱漏）时才能依靠心电图诊断。

1）二度Ⅰ型（文氏型）窦房传导阻滞：PP间期逐渐缩短，直至出现PP长间期，该长PP间期短于基本PP间期的2倍（图6–3–36），此应与窦性心律不齐相鉴别。

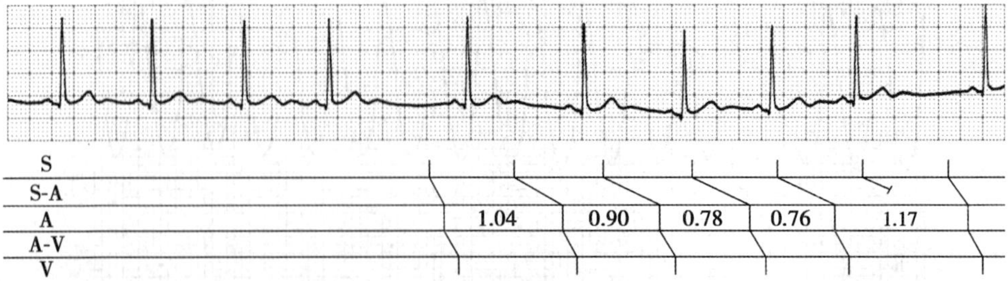

图6–3–36 二度Ⅰ型窦房传导阻滞心电图

2）二度Ⅱ型窦房传导阻滞：规则的窦性PP间期中突然出现长PP间期，此长PP间期是短PP间期的整倍数（图6-3-37）。

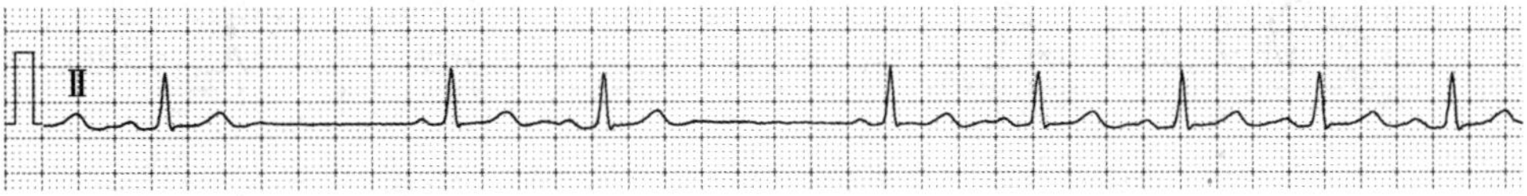

图6-3-37　二度Ⅱ型窦房传导阻滞心电图

（2）房室传导阻滞：心房激动向心室传导延迟或完全不能传至心室，称为房室传导阻滞。房室传导过程中任何部位（心房、房室结、房室束及束支、浦肯野纤维）的传导障碍都能引起房室传导阻滞。

1）一度房室传导阻滞：PR间期>0.20秒，每个P波后均伴有QRS波群，P波与QRS波群形态与时限正常（图6-3-38）。

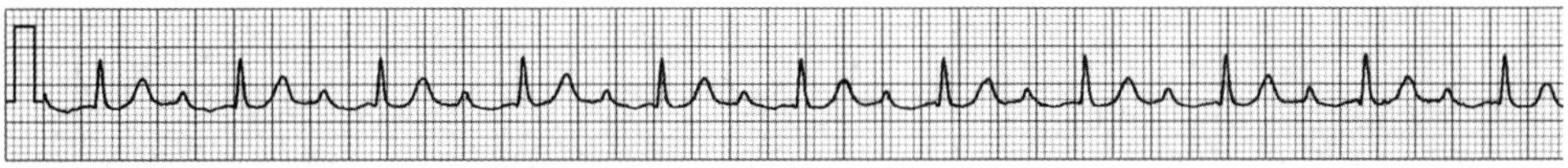

图6-3-38　一度房室传导阻滞心电图

2）二度房室传导阻滞：表现为部分P波后QRS波群脱漏，分2种类型。①二度Ⅰ型房室传导阻滞，PR间期逐渐延长，RR间期逐渐缩短，直至脱落一个QRS波群，脱落QRS波群时的长RR间期并非短RR间期的整数倍（图6-3-39）；②二度Ⅱ型房室传导阻滞，PR间期恒定，部分P波后无QRS波群（图6-3-40）。凡连续出现2次或2次以上的

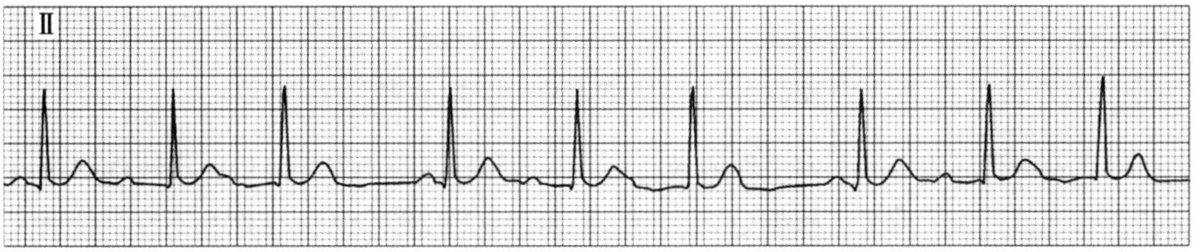

图6-3-39　二度Ⅰ型房室传导阻滞心电图

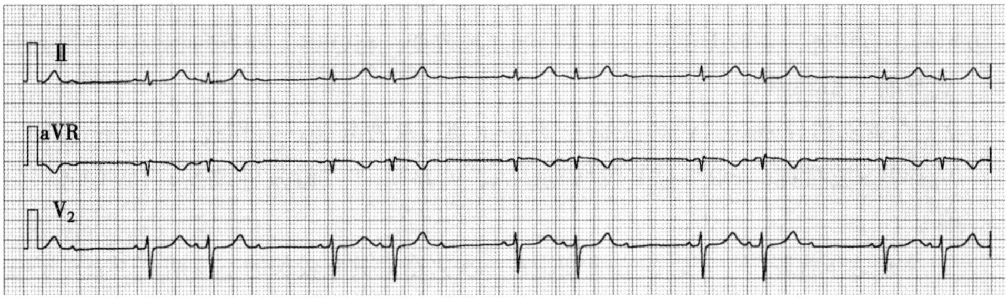

图6-3-40　二度Ⅱ型房室传导阻滞心电图

QRS波群脱漏者（如呈3∶1、4∶1传导的房室阻滞），称为高度房室传导阻滞（图6-3-41）。

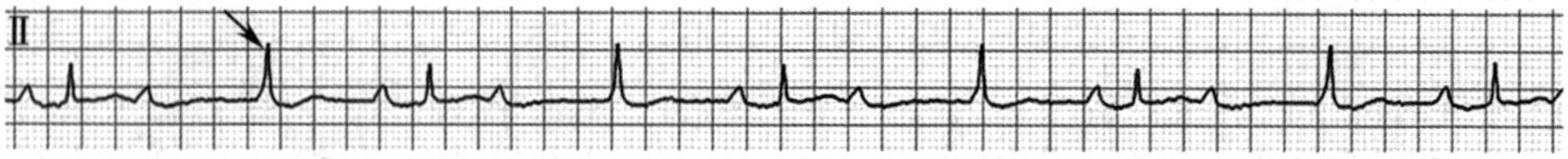

图6-3-41 高度房室传导阻滞，交界性逸搏心电图

Ⅱ导联P波规律出现，由左起第2个、第3个P波（箭头所指，P波与QRS波群重叠）未下传心室，第4个P波下传心室，房室间呈3∶1传导。

3）三度房室传导阻滞：P波与QRS波群无关系；PP间期固定，RR间期固定，P波频率>R波频率；R波可为室上性，亦可为室性（图6-3-42）。

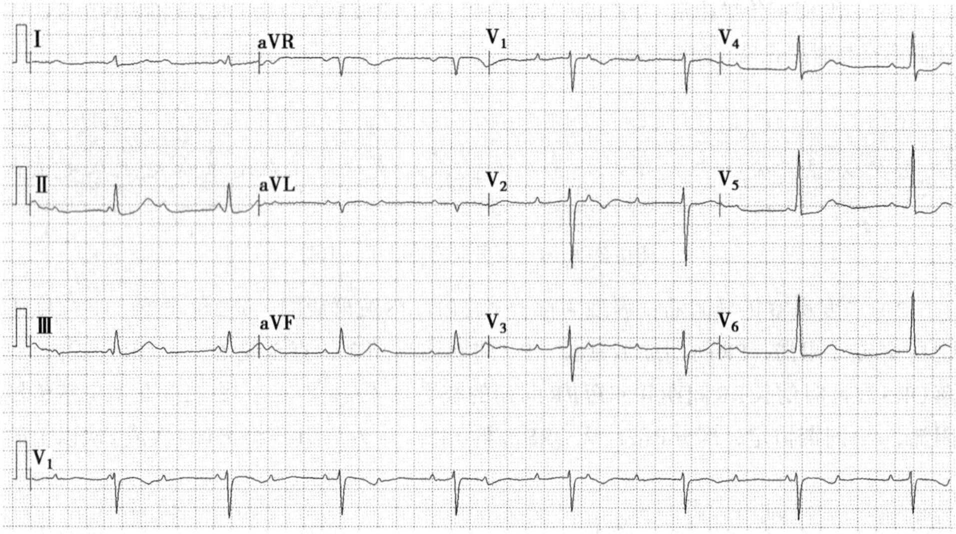

图6-3-42 三度房室传导阻滞心电图

（3）室内传导阻滞：指室上性的激动在心室内传导过程中发生障碍，导致QRS波群时限延长，形态发生改变。根据QRS波群时限是否≥0.12秒分为完全性和不完全性束支传导阻滞。

1）左束支传导阻滞：V_1、V_2导联呈QS型或rS型，Ⅰ、aVL、V_5、V_6导联呈R型，R波粗钝、有切迹，一般无S波；ST-T呈继发性改变，与QRS主波方向相反，主要见于V_5、V_6导联（图6-3-43）。

2）右束支传导阻滞：V_1导联呈R型或rsR'型，R波粗钝、有切迹，Ⅰ、Ⅱ、aVL、V_5、V_6导联S波粗钝，avR导联R波增宽；V_1、V_2导联ST-T继发性改变，T波倒置（图6-3-44）。

2. 生理性干扰脱节 正常的心肌细胞在一次兴奋后具有较长的不应期，因而对于两个相近的激动，前一个激动产生的不应期必然影响后面激动的形成和传导，这种现象称

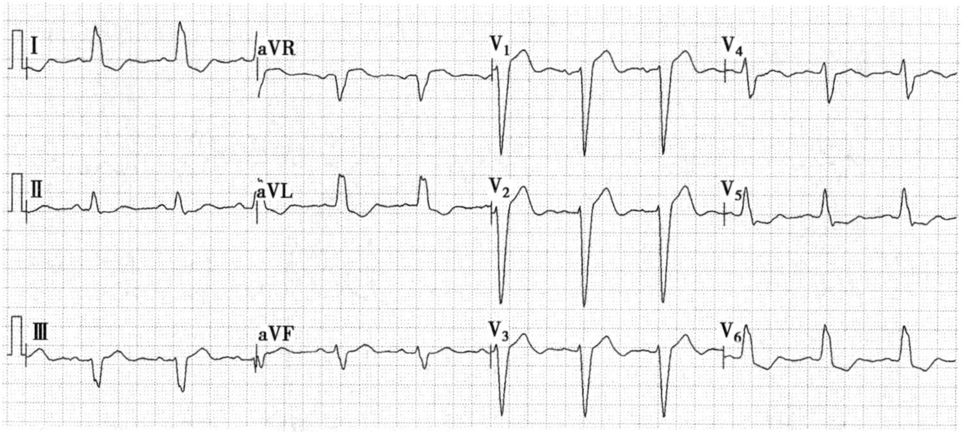

图6-3-43　完全性左束支传导阻滞心电图

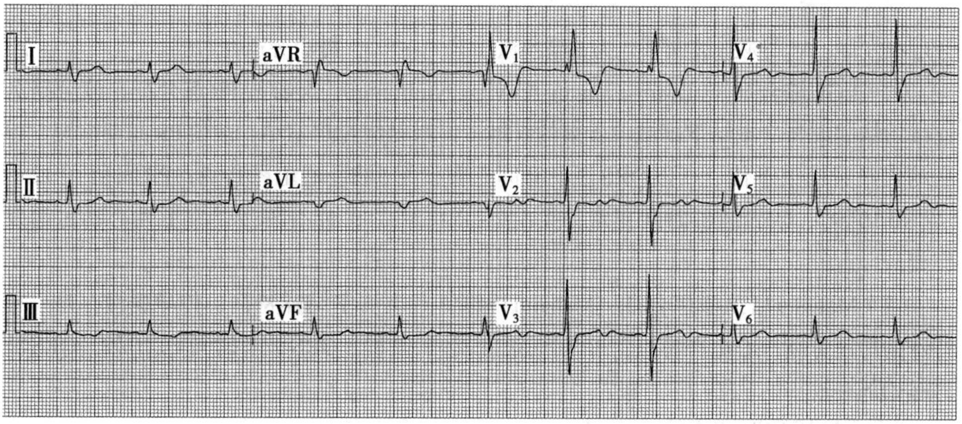

图6-3-44　完全性右束支传导阻滞心电图

为干扰。若心脏两个不同起搏点并行地产生激动，引起一系列干扰，被称为干扰性房室脱节。干扰所致心电图的许多变化特征（如传导延缓、中断、房室脱节等）需与病理性传导阻滞相区别。干扰是一种生理现象，常可使心律失常分析变得更加复杂。干扰现象可以发生在心脏的各个部位，最常见部位是房室交界区。房性期前收缩的代偿间歇不完全（窦房结内干扰），房性期前收缩本身的P'R间期延长，间位性期前收缩或室性期前收缩后的窦性PR间期延长等，均属干扰现象。

3. 预激综合征　是指在正常的房室结传导途径之外，沿房室环周围还存在附加的房室传导束，属于传导途径异常。预激综合征有以下类型。

（1）WPW综合征（Wolff-Parkinson-White syndrome）：又称典型预激综合征，较其他类型常见。由于经旁道下传先激动心室，且在心室内传导又较正常束支慢，因此在QRS波群的起始有缓慢除极的预激波（δ波）。心电图特点：PR间期<0.12秒；QRS波群时限≥0.12秒，QRS波群起始部有δ波，V_1导联δ波向上，为A型预激（图6-3-45），提示

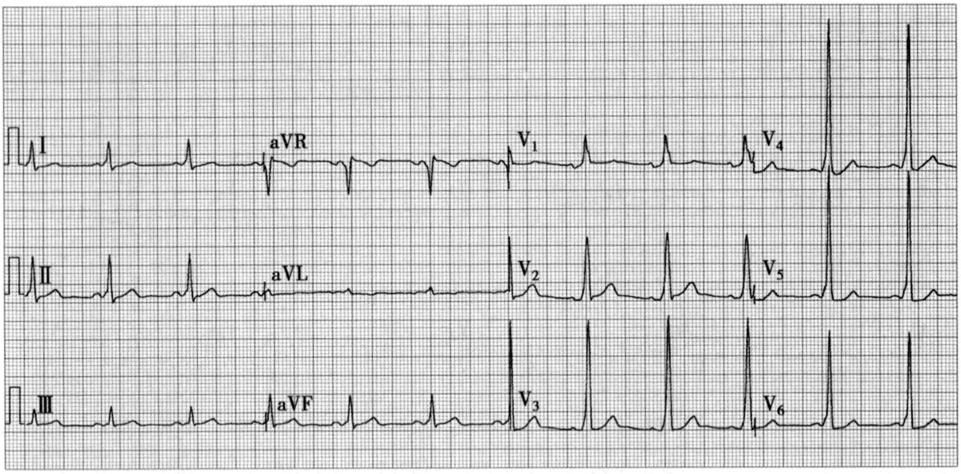

图6-3-45　A型预激心电图

旁道在左侧；V_1导联δ波向下，为B型预激（图6-3-46），提示旁道在右侧。

（2）LGL综合征（(Lown-Ganong-Levine syndrome)：又称短PR综合征，该旁路为连接后结间束与房室结下部或希氏束的纤维，因激动绕过房室结，故使PR间期缩短，但激动仍经希氏束下传，所以QRS波群时间正常，无δ波。心电图特点：PR间期<0.12秒（常<0.10秒）；QRS波群时间正常，无δ波（图6-3-47）；伴有阵发性室上性心动过速发作史。

（3）Mahaim型预激综合征：Mahaim纤维具有类房室结样特征，传导缓慢，是一种特殊的房室旁路。心电图特点：PR间期正常或>0.12秒；QRS波群时间>0.10秒，QRS波群起始部有较小的δ波。

（七）逸搏和逸搏心律

当窦房结的兴奋性降低或被抑制时，原来兴奋性较低的心房、房室交界区及心室就

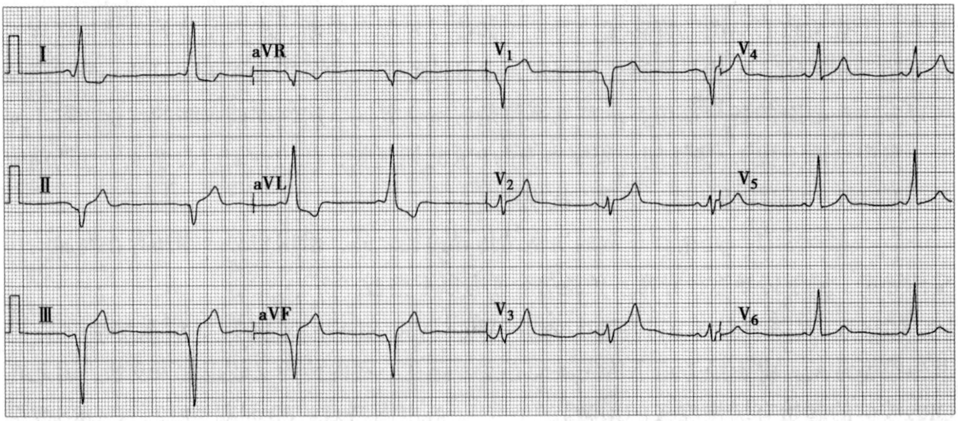

图6-3-46　B型预激心电图

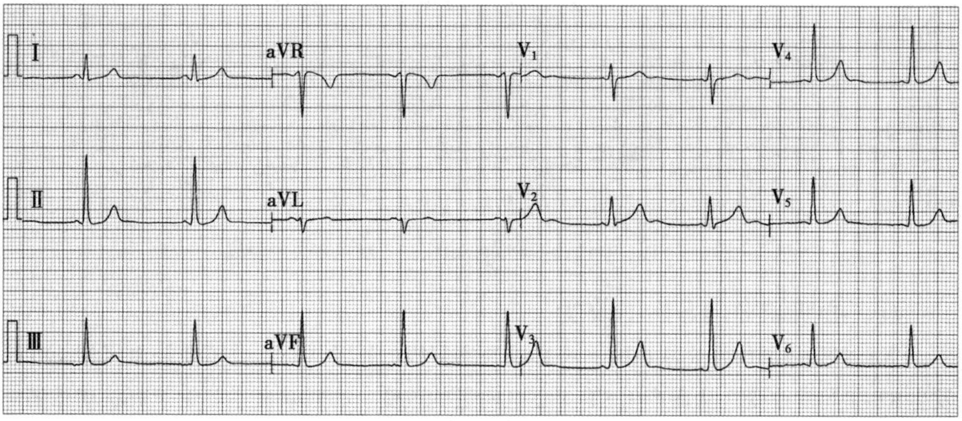

图6-3-47　LGL综合征心电图

有可能产生激动来代替窦房结而激动心房和心室，这种在心动过缓时延迟出现的被动性搏动被称为逸搏，逸搏连续出现3次及3次以上时，会形成逸搏心律。逸搏的出现避免了心脏长时间停跳，属于一种生理性保护机制，分为房性、房室交界性和室性逸搏。临床上以房室交界性逸搏最为多见，室性逸搏次之，房性逸搏较少。

1. 房性逸搏心律　特点是在长间歇后出现与窦性P波不同的房性P’波，形态多样；P’R间期>0.12秒；QRS波群呈室上性；当房性逸搏连续出现3次或3次以上时称为房性逸搏心律，频率50 ~ 60次/min。

2. 房室交界性逸搏心律　QRS波群慢而规则，与窦性QRS波群相同，频率为40 ~ 60次/min；见不到P波或呈逆行性P’波，逆行性P’波可在QRS波群前、后或隐于其中（图6-3-48）。房室交界性逸搏多见于窦性停搏、三度房室传导阻滞。

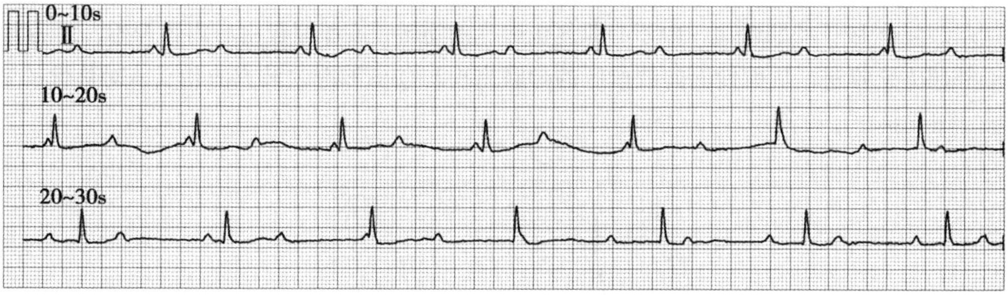

图6-3-48　房室交界性逸搏心律心电图：三度房室传导阻滞

3. 室性逸搏心律　在室上性的起搏点功能低下或停搏时出现，常见于病理情况。连续3次或3次以上的室性逸搏称为室性逸搏心律，其QRS波群呈室性波形，频率20 ~ 40次/min（图6-3-49）。

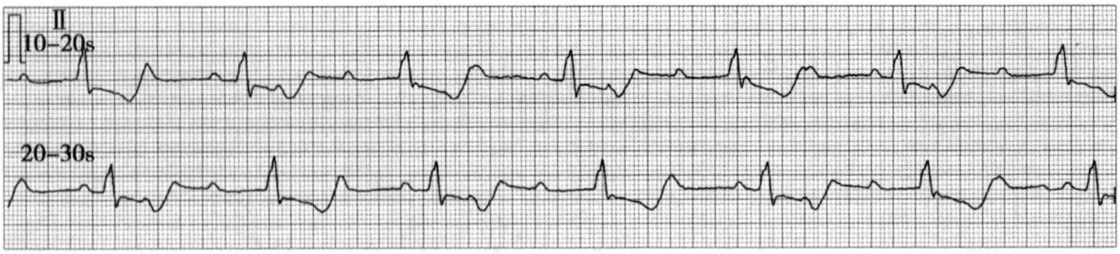

图6-3-49 室性逸搏心律心电图：三度房室传导阻滞

五、心肌缺血与ST-T改变

当心室某一部位发生缺血时，将影响心室复极的正常进行，并可使缺血区相关导联发生ST-T异常改变，从而产生ST-T心电向量的改变。心肌缺血主要见于冠状动脉粥样硬化时，其典型的心电图改变主要有缺血型心电图改变和损伤型心电图改变。

（一）缺血型心电图改变（T波改变）

1. 心内膜下心肌缺血　由于缺血部分心肌的复极较正常时更为推迟，在最后的心肌复极时已无其他与之相抗衡的心电向量存在，使心内膜部分心肌的复极显得十分突出，在早期面向缺血区的导联出现与QRS波群主波一致、高耸的对称性T波（图6-3-50）。

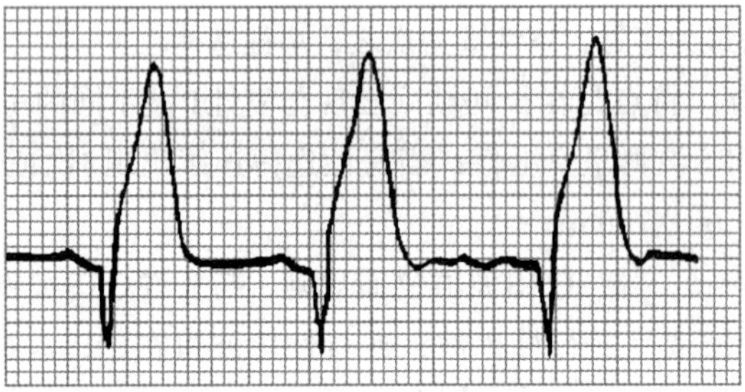

图6-3-50 早期心内膜下心肌缺血心电图

2. 心外膜下心肌缺血　由于心肌复极顺序的逆转，心肌复极由心内膜开始，而后向心外膜方向推进，从而使面向缺血区的导联出现与QRS波群主波方向相反、对称性的T波（图6-3-51）。

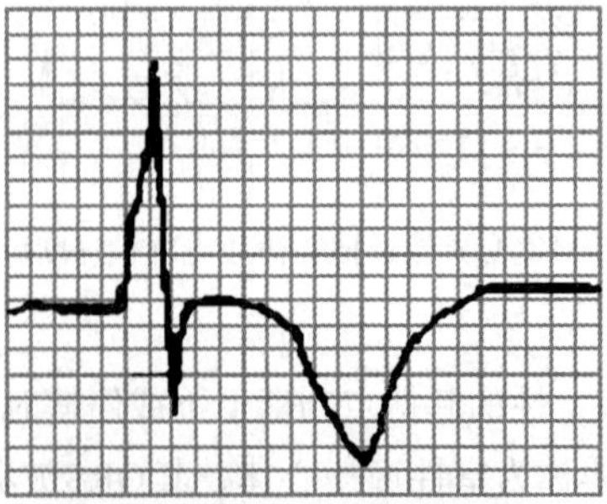

图6-3-51 心外膜下心肌缺血心电图

（二）损伤型心电图改变（ST段改变）

损伤型心电图的主要表现为ST段改变。心内膜下心肌损伤时，ST段呈水平型或下斜型压低≥0.5mm；心外膜下心肌损伤时，则为面向损伤心肌导联的ST段抬高。需要注意的是，ST段压低有多种类型，如弓背型下移、上斜型压低、J点抬高等（图6–3–52），应与缺血型ST段压低进行鉴别。

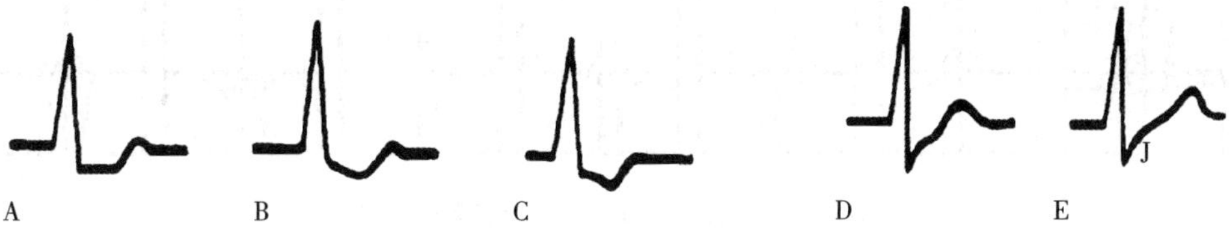

图6–3–52　ST段压低的各种类型

A.水平型ST T段下移；B.下垂型ST T段下移；C.弓背型ST T段下移；D.近似缺血型ST T段下移；E.单纯J点下移。

六、心肌梗死

（一）心肌梗死的心电图特征

心肌梗死后，在心电图上可出现特征性表现，为缺血、损伤和坏死3种类型的改变，且这三种改变可同时存在。

1. “缺血型”改变　在急性心肌梗死的早期或超早期出现，通常缺血最早出现在心内膜下肌层，心电图可见面向缺血区的导联出现高耸的T波（图6–3–53），如果缺血发生在心外膜下肌层，则面向缺血区的导联出现T波倒置。

2. “损伤型”改变　随时间延长，缺血程度进一步加重，出现“损伤型”改变，面向损伤区的导联出现ST段弓背向上型抬高（图6–3–54）。

3. “坏死型”改变　进一步缺血会导致心肌细胞坏死，此时心电图表现为面向缺血区的导联可见病理性Q波（图6–3–55），Q波时限≥0.04秒，振幅≥同导联1/4R。

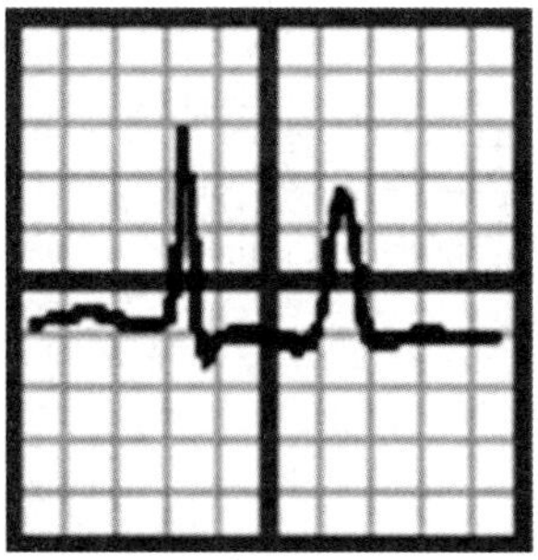

图6–3–53　心肌梗死的“缺血型”改变

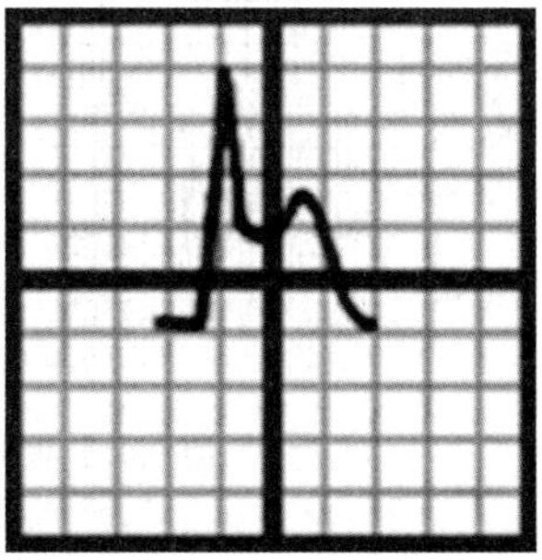

图6–3–54　心肌梗死的“损伤型”改变

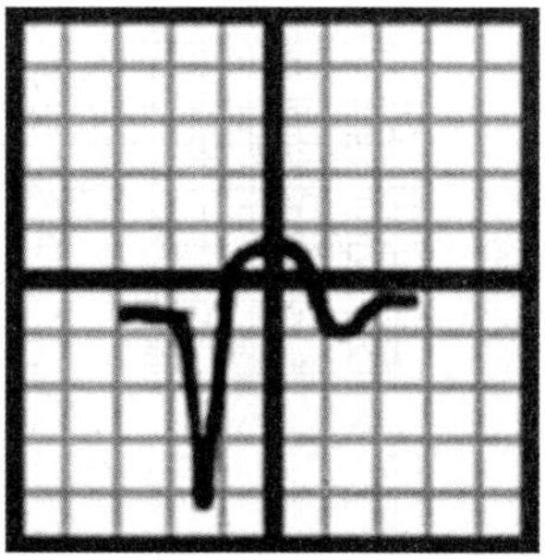

图6–3–55　心肌梗死的“坏死型”改变

（二）心肌梗死的心电图演变

心肌梗死的心电图除三大特征性改变外，还具有特征性的演变过程，对于心肌梗死的诊断和分期具有重要意义。根据心电图的演变时间和过程，可分为超急性期、急性期、亚急性期和陈旧期（图6–3–56）。

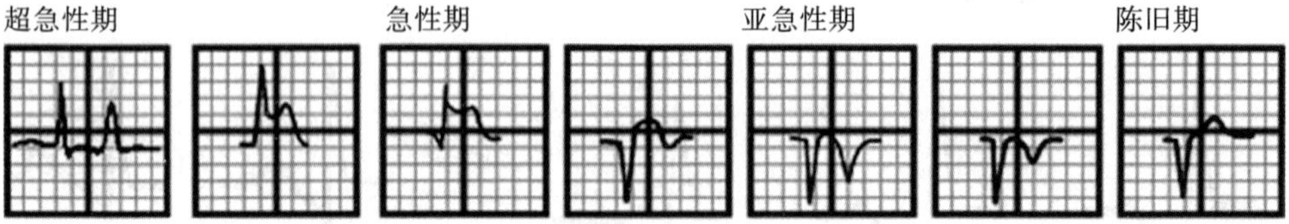

图6–3–56　急性心肌梗死的图形演变过程与分期

1. 超急性期　急性心肌梗死发病数分钟后，心电图上出现高尖的T波，此后，ST段出现弓背向上抬高，甚至与T波融合成单向曲线（图6–3–57）。超急性期持续时间很短，仅数分钟至数十分钟，因此临床上常不易记录到。

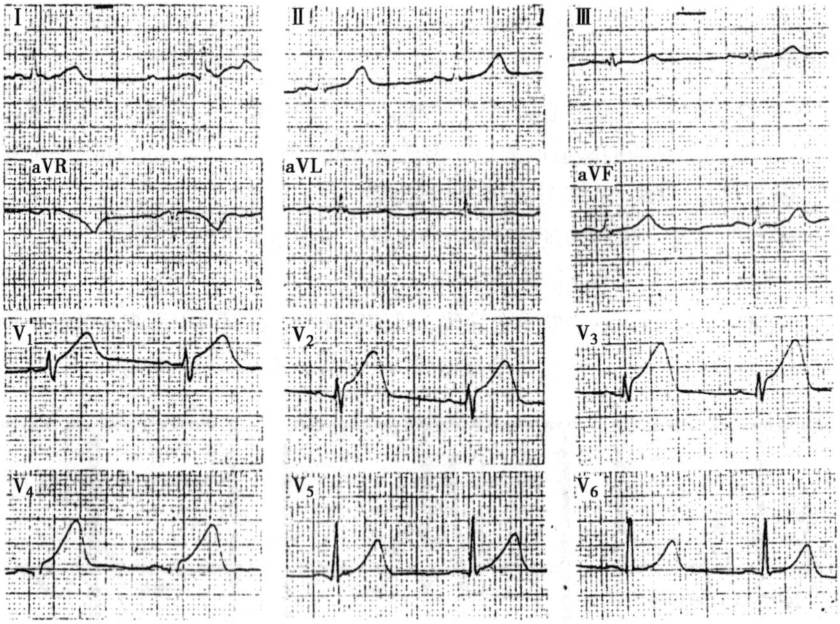

图6–3–57　超急性期前壁心肌梗死

2. 急性期　开始于急性心肌梗死后的数小时或数日，心电图呈动态演变过程。表现为ST段弓背向上抬高，抬高显著者可形成单相曲线。继而ST段逐渐下降，并出现病理性Q波，T波振幅有所下降，并由直立变为倒置（图6–3–58）。急性期一般持续数周。

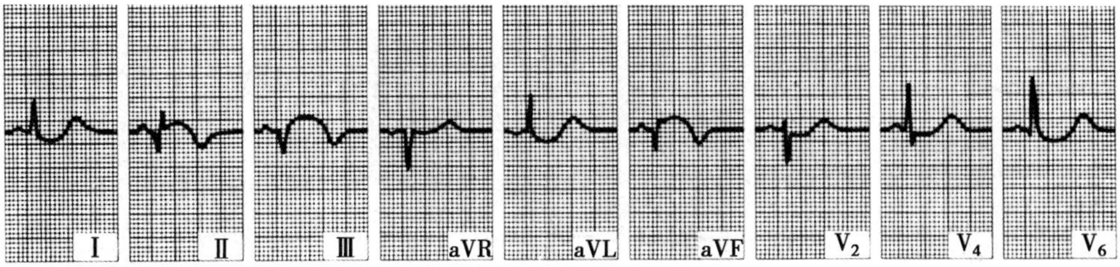

图6-3-58　下壁心肌梗死（急性期）

3. 亚急性期　出现于急性心肌梗死后的数周至数月。此时ST段恢复至基线，T波倒置，Q波持续存在（图6-3-59）。

4. 陈旧期　出现于急性心肌梗死数月后，仅反映心肌坏死型改变。ST段和T波恢复正常或T波呈持续性低平、浅倒置，病理性Q波持续存在（图6-3-60）。少数病例病理性Q波可逐渐减小，甚至消失。

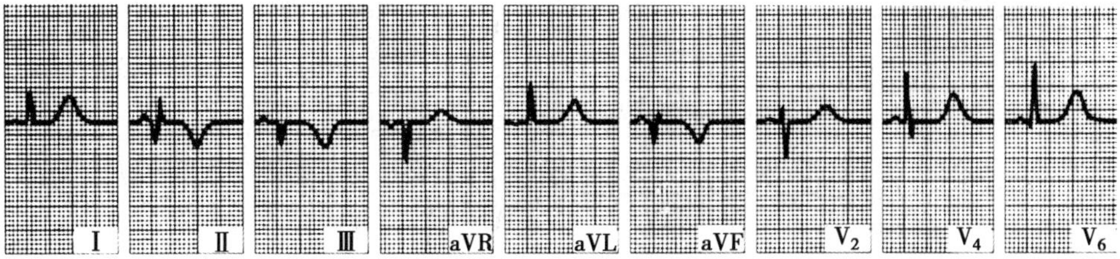

图6-3-59　下壁心肌梗死（亚急性期）

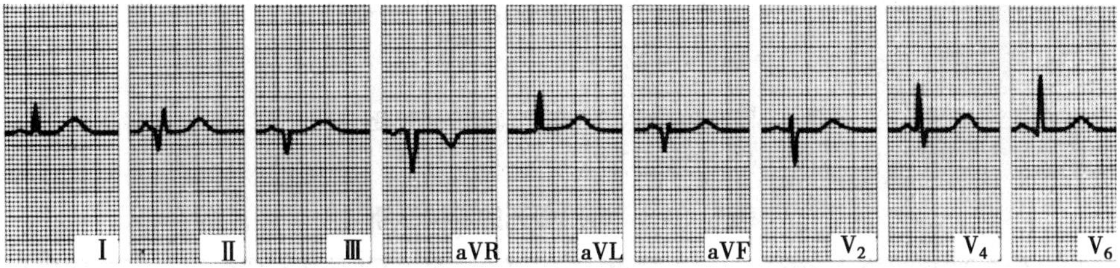

图6-3-60　下壁心肌梗死（陈旧期）

（三）心肌梗死的定位诊断

心肌梗死的部位可通过心电图上坏死型图形（病理性Q波或QS波）出现在哪些导联来进行判断；但在急性心肌梗死的早期，尚未出现病理性Q波，此时心肌梗死的部位可通过异常ST段和T波的改变出现于哪些导联来判断（图6-3-61、图6-3-62）。此外，由于发生心肌梗死的部位多与相应的冠状动脉闭塞相关，因此根据心电图，也可大致判断相应的病变血管（表6-3-3）。

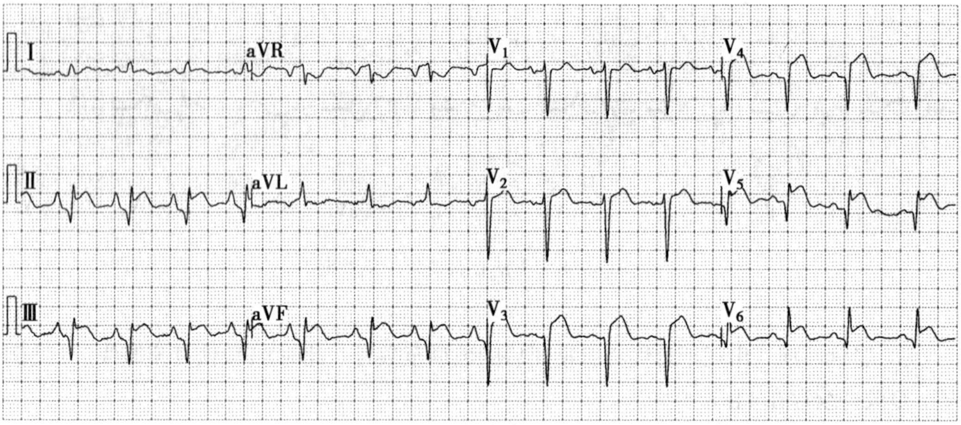

图6-3-61　急性下壁及前侧壁心肌梗死

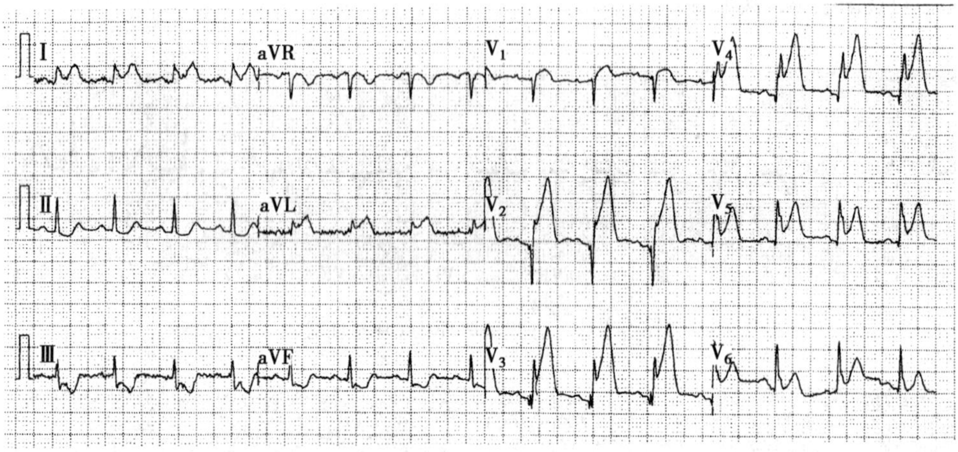

图6-3-62　急性广泛前壁心肌梗死

表6-3-3　心肌梗死的定位诊断

导联	梗死部位	病变血管
Ⅱ、Ⅲ、aVF	下壁	右冠状动脉或回旋支
Ⅰ、aVL、V_5、V_6	高侧壁	左前降支或回旋支
V_1 ~ V_3	前间壁	左前降支
V_3 ~ V_5	前壁	左前降支
V_1 ~ V_5	广泛前壁	左前降支
V_7 ~ V_9	后壁	回旋支或右冠状动脉
V_{3R} ~ V_{5R}	右心室	右冠状动脉

（四）心肌梗死的分类

1. Q波型心肌梗死和非Q波型心肌梗死　按照心电图上有无病理性Q波可分为Q波型心肌梗死和非Q波型心肌梗死（图6-3-63），后者表现为ST段抬高或压低及T波倒置，但不出现异常Q波。与Q波型心肌梗死相比，非Q波型心肌梗死较常见于多支冠状动脉病变。

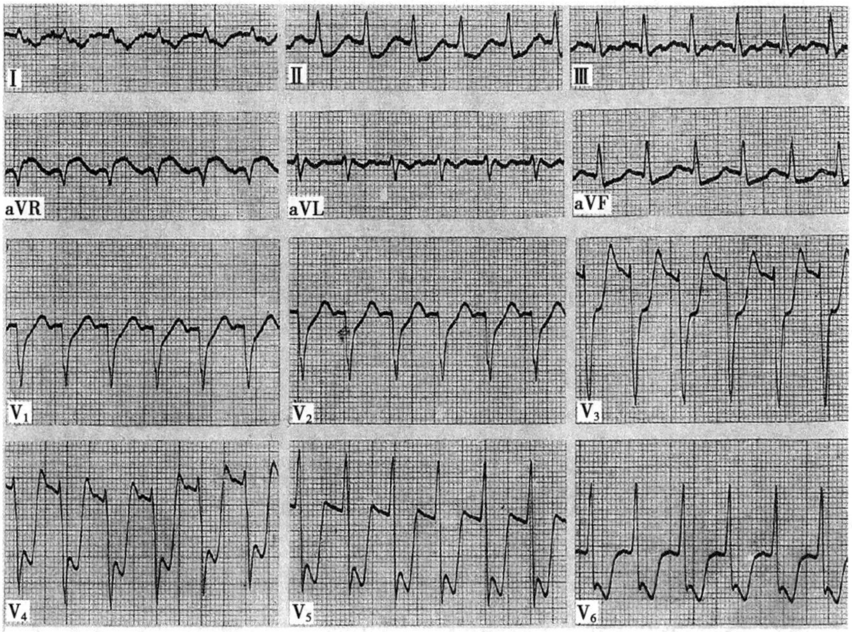

图6-3-63　非Q波型心肌梗死

2. ST段抬高型和非ST段抬高型心肌梗死（non-ST-segment elevation myocardial infarction，NSTEMI）　近来把急性心肌梗死分为ST段抬高型和非ST段抬高型心肌梗死，并且与不稳定型心绞痛统称为急性冠脉综合征。非ST段抬高型心肌梗死表现为ST段压低和/或T波倒置。ST段抬高型和非ST段抬高型心肌梗死如不及时治疗，都可演变为Q波型或非Q波型心肌梗死。

（五）心肌梗死的鉴别诊断

ST段抬高型心肌梗死需与其他引起ST段抬高的疾病相鉴别。ST段抬高还可见于J点抬高（图6-3-64）、变异型心绞痛、急性心包炎（图6-3-65）等，应根据病史、是否伴有ST-T动态演变、有无病理性Q波等进行鉴别。当心电图同时出现病理性Q波、ST段弓背向上型抬高及T波改变，且呈现动态演变过程时才是急性心肌梗死的特征性改变。

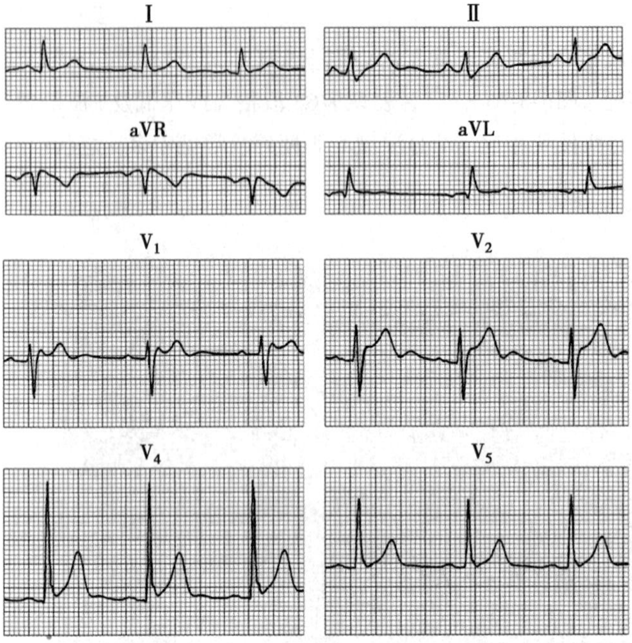

图6-3-64 J点抬高

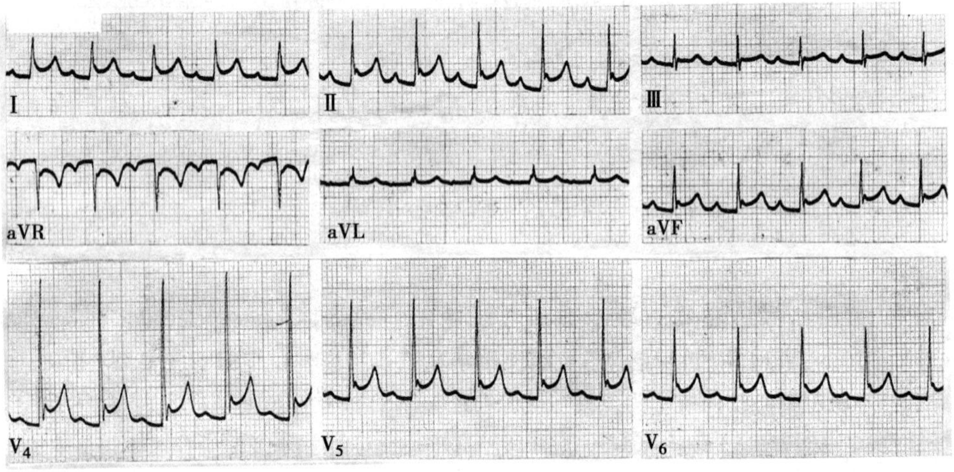

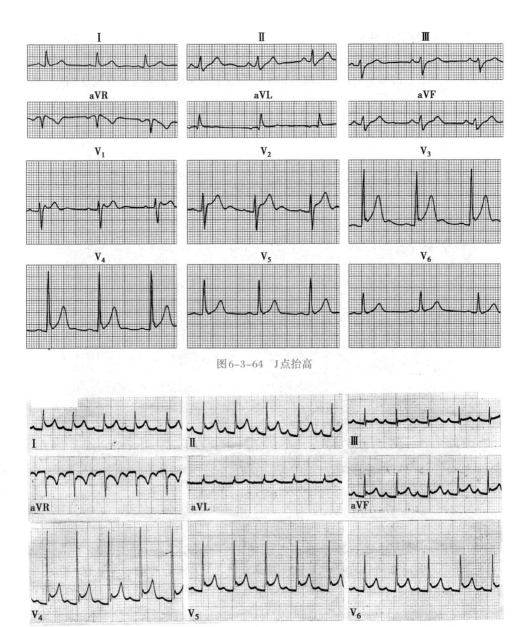

图6-3-65 急性心包炎心电图（除aVR导联外，其余导联均为ST段弓背向下型抬高）

七、电解质紊乱

1. 高钾血症 血钾浓度与心肌的应激性呈负相关。血钾浓度增高对心肌有抑制作用，表现为心率缓慢、心律失常，如室性期前收缩、房室传导阻滞、心室颤动，甚至心脏停搏。当血钾浓度超过5.5mmol/L时，心电图上可见T波高尖，基底部变窄（图6-3-66）；当血钾超过6.5mmol/L时，QRS波群增宽，PR及QT间期延长；当血钾继续升高时，PR及QT间期进一步延长，并出现窦室传导（图6-3-67）。

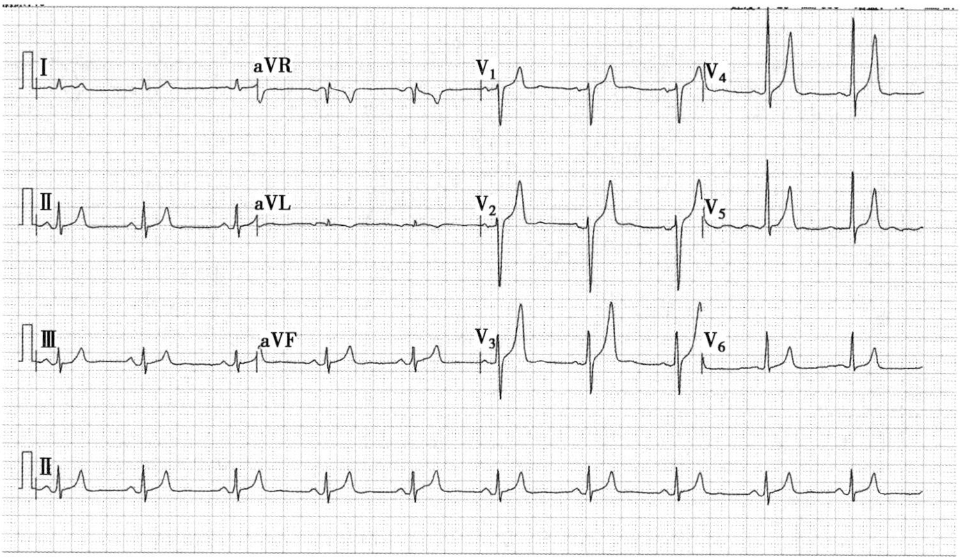

图6-3-66　高钾血症心电图（T波高尖）

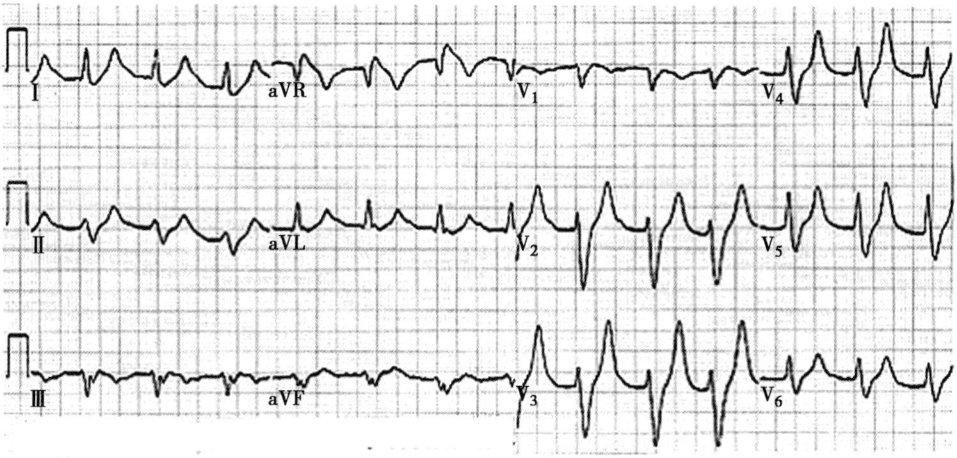

图6-3-67　高钾血症心电图（窦室传导）

2. 低钾血症　血钾浓度过低亦可产生心律失常，早期出现心率增快，房性或室性期前收缩，后出现多源性室性期前收缩或室性心动过速，严重者出现心室扑动、心室颤动及心脏停搏。低钾血症的典型心电图表现为T波低平及倒置，u波增高（图6-3-68），T-u融合，QT-u间期延长。

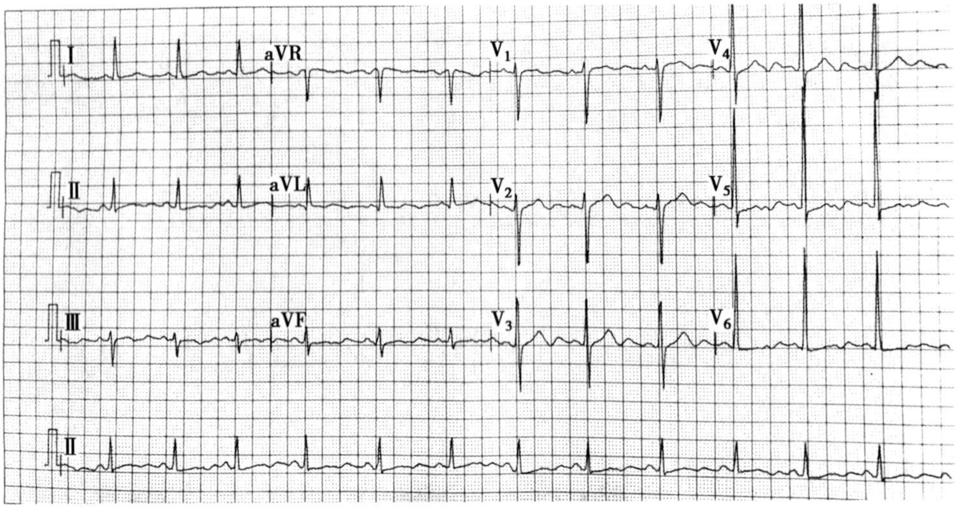

图6-3-68 低钾血症心电图（V_3 ~ V_6导联u波增高），左心室高电压

（杨 华）

第七章　急诊急救

急诊急救

第一节　急 诊 原 则

一、概述

“急诊”与“急救”经常被混用或并用，关于“急诊医学”与“急救医学”这两个学术概念之间的认识，一直以来存在争议，难以统一。

急诊医学范畴涵盖了各类急危重症、创伤、中毒、灾难、复苏和急诊医疗服务体系等，急诊临床更突出各类急危重症的现场急救、转运途中救治与监护、医院急诊诊断与救治，以及进一步的生命体征支持和重要脏器功能保护。在院内急诊中面对的服务对象，更多是仅需要一般急诊医疗的非危重症患者，很少采取急救措施。而院前急救中，尤其是重大灾害事故的紧急救援，如极端天气引发的严重冰雪灾，需要全社会救助资源的总调度，各级政府部门、交通、电讯、消防、公安，以及军队等方面的通力协作，显然这又超出了急诊医学的职能范围。

一个完整的急诊医疗服务体系包括完善的通信指挥系统（“120”急救电话）、现场救护、有监测和急救装置的运输工具及高水平的医院急救服务和强化治疗。急诊医疗服务体系的组织应包括院前急救中心（站）、医院急诊科（室）和急诊重症监护室（emergency intensive care unit，EICU）。2005年经国家批准设置了医疗救护员，2021年国家又建立了急诊及危重症医疗救护中心，各组成部分既有各自独立的职责和任务，又相互紧密联系，是一个有严密组织和统一指挥的急救网络。

临床急危重症（clinical critical illness，CCI）是指病情在多因素作用下发展到了危险严重阶段，甚至危及生命的综合表现。随着近年来我国社会经济的飞速发展，人们对健康的需求及如何应对各种突发公共卫生事件的期望也有了极大的增长。急诊医疗服务体系需要把急救医疗措施及时送到急危重患者身边，送到发病现场，经过初步诊治处理，维护患者基础生命，再将患者安全转送到医院，为抢救生命和改善预后争取时间。急诊医疗服务体系经过实践已经被证明是有效的，先进的急诊医疗服务机制使传统的、仅在医院急诊科等待患者上门的制度发生了根本性的改变。

急救医学是指在任何伤病突然发生时，利用当时环境中可供应用的一切设备及材料，按照一定的原则，立即加以处理的行为。急救的目的是抢救患者生命、预防并发症、提高救治成功率、降低病死率和致残率。在面对急危重症时，全科医生有时会显得束手无策，但却多需要在呼叫“120”前进行院前急救，因此在迫切需要给予急危重症患者初期救治的情况下，对全科医生的应急反应及急救能力提出了更高的要求。

急救医学从另一个角度反映了急危重症、创伤、灾难等事件的急救反应能力，包括急救指挥系统对急救人员、车辆等进行统一调度，同时进行现场急救、转运、到达医院急诊和重症监护室（intensive care unit，ICU）的抢救，重点突出了挽救生命和稳定生命指征的合理组织管理流程，其核心是急救的过程；另外，急救技术的熟练掌握和有效应用，以及向非专业人员及普通公民普及基本的急救知识和技术培训，发挥他们在急救现场的自救互救作用等，都得到了很好的发展。由此可见，急诊与急救所涉及的理论和实践有所交叉和重叠，只是在急救医疗实践的层面上有所不同，但二者可以融合在一个完整的急诊急救医疗服务系统中。

全科医生首先要有充分的思想准备，应对随时出现的突发事件，具有解决急危重症的初步处置能力，提高急危重疾病的认知水平，特别是要掌握急救和急诊医学专科的知识，尤其是急危重症的早期评估和早期处理，并掌握基本急救技能和急救设备的使用，如心肺复苏（cardiopulmonary resuscitation，CPR）、心脏除颤仪、气管插管、简易呼吸机、快速建立静脉通道、危重患者的体位等。

二、急危重症患者的急救处理原则

急危重症患者的急救处处存在灵活性，需要急救医生在病情急危、环境又差的条件下进行处理，应根据实际病情作出去伪存真的分析，施行最有效、最快捷的急救处理。首先要判断患者是否有危及生命的情况。

1. 心搏呼吸骤停（sudden cardiopulmonary arrest，SCA）的判断与徒手心肺复苏。

2. 立即稳定危及生命的情况。先救命、再治病；处理成批伤、患者或在灾害性事故中，首先要作出准确的检伤分类。

3. 优先处理患者当前最为严重的急救问题，急救强调时效观念，更强调首先处理危及生命的情况。

4. 去伪存真，全面分析。

5. 选择辅助检查要有针对性和时限性。

6. 对病情的估计要求实事求是，向家属交代患者的病情时，应留有“余地”。

7. 急救工作应与其他科室医生充分合作。

8. 重视急救中的医疗护理文书工作。

9. 急救工作中加强请示报告。

三、急危重症患者院前急救的特点

（一）院前急救的现场情况和病种复杂多变

急危重症的发生无时间规律，院前急救时间无规律性。因此，担任院前急救任务的医务人员、司机、勤杂人员等应是24小时坚守岗位待命。

（二）院前急救方法与管理

1. 现场急救方法

（1）维持呼吸系统功能，开放气道、有效给氧。

（2）维持循环系统功能，合理补液及应用血管活性药物。

（3）维持中枢神经系统功能，及早识别与处理高颅压。

（4）急性中毒的毒物清除。

（5）生命支持，以呼吸、循环、中枢神经系统为重。

（6）对症处理。

（7）多发性创伤的止血、包扎、固定、搬运。

（8）急救中的对症处理，如止痉、止痛、止吐、止喘、止血等。

2. 急救转运管理 防颠簸、防窒息、防出血、防继发伤、加强监护、给予有效的对症处理。

3. 分级诊疗意义 双向转诊，在治病的同时，简化程序，节约资源。

4. 转诊指征 ①诊断不明确；②经初步治疗后患者症状无缓解；③症状虽暂时缓解但有可能发生严重并发症；④病情可能进一步发展至更加严重的程度。

5. 灾害、事故发生时，必须向上级机构报告，按《突发公共卫生事件应急条例》的相关程序执行。

第十九条 国家建立突发事件应急报告制度。

国务院卫生行政主管部门制定突发事件应急报告规范，建立重大、紧急疫情信息报告系统。

有下列情形之一的省、自治区、直辖市人民政府应当在接到报告1小时内，向国务院卫生行政主管部门报告。

发生或可能发生传染病暴发、流行的。

发生或发现不明原因的群体性疾病的。

发生传染病菌种、毒种丢失的。

发生或可能发生重大食物和职业中毒事件的。

第二十条 突发事件监测机构、医疗卫生机构和有关单位发现有本条例第十九条规定情形之一的，应当在2小时内向所在地县级人民政府卫生行政主管部门报告；接到报告的卫生行政主管部门应当在2小时内向本级人民政府报告，并同时向上级人民政府卫生行政主管部门和国务院卫生行政主管部门报告。

（马中富）

第二节 院前急救的基本原则与方法

一、院前急救的定义及内容

（一）院前急救的定义

院前急救（prehospital care，PC）也称院外急救（out-hospital care，OC），是急诊医疗体系中的重要组成部分，是急危重症患者进入医院前的医疗急救。主要包括四层含义：①患者发病地点在医院以外，急救的时间是在进入医院以前；②患者病情紧急严重，必须及时进行抢救；③是患者进入医院之前的初期救治，而不是救治的全过程；④经抢救的患者需要及时、安全地运送到医院进行延续和系统性的救治。院前急救是急诊医疗服务系统（emergency medical service system，EMSS）的首发环节。

院前急救的主要任务是应对日常的呼救患者。呼救患者一般分2种类型：①短时间内有生命危险的患者，被称为危重患者或急救患者，如中毒、心肌梗死、窒息、休克等，对此类患者必须进行现场抢救，目的是挽救患者生命或维持其生命体征；②病情紧急但短时间内尚无生命危险的患者，如骨折、急腹症、重症哮喘等，被称为急诊患者，现场处理的目的是稳定病情、减轻患者在运送过程中的痛苦，以及避免并发症的发生。

（二）最常见急危重症的院前急救内容

包括现场急救、搬运和护送。先救命再治伤（治病），先重后轻，先排险后施救，先救活人后处置尸体，以抢救为主，维持伤病员基本生命体征。维护呼吸和循环的基本功能；对外伤者给予止血、包扎、固定及摆放合适体位等；视伤病情况进行心肺脑复苏的初步救治，给予镇痛、解痉、催吐或止吐、止泻、输液、电击除颤、降温等处理；对危重症伤病员，要抓住时机留取标本，以便进一步明确诊断及救治。

1. 心搏呼吸骤停（SCA） 首先评估现场环境是否安全。

（1）反应意识的判断：用双手轻拍患者双肩，问“喂！你怎么了？”确认有无反应。有反应者可取自动体位，无反应者取平卧位。

（2）呼救（启动EMSS）：如呼喊“来人啊！喊医生！推抢救车！除颤仪！”

1）判断是否有颈动脉搏动：用右手的中指和示指从气管正中环状软骨滑向近侧颈动脉搏动处，告知有无搏动（数1001、1002、1003、1004、1005……判断时间为5～10秒）。

2）判断是否有呼吸：观察患者胸部起伏（数1001、1002、1003、1004、1005……判断时间为5～10秒）告知有无呼吸。

（3）胸外心脏按压：两乳头连线中点（胸骨中下1/3处），用左手掌根紧贴患者的胸部，双手重叠，左手五指翘起，双臂伸直，用上身力量用力按压30次（按压频率至少100次/min，按压深度4～5cm）；对于溺水或其他引起窒息的心脏骤停者，应该先做5组心肺复苏，1组CPR为先做胸外按压30次后，再做人工呼吸2次，频率不低于100次/min，同时叫旁人打电话启动EMSS。

（4）开放气道：松解衣领及裤带。

1）仰头-抬颌法：一只手在患者前额用力使其头部后仰，另一只手在其下颌下向上抬下颌，使下颌尖、耳垂连线与地面垂直。

2）托颌法：站在患者后方，双手托住患者下颌，在保证头部和颈部固定的前提下，用力将患者下颌向上抬起，避免颈部搬动。检查口腔有无分泌物和义齿。

（5）人工呼吸

1）口对口。

2）口对鼻。

3）应用简易呼吸器，一手固定，一手挤压简易呼吸器，每次送气400 ~ 600ml，频率10 ~ 12次/min，5 ~ 6秒进行一次人工呼吸，每2分钟检查一次脉搏，以心脏按压：人工呼吸=30 ：2的比例进行。

（6）电击除颤：心脏骤停80% ~ 90%由心室颤动引起，只做心肺复苏不能终止心室颤动，电击除颤是最好的办法，每推迟1分钟，患者存活率下降7% ~ 10%。除颤器右侧放在右锁骨下侧，左侧放在左乳头侧腋中线。首次能量设定为360J非同步，一次电击后再做5组CPR。

（7）整理患者：进一步给予生命支持。

2. 休克　主要表现为面色苍白、四肢湿冷、肢端发绀、脉搏细速或不能触及、尿量减少、血压下降、意识迟钝等。最常见的类型为低血容量性休克（以失血、脱水或严重创伤为多见）、感染性休克、中毒性休克、心源性休克、过敏性休克、神经源性休克。

对于休克，要早发现、早治疗，以免细胞长时间缺氧缺血、产生乳酸中毒而导致细胞死亡，进而使休克不可逆转。要根据病因选择抗休克治疗方法，首先是稳定生命指征（快速输液），保证重要器官的微循环灌注，纠正乳酸中毒，改善细胞代谢。

（1）注意体位：平卧位，或下肢抬高30°，有心力衰竭或肺水肿者取半坐卧位或端坐位。

（2）迅速补充血容量：除心源性休克外，补液是抗休克的最基本治疗，应尽快建立大静脉通道或双通路补液。

（3）改善低氧血症：保持呼吸道通畅、给予吸氧，必要时行气管插管。

（4）应用血管活性药物：如多巴胺、去甲肾上腺素等药物。

（5）改善酸中毒：休克时间长者，根据血气分析和血清乳酸结果酌情使用碳酸氢钠。

3. 多发创伤　多发创伤救治成功的关键是把握住伤后1小时的“黄金时间”，尤其是伤后10分钟之内的紧急处理和严密监护，若能及时发现多发创伤的致命伤并进行有效的急救处理，可防止休克发生。维持生命体征的关键是保持呼吸道通畅、控制显性失血、维持有效循环，注意病情变化，及时发现颅内压增高的表现并给予处理。

4. 心血管急症　如急性心肌梗死、急性心律失常、急性心功能不全、高血压危象等，及时诊断和处理对改善患者的预后至关重要。严重的心律失常包括二度和三度房室传导阻滞、快速心房颤动、室上性心动过速、频发室性期前收缩、室性心动过速、尖端扭转型室性心动过速、心室扑动、心室颤动等。

5. 窒息　老年人极易发生窒息，窒息救治的关键是早发现与及时处理。患者窒息时，表现为烦躁不安、面色苍白、鼻翼扇动、三凹征、口唇发绀、血压下降、瞳孔散大等。要针对不同原因采取不同的急救措施。

（1）因血块或分泌物等阻塞咽喉部：迅速用手掏出或用塑料管吸出阻塞物，同时改变体位，采取侧卧或俯卧位，继续清除分泌物，以解除窒息。

（2）因舌后坠而引起的窒息：可将舌牵拉出口外，亦可将头偏向一侧或采取俯卧位，便于分泌物外流。

（3）气道部分阻塞者：鼓励患者通过用力咳嗽自行排出异物。

（4）气道完全阻塞者：可采用腹部冲击法或胸部冲击法将异物排出，即海姆立克急救法。

6. 哮喘急性发作　患者多有哮喘病史，突然发作喘息、咳嗽、胸闷、呼吸困难，多与接触变应原、冷空气、物理或化学性刺激、呼吸道感染等有关，双肺可闻及散在或弥散性哮鸣音，诊断时注意除外气胸和喉头梗阻。迅速控制哮喘是挽救患者生命的关键，主要手段是吸氧、吸入β_2受体激动剂和抗胆碱药、茶碱类药物和糖皮质激素等。

7. 急性胸痛　急性胸痛是一些致命性疾病的临床表现，如急性冠脉综合征、主动脉夹层、肺栓塞、气胸、食管损伤等，如果患者表现为烦躁、大汗、发绀、血压升高或下降、呼吸困难等，要引起高度的警惕。遇到胸痛的患者，首先要行指脉氧饱和度监测、血气分析、心电图及X线胸片检查，并注意患者的临床表现。

如心电图提示急性冠脉综合征，要立即给予舌下含服硝酸甘油、口服阿司匹林，快速建立静脉通道静脉滴注硝酸甘油，必要时使用吗啡等；尽早在急救专业人员的监护下送往上级医院，但要随时做好电击除颤和心肺复苏的准备。如果心电图没有特异性改变，需要短期内密切随访心电图，并要除外主动脉夹层和肺栓塞，主动脉夹层多表现为突发剧烈的胸背部撕裂样疼痛、血压顽固性升高或降低。

8. 急性脑血管病　常见的有急性缺血性和出血性脑血管疾病。急性缺血性脑血管疾病中以脑血栓形成多见，其发病较缓慢，多在安静状态或睡眠中发作，逐渐加重，可因病灶的部位及大小不同而表现各异。

急性出血性脑血管病多数起病急骤，病情进展快，伴有头痛、恶心、呕吐，常有意识不清，生命体征不平稳。处理的重点是保证患者生命体征，以降低病死率和致残率，并最大限度地保护神经功能。

尤其对于发病3小时内的缺血性脑血管疾病患者，要尽量创造及早送上级医院的机会，争取尽早给予溶栓或介入治疗。另外要注意控制血压，但不宜把血压降得太低，以免加重神经功能损伤。怀疑有脑出血伴昏迷或呕吐的患者，可给予20%甘露醇快速静脉滴注以降低颅内压，保证患者生命安全。

9. 消化系统急症　消化道大出血、急腹症，尤其是出血坏死性急性胰腺炎等致命性腹痛要及时诊治，并区分外科和内科腹痛。

10. 糖尿病急症

（1）糖尿病酮症酸中毒：监测血糖、肾功能、水和电解质、血气分析、尿常规等；

保持呼吸道通畅，吸氧；建立静脉通道，补液、纠酸、可控性降糖治疗。

（2）糖尿病低血糖昏迷：立即做快速血糖检查；开放静脉通道，静脉注射25% ~ 50%葡萄糖溶液，密切监测血糖。

11. 癫痫大发作　立即平卧，松解衣领，头转向一侧，上下齿间加牙垫，保持呼吸道通畅，防止下颌脱臼和舌头咬伤；通气与吸氧，开放静脉通道；缓慢静脉注射或静脉滴注地西泮控制抽搐，防治脑水肿等并发症，持续监测生命体征。

12. 昏迷　是一个需多科室参加鉴别诊断的危象急症，要重视急性中毒、脑血管急症和头颅外伤及肿物所致昏迷的快速诊断与救治。

二、院前急危重症患者的监测

院前监测急危重症患者的病情变化对抢救其生命至关重要，能够有助于及时发现异常情况，并给予及时处理。

（一）一般生命体征的监测

无创血压监测、有创血压及动脉波形监测、呼吸监测、体温监测、心电图监测、意识状态检查、末梢循环监测等。

（二）循环系统监测

呼吸困难和紧张程度，胸痛的性质和持续时间，心率、心律、心音和杂音的变化，肺部啰音的变化，水肿的程度，心电监测、动脉血压监测、中心静脉压测定等。

（三）呼吸系统监测

呼吸困难和发绀程度，肺部啰音的变化，动脉血氧饱和度监测、动脉血气分析等。

（四）中枢神经系统的功能监测

常用格拉斯哥评分法，是评价患者昏迷程度的常用方法，根据患者的睁眼反应、语言反应和运动反应3项指标计分。

1. 睁眼反应　患者自己能睁眼，计4分；在言语刺激下睁眼，计3分；疼痛刺激睁眼，计2分；没有睁眼反应，计1分。

2. 语言反应　能够和医生正常交流，计5分；言语错乱、词不达意，计4分；只能说出单个词语或不适当的言语，计3分；只能发音而无法说出有意义的词语和句子，计2分；完全无法言语，计1分。

3. 运动反应　患者能够按照医生的嘱咐做动作，计6分；不能做动作，但是对疼痛刺激有反应，并且可准确地将医生的手拨开，计5分；对疼痛刺激有反应，但仅有肢体收缩和屈曲，计4分；有去皮层状态，发生了双上肢的屈曲，双下肢伸直，计3分；有去脑强直状态，四肢均伸直、僵硬，计2分；完全没有反应，计1分。

4. 仪器监测　包括脑电图、脑血流图、CT等。

（五）肾功能监测

监测24小时尿量，有无尿频、尿急、尿痛、血尿、尿潴留，肾区有无压痛、叩击痛等。检查包括血清肌酐和尿素氮等。

（六）肝功能监测

监测ALT、AST、谷氨酸脱氢酶和胆红素代谢等。

（七）血液系统监测

包括血常规、出凝血时间、D-二聚体、3P试验（血浆鱼精蛋白副凝试验）等。

（八）水、电解质和酸碱平衡监测

包括血钾、钠、氯、钙、乳酸浓度和二氧化碳结合力，血气分析等。

三、院前急救目的和意义

对急危重症患者在发病初期便给予及时有效的现场抢救，维持患者的生命，防止患者再损伤，减轻患者的痛苦，并快速护送前往医院进行进一步救治，为院内急救赢得时间和条件，减少患者病死率和致残率。院前急救对急危重症患者进行院前急救的同时，也减轻了患者及其家属、同事的负担和精神压力，使他们从心理上得到安慰。

因此，院前急救主要目的是“救命”而不是“治病”，以维持生命与对症治疗为主，最大限度地救护伤病员、降低病死率、减轻伤残率、提高抢救成功率。

四、院前急救的基本原则

1. 先排险后施救，遇到意外伤害发生时，要保持镇静，并设法维持好现场秩序，迅速判明需要急救的地点、事件和人数，立即使患者脱离危险区。

2. 如发生意外而现场无人，应向周围大声呼救，请求来者帮助或设法联系有关部门，不要单独留下伤病员无人照管。要做到急救与呼救并重。

3. 到达现场的医疗卫生救援应急队伍，要迅速将伤员转送出危险区，本着“先救命再治伤（治病），先重伤后轻伤”的原则开展工作。

4. 采取行之有效的现场急救措施，早呼救、早心肺复苏、早实施急救技术。

5. 按照国际统一的标准对伤病员进行检伤分类，分类后用绿、黄、红、黑四种颜色，对轻、重、危重、死亡人员进行标志。争分夺秒，就地取材，保留离断的肢体或器官，如断肢、断指等。

6. 在急救的同时，注意保护自己免受伤害。

7. 转送与救护相结合，先施救后运送，加强途中监护并详细记录。对伤情稳定，估计转运途中不会加重伤情者，应迅速组织人力，利用各种交通工具分别转运到最近的医疗单位进行急救。

8. 现场抢救的一切行动必须服从有关领导的统一指挥，如遇大批伤病员，在多人抢救时，应听从最高职称医生指挥。院外和院内紧密衔接配合。

9. 遇到严重事故、灾害或中毒时，除急救呼叫外，还应立即向有关政府、卫生、防疫、公安、新闻媒介等部门报告。

五、院前急救工作程序

（一）一次完整的院前急救的过程

包括最初的现场急救及呼救阶段、急救呼救信息的接受和传递阶段、急救单元的出发准备阶段、抵达现场阶段、接近患者阶段、现场抢救阶段、搬运阶段、转送阶段、抵达医院阶段、返回阶段。

1. 现场急救和呼救　在急、危、重伤病患者的发病或受伤的现场，第一个发现者是患者自己，其次是在现场的其他人。若现场仅有患者本人，应及时向周围人呼叫，请求援助，并尽可能地采取自救措施。

其他人发现患者后，应主动迅速地赶到患者身边，边询问并检查患者伤/病情，边进行急救呼救。大型灾害发生时，现场的人可能都是受伤者，在进行呼救的同时应积极开展自救、互救。

2. 现场抢救阶段　主要包括评估病情、实施抢救、稳定病情。这三项往往是联系在一起的，特别是危重伤病员，常需要一边评估，一边抢救，一边稳定病情，即要对已存在或潜在威胁患者生命的各种病情进行及时发现和处理。

3. 现场观察及保证安全　当院前急救医生面对意外事故时，首先应观察现场环境，确认有无危险存在，同时寻找患者受伤害的线索，这对判断伤情很有必要。如现场仍有危险，应首先除去危及在场人员生命或影响救治的因素，然后再进行救治，确保伤者和救援人员的安全。

4. 病情评估及救治

（1）全面询问病史后，综合所有临床资料作出诊断或推断。

（2）按照国际统一标准对伤病员进行检伤分类，分别用绿、黄、红、黑四种颜色，对轻、重、危重、死亡人员进行标志。对急症患者，首先是掌握生命体征，先救命后治病，一边稳定生命体征，一边确定诊断。

（3）急救医生首先应对伤病员进行一次基本检查，判断是否有致命的伤情，如意识清醒程度、气道是否通畅、是否有呼吸、是否有脉搏等。

（4）实施胸外心脏按压、吸氧、复苏器人工呼吸、心脏电击除颤、止血、包扎、固定等抢救措施。

5. 急救呼救　一是呼叫周围的人给予帮助，二是对转院前急救单位进行呼救。正确的呼救内容：伤病员的主要病情、发现地点（有醒目的标志）、联系电话、救护车等候地点、现场周围情况，重大意外事故还需报告伤病员人数、伤害性质、伤病情况等。

（二）急救呼救信息的接受和传递过程

院前急救单位接受到急救呼救信息，把急救信息传递给急救分站或急救单元，并对院前急救资源进行调度。

1. 急救单元的出发准备阶段　良好的准备是急救单元快速出动的先决条件。所有值班或待命的急救单元都应该事先做好院前急救出动的准备。在接收到特殊病情的信息时，还应该进行特殊的准备。

2. 抵达现场阶段　急救单元抵达现场的过程是一个急救资源移动的过程。选择路径要近，移动需快速、安全，达到现场要精准。

3. 接近患者阶段　不论采取哪种运输工具，直接到达患者身边的可能性都很小，即使距患者不远，医务人员也要携带药物、器械和设备到患者的身边，且尽可能符合患者病情急救的需要。接近患者的速度要快。

4. 现场抢救阶段　现场抢救阶段有三个步骤。

（1）初步识别：对存在或潜在威胁患者生命的病情进行及时、连续的临床鉴别，需持续至患者完全被处理好为止。

（2）病情评估：急救人员对患者的病情进行短期评估，利用适当的措施作出解释和诊断。

（3）稳定病情：根据初步识别和病情评估，应用复苏技术和其他使患者在生物学方面或精神方面都能转向体内稳定的各种方法进行处理。

这些技术和处理方法对患者的进一步医治或病情缓解都是十分必要的。在抢救过程中，如遇到困难应该及时上报，请求支援。

5. 搬运阶段　搬运是转运患者的重要一环，搬运方法正确可减少患者的痛苦、不加重病情；如果搬运方法不得当，可能加重病情、增加患者的痛苦。搬运患者时要注意以下几个问题。

（1）根据患者的病情和搬运经过通道情况决定搬运的方法和体位。

（2）担架搬运时一般患者脚向前、头向后，医务人员应在担架的后侧，以便于观察病情，且不影响抬担架人员的视线。

（3）患者一旦上了担架，不再轻易更换担架，以免增加患者不必要的损伤和痛苦。

（4）担架上救护车时，一般患者的头向前，减少行进时对头部的颠簸并有利于对病情的观察。

（5）在搬运的过程中，要严密观察患者的病情变化，如有意外情况，随时停车进行处理。

6. 转送阶段　转送阶段是指患者抬上救护车后运输到医院的过程。途中应继续对患者进行监护和救治。途中应注意以下问题。

（1）应严密观察患者的病情变化。

（2）延续现场急救中的治疗，如给氧、输液给药等。

（3）如病情突然发生变化，应立即处理，为了操作方便，必要时可停车处理。

（4）抓紧患者病情稳定时的空隙时间，进行病历书写。

7. 抵达医院阶段　把患者从急救运输工具搬运到医院急诊室，与值班医生进行交班。

8. 返回阶段　是指完成上述任务后，返回基地的过程。返回基地后，首要任务是执行下一次院前急救任务的准备工作，如补充药品、检查车辆等。

9. 保证通信指挥系统顺畅（“120”系统）　确保急救车辆车况完好，车载急救设施功能正常；培训业务熟练的急救人员。保证“120”受理电话，出动救护车，现场急救，途中监护下能合理转送分流。

（1）原则："120"电话呼救，急救指挥中心受理调度，按照"就近、及时、考虑医院救治能力、尊重患者意愿"的原则向急救站发出调度指令，突发事件应逐级报告。

（2）目的：使病员迅速、安全到达医院。院前急救是为进入医院之前的急危重伤病员提供的特殊医疗服务，包括患者在发病现场对医疗急救的呼救、现场抢救、途中监护和运输等环节。必要时可电话咨询，寻求现场急救指导。

（3）适用范围：突发疾病，需要院前或院内急救的病员。

（4）急诊科护士职责："120"调度员或护士负责"120"电话的接听、记录，记录出诊的地址、联系人、联系电话、病情等。

（5）急救站迅速出车时间：日间2分钟内，夜间5分钟内，并与呼叫者随时保持联系，实施现场急救。

（6）急救网络单元：由急救通信设备、急救运输工具、急救医疗设备和相应的急救人员组成，是能够单独完成院前急救任务的基本单位。

六、院前急救的必备条件

（一）健全的急救网络

建立院前急救的组织系统和机构，县市级以上地区要建立急救医疗指挥中心，负责统一指挥本地区的医疗急救工作。我国目前通常由急救中心、急救站组成急救网络，急救中心是最高指挥者，按区域又组成急救站（或急救分中心和急救站）。急救半径和院前急救反应时间是反映院前急救质量最为重要的指标。

1. 急救半径　是指急救单元所执行院前急救服务区域的半径，是院前急救的服务范围的最长直线辐射距离，结合我国国情，城市急救半径应在5km以内，农村急救半径应在15km以内。

2. 院前急救反应时间　是指从医疗急救呼救开始到急救单元抵达现场并展开抢救所需要的时间，包括通信时间、出发时间、到达现场途中时间、到达患者身边时间，平均急救反应时间为15分钟。

（二）通信

健全而灵敏的通信指挥机构是提高急救应急能力的基础，畅通的通信指挥系统可为现场急救、安全转运与医院及时地接诊伤病员建立一条绿色通道。通信网络由3个方面构成：①市民与急救中心（站）的联络；②急救中心（站）与所属分中心（站）、救护车、急救医院的联络，即EMSS内部的联络；③中心（站）与上级领导、卫生行政部门和其他救灾系统的联络。

（三）运输工具

急救运输工具使急救工作行动更加迅速，抢救更加及时。急救车内应配备除颤器、临时起搏器、呼吸机、氧气瓶、心电图机、多种夹板、多功能担架、缝合包、产包、输液装置及输液药物、各种抢救药品等。救护车均要有统一外观，以更易辨认。部分发达城市还配备了救护直升机。特殊情况下，各级政府和急救医疗指挥系统有权调动本地区各部门和个体的运输工具。急救运输工具和急救设备、对药品应制订管理措施，及时进行检查、修理、更换。

（四）急救人员

院前急救人员的要求：临床经验丰富、应急能力强、急救操作熟练、基本功扎实、独立工作能力强、身体素质好并热爱急救事业。以急诊、内科、外科医生和护士为主。院前急救人员要求固定编制、定期培训、演练，提高抢救水平和应急能力。

（五）充足的物资供应

急救医疗设备、药品，救护车、通信设备和急救物资，应按卫生行政部门统一规定并实行规范化管理。各医院应根据要求，确保装备齐全，并放置在固定地点，指定专人管理，定期检查更换。要做到有备无患，随时应战。

（六）全民急救意识的普及

垂危濒死伤病员发病后的前几分钟、十几分钟是最关键的时刻，如果抢救及时正确，就可能挽救其生命。因此，急救的社会化、民众急救知识的普及就显得至关重要，要使广大群众基本掌握院前的急救知识和急救技术操作。

七、院前急救人员应掌握的医疗技术

（一）院前急救首先要维护患者的生命体征

初步处理、转运指征和途中观察、抢救的基本技能包括心室颤动、无脉搏室性心动过速、无脉搏电活动和心脏停搏。

1. 应立即进行心肺复苏

（1）胸外按压。

（2）手法开放气道，或采用口咽通气管、喉罩或气管插管。

（3）人工通气或球囊面罩通气。

（4）若有条件应当尽快监测心电情况，如有可除颤心律（心室颤动或无脉室性心动过速）应当立即电击除颤。

2. 持续监测生命体征。

3. 开放静脉通道。

4. 根据条件酌情应用复苏药物及抗心律失常药物。

（二）注意事项

1. 自主心跳恢复后，无致命性心律失常和收缩压>80mmHg，或现场急救已超过30分钟者，应立即转运。

2. 在公共场合对心脏骤停者进行抢救时，不宜时间过长，可边抢救边运送。

3. 及时通报拟送达医院的急诊科。

（三）院前急救人员应掌握的基本医疗技术

1. 心力衰竭（尤其是左心衰竭）的抢救。

2. 急性心肌梗死的抢救。
3. 严重心律失常、心脏骤停的抢救。
4. 心电监护、电击除颤、体外无创起搏。
5. 大咯血的抢救。
6. 开放性气胸的抢救。
7. 严重哮喘的抢救。
8. 呼吸衰竭、呼吸骤停的抢救。
9. 气管插管、人工呼吸机使用。
10. 消化道出血的抢救。
11. 急性脑血管病的抢救。
12. 癫痫发作的抢救。
13. 急腹症的紧急处理。
14. 软组织伤的止血、包扎；各类骨折的固定、搬运。
15. 烧伤的抢救。
16. 正常分娩接生术。
17. 小儿惊厥的抢救。
18. 各种传染病的转运。
19. 各种休克的抢救。
20. 昏迷的抢救。
21. 各种中毒的抢救。
22. 溺水、触电、中暑的抢救。
23. 精神病发作的紧急处理。

（马中富）

第三节　心肺复苏——基本生命支持

【案例】

患者，男，54岁，从事财务工作。半个月前患者出现反复胸闷、心前区隐痛，劳累及情绪激动时诱发，每次持续约2分钟，休息及含服“硝酸甘油片”后可以缓解，10分钟前在我院门诊就诊时突然倒地，并口吐白沫、肢体抽搐、意识丧失。立刻进行CPR，约5分钟左右心跳、呼吸恢复后转送入冠心病监护病房。

心搏呼吸骤停（SCA）是指各种原因所致心脏射血功能突然终止。心电图类型为心室颤动或无脉性室性心动过速，其次为心室静止及无脉电活动。SCA的三联征为意识丧失、呼吸停止、颈动脉搏动消失。采用急救手段恢复已中断的循环、呼吸并最终促使脑功能恢复称为心肺复苏（cardio pulmonary resuscitation，CPR），目的是恢复SCA患者心、肺、脑等所有器官的功能。CPR分三个阶段：基本生命支持（basic life support，BLS）、进一步生命支持（advanced life support，ALS）和延续生命支持（prolonged life support，PLS）。BLS为复苏第一阶段，又称初期复苏或现场复苏，全科医生要熟悉现场复苏程序，能够对SCA患者进行准确的识别，采取正确的措施给患者提供最基本的生命支持，为进一步抢救争取时间。

一、常见病因

很多原因可造成呼吸骤停。原发性呼吸停止后，心脏仍可在数分钟内得到已氧合的血液供应，大脑及其他脏器也同样可得到数分钟的血供，此时尚未出现循环停止的征象。当呼吸骤停或自主呼吸不足时，保证气道通畅，进行急救人工通气非常重要，可防止心脏骤停。心脏骤停时血液循环停止，各重要脏器失去氧供，骤停早期，可出现无效的“叹息样”呼吸动作，但不能与有效的呼吸动作相混淆。心脏骤停时的心律主要是心室颤动和室性心动过速，最有效的治疗方法是早期使用自动体外除颤器（automatic external defibrillator，AED）。目前认为，AED是BLS中抢救生命的重要手段之一（表7-3-1）。

表7-3-1 心搏呼吸骤停的常见病因

分类	代表疾病
窒息	新生儿窒息、异物或乳汁呛入气管、痰液堵塞
突发意外事件	电击、溺水、严重创伤、大出血
各种感染	败血症、感染性休克、颅内感染
心脏病	冠心病、心肌梗死、病毒性心肌炎、心肌病、先天性心脏病、严重心律失常、完全性房室传导阻滞、急性心脏压塞
药物中毒和过敏	洋地黄、奎尼丁、锑剂、氯喹中毒，血清反应，青霉素过敏
电解质与酸碱平衡紊乱	血钾过高或过低、严重酸中毒、低钙、喉痉挛
医源性因素	麻醉和手术意外、气管插管、心导管检查、心血管造影术
婴儿猝死综合征	—

【分析】

患者为中年男性，财务工作经常熬夜，睡眠不规律，发病前有典型的劳力性心绞痛的表现，考虑急性冠脉综合征引起的SCA。在基础生命支持成功后，对因急性冠脉综合征导致心脏骤停的患者应尽早联系有PCI绿色通道的最近的医院，紧急转诊。

二、现场复苏程序

BLS的基础包括突发心脏骤停的识别、启动急诊医疗服务系统（EMSS）、早期CPR和迅速使用AED。同时，对于心脏病发作和脑组织损伤的早期识别也被列为BLS的一部分，2019年的国际心肺复苏及心血管急救指南对非专业急救者及医务人员均提出了相关要求。BLS主要由以下一系列的评估及操作组成。

（一）评估和启动急诊医疗服务系统

1. 评估和确认现场安全　急救者在确认现场安全的情况下轻拍患者肩膀，并在耳际的两侧大声呼喊，5～10秒评估患者意识，若发现患者意识丧失，则立即开始启动急诊医疗服务系统（EMSS）。

2. 启动EMSS并获取AED　拨打当地的急救电话启动EMSS，并为EMSS的急救人员提供准确的信息，如果有条件获取AED。如有两位施救者，则一位急救者开始判断患者颈动脉搏动及呼吸，准备开始CPR，另一位施救者去启动EMS系统，取来AED。

3. 判断患者的呼吸和颈动脉搏动　急救者将患者头偏向一侧，观察患者是否有胸廓起伏的同时用2～3根手指触摸患者的颈动脉搏动（气管正中旁开1～2cm，胸锁乳突肌的内侧缘），5～10秒评估患者是否为SCA。2019年的国际心肺复苏及心血管急救指南强调需同时判断呼吸和颈动脉搏动，以尽早开始CPR。

（二）早期心肺复苏

基本生命支持的心肺复苏（CPR）包括“ABC”三个步骤，即迅速完成通畅气道（airway，A）、人工呼吸（breathing，B）及心脏按压、建立人工循环（circulation，C）。目前已提倡胸外心脏按压应先于人工通气，即“C→A→B”程序。

1. 心脏按压　建立人工循环胸外心脏按压是在胸外将胸骨向脊柱方向按压，使心脏血液被动排向全身，以恢复血液供应的复苏措施。为使按压有效，应将患者放在坚硬的平面上。施救者将手掌根部重叠于患者胸骨中下1/3交界处，亦可置于乳头连线与胸骨正中的交点（图7-3-1）。施救者肘关节伸直，保持肩-肘-腕呈一条直线，以腰椎为轴点，凭借体重、肩、臂之力垂直向患者脊柱方向挤压，使胸骨下陷5～6cm。按压时手指不可触及胸壁，避免压力传至肋骨引起骨折。成人按压频率为每分钟100～120次，按压与放松时间相等，按压时间占CPR总时间的60%。为了有效地对生命器官提供最基本的血流灌注和供氧，循环和呼吸支持必须保持协调，按固定比率交替进行，按压、通气比值为30∶2，每一次按压后，使胸廓完全回弹，最大程度减少按压中断（图7-3-2）。

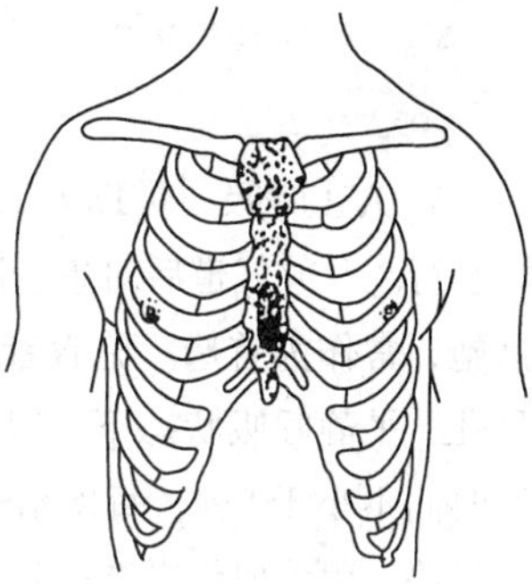

图7-3-1　胸外心脏按压部位

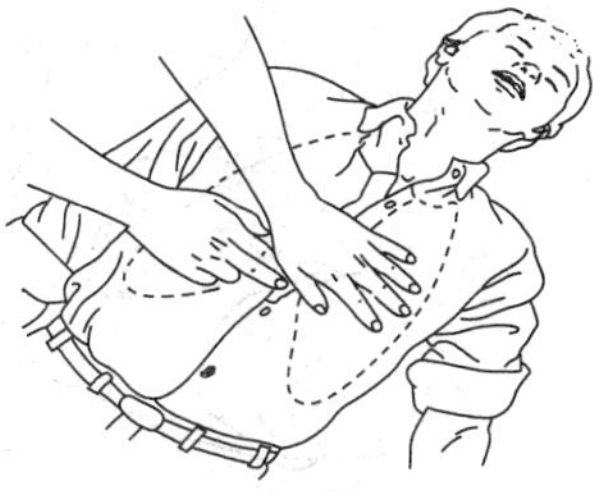

图7-3-2　心脏按压

2. 通畅气道　气道通畅是有效CPR的第一要素，只有气道通畅才能保证有效地吸入氧气和排出二氧化碳。舌根后坠和异物阻塞是导致气道阻塞的最常见原因，因此一旦发现意识丧失，应立即将患者仰卧于坚硬平面上，如桌面、楼板、地面，采取适当方法使舌根离开咽后壁，保持气道通畅。通畅气道的方法可分为仰头-抬颌法和托颌法。

（1）仰头-抬颌法：将一手放在患者前额，手掌用力向后推额头，使头部后仰，另一手指放在下颌骨处，向上抬颌。对于创伤和非创伤的患者，均推荐使用该方法开放气道（图7-3-3）。需注意对颈椎损伤患者不建议使用此种方法，徒手CPR推荐使用该方法。

（2）托颌法：将肘部支撑在患者所处的平面上，双手放置在患者头部两侧并握紧下颌角，同时用力向上托起下颌。颈椎损伤及使用简易呼吸气囊辅助通气的患者推荐使用此法（图7-3-4）。

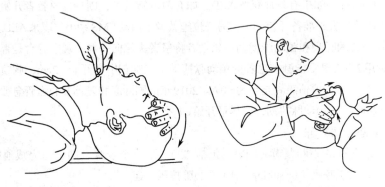

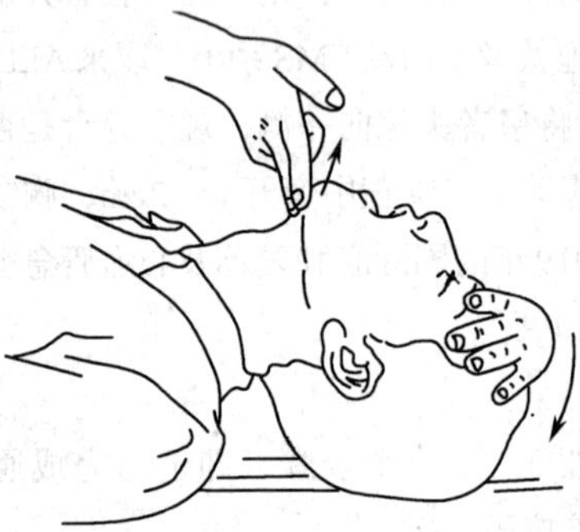
图7-3-3 仰头-抬颌法

图7-3-4 托颌法

3. 人工呼吸 借助人工方法维持气体交换，以改善缺氧状态。应注意与心脏按压同时进行。开放气道后对患者进行口对口或口对鼻人工呼吸2次。此法是最简易的现场抢救措施，常作为首选。施救者位于患者一侧，保持气道畅通的同时用拇指、示指捏紧患者鼻孔，平静呼吸状态下，对准患者口腔吹气，吹气时双唇将患者口部全部包住，保证吹气时间不小于1秒，每次出气的潮气量为500～600ml，若患者牙关紧闭，可采用口对鼻吹气法，用手捏住患者口腔，对准鼻孔吹气（图7-3-5、图7-3-6）。

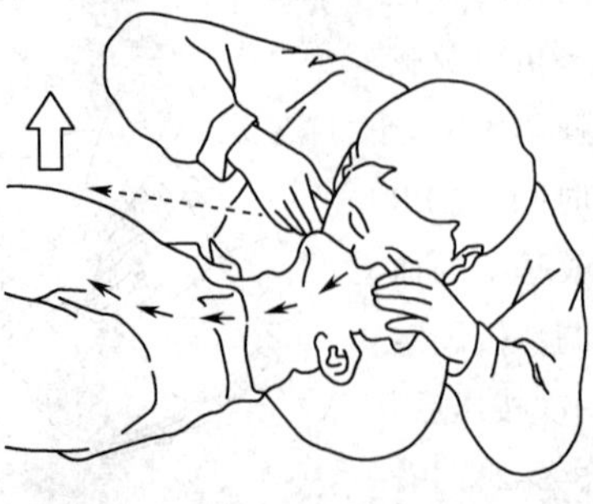
图7-3-5 口对口人工呼吸

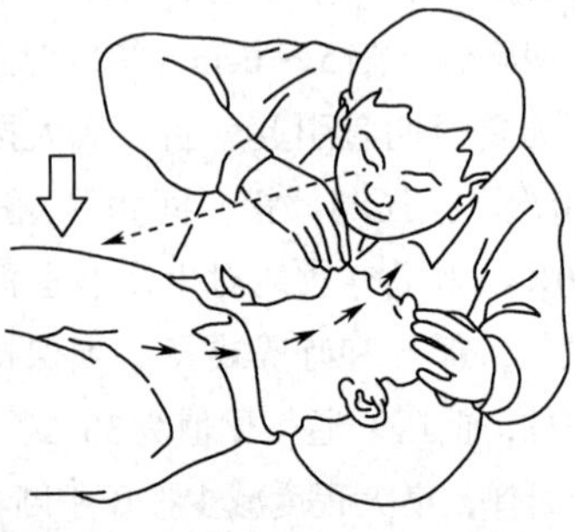
图7-3-6 口对鼻人工呼吸

现场如果有简易呼吸气囊装置，可以使用简易呼吸气囊代替口对口或口对鼻人工呼吸。简易人工呼吸气囊又称加压给氧气囊，它是进行人工通气的简易工具，具有结构简单、操作迅速方便、易于携带、可随意调节、通气效果好等优点；主要由弹性呼吸囊、呼吸活瓣、面罩或气管插管接口和氧气接口等组成（图7–3–7）。

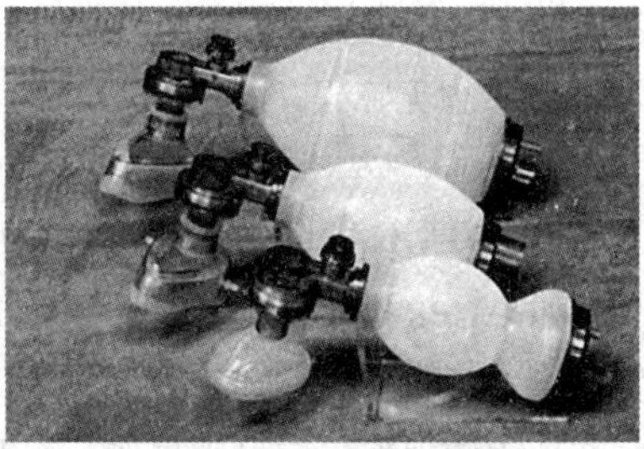

图7–3–7　简易呼吸器

简易呼吸气囊装置适用于无自主呼吸或自主呼吸微弱患者的紧急抢救，但应注意患者有无使用简易呼吸气囊装置的禁忌证，即中等以上活动性咯血、心肌梗死、大量胸腔积液等。抢救时，先清除呼吸道分泌物，使患者头后仰，托起下颌，扣紧面罩，挤压呼吸囊，空气由气囊进入肺部；放松时，肺部气体经活瓣排出。使用球囊面罩可提供正压通气，使用时注意潮气量、呼吸频率、吸呼比等。

一般潮气量8 ~ 12ml/kg（通常成人400 ~ 600ml的潮气量就足以使胸壁抬起），呼吸频率成人为12 ~ 16次/min。快速挤压气囊时，应注意气囊的频次和患者呼吸的协调性。在患者呼气与气囊膨胀复位之间应有足够的时间，以防在患者呼气时挤压气囊。成人吸呼时间比一般为（1.0∶1.5）~（1.0∶2.0）。单人复苏时易出现通气不足，双人复苏时效果较好；双人操作时，一人压紧面罩，一人挤压球囊通气，心脏按压30次后通气2次，如果患者已建立高级气道则可每6秒进行1次通气（图7–3–8）。

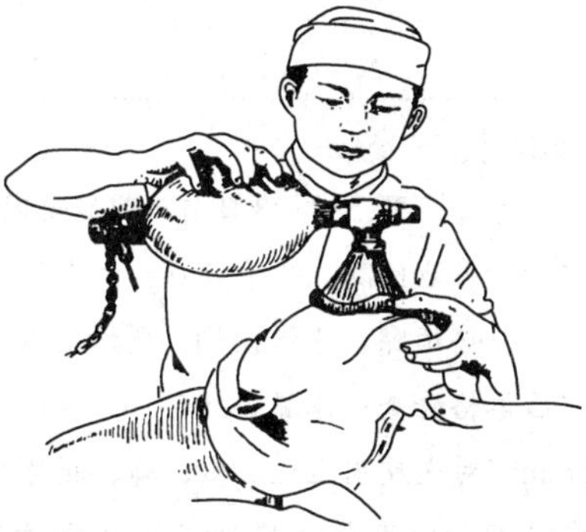

图7–3–8　简易呼吸器进行人工呼吸

4. 电除颤　大多数成人突发非创伤性心脏骤停的原因是心室颤动，对这些患者除颤时间的早晚是决定能否存活的关键。心室颤动后每延迟电除颤1分钟，其死亡概率会增加7% ~ 10%。要求装备除颤器，培训专业急救人员，并尽可能早期行电除颤。在社区，早期除颤是指EMSS接到求救5分钟内完成电除颤。

【分析】

现场的判断非常重要。应立即判断患者的意识状态并电话启动EMSS，检查患者有无呼吸和脉搏，开始给予基本生命支持。

三、心肺复苏成功的标准

1. 心肺功能恢复至病前水平。
2. 无惊厥、喂养困难及肢体运动障碍。

3. 语言表达正常。

4. 智力无障碍。

四、基本生命支持的并发症

如果CPR措施得当，可为患者提供生命支持，但即使正确实施CPR，也可能出现并发症。CPR常见的并发症有：①胃扩张、误吸；②肋骨骨折、肋骨从胸骨分离；③气胸、血胸；④肺挫伤；⑤肝脾损伤；⑥脂肪栓塞。

（马中富）

第四节　休克的识别与处理

【案例】

患者，男，53岁。3日前无明显诱因出现恶心、呕吐，较频繁，无寒战、发热、腹痛、腹泻，就诊于当地医院，给予补液、抗感染等对症治疗。1日前患者上述症状加重，呕吐频繁，出现少尿，伴烦躁、意识模糊，急诊送入我院。既往有2型糖尿病病史4年、高血压病史3年。入院后体格检查：体温38.4℃，心率110次/min，血压86/51mmHg。神志模糊，双侧瞳孔直径约5mm，对光反射迟钝。心、肺、腹体格检查未见明显异常。血常规：白细胞计数23.5×10^9/L，中性粒细胞百分比83.6%，血红蛋白98g/L，血小板计数124×10^9/L，肌酐538μmol/L，血糖12.5mmol/L；电解质及肝功未见异常。头颅CT未见异常。肺部CT：右肺下叶后基底段结节样病灶；腹部CT：急性胰腺炎。患者最近没有严重感染、卒中等应激情况。此时应如何诊断？进一步应如何处理？仍需要完善哪些检查？

一、休克的定义

休克（shock）是各种强烈的致病因素（如创伤、感染、低血容量、心源性、过敏和神经源性等）引起的急性循环障碍，会使组织血液灌流量严重不足，某些休克病因还可直接损伤细胞，导致组织与细胞缺氧缺血、代谢紊乱、血乳酸升高（>2mmol/L）、重要器官功能和代谢发生严重障碍，进而导致全身性的复杂病理改变。

休克可以从亚临床变化发展成为多器官功能障碍综合征，病死率较高。休克是全科医生诊疗工作中的常见急症，全科医生的职责是要根据病史和体格检查迅速作出初步诊断，同时给予积极抢救。

二、休克的诊断

虽然休克的病因多且未明，早期的病理生理改变也不同，但有效循环血容量减少是各类休克发生、发展的共同病理生理基础。

1. 休克的病因分类　见表7-4-1。

表7-4-1　休克的病因分类

分类	发病原因	常见疾病
低血容量性休克	血容量急剧减少，导致心排血量降低、血压下降	外伤大出血、消化道大出血、严重烧伤、严重吐泻、内脏破裂、异位妊娠、前置胎盘、胎盘剥离、手术失血
感染性休克	细菌、衣原体、支原体、真菌、病毒、寄生虫等致病微生物及其有害产物引起的急性循环功能紊乱，可导致血液灌流不足	革兰氏阴性菌及毒素所致者为多见，如肺炎、流行性脑脊髓膜炎、败血症、急性腹膜炎、胆管感染、绞窄性肠梗阻及尿路感染等；另外，革兰氏阳性球菌、条件致病菌、肠道细菌移位感染也常见
心源性休克	急性心脏排血功能障碍，引起组织器官血液灌流不足	大面积心肌梗死、急性暴发性心肌炎、心肌病、严重心律失常、急性肺梗死、心脏压塞、严重瓣膜病变，以及各种心脏病的终末期等
过敏性休克	外界抗原性物质进入机体后，与相应的抗体相互作用引起一种强烈的全身性过敏反应，导致微血管扩张通透性增高	药物、化学制剂、食物、蚊虫叮咬、血清制品，以及输血、血浆等
神经源性及创伤性休克	神经受到强烈刺激，引起血管活性物质释放，导致血管扩张、循环淤血，有效血容量减少；因在创伤过程中多见，故又称创伤性休克	多见于严重创伤、剧烈疼痛等刺激，高位脊髓麻醉或损伤

2. 休克的血流动力学分类　见表7-4-2。

表7-4-2　休克的血流动力学分类

分类	定义
低动力型休克（低排高阻型）	也称冷休克，表现为低心排血量、高外周阻力、低中心静脉压、低血压、四肢湿冷、面色苍白、脉细弱、少尿或无尿；由交感神经张力及儿茶酚胺的释放增加导致微循环中发生动-静脉分流导致细胞的血流灌注不足，并发生乳酸蓄积而引起组织缺氧。该型休克是小微动脉括约肌张力丧失、周围血液淤积的结果。有人称为"类似肾上腺素样反应"

续表

分类	定义
高动力型休克（高排低阻型）	也称热休克或温休克，表现为高心排血量、低外周阻力、高中心静脉压、低血压、四肢温暖（高排低阻型）、面色潮红、皮肤干燥、尿量充足；机体组织与病原体之间相互作用而释放出血管舒张物质，使小动脉扩张，引起类似阿托品样的反应而导致。亦有人认为是内毒素激活激肽系统而释放激肽类物质，如组织胺和缓激肽而引起“阿托品样反应”

【分析】

此患者在出现恶心、呕吐3日后突然出现少尿，伴烦躁、神志模糊。入院后体格检查：体温38.4℃，心率110次/min，血压86/51mmHg；意识模糊，双侧瞳孔直径约5mm，对光反射迟钝；辅助检查：白细胞计数23.5×10^9/L，中性粒细胞百分比83.6%。首先应考虑感染性休克。

三、休克的早期识别与诊断

（一）休克的早期识别与监测

对于考虑为休克的患者，首先要判断患者是否处于休克状态，进而判断其目前休克的程度，在积极抢救的同时查找引起休克的病因。早期应重视以下几点（表7-4-3）。

表7-4-3　休克的早期识别与监测

监测要点	具体实施措施
精神状态	可反映脑组织灌注情况，若患者烦躁、意识淡漠、头晕、黑矇、眼花或从卧位改为坐位时出现眩晕或晕厥，常提示循环血量不足
肢体温度、色泽	能反映体表灌注的情况
脉搏	休克时血压下降之前出现脉搏细速。休克指数是观察休克进程的常用指标，为脉率与收缩压（P/SBP）之比。休克指数评价标准：①休克指数为0.5，表示无休克；②休克指数为1.0～1.5，表示存在休克；③休克指数≥2，表示休克严重
血压	是休克最重要的观察指标之一。休克早期，剧烈的血管收缩可使血压保持或接近正常，之后血压逐渐下降
心电监护	在心脏功能正常的情况下，血容量不足及缺氧均会导致心动过速
中心静脉压（CVP）	正常值为0.49～1.18kPa（5～12cmH_2O）。在低血压的情况下，CVP<0.49kPa（5cmH_2O）时，表示血容量不足；CVP>1.49kPa（15cmH_2O）时，则表示心功能不全、静脉血管床过度收缩或肺循环阻力增加；CVP>1.96kPa（20cmH_2O）时，提示充血性心力衰竭

续表

监测要点	具体实施措施
肺动脉楔压（PAWP）	正常值为0.8～2.0kPa（6～15mmHg）。肺水肿时，PAWP>3.99kPa（30mmHg）。若当PAWP已升高，即使中心静脉压无增高，也应避免输液过多，以防引起肺水肿
肾功能	应动态监测尿量、血电解质、血肌酐、血尿素氮、肌酐清除率、尿比重等。尿量是反映肾灌注情况的指标，还能反映其他器官的灌注情况，同时也是反映临床补液及应用利尿、脱水药物是否有效的重要指标
呼吸功能	监测指标包括呼吸频率、幅度、节律、动脉血气指标等
生化指标	包括血乳酸、电解质、血糖、丙酮酸、血清转氨酶、血氨等血液生化指标。血清转氨酶和胆红素升高提示肝细胞功能受损严重，血氨增加提示出现肝衰竭。此外，还应监测DIC的相关指标。血乳酸升高目前被认为是休克的最主要因素，其能提示末梢循环极差而致细胞无氧酵解
微循环灌注	微循环监测指标有体表温度与肛温、血细胞比容、甲皱微循环等

注：DIC，弥散性血管内凝血。

【分析】

该患者入院时意识模糊，血压86/51mmHg；肾功能：肌酐538μmol/L；可确定患者处于休克状态。

（二）休克的诊断

休克的诊断标准：凡符合以下第1项+第2、3、4中的任意2项+第5、6、7项中任意1项者，即可确定诊断。

1. 有发生休克的病因。
2. 意识异常。
3. 脉搏快（>100次/min），脉搏细速或不能触及。
4. 四肢湿冷，胸骨部位皮肤指压阳性（压后再充盈时间>2秒），皮肤花纹，黏膜苍白或发绀，尿量<30ml/h或无尿。
5. 收缩压<10.64kPa（80mmHg）。
6. 脉压<2.66kPa（20mmHg）。
7. 原有高血压者收缩压较原有水平下降30%以上。

【分析】

此患者出现恶心、呕吐2日后出现少尿，伴烦躁、神志模糊。入院后完善腹部CT平扫+增强扫描提示胰腺炎，患者出现上述症状和体征，符合感染性休克的临床特点。感染性休克是临床诊断，实验室检查可见白细胞计数增高、中性粒细胞百分比增高、肌酐升高，但这些检查均非特异性的诊断指标。

感染性休克亦称脓毒性休克，是指由微生物及其有害产物等所引起的脓毒病综合征伴休克，感染灶中的微生物及其毒素、胞壁产物等侵入血液循环，激活宿主的各种细胞和体液免疫系统；产生细胞因子和内源性介质，作用于机体各种器官、系统，影响其灌注，导致组织细胞缺氧缺血、代谢紊乱、功能障碍，甚至多器官功能衰竭。因此感染性休克是微生物因子和机体防御机制相互作用的结果，微生物的毒力数量及机体的内环境与应答是决定感染性休克发展的重要因素。

四、休克的治疗原则

休克的病情复杂、变化迅速，治疗应尽早开始，最好在休克症状尚未充分发展前就给予治疗。对于不同类型的休克，在不同阶段要针对当时的病理生理变化给予适当的处理。治疗过程中需密切观察病情变化，对病情进行反复的分析，按病情的变化随时调整用药及其他治疗措施，并积极治疗原发病。

（一）休克的抢救治疗流程

休克的抢救治疗流程见表7-4-4。

表7-4-4　休克的抢救治疗流程

紧急处理方法	具体实施措施
去除病因	积极找出引起休克的原发病，去除休克的始动因素，如止血、控制感染、镇痛等
采取卧位、保持呼吸道通畅	取平卧位，或下肢抬高30°，若为心源性休克同时有心力衰竭的患者，可采用半坐卧位；注意保暖和安静；尽量不要搬动，如必须搬动则动作要轻
纠正酸中毒	休克时会有缺血和缺氧，导致乳酸血症性酸中毒，临床上应根据酸中毒的程度及时补碱纠酸。如酸中毒不纠正，将直接影响血管活性药物的疗效，也影响心肌收缩力。酸中毒还可导致高血钾
补充血容量	各种休克都存在有效循环血量绝对或相对不足，最终都会导致组织灌流量减少。除心源性休克外，补充血容量是提高心排血量和改善组织灌流的根本措施。输液强调及时和尽早，因为若休克进入微循环淤滞期，需补充的液体量会更大，病情也会更严重。输液原则是“需多少，补多少”，采取充分扩容的方法 补液量和速度最好依据血流动力学监测指标，动态地监测CVP和PAWP。若CVP和PAWP超过正常，说明补液过多；反之，若CVP和PAWP低于正常，说明血容量不足，可以继续补液。但过多晶体液会导致血管内液体外渗，应适当给予胶体液，如白蛋白

续表

紧急处理方法	具体实施措施
血管活性药	血管活性药物分为缩血管药物（间羟胺、去甲肾上腺素等）和扩血管药物（阿托品、山莨菪碱、东莨菪碱、异丙肾上腺素和酚妥拉明等）。血管活性药物应在纠正血容量和酸中毒并进行适当的病因治疗后，血压仍未稳定时使用 血流分布异常性休克属低排高阻型时，或应用缩血管药物后血管高度痉挛的患者，以及休克中晚期体内儿茶酚胺浓度过高的患者，可使用血管扩张剂 对过敏性休克和神经源性休克，为保证心、脑等主要脏器的供血，使用缩血管药物是最佳的选择。在感染、心源性休克时，常两者同时合用 注：针对不同情况合理性配合使用缩血管和扩血管药物，可起到相辅相成的作用
糖皮质激素	有抗休克、抗毒素、抗炎症反应、抗过敏、扩血管、稳定细胞、抑制炎性介质等作用，原则上各类休克救治中都可应用
抗生素药物	感染性休克及开放性骨折、广泛软组织损伤、内脏穿孔、多发伤等，均应给予抗生素。在查明病原前，可根据临床表现判断最可能的病原菌，采用强有力的广谱抗生素治疗
保护脏器功能	防止DIC、多器官功能障碍综合征的发生；注意维持血压，改善微循环，保证各脏器血供、氧供和内环境稳定
其他抗休克药物	纳洛酮、磷脂酶抑制剂、环氧合酶抑制剂、TXA_2合成酶抑制剂、氧自由基清除剂、钙通道阻滞剂等

注：CVP，中心静脉压；PAWP，肺动脉楔压；TXA_2，血栓素A_2；DIC，弥散性血管内凝血。

（二）感染性休克

感染性休克（septic shock）是指在人体受到感染时，因各种病原体、毒素及其有害代谢产物作用，引起全身炎症反应综合征，并使有效循环血容量和微循环血流灌注不足，导致组织器官缺氧缺血，发生代谢障碍和细胞坏死的一种危重的临床综合征。感染性休克是微生物因子和机体防御机制相互作用的结果，微生物的数量、毒力、机体的内环境与应答决定了休克是否发生及其严重程度。

1. 病因及发病机制　引起感染性休克的病原体包括细菌、真菌、病毒、立克次体、原虫、支原体、衣原体、寄生虫等。最常见的是革兰氏阴性菌，包括大肠埃希菌、克雷伯菌、铜绿假单胞菌、脑膜炎球菌、类杆菌等；其次是革兰氏阳性菌，如葡萄球菌、链球菌、肺炎链球菌等。在革兰氏阴性菌引起的休克中，其细菌内毒素在休克的发生、发展过程中起着重要作用，故又称内毒素性休克或中毒性休克。

病原体及其毒素结合于人体内各种组织细胞膜上的受体，激活各种应答细胞（如单核-吞噬细胞、中性粒细胞、内皮细胞等）和体液免疫系统（如补体、激肽、凝血和纤溶等系统）而产生各种内源性的炎性介质、细胞因子，并诱发DIC等而加重微循环障碍。

这样多种因素相互作用、互为因果而使病情发生和发展，导致病情加重。

20世纪60年代，人们对休克进行了深入的病理生理学研究，发现多数休克动物和人类患者共同的发病环节不是微小动脉血管扩张，而是小动脉、微动脉、后微动脉、毛细血管前括约肌痉挛性收缩，特别是持续较久的微静脉痉挛收缩，从而使组织的微小动脉血流灌注量急剧减少，乳酸浓度升高。这就是休克时微循环衰竭的基本观点。

革兰氏阴性杆菌引起的感染性休克，大多属于外周血管阻力增高、心排血量降低的低排高阻型休克，此时末梢血管痉挛，表现为四肢厥冷、皮肤湿冷、血压下降、心排血量降低和酸中毒。因此，在容量复苏的基础上应用血管扩张药物，改善微循环灌注，同时给予抗炎治疗减轻炎症反应，效果明显。

革兰氏阳性球菌引起的外毒素性休克，可出现外周血管阻力降低、心排血量正常或增加的高排低阻型休克，此时外周血管扩张、动-静脉分流、机体处于缺氧状态。表现为四肢末端温暖、干燥、血压下降，若不及时输液治疗，也可向低排低阻型休克发展，使病情恶化。此时应在积极补充血容量的基础上加用血管收缩剂，可改善病情。

感染性休克常见于肺炎、坏死性胆管炎、急性胆管炎、腹膜炎、中毒性细菌性痢疾、肠道细菌移位、尿路感染、化脓性脑膜炎和暴发性流行性脑脊髓膜炎等。在年老体弱者、婴幼儿、分娩妇女，营养不良、有慢性基础疾病（如糖尿病、慢性阻塞性肺气肿、肝硬化、恶性肿瘤等）者，长期应用激素或免疫抑制剂、抗代谢药物、放疗，以及留置深静脉导管、导尿管等的患者中，尤其容易发生。也可见于由细菌毒素引起的中毒性休克综合征。

2. 临床表现　除出现血压下降、脉压降低、脉搏细速、皮肤苍白、湿冷、肢端青紫、尿量减少，重症或晚期患者还可出现意识障碍、DIC、重要脏器功能障碍或衰竭等休克表现，同时具有感染的证据，如感染病灶、急性感染中毒征象（寒战、发热、多汗等）。体格检查可发现感染病灶部位相应的症状和体征，如暴发性流行性脑脊髓膜炎在冬、春流行季节可出现严重的颅内高压和脑膜刺激征、明显的神经精神症状，以及皮肤、黏膜瘀点、瘀斑等。

实验室检查的主要特点为白细胞计数常增高，中性粒细胞计数明显增高，出现核左移，甚至出现毒性颗粒、毒性空泡和/或非典型淋巴细胞。但在严重感染、机体免疫力下降时，白细胞计数可降低。有DIC和出血倾向者，血小板计数可降低。对血、尿、痰、胆汁、体液培养和/或病灶处渗出液、分泌物培养有致病菌生长。

3. 诊断及鉴别诊断

（1）诊断主要依据

1）有感染的临床表现。

2）休克的诊断标准。

3）实验室检查可找到致病微生物的证据和其他相应的改变。

（2）鉴别诊断：主要与其他类型的休克相鉴别。

4. 急诊处理　除了休克的总论所述治疗措施外，必须强调的是在抢救休克的同时要积极进行抗感染治疗，这是救治感染性休克的关键治疗。

（1）积极抗感染治疗，用药原则

1）尽早进行，不需等待细菌培养和药敏试验结果就应开始使用抗生素。

2）首选杀菌类抗生素。对原因不明的败血症所致的感染性休克，根据经验用药。可选用针对革兰氏阴性菌兼顾革兰氏阳性菌的广谱杀菌类抗生素，还可考虑联用。在无细菌培养结果和药敏试验之前不宜选用窄谱抗生素。

3）有条件者最好做细菌培养和药敏试验，并根据结果选择合适的抗生素。

4）给药方式以静脉注射给药为主，不宜选用肌内注射或口服给药。

5）用量要足够，对病情进展迅猛者，使用较强的抗生素，不必局限于逐级给药的原则，临床上可直接选用较强的抗生素，如第三代、第四代头孢菌素，第三代喹诺酮类或碳青霉烯类（亚胺培南）。

6）注意抗生素的毒副作用，特别是对肝、肾及中枢神经系统有毒副作用的药物；若患者在使用抗生素前、后出现了肝、肾功能损害，则在选择抗生素的种类、剂量和方法上应予以注意并及时调整，以免医源性损害而加剧病情恶化。

（2）清除病灶：对可用手术处理的原发感染病灶，如关节脓肿、疖肿、皮肤脓肿等，应采用局部切开引流术引流脓液；对有手术指征的外科感染性休克，如急性梗阻性化脓性胆管炎、胃肠穿孔并弥漫性腹膜炎等，应在积极抗休克治疗的基础上，采取积极的术前准备，进行手术治疗。

（3）补充血容量：有效循环血量不足是感染性休克的突出矛盾，因此扩容治疗是抗休克的基本手段。扩容所用液体应包括胶体液和晶体液，各种液体合理组合才能维持机体内环境的恒定。胶体液有低分子右旋糖酐、血浆、白蛋白和全血等，晶体液中碳酸氢钠注射液、复方氯化钠注射液较好。休克早期有高血糖症，加之机体对糖的利用率较差，且高血糖症能导致糖尿和渗透性利尿排出钠和水，故此时宜少用葡萄糖溶液。

（4）纠正酸中毒：根本措施在于改善组织的低灌注状态。缓冲碱主要起“治标”的作用，且血容量不足时，缓冲碱的效能亦难以充分发挥。纠正酸中毒可增强心肌收缩力、恢复血管对血管活性药物的反应性，并防止DIC发生。首选的缓冲碱为5%碳酸氢钠，次选的为11.2%乳酸钠（肝功能损害者不宜用）。三羟甲基氨基甲烷适用于需限钠的患者，因其易透入细胞内，有利于纠正细胞内酸中毒；缺点为滴注溢出静脉外时可致局部组织坏死、静脉滴注速度过快可抑制呼吸，甚至导致呼吸停止，此外还可引起高钾血症、低血糖、恶心、呕吐等。缓冲碱的剂量可参照二氧化碳结合力（CO_2 combining power，CO_2CP）测定结果给予0.3ml/kg，或给予3.63%三羟甲基氨基甲烷0.6ml/kg，可提高1个VOL%（0.449mmol/L）的CO_2CP。

（5）血管活性药物的应用：旨在调整血管舒缩功能、疏通微循环淤滞，以利于休克的逆转。

1）扩血管药物：必须在充分扩容的基础上使用，适用于低排高阻型休克（冷休克）。常用的药：①α受体拮抗剂，可解除内源性去甲肾上腺素所引起的微血管痉挛和微循环淤滞，可使肺循环内血液流向体循环而防治肺水肿。②β受体激动剂，典型代表为异丙肾上腺素，具强力的β_1和β_2受体激动作用，有加强心肌收缩力和加快心率、加速传导及中枢等扩血管的作用；在增强心肌收缩力的同时，会显著增加心肌耗氧量和心室的应激性，易引起心律失常。③抗胆碱药，如阿托品、山莨菪碱、东莨菪碱，可改善微循环，阻断M受体，维持细胞内环磷酸腺苷/环磷酸鸟苷（cAMP/cGMP）比值稳定，以及兴奋呼吸中枢、解除支气管痉挛、抑制腺体分泌、保持通气良好、调节迷走神经，较大剂量时可解除迷走神经对心脏的抑制而使心率加速，抑制血小板和中性粒细胞的凝聚等作用。④硝酸酯类药物，硝酸异山梨酯（异舒吉）用5%葡萄糖溶液稀释后，以1～2mg/h速度开始静脉滴注，根据患者的反应调整剂量，最大8～10mg/h，注意观察心率和血压；硝酸甘油，常用剂量一般为10～20mg以5%葡萄糖溶液500ml稀释后按5～100μg/min的速度静脉滴注，视患者血压调整速度。

2）缩血管药物：仅提高血液灌注压，但使血管管径缩小，影响组织的灌注量。在输液中加入缩血管药后会限制滴速和滴入量，并容易使中心静脉压假性升高，故从休克的病理生理方面而言，缩血管药物的应用多为弊多利少，应严格掌握指征。

下列情况可考虑应用：血压骤降，血容量一时未能补足者，可短时期应用小剂量以提高血压、加强心肌收缩力、保证心脑血供；与α受体拮抗剂或其他扩血管药联合应用以消除其α受体激动作用，从而保留β受体激动作用，并可对抗α受体拮抗剂的降压作用，尤其适用于伴心功能不全的休克病例。

常用的缩血管药物：去甲肾上腺素与间羟胺。剂量：去甲肾上腺素，0.5～2.0mg，滴速4～8μg/min；成人取间羟胺15～100mg加入氯化钠注射液或5%葡萄糖注射液100ml中缓慢静脉滴注，滴速以可以维持正常血压为准；成人剂量为100mg/次，儿童剂量为0.4mg/kg，用氯华钠注射液稀释成每25ml中含有间羟胺1mg的溶液。有报道发现补充血容量和使用小剂量多巴胺无效的病例，在应用去甲肾上腺素后休克得到逆转。

（6）防治多器官功能衰竭：近年感染性休克的病死率居高不下，其病理生理特点和治疗方法成为休克研究的热点。有观点认为，全身炎症反应综合征、严重感染、感染性休克及多器官功能障碍综合征间会形成一个动态的病理过程，感染性休克只是其中的一个环节。合并2个以上器官衰竭的感染性休克者病死率非常高，防治多器官功能衰竭现已成为降低病死率的关键。

1）维护呼吸功能：主要为防治急性呼吸窘迫综合征，应保持患者呼吸道通畅，在血容量补足后，如患者意识欠清、痰液不易排出、气道有阻塞现象，应及早考虑进行气管插管或气管切开辅助呼吸，并吸痰。

2）强心药物的应用：患者出现心功能不全征象时，应严格控制静脉输液量和滴速。除给予快速强心药外，还可给予血管解痉药，但必须与去甲肾上腺素或多巴胺合用，以防血压骤降。大剂量肾上腺皮质激素有增加心排出量和降低外周血管阻力、提高冠状动脉血流量的作用，可早期短程应用。同时给氧、纠正酸中毒和电解质紊乱，并给予能量合剂以纠正细胞代谢失衡状态。

3）维护肾功能：休克患者出现少尿、无尿、氮质血症等时，应注意鉴别其是否为肾前性或急性肾功能不全所致。在有效心排血量和血压恢复之后，如患者仍持续少尿，可快速静脉滴注甘露醇100～300ml，或静脉注射呋塞米40mg，如患者排尿无明显增加而心脏功能良好，则可重复一次，若仍无尿，提示可能已发生急性肾功能不全，应给予持续性肾脏替代治疗。

4）防止消化道出血：严重感染时容易诱发应激性溃疡伴出血，可给予质子泵抑制剂（如埃索美拉唑等）。

5）弥散性血管内凝血（DIC）治疗：DIC诊断一经确立，则应采用中等剂量肝素，每4～6小时静脉注射或静脉滴注1.0mg/kg（一般为50mg，相当于6 250IU），使凝血时间（试管法）控制在正常值范围内，DIC控制后方可停药，如并用双嘧达莫，剂量可酌情减少。在DIC后期，继发性纤溶成为出血的主要原因时，可加用抗纤溶药物。

6）脑水肿的防治：脑缺氧时，易并发脑水肿，出现意识不清、一过性抽搐和颅内压增高征，甚至发生脑疝，应及早给予血管解痉药、抗胆碱药、渗透性脱水药（如甘露醇）、呋塞米与大剂量肾上腺糖皮质激素（地塞米松10～20mg）静脉注射，以及能量合剂等。

7）对症、支持疗法：对严重感染及感染性休克患者，营养支持非常重要。不能口服者，可早期插胃管给予胃肠内营养，同时予静脉营养。纠正酸碱、水、电解质失衡，注意纠正酸中毒，补充镁，保证电解质平衡。

8）清除或拮抗炎性介质：肾上腺糖皮质激素和β-内啡肽拮抗剂。肾上腺糖皮质激素具有多种药理作用：①降低外周血管阻力、改善微循环；②增强心肌收缩力、增加心排血量；③维持血管壁、胞膜和溶酶体膜的完整性与稳定性、减轻和抑制毛细血管渗漏；④稳定补体系统，抑制中性粒细胞等的活化；⑤维持肝脏线粒体的正常氧化磷酸化过程和肝酶系统的功能；⑥抑制花生四烯酸代谢；⑦抑制脑垂体β-内啡肽的分泌；⑧拮抗内毒素、减轻毒血症，并有非特异性抗炎作用，能抑制炎症介质和细胞因子的分泌。此外，还有解除支气管痉挛、抑制支气管腺体分泌、促进炎症吸收、降低颅内压和减轻脑水肿等作用。在有效抗生素使用的前提下，可早期予以短期糖皮质激素冲击治疗，如地塞米松10～40mg/次、甲泼尼龙40～160mg/次，或氢化可的松100～200mg/次，每4～6小时静脉给药1次，连续2～3日。

连续性血液净化：可通过体外循环对流和吸附作用清除炎症介质，或用内毒素单克隆抗体、肿瘤坏死因子α（tumor necrosis factor-α，TNF-α）单克隆抗体、白介素-1（IL-1）受体拮抗剂、白介素-6（IL-6）受体拮抗剂、血小板活化因子受体拮抗剂等均可改善预后。

9）其他药物治疗新进展

亚甲蓝：氧化还原剂，还可抑制诱导型一氧化氮合酶（inducible nitric oxide synthase，iNOS）的表达及功能，抑制内毒素导致的TNF-α合成、抑制氧自由基形成、减少花生四烯酸代谢等。

血管升压素：脓毒症时血管对血管收缩剂的敏感度下降，致血管持续扩张，出现严重的低血压，小剂量的血管升压素可通过直接激动V_1受体和间接增强儿茶酚胺类血管活性药物的血管收缩作用使血管平滑肌收缩，升高血压，进而减少儿茶酚胺类药物的用量。

纠正胰岛素抵抗：在危重患者中，胰岛素抵抗达75%。高血糖会损害巨噬细胞和中性粒细胞功能，增加感染概率；破坏皮肤、黏膜屏障的营养作用；损害红细胞膜，导致贫血；引起神经轴突功能障碍和退化；是呼吸机依赖的重要原因。可用50IU胰岛素溶于500ml生理盐水中静脉滴注，使血糖维持在80 ~ 110mg/dl。

重组人活化蛋白C：可调节凝血酶的产生及作用、有抗炎作用、能调节纤溶过程。

胆囊收缩素（cholecystokinin，CCK）：通过抑制革兰氏阴性菌的内毒素（脂多糖，lipopolysaccharide，LPS）诱导核因子κB（nuclear factor-κB，NF-κB）的活性而减少iNOS的诱生，从而导致NO生成减少，使平均动脉压升高而肺动脉压降低，另外CCK还可通过保护肺动脉内皮细胞免于损伤来降低肺动脉高压。CCK有一定抗氧化作用，可加速清除LPS诱生的自由基。脓毒性休克时，CCK的血液含量增高，肺对CCK的清除减少，这是机体在应激状态下的自我保护机制。

阻断内毒素信号传导通路：清除及中和内毒素（脂质A合成抑制剂、抗内毒素抗体、多黏菌素B、高密度脂蛋白、LPS拮抗剂、阳离子抗菌肽、血清淀粉样蛋白P组分）；应用抗LPS的脂多糖结合蛋白（lipopolysaccharide binding protein，LBP）和杀菌/通透性增加蛋白阻断LPS与LBP结合；应用抗CD-14抗体阻断LPS-LBP复合物与CD-14的结合；阻断信号级联反应，终点抑制NF-κB。可选用乌司他丁、己酮可可碱、糖皮质激素和NSAID、CCK、抗氧化剂（吡咯烷二硫代氨基甲酸铵）等。

中医药治疗：根据中医辨证理论，休克可归属于脱证（亡阳亡阴）或厥逆，治疗宜回阳固脱或救逆，常用独参汤、参附汤或生脉散等。目前将这类人参合剂制成注射液，如参脉注射液、参附注射液、丹参注射液等，可改善休克患者的一般状态，提高和稳定血压。另一类抗休克的中药剂制为枳实注射液（含有羟福林和N-甲基酪胺）、血必净等，可升高血压、增加冠状动脉的灌注和降低周围血管的阻力，改善休克时的微循环，进而改善预后，降低休克患者的病死率。中医药治疗可作为在抗休克综合治疗基础上的重要辅助措施，与西医结合治疗休克相辅相成，可提高疗效。

【分析】

此患者经过积极的抢救，病情得到控制，生命体征平稳，转回到社区医院后全科医生应通过健康教育帮助患者建立对疾病的正确认知，并告知其初期救治成功后一定要积极治疗原发病，避免病情加重危及生命。

五、休克的预防

1. 对有可能发生休克的伤病员，应针对病因，采取相应的预防措施。

2. 做好外伤的现场处理，如及时止血、镇痛、骨折固定等。

3. 对于急性失血、失液较多的患者，宜争取尽早输液扩容；可穿抗休克裤，充气后能促进下肢静脉血回流，增加回心血量。

4. 积极防治感染和各种容易引起感染性休克的疾病，如败血症、细菌性痢疾、腹膜炎、急性胰腺炎等。

5. 在应用可能引起过敏性休克的药物（如青霉素）或血清制剂（如破伤风、白喉抗毒素）前，务必做皮肤药敏试验，反应阳性者禁用；输血前应严格检查供者和受者血型是否相符。

（马中富）

第五节　外伤的处理

【案例1】

患者，男，32岁。因车祸左小腿开放性骨折，有伤口出血，畸形表现。需要你随救护车去现场做开放性伤口的止血包扎及与急救处理。

【案例2】

在抢救现场，有女性伤员下颌受刀伤，流血不止，现请你开始现场紧急救护，做开放性伤口的止血包扎（提示：注意准备急救物品）。

急性疾病和意外损伤是人们随时可能发生和遇到的，且多数发生在院前。现场急救是否迅速、合理会直接关系到患者的预后。对部分急危重患者来说，时间就是生命，但长期以来传统的概念是“对于急危重患者不进行任何院前现场急救”，这会导致错过对患者的最佳抢救时机而严重影响患者预后。

止血、包扎、固定、搬运是外伤救护的4项基本技术。抢救原则为：先抢后救，先重后轻，先急后缓，先近后远，先止血后包扎，先固定后搬运。

成人短时间内失血1 600ml而未进行任何急救会危及生命，因此及时有效地止血对拯救患者生命具有重要意义。

一、出血的种类

1. 动脉出血　血色鲜红，血液像喷射一样射出，短时间内出血量较大，因此危险性大于静脉及毛细血管出血。

2. 静脉出血　呈持续涌出状，血色暗红，血液缓慢地从破损的血管流出。

3. 毛细血管出血　为渗出状，有难明显的出血点，血色鲜红，血液从创面渗出。

二、常用的止血方法

止血原则是近心位压住出血的血管。在各种突发创伤中，常有外伤大出血的紧张场面。出血是创伤的突出表现，大血管及心脏损伤可在短期内导致失血性休克而死亡。当动脉出血时，如颈动脉、锁骨下动脉、腹主动脉、股动脉等出血，伤者可于2～5分钟死亡。因此，止血是创伤现场救护的基本任务，及时、快速、有效地止血能减少出血，保持有效血容量，防止休克的发生。现场及时有效地止血，是挽救生命、降低死亡、为患者赢得进一步治疗时间的重要技术。

现场急救止血适用于体表出血，以四肢出血多见。常用的止血方法有指压止血法、加压包扎止血法、填塞止血法、止血带止血法。

（一）指压止血法

最简便的临时止血方法，适用于头部、颈部及四肢较大动脉出血的临时止血。如头颈部大出血时，可在气管外侧与胸锁乳突肌前缘交界处向C_5横突对颈总动脉施加压力；肩或上臂出血可在锁骨上窝胸锁乳突肌锁骨头外侧向第1肋压迫锁骨下动脉；大腿或小腿出血可在腹股沟韧带中点向耻骨上支压迫股动脉。

总的来说，指压止血法就是用手指把出血部位近心端的动脉血管压在骨骼上，使血管闭塞、血流中断而达到止血目的。这是一种快速、有效的首选止血方法，也是一种临时的、用于动脉出血的止血方法，不宜持久采用。止血后，应根据具体情况换用其他有效的止血方法（表7-5-1），如填塞止血法、止血带止血法等。

表7-5-1 指压止血法的操作

方法	操作	出血部位
颞动脉止血法	一手固定伤员头部，另一手拇指垂直压迫耳屏上方凹陷处，可感觉到动脉搏动，其余四指同时托住下颌	头部发际范围内及前额、颞部的出血
颌外动脉止血法	一手固定伤员头部，另一手拇指在下颌角前上方约1.5cm处，向下颌骨方向垂直压迫，其余四指托住下颌	颌部及颜面部的出血
颈动脉止血法	用拇指在甲状软骨、环状软骨外侧与胸锁乳突肌前缘之间的沟内搏动处，向颈椎方向压迫，其余四指固定在伤员的颈后部，用于头、颈、面部大出血且压迫其他部位无效时。非紧急情况勿用此法，注意不得同时压迫两侧颈动脉	颈部出血
锁骨下动脉止血法	用拇指在锁骨上窝搏动处向下垂直压迫，其余四指固定肩部	肩部、眼窝或上肢出血
肱动脉止血法	一手握住伤员伤肢的腕部，将上肢外展外旋，并屈肘抬高上肢；另一手拇指在上臂肱二头肌内侧沟搏动处，向肱骨方向垂直压迫	手、前臂及上臂中或远端出血

续表

方法	操作	出血部位
尺、桡动脉止血法	双手拇指分别在腕横纹上方两侧动脉搏动处垂直压迫	手部出血
股动脉止血法	用两手拇指重叠放在腹股沟韧带中点稍下方、大腿根部搏动处，用力垂直向下压迫	大腿、小腿或足部的出血
腘动脉止血法	用一手拇指在腘窝横纹中点处，向下垂直压迫	小腿或足部出血
足背动脉与胫后动脉止血法	两手拇指分别压迫足背长肌腱外侧的足背动脉和内踝与跟腱之间的胫后动脉	足部出血
指动脉止血法	用一手拇指与示指分别压迫指根部两侧	手指出血

（二）加压包扎止血法

是在急救创伤中最常用的止血方法之一，适用于小动脉、小静脉和毛细血管的出血。即采用纱布、棉花、毛巾、衣服等折叠成相应大小的垫子，放置于覆盖创面的消毒纱布表面，然后再用绷带、三角巾等紧紧包扎，包扎松紧适度，若范围较大，需抬高患肢，避免静脉血回流受阻而增加出血。如伤处伴有骨折，则需另加夹板固定。如伤口内有碎骨片，禁用此法，以免加重损伤（图7-5-1 ~图7-5-4）。

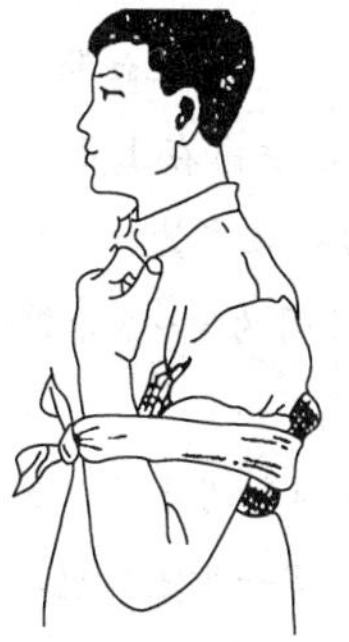

图7-5-1　上肢屈肢加垫止血法1

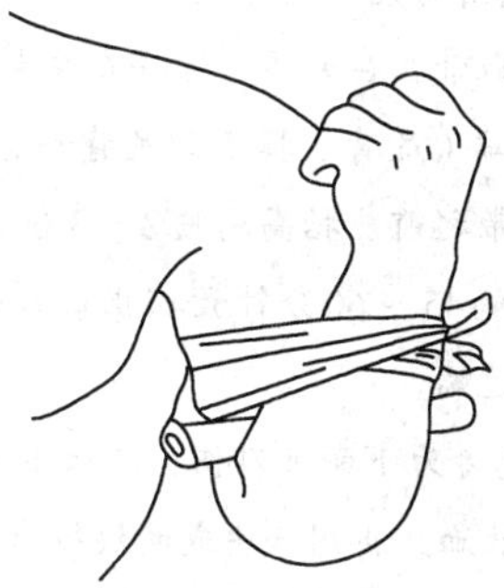

图7-5-2　上肢屈肢加垫止血法2

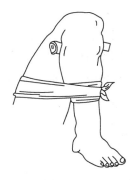

图7-5-3　下肢屈肢加垫止血法1

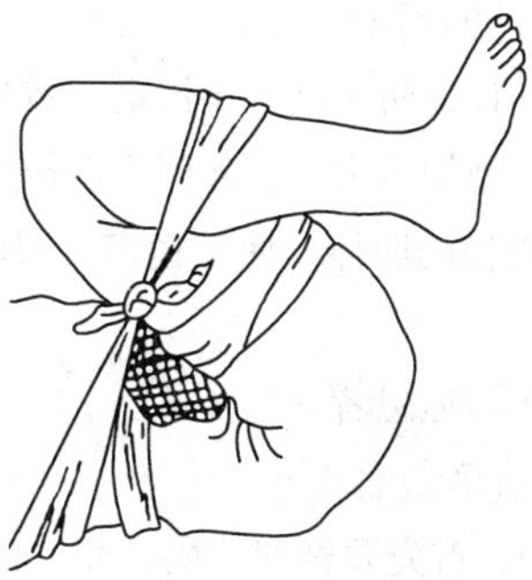

图7-5-4　下肢屈肢加垫止血法2

（三）填塞止血法

对于广泛而深层的软组织创伤、腹股沟或腋窝等部位活动性出血，以及内脏实质性脏器破裂，用消毒的纱布、棉垫等敷料填塞在伤口内，再用绷带或三角巾等进行加压包扎，松紧以达到止血目的为宜。出血严重时，还可直接用于不能采用指压止血法或止血带止血法的出血部位。在做好彻底止血的准备之前，不得将填入的纱布抽出，以免发生大出血。

（四）止血带止血法

适用于四肢动脉外伤出血的临时止血。使用止血带要严格选择患者，使用不当可导致肢体缺血、坏死及急性肾衰竭等严重并发症。常用充气止血带、橡皮止血带或就便材料绞紧止血。

1. 充气止血带止血　接触面广，施压均匀，可以减少局部组织和神经损伤。

2. 橡皮止血带止血　携带轻便，但由于施压面小，压力不易掌握，易造成局部神经受压和软组织损伤。

3. 就便材料绞紧止血　在无有止血带时，可用手边现成的材料，如三角巾、绷带、手绢、布条等。

【分析】

案例1：患者为左小腿开放性骨折，出血量较多，应选择止血带止血，因属于膝关节以下伤口，应将止血带扎在大腿。选择在左大腿中、下1/3交界处，用止血带结扎止血，松紧度以停止出血、远端（足背）摸不到足背动脉搏动为宜。同时应注意在上止血带前先包一层布或单衣，上止血带之前应抬高患肢2～3分钟，以增加静脉回心血流量。应标记、注明上止血带的时间，并每隔45～60分钟放松止血带一次，每次放松时间为3～5分钟；松开止血带之前用手压迫动脉近端。

案例2：患者为下颌部刀伤，流血不止，在进行充分清创和消毒后，选用加压止血法，用消毒纱布压迫止血，再用一块或两块纱布或棉垫覆盖伤口，下一步进行包扎。

三、包扎的目的、具体要求、材料和方法

（一）包扎的目的

1. 保护伤口，防止进一步污染，减少感染的机会；固定敷料和夹板的位置。

2. 包扎时施加压力，以起到止血作用，为伤口愈合创造良好条件。

3. 扶托受伤的肢体，使其稳定，减轻伤员痛苦，保护内脏、血管、神经、肌腱等重要解剖结构。

4. 有利于转运患者。

（二）包扎的具体要求

在包扎中，首先要做到“快、准、轻、牢”。

1. 快　就是迅速暴露伤口，判断病情，妥善处理伤口，应注意消毒，包扎动作要迅

速、敏捷、熟练。

2. 准　就是包扎部位选择要准确，包扎伤口要全部覆盖包全，包扎打结或用别针固定的位置，应在肢体的外侧或前面，避免选择在伤口处或坐卧受压的地方。

3. 轻　就是包扎动作要轻柔，不碰撞伤口，打结也要避开伤口，以减轻伤员的痛苦和出血，避免伤情加重。

4. 牢　就是包扎要牢靠，不要过紧或过松，过紧会影响血液循环，过松容易造成绷带脱落或移动，起不到包扎的作用。

（三）包扎材料和方法

包扎的材料分别有制式材料（如三角巾、绷带等）和就便材料2种。

包扎的方法如下。

1. 绷带包扎法

（1）环形法：是最基本的绷带包扎法。此法多用于手腕部或肢体粗细相等的部位。首先将绷带进行环形重叠缠绕，第一圈的环绕应稍呈倾斜状；第2～3圈环形缠绕时，将第1圈斜出的一角压于环形圈内，最后用胶布将带尾固定，也可将带尾剪成两个头，然后打结。

（2）蛇形法：此法多用于夹板固定。先将绷带按环形法缠绕数圈后，以绷带的宽度间隔斜着上缠或下缠。

（3）螺旋形法：此法多用于肢体粗细相同处。先将绷带按环形法缠绕数圈，随后上缠每圈盖住前圈1/3或2/3，呈螺旋形。

（4）螺旋反折法：此法应用于肢体粗细不等处。先将绷带环形法缠绕数圈后，再做螺旋形缠绕，待缠到肢体渐粗处，将每圈绷带反折，盖住前圈1/3或2/3，由此由下而上地缠绕。

（5）“8”字形法：此方法用于关节部位。先将绷带由下而上缠绕，再由上而下呈“8”字形来回缠绕。

2. 三角巾包扎法

（1）普通头部包扎：先将三角巾底边折叠，把三角巾底边放于前额拉到脑后，相交后先打一半结，再绕至前额打结。

（2）风帽式头部包扎：在三角巾顶角和底边中央各打一结，形成风帽。把顶角结放在前额，底边结放在头部的后下方，包住头部，两底角往面部拉紧并折成3～4个横指宽，然后包绕下颌，交叉后拉至头部后方打结固定，或两底角直接在下颌处打结。

（3）面部面具式包扎法：在三角巾的顶角打一结，结头下垂套住下颌，左、右两底角从面侧部提起，形成面具样。拉紧左右底角并压住底边，两底角交叉后绕至前额打结。包扎完成后可根据需要在眼、口和鼻孔处剪一小洞。

（4）单眼包扎法：将三角巾折成三指宽的带形，以上1/3盖住伤眼，2/3从耳下端反折绕向脑至健侧，在健侧眼上方前额处反折至健侧耳下再反折，转向伤侧耳上打结固定。

（5）双眼包扎法：将三角巾折成三指宽带形，从枕后部拉向双眼在鼻梁上交叉，绕向枕下部打结固定。

（6）下颌包扎法：将三角巾折成三指宽带状，留出系带一端从颈后包住下颌部，与另一端颊侧面交叉反折，转回颌下，从耳后伸向头顶部打结固定（图7-5-5）。

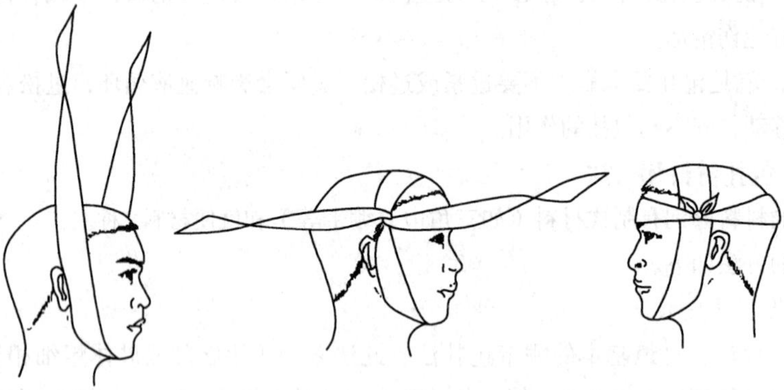

图7-5-5 下颌的三角巾包扎

（7）单肩包扎法：把三角巾一底角斜放在胸前对侧腋下，将三角巾顶角盖在后肩部，用顶角系带在上臂三角肌处固定，再把另一个底角上翻后拉，在腋下两角打结。

（8）双肩包扎法：把三角巾底边放在两肩上，两侧底角向前下方绕腋下至背部打结，顶角系带翻向胸前，在两侧肩前假扣扎紧固定。

（9）单胸包扎法：将三巾顶角对准肩缝，盖住伤部，底边上翻把两底角围胸，在背后与顶角系带打结固定。

（10）双胸包扎法：将三角巾一底角对准肩部，顶角系带围腰在对侧底边中央打结，上翻另一底角盖住胸部，在背后“V”字形打结固定。

（11）腹部包扎法：腹部伤口处先用碗罩住，然后将三角巾从顶角到底边中点（稍偏左或偏右）打折，折成燕尾式，前面一尾比另一尾稍大，然后燕尾朝下，把三角巾贴在腹部；折成燕尾，在底边形成的一角与顶角在腰部打结；再将大燕尾从两腿中间向后拉紧，绕过大腿与小燕尾在大腿外侧打结。

（12）单臀包扎法：将三角巾顶角盖住臀部，顶角系带在裤袋底处围绕住，下侧底角上翻至对侧腰部和另一底角在健侧髂上打结固定。

（13）双臀包扎法：将两条三角巾的顶角打结，放在双臀缝的稍上方，然后把上面两底角由背后绕到腹前打结，下面两底角分别从大腿内侧向前拉，在腹股沟部与三角底边做一假扣结。

（14）膝（肘）关节包扎：将三角巾折成四指宽，盖住关节，在膝（肘）窝处交叉后，两端反绕膝（肘）关节，在外侧打结。

（15）手部包扎：将三角巾一折二，手放在中间，中指对准顶角，把顶角上翻盖住手背，折出手形，两角在手背交叉，围绕腕关节，在手背上打结。

3. 腹部内脏脱出的包扎方法 当腹部受到撞击、刺伤时，腹腔内的器官，如结肠、小肠会脱出体外，这时不要将其压塞回腹腔内，而要采用特殊的方法进行包扎。

先用大块的纱布覆盖在脱出的内脏上，再用纱布卷成保护圈，放在脱出的内脏周围，保护圈也可用碗或皮带圈代替，再用三角巾包扎。伤员取仰卧位或半坐卧位，下肢屈曲，嘱患者尽量不要咳嗽，严禁饮水、进食。

4. 异物刺入体内的包扎方法　异物包括刀、匕首、钢筋，以及其他因意外刺入体内的物体。异物刺入体内后，切忌拔出再包扎，因为这些异物可能刺中重要器官或血管，如果把异物拔出，会造成出血不止。正确的包扎方法是先将两块棉垫或替代品安放在异物显露部分的周围，尽可能使其不摇动，然后用棉垫包扎固定，使刺入体内的异物不会脱落。还可制作环形垫，用于包扎有异物的伤口，避免压住伤口中的异物。搬运中绝对不可挤撞伤处。

【分析】

案例1：患者为车祸后下肢开放性骨折，应先行夹板固定，后行包扎，具体方法见下文“固定的注意事项和方法”。

案例2：头面部外伤选用三角巾包扎或绷带包扎。①三角巾包扎：将三角巾叠成三指宽带状，放于下颌伤口敷料处。两手将带巾两底角分别经耳部向上提，长的一端绕头顶与短的一端在颞部交叉成十字。②绷带包扎：一手持绷带放于下颌伤口敷料处托住敷料，一手将绷带经耳部、颞部向上经头顶环绕至另一侧经颞部、耳部至下颌，如此反复绑扎4～5圈，当绷带绕至颞部时进行反折，使绷带成水平环绕，经额、颞、耳部、枕部，如此环绕包扎4～5圈固定。

四、固定的注意事项和方法

固定是创伤急救中最常用的方法之一，过去认为固定术是针对骨折的治疗方法，但其实不仅能固定骨折，防止骨折活动刺伤血管、神经等周围组织造成的继发性损伤，还能对关节脱位、软组织的挫裂伤起到固定、止痛的效果。常用的固定材料有木制夹板、塑料夹板、充气夹板和颈托。

（一）固定的注意事项

1. 若有开放性的伤口，应先止血、包扎，然后固定；如有发现呼吸和心搏停止，应先进行通气和心肺复苏，待病情稳定后再固定。

2. 在处理开放性骨折时，局部要进行清洁、消毒处理，用纱布将伤口包好，严禁把暴露在伤口外的骨折断端送回伤口内，以免造成伤口污染和再度刺伤血管及神经。

3. 对于大腿、小腿、脊椎骨折的伤者，应就地固定，切忌随便移动伤者，不要盲目复位，以免加重损伤程度。原则上凡未经复位固定的骨折患者，不得予以转送。

4. 固定骨折所用夹板的长度与宽度要与骨折肢体相称，其长度一般以超过骨折上下两个关节为宜。

5. 夹板和代替夹板的器材不要直接接触皮肤，应先用棉花、碎布、毛巾等软物垫在夹板与皮肤之间，尤其在肢体弯曲处等间隙较大的地方，要适当加厚垫衬，以免引起皮肤磨损或局部组织压迫坏死。

6. 固定、捆绑的松紧度要适宜，过松达不到固定的目的，过紧影响血液循环，导致肢体坏死。为了便于检查，必须裸露固定肢体的手指或足趾末端，如发现苍白、青紫、冰冷和麻木等现象，说明缚得太紧，应解开重新固定。

7. 对四肢骨折固定时，应先捆绑骨折断处的上端，后捆绑骨折端处的下端，如捆绑次序颠倒，则会导致再度移位。

8. 上肢固定时，应呈屈肘位；下肢固定时，肢体要伸直。

9. 夏天防中暑，冬天应保暖。

10. 为防止疼痛引起的休克，可在医生的指导下给予镇静、镇痛药物。

（二）具体的固定方法

具体的固定方法见表7-5-2。

表7-5-2 具体的固定方法

固定的部位	具体方法
上臂的固定	患者手臂屈肘90°，用两块夹板固定伤处，一块放在上臂内侧，另一块放在外侧，然后用绷带固定；如果只有一块夹板，则将夹板放在外侧加以固定。固定好后，用绷带或三角巾悬吊伤肢。如果没有夹板，可先用三角巾悬吊，再用三角巾把上臂固定在身体上
前壁的固定	患者手臂屈肘90°，用两块夹板固定伤处，分别放在前臂内外两侧，再用绷带缠绕固定；固定好后，用绷带或三角巾悬吊伤肢。如果没有夹板，可利用三角巾加以固定，三角巾上放本杂志或书，前臂置于书本上即可
大腿的固定	将伤腿伸直，夹板长度上至髂窝，下过足跟，两块夹板分别放在大腿内外两侧，再用绷带或三角巾固定；如无夹板，可利用另一未受伤的下肢合并进行固定
小腿的固定	将伤腿伸直，夹板长度上过膝关节，下过足跟，两块夹板分别放在小腿内外两侧，再用绷带或三角巾固定；如无夹板，可利用另一侧未受伤的下肢合并进行固定
脊椎的固定和患者搬运	在脊椎受伤后，容易导致骨折和脱位，如果不进行固定就搬动会加重损伤。若为有脑脊液流出的开放性骨折，应先加压包扎。颈椎骨折时应仰卧，尽快上颈托，无颈托时可用沙袋或衣服填塞头、颈部两侧，防止头左右摇晃，再用布条固定。胸椎骨折时应平卧。腰椎骨折时应俯卧于硬木板上，用衣服等垫塞颈、腰部，用布条将伤员固定在木板上。搬运时不得用软担架和徒手搬运

【分析】

案例1：患者为车祸后小腿开放性骨折，已有夹板，将夹板置于小腿外侧，其长度应从大腿中段到脚跟，在膝、踝关节垫好后用绷带分段固定，再将两下肢并拢上下固定，并在脚部用绷带“8”字形固定，使脚掌与小腿成直角。无夹板时，可将两下肢并列对齐，在膝、踝部垫好后用绷带分段将两腿固定，再用绷带“8”字形固定脚部，使脚掌与小腿成直角。注意：在处理开放性骨折时，局部要进行清洁、消毒处理，用纱布将伤口包好，严禁把暴露在伤口外的骨折断端送回伤口内，以免造成伤口污染和再度刺伤血管和神经。对于大腿、小腿、脊椎骨折的伤者，一般应就地固定，不要随便移动，不要盲目复位，以免加重损伤程度。

五、搬运伤员时伤员的体位、注意事项和方法

急危重患者在现场急救后，要迅速安全地运送到医院，以接受更全面的抢救。搬运是将经过现场救治的伤员移动到人工或简单的运输工具上，将伤病员从发病现场移动到能够治疗的场所。由于每位患者受伤的部位、性质、病情不同，因此要明确搬运的要求，选择相应的搬运方法，如果搬运方法不得当，可能前功尽弃，造成伤员的终身残疾，甚至危及生命。搬运伤员常用的工具有升降担架、走轮担架、铲式担架、负压充气垫式固定担架。

（一）搬运伤员时伤员常采用的体位

1. 仰卧位　所有重伤员均可采用。

2. 侧卧位　排除颈部损伤后，对有意识障碍的伤员可采用。

3. 半坐卧位　仅有胸部损伤的伤员，除外合并胸椎、腰椎损伤及休克时可以采用，以利于伤员呼吸。

4. 俯卧位　对胸壁广泛损伤，出现反常呼吸而严重缺氧的伤员，可以采用俯卧位，以压迫、限制反常呼吸。

5. 坐位　适于胸腔积液、心力衰竭患者。

（二）注意事项

1. 搬运之前要检查伤员的生命体征和受伤部位，重点检查头部、脊柱、胸部有无外伤，特别是颈椎是否受到损伤。对于脊椎骨折的患者，如为颈椎或腰椎高位骨折，搬运时要有专人牵引头部，采用仰卧位，并用衣物将头部固定好。若是低位胸、腰椎骨折，患者在搬上担架时应面部向下，由3～4人同时托起头、胸、骨盆和大腿，手放在担架上，严禁屈曲位搬运。

2. 首先要保持伤员的呼吸道通畅，尤其是脑外伤昏迷患者，在搬运中要确保气道通畅，途中采用半俯卧位，并减少振动，然后对受伤部位进行止血、包扎、固定，处理得当后才能搬动。

3. 人员、担架等未准备妥当时切忌搬运，搬运过程中注意安全、舒适、保暖，动作轻稳。

4. 搬运过程中要随时观察伤员的病情变化，重点观察呼吸、意识等，一旦在途中发生紧急情况，应停止搬运，立即进行急救处理。

5. 多人搬运时，动作要协调一致，上坡时患者头在前，下坡时头在后，以免患者头

低垂而产生不适。

6. 骨折患者搬运时，应在车上垫木板，并做好骨折部位的固定。

7. 推车行进时，不可碰撞墙及门框，避免振动患者、损坏建筑物。

8. 在特殊的现场，应按特殊的方法进行搬运，如火灾现场，在浓烟中搬运伤员时，应弯腰或匍匐前进；在有毒气泄漏的现场，搬运者应先用湿毛巾掩住口鼻或使用防毒面具，以免被毒气熏倒。

9. 开放性气胸封闭后的患者采用单人抱扶或双人坐椅式搬运，途中取半坐卧位。

（三）搬运方法

常用的搬运方法有徒手搬运和担架搬运。

1. 徒手搬运　适用于病情较轻，且搬运距离较短的伤者。有单人搬运法、双人搬运法和多人搬运法。

2. 担架搬运　用于病情较重，路途较远又不适合徒手搬运的伤者。

（马中富）

第六节　骨折和关节脱位的处理

【案例】

患者，女，63岁。因“髋部跌伤疼痛、活动障碍1小时”就诊。入院时体格检查：左下肢伸髋外旋位，肢体短缩，左腹股沟可触及肿物，弹性固定。患者非常关心自己究竟得了什么病，担心病情发展可能导致残疾、是否要急诊手术、康复要注意哪些方面等，因此征求医生意见。

一、骨折和关节脱位的定义

骨折（fracture）是一种常见的骨外科疾病，即骨的完整性和连续性中断，多由外伤及暴力直接作用所致。

关节脱位（dislocation of joint）又称脱臼，是运动伤害中一种常见急症，指组成关节各骨的关节面失去正常的对合关系。关节脱位的原因有直接外力和间接外力，以间接外力为多见，脱位关节以肩、肘、髋和下巴、手指等部位最易发生。

不同部位骨折、关节脱位处理不同，急救和急诊处理往往会直接影响之后的决定性处理及预后，处理不当则会贻误时机，甚至加重创伤。全科医生需要了解现场急救处理及患者手术后的家庭护理知识。

二、骨折的急救

骨折，特别是严重的骨折，如骨盆骨折、股骨骨折等，常是全身严重多发性损伤的一部分。因此，现场急救不仅要注意骨折的处理，还必须首先观察患者呼吸、心搏、意识和瞳孔等生命体征。

1. 骨折急救的目的　是用最为简单而有效的方法抢救生命、保护患肢、迅速转运，以便尽快得到妥善处理。处理骨折之前，应全面评估患者病情，保持呼吸道通畅，保持有效循环。

2. 防治休克　检查患者全身情况，如处于休克状态，应注意保温，尽量减少搬动，有条件时应立即输液、输血。

3. 伤口止血及包扎　开放性骨折的伤口出血绝大多数可用加压包扎止血，加压包扎不能止血时，可采用止血带止血；若骨折断端已戳出伤口并已污染，又未压迫重要血管和神经者，不应将其复位，以免将污物带到伤口深处，应送至医院清创处理后再行复位。

4. 妥善固定　固定是骨折急救的重要措施，可避免骨折端在搬运过程中对周围重要组织（如血管、神经、内脏）的损伤，减少骨折端的活动，减轻患者疼痛，便于转运。

5. 转运安排　应在现场急救的同时进行，救护车不应仅仅是运输工具，更应该是抢救场所。

三、骨折的治疗原则

治疗骨折有三大原则，即复位、固定和功能锻炼。

（一）复位

是将移位的骨折端恢复正常或近乎正常的解剖关系，重建骨的支架作用。复位是治疗骨折的首要步骤，也是骨折固定和功能锻炼的基础。准确地复位可增加骨折的稳定性，加快愈合，避免并发症。骨折早期复位可使骨折修复顺利进行，如果过长地拖延复位时间，会造成骨折复位困难。

一般说来，骨折复位应争取做到解剖学对位或接近解剖学对位。但临床实践中，由于骨折部位、类型、伤后组织的肿胀程度、复位时设备条件和复位者技术水平等不同，应根据具体情况，尽最大努力使患肢得到最好程度的恢复，以骨折修复后不影响患者肢体功能为原则。

1. 复位方法

（1）闭合复位：是指通过非手术的方法，达到骨折端复位，包括手法复位和牵引复位。

1）复位的时间：骨折后2小时内复位，较易成功；损伤轻、移位少、肿胀轻者复位易成功。当患者全身情况较差、生命体征不稳定时，必须待稳定后才能复位骨折。如果肢体明显肿胀，可用临时长夹板或石膏托固定，抬高患肢，观察末梢循环，待肿胀消退后再实施复位。移位骨折端，威胁血管和神经组织时，需尽快复位。对开放性骨折，应在清创缝合后按闭合性骨折处理；如果伤口较大，清创缝合时应争取将骨折部位的主要畸形进行矫正，利用牵引或石膏维持对位，残留移位待伤口愈合后，再继续复位、固定。

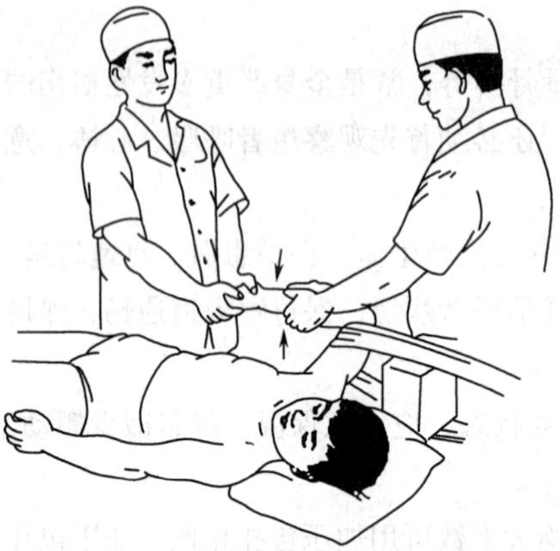

图7-6-1 伸直型桡骨下端骨折的手法复位

2）麻醉的选择：以复位时不痛，肌肉松弛为目的。可选择臂丛、局部、硬膜外、骶管和全身麻醉。

3）手法复位：是最常用的骨折治疗方法，有简单易掌握、对软组织损伤少、骨折愈合快等特点，大多数骨折均可采用手法复位来矫正其移位（图7-6-1）。但手法复位时必须轻柔，争取一次复位成功，手法粗暴和反复多次复位，可增加软组织损伤，影响骨折愈合，且可能引起并发症。

步骤：①解除疼痛，即使用麻醉解除肌痉挛和消除疼痛，可用局部麻醉、神经阻滞麻醉或全身麻醉；②肌松弛位，麻醉后，将患肢各关节置于肌松弛位，以减少肌肉对骨折段的牵拉力，有利于骨折复位；③对准方向，骨折后，近侧骨折段的位置不易改变，而远侧骨折段因失去连续性，可使之移动，因此骨折复位时，是将远侧骨折段对准近侧骨折段所指的方向；④拔伸牵引，在对抗牵引下，于患肢远端，沿其纵轴以各种方法施行牵引，矫正骨折移位。

4）牵引复位：牵引既是复位的方法，又是维持复位的措施，主要用于手法牵引不能复位或复位后不稳定的骨折。

（2）切开复位：即手术切开骨折部位的软组织，暴露骨折端，在直视下将骨折复位。切开复位的最大优点是可使手法复位不能复位的骨折达到解剖复位。由于大多数骨折可用手法复位治疗，切开复位只在特定的条件下进行，以下几种情况可作为切开复位的参考指征。

1）手法复位未能达到功能复位的标准，将会严重影响患肢功能。

2）骨折端血液供应差，断端需要严格固定才能愈合者，如股骨颈囊内骨折。

3）骨折断端间有软组织，如肌肉、肌腱、骨膜、神经等嵌入，手法复位失败。

4）骨上有多处骨折，手法复位困难。

5）长骨骨干不稳定性骨折，手法复位不满意，又不宜应用牵引方法治疗，而用内固定有较好疗效。

6）骨折并发主要血管、神经损伤，修复血管、神经的同时，宜行骨折切开复位。

7）骨折伴有肢体主要血管断裂，治疗中应首先重建骨支架者，如部分性和完全性肢体断离。

8）骨折发生畸形愈合，功能恢复不良。

2. 复位标准

（1）解剖复位：骨折端通过复位，恢复了正常的解剖关系，对位（两骨折端的接触面）和对线（两骨折段在纵轴上的关系）完全良好。

（2）功能复位：因各种原因未能达到解剖复位，但在骨折愈合后肢体功能无明显影响。每一部位功能复位的要求不同，一般认为功能复位的标准如下。

1）旋转移位和分离移位：骨折部位的旋转移位、分离移位必须完全矫正。

2）缩短移位：缩短移位在成人下肢骨折不超过1cm，上肢不超过2cm。儿童若无骨骺损伤，下肢缩短在2cm以内，在生长发育过程中可自行矫正。

3）成角移位：下肢骨折轻微向前或向后成角，与关节活动方向一致，日后可在骨痂改造期内自行矫正；向侧方成角移位，与关节活动方向垂直，日后不能矫正，必须完全复位，否则关节内、外侧负重不平衡，易引起创伤性关节炎；上肢骨折要求也不一致，肱骨干稍有畸形者功能影响不大，前臂双骨骨折则要求对位、对线均好，否则影响前臂旋转功能。

4）侧方移位：长骨干横形骨折，骨折对位至少达1/3，干骺端骨折至少应对位3/4。

（二）固定

1. 骨折固定的目的

（1）保持复位后的位置。

（2）在良好对位的情况下达到牢固愈合，避免延迟愈合、不愈合或畸形愈合。

（3）保证功能锻炼正常进行。

（4）有利于软组织损伤的修复，防止感染。

2. 常用的骨折固定方法 包括外固定和内固定。

（1）外固定：主要用于骨折经手法复位后的患者，也可用于切开复位内固定术后，需加用外固定者。目前常用的外固定方法有小夹板、石膏绷带、外展架、持续牵引和外固定器等（图7-6-2）。

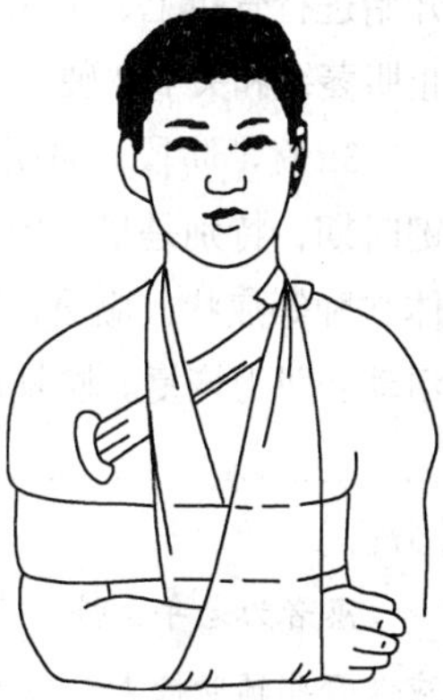

图7-6-2 外固定

（2）内固定：主要用于切开复位后，采用金属内固定物，如螺丝钉、钢板、三刃钉、髓内针等（图7-6-3～图7-6-5）。

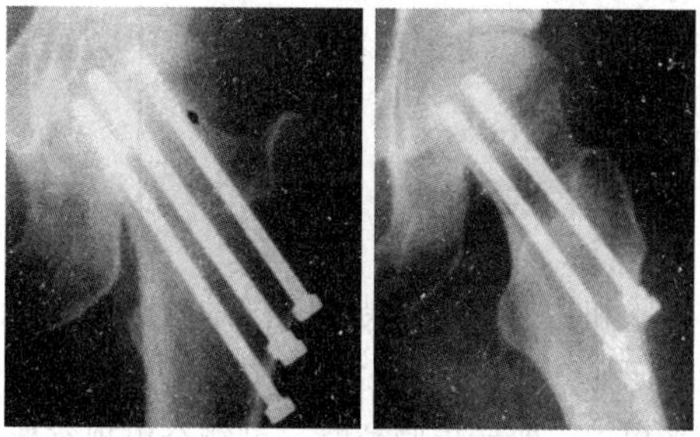

图7-6-3 内固定1

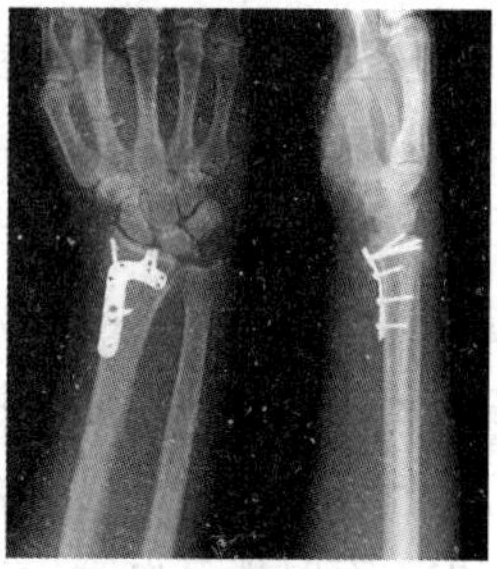

图7-6-4 内固定2

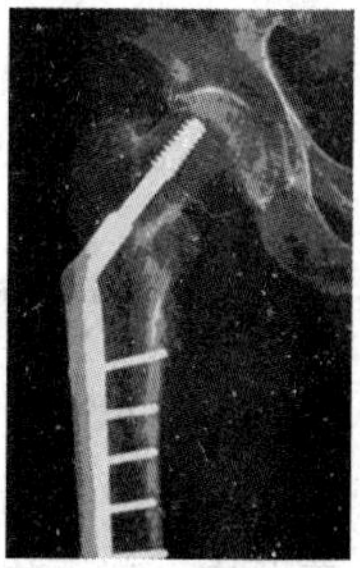

图7-6-5 内固定3

（三）功能锻炼

功能锻炼是骨折治疗的重要阶段，早期合理的功能锻炼，可促进患肢血液循环、减少肌肉萎缩、防止关节僵硬、促进骨折愈合。骨折，特别是关节内骨折，从损伤到复位、固定的过程中，损伤部位及邻近关节可能出现关节僵直、肌肉萎缩、骨质疏松等情况，若不进行功能锻炼，可能出现功能障碍。临床上功能锻炼有两种形式：主动运动与被动运动。主动运动是功能锻炼的主要形式，贯穿在整个骨折修复过程中，具体分期如下。

1. 早期阶段　骨折后1～2周，这个阶段的特点是局部疼痛、肢体肿胀、骨折端不稳定。此期功能锻炼的目的是促进患肢血液循环、消除肿胀、防止肌萎缩。由于患肢肿胀、疼痛，易发生骨折再移位，因此功能锻炼应以患肢主动舒缩活动为主，原则上骨折上、下关节暂不活动，但身体其他部位关节应进行功能锻炼。

2. 中期阶段　骨折2～3周及以后，这个阶段的主要特点是局部疼痛消失，肿胀消退，软组织损伤已恢复，内外骨痂已开始形成，此时应在医务人员指导和健肢的帮助下，开始进行骨折上、下关节活动，根据骨折的稳定程度、活动强度和范围逐渐增加，以防止肌萎缩和关节僵硬。

3. 晚期阶段　骨折已达临床愈合标准，外固定和牵引已拆除，此时是功能锻炼的关键时期，特别是早、中期功能锻炼不足的患者，还可能存在关节粘连、关节囊挛缩、肢体水肿等症状，应通过锻炼尽早使之消除，并辅以物理治疗和外用药物熏洗，促进关节活动和肌力恢复。恢复正常功能仍以主动锻炼为主。

【分析】

患者为老年女性，有髋部跌伤史，到社区就诊，全科医生如何做体格检查？如何处理及应做哪些辅助检查？患者有疼痛、活动障碍的特点，因此较符合股骨颈骨折的临床特点，髋关节X线正侧位片检查可明确诊断。股骨颈骨折是50岁以上老年人最常见的骨折，尤以女性或骨质疏松者多见，多有绊倒、扭伤或其他外伤病史，暴力有时不剧烈，可因疏忽而延误诊治；这与老年人的生理特点也有相关性，老年人髋周肌群退变、反应迟钝，不能有效抵抗髋部有害应力，加之髋部受到应力较大，局部应力复杂多变，因此不需多大外力，甚至在无明显外伤的情况下也可以发生骨折。但因其有较高的致残率和病死率，会严重危害老年人生活质量。

四、关节脱位的急救

关节脱位的一般症状是关节处疼痛剧烈、肿胀和功能障碍，特殊表现是畸形、弹性固定和关节盂空虚，无伴发骨折时，局部血肿不明显，在浅表的脱位关节可摸到光滑的关节面，关节活动丧失，有时伴有血管、神经受累。一般发生脱位时，可能会出现突然的声音，但如果脱位者是婴幼儿则很难发觉，据上述描述通常也可以明确诊断。一旦发生关节脱位，应立刻予以急救处理。

1. 首先观察生命体征，确认有无休克表现，若有，应抗休克后，将患者受伤的关节固定在患者感到最舒适的位置。

2. 对开放性关节脱位，需尽早做伤口包扎；对无破口的关节脱位，可用冷湿布敷于伤处。

3. 在单纯脱位的早期，局部无明显肿胀，可摸到脱位的骨端，救护者可试行手法复位，复位的原则是使局部肌肉松弛，按损伤机制的反方向首先拉开，然后旋转，用力均匀，复位后用绷带固定；但当医生未掌握脱位的整复技术时，不应该强行复位，以免引起血管或神经的损伤。

4. 脱位时间越长，复位越困难，脱位时间较长者因周围软组织肿胀，常难以判断脱位的情况，此时不宜盲目手法复位，应尽可能在进行妥善固定后迅速就医。

5. 脱位时常伴有关节囊的破裂、韧带的损伤和骨折，而且较大的关节脱位应在麻醉情况下予以复位，以松弛肌肉，减少伤员痛苦，脱位后由医生进行整复。

6. 单纯脱位在复位后局部必须固定，一般固定时间：上肢2～3周，下肢4～6周。

7. 整复后不应立即进行过度活动，禁止洗澡。

8. 护理人员在为患者脱衣服时，应先脱健侧，再脱伤侧，穿衣服时则反之。

9. 复位后应减少伤肢的活动，以免再脱位。

五、关节脱位的治疗原则

对关节脱位的处理主要分为以下3步。

1. 复位　以手法复位为主，时间越早，复位越容易，效果越好。复位成功的标志：关节的被动活动恢复正常，骨性标志复原，X线检查证实已复位。

2. 固定　复位后，将关节固定在稳定的位置上，有利于使受伤的关节囊、韧带和肌肉得以修复愈合。固定时间一般为2～3周，但陈旧性脱位的固定时间应适当延长，不同部位的脱位可用三角巾、绷带、石膏、支具或牵引等方式进行固定。

3. 功能锻炼　固定期间应经常进行关节周围肌肉的收缩活动和患肢其他关节的主动运动，以促进血液循环、消除肿胀，避免肌肉萎缩和关节僵硬。解除固定后中间进行被固定关节的运动，既要被动运动，也要主动运动，可配合使用关节功能锻炼器及热敷、理疗、温水浴等。对于关节僵硬者，不能强行粗暴扳拉，以免增加新的损伤。

【分析】

通过病史询问可基本诊断该患者为股骨颈骨折及髋关节脱位，进一步需进行有针对性的体格检查。X线检查可了解脱位情况，骨折移位情况。明确是否伴有髋臼、股骨头、股骨颈，甚至股骨干骨折。该患者所患股骨颈骨折及髋关节脱位需要手术治疗，需及时转诊至骨科医生处。术后患者需到社区转院进一步做康复锻炼，全科医生指导康复治疗。

六、全科医生对骨折及关节脱位的处理流程

骨折及关节脱位处理流程（图7-6-6），骨折的现场急救流程（图7-6-7）。

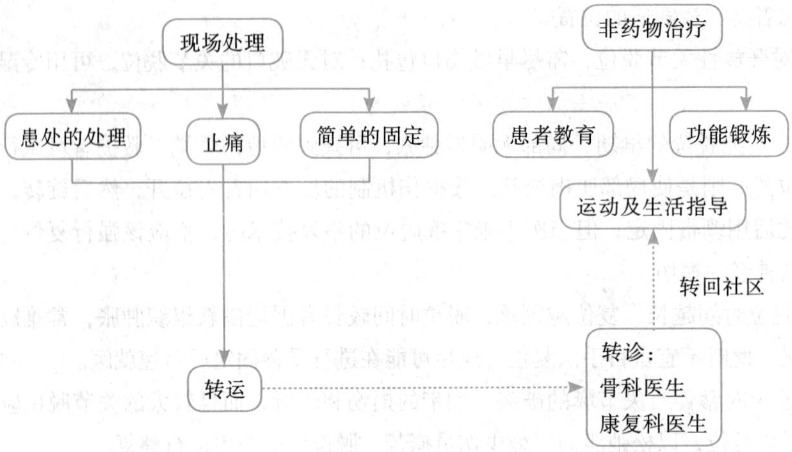

图 7-6-6　全科医生对骨折及关节脱位的处理流程

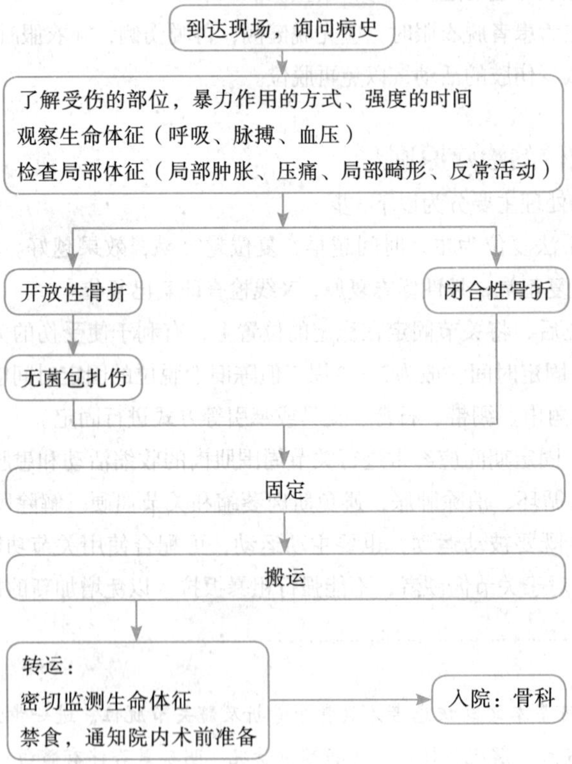

图 7-6-7　骨折的现场急救流程

七、手术后期转回社区的非药物治疗

非药物治疗包括患者教育、运动及生活指导和物理治疗。

1. 心理护理　消除患者的紧张、恐惧、焦虑情绪，减轻患者的心理负担。

2. 饮食指导　老年骨折患者饮食应以高能量、高蛋白、低脂肪、低盐、清淡易消化和富含纤维素的食物为主，还应多吃一些补钙的食物，多饮水。

3. 功能锻炼　功能锻炼应按主动加被动并循序渐进、持之以恒的原则进行。

4. 预防并发症　如压疮、坠积性肺炎、尿路感染、深静脉血栓形成等。

5. 出院的指导和随访　骨折愈合周期一般为3个月，患者大部分时间需要家庭康复。为使住院时的治疗护理延续下去，出院前康复指导及出院后随访尤为重要。

【分析】

手术后期的康复需转回社区，因此全科医生应通过健康教育帮助患者建立对疾病的正确认知，并告知其避免各种可能加重病情的因素。合理的运动及生活指导对疾病的康复极为重要，这需要全科医生完成，必要时可将患者转诊给康复科医生。

（马中富）

第七节　患者的转运与准备

【案例】

患者，女，58岁。因“头痛加剧、频繁呕吐、嗜睡2日”在基层医院就诊。经家属要求和主管医生同意，转往上级医院治疗。转运大约2.5小时车程。已经与上级医院取得联系，同意接收并做好接收准备。患者有脑梗死病史。请问转运前应做好哪些准备？路途中容易发生哪些意外？如何处理？

在急救工作中，患者为求得到进一步的诊断、完成更好的诊疗措施以期改善预后或加强医疗条件，会选择转院；根据转运实施的位置不同，急危重患者的转运分为院内及院际间转运。院内转运是指在同一医疗单位不同医疗区域之间的转运；院际间转运是指在不同医疗单位之间的转运。院际间转运过程中，基本配备了专业医生、护士、治疗设备及急救药品。但目前在院内转运时，无论是设备还是人员安排都明显不足，因此“相对安全”的院内转运其实存在很大的风险。

全科医生必须掌握如何将患者安全转运到指定地点，这是保证抢救成功率的重要环节，是决定患者预后的重要因素。但急危重患者全身情况较差，病情不稳定，随时有可能出现变化，危及生命，且患者转运过程中可能带有多种管道（引流管、中心静脉导管、气管插管、氧气管等），转运过程中存在管道受压、扭曲、移位、滑脱等风险，可能出现不良事件，影响转运，造成生命危险。

在转运过程中，若负责看护的医务人员少、缺乏责任、没有良好的观察能力及应急能力，设备及设施不完善及不合理，当患者出现意外时不能得到及时充分、有效、合理的救护，不仅影响危重患者的诊疗，还可增加病死率及伤残率，以及产生法律纠纷。因此，在转运危重患者时，要认真探讨及分析患者转运过程中存在的不安全因素，并对不安全因素重点防范。

一、转运决策与知情同意

（一）转运决策

院内转运是因患者各种需要，在院内各个科室之间转运的过程，由主管医生在尊重患者及家属意愿的前提下决定进行转运。院际间转运则需由转出医院主管医生和接收医院共同商议，并且最终应由接收医院主管医生决定。

（二）转运计划

1. 转运前应该充分评估转运的获益及风险。
2. 重症患者的转运应由接受过专业训练的医务人员完成。
3. 重症患者的转运应使用符合要求的运输工具。
4. 重症患者的转运需配备监护治疗设备及抢救药品，并检查所有设备的功能是否良好。
5. 转运开始前应尽可能维持患者呼吸、循环功能稳定，并有针对性地对原发疾病进行处理。
6. 转运前应与接收方及相关人员全面沟通患者病情，做好充分准备，告知出发时间及预计到达时间，接收方应保证所有准备工作就位，以保证转运的顺利和安全。
7. 转运期间应提供必要的监测治疗措施，转运过程中应尽可能保持原有监测治疗措施的连续性。
8. 转运过程中患者的情况及医疗行为需全程记录。

（三）知情同意

转运前应将转运的必要性和潜在风险告知患者及其家属，严格履行告知义务，维护患者的知情选择权，获取患者的知情同意并签字；若患者不具备完全民事行为能力，应当由其法定代理人签字；患者因病无法签字时，应当由其授权委托人签字。在紧急抢救患者生命的情况下，若法定代理人或被授权委托人无法签字，可由医疗机构负责人或授权的负责人签字。

二、转运前的准备

（一）工作人员准备

1. 急危重患者的转运应由具备急危重患者转运能力的医务人员实施，并且根据当时的具体情况选择恰当的转运人员，转运人员至少1名，转运过程中的所有决定由该负责人员作出。
2. 参与转运的医务人员应尽快熟悉该患者的诊治过程，评估患者目前整体状况。
3. 转运人员应是熟练掌握各种急救理论基础知识和操作能力且有经验的医务人员。

4. 转运人员应能够熟练应用各种急救设备。

（二）转运设备准备

1. 急危重患者的转运应使用符合要求的转运床，转运床应与救护车上的担架系统匹配。
2. 所需的所有转运设备都必须能通过转运途中的电梯、门廊等通道。
3. 转运人员要确保所有的转运设备正常运转并满足转运要求。
4. 转运监护治疗设备的准备见表7-7-1，转运药品的准备见表7-7-2。

表7-7-1《中国重症患者转运指南（2019）》危重患者（成人）转运推荐设备

推荐设备	选配设备	推荐设备	选配设备
气道管理及通气设备		循环管理设备	
鼻导管	环甲膜切开包	心电监护仪及电极	动脉穿刺针
鼻咽通气道/口咽通气道	各种型号的储氧面罩	袖带式血压计及各种型号的袖带	中心静脉导管包
便携式吸引器及各种型号吸引管	多功能转运呼吸机	除颤仪、除颤电极板或耦合剂	压力延长管
简易呼吸器	球囊外接可调PEEP阀	各种型号的静脉留置针	有创压力监测仪
各种型号的加压面罩	$PetCO_2$监测器	各种型号的注射器/针	压力传感器
喉镜（弯镜片2、3、4号，备用电池、灯泡）	呼吸机螺旋接头	静脉穿刺用止血带	加压输液器
各种型号的气管插管	呼吸过滤器	静脉输液器	输液加热器装置
开口器	湿热交换器	输血器	经皮起搏器
管芯	胸腔闭式引流设备	输液泵及微量泵	
牙垫	便携式血气分析仪	三通开关	
舌钳、插管钳（麦氏插管钳）		皮肤消毒液	
环甲膜穿刺针		无菌敷料	
氧气瓶及匹配的减压阀、流量表、扳手		其他	
便携式呼吸机		体温计	止血钳/止血带
听诊器		血糖仪及试纸	创伤手术剪
润滑剂		鼻饲管及胃肠减压装置	外科敷料（海绵、绷带）
专用固定气管导管胶带		约束带	脊柱稳定装置

续表

推荐设备	选配设备	推荐设备	选配设备
脉搏血氧饱和度监测仪		电筒和电池	
胸腔穿刺针/包		通信联络设备	

注：$PetCO_2$.呼气末二氧化碳分压；PEEP.呼气末正压。

表7-7-2 《中国重症患者转运指南（2019）》危重患者（成人）转运推荐药物

推荐药物	选配药物	推荐药物	选配药物	推荐药物
静脉滴注液体：生理盐水、乳酸林格液、胶体	异丙肾上腺素	毛花苷C	甘露醇	葡萄糖酸钙
肾上腺素	腺苷	呋塞米	苯巴比妥	硫酸镁
阿托品	维拉帕米	硝酸甘油注射剂	苯妥英钠	碳酸氢钠
多巴胺	美托洛尔	硝普钠	纳洛酮	50%葡萄糖注射液
去甲肾上腺素	沙丁胺醇喷雾剂	氨茶碱	神经肌肉阻滞剂（如氯琥珀胆碱、罗库溴铵、维库溴铵）	无菌注射用水
胺碘酮	甲泼尼龙	地塞米松	麻醉性镇痛剂（如芬太尼）	吗啡
利多卡因	肝素	氯化钾	镇静剂（如咪达唑仑、丙泊酚、依托咪酯、氯胺酮）	地西泮注射液

（三）患者的准备

1. 转运前对患者的情况综合、全面考虑，维持患者生命体征平稳。

2. 转运前应评估患者的气道安全性，对于高风险患者，为确保气道通畅，应积极建立人工气道。

3. 所有危重患者转运前应建立静脉通道，且必须保持通畅。

4. 转运前对原发疾病需有针对性地进行处理。

【分析】

转运前检查患者的生命体征，观察血压、脉搏、呼吸、意识状态、瞳孔情况，准备好患者的临床资料，一并带往上级医疗单位以便参考。挑选有经验的医护人员陪送，准备好急救药品器具，并与上级医疗单位取得联系，以便上级医疗单位做好收容抢救的准备。转运工具选用有医疗设备的救护汽车，以便路途中抢救处理。转运中患者取平卧位，头偏向一侧，固定要切实可靠，以免摔伤，保持两条静脉通道，密切观察病情，及时处置相应情况。

三、转运方式的选择

1. 院内转运　通常由转运床完成。

2. 院际转运　急危重患者的转运方式应综合考虑患者的疾病特性、疾病缓急、转运距离、转运环境、护送人数、携带设备、准备时间、路况和天气，以及患者的经济承受能力等。转运方式通常包括陆路转运及飞行转运（表7-7-3）。

表7-7-3　危急重患者的转运方式及其优缺点

转运方式	优点	缺点
陆路转运	花费少、启动迅速、不易受不良天气状况的影响、转运途中易于监测、发生生理紊乱的可能性更低、护送人员更熟悉转运环境。陆路转运通常由救护车完成，如条件许可，大规模灾难期间成批重症伤员转运亦可考虑铁路运输	速度比飞行转运慢，比较受路况影响
飞行转运	更适合长程转运，当陆路通行困难或要求更快时间内转运时可以考虑。直升机转运多用于陆路难以到达的特殊情况，国际间长距离转运可通过SOS等专业组织完成	飞行转运的准备时间较陆路转运明显延长，起飞前及着陆后仍需要车辆转运，费用较高

四、转运中的防范措施和注意事项

转运期间应提供必要的监测治疗措施，尽可能保持原有监测治疗措施的连续性，比如生命体征的监护、呼吸支持、循环支持等。转运过程中护送人员全面、始终记录患者转运过程中的一般情况、生命体征、监测指标、接受的治疗、突发事件及处理措施等，并记入病历。

1. 静脉通道堵塞和滑脱　尽量选用腕关节或肘关节以上的大静脉建立静脉通道，有条件的情况下采用留置针穿刺，敷料贴固定。检查液体进入是否通畅。搬运患者须轻柔，过度烦躁患者需给予镇静或适当约束。

2. 血氧饱和度下降、呼吸困难、血压下降　若急危重患者出现呼吸困难和血氧饱和度下降等情况，往往考虑为呼吸道不通畅导致，此时必须首先检查有无插管移位或脱落、备用氧是否充足、呼吸道是否有异物阻塞，并给予相应处理。如果出现血压下降，对于术后患者要考虑是否有止血不利，术区有无活动性出血而导致的有效血容量不足，或是否有心功能不全等，应迅速检查，找出原因，补充血容量，进行心功能评价。

3. 气管插管的脱落或移位　气管插管后检查固定是否牢靠，尤其注意小婴儿的牙垫需做成外大内小的楔形，以免搬运中插管滑入右侧主支气管，造成一侧肺通气不良，甚至肺不张。也要注意衔接加压皮囊处连接是否紧密，加压者用一只手固定插管，以免不慎将插管带出，造成脱落。

4. 休克患者转运　体位为头脚抬高30°，保持呼吸道通畅，给予吸氧。开放两条以上的静脉通道，并保持通畅，扩容和血管活性药物并用，及时补充血容量。途中注意保暖，密切观察患者生命体征并予以相应处理。

5. 颅脑损伤和脑血管意外患者的转运　首选观察双侧瞳孔是否等大等圆，以及对光反射是否灵敏、呼吸频率和节律、脉搏、血压等。确认有无剧烈头痛、呕吐、颈抵抗、心率变慢等症状。对有出血、脑水肿、颅内高压征象的患者，应及时输入止血、脱水（甘露醇）的药物。惊厥抽搐者选用苯巴比妥、地西泮肌内注射等。高热者给予物理降温。搬运时应平稳，切忌振动，使头部抬高15°，身体自然倾斜，以利于颅内静脉回流，从而减轻脑水肿，避免搬动患者颈部造成颈部扭曲，保持呼吸道通畅和正常的呼吸频率。

6. 转运交接　当到达接收科室/医院后，转运人员应与接收科室/医院负责接收的医务人员进行正式交接，交接内容包括气道是否通畅、妥善固定，呼吸频率、深度和血氧饱和度，脉搏、血压、心电图、意识状态，有无致命的症状主诉，给予了哪些药物与检查，各类导管是否通畅，交接后应书面签字确认。

【分析】

该患者在转运中应注意防止脑疝的发生。一旦出现昏迷或去大脑强直发作、瞳孔散大和对光反射消失、脉搏下降、血压升高、呼吸深慢或出现病理性呼吸，则提示脑疝的发生。应立即给予脱水药物治疗，常用的脱水药物有甘露醇、呋塞米、地塞米松。予以吸氧，注意保持呼吸道的通畅。

五、重症患者院际转运流程

重症患者院际转运流程见图7-7-1。

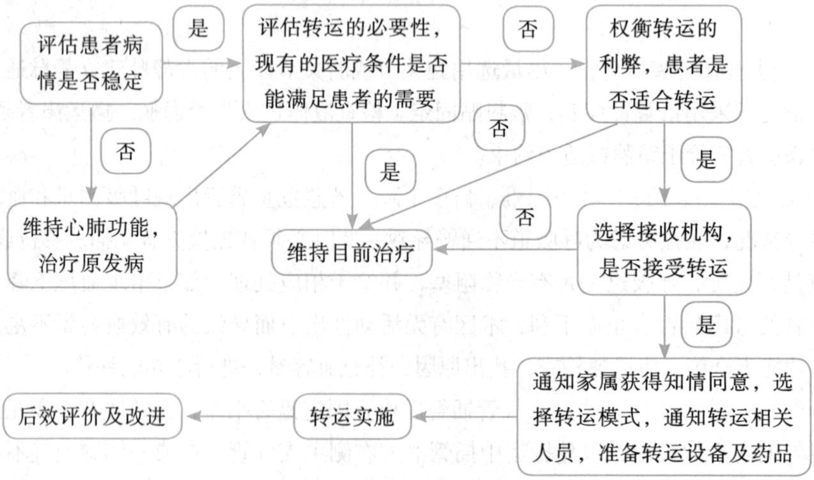

图7-7-1　《中国重症患者转运指南（2019）》重症患者院际转运流程

（马中富）

第八节　急性中毒与理化因素所致伤害的处理

【案例】

患者，女，26岁。因“吵架后服不明农药后10分钟”被家人送到医院就诊。入院时患者出现恶心、呕吐，呕吐物为胃内容物，口中有大蒜样气味，同时伴有流涎、大汗、走路不稳、视物模糊、呼吸困难等不适。患者来全科门诊就诊，此时该如何诊断中毒？判断为哪一种农药中毒？如何解毒治疗？

有毒的化学物质进入机体后，能损害机体的组织与器官，通过生物化学或生物物理学作用，使组织细胞的代谢或功能损害，引起机体发生病理变化的现象，称为中毒（poisoning）。在一定剂量内能引起中毒的化学物质，就称为毒物（poison）。毒物的概念是相对的，剂量在划分毒物与非毒物的界线中起着至关重要的作用。人们习惯上把那些小剂量就能严重危害机体，甚至威胁生命的物质称为毒物。

通常把中毒分为2类：①急性中毒，表现为毒物进入机体后在短时间内出现中毒临床表现，甚至死亡，是临床急诊常见疾病之一；②慢性中毒，是由长时间小剂量毒物进入人体蓄积引起，多见于职业性中毒。全科医生的职责是要依据病史、症状、体征和适当的辅助检查鉴别出中毒的种类，分秒必争地进行抢救。本节主要讲述急性中毒。

一、急性中毒的诊断

（一）毒物接触史

采集中毒病史是诊断的首要环节，需仔细询问发病过程及症状等。生产性中毒者重点询问操作过程、工种、毒物种类及接触途径等。非生产性中毒者，则需了解中毒者心理状态、本人和家人经常服用的药物、不良的生活习惯、收集盛放毒物的容器及剩余毒物。

（二）临床表现

急性中毒常有其特有的临床表现（表7-8-1）。

表7-8-1　急性中毒临床表现及相关毒物

累及系统	临床表现	毒物
气味	酒味	乙醇及其他醇类化合物
	苦杏仁味	氰化物
	蒜臭味	有机磷、黄磷、铊
	苯酚味	苯酚及甲酚皂溶液等
	尿味	氨水、硝酸铵

续表

累及系统	临床表现	毒物
皮肤、黏膜	多汗	有机磷、水杨酸、吗啡类
	无汗	抗胆碱药
	樱桃红	一氧化碳、氰化物
	潮红	抗胆碱药、乙醇、硝酸甘油
	发绀	麻醉药、有机溶剂、刺激性气体、亚硝酸盐和苯胺、硝基苯等
	黄疸	毒蕈、鱼胆、四氯化碳、百草枯等
眼睛	瞳孔缩小	有机磷、阿片类、镇静催眠药及氨基甲酸酯类
	瞳孔扩大	抗胆碱药、甲醇、乙醇、大麻、可卡因、苯丙胺类、氰化物等
	视力障碍	有机磷、甲醇、一氧化碳、肉毒毒素
口腔	流涎	有机磷、毒蘑
	口干	抗胆碱药、苯丙胺类
神经系统	肌肉颤动	有机磷、有机汞、有机氯、乙醇、毒扁豆碱等
	抽搐惊厥	毒鼠强、氟乙酰胺、有机磷、氰化物、异烟肼、抗抑郁药、中枢神经兴奋药
	嗜睡、昏迷	镇静催眠药、麻醉药、一氧化碳、抗组胺类、抗抑郁药、醇类、阿片类、有机磷、有机溶剂等
	谵妄	有机汞、抗胆碱药、醇、苯、铅等
	瘫痪	肉毒毒素、可溶性钡盐、一氧化碳、蛇毒、河豚毒、箭毒
消化系统	呕吐	有机磷、毒蘑
	腹痛	有机磷、毒蘑、巴豆、铅、砷、汞化物、强酸强碱等腐蚀性毒物
	腹泻	毒蘑、巴豆、铅、砷、汞化物
	中毒性肝损害	磷、硝基苯、毒蕈、氰化物、蛇毒
循环系统	心动过速	抗胆碱药、拟肾上腺素药、乙醇等
	心动过缓	有机磷、毒蘑、乌头、拟胆碱药、可溶性钡盐、洋地黄类、β受体拮抗剂、钙通道阻滞剂
	血压升高	苯丙胺类、拟肾上腺素药
	血压下降	亚硝酸盐、各类降压药
	心脏骤停	洋地黄、奎尼丁、氨茶碱、依米丁

续表

累及系统	临床表现	毒物
呼吸系统	呼吸减慢	阿片类、镇静催眠药
	哮喘	刺激性气体、有机磷
	肺水肿	刺激性气体、磷化锌、有机磷、百草枯
	呼吸加快或深大	二氧化碳、呼吸兴奋剂、水杨酸类、抗胆碱药
血液系统	溶血性贫血	砷化氢、苯胺、硝基苯、有毒的动植物（毒蛇、毒蕈）
	再生障碍性贫血	抗肿瘤药、氯霉素、放射病
	出血	阿司匹林、肝素、氢氯噻嗪、香豆素、抗肿瘤药、敌鼠钠盐、蛇毒

（三）实验室检查

1. 毒物分析　毒物的分析是诊断中毒最为客观的方法，可通过收集可疑物质、食物、水，以及患者的血液、尿液、呕吐物、洗胃液等检查毒物及其分解产物。

2. 特异性化验检查　如一氧化碳中毒者，血中可测出碳氧血红蛋白；有机磷中毒者，血液中胆碱酯酶活性减低；亚硝酸盐中毒者，血中可检测出高铁血红蛋白等。

3. 异性化验检查　根据患者症状、体征及发病情况进行常规的检查。例如：血尿便常规、生化、血气分析、凝血功能、心电图、X线及CT检查，从而评估各脏器功能及并发症。

（四）急性中毒的诊断

若突然出现昏迷、惊厥、呼吸困难、发绀、呕吐等危重症状和体征，又有明确的毒物接触史，平素健康者，诊断急性中毒不难，解毒药试验治疗有效和相应毒物的实验室鉴定可帮助确诊，尤其对毒物接触史不明确者更有意义，但注意还要进行相应的鉴别诊断（图7-8-1）。

二、急性中毒的救治

急性中毒的救治原则是维持患者生命体征及阻止毒物继续作用于人体，包括清除未被吸收的毒物、促进已吸收毒物排出、特殊解毒药物治疗及对症支持治疗。

（一）清除未被吸收的毒物，预防或减少毒物吸收

为尽早、尽量清除尚未吸收的毒物，预防中毒进一步加重，应采取以下措施。

1. 经呼吸道吸入中毒　立即脱离有毒场所，呼吸新鲜空气，清除呼吸道分泌物，以3%硼酸、2%碳酸氢钠清洗鼻咽腔并含漱，必要时给予吸氧、气管插管、人工通气，特别是昏迷或喉头水肿存在时。

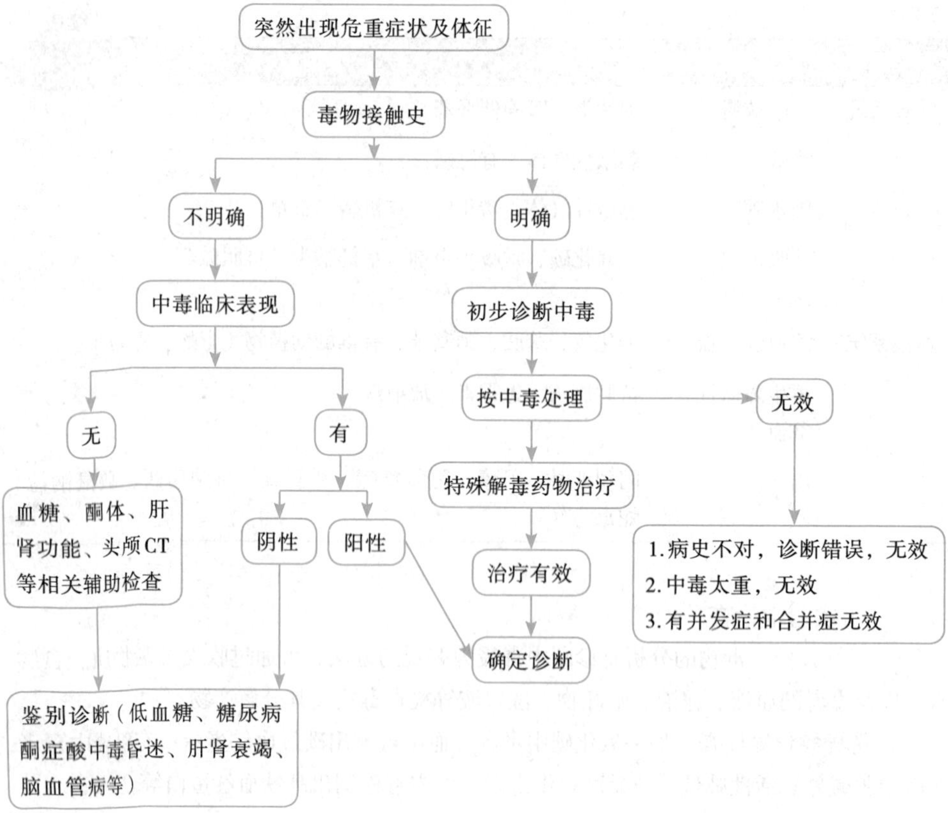

图7-8-1 急性中毒的诊断思路

2. 经皮肤、黏膜吸收中毒 立即脱去被污染的衣物，并采取适当的清洗、清除措施，特殊毒物清洗、清除要求见表7-8-2。

表7-8-2 特殊毒物清洗、清除要求

毒物	清洗、清除要求
苯酚、二硫化碳、溴苯、苯胺、硝基苯	宜用10%乙醇溶液冲洗
磷化锌、黄磷	宜用1%碳酸钠溶液冲洗
酸性毒物（铊、磷、有机磷、溴、溴化烷、汽油、四氯化碳、甲醛、硫酸二甲酯、氯化锌）	宜用5%碳酸氢钠溶液或肥皂水冲洗后，再用清水冲洗干净
碱性毒物（氨水、氨氢氧化钠、硅酸钠）	宜用2%醋酸、3%硼酸、1%枸橼酸溶液冲洗
固体生石灰、黄磷	先用镊子、软毛刷清除毒物颗粒后，再用大量温水冲洗干净

续表

毒物	清洗、清除要求
三氯化磷、三氯氧磷、五氧化二磷、芥子气	先用纸布吸去毒物后，再用水冲洗（切勿先用水冲洗）
焦油、沥青	先用二甲苯清除毒物后，再用肥皂水、清水冲洗皮肤，待水干后，用羊毛脂涂在皮肤表面

3. 经胃肠摄入中毒　经胃肠摄入中毒者，早期清除胃肠道尚未吸收的毒物可使病情明显改善，越早、越彻底越好。常用的方法包括稀释、催吐、洗胃、吸附、导泻、洗肠等。

（1）稀释：强酸或强碱中毒可用牛奶或蛋清稀释、吸附。

（2）催吐：对于神志清醒、胃内尚存留毒物者，立即排出胃内毒物，这是最简便的方法。昏迷、惊厥、休克者禁忌催吐；吞服石油蒸馏物、腐蚀性毒物的患者，催吐可能引起出血或食管撕裂、胃穿孔，应禁忌。催吐的方法如下。

1）物理法刺激催吐：对于神志清楚的合作患者，用手指或压舌板、筷子刺激咽后壁或舌根诱发呕吐。可饮温水200～300ml，然后再刺激呕吐，直到呕出清亮胃内容物为止。

2）药物催吐：①依米丁（吐根碱），口服吐根糖浆30ml，继而饮水，20分钟后出现呕吐，持续30～120分钟；因该药易发生吸入性肺炎，目前不再主张用于催吐。②阿扑吗啡，是半合成中枢性催吐药，用于意外中毒不能洗胃者；用法为2～5mg/次，皮下注射，5～10分钟后即发生催吐作用；给药前，先饮水200～300ml；不宜重复应用或用于麻醉药中毒者。

（3）洗胃

1）适应证：用于口服毒物1小时以内者，对于服用吸收缓慢的毒物、胃蠕动功能减弱或消失者，服毒4～6小时后仍应洗胃。

2）禁忌证：吞服强腐蚀性毒物、有出血倾向或消化道出血、昏迷均禁止洗胃。

3）洗胃方法：洗胃时，患者取侧卧位，头稍低并转向一侧。胃管插入后一定要确认是否插入胃，可向胃管注入适量空气，用听诊器听诊上腹部，如在胃区听到“咕噜”声，证明胃管在胃内。首先吸出全部胃内容物，留送毒物鉴定，然后灌入洗胃液，成人每次灌入量为300～500ml，小儿根据年龄、体重酌情减量，一般不超过同年龄人胃容量的1/2，反复灌洗至流出液清亮无味为止。洗胃液总量2～5L，个别病例可达到6～10L。昏迷或无保护性反射（咳嗽、吞咽反射）的患者，在洗胃前应先行气管插管，撤除胃管前经胃管给入首剂药用炭。拔胃管时，要先将胃管尾部夹住，以免拔胃管过程中管内液体反流入气管。

4）洗胃液的选择：根据进入胃内的毒物种类不同，选用不同的洗胃液。

胃黏膜保护剂：吞服腐蚀性毒物时，用牛奶、蛋清、米汤等保护胃肠黏膜。

溶剂：口服脂溶性毒物（如汽油或煤油等）时，先用液体石蜡150～200ml，然后洗胃。

药用炭吸附剂：能吸附多种毒物，不能被药用炭很好吸附的毒物有乙醇、铁和锂等。应在摄入毒物1小时内给予药用炭。首次1.0～2.0g/kg，加水200ml，由胃管注入，2～4小时重复应用0.5～1.0g/kg，直至症状改善。应用药用炭的主要并发症有呕吐、肠梗阻和吸入性肺炎。

中和剂：强酸用弱碱中和，不要用碳酸氢钠，因其遇酸后可生成二氧化碳，使胃肠充气膨胀，有造成穿孔的危险。强碱可用弱酸中和。

沉淀剂：乳酸钙或葡萄糖酸钙与氟化物或草酸盐作用，生成氟化钙或草酸钙沉淀；2%～5%硫酸钠与可溶性钡盐作用，生成不溶性硫酸钡；生理盐水与硝酸银作用生成氯化银。

解毒药：毒物、局部拮抗剂及其作用详见表7-8-3。

表7-8-3　毒物、局部拮抗剂及其作用

毒物	局部拮抗剂	作用性质
腐蚀性酸	弱碱（石灰水）、牛奶、蛋清、豆浆、肥皂水	中和
腐蚀性碱	弱酸（稀醋）、果汁、牛奶、豆浆、桔子水、蛋清、浓茶	中和
砷	硫代硫酸钠（5～10g）、豆浆、牛奶、蛋清	沉淀
汞	牛奶、豆浆、蛋清、2.5%碳酸氢钠、硫代硫酸钠	沉淀
铅	硫酸钠或硫酸镁	沉淀
无机磷	0.1%硫酸铜溶液	沉淀
钡盐	2%～5%硫酸钠或硫酸镁（泻盐）	沉淀
含氰化物	硫代硫酸钠5～10g	形成无毒物
铁	碳酸氢钠	形成无毒物
氟化物	牛奶、石灰水	生成氟化钙
草酸盐	牛奶、石灰水	生成草酸钙
甲醛	0.1%氨水	生成无毒物
苯酚	植物油（蓖麻油）	延缓吸收
碘	面糊、米汤	使碘无活性
高锰酸钾	维生素C	还原作用

5）洗胃的并发症：胃穿孔或出血、吸入性肺炎或窒息等。

4. 吸附　洗胃后从胃管灌入含药用炭50～100g的悬浮液1～2次。

5. 导泻　应用泻药以清除肠道内尚未被吸收的毒物。常用硫酸钠或硫酸镁，15g溶于水内，口服或由胃管注入。有肾衰竭、严重腹泻、肠梗阻、腹部创伤的患者禁用导泻剂。近年来被提出的有效导泻剂是山梨醇1～2g/kg。

6. 灌肠 除腐蚀性毒物中毒外，用于口服中毒6小时以上、导泻无效及抑制肠蠕动的毒物（巴比妥类、颠茄类或阿片类）中毒者，应用1%温肥皂水500～1 000ml连续多次灌肠。

【分析】

该患者有明确的口服农药史，中毒后表现为呕吐、流涎、走路不稳、视物模糊、呼吸困难、口中有大蒜样气味，符合有机磷农药中毒的临床特征。有条件可进一步完善血液胆碱酯酶活性检查，以帮助判定有机磷中毒程度，轻度中毒者全血胆碱酯酶活性为正常值的50%～70%，中度中毒为正常值的30%～50%，重度中毒为正常值的30%以下。该患者的中毒时间短，应立即给予催吐、洗胃，洗胃液宜选用1%碳酸氢钠溶液或1∶5 000高锰酸钾溶液，亦可以用淡食盐水（浓度约0.85%）或清水洗胃。洗胃后可用硫酸钠导泻，并给予药用炭吸附。

（二）促进已吸收毒物排出

1. 加强利尿和碱化尿液

（1）加强利尿：主要用于毒物以原形由肾脏排出的中毒。有心、肺和肾功能损害者忌用。方法为快速大量静脉滴注5%～10%葡萄糖溶液或5%糖盐水溶液，500～1 000ml/h，同时静脉注射呋塞米20～80mg。

（2）碱化尿液：一般用碳酸氢钠碱化尿液，使尿pH≥7.5。常用于较严重的水杨酸类或巴比妥类药物中毒。碱化尿液时应适当补钾，有肺水肿、脑水肿、肾衰竭时忌用。

2. 供氧 高压氧治疗是一氧化碳中毒的特效疗法。

3. 血液净化 一般用于血液中毒物浓度明显增高、中毒严重、昏迷时间长、有并发症和经积极支持疗法病情日趋恶化者。

（1）血液透析：一般在常规治疗失败后应用，适用于分子量在350Da（道尔顿）以下、水溶性、不与蛋白质结合、在体内分布比较均匀的毒物的严重中毒，如严重的苯巴比妥、水杨酸类、茶碱类、甲醇、乙二醇、锂中毒等，通常在中毒12小时内进行血液透析效果较好。

（2）血液灌流：是将血液引入有固态吸附剂的容器中，血液通过吸附剂时其中的毒物被清除。对于分子量大、水溶性、与蛋白结合的毒物，血液灌流比血液透析效果好。血液灌流的吸附材料主要有药用炭和中性大孔树脂2种。

（3）血浆置换：用于清除游离或与蛋白结合的毒物，特别是生物毒（如蛇毒、蕈中毒）及砷化氢等溶血毒物中毒，通常需在数小时内置换3～5L血浆。

（三）特效解毒药的应用

急性中毒诊断明确后，应及时针对不同中毒毒物使用特效解毒剂治疗，原则是早期、足量、尽快达到治疗有效剂量，注意预防不良反应。应选择正确的给药方法，使特殊解毒剂在最短的时间内发挥最好的疗效。常用的特效解毒药见表7-8-4。

表7-8-4 常见毒物的解毒剂、剂量及用法

中毒种类	有效解毒剂	剂量、用法及注意事项
砷、汞、金、锑、铋、铜、铬、镍、钨、锌	二巯丙醇	急性砷中毒：第1～2日，2～3mg/（kg·次），每4～6小时1次，肌内注射；第3～10日，2次/d
	二巯丙磺钠	汞中毒：5%二巯丙磺钠5ml，1次/d，肌内注射，3日为一疗程，间隔4日后可重复用药
	二巯基丁二酸	10ml/kg，口服，每8小时1次，共5日；再以每12小时1次，共14日
	硫代硫酸钠	10～20mg/（kg·d），配成5%～10%溶液，静脉注射或肌内注射，1次/d，持续3～5日；或用5%的硫代硫酸钠溶液10～20ml，口服，2次/d（只作用于胃肠道内未被吸收的毒物）
铅、锰、铀、镭、钒、钴、铁、硒、镉、铜、铬、汞	依地酸钙钠	1g加于5%葡萄糖溶液250ml，静脉滴注，1次/d，连用3日为一疗程，间隔3～4日后可重复用药
	喷替酸	15～30mg/（kg·d），配成10%～25%溶液，肌内注射；或同剂量以生理盐水稀释成0.2%～0.5%溶液，静脉滴注，2次/d，3日为一疗程，间隔3日再用第二疗程
	去铁胺	15mg/（kg·h），总量不超过6g/d
	青霉胺	治疗慢性铅、汞中毒，100mg/（kg·d），分4次口服，5～7日为一疗程
高铁血红蛋白血症（亚硝酸盐、苯胺、非那西丁、硝基苯、安替比林、氯酸盐类、磺胺类等）	亚甲蓝（美蓝）	1%亚甲蓝5～10ml（为1～2mg/kg的量）稀释后静脉注射，若症状不消失或重现，0.5～1.0小时后可再重复
	维生素C	500～1 000mg/d，加入5%～10%葡萄糖溶液内静脉滴注；或口服，1～2g/d

续表

中毒种类	有效解毒剂	剂量、用法及注意事项
氢氰酸及氰酸化合物（桃仁、杏仁、李仁、樱桃仁、枇杷仁、亚麻仁、木薯、樱桃仁、枇杷仁、亚麻仁、木薯）	亚硝酸异戊酯	吸入剂，用时压碎，每1～2分钟吸入15～30秒，反复吸入至亚硝酸钠注射为止
	亚硝酸钠	3%亚硝酸钠溶液10ml缓慢静脉注射，3～5分钟注入，每次注射前要准备好肾上腺素，当血压急剧下降时应注射肾上腺素
	硫代硫酸钠	50%硫代硫酸钠50ml，缓慢静脉注射（10～15分钟内注完）
	亚甲蓝（美蓝）	1%亚甲蓝溶液10mg/（kg·次），缓慢静脉注射，注射时观察口唇，口唇变暗紫色即停止注射
	以上三种药物，最好先注射亚硝酸钠，继之注射硫代硫酸钠，或先注射亚甲蓝，继之注射硫代硫酸钠；重复时剂量减半，注意血压下降时应注射肾上腺素	
有机磷化合物类（1605、1059、3911、美曲膦酯、敌敌畏、乐果、其他有机磷农药）	碘解磷定	0.4～1.6g/次，稀释后缓慢静脉注射，30分钟后视病情重复给予0.6～0.8g
	氯解磷定	0.5～2.0g/次[小儿15～30mg/（kg·次）]，缓慢静脉注射，严重者30～60分钟后可重复注射首次剂量的1/2，并与阿托品同时应用，至肌肉颤动停止意识恢复；氯解磷定可肌内注射
	双复磷	0.125～0.750g/次，皮下、肌内或静脉注射均可，视病情30分钟后可重复给予0.5g
	阿托品	轻度中毒：首次1～2mg皮下、肌内、静脉注射，每0.5～1.0小时给1次；至阿托品化后，每4～6小时给0.5～1.0mg 中度中毒：首次2～4mg，之后每15～30分钟给1～2mg，静脉注射；阿托品化后每4～6小时给1～2mg，皮下或肌内注射 严重中毒：首次剂量8～10mg，以后10～15分钟给2～4mg，静脉注射；至阿托品化后，改为每2～6小时给1～2mg，皮下注射
烟碱、毛果芸香碱、新斯的明、毒扁豆碱、槟榔碱、毒蕈	碘解磷定、氯解磷定或双复磷	对烟碱、新斯的明、毒扁豆碱中毒有效，剂量同上
	阿托品	2～4mg/次，皮下注射，必要时15～30分钟重复1次

续表

中毒种类	有效解毒剂	剂量、用法及注意事项
阿托品、莨菪碱类、曼陀罗、颠茄	毛果芸香碱	5～10mg/次，皮下或肌内注射，每6～8小时给1次，至症状消失；有生命危险者5～10mg，肌内注射，每30分钟可重复，直至瞳孔缩小、对光反射存在、皮肤口腔湿润神经系统症状消失为止
	水杨酸毒扁豆碱	重症患者：0.5～2.0mg，缓慢静脉注射，共2～3分钟；如不见效，2～5分钟后再重复1次，一旦见效则停药。复发者：缓慢减至最小用量，每30～60分钟使用1次。该药能逆转阿托品类中毒引起的中枢神经系统及周围神经系统症状
四氯化碳、草酸盐、氟化物	葡萄糖酸钙	10%溶液10～20ml加等量5%～25%葡萄糖溶液，缓慢静脉注射
氯丙嗪（氯丙嗪）、奋乃静	苯海拉明	1～2mg/（kg·次），口服或肌内注射，该药只对抗肌肉震颤
苯丙胺（安非他明）	氯丙嗪	0.5～1.0mg/（kg·次），肌内注射，每6小时1次，若已用巴比妥类，剂量应减少
异烟肼中毒	维生素 B_6	剂量等于异烟肼用量
鼠药中毒 ①抗凝血类：敌鼠钠、溴敌隆	维生素 K_1（对抗敌鼠钠、溴敌隆中毒）	10mg/（kg·次），肌内注射，2～3次/d，持续3～5日
②神经毒剂：氟乙酰胺、毒鼠强	二巯丙磺钠对抗毒鼠强中毒	2.5～5.0mg/（kg·次），静脉注射，3～4次/d
	乙酰胺对抗氟乙酰胺、毒鼠强中毒	注射液规格5ml:2.5g 用法：肌内注射 用量：轻症患者一次2.5～5g（1～2支），每日2～4次，一般持续注射5～7日；危重患者可给予5～10g（2～4支）。儿童用药尚未进行实验且无可靠参考文献。
磷化物（磷化氢、磷化锌、磷化铝）	0.5%硫酸铜	0.5%硫酸铜溶液反复洗胃

续表

中毒种类	有效解毒剂	剂量、用法及注意事项
β受体拮抗剂或钙通道阻滞剂中毒	胰高血糖素	首剂0.15mg/kg，静脉应用，之后以0.05～0.10mg/（kg·h）静脉滴注维持
阿司匹林（乙酰水杨酸）	乙酰唑胺（醋唑磺胺）	5mg/（kg·次），口服或肌内注射，必要时24小时内可重复给予2～3次
	碳酸氢钠	纠正脱水后若仍有严重酸中毒，可用5%碳酸氢钠溶液6ml/（kg·次），静脉滴注，必要时可重复1次，治疗开始后每30分钟查1次尿，使尿保持碱性，若变为酸性，应静脉滴注10ml/kg的1.4%碳酸氢钠溶液
	维生素K_1	20～50mg，肌内注射，预防出血
一氧化碳（煤气）	高压氧治疗	100%氧气吸入，高压氧
肉毒中毒	多价肉毒抗毒血清（A、B）	皮试阴性患者5万～10万IU，肌内注射或静脉注射，必要时重复使用
河豚中毒	半胱氨酸	0.1～0.2g/次，肌内注射，2次/d，儿童酌情减量
荔枝中毒	50%的高渗糖、5%～10%的葡萄糖溶液	高渗糖（吃得多和快，会促进α-次甲基环丙基甘氨酸释放而降低血糖，还可促进胰岛素快速释放，导致低血糖反应），50%的高渗糖溶液60～100ml静脉注射，以5%～10%的葡萄糖溶液静脉滴注，同时检测血糖、电解质和神经功能等

（四）对症支持治疗

急性中毒治疗过程中，在给予特殊解毒药物治疗的同时，应积极给予一般对症支持治疗，如保持呼吸道通畅、吸氧、补液、纠正电解质代谢紊乱、抗休克、抗感染等。

【分析】

特异性解毒药应用后获得显著疗效，宜尽早使用，使用原则为早期、联合、足量、重复用药。治疗有机磷农药中毒时，应给予碘解磷定、氯解磷定、双复磷或阿托品解毒治疗，根据病情变化适量增减及维持。注意对症治疗，保持呼吸道通畅，必要时给予吸氧。患者发生痉挛时，可用短效镇静剂，忌用吗啡等呼吸抑制剂。对发生呼吸衰竭者可给予呼吸兴奋剂、人工呼吸、机械通气。及时处理脑水肿、肺水肿，保护心、肝、肾功能，维持水、电解质平衡。全科医生应根据患者病情给予积极抢救。

（五）全科医生急性中毒抢救流程

全科医生急性中毒抢救流程见图7-8-2。

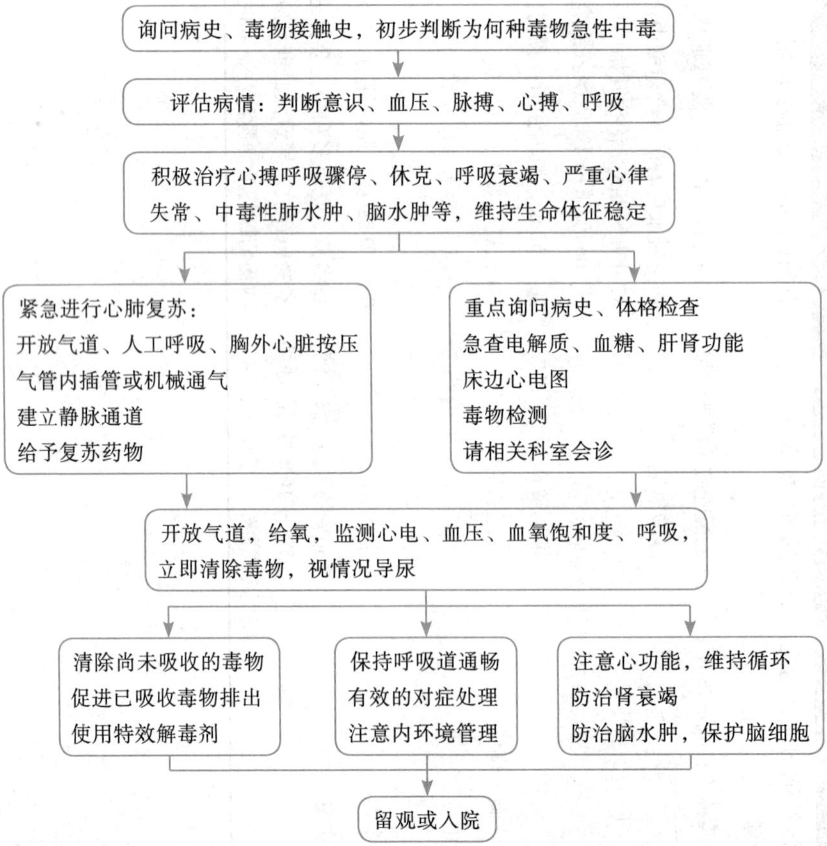

图7-8-2　全科医生急性中毒抢救流程

三、急性中毒的预防

（一）加强防毒宣传

1. 食物中毒的预防　在夏季，气温高，食物的贮存和烹饪要严格要求，如果食物变质或过期，则不能食用，以防发生急性食物中毒，危害健康。预防急性食物中毒常用的方法如下。

（1）生活中养成良好的卫生习惯，勤洗手，饭前、便后洗手后再接触食物，尤其是儿童；外出回家首先要洗手，以防将在外的细菌带进家中。

（2）烹饪时，生食、熟食要分开切，用食品密封容器贮存剩下的食物，新鲜的食物和剩下食物的不宜混合；剩下的食物需高温杀菌再食用。拒绝购买无保质期、生产厂家和生产日期的食品，以及假冒伪劣食品。

（3）不吃不新鲜的蔬菜、水果，如腐烂的水果、发芽的土豆等，这类食物有含有毒、有害的元素，可直接导致食用者出现急性食物中毒。另外，变质的、腐烂的、过期的食品不能再食用。

（4）保持厨房的干净和整洁，定期消毒，经常通风。饭后及时的洗碗、洗锅，及时处理厨房垃圾，以免细菌滋生。

2. 药物和杀虫剂　保管好药物，杀虫剂如灭蟑螂喷剂、杀老鼠药、杀蚊剂、农药杀虫剂等一定要有醒目的标识，并置于高处或隐蔽处，必要时加锁保管，放于儿童不宜接触到的地方，以免误服。不可用饮料瓶或家常用的容器盛放药物和杀虫剂，亦不可将这其涂于水果、馒头等食物上。

3. 农药　在喷洒农药时，要做好个人防护如戴口罩、眼罩等，最好穿上防护服，喷洒完后要用肥皂水洗干净，更换衣服。

注意饮食卫生，喷洒药物的食品如蔬菜、水果等要隔一定的时间才可采摘，实用前要清水浸泡、洗干净。

4. 环境防毒　注意通风透气，经常检查洗手间、厨房的煤气设备和管道是否漏气，煤气炉燃烧时一定要有人看管，防止煤气泄漏；洗澡时要注意抽风系统是否开启或打开窗户，以免一氧化碳（CO）中毒。

到野外，要穿高靴子、皮较硬的鞋子，防止毒蝎、毒蛇、毒虫等致伤；还要穿厚衣裤防止黄蜂、蚊子等飞行类生物刺伤。带止血带和止血药，发生出血情况时立即进行止血。

5. 对职业性毒物的预防　职业性中毒包括接触有毒原料及其辅料、中间产物，运输过程中毒物泄漏中毒，误食毒物及过量用药等。工作场合要做好职业要求的各种防护，如戴好口罩、必要时穿防护物。运输过程中进行监管。

6. 加强护理　①清除毒物应彻底；②注意生命体征观察和神志、瞳孔变化，准确记录病情变化；③准确记录出入量，防治水、电解质、酸碱失衡；④观察用药反应；⑤保持呼吸道通畅；⑥卧床休息，保暖，专人看护，防备外伤、坠床；⑦定期翻身，预防压疮；⑧输液或鼻饲以维持营养；⑨加强生活护理和宣教、心理治疗。

（二）加强环境保护及药品和毒物管理

1. 加强环境保护措施。

2. 加强毒物管理。

3. 加强药物管理。

（三）预防日常生活中毒

1. 预防化学性食物中毒。

2. 防止误食毒物或用药过量。

3. 预防地方性中毒病。

（马中富）

第三篇

特殊人群的健康问题

第八章　儿童常见健康问题

儿童常见
健康问题

第一节　发　　热

【案例】

患儿，女，11月龄。2日前出现鼻塞、流涕，发热，体温37.8℃，在家温水浴后退热。今又发热，体温39.5℃，就诊前出现了眼球上翻，上肢僵硬，持续2分钟，对刺激无反应，遂紧急抱到离家最近的医院。入院后，患儿状态良好，对外界反应灵敏，体温39.4℃。发病以来饮食稍差，精神尚可，小便正常，大便稀（2次/d）。既往身体健康，疫苗接种及时。无遗传病史，无传染病接触史，无类似惊厥史。

发热（fever）是指在致热源的作用下，体温调定点上调，导致核心温度（肛温）≥38℃，发热是临床上最常见的症状，见于各种感染和非感染疾病。

测量体温一般有腋温、口温、肛温三种。腋温测量方法简单、方便，肛温比较准确可靠。通常肛温≥38.0℃或腋温≥37.5℃即为发热。多数患儿发热时间在3日以内，也有部分患儿反复或持续发热超过2周。发热的原因多种多样，许多疾病的首发症状都表现为发热，因此对于发热的患儿，必须认真、细致地全面检查，进行动态的全面观察，才能及时作出明确诊断。小儿发热按照病程长短可以分为短期发热和长期发热，短期发热是指发热时间在2周以内，其中发热≤1周称为急性发热；发热时间超过2周称为长期发热。对于发热持续2周以上，体温≥37.5℃，经体格检查和常规实验室检查不能确诊者，称为不明原因发热（FUO）。

【分析】

患儿目前年龄为11月龄（处于6月龄～5岁），起病急、病程短，以发热、惊厥为特点。婴幼儿常以发热急骤起病，临床症状不典型，病情变化较大，家长有时不能准确描述发病经过，因此医生应该熟悉引起小儿发热的原因，并且及时判断病情的轻重。注意观察、及时发现小儿危重症的临床表现对于诊治极为关键。

一、儿童发热的病因

（一）短期发热

5岁以下儿童急性发热多见，伴随症状不典型，病情描述欠准确，早期有效判断发热儿童是否有潜在的、患严重发热性疾病的可能极为重要。

1. 病因分析　引起急性发热的病因较多，常见的为感染性疾病，为任何病原体侵入人体，包括病毒、细菌、支原体和其他微生物的感染。3日以内的发热最常见的为病毒性上呼吸道感染，大多数在4日左右可以得到控制，少数可在1周内控制。有些特殊病原体、特殊部位的感染，发热时间持续时间较长，热程多超过1周，应注意病原学检查，以及查找感染部位。若患儿有急性感染的全身症状，无特殊阳性体征，预后一般良好。对发热超过1周的患儿，病因方面还应注意非感染性疾病，包括结缔组织病、变态反应、中枢神经系统体温调节失常等。热程与病因的分析见表8-1-1。

表8-1-1 儿童短期发热的病因分析

发热时间 /d	病因
1 ~ 3	常见：急性上呼吸道感染，以病毒感染居多 少见：下呼吸道感染、尿路感染、肠道感染、其他部位感染
4 ~ 14	常见：感染性疾病，如肺炎或严重的支气管炎、败血症或脓毒症、颅内感染、严重的胃肠炎、急性心肌炎、感染性休克、肠套叠、肠梗阻或阑尾炎、传染性单核细胞增多症、急性传染病等；其次要怀疑少见的病原和部位感染，如结核、EB病毒、巨细胞病毒、霉菌、寄生虫等病因 非感染性疾病：川崎病、类风湿病、风湿热等结缔组织疾病；白血病、淋巴瘤等血液系统肿瘤

2. 小儿发热的病情评估　发热是儿科急症，温度的高低并不能完全表明疾病的严重程度。特别在新生儿和幼儿，有时病情虽然很严重，但是并不一定发热；相反，有时高热不退，但病情却并不很重。临床医生在接诊急性发热患儿，特别是婴幼儿时，应该对病情的轻重程度进行判断。发热患儿的评估可采用交通信号灯标志，根据是否存在相应的症状及体征来识别并确定患有严重疾病的危险程度（表8-1-2）。“红区”为高危，发热儿童只要存在该区任何一个症状或体征，即属于高危；“黄区”为中危，存在该区任一症状或体征，而无“红区”任一表现；“绿区”为低危，具有该区的症状或体征，而无“黄区”及“红区”任一表现。处于“绿区”的发热儿童可在家中护理，但需了解何时需要进一步就诊；如果发热儿童存在“黄区”的临床表现，应尽快就诊；如果发热儿童存在“红区”的临床特征，应立即就诊。

表8-1-2 儿童发热严重疾病警示分级评估

症状和体征	绿区－低危	黄区－中危	红区－高危
皮肤、黏膜颜色	皮肤、口唇和舌颜色正常	苍白（家长描述）	苍白、花纹、苍灰或发绀

续表

症状和体征	绿区－低危	黄区－中危	红区－高危
活动力	对外界反应正常、愉悦或微笑，清醒或可迅速唤醒，哭声正常有力/无哭声	对外界反应不正常、无笑容，长时间刺激才能清醒，活动减少	对外界无反应、病态面容、各种刺激不能清醒、嗜睡、虚弱、哭声尖或持续哭吵
呼吸	—	鼻翼扇动；呼吸急促：6~12月龄，呼吸频率>50次/min；>12月龄，呼吸频率>40次/min。氧饱和度≤95%（吸入空气），肺部闻及湿啰音	呻吟；呼吸急促：呼吸频率>60次/min；中至重度吸气性凹陷
循环和脱水状况	皮肤和眼睛正常，黏膜湿润	心动过速：<12月龄，心率>160次/min；12~24月龄，心率>150次/min；2~5岁，心率>140次/min；毛细血管再充盈时间≥3秒，黏膜干燥，喂养困难，尿量减少	皮肤弹性差
其他	无“黄区”或“红区”的症状或体征	3～6月龄，体温≥39.0℃，发热≥5日，寒战，肢体或关节肿胀，肢体不能负重/不愿活动	<3月龄，体温≥38.0℃，皮疹压之不褪色，前囟饱满，颈项强直，惊厥持续状态，有神经系统定位体征，局灶性抽搐

注：*，有些免疫接种可引起3月龄以下儿童发热。

（二）长期发热

感染性疾病是最常见的病因，其次是结缔组织病，再次为恶性肿瘤，三者占长期发热病因的80%～90%。在查找原发病时，首先应考虑常见病。小儿长期发热的常见病因详见表8-1-3。

表8-1-3 儿童长期发热的常见病因

分类	常见病因
感染性疾病（占40%～60%）	尿路感染 中耳感染 肝胆系统感染 肝或膈下脓肿、肾周围脓肿 结核感染

续表

分类	常见病因
	脓毒血症，在新生儿或经过免疫抑制剂治疗的患儿中，脓毒血症往往缺乏典型表现 感染性心内膜炎 慢性咽炎、扁桃体炎、鼻窦炎往往引起长期低热 巨细胞病毒感染 慢性活动性EB病毒感染 霉菌感染 在流行地区，还应考虑伤寒、副伤寒、黑热病、布鲁氏菌病、疟疾、血吸虫病、肺吸虫病、钩端螺旋体病等
非感染性疾病	风湿免疫性疾病（占15% ~ 25%） 幼年特发性关节炎（特别是全身型） 系统性红斑狼疮 皮肌炎 结节性多动脉炎等 肿瘤性疾病（占10% ~ 15%） 血液肿瘤，如白血病、淋巴瘤等 实体瘤，如神经母细胞瘤、肾母细胞瘤等 其他（5% ~ 10%） 暑热症 药物热 坏死性淋巴结炎 不明原因

【分析】

患儿发热2日，属于短期发热，伴呼吸道感染症状，高热时惊厥发作1次。最常见的病因是上呼吸道感染，热性惊厥。热性惊厥是婴幼儿时期最常见的惊厥原因，需要与颅内感染进行鉴别。

二、儿童热性惊厥的特点

高热惊厥（febrile seizure）是小儿惊厥最常见的原因，也是小儿的一种常见急症。FS是指患儿因为发热导致的惊厥，通常发生在体温上升期，是排除癫痫、中枢神经系统感染或炎症，以及其他触发抽搐的原因之外的惊厥。首次发作年龄在6月龄 ~ 5岁，高发年龄为12 ~ 18月龄，5岁后绝大多数不再发作。男孩稍多于女孩，比例约为1.6 ∶ 1.0。高热惊厥分为单纯性和复杂性，预后和转归有所不同。单纯性和复杂性高热惊厥的主要鉴别点见表8-1-4。

表8-1-4 单纯性热性惊厥与复杂性热性惊厥鉴别要点

鉴别要点	单纯性热性惊厥	复杂性热性惊厥
发病年龄	6月龄～5岁	<6月龄或>5岁
体温	>38.5～39℃	<38.5℃
发生时间	病初热骤时（12～24小时内）	发热任何时间
惊厥类型	全面性抽搐	不对称、局限性或全面性抽搐
持续时间	1～2分钟，多数<15分钟	多数>5～15分钟
发作次数	多数为1～2次	>3～4次或单日多次
异常神经症状	无	可有
意识状态	短暂丧失，很快清醒	意识丧失后清醒较慢
脑脊液检查	正常或仅压力稍高	可有某些异常
脑电图改变	热退1～2周后正常	热退1～2周后仍异常
发作后情况及预后	智力发育正常，可再发，但无后遗症	智力发育不良，易再发转变为癫痫
惊厥家族史	可有热性惊厥家族史	可有癫痫家族史
治疗	不必长期用抗惊厥药物，发热时可用地西泮类药物	必要时服用抗癫痫药物2～4年

三、儿童发热的诊断思路

（一）短期发热

1. 病史要点 首先考虑感染性疾病，注意呼吸道、消化道的症状询问。确认发热时的体温变化情况，以及是否应用退热药物。特别注意以下几点。

（1）发热的伴随症状，如鼻塞、流涕、咽部不适、咳嗽、腹泻、腹痛、呕吐、尿频、尿急、惊厥、头痛等。

（2）发热时的精神、食欲等全身情况。

（3）是否出现皮疹及皮疹特点。

（4）流行病学史、传染病接触史。

2. 体格检查 全面、细致体格检查，注意查找感染部位，如有无扁桃体肿大、咽部充血、肺部啰音、皮疹、浅表淋巴结肿大、肝大、脾大、颈部抵抗等。

3. 辅助检查

（1）三大常规：①血常规，若外周血中白细胞计数降低，多为病毒感染；若白细胞计数及中性粒细胞百分比增高，多为细菌感染。②尿常规，小儿的尿路感染症状不典型，常以发热为突出症状，故发热超过3日应进行尿常规检查；③粪便常规，考虑消化系统感染者检查粪便常规。

（2）C反应蛋白（CRP）：明显增高提示细菌感染。

（3）降钙素原（procalcitonin，PCT）：对于3月龄以上患儿的全身炎症反应综合征和脑膜炎，PCT的判断价值优于CRP和血白细胞计数；在发热起病12小时内预测细菌感染时，PCT优于CRP。PCT是鉴别病毒感染和细菌感染的理想指标，细菌感染时PCT升高，临界值为2μg/L。

（4）腰椎穿刺：当小儿高热伴有头痛、呕吐、抽搐、意识障碍等中枢神经系统症状时，应该选择腰椎穿刺；当新生儿、1～3月龄婴儿一般情况不好，或1～3月龄婴儿白细胞计数 $<5\times10^9/L$ 或 $>15\times10^9/L$ 时，也应考虑。尽量争取在抗生素使用之前进行腰椎穿刺。

（5）骨髓穿刺：当小儿高热伴有贫血，以及肝、脾和淋巴结肿大等时应进行骨髓穿刺。

（6）其他检查：根据病情选择胸部X线片、红细胞沉降率，以及血、尿、粪便培养等。

（二）长期发热

1. 全面、详细了解病史　注意患儿在发热的同时伴随的其他症状。

2. 全面详细的体格检查

（1）不能漏查身体的任何一个部位，不能放过任何可疑体征。

（2）对一些特殊体征，需要引起特别重视，如皮疹、出血点，淋巴结肿大、肝大、脾大，关节肿大、畸形、功能障碍，局部隆起、肿块，新出现的心脏杂音，肺部啰音，局部叩痛等。

（3）注意某些容易被忽视的部位，如口腔、咽喉、甲状腺、指端、外生殖器等。

3. 辅助检查　临床上的检查项目众多，应根据初步诊断有目的地选择检查手段。应首先检查血、尿、粪便常规及X线胸片、超声。

（1）感染性疾病：可根据情况选择血、中段尿、粪便或痰液等进行病原体培养；病原特异性抗体检查，如PPD试验、CRP检查；咽拭子、痰、尿、粪便涂片可查找真菌；痰、粪便查找寄生虫卵；寄生虫抗原、抗体检测；影像学检查找感染病灶等。

（2）风湿结缔组织疾病：自身免疫抗体、类风湿因子检测；蛋白电泳、免疫球蛋白定量测定；肌电图检查；必要时进行皮肤、肌肉或肾组织活检等。

（3）恶性肿瘤性疾病：超声、CT、MRI、同位素扫描等影像学检查；内镜检查（支气管镜、胃镜、肠镜、膀胱镜等）；骨髓、淋巴结或其他组织穿刺活检或手术探查。

小儿发热性疾病的诊断思路见图8-1-1。

【分析】

通过进一步体格检查、实验室检查和腰椎穿刺检查，患儿被诊断为急性上呼吸道感染，热性惊厥。发热性疾病在病因明确的情况下，应进行针对病因的特异性治疗，以及退热、止痉等对症治疗。

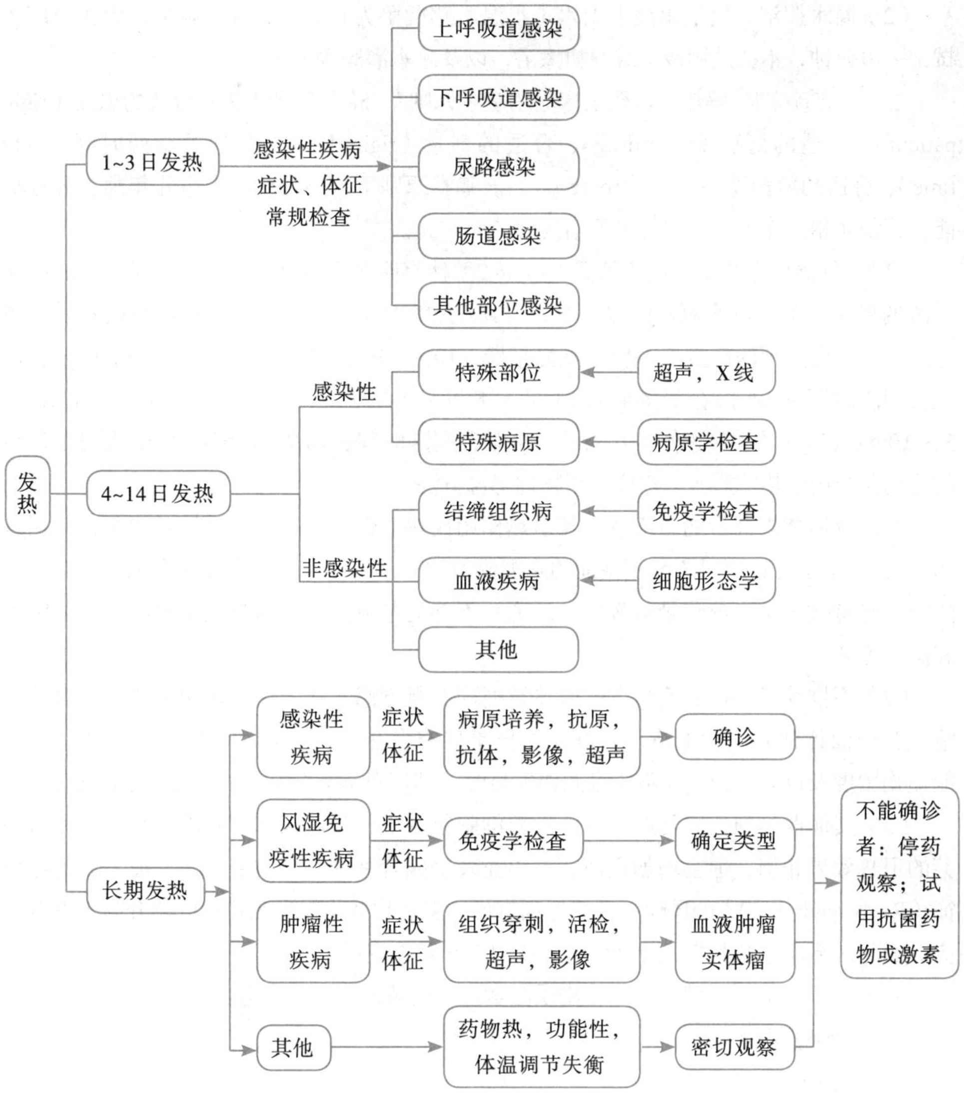

图8-1-1 小儿发热性疾病的诊断思路

儿童发热管理的目标：退热治疗的主要目标是减轻发热所导致的不适，即改善舒适度，而非单纯恢复正常体温；特殊情况下，为保护脏器功能，应积极降温；查找并治疗引起发热的原因。

四、儿童发热的治疗原则

（一）降温措施

1. 物理降温　低度发热不主张治疗，多采用物理降温。

（1）少量多次喝水，以助发汗，并预防脱水。

（2）温水擦浴，用毛巾蘸上温水（水温不感烫手为宜）在颈部、腋窝、大腿根部擦拭5～10分钟，不提倡用冷水或酒精擦浴，以及冰水灌肠等方法。

2. 解热镇痛药　解热镇痛药临床应用基本原则（“5R”原则）为：合适的患儿（right patient）、合适的药物（right drug）、合适的剂量（right dose）、合适的给药时间（right time）、合适的给药途径（right route）。在该基本原则下，还需要考虑患儿年龄、肝肾功能，药物间相互作用、特殊情况下用药等。

（1）2月龄以上儿童体温（腋温）≥38.2℃伴有明显不适时，可用退热剂。对2～<6月龄的患儿，推荐口服对乙酰氨基酚；对≥6月龄的患儿，推荐使用对乙酰氨基酚或布洛芬。常用退热剂的剂量：①对乙酰氨基酚，10～15mg/（kg·次）（单次<600mg），口服，间隔时间≥4小时，最多4次/d（最大剂量为2.4g/d），用药不超过3日；②布洛芬，5～10mg/（kg·次）（单次<400mg），口服，间隔时间6小时，最多4次/d。低于2月龄的婴幼儿禁用解热镇痛药，建议采用物理降温方法。

单次应用常规剂量的布洛芬，其退热作用比对乙酰氨基酚强且维持时间久，特别是用药后4～6小时；而对乙酰氨基酚的降温起效比布洛芬早。对乙酰氨基酚和布洛芬等退热剂不能有效预防高热惊厥的发生。注意，不能通过退热剂的退热效果来鉴别细菌感染和病毒感染。

（2）不推荐解热镇痛药与含有解热镇痛药的复方感冒药合用。哮喘患儿应在对其病情进行全面评估后使用退热剂。肝功能异常伴有发热者，必要时可选用布洛芬。肾功能损伤中度及以上或肾功能不全患儿伴发热时，禁用布洛芬，必要时可选对乙酰氨基酚。

（3）其他退热剂：安乃近可致中性粒细胞数减少；阿司匹林与对乙酰氨基酚和布洛芬的退热效果相当，但会增加胃溃疡、出血及脑病合并内脏脂肪变性综合征［瑞氏综合征（Reye syndrome）］的风险；尼美舒利有低体温、胃肠出血和无症状肝酶升高等不良反应。因此，不推荐以上三种药物作为退热剂在儿童中应用。

3. 糖皮质激素　不建议使用糖皮质激素作为退热剂用于儿童退热。

（二）惊厥治疗

1. 对症处理

（1）侧卧位或仰卧位，头偏向一侧，解松衣领、裤带，将纱布包裹的压舌板或牙刷柄放在上、下磨牙之间，以防舌咬伤；对于牙关紧咬者，不可强行撬开，以免损伤牙齿。

（2）有青紫或惊厥时间较长者，要及时给予吸氧。

2. 止痉

（1）首选地西泮，缓慢静脉注射，剂量为每次0.25～0.5mg/kg，一般每次婴儿用量不超过3mg，幼儿不超过5mg，年长儿不超过10mg，速度1～2mg/min。如尚未建立静脉通路，可给予咪达唑仑0.3mg/kg（≤10mg/次），肌内注射。

（2）苯巴比妥，肌内注射，5～10mg/（kg·次）。

（3）采用水合氯醛保留灌肠。

3. 防治脑水肿　对于频繁、持续抽搐继发脑水肿者，可在应用止痉药的同时应用呋塞米、甘露醇或地塞米松进行脱水降颅压治疗。

（三）抗感染治疗

在临床诊断感染性发热时，采用抗感染治疗。治疗前先采集标本进行细菌培养及药敏试验，然后进行经验性治疗；病原明确后应选用敏感的抗生素治疗。一般不主张预防性应用抗生素，尤其是不主张静脉途径应用广谱抗生素。

五、健康教育

发热是一种常见症状，在多数情况下是身体的一种保护性反应，是人体抵抗感染的一个过程。在患儿发热后，家长要正确认识并处理发热。在使用药物降温时，剂量要准确并随时观察病情变化和药效。保持居室的温度和湿度；卧床休息，补充水分和营养；保持皮肤和口腔的清洁。当患儿高热时，应紧急就诊。

六、转诊指征

1. 持续发热或反复高热，当治疗效果不佳时。
2. 病情较重、全身状况差，怀疑有重症感染，如脓毒症、心肺功能不全、颅内感染等。
3. 不明原因长期发热。
4. 新生儿发热。

七、社区康复

经治疗后好转的患儿，回归社区后，家长应多陪伴，密切关注体温变化，若有病情反复及时向社区医生寻求帮助。如果是传染病导致的发热（如水痘或流感），应避免孩子上学或与其他儿童、老年人接触。

八、社区预防

1. 冬春季是各种传染病的高发季节，督促家长不要带孩子出入公共场所及人多喧闹的地方。
2. 进行健康宣教，家长应保持室内的空气流通，定时开窗，确保室内空气新鲜。
3. 督促家长按时带孩子打预防针，对平素体质弱的孩子考虑接种流感疫苗。

（国丽茹）

第二节 咳　　嗽

【案例】

患儿，男，13月龄。3日前外出时受凉，回家后即出现咳嗽，病程初期为单声咳，随后体温升高，最高达38℃。自行服用感冒药后体温降到正常。1日前咳嗽加重，为阵发性咳嗽，有痰，不易咳出，偶有轻微的喘息，食欲欠佳，夜间睡眠不安，妈妈立即带来医院检查。

咳嗽（cough）是通过复杂的过程完成的一种保护性反射，是儿童呼吸系统疾病常见的症状之一，也是非呼吸道或全身性疾病的常见症状。咳嗽的主要作用是清除呼吸道内的刺激物。小儿喉、气管、支气管对刺激特别敏感，各种分泌物、异物或刺激性气体均易引起咳嗽。根据病程的长短，儿童咳嗽分为急性咳嗽（病程在2周以内）、迁延性咳嗽（病程在2～4周）和慢性咳嗽（病程超过4周）。急性咳嗽的主要病因是上下呼吸道炎症性疾病。儿童慢性咳嗽的定义与成人不同（成人病程>8周定义为慢性咳嗽），引起的病因与成人也不尽相同，且随不同年龄段而有所变化。慢性咳嗽可以分为特异性咳嗽和非特异性咳嗽。特异性咳嗽有基础疾病并有相应的其他伴随临床表现，当病因去除，咳嗽随之缓解；非特异性咳嗽是以咳嗽为主要或唯一表现，但胸部X线片未见明显异常。

【分析】

患儿咳嗽时间仅有3日，伴有低热，轻微气喘，呼吸道感染的可能性最大。医生体格检查时应仔细听诊呼吸是否增快，肺部是否有啰音等。

一、儿童咳嗽的病因

（一）急性咳嗽最常见的原因是上下呼吸道感染。

1. 上呼吸道　鼻、鼻窦、咽、喉、会厌等部位急性炎症。

2. 支气管　支气管炎、毛细支气管炎、哮喘性支气管炎、支气管内膜结核等。

3. 肺部　大叶性肺炎、支气管肺炎、间质性肺炎、肺结核、肺部寄生虫等。

4. 异物　喉、气管、支气管异物。

（二）慢性咳嗽的常见病因

小儿咳嗽经常迁延不愈，若超过4周，为慢性咳嗽。遇到慢性咳嗽的患儿时，不要急于按照呼吸道感染给予抗生素、止咳治疗，而应对病因进行分析。

儿童慢性咳嗽常见病因有咳嗽变异性哮喘、上气道咳嗽综合征、（呼吸道）感染后咳嗽、胃食管反流性咳嗽、心因性咳嗽、过敏性（变应性）咳嗽。还有其他原因引起的慢性咳嗽，包括非哮喘性嗜酸性粒细胞性支气管炎、药物诱发性咳嗽、耳源性咳嗽等。临床诊断儿童慢性咳嗽应充分考虑年龄因素，这是儿童有别于成人的重要特点。不同年龄小儿常见的慢性咳嗽病因见表8-2-1。

表8-2-1　不同年龄段儿童慢性咳嗽的常见病因

年龄段	病因
0～6岁	呼吸道感染和感染后咳嗽、咳嗽变异性哮喘、上气道咳嗽综合征、迁延性细菌性支气管炎、胃食管反流等
6岁～青春期	咳嗽变异性哮喘、上气道咳嗽综合征、心因性咳嗽等

【分析】

医生体格检查时发现，患儿咽部充血，呼吸50次/min，肺部可闻及痰鸣音、背部固定中小湿啰音。诊断为支气管肺炎。小儿上下呼吸道感染中，不同病原菌、不同部位感染在临床上有其特殊表现。掌握这些临床特点，医生就能够及时、准确地进行诊断和治疗。

二、儿童咳嗽的临床特点

（一）小儿呼吸道感染的临床特点

上呼吸道感染是由各种病原引起的上呼吸道的急性感染，俗称“感冒”，是儿科临床最常遇到的呼吸道疾病，该病主要侵犯鼻、鼻咽和咽部，在诊治过程中应该注意，不同年龄患儿的上呼吸道感染临床表现有所差别。此外，小儿时期的上呼吸道感染有几种特殊类型，详见表8-2-2。

表8-2-2　儿科常见几种类型上呼吸道感染的临床特点

病名	临床特点
一般类型上呼吸道感染	①鼻塞、流涕、喷嚏、干咳和咽痒；发热、烦躁不安、头痛、全身不适、乏力等。部分有呕吐、腹泻、腹痛，食欲缺乏等 ②可见咽部充血、扁桃体肿大。肺部听诊正常
疱疹性咽峡炎	①病原体为柯萨奇病毒A组，好发夏秋季节，起病急骤 ②高热、咽痛、流涎、厌食；咽部充血、可见小疱疹，1～2日后破溃形成小溃疡
咽结膜热	①病原体为腺病毒，好发于春夏季节 ②高热、咽痛、眼部刺痛、流泪，可伴消化道症状；咽部充血，可见白色点块状分泌物，周围无红晕；眼结膜炎；耳后淋巴结肿大
急性喉炎	①发热 ②犬吠样咳嗽，声音嘶哑 ③吸气性喉鸣和三凹征，梗阻严重时有发绀、烦躁、心率快

（二）支气管炎与支气管肺炎的临床识别

小儿急性支气管炎与支气管肺炎的临床特点有相似之处，门诊医生常根据病史和体格检查即可作出诊断。在鉴别诊断困难或怀疑有大叶性肺炎、肺不张等情况时，需要进行胸部X线检查。重症支气管炎与肺炎不易区分，应按照肺炎处理。两者的临床特点见表8-2-3。

表8-2-3 小儿急性支气管炎与支气管肺炎的临床特点

疾病	临床特点
支气管炎	先有上呼吸道感染的症状，之后以咳嗽为主 一般无全身症状 咳嗽，有痰，一般无气促、发绀 双肺呼吸音粗，可有不固定、散在干湿啰音
支气管肺炎	起病急，先有上呼吸道感染数日 发热，多为不规则热 咳嗽频繁、有痰、气促 精神不振、食欲减退、烦躁不安、轻度腹泻或呕吐 早期不明显，后期双肺可闻及固定中小湿啰音

（三）轻症和重症肺炎的临床识别

小儿时期肺炎较为常见，能及时识别重症肺炎对于及时治疗、降低病死率极为重要。轻症和重症肺炎的临床特点见表8-2-4。

表8-2-4 小儿轻症与重症肺炎的鉴别

肺炎	临床表现
轻症肺炎	以呼吸系统临床表现为主 不伴有呼吸衰竭或全身其他脏器受累
重症肺炎	呼吸系统症状较重 可累及循环、神经及消化系统，如心力衰竭、缺氧中毒性脑病及缺氧中毒性肠麻痹等

（四）不同病原菌肺炎的症状识别

不同病原体引起的小儿肺炎临床表现有所不同，熟悉和掌握其特点有利于临床诊断和治疗（表8-2-5）。

表8-2-5 几种常见不同病原肺炎的临床特点

疾病	好发年龄与季节	临床特点	肺部X线特征
肺炎链球菌肺炎	年长儿，多致大叶肺炎；婴幼儿可引起支气管肺炎	寒战、高热、呼吸急促，可有胸痛；早期肺部体征不明显	早期肺纹理重，随后有全肺、一个肺叶或节段实变影
流感嗜血杆菌肺炎	5岁以下	全身中毒症状明显；咳嗽、呼吸困难、面色苍白、口唇发绀；肺部湿啰音、肺实变；易并发脓胸、脑膜炎、败血症、心包炎、化脓性关节炎、中耳炎等	多样，呈小叶肺炎、大叶肺炎、肺段实变，伴胸腔积液
葡萄球菌肺炎	新生儿、婴幼儿常见	起病急、病情严重、进展快、全身中毒症状明显；发热多呈弛张热型，咳嗽、烦躁、呼吸困难明显；肺部体征出现早，双肺可闻及密集湿啰音，或呼吸音减弱、有肺实变体征，易并发多发肺脓肿、脓胸	大小不等的斑片状阴影，多发小脓肿，伴肺大疱或胸腔积液
腺病毒肺炎	冬春季，6月龄～2岁	起病急，高热持续时间长，中毒症状重；咳嗽、呼吸困难、发绀明显；啰音出现较晚；易发生呼吸衰竭、心力衰竭、中毒性脑病等	较体征出现早；大小不等的片状影或大片状影，病灶吸收慢
呼吸道合胞病毒肺炎	冬春季，多见于1岁以内儿童	上呼吸道感染后2～3日干咳、中低度发热，喘憋、呼气性呼吸困难，全身中毒症状轻；密集喘鸣音及细湿啰音	双肺可见小点片状、斑片状阴影，部分有肺气肿
肺炎支原体肺炎	秋冬季，学龄期儿童，婴幼儿也见增多	咳嗽。初为干咳、后为顽固性剧咳，以晨起及夜间为重；肺部体征不明显或出现较晚，仅为双肺呼吸音粗，或发热3～5日后出现湿啰音或肺实变体征	肺纹理增强，或肺门影增浓，或小叶性肺炎，或大叶性肺炎
衣原体肺炎	婴儿，沙眼衣原体感染；学龄期儿童衣原体感染	起病缓慢，持续阵发性咳嗽，可呈百日咳样咳嗽，但无回声；中毒症状不明显；沙眼衣原体感染者约1/2患儿有眼结膜炎	弥漫间质浸润及点状肺泡浸润影，双肺过度通气

（五）常见慢性咳嗽的临床特点

1. 咳嗽变异性哮喘 ①干咳，夜间或清晨发作，运动、遇冷空气后加重，无喘息等哮喘表现，无感染征象或长时间抗菌治疗无效；②支气管扩张剂诊断性治疗，咳嗽症状明显缓解；③肺通气功能正常，支气管激发试验提示气道高反应性；④有过敏性疾病史或过敏家族史，变应原检测阳性可辅助诊断；⑤除外其他疾病引起的慢性咳嗽。

2. 上气道咳嗽综合征　①咳嗽伴有白色泡沫或脓痰，以晨起或体位变化为著，伴鼻塞、流涕、咽干，反复清咽等；②口咽部黏膜呈鹅卵石样或口咽部有黏液附着；③抗组胺药、白三烯受体拮抗剂和鼻用糖皮质激素对过敏性鼻炎引起的慢性咳嗽有效，化脓性鼻窦炎引起的慢性咳嗽需要抗生素治疗2～4周，鼻咽喉镜检查或头颈部侧位片、鼻窦X线检查或CT检查可有助于诊断。

3.（呼吸道）感染后咳嗽特点　①近期有明确的呼吸道感染病史；②刺激性干咳或伴有少许白色黏痰；③胸部X线检查无异常或仅显示双肺纹理增多；④肺通气功能正常，或呈现一过性气道高反应；⑤咳嗽通常有自限性，如果咳嗽超过8周，应考虑其他诊断；⑥除外其他原因引起的慢性咳嗽。

4. 胃食管反流性咳嗽的特点　①咳嗽多发生在夜间；②咳嗽也可在进食后加剧；③24小时食管下端pH监测呈阳性；④除外其他原因引起的慢性咳嗽。

5. 心因性咳嗽特点　①年长儿多见；②日间咳嗽为主，专注某件事情或夜间休息时咳嗽消失，可呈雁鸣样高调的咳嗽；③常伴焦虑症状，但不伴器质性疾病；④除外其他原因引起的慢性咳嗽。

6. 过敏性（变应性）咳嗽　①咳嗽持续>4周，呈刺激性干咳；②肺通气功能正常，支气管激发试验阴性；③咳嗽感受器敏感性增高；④有其他过敏性疾病病史，变应原皮试阳性，血清总IgE和/或特异性IgE升高；⑤除外其他原因引起的慢性咳嗽。

【分析】

呼吸道感染是小儿咳嗽最常见的病因，根据患儿的发病经过和体格检查，医生诊断其为支气管肺炎；但是应该知道引起咳嗽的病因很多，有些患儿咳嗽仅几日，有些咳嗽长达1个月以上。因此，要注意咳嗽病因的诊断与鉴别诊断。

三、儿童咳嗽的诊断思路

（一）小儿急性咳嗽诊断步骤

1. 病史

（1）咳嗽特点：咳嗽时间、频率、性质、音色，痰量、痰色。

（2）呼吸改变：有无呼吸急促、气喘。

（3）伴随其他表现，如发热、呕吐、腹痛、腹泻等。

（4）异物吸入史，或正在进食出现剧烈咳嗽。

小儿咳嗽的诊断思路见图8-2-1。

2. 体格检查

（1）上气道体征：是否鼻腔通畅、扁桃体肿大、咽后壁淋巴滤泡，是否有分泌物等。

（2）肺部体征：听诊肺部呼吸音改变。

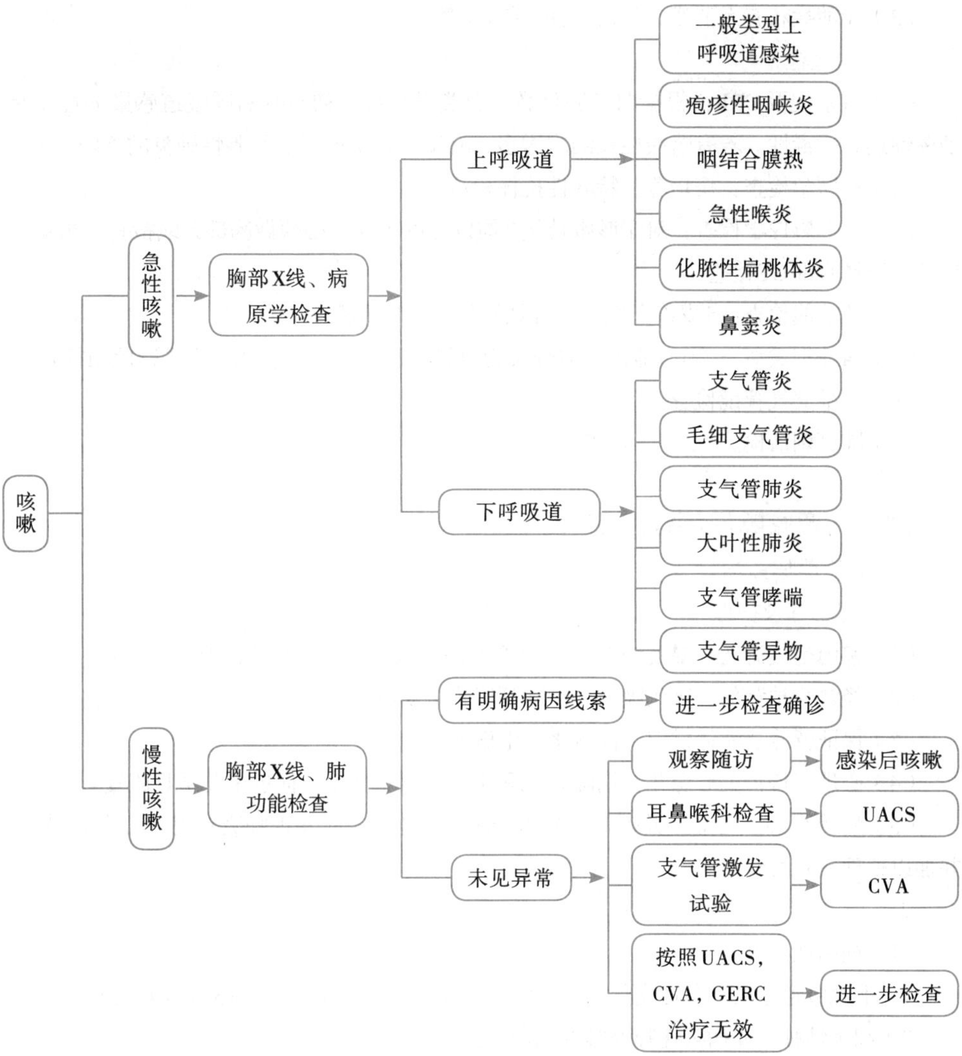

UACS.上气道咳嗽综合征；CVA.咳嗽变异性哮喘；GERC.胃食管反流性咳嗽。

图8-2-1 小儿咳嗽的诊断思路

（3）心脏体征：心率、心音。

3. 相关辅助检查

（1）影像学检查：胸部X线及胸部CT检查。

（2）病原学检查：痰细菌培养、霉菌检查，病毒及支原体检查等。

（二）慢性咳嗽的诊断步骤

1. 病史 起病急缓，咳嗽性质及痰液性质；注意询问伴随症状。

2. 体格检查

（1）要全面细致，注意有无呼吸困难、发绀、胸廓畸形，耳、鼻、喉部的体征。

（2）肺部细致检查。

（3）伴随症状有无消瘦、贫血、杵状指/趾等。

3. 实验室检查

（1）血常规及CRP：根据白细胞计数、分类及CRP，初步判断呼吸道感染的性质是细菌性还是病毒性。若有嗜酸性粒细胞增多，有助于过敏或嗜酸细胞性肺炎的诊断。

（2）病原学检查：痰培养、特异性抗体检测。

（3）胸部影像学检查：对于咳嗽持续2周以上的患儿，必须做胸部X线检查，根据病情还可选择胸部CT检查。

（4）肺功能检查：5岁以上患儿应常规行肺通气功能检查。

（5）24小时食管下端pH监测：对怀疑胃食管反流性咳嗽的患儿，应进行此项检查。

（6）纤维支气管镜检查。

（7）肺穿刺活检。

四、儿童咳嗽的治疗原则

（一）急性咳嗽治疗要点

1. 一般治疗及护理

（1）室内空气流通，温度约20℃，湿度保持在60%，防止交叉感染及并发症。

（2）经常轻拍背部，雾化吸入，清除呼吸道分泌物。

（3）保证营养及液体供应，注意水、电解质平衡。

（4）心理支持：关心患儿，消除患儿和家长的紧张情绪，促进患儿早日康复。

（5）病情观察：观察呼吸频率、节律、深度变化，及时发现呼吸衰竭、心力衰竭等，并加以处理或及时转诊。

2. 对因治疗

（1）细菌性感染

1）上呼吸道感染和急性支气管炎：常用青霉素类、头孢类、大环内酯类抗生素。

2）细菌性肺炎或病毒性肺炎继发细菌感染

①抗生素使用原则：有效和安全性是首要原则。应根据细菌培养和药敏试验选药，以指导治疗。如暂无培养结果，可根据经验选择敏感药物。重症肺炎宜静脉途径联合用药。确保剂量适宜，疗程合适。抗生素一般在体温正常后继续用5～7日，临床症状基本消失后继续用3～5日；对葡萄球菌性肺炎者，为防止复发，应用药至体温正常后2～3周，总疗程6周以上。

②轻度肺炎：首选青霉素、第一代头孢菌素、氨苄西林；备选第二代头孢菌素。对青霉素过敏者用大环内酯类，如红霉素等。

③重度肺炎：首选阿莫西林+克拉维酸；备选第二代及第三代头孢菌素。

（2）病毒性感染：抗病毒药物很少，加之副作用大，目前无特效药物，可试用利巴韦林、干扰素、聚肌胞等。

1）利巴韦林：10～15mg/（kg·d），口服、静脉注射或静脉滴注，疗程3～5日；也可滴鼻或雾化吸入。

2）α干扰素：临床上应用少，每日100万u，1次/d，疗程5～7日，肌内注射，也可雾化吸入，疗效存在争议。

3）中成药：蓝芩口服液、蒲地蓝等。

（3）支原体肺炎

1）阿奇霉素：5～10mg/（kg·次），1次/d，口服或静脉滴注均可，根据病情确定疗程。

2）红霉素：20～30mg/（kg·d），分3～4次/d，口服或静脉滴注均可，疗程10～14日，严重者可适当延长。

3. 对症支持治疗

（1）吸氧：有缺氧表现，如烦躁、发绀者需吸氧，多用鼻导管给氧，经湿化的氧气流量为0.5～1.0L/min，氧浓度不超过40%。新生儿及婴幼儿可面罩给氧：50%～60%，流量为2.0～4.0L/min。应及时转诊。

（2）气道管理：保持呼吸道通畅，及时清除鼻腔分泌物和吸痰。病情严重的患儿及时转诊。

（3）退热：对高热患儿给予药物降温，如布洛芬或对乙酰氨基酚。不推荐温水或冰水擦浴退热。若烦躁不安，可给予水合氯醛或苯巴比妥。

（4）平喘：常用药物包括糖皮质激素、β_2受体激动剂、白三烯受体拮抗剂、茶碱，根据病情采用单独或联合用药。严重哮喘发作时，应及早静脉给予氢化可的松5～10mg/（kg·次），或甲泼尼龙1～2mg/（kg·次），2～3次/d，疗程3～5日。同时予以β_2受体激动剂雾化吸入给药。

（5）心力衰竭：镇静、吸氧、利尿、强心、应用血管活性药物。

1）利尿药：可用呋塞米、依他尼酸，1mg/（kg·次），稀释成2mg/ml，静脉注射或静脉滴注。

2）强心药：毛花苷C，饱和量为2岁以下0.03～0.04mg/kg，2岁以上0.02～0.03mg/kg。首次用饱和量1/2，余量分为2次，每4～6小时给1次。在进行初步治疗后应及时转诊。

3）血管活性药物：酚妥拉明，0.5～1.0mg/（kg·次），最大剂量10mg/次，肌内注射或静脉注射，必要时间隔1～4小时重复使用。

（6）腹泻：口服十六角蒙脱石、双歧活菌制剂等。

（二）慢性咳嗽的治疗

1. 咳嗽变异性哮喘（CVA） 口服β_2受体激动剂（如丙卡特罗、特布他林、沙丁胺醇等）行诊断性治疗1～2周，也有使用透皮吸收型β_2受体激动剂（妥洛特罗），若咳嗽症状缓解则有助于诊断。一旦明确诊断CVA，则按哮喘长期规范治疗，选择吸入糖皮质激素或口服白三烯受体拮抗剂或两者联合治疗，疗程至少8周。

2. 上呼吸道咳嗽综合征（upper airway cough syndrome，UACS） 是引起儿童，尤其学龄前与学龄期儿童慢性咳嗽的第2位主要病因。对于过敏性（变应性）鼻炎，予以抗组胺药物、鼻喷糖皮质激素治疗，或联合鼻黏膜减充血剂、白三烯受体拮抗剂治疗。鼻窦炎予以抗生素，可选择阿莫西林或阿莫西林+克拉维酸钾或阿奇霉素等口服，疗程至少2周，辅以鼻腔灌洗，或给予祛痰药物治疗。增殖体肥大轻度到中度者，可鼻喷糖皮质激素联用白三烯受体拮抗剂治疗1～3个月。若上述治疗无效可采取手术治疗。

3. 胃食管反流性咳嗽（GERC） 主张使用H_2受体拮抗剂（西咪替丁）和胃肠促动药多潘立酮；年长儿也可以使用质子泵抑制剂。改变体位取半坐卧位或俯卧前倾30°、改变食物性状、少量多餐等对改善GERC有效。

4. 心因性咳嗽 在排除其他原因所致咳嗽后方可考虑诊断。治疗方法包括心理疗法（如放松和想象、自我催眠）、生物反馈术等。有神经精神异常（如多发性抽动症）时则需使用抗精神病药物（如氟哌啶醇等）治疗。

5. 过敏性咳嗽 主张使用抗组胺药物、糖皮质激素治疗。

6.（呼吸道）感染后咳嗽 该病通常具有自限性，症状严重者可考虑使用口服白三烯受体拮抗性或吸入糖皮质激素等治疗。

五、健康教育

引起咳嗽的可能是某种疾病，也可能只是某些刺激，首先要分清楚咳嗽的原因，要嘱咐家长多关注患儿的身体状况，学会判断轻重缓急，选择合理的应对、护理方法。

六、转诊指征

1. 新生儿肺炎。
2. 呼吸困难、喘息明显、心率快、心音低钝。
3. 烦躁不安、哭闹不止、精神萎靡、嗜睡、惊厥。
4. 高热持续或反复不退，感染中毒症状明显。
5. 治疗效果不佳，症状不改善。
6. 慢性咳嗽诊断困难。

七、社区康复

咳嗽好转的患儿，其日常护理十分重要，在回归社区后，要注意多饮水，避免吃刺激性的食物，在社区照顾咳嗽患儿，家属要鼓励患儿及时咳出痰液，随时关注病情变化，如有咳嗽加重或出现发热等其他症状，及时向医生寻求帮助。

八、社区预防

1. 注意气候变化，及时添减衣物。
2. 嘱咐家长及患儿注意脱离变应原，如烟雾、尘埃、花粉及过敏性的药物、食物等。
3. 提供干净的呼吸环境，避免雾霾天气外出。

（国丽茹）

第三节 水 肿

【案例】

患儿，男，7岁。10日前开始咳嗽，家长自行购服“鱼腥草合剂”，咽痛好转，2日前发现患儿双眼睑水肿，随后发现会阴及睾丸水肿，尿色、尿量正常，有泡沫。无发热、咳嗽、气喘，到社区就诊。对该患儿该如何诊治？

水肿（edema）又称浮肿，是皮肤和皮下组织，包括血管外的组织间隙存留过量的积液所致。水肿分为全身性和局部性水肿，发生原因和症状轻重各异。当液体在体内组织间隙呈弥漫性分布时，呈全身性水肿，常为凹陷性；当液体积聚于局部组织间隙时，呈局部性水肿。

胸腔积液、心包积液、腹水为水肿的特殊表现形式，水肿发生原因可以分为心源性水肿、肾源性水肿、肝源性水肿、炎症性水肿、营养不良性水肿、淋巴性水肿、特发性水肿（原因不明）等。内脏器官局部水肿，如脑水肿、肺水肿等不在本节讨论范围。

一、儿童水肿的病因

1. 常见疾病 可导致水肿的疾病很多，在接诊时要注意小儿的年龄特点。不同的年龄阶段，导致水肿的易患疾病种类不同。不同年龄时期引起小儿水肿的常见疾病见表8-3-1。

表8-3-1 不同年龄段小儿水肿的常见病因

年龄段	疾病名称
0～28日龄（新生儿期）	新生儿溶血症、低蛋白水肿、先天性心脏病、新生儿硬肿症
28日龄～3岁（婴幼儿期）	肾病综合征、先天性心脏病、血管神经性水肿、低蛋白水肿
3～12岁（学龄前和学龄期）	肾小球肾炎、肾病综合征、心力衰竭、肝源性水肿、血管神经性水肿、系统性红斑狼疮

2. 少见疾病 包括硬皮病、皮肌炎、甲状腺功能减退、格雷夫斯病、血管炎及血栓性水肿、淋巴性水肿。应结合体格检查，观察水肿的分布，初步判断水肿病因。全身性水肿和局部性水肿的不同病因见表8-3-2。

表8-3-2 全身水肿和局部水肿的病因及特点

部位	病因	特点
全身性水肿	心源性水肿	踝部水肿至全身水肿
	肾源性水肿	眼睑或颜面部水肿
	肝源性水肿	腹水、贫血、肝功能障碍
	营养不良性水肿	营养不良、全身性水肿

续表

部位	病因	特点
局部性水肿	变态反应性水肿	发热、皮疹
	局部炎症	红、热等炎症表现
	淋巴回流受阻	淋巴管阻塞

【分析】

对患儿进行体格检查：体温36.3℃，血压147/96mmHg，颜面部轻度水肿，双眼睑水肿，咽后壁充血，扁桃体Ⅰ度肿大，双下肢轻度凹陷性水肿。尿常规示：尿蛋白（++），红细胞计数17个/HP。根据体格检查及尿常规结果，医生判断患儿是肾源性水肿。需要进一步检查。

二、儿童水肿的临床表现

（一）小儿全身性水肿疾病的常见病因

肾源性、心源性、肝源性和营养不良性水肿临床特点各有不同，具体如下。

1. 肾源性水肿　主要病因有急性肾炎、肾病综合征等。特点为晨起时眼睑水肿，可发展为全身性水肿，水肿性质软而移动性大。伴随症状有血压升高、低白蛋白血症、肾功能异常、高脂血症，以及血尿、蛋白尿、管型尿等。常见肾源性水肿性疾病的临床特点见表8-3-3。

表8-3-3　常见肾性水肿性疾病的临床特点

疾病	临床特点
肾病综合征	全身重度水肿，眼睑和颜面部最明显 大量蛋白尿：24小时尿蛋白定量≥50mg/kg 低蛋白血症：血浆白蛋白<25g/L 高脂血症：血浆胆固醇>5.72mmol/L
急性肾炎综合征	急性起病，多有前驱感染 水肿先起于眼睑和面部，尿量减少，伴血尿、蛋白尿，多数血压升高，可有肾功能不全 病程多在1年内，可分为链球菌感染后和非链球菌感染后肾小球肾炎
慢性肾炎	一般不如急性肾炎性水肿明显，有时水肿仅限于眼睑 除水肿外，有时见有轻度血尿、中度蛋白尿及管型尿 肾功能显著受损，血尿素氮、肌酐增高，血压升高，特别是舒张压升高

2. 心源性水肿　病因包括先天性心脏病、心力衰竭、缩窄性心包炎等。特点为可从轻度的踝部水肿发展至严重的全身性水肿。首先发生于下垂部位，水肿性质比较坚实，移动性小；伴有颈静脉怒张、呼吸困难、发绀、心脏增大、心脏杂音、肝大等。

3. 肝源性水肿　病因有重型肝炎、慢性肝炎、肝硬化、肝肿瘤等。主要表现为腹水，可伴有下肢、足踝及全身性水肿。伴有肝大、脾大、食管胃底静脉曲张、肝功能障碍等。

4. 营养不良性水肿　病因主要是营养吸收障碍或摄入不足。轻度水肿特点为水肿常局限于下肢、面部等部位，劳动后加重，严重时发展至全身，并有胸前积液及腹水。伴随症状有生长发育落后、疲劳乏力、精神不振或易激动、贫血等。

（二）常见的局限性水肿病因

包括炎症性水肿、局部损伤性水肿、血管神经性水肿。

1. 炎症性水肿　主要由疖肿早期、丹毒或变应原、蜂窝织炎、虫蛇咬伤、烧伤、冻伤等造成。特点为早期水肿明显，随之局部有红、肿、热、痛等炎症表现。

2. 局部损伤性水肿　发生原因为局部软组织（包括皮下组织、肌肉）挫伤及骨折。特点为水肿往往明显，局部多有淤血、疼痛等表现。

3. 血管神经性水肿　有药物、食物或周围环境过敏史。特点为突发、无痛、硬而富有弹性的局限性水肿；水肿的皮肤呈苍白色或蜡样光泽，水肿的中央部微凹陷，边缘无明显的界限。单纯型：常见颜面、口唇和舌等部位的皮肤或黏膜呈急性暂时性局限性水肿，若水肿侵及喉头声门，可引起致命的声门水肿；神经精神型：少见，表现为突然发生倦怠、头痛、发作性嗜睡、头晕、暂时性眼肌瘫痪与视力减退等症状。荨麻疹表现为局部变态反应性水肿。

三、儿童水肿的诊断思路

详细的病史询问，全面且有重点的体格检查及必要的辅助检查是进行小儿水肿诊断的必要条件。

（一）病史询问要点

1. 水肿分布、程度和发展　全身性还是局部性，持久性还是间歇性，起病缓慢还是逐渐加重。

2. 尿量和体重　尿量减少、体重增加常见于心源性、肝源性和肾源性水肿。尿量及体重是水肿较为敏感的指标，能反映水肿的消长情况。

3. 既往病史　有无先天性心脏病、心肌病，肾脏、肝脏、结缔组织病及甲状腺功能减退等。

4. 营养情况及近期用药史　喂养不当，慢性腹泻，严重呕吐，肠道畸形，手术等；过量或过快盐水输注，糖皮质激素应用等。

5. 局部水肿　应询问局部有无外伤、肿块压迫或发炎情况；有无药物或食物过敏史，如有过敏史可能出现局部血管神经性水肿。

（二）体格检查要点

1. 水肿特点　分布：根据水肿分布的不同可初步提示引起水肿的可能原因；部位：全身性水肿多由心、肾、肝疾病和营养不良引起；仅一侧下肢水肿者见于静脉血栓、丝虫病、淋巴管阻塞等；炎症及创伤常伴有红、肿、热、痛的特征；变态反应性水肿往往发病急剧，可合并发痒及皮疹，常有接触史和过敏史。

2. 有无颈静脉怒张 见于右心衰竭、上腔静脉受压（如纵隔肿瘤、动脉瘤、血栓）等。

3. 心脏 心率或脉搏增快、病理性杂音、心脏扩大、心律不齐等，见于心性水肿。

4. 肺部 肺淤血及左心衰竭可闻及湿啰音。

5. 肝脾 脾脏肿大、腹壁侧支循环静脉怒张、腹水见于肝硬化；单纯肝大多见于右心衰竭。

6. 下肢水肿 双侧对称性水肿见于心、肝、肾疾病或低蛋白血症，也可为大量腹水、巨大卵巢囊肿等压迫静脉所致；单侧下肢水肿见于静脉血栓、淋巴回流受阻、静脉曲张或感染等。

（三）辅助检查

1. 初步检查 以水肿起病的患儿通过血常规、尿常规、粪常规、肝肾功能、血脂、电解质，可确定肾脏疾病、肝脏疾病、营养不良引起的水肿，同时可以判断有无合并电解质紊乱。

2. 进一步检查 根据初步检查结果提供的诊断思路。肾脏疾病应进一步检查24小时尿蛋白定量、补体、红细胞沉降率、CRP、抗链球菌溶血素O和泌尿系统超声等；心脏疾病应进行心电图、心脏超声、X线胸片等的检查；通过检查甲状腺功能可鉴别甲状腺功能异常引起的水肿；肝脏疾病应进一步行超声或CT等检查。

小儿水肿性疾病的诊断思路见图8-3-1。

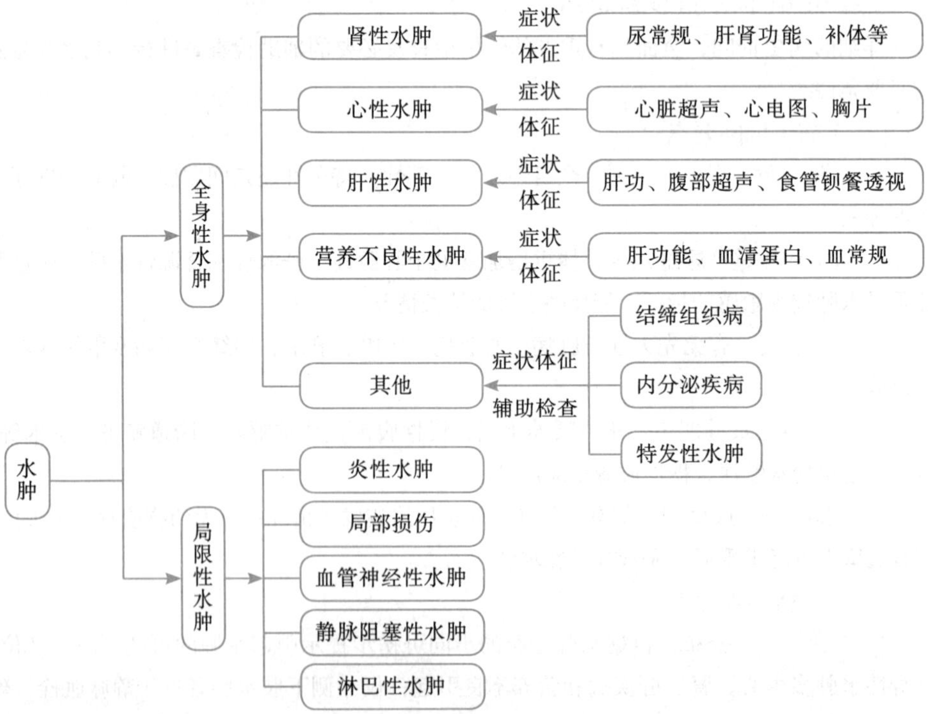

图8-3-1 小儿水肿性疾病的诊断思路

四、儿童水肿的治疗原则

肾源性、肝源性、心源性和营养不良性水肿是临床常见的小儿水肿原因。其治疗原则见表8-3-4。

表8-3-4　不同病因水肿性疾病的治疗原则

疾病名称	治疗
肾源性水肿	**肾病综合征** ①一般治疗：限制活动量；低盐、优质蛋白饮食；预防感染 ②利尿：根据水肿程度选用呋塞米、氢氯噻嗪等；如利尿效果不佳，可用低分子右旋糖酐扩容，提高血浆胶体渗透压，随即使用呋塞米 ③糖皮质激素：泼尼松口服，中长程疗法 ④免疫抑制剂：在激素效果不佳、频繁复发时可应用 ⑤抗凝及纤溶药物 ⑥血管紧张素转化酶抑制剂 **急性肾炎** ①卧床休息 ②低盐、优质蛋白饮食 ③抗感染，清除感染病灶 ④对症治疗：利尿、降血压
心源性水肿	①治疗原发疾病：如先天性心脏病修补术、缩窄性心包炎心包切除术等治疗 ②改善心肌收缩力：有心力衰竭者，主要应用洋地黄类正性肌力药物，如毛花苷C、毒毛花苷K及地高辛；亦可应用非洋地黄类正性肌力药物，如多巴胺、多巴酚丁胺，以及氨力农、米力农 ③清除水钠潴留：利尿剂是最常用的药物，主要有氢氯噻嗪、呋塞米，以及螺内酯 ④适当限制钠盐摄入
肝源性水肿	①饮食：易消化，富含蛋白质、维生素和适量脂肪，能提供足够能量的清淡食物为宜 ②限制水和钠盐的摄入 ③纠正低白蛋白血症：白蛋白或血浆；腹水蛋白再利用 ④抽放腹水 ⑤利尿剂治疗：氢氯噻嗪、呋塞米、螺内酯 ⑥治疗原发疾病
营养不良性水肿	①治疗原发疾病，如慢性腹泻、肠道畸形 ②调整饮食，合理喂养 ③促进消化药物：胃蛋白酶，B族维生素等 ④纠正低蛋白血症：白蛋白、血浆、氨基酸等 ⑤中医治疗：调整脾胃功能，改善食欲

五、健康教育

任何导致组织液生成过多，吸收减少的病因都可引起水肿，家长应保持平和的心态，帮助孩子建立健康的生活方式，减少钠盐的摄入，及时带孩子就诊，系统地完善相关检查，明确病因，根据具体情况进行治疗。诊断明确后，按照医嘱照顾患儿，若有病情变化随时就诊。

六、转诊指征

1. 水肿性疾病出现心力衰竭、肾衰竭等重症表现。
2. 病因不明、诊断困难的患儿，应及时转上级医院进一步诊治。
3. 诊断明确的其他专科疾病亦应转专科医院进行治疗。

七、社区康复

鼓励患儿解除精神负担，保持平和、愉快的心态。在社区及家庭生活中，要预防感冒，如有皮肤疮疖，要及时、彻底治疗。在水肿好转后再逐渐增加活动量。家长和全科医生应随时关注病情变化。

八、社区预防

1. 嘱患儿锻炼身体，增强体质，提高抗病能力。
2. 合理安排生活起居，养成良好的睡眠习惯，饮食习惯。
3. 预防各种传染病，及时治愈慢性病。

（国丽茹）

第四节 呕　　吐

【案例】

患儿，男，2月龄。1个月前无明显诱因出现进食后呕吐，多发生在进食后30分钟内，每次呕吐约20ml，无胆汁，无血性物或咖啡渣物，非喷射性。10日前呕吐加重，每餐进食后即呕吐，每日排便2～3次，无黏液、脓血，体重不增，近期有明显消瘦。就诊于社区，应如何分析及治疗？

呕吐（vomiting）是胃强烈收缩迫使胃或部分小肠内容物经食管、口腔而排出体外的现象，是人体常见的反射和防御性动作。

呕吐是儿科工作中极为常见的消化道症状，可发生于多种疾病，涉及各系统，如中枢神经系统疾病、尿路感染、前庭障碍性疾病、遗传代谢性疾病，以及其他疾病。儿童呕吐最常见的原因是消化道细菌或病毒感染。新生儿及婴幼儿应注意过敏、消化道畸形的可能，呕吐前可表现为烦躁、打哈欠、拒奶。新生儿和小婴儿呕吐时易发生误吸致吸入性肺炎，可表现为呼吸暂停、发绀。反复、严重的呕吐可诱发水和电解质紊乱、营养不良。年长儿呕吐要考虑到心理因素的可能。

【分析】

以呕吐为主诉来门诊就医的孩子很常见。接诊医生必须很快对病因进行鉴别，作出初步判断。因此，全科医生应该掌握引起小儿呕吐的常见原因。不同年龄段儿童的胃肠等生理功能特点有差别，呕吐原因也不相同。

一、儿童呕吐的病因

（一）新生儿呕吐的常见病因

1. 内科性呕吐

（1）消化系统疾病：喂养不当、咽下综合征、胃内血液储存或出血、药物不良反应、胃食管反流、贲门失弛缓、幽门痉挛、胎粪性便秘、新生儿便秘、肠道内感染等。

（2）神经系统疾病：缺氧性脑病、颅内出血、颅内占位性病变等。

（3）前庭障碍性疾病：迷路炎、中耳炎、晕动病等。

（4）遗传代谢病。

2. 外科性呕吐　主要是消化道畸形，如食管闭锁及食管-气管瘘、幽门肥厚型狭窄、胃扭转、膈疝、环行血管畸形压迫食管、十二指肠闭锁、狭窄、空肠、回肠闭锁、狭窄、肠旋转不良、重复小肠、环状胰腺、先天性巨结肠、直肠及肛门闭锁、胎粪性腹膜炎等。

（二）婴幼儿呕吐常见病因

1. 消化系统疾病　先天性消化道畸形、先天性食管闭锁、先天性幽门肥厚型狭窄、肠旋转不良、先天性巨结肠、环行胰腺、胃食管反流、贲门失弛缓、胎粪性腹膜炎、胎粪性便秘（胎粪性肠梗阻）、肠套叠。

2. 消化道感染性疾病　腹泻病、出血坏死性肠炎。

3. 中枢神经系统　中枢神经系统感染、颅内出血。

4. 急性中毒　一氧化碳中毒、药物中毒或其他中毒。

5. 代谢障碍及体内毒素刺激　败血症、低钠血症、尿路感染、呼吸道感染。

6. 其他原因　喂养问题、咽下综合征、幽门痉挛、化脓性中耳炎。

（三）年长儿呕吐常见病因

1. 消化系统疾病　先天性消化道畸形、胃食管反流、贲门失弛缓。

2. 消化道感染　急性胃肠炎、急性细菌性痢疾、病毒性肝炎、肠道蛔虫、急性阑尾炎、消化道溃疡、肠梗阻、肠系膜上动脉综合征。

3. 中枢神经系统　中枢神经系统感染、颅内占位性疾病、颅脑外伤。

4. 急性中毒　一氧化碳中毒、药物中毒或其他中毒。

5. 代谢障碍及体内毒素刺激　糖尿病酮症酸中毒、尿毒症、全身感染。

6. 其他原因　神经性厌食、再发性呕吐、药物影响。

【分析】

该患儿为新生儿期出现呕吐，呕吐量约20ml，呕吐出现时间早，呕吐量大，持续时间长，伴有体重不增，患儿双肺呼吸音清、未闻及啰音，腹平软，未扪及包块，光滑。在分析患儿呕吐原因时，应结合其年龄，分析呕吐的临床特点，进行病因诊断和鉴别诊断。

二、儿童呕吐的临床特点

不同病因导致的呕吐，其临床表现各有不同，熟悉这些临床特点有利于识别病因，及时诊断。小儿呕吐常见疾病的临床特点见表8-4-1。

表8-4-1　小儿呕吐常见疾病的临床特点

疾病	临床特点
溢乳	出生数周的婴儿进奶后即有1～2口乳水反流入口腔或吐出，生长发育不受影响，常无明显诱因可寻，出生后6月龄左右消失，无须处理
喂养不当	见于母乳喂养时姿势不正确、奶速过快、奶量过多、乳头孔过大或过小、乳头下陷、喂奶时剧烈哭闹等情况
幽门痉挛	出生后1周内开始间歇、不规则呕吐，量少、非喷射状，无进行性加重；一般情况好，无明显脱水和营养不良；用阿托品、氯丙嗪效果良好
先天性肥厚性幽门狭窄	呕吐多于出生后2～4周出现，少数出生后1周或2～3个月发病 喂奶后半小时内即吐，自口鼻涌出，日渐加重呈喷射状，呕吐物为凝状奶汁、不含胆汁；食欲良好，呕吐后即饥饿欲食，伴有体重不增或下降、脱水
胃食管反流	呕吐多发生在进食后，呕吐物为胃内容物，有时含少量胆汁，也可表现为溢奶或吐泡沫，年长儿以反胃、反酸、嗳气等症状多见，部分婴幼儿表现为喂奶困难、烦躁、拒食。严重的反流性食管炎可发生缺铁性贫血、营养不良和生长发育落后
急性胃肠炎	各年龄段均可发病，多由于饮食不当、感染、气候等多因素所致；一般不严重，可有食欲缺乏、腹痛、恶心、呕吐；严重时呕吐、腹痛较剧烈，常伴呕血、腹泻、黑便、脱水、发热及全身感染中毒症状
病毒性肝炎	急性病毒性肝炎，特别是甲型肝炎病初常表现为发热、乏力、食欲缺乏、恶心、呕吐；经过5～10日，热退，尿色渐深，出现黄疸；慢性病毒性肝炎主要见于乙型肝炎、丙型肝炎和丁型肝炎。临床表现主要是厌食、恶心、呕吐、腹泻等消化道症状，一般无发热

续表

疾病	临床特点
出血性坏死性小肠结肠炎	多见早产儿、窒息儿、人工高渗乳汁喂养等；表现为腹胀、呕吐、腹泻、果酱样或血水样便；全身感染中毒症状重
原发性消化性溃疡	幼儿的主要症状为反复脐周痛，时间不固定，餐后加重或以呕吐为主要表现；年长儿的临床表现与成人相似。胃溃疡多在进食后痛，十二指肠溃疡疼痛多发生在饭前或夜间，进食后疼痛减轻；可伴呕吐，但不定时，多在饮食不当、疲劳、精神紧张、情绪波动时发生
急性阑尾炎	呕吐常为首发症状，呕吐较重，持续时间也长，有时出现腹泻；压痛点多在麦氏点上方，婴幼儿盲肠位置高和活动性大，其压痛点偏内上方，小儿腹壁薄，又欠合作，有无肌紧张不易判断，病情严重时可有全身症状，如高热
中枢神经系统感染	新生儿和小婴儿化脓性脑膜炎症状不典型，体温可高可低，精神差；吐奶、尖叫；眨眼、面部及肢体抽动等不典型惊厥；脑膜刺激征不明显；病毒性脑炎起病初期发热、恶心、呕吐、软弱、嗜睡；反复惊厥发作，意识障碍
败血症	新生儿和小婴儿临床症状不典型；发热或体温不升，反应差、嗜睡、不吃、不哭，呕吐、腹泻、腹胀，可有黄疸；轻、中度肝大、脾大；严重时皮肤花纹、发凉，面色苍灰，伴有其他多脏器功能损害
肠道外感染	急性咽炎、扁桃体炎、中耳炎、支气管炎和肺炎时，常伴有呕吐，食欲减退；百日咳痉挛期，在痉挛性咳嗽发作之后常有反射性呕吐，将胃内容物吐出；小儿急性尿路感染常以恶心、呕吐、腹痛起病，尿路刺激症状不明显
先天性胃扭转	出生后1～3日内出现呕吐，喂奶后即刻呕吐，非喷射状；腹部平片可见双胃泡、双液面
先天性巨结肠	胎粪排出延迟，渐出现低位性肠梗阻，呕吐物含胆汁或胎粪样物；反复出现排便困难、腹胀、呕吐
先天性肛门及直肠闭锁	出生后不排胎便，24～36小时出现呕吐，呕吐物含胆汁和粪便，腹部逐渐膨隆；多数无肛门
遗传代谢病	婴儿期主要表现为食欲缺乏，喂养困难，不明原因持续呕吐、便秘、多尿、肌张力改变，生长发育迟缓等
肠梗阻	肠绞痛，无排便、排气，常腹胀。早期呕吐为神经反射性，初为食物、胃液继而为黄绿色的胆汁，后为反流性呕吐，呕吐物早期呈胆汁样液体继而呈棕色或浅绿色，晚期带有粪臭的液体
急性中毒	有害物质接触史，如农药、有毒植物等；恶心、呕吐，呕吐物中可能有毒物的气味
周期性呕吐综合征	2个或更多周期的剧烈恶心和持续呕吐，或干呕持续数小时至数日。然后恢复正常健康状态，持续数周至数月

【分析】

引起患儿呕吐的原因很多，门诊遇到以呕吐为主要症状就诊的患儿，医生应认真询问病史和系统体格检查，分析病情，选择合适的辅助检查项目，对患儿进行进一步诊治。

三、儿童呕吐的诊断思路

（一）问诊要点

1. 年龄　不同年龄阶段呕吐的好发病因不同，在接诊呕吐患儿时应予以考虑。

2. 呕吐特点　呕吐性质，呕吐方式，呕吐物性状、颜色和气味，呕吐与进食的关系。

3. 伴随的消化道症状　恶心、腹胀、腹痛、腹泻、便血、便秘等。

4. 其他症状　如伴随发热，则提示患儿可能存在感染；如伴有头痛或惊厥，则提示中枢神经系统病变；如伴有生长发育障碍、黄疸，则提示存在代谢性疾病的可能；如伴有嗳气、反酸等，则应注意消化性溃疡；如伴有腹痛、腹胀、无肛门排便、排气，则提示消化道梗阻。

5. 过去史　有无蛔虫病、肝炎、结核病及周期性呕吐史等。

小儿呕吐性疾病的诊断思路见图8-4-1。

（二）体格检查要点

1. 全面体格检查，掌握心、肺、神经系统、耳部咽部等情况。

2. 精神、营养，体重、身高，小婴儿头围和前囟等，可反映营养和发育，脱水及神经系统状况。

3. 腹部检查时，尽可能让患儿放松，注意肠鸣音，观察有无胃蠕动波、肠型及腹部包块；年长儿可以描述腹痛位点，年幼儿需要观察表情判断腹部是否压痛。

4. 直肠指检在小儿呕吐和许多腹部疾病是需要的。以发现有无肛门，并了解直肠内部是否空虚或肿块可及，同时可了解粪便性状及检查者手指是否染有血迹，还可了解有否盆腔肿块。

（三）实验室检查

1. 三大常规检查　血常规反映有无感染、贫血；尿常规可发现尿路感染；粪便常规提示肠道感染、出血。

2. 根据对病情的分析，决定进一步检查

（1）粪便或血细菌培养。

（2）肝肾功能、电解质、血气分析、血糖等。

（3）脑脊液检查。

（4）遗传代谢筛查：除外先天性异常代谢疾病。

（四）影像学检查

1. X线检查　最常用胸部X线检查、腹部X线检查、食管造影、胃肠钡餐透视。

2. 造影　胆管造影、选择性动脉造影、经内镜胰胆管造影、肠道气钡双重对比造影等。

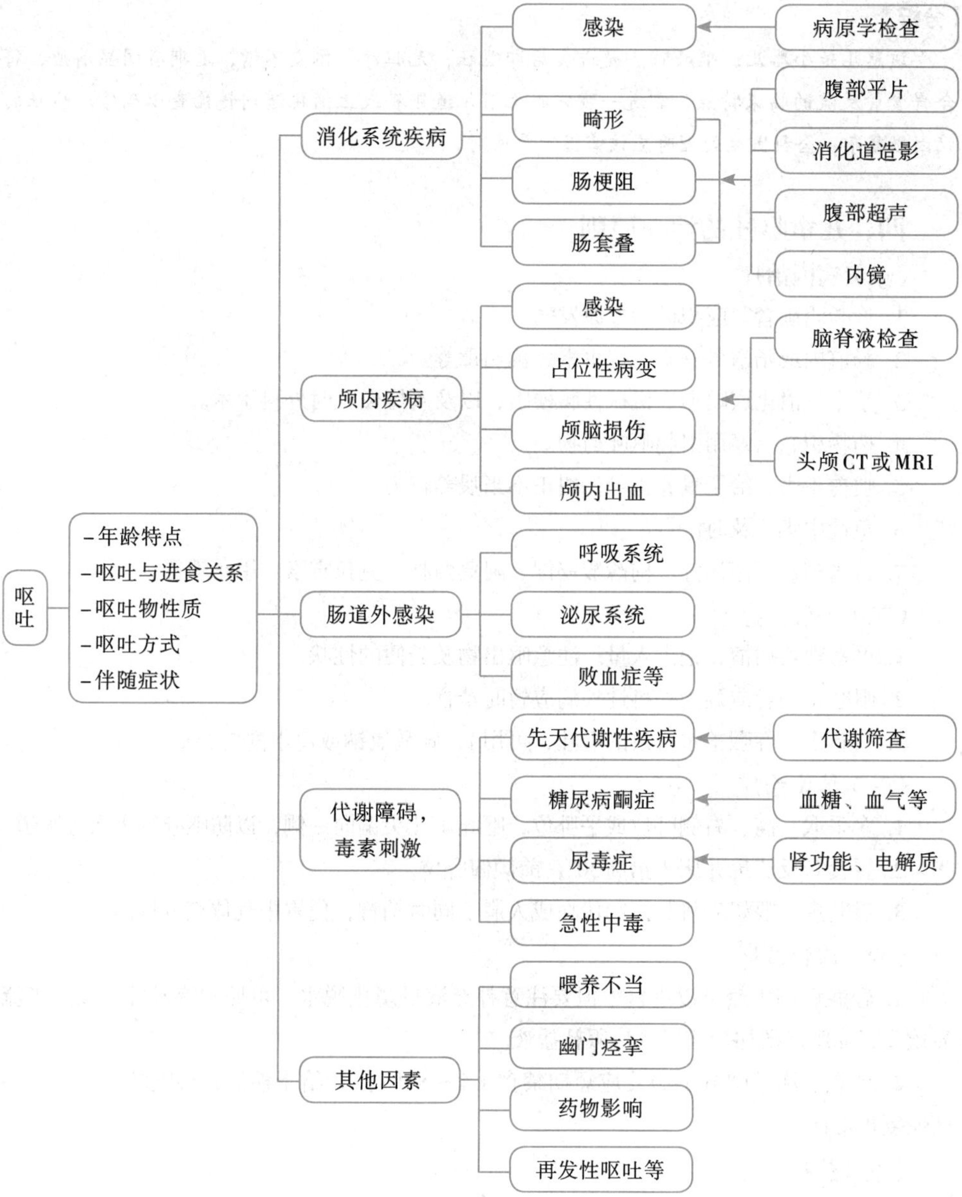

CT. 计算机断层成像；MRI. 磁共振成像。

图8-4-1 小儿呕吐性疾病的诊断思路

3. 超声检查 腹部超声。

4. CT或MRI 腹部CT或MRI，疑有颅内疾病可进行头颅CT、MRI和脑血管造影检查。

5. 内镜检查 胃镜、结肠镜、小肠镜、食管内镜。

6. 其他 胃食管放射性核素扫描，食管pH动态监测，食管胆汁反流动态检测。

【分析】

该患儿是小婴儿，呕吐特点是进食后即呕吐，无胆汁、体重不增，近期有明显消瘦，符合胃食管反流的临床特点，需进一步完善上消化道钡餐或上消化道内镜检查以确诊。呕吐的病因很复杂，全科医生处理时应该掌握治疗原则。

四、儿童呕吐的治疗原则

（一）病因治疗

1. 诊断明确者 应积极治疗原发病。

2. 肠道内或肠道外感染 抗生素、抗病毒等。

3. 手术 消化道畸形、机械性肠梗阻，以及阑尾炎及时外科手术。

4. 药物引起 停用引起呕吐药物。

5. 喂养不当 给予喂养指导，纠正不当喂养行为。

6. 急性中毒 及时洗胃。

7. 抗幽门螺杆菌治疗 枸橼酸铋钾、阿莫西林、克拉霉素、甲硝唑等。

（二）一般治疗

1. 严密观察病情，记出入量，注意呕出物及粪便的性状。

2. 呕吐剧烈者或疑为外科性疾病应暂时禁食。

3. 对新生儿吞咽羊水所致的呕吐，可用1%碳酸氢钠或清水洗胃1次。

（三）体位治疗

1. 多采取头高、右侧卧位或平卧位，呕吐小儿头偏向一侧，以防呕吐物吸入呼吸道。

2. 胃食管反流患儿床头抬高30°，前倾俯卧位。

3. 溢乳患儿喂奶后将其抱起伏在成人肩上同时拍背，使胃中气体充分排出。

（四）饮食调整

1. 轻症病例仍然可以进食，但要注意补充液量防止脱水，可照常喂母乳，或给半流质饮食，加服米汤加盐溶液或口服补盐液。

2. 严重、频繁呕吐的患儿应短期禁食（4～8小时），给予输液，待呕吐控制后，逐渐恢复正常饮食。

（五）药物治疗

1. 解痉剂 阿托品、颠茄合剂等。

2. 镇静止吐 氯丙嗪、异丙嗪、苯巴比妥等。

3. 胃肠促动药 多潘立酮、莫沙必利等。

4. 抗酸和抑酸药 西咪替丁、雷尼替丁、奥美拉唑、氢氧化铝凝胶等。

5. 黏膜保护剂 硫糖铝、枸橼酸铋钾、蒙脱石粉剂、麦滋林颗粒剂等。

（六）液体疗法

1. 较重的呕吐多伴有酸中毒、酮血症、酮尿症及血糖降低。应输葡萄糖及碱性液等对症治疗。

2. 一般病例输液为30～50ml/（kg·次），可采用4∶3∶2溶液或1∶1加碱液（即10%葡萄糖100ml+0.9%氯化钠100ml+5%碳酸氢钠10ml）。

3. 见尿后给予补钾。

4. 严重脱水及电解质紊乱的患儿应参照血生化检查结果予以纠正。

五、健康教育

偶尔呕吐在大多数情况下并不危险，而且吐后往往感觉舒服，但如果反复呕吐，需要寻找是否存在器质性病变，孩子年龄较小时，呕吐有时会引起误吸、脱水等，应该慎重处理。家长及全科医生应该正确判断呕吐的病因，及时采取相应的措施。

六、转诊指征

1. 考虑消化道畸形或外科急腹症，需要手术治疗。

2. 考虑有中枢神经系统感染或肿瘤等。

3. 呕吐严重，全身感染中毒症状重。

4. 代谢紊乱或考虑先天代谢性疾病。

5. 呕吐时间较长而病因不明。

七、社区康复

在患儿呕吐症状好转后的康复阶段，家长应注意患儿饮食，给予少量易消化食物或米汤等流质食物。家长及全科医生要关注病情变化，如有病情加重，要及时就诊。

八、社区预防

1. 新生儿、婴儿哺乳不宜过急，哺乳后抱正小儿身体，轻拍背部至打嗝。

2. 合理喂养，提倡母乳喂养，每次只添加一种辅食，逐渐增加。

3. 进餐应定时定量，避免暴饮暴食，不要过食油腻、高脂食品及冷饮。

（国丽茹）

第五节　腹　　泻

【案例】

患儿，女，11月龄。3日前出现发热，体温最高达38.2℃，排稀便，4次/d，呕吐1次。2日前排便次数增多为10～15次/d，黄色水样便，尿量减少。1日前热退，排便次数同前，排尿极少，遂来就诊。体格检查：患儿精神萎靡、呼吸急促，前囟显著凹陷，双眼窝深陷，口唇黏膜干燥，色泽樱红；心率160次/min，心音低钝；四肢厥冷花纹。根据上述信息，应如何对患儿进行诊断和治疗？

腹泻（diarrhea）是一组多病原、多因素引起的疾病，指排便次数增多和粪便性状改变，可伴腹痛、呕吐、发热等症状，常合并脱水及电解质紊乱。需要注意的是，小儿大便性状正常，仅次数增多者，不能称为腹泻；且排便的次数及性状与小儿的年龄和饮食关系密切，纯母乳喂养的婴儿，粪便的性状一般为黄色糊状便，次数可达3～4次/d。小儿腹泻好发于6月龄～2岁的儿童，尤其以1岁内的婴儿，以及营养不良、低出生体重、早产、多胎或人工喂养的婴儿更为常见。

我国儿童腹泻病调查显示，每年有2个发病季节高峰，第一个高峰为6～8月，主要病原体为致泻性大肠埃希菌和志贺菌，另一个高峰为10～12月，主要病原体为轮状病毒。根据病程将腹泻划分为：①急性腹泻，病程在2周以内；②迁延性腹泻，病程持续或反复在2周～2个月；③慢性腹泻，病程持续或反复超过2个月。

一、儿童腹泻的常见病因

婴幼儿易患腹泻病的主要原因：①婴幼儿消化系统发育不成熟，不能耐受食物质和量的较大变动；②胃肠道的免疫防御能力尚未健全；③生长发育迅速，对食物营养需求相对较大；④肠道菌群在逐渐完善中，易受环境干扰，出现菌群失调；⑤人工喂养的婴儿缺乏母乳特有的活性免疫物质。根据病因腹泻可分为感染性腹泻和非感染性腹泻，常见腹泻的病因如下。

（一）肠道内感染

1. 病毒感染　轮状病毒、诺如病毒、星状病毒、柯萨奇病毒、埃可病毒、杯状病毒、腺病毒等。

2. 细菌感染　致腹泻大肠埃希菌（肠致病性大肠埃希菌、产毒性大肠埃希菌、侵袭性大肠埃希菌、出血性大肠埃希菌）、志贺菌、伤寒沙门菌、空肠弯曲菌属、耶尔森菌属、铜绿假单胞菌、肺炎克雷伯菌等。

（二）肠道外感染

肠道外感染也称症状性腹泻，肠道外感染引起消化功能紊乱，或肠道内外为同一病原。常见于上呼吸道感染、支气管肺炎、中耳炎、尿路感染等。

（三）非感染因素

1. 食饵性腹泻　多为人工喂养婴儿、常因喂养不定时、饮食量不定、突然更换食物种类、过早喂养大量淀粉或脂肪类食品引起。

2. 气候因素　气候突变腹部受凉而使肠蠕动加快；天气炎热，消化液分泌减少，以及口渴吃奶过多，增加消化道负担可诱发肠道功能紊乱。

3. 其他　乳糖不耐受症、食物过敏症、药物性腹泻、肠易激综合征（IBS）、低丙种球蛋白血症。

【分析】

患儿年龄小，起病急，病情重，排便次数多、量多，尿少，精神萎靡，前囟和眼窝凹陷，四肢发冷。接诊医生要及时判断患儿病情轻重，确认有无脱水、休克，并且根据不同类型腹泻的临床特点对病因进行初步判断。

二、儿童腹泻病情评估

（一）腹泻的严重程度分型

1. 轻型　肠道症状轻，排便次数<10次/d，无中毒症状，无脱水或轻度脱水。

2. 重型　肠道症状较重，排便次数>10次/d，有明显中毒症状，如烦躁、精神萎靡、嗜睡、面色苍白、高热或体温不升、白细胞计数明显增高等，伴中度以上脱水。

（二）脱水程度判断

儿童腹泻病易出现脱水、电解质紊乱和酸碱失衡。在评估病情时，对存在脱水表现的患儿应进一步明确其轻、中、重度；并判断脱水性质，包括等渗性脱水、低渗性脱水、高渗性脱水；确认是否存在代谢性酸中毒、低钾血症等。脱水程度的判断见表8-5-1。

表8-5-1　小儿脱水程度判断

判断要点	轻度	中度	重度
丧失体液	占体重5%	占体重5%～10%	占体重>10%
精神状态	尚可	稍差或稍烦躁，易激惹	萎靡、昏迷
皮肤弹性	尚可	差	极差
口唇	稍干、口渴	干燥	明显干燥
前囟、眼窝	稍凹	凹陷	明显凹陷
肢端皮温	暖	稍发凉	发凉、花斑
尿量	稍减少	明显减少	极少或无尿
脉搏	正常	增快	明显增快、细、弱
血压	正常	正常或稍低	降低或休克

三、儿童腹泻的识别

（一）初步诊断

1. 疾病病程　急性腹泻与迁延及慢性腹泻的病因不同，腹泻病程能够为病因诊断提供思路。急性腹泻常见于肠道内或肠道外感染，或饮食不当引起的胃肠功能紊乱。迁延性和慢性腹泻病因比较复杂，急性腹泻治疗不当、菌群失调、食物过敏、酶缺陷、免疫缺陷、药物影响和肠道畸形等都可能使腹泻迁延不愈。

2. 病因分析 腹泻患儿一般起病急，首先根据临床资料对病因作出初步判定。收集临床资料：①详尽可靠的病史询问和体格检查；②流行病学资料、生活环境、营养条件；③腹泻前有无喂养或饮食不当，近日有无呼吸道感染等疾病，有无用药等诱因；④排便次数、性状（稀水便、糊状便、黏液脓血便）。

3. 判断病情 临床上根据腹泻次数、生命体征是否平稳、精神反应、有无中毒症状、有无脱水及电解质紊乱等，判定腹泻病的轻重程度；对于有脱水、酸中毒的患儿，需要及时补液治疗。

4. 评估并发症 对全面制订腹泻病治疗方案，促进腹泻患儿全面恢复具有十分重要的意义。婴幼儿轮状病毒肠炎可能并发心肌炎；有惊厥史的腹泻患儿应警惕惊厥发生，反复或持久惊厥可能出现脑功能受损；腹泻患儿发生惊厥除考虑发热或电解质紊乱所致以外，还应注意是否有脑炎、颅脑疾病存在。对迁延、慢性腹泻患儿，要注意评价有无营养不良，生长发育是否延迟，以及是否有贫血、肠道消化吸收障碍、维生素或微量元素缺乏、肠道正常菌群紊乱、肾功能损害、脱肛及肛周皮炎等。

5. 粪便常规 根据粪便常规检查结果分为水样腹泻和痢疾样腹泻。水样腹泻粪便常规未见白细胞，多为病毒或产毒素性细菌感染；痢疾样腹泻粪便常规为黏液脓血便，镜下见大量白细胞，多为侵袭性细菌或志贺菌感染所致。

小儿腹泻的诊断思路见图8-5-1。

（二）确立病原菌

病原检测，如粪便培养、病毒学检查、血清学检查等。

（三）分析和确诊

初步诊断和治疗2～3日后，如果患儿的病情好转、逐渐恢复，则表示初步诊断是准确的。如果病情恢复不明显，甚至加重，应根据临床资料进一步分析是单一病因还是复合病因，以及治疗方案是否妥当等。再次对腹泻患儿情况认真分析，确定病因并修改治疗方案。

（四）疑难病例的诊断

对病因、病原不十分确定，治疗效果不佳的患儿，一定认真分析病情，查找原因，不能毫无目的、随意反复地修改治疗方案，更不能反复更改而广泛大量使用广谱抗生素，以免加重病情。

【分析】

本例患儿是重度脱水，医生必须马上进行补液等治疗。由于小儿体液平衡特点与成人差距较大，因此小儿的液体疗法是全科医生应该掌握的重要内容。

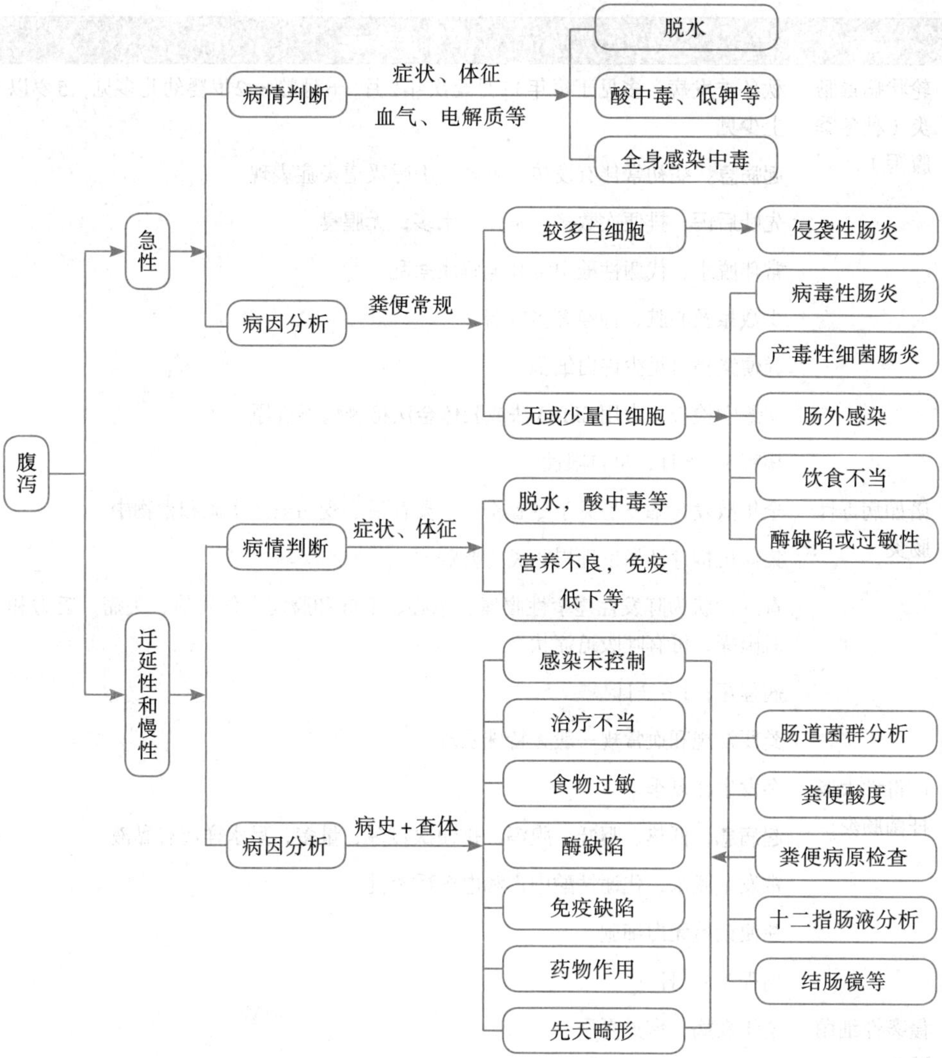

图8-5-1　小儿腹泻的诊断思路

四、儿童常见腹泻的临床特点

不同病因导致的小儿腹泻临床表现各有特点，医生应根据临床表现和粪便常规结果进行初步病因分析，以利于制订后续治疗方案。常见感染性肠炎的临床特点见表8-5-2，几种非感染性腹泻的临床特点见表8-5-3。

表8-5-2 几种常见感染性肠炎的临床特点

疾病	临床特点
轮状病毒肠炎（秋冬季腹泻）	秋冬季发病，多见于每年11月至次年2月，6月龄～2岁婴幼儿多见，5岁以上少见 起病急，病初常伴有发热、呕吐、上呼吸道炎症表现 先吐后泻，排便次数多、量多、水多，无腥臭 常伴脱水、代谢性酸中毒和电解质紊乱 少数累及心脏、神经等多脏器 粪便镜检可见少许白细胞 病原学检查：常用ELISA法或胶体金法检测病毒抗原 病程3～8日，呈自限性
诺如病毒性肠炎	全年散发，暴发易见于冬春季，主要存活于受污染的水源和食物中 集体机构急性暴发性胃肠炎首要病原 首发症状为阵发性痉挛性腹痛、恶心、呕吐和腹泻，伴发热、头痛、乏力和肌肉痛，可有呼吸道症状 病程短，1～3日 粪便常规和血常规一般无特殊发现
产毒性大肠杆菌肠炎	多发生在夏季 起病急，低热、呕吐、腹泻，排便次数多、量多，呈水样混有黏液 常发生脱水、代谢性酸中毒和电解质紊乱 粪便镜检无白细胞 病程3～7日
侵袭性细菌肠炎	全年发病，多见夏季 起病急，高热、恶心、呕吐、腹痛，感染中毒症状重 腹泻频繁，粪便呈黏冻状，带有脓血、腥臭味，里急后重 粪便镜检有红细胞、白细胞 病程5～14日
白念珠菌肠炎	易发于体弱、营养不良或长期应用广谱抗生素及激素的小儿 常伴有鹅口疮 泡沫状水样便、带黏液，或有发酵气味，有时可见豆腐渣样细块 粪便镜检有真菌孢子体和菌丝

注：ELISA.酶联免疫吸附测定。

表8-5-3　几种非感染性腹泻的临床特点

疾病	临床特点
乳糖不耐受症	先天性：少见
	母乳或牛乳喂养儿
	多在出生后第1周内出现大量渗透性腹泻，部分迟发型于出生后数年才出现症状
	后天性：较先天性多见
	多发生于各种肠炎、肠寄生虫病、胃肠道手术、免疫缺陷综合征等疾病后，由于肠黏膜受损致乳糖酶暂时性缺乏或活性减低而发病
	水样、泡沫状粪便，排便次数频繁，缺少粪质
	可伴有呕吐、腹胀、脱水、酸中毒等，继发营养和生长障碍
食物过敏症	多见于婴幼儿，通常在出生后6个月时症状最显著
	主要为对牛乳蛋白和大豆蛋白过敏
	急性起病或隐匿性起病
	腹泻，常带黏液和血，腹痛，呕吐
药物性腹泻	有用药史，服用某药剂量过大，或疗程过长
	表现为急性、一过性腹泻，少数可呈慢性发作，大多呈水样便

【分析】

根据临床表现，医生初步诊断患儿为小儿腹泻病伴重度脱水。社区门诊经常接诊腹泻患儿，常常起病急，需要接诊医生迅速对病情轻重、可能的病因作出诊断。

五、儿童腹泻的治疗原则

（一）治疗原则

预防脱水、纠正脱水，调整饮食，加强护理，合理用药，预防并发症。

（二）液体疗法

小儿腹泻的补液治疗方案见表8-5-4；常用液体的简易配制见表8-5-5。

表8-5-4　小儿腹泻的液体疗法

病情	补液方法
口服补液	用于预防脱水，治疗轻、中度脱水；选择ORS或低渗ORS
	从腹泻开始，给予ORS。每次腹泻后应补充一定量的液体：①<6月龄50ml；②6月龄～2岁100ml；③2～10岁150ml；④>10岁尽量多喝，直至腹泻停止
	轻中度脱水补液：ORS（ml）= 体重（kg）×（50～75），4小时内服完，4小时后评估脱水情况，然后选择适当方案

续表

<table>
<tr><th>病情</th><th colspan="3">补液方法</th></tr>
<tr><td rowspan="6">静脉补液</td><td colspan="3">用于急性合并重度脱水，采用含碱的糖盐混合液</td></tr>
<tr><td rowspan="2">患儿月龄</td><td colspan="2">静脉输液时间</td></tr>
<tr><td>第一阶段（20ml/kg）</td><td>第二阶段（80ml/kg）</td></tr>
<tr><td>≤12月龄</td><td>1小时</td><td>6小时</td></tr>
<tr><td>12～60月龄</td><td>1小时</td><td>5小时</td></tr>
<tr><td colspan="3">每1～2小时评估一次脱水情况，如无改善，可加快补液速度
液体步骤：
第一阶段扩容：2∶1等张含钠液，20ml/kg，于30～60分钟内静脉推注或快速滴注以迅速增加血容量，如循环未改善可再次扩容
第二阶段补液：低渗性脱水用2/3张液；等渗性脱水用1/2张液；高渗性脱水用1/3张液（判断脱水性质有困难时，均按照等渗性脱水补液）
评估：先补总量的2/3，每1～2小时评估一次脱水情况
无改善，加快补液速度
有效，继续治疗
可以接受口服补液时，改用ORS（一般婴儿在静脉补液后3～4小时）
补钾：有尿后才能静脉给钾，浓度多为0.2%，不超过0.3%</td></tr>
<tr><td>鼻饲补液</td><td colspan="3">无静脉补液条件的中重度脱水患儿，应立即转往其他医疗机构静脉补液，转运途中可采取鼻饲管补液，ORS 20ml/（kg·h），总量不超过80ml/kg
每1～2小时评估一次脱水情况</td></tr>
</table>

注：ORS，口服补液盐。

表8-5-5 常用液体的简易配制 单位：ml

液体种类	5%或10%葡萄糖	10%氯化钠	5%碳酸氢钠
2∶1等张含钠液	500	30	47
4∶3∶2液	500	20	33
2∶3∶1液	500	15	24

（三）饮食疗法

母乳喂养的患儿继续母乳喂养，6月龄以下的人工喂养患儿可继续喂配方乳，6个月以上的患儿可继续食用既往习惯的日常食物，如粥、面条、稀饭、蛋、鱼末、肉末、新鲜果汁，但应避免进食不易消化的食物。早期进食能改善感染引起的肠内渗透压异常，缩短腹泻病程，改善患儿营养状况。去乳糖饮食可缩短腹泻的病程。

急性腹泻患儿在口服或静脉补液治疗开始后尽早恢复进食。母乳喂养的婴儿继续喂养；配方奶喂养儿可选择低乳糖或无乳糖配方；大年龄儿童不限制饮食。但注意不要吃高浓度单糖食物和高脂食物。

（四）药物治疗

小儿腹泻的常用药物见表8-5-6。

表8-5-6　小儿腹泻的常用药物治疗

类型	药物名称和剂量
锌剂	急性腹泻进食后给予补锌，剂量：6月龄以下，10mg/d；6月龄以上，20mg/d；疗程：10～14日
抗生素类	致泻性大肠埃希菌：头孢唑肟、头孢噻肟、头孢曲松、头孢他啶、头孢克肟、头孢哌酮、磷霉素等 空肠弯曲菌：红霉素、阿奇霉素 非伤寒沙门菌：头孢噻肟、头孢曲松、头孢他啶、头孢哌酮 志贺菌：头孢克肟、头孢曲松、头孢噻肟、阿奇霉素等 肺炎克雷伯菌：头孢哌酮-舒巴坦、亚胺培南 溶组织性阿米巴：甲硝唑 金黄色葡萄球菌：停用原抗生素，选用万古霉素、利奈唑胺
抗病毒药物	尚无针对引起肠道感染病毒的药物，可试用中药制剂
益生菌制剂	常用的有布拉酵母菌、鼠李乳杆菌、保加利亚乳杆菌、罗依乳杆菌、嗜酸乳杆菌、双歧杆菌、嗜热链球菌，抗生素相关性腹泻推荐使用布拉酵母菌
蒙脱石	可缩短急性水样便腹泻病程，减少排便次数。剂量：<1岁患儿，1.5g/次，2次/d；>1岁患儿，3g/次，3次/d；口服
消旋卡多曲	急性水样便腹泻可缩短病程，最初24小时明显控制腹泻状况；适用3月龄～10岁。剂量：1.5mg/（kg·次），3次/d，餐前服用

六、健康教育

小儿腹泻发病率高，常导致脱水和水、电解质紊乱等，严重时可危及生命，社区全科医生应向患儿家属进行卫生及合理喂养知识的宣教，做好腹泻的预防，如果出现腹泻，根据病情及时就医。

七、转诊指征

1. 有严重基础疾病，如糖尿病、肾衰竭。
2. 持续、频繁呕吐，不能进食。
3. 腹泻量大、次数多，重度脱水表现。

4. 全身感染中毒症状重，有高热，疑似感染性休克、中毒型细菌性痢疾或鼠伤寒沙门菌感染。

5. 合并心肌炎、脑炎等并发症。

6. 迁延不愈与难治性腹泻。

7. 便血。

八、社区康复

患儿脱水和水、电解质紊乱等纠正后，能正常进食，可以回社区或在家庭继续治疗，社区全科医生的治疗应掌握以下原则：给予足够液体，防止患儿出现脱水；适当口服锌剂；尽早恢复饮食，喂养易消化食物，若患儿病情加重应及时送医院就医。

九、社区预防

1. 合理喂养，在母乳喂养基础上添加辅食的过程应逐步增加，适时断奶。人工喂养者应根据具体情况选择合适的代乳品。

2. 养成良好的卫生习惯，饭前便后要洗手，食具、便器、玩具定期消毒。注意饮食卫生，不吃变质食物，生吃瓜果要洗净，注意饮水卫生，保护水源免遭污染，不喝生水。

3. 对于生理性腹泻的患儿，应避免不适当的药物治疗。

（国丽茹）

第六节 皮　疹

【案例】

患儿，男，7月龄。2日前无明显诱因出现发热，无咳嗽、腹泻等症状，精神、食欲尚可。体格检查见咽部充血，悬雍垂红肿明显，余未见异常。按照急性上呼吸道感染，给予口服利巴韦林颗粒、小儿氨酚黄那敏颗粒等治疗。但高热持续不退，病程第4日的体温仍39.3℃，心、肺及神经系统检查未见异常。当日下午体温降至正常，头面部及躯干出现少许红色、粟粒状皮疹，次日皮疹明显增多，2日后皮疹逐渐消退。

皮疹（exanthem）在小儿时期较为常见，是各种疾病的常见体征，根据其不同的前驱表现、皮疹形态、分布、出疹和退疹演变过程，病因和机制也不相同。对于出疹性疾病的鉴别诊断，需要具有多方面的临床经验和理论知识，同时要具备科学的思维方法。

一、儿童皮疹的常见原因

儿童期引起皮疹的原因可分为感染性和非感染性疾病两大类。感染性疾病引起皮疹的原因包括细菌、病毒、真菌、立克次体和螺旋体等感染；非感染性疾病引起的皮疹以变态反应性疾病、血液病、风湿免疫性疾病等较为常见。常见病因见表8-6-1。

表8-6-1 儿童时期常见感染性和非感染性皮疹疾病

类型	疾病
病毒感染	麻疹、风疹、水痘、幼儿急疹、肠道病毒感染、手足口病、传染性单核细胞增多症、巨细胞病毒感染
细菌感染	猩红热、金黄色葡萄球菌感染、烫伤样综合征、流行性脑脊髓膜炎菌血症
其他病原体	胎传梅毒、斑疹伤寒、恙虫病
非感染性疾病	过敏性紫癜、血小板减少性紫癜、川崎病 皮肌炎、幼年类风湿关节炎（全身型）、药物疹

【分析】

本例患儿具有以下临床特点：发病年龄小；发热伴皮疹；发热后3日出疹，热退疹出；皮疹持续时间短，无色素沉积。根据这些临床表现来分析病因时，需要医生掌握各种小儿出疹性疾病的临床表现。

二、儿童常见皮疹的临床特点

引起小儿出疹的疾病较多，掌握不同疾病的临床特点对于诊断与鉴别诊断极为重要。小儿常见感染性出疹性疾病的临床特点见表8-6-2，常见非感染性出疹性疾病的临床特点见表8-6-3。

表8-6-2 小儿常见感染性出疹性疾病的临床特点

疾病名称	病因	临床特点
麻疹	麻疹病毒	好发年龄：6月龄～5岁 潜伏期：6～18日（平均10日） 前驱期：3～5日，起病急，以发热、卡他症状、咳嗽、声音嘶哑为主要症状，约90%的患儿会出现麻疹黏膜斑（Koplik spot），为颊黏膜近臼齿处0.5～1.0mm大小散在的细小砂粒状灰白色小点，周围有红晕；小灰白点可融合成斑片状，并蔓延到齿黏膜，是早期麻疹的重要特征

续表

疾病名称	病因	临床特点
		出疹期：病程3～4日，持续发热，在体温达最高峰时开始出；呈暗红色斑丘疹，疹间可见正常皮肤，散在分布，也可密集融合；出疹顺序：耳后颈部开始，延至面、躯干、四肢，最后出现于手心、脚心；3日出齐，4日出透；出疹期全身症状加重，体温升高，咳嗽加剧，全身淋巴结肿大；出疹3～5日后，皮疹出齐、出透，体温逐渐下降，全身症状随之减轻，逐渐消退 恢复期：出疹3～5日后，体温恢复正常，症状消失，皮疹消退后，有糠屑样脱皮，并留有褐色色素沉着及糠麸样脱屑，1～2周后消失
风疹	风疹病毒	好发年龄：1～10岁 潜伏期：14日 前驱期：0.5～1.0日，表现为低热或不发热、上呼吸道卡他症状轻 出疹期：发病1日后出疹，由面颊迅速扩展到全身，疹型呈淡红色斑丘疹，较麻疹的皮疹小，散在分布，于24小时出齐；持续3～4日后，体温逐渐下降，皮疹消退，无脱屑、无色素沉着；伴耳后、枕后淋巴结肿大 恢复期：病程5～7日进入恢复期，很少有并发症，偶有脑炎、血小板减少性紫癜 鼻咽拭子可培养分离出风疹病毒；血清特异性风疹IgM抗体阳性；血常规白细胞计数正常或偏低，出疹期淋巴细胞百分比上升
幼儿急疹	人类疱疹病毒6型	好发年龄：6月龄～2岁 潜伏期：5～15日（平均10日） 前驱期：3日，起病急，常骤起高热，体温达39～40℃或更高，容易出现高热惊厥。3～5日后体温骤降，“热退疹出”为第一大特征；皮疹由颈部及躯干开始，1日内迅速散布全身，以腰部、臀部多见，疹型为斑丘疹，玫瑰红色，周围有浅色红晕，压之褪色，多呈散在型，亦可融合；历时2～3日，皮疹逐渐消退，无脱屑及色素沉着 血常规：白细胞计数第1日升高，伴中性粒细胞百分比升高，但第2日白细胞计数迅速下降，淋巴细胞百分比明显升高，此为第二大特征；出现症状3日内可从血淋巴细胞和唾液中分离出人类疱疹病毒6型。幼儿急疹具有自愈性，预后良好

续表

疾病名称	病因	临床特点
水痘	水痘-带状疱疹病毒	好发年龄：2～6岁 潜伏期10～21日 前驱期：发热、食欲减退、头痛 出疹期：24小时即出疹，初为红色斑丘疹，尖端有小水疱，疱液透亮清澈，24小时后变为混浊，周围有红晕，有痒感，皮疹呈向心性分布，躯干较多，面部、四肢较少；皮疹分批出现，同时存在不同时期的皮疹，是水痘皮疹的特征
手足口病	肠道病毒71型、柯萨奇病毒A组、埃可病毒	好发年龄：学龄前，婴幼儿居多 潜伏期：2～10日，平均3～5日 前驱期有发热、感冒样症状，1日后出疹；皮疹好发部位为手心、足心、口腔黏膜、肛周，少数可见四肢及臀部，躯干部极少；疹型为斑丘疹或疱疹，斑丘疹在5日左右由红变暗，然后消退，疱疹呈圆形或椭圆形扁平突起，内有混浊液体，大小如米粒乃至豆粒大小；口腔黏膜疹出现比较早，起初为粟米样斑丘疹或水疱，周围有红晕，主要位于舌及两颊部，唇齿侧也常发生 少数患儿可并发无菌性脑膜炎、脑炎、脑干炎、急性松弛性瘫痪、呼吸道感染和心肌炎等 无并发症的患儿预后良好，一般5～7日自愈

表8-6-3　小儿常见非感染性出疹性疾病的临床特点

疾病	病因	临床特点
过敏性紫癜	过敏性小血管炎	好发年龄：学龄前及学龄期儿童 起病急，多以皮疹为首发症状，皮疹多见于四肢及臀部，对称分布，分批出现 初期为紫红色斑丘疹、高出皮面、压之不退，数日后转暗红色、棕褐色而消退 可伴荨麻疹、血管神经性水肿 常伴关节炎、腹痛、便血、血尿、蛋白尿等多脏器受累症状
血小板减少性疾病	原发免疫性血小板减少症、白血病、再生障碍性贫血等	可见各年龄组 临床症状与血小板减少相一致，全身皮肤分布出血点、紫癜、瘀斑或血肿 伴齿龈出血、鼻出血、贫血等血液系统表现

续表

疾病	病因	临床特点
川崎病	病因不明，与感染及免疫反应相关	好发年龄：5岁以下，多见于婴幼儿 不明原因发热，3～4日后球结膜充血，无渗出物 口唇潮红、皲裂，口咽黏膜充血，草莓舌 急性期（病初1～9日）手足硬性水肿，恢复期有指、趾端甲下与皮肤交接处膜状脱屑或肛周脱屑 躯干、四肢皮疹呈多形性，为麻疹样、猩红热样等全身分布 颈部淋巴结非化脓性肿大，直径达1.5cm或更大 可伴冠状动脉损伤，需完善心脏超声
药物疹	与药物代谢、免疫性等多因素相关	可发生在任何年龄 与所用药物有关，皮疹形态多样，荨麻疹样、麻疹样、红斑样、大疱样、湿疹样、痤疮样、紫癜型、光感型及固定性药疹；可伴随肝功能异常等脏器损害
全身型幼年型类风湿	感染与免疫异常，有遗传易感性	好发年龄：5岁以下 皮疹随体温升降而出现或消退，为短暂、非固定的红斑样皮疹，全身分布 伴随长期发热、关节痛、淋巴结肿大、肝大、脾大、浆膜炎
丘疹性荨麻疹	某些昆虫叮咬，如蚊、蚤、螨、蠓、臭虫等	多发生在夏秋季节 淡红色风团，中心可见丘疹或小水疱，有时可变为大疱，内含浆液 好发于腰腹部及四肢等处 可伴有剧痒 数日后皮疹逐渐消退，有色素沉着，但可继续发生，反复发作
血管性水肿，又称巨大荨麻疹	分获得性和遗传性两种，获得性的可由药物、食物、吸入物或物理因素引起	获得性血管性水肿的特点： 多发生于眼睑、口唇、手足，以及外生殖器等组织疏松部位 局限性肿胀，边界不清，呈正常皮色或淡红色，多为单发，痒感不明显而稍有胀痛感 持续1～2日可自然消退，常伴有其他部位出现风团 消化道受累时可出现腹痛、腹泻症状；喉头水肿可引起呼吸困难，甚至窒息死亡

【分析】

对患儿详细询问病史和进行体格检查后，根据临床特点及相应的实验室检查，进一步分析，并作出诊断。

三、儿童皮疹的识别

（一）询问病史的要点

1. 季节与皮疹的关系　春季是水痘、风疹、麻疹、幼儿急疹、传染性红斑，以及尘埃、花粉性疾病的发病季节。夏季有脓疱疹、疖肿、日光性皮炎、蚊虫叮咬等。秋天还需防蚊虫，防痱子、皮肤痒疹等。冬季最常见的儿童皮肤病是痒疹。冷空气容易刺激皮肤，引起荨麻疹。

2. 年龄与皮疹　6月龄以下的婴儿一般不会出现风疹、麻疹、水痘和猩红热等出疹性疾病；6月龄～2岁应注意幼儿急疹，而婴幼儿和新生儿可常见湿疹、尿布性皮炎、新生儿红斑或胎传梅毒等出疹性疾病。

3. 发热与皮疹　麻疹的皮疹在发热的3～5日开始出现，出疹期发热更高；风疹则在发热0.5～1.0日出疹；幼儿急疹多为高热3～5日后出疹（“热退疹出”）；猩红热为发热1～2日后出疹，出疹时体温更高。

4. 出疹特点　出疹顺序，皮疹消退的时间、退疹后是否有色素沉着或脱皮。

5. 伴随症状　除了皮疹外，还有其他的伴随症状，如发热、咳嗽、腹泻等。

6. 既往病史　皮肤过敏史和药物过敏史、传染病史和预防接种史等。

（二）体格检查要点

应注意皮疹的类型、形态、大小、色泽、数目、边界、分布和出疹顺序，以及皮疹的演变和发展、皮疹消退后是否伴有色素沉着和有无脱屑。

1. 皮疹形态和部位

（1）斑疹和斑丘疹：斑疹只有局部皮肤发红，不隆出皮面，若丘疹周围有皮肤发红的底盘，称为斑丘疹。斑疹见于幼儿急疹、川崎病、猩红热等；斑丘疹见于麻疹、风疹、药物疹等。

（2）丘疹：为高出皮面的局限性突起，小如针尖，大如黄豆。直径＞1cm者称为斑块，见于婴儿湿疹、朗格汉斯细胞组织细胞增生症等。表现为细小、致密的全身性“鸡皮样”丘疹，皮肤皱褶及受压处融合呈线条状，见于猩红热及金黄色葡萄球菌感染。

（3）荨麻疹：为稍隆起且皮面呈苍白色或红色的局限性水肿。见于荨麻疹、神经血管性水肿。

（4）疱疹：为表皮内或表皮下形成的腔隙，内含浆液，大小犹如针头、米粒或黄豆，见于水痘、带状疱疹、单纯疱疹、疱疹性咽峡炎、手足口病等。直径＞1cm的称为大疱，内容物为脓液的疱疹称为脓疱。

（5）面颊部蝶形红斑：系统性红斑狼疮的典型皮疹。

（6）紫癜、瘀斑、出血点：血小板减少性紫癜、血小板无力症、过敏性紫癜、血管炎综合征等。

2. 淋巴结肿大　许多感染性和非感染性疾病均可见浅表淋巴结肿大。耳后淋巴结肿大多见于风疹及幼儿急疹；全身淋巴结肿大见于金黄色葡萄球菌败血症、钩端螺旋体病、猫抓病、系统性红斑狼疮、幼年类风湿关节炎全身型、朗格汉斯细胞组织细胞增生症等。

3. 其他体征　结缔组织病可表现为肝大、脾大。

（三）实验室检查

1. 特异性检查　有些病例根据临床表现，基本上可以确诊。但在有条件的情况下，应进行特异性实验室检查确诊。

（1）病原学检查：儿童时期与感染有关的出疹性疾病可通过病原学检查明确病因，包括血清学抗体检测，咽分泌物、尿液、粪便、瘀斑、瘀点、疱液等的涂片，以及皮疹印片和培养。

（2）免疫学检查：疑为结缔组织疾病时，应检查自身抗体，如血清抗核抗体系列、类风湿因子、免疫球蛋白，T淋巴细胞亚群等。

（3）血液学检查：疑为血液病时，应检查血小板、出凝血时间、骨髓象等。

2. 辅助检查

（1）血常规：通过白细胞计数和细胞分类可初步区分细菌和病毒感染；异常淋巴细胞数目增多，提示病毒感染；外周血出现幼稚细胞，提示白血病可能；血小板减少，提示血小板减少性紫癜；嗜酸性粒细胞明显增加，提示过敏或寄生虫感染。

（2）其他检查：根据对病情分析，可选择尿常规、红细胞沉降率、抗链球菌溶血素O、肝肾功能、心电图、X线、骨骼检查等。

小儿皮疹性疾病的诊断思路见图8-6-1。

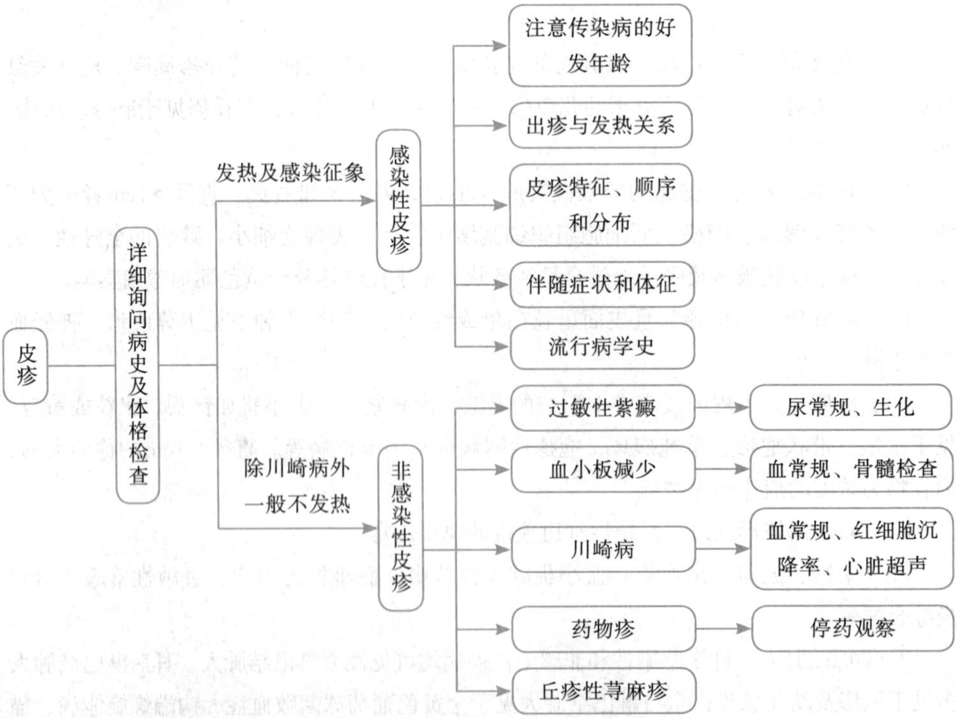

图8-6-1　小儿皮疹性疾病的诊断思路

【分析】

根据该患儿的临床表现，可诊断为幼儿急疹，“热退疹出”为本病的特点。在进行诊断与鉴别诊断后，下一步要提出治疗方案。

四、儿童出诊性疾病的治疗原则

（一）一般治疗和护理

监测体温、精神和食欲等。对传染病患儿应积极采取隔离措施，室内通风，防止疾病流行；保证患儿有足够的休息时间，多吃清淡、水果类食物，少吃高脂肪、高蛋白的食物，禁吃辛辣刺激性食物；水痘患儿要勤换内衣，剪短指甲，防止抓伤并减少继发感染；麻疹患儿要做好眼、鼻、口腔清洁护理。

（二）全身药物治疗

1. 抗感染　感染性出疹性疾病，根据全身情况及病原体对药物的敏感性，应用抗生素或抗病毒药物治疗。

2. 退热　物理降温或根据解热镇痛药临床应用基本原则（“5R”原则，见本章第一节）选择药物。

3. 抗过敏药物　可用于瘙痒或过敏性疾病，如荨麻疹、血管性水肿、湿疹、接触性皮炎、多形红斑。具体药物为氯苯那敏、异丙嗪、苯海拉明，上述三种药可任选其一，或三药交替使用，可在临睡前口服，或白天分次服用。

4. 糖皮质激素　具有抗炎、抗过敏、抑制纤维组织形成、抑制免疫反应的作用，常用于过敏性疾病、风湿性疾病，尤其严重感染性疾病，如剥脱性皮炎、红斑狼疮。

5. 免疫抑制剂　用于自身免疫病，药物毒性较大，用时须慎重。

6. 维生素　用于维生素缺乏症和其他皮肤病，例如：①维生素A治疗毛囊角化病、痤疮；②复合维生素B治疗脂溢性皮炎、带状疱疹、湿疹、多形红斑、口角炎等；③维生素C治疗荨麻疹、剥脱性皮炎；④维生素D治疗硬皮病；⑤维生素K治疗慢性荨麻疹；⑥维生素P治疗出血性疾病。

（三）局部治疗

1. 保持局部清洁　皮肤清洁剂有肥皂、浴液、洗手液等。

2. 皮肤保护　有粉剂、软膏、防晒霜。

3. 抗感染　霉菌性皮疹用克霉唑、癣净软膏或硝酸咪康唑软膏；细菌感染或皮疹破溃处可涂抗生素软膏。大面积皮肤损害用药浓度宜低，毒性应小，避免引起吸收中毒。

4. 止痒　外用抗过敏和止痒剂，如炉甘石洗剂、氟轻松软膏等。

（四）对因治疗

1. 病毒感染性疾病用抗病毒的药物或清热解毒的中成药；水痘不能用肾上腺皮质激素，以防水痘扩散。

2. 细菌性感染引起的皮疹用抗生素治疗。

3. 结缔组织疾病引起的皮疹用糖皮质激素和/或免疫抑制剂。

4. 若为药物引起皮疹，应立即停服该药，可适当用脱敏药。

【分析】

本例患儿诊断为幼儿急疹。此病治疗方法主要是加强护理，对症处理。轻型患儿可卧床休息，给予适量水和营养丰富易消化的食物。高热时应及时给予布洛芬，并辅以物理降温。热退后，不需要特殊治疗。

五、健康教育

社区全科医生应对患儿家属进行皮疹相关知识的健康教育，如果诊断为传染病，应积极采取隔离措施，室内通风，剪短指甲，防止对皮疹的抓伤，减少继发感染。若患儿出现新的病情变化，则应再次就诊。

六、转诊指征

1. 传染病重症，心、肺等重要脏器受累。
2. 感染性疾病累及全身多脏器。
3. 免疫性疾病、血液疾病。
4. 反复出疹，诊断不清楚或治疗效果不佳。

七、社区康复

对于较严重的出疹性疾病，经过住院或综合医院门诊治疗后，病情平稳可转入社区医院或居家治疗，社区全科医生对其后续的治疗和康复进行跟踪和指导。

八、社区预防

1. 按时接种疫苗，注意患儿的隔离，预防传染病发生与传播。
2. 注意饮食营养搭配、多进行户外活动，增强体质，减少感染性疾病的发生。
3. 用药前详细询问药物过敏史；合理用药，尽可能减少用药品种；严格遵守操作规程进行划痕或皮内试验；确诊药物过敏者应记入病历。

（国丽茹）

第七节　体格检查和生长发育评价

生长发育伴随着人类从胎儿到成年的全过程，生长和发育是儿童不同于成人的重要特点。小儿时期的疾病并非成人的缩小版，而是具有许多独有的特征，并且与生长发育有密切关系，因此掌握小儿生长发育特点对于识别疾病非常关键。

在询问小儿病史和进行体格检查中，与成人最大的不同在于婴幼儿没有自主表达能力，年长儿对自身感觉的描述缺乏准确性，儿童的病史基本均是由监护人提供，年幼儿很难配合体格检查，掌握询问病史和体格检查的技巧对于全科医生非常重要。

一、儿童病史采集

获得小儿的可靠病史，需要询问与患儿密切接触的人，他们所提供的材料是否可靠、完整，与他们的文化水平、卫生水平、观察能力、性格、与小儿接触的密切程度、对疾病的关心程度等有很大关系，医生除全面系统地听取家属的叙述外，还应巧妙地从正面、侧面和反面提出各种问题，尽可能了解病情细节。对年长儿，应鼓励其自述病史，但要注意其说话的态度和准确性。与成人不同，孕产史、喂养、预防接种及生长发育状况是小儿个人史的重要部分。小儿病史采集的要点如下。

（一）一般资料

1. 姓名、性别、年龄、种族；父母或抚养人的姓名、职业、年龄、文化程度；确保记录日期、病史可靠程度等。注意年龄的准确性：不足1日者记录小时数，新生儿记录出生日数，婴儿记录出生月数，1岁以上记录几岁几个月。

2. 准确记录家长姓名、联系地址和方式，以便快速与家长取得联系。

（二）主诉

促使此次就诊的主要原因和发病时间，主要症状突出，简明扼要。

（三）现病史

1. 围绕主诉，按症状出现的先后，详细记录从起病到就诊时疾病的发生、发展及其变化的经过和诊疗情况。

2. 通过改变询问方式，了解某些自觉症状，例如：想询问有无头痛，可问是否用手打头或摇头哭叫等；注意疾病发生可能的诱因。

3. 询问时应分清主次，有多个系统、多个器官出现症状时，需分清哪个是主要症状，哪个是伴随症状。

4. 全身状况不容忽视，如小婴儿拒乳、不哭不动等，有鉴别意义的阴性症状也应记录。

（四）既往史

1. 病史　本次发病前的患病情况、与现病相同或类似疾病史，例如：对哮喘性支气管炎患儿，要问过去有无类似发作。

2. 急性传染病史　何时患过何种传染病，患病时表现、诊疗经过，如已患过可获永久免疫的传染病，现患该病的可能性就很小。

3. 药物过敏史　何时对何种药物过敏及具体表现，以指导用药，避免再次发生过敏。

4. 新生儿　一般不必询问既往史。

5. 预防接种史。

（五）个人史

1. 新生儿的问诊重点在于母亲妊娠期的状况，特别是妊娠早期情况，应询问是第几胎第几产、是否足月、生产方式、羊水情况、出生时有无窒息，是否有产伤、羊水吸入、脐带绕颈、黄疸、青紫、出血、娩出后哭声情况，以及患儿的出生体重、出生评分、吸吮能力、大小便情况等。

2. 婴幼儿的问诊重点在喂养史、生长发育史、预防接种史、急性传染病接触史。

3. 学龄儿的问诊重点在生活史，包括居住条件、生活是否规律、有无夜惊、遗尿、睡眠情况及卫生习惯，以及在校学习成绩及行为表现。

（六）家族史

1. 了解家族中有无传染病、遗传病，父母是否近亲结婚，母亲历次妊娠及分娩情况。

2. 必要时询问家庭经济状况、居住环境、家庭气氛和对孩子的关爱情况。

二、小儿体格检查

小儿体格检查中的注意事项如下。

1. 与患儿及家长建立良好的关系，尽可能消除患儿紧张心理，取得信任与合作。

2. 增加患儿安全感，尽量有家人陪同，婴幼儿可抱在怀里。

3. 态度和蔼，手法轻柔，检查过程中注意保暖，不要过多地暴露身体部位。

4. 注意手消毒，防止交叉感染。

小儿体格检查要点见表8-7-1；不同年龄组儿童呼吸和脉搏次数及比例见表8-7-2。

表8-7-1 小儿体格检查要点

项目	部位	方法
一般检查	—	一般情况：对年幼儿应尽可能在其不注意的情况下先望诊，注意观察意识、精神、反应、体位、行走姿态，以及营养状态等
	—	一般检查：包括身高、体重、头围、胸围、囟门、体温、脉搏、呼吸、心率、血压
		血压正常值公式：收缩压（mmHg）=80+（年龄×2），舒张压是收缩压的2/3
	皮肤和皮下组织	应在自然光线下检查皮肤，注意皮肤的颜色，有无黄染，有无色素减退或沉着，有无皮疹、血管瘤、紫癜或出血点、溃疡、瘢痕、皮下结节等。要注意皮肤的弹性、湿度、温度，确认是否有脱屑、水肿、出汗异常。脂肪厚度：应取锁骨中线（或乳头线）平脐处，皮褶方向与躯干长轴平行，用左手拇指及示指（距离3cm）将该处皮肤及皮下脂肪捏起，用量具测量两手指指腹间的距离

续表

项目	部位	方法
	淋巴结检查	检查枕后、耳前、耳后、颈前、颈后、下颌、颏下、腋下及腹股沟等浅表淋巴结，注意数目、大小、活动度、质地、有无粘连和压痛；可触及单个质软的绿豆或黄豆大小淋巴结
头颈部检查	头颅	大小及形态，有无畸形，前囟大小及紧张度，有无凹陷及隆起，颅骨有无软化、缺损
	面部	有无特殊面容，注意眼距、鼻梁，以及双耳形态和位置，各鼻窦处是否有压痛
	眼、耳、鼻	有无眼睑水肿、下垂、眼球突出、震颤、斜视、结膜充血及分泌物、瞳孔大小及对光反应，巩膜是否有黄染，角膜透明度，有无溃疡；是否有外耳分泌物、红肿，牵拉耳郭有无疼痛；有无鼻腔分泌物、鼻塞，以及鼻翼扇动，确认两鼻孔是否通畅
	口腔	口腔有无畸形，如唇裂、腭裂，口唇有无苍白、发绀、干燥、皲裂，黏膜有无溃疡、充血、黏膜斑，确认牙齿数目、龋齿状况；咽部检查宜放在体格检查最后进行，检查时固定头部，以压舌板伸入口中先检查牙齿、颊黏膜，然后看咽部有无溃疡及疱疹、扁桃体有无分泌物，注意舌质、舌苔颜色
	颈部	有无颈部抵抗，有无斜颈、颈部等畸形；甲状腺有无肿大；气管位置；颈静脉充盈及波动情况
胸部检查	胸廓	有无鸡胸、漏斗胸、肋骨串珠、肋缘外翻等佝偻病体征；确认胸廓对称情况及肋间隙宽窄
	肺部	视诊：注意呼吸节律与频率，有无呼吸困难、三凹征，呼吸时两侧胸廓是否对称，比较两侧肋间隙饱满度
		触诊：肋骨与肋软骨交界处是否有串珠、压痛，在年幼儿可趁其哭啼或说话时检查语音震颤
		叩诊：用力要轻，年幼儿可用直接叩诊法，用两个手指直接叩击胸壁，正常小儿肺部叩诊为清鼓音，肝浊音界在右胸第4肋以下
		听诊：注意正常小儿呼吸音较成人响，腋下、肩胛下及肩胛区湿啰音容易闻及，小儿哭闹时注意深吸气时容易闻及湿啰音
	心脏	视诊：注意心前区有无隆起，心尖搏动范围及强度

续表

项目	部位	方法
		触诊：进一步明确心尖搏动部位、强度、范围、有无震颤
		叩诊：3岁以下婴幼儿一般只叩心脏左右界。左界从心脏搏动点的左侧起，自左向右叩，听到浊音点为左界；右界先叩肝浊音界，然后在上一肋间自右向左叩，有浊音改变则定位右界 小儿左心界的位置： <1岁，在左锁骨中线外1～2cm 1～4岁，在左锁骨中线外1cm 5～12岁，在锁骨中线上或内0.5～1.0cm >12岁，在左锁骨中线内0.5～1.0cm
		听诊：心率、心律，注意心音及病理性杂音；学龄前及学龄儿常在心尖部或肺动脉瓣区闻及生理性收缩期杂音及窦性心律不齐
腹部检查	腹部	视诊：注意腹部的形态、大小、腹壁静脉是否怒张，在小婴儿常见肠型、蠕动波；新生儿注意脐部有无分泌物
		触诊：仰卧位，双下肢屈曲，尽可能让小儿安静，小婴儿可躺在怀里进行，正常婴幼儿的肝脏可在肋缘下1～2cm触及，质软；6～7岁后不应再在肋下触及；1岁以内婴幼儿的脾脏在肋下偶可触及
		叩诊：方法及内容与成人相同
		听诊：注意肠鸣音、腹部血管杂音，以及杂音的性质、强弱和部位
脊柱和四肢	注意躯干与四肢的比例、脊柱弯曲等畸形、佝偻病体征、指/趾畸形	
肛门和外生殖器	注意有无肛门，以及是否有肛裂、肛门瘘管、肛周脓肿、尿道畸形、两性畸形；男孩应注意隐睾、鞘膜积液、腹股沟疝	
神经系统	神经反射	①新生儿期特有的新生儿反射：觅食反射、吸吮反射、握持反射和拥抱反射
		②2岁以下幼儿巴宾斯基征可呈阳性，单侧阳性有临床意义
	脑膜刺激征	是否有颈抵抗、克尼格征、布鲁津斯基征，由于小儿不配合，需要反复检查才能正确判断；出生后几个月克尼格征和布鲁津斯基征也可阳性

表8-7-2 各年龄组儿童的呼吸和脉搏

年龄	呼吸/（次·min^{-1}）	脉搏/（次·min^{-1}）	呼吸：脉搏
<28日	40～45	120～140	1∶3
<1岁	30～40	110～130	1∶3～1∶4
1～3岁	25～30	100～120	1∶3～1∶4
4～7岁	20～25	80～100	1∶4
8～14岁	18～20	70～90	1∶4

三、小儿体格生长的特点和评价

（一）体格生长的特点

小儿生长发育遵循一定的规律，临床常选择易于测量、具有人群代表性的指标作为代表，一些儿科生长常用的指标见表8-7-3。

表8-7-3 小儿体格生长的常用指标

指标	正常参考值
体重	出生体重 男婴：（3.3±0.4）kg 女婴：（3.2±0.4）kg <6月龄婴儿：出生体重（kg）+月龄×0.7 7～12月龄婴儿：6（kg）+月龄×0.25
身高	出生：50cm；1岁：75cm；2岁：85cm；2～12岁：身高=年龄（岁）×6+77
头围	出生：33～34cm；1岁：46cm；2岁：48cm；15岁：54～58cm（基本同成人） 头围测量在2岁内最有价值
胸围	出生：32cm，略小于头围1～2cm；1岁左右头围与胸围相等；1岁后胸围大于头围
囟门	后囟门：出生后6～8周闭合；前囟门：1.0～1.5岁闭合；骨缝：3～4月龄闭合
乳牙	共20颗；4～10月龄开始出牙，2.0～2.5岁出齐
上臂围	<5岁幼儿 营养良好：>13.5cm 营养中等：12.5～13.5cm 营养不良：<12.5cm

（二）小儿体格生长的评价方法

1. 评价指标　儿童体格发育的状况是依靠人体测量指标反映。常用指标为身高

（3岁以前测量身长）、体重、头围、胸围、上臂围及皮下脂肪厚度。

2. 体格发育的参考标准 评价方法的选择主要依据可能获得的参照人群值，世界卫生组织（WHO）推荐美国国家卫生统计中心（National Center for Health Statistics，NCHS）的数据作为国际参照人群值；目前国内有中国九大城市儿童的儿童体格生长数据作为中国儿童参照人群值。参照人群值的表达有百分位数法、均值离差法（表8-7-4）。

表8-7-4 儿童体格生长评价五等级划分法

评价等级	离差法	百分位数法
上等	$>\overline{X}+2SD$	$>P_{97}$
中上等	$\overline{X}+（1SD\sim2SD）$	$>P_{75}\sim P_{97}$
中等	$\overline{X}\pm1SD$	$>P_{25}\sim P_{75}$
中下等	$\overline{X}-（1SD\sim2SD）$	$P_{3}\sim P_{25}$
下等	$<\overline{X}-2SD$	$<P_{3}$

3. 评价方法的选择

（1）百分位数法：当变量呈偏正态分布时，百分位数法能更准确地反映测量值的分布情况。当变量呈正态分布时，百分位数法与均值离差法两种方法的结果相当接近。由于样本常呈偏正态分布，两者的数值略有差别，参考标准给出身高或体重的百分位数P_{3}、P_{5}、P_{10}、P_{20}、P_{30}、P_{40}、P_{50}、P_{60}、P_{70}、P_{80}、P_{90}、P_{95}、P_{97}，P_{50}代表为中位数（M）。通常以$P_{3}\sim P_{97}$（包括总体的94%）为正常范围。

评价时只要在将所选择的评价指标在其参考值表中找到相应的位置即可；亦可在相应的生长发育监测图中找到相应的位置，即可评价儿童的生长发育情况。

（2）均值离差法：正常儿童生长发育状况多呈正态分布，常用均值离差法，以平均值（$\overline{X}$）加减标准差（SD）来表示。离差法是评价个体所测的数值距离平均值的距离，即相当于均数加减几个标准差。$\overline{X}\pm1SD$占总体的68.3%，$\overline{X}\pm2SD$占总体的95.6%，$\overline{X}\pm3SD$占总体的99.97%，通常$\overline{X}\pm2SD$（约占总体的95%）为正常范围。

上述两种方法被广泛应用于体格生长评价，均值离差法计算较简单，百分位数法计算相对较复杂，但较为精确。

（3）标准差的离差法（Z score，SDS）：即Z评分可在不同人群（即不同年龄、不同性别、不同指标）间比较，用偏离该年龄组标准差的程度来反映生长状况，公式如下：

$$Z评分=\frac{实测得值（X）-平均值（\overline{X}）}{标准差（SD）}$$

4. 体格生长评价 评价儿童体格生长状况时，要注意测量工具准确、方法统一，要定期测量，纵向观察。从发育水平、生长速度和匀称程度三方面进行评价。

（1）发育水平：将小儿在某年龄时点的身高、体重、头围等测量值与同年龄、同性别参考人群值进行比较，评价该儿童在同年龄、同性别人群中所处的位置。

举例：一位3岁男童，身高101cm，$\overline{X}$=96.8cm，$\overline{X}+1SD$=100.7cm，$\overline{X}+2SD$=104.6cm。该男童身高处于$\overline{X}$+（$1SD \sim 2SD$），因此评价其身高是中上等。

（2）生长速度：是对某一单项体格生长指标的定期连续测量，获得该项指标在某一年龄阶段的增长值，即该儿童该项体格生长指标的生长速度，以生长曲线表示生长速度最为简单、直观，定期体格检查是评价生长速度的关键。

举例：一位男童4岁时身高107cm，5岁时身高115cm，6岁时身高121cm。该儿童身高的生长速度为7cm/年。

（3）匀称程度：评价体型和身材的匀称程度。体型匀称度常用指标有身高与体重比例（W/H）、年龄的体重指数（BMI/年龄）来评价；身材匀称指标以坐高（顶臀高）与身高的比例来评价。

四、儿童神经心理发育评价

儿童神经心理发育包括感知、运动、语言、情感、思维、判断和意志性格等方面。儿童心理行为发育具有明显的年龄特征，人类心理行为发育呈现共同的规律，这为评价儿童心理行为发育提供了理论依据；同时，儿童心理行为发展又有个体差异，形成不同的个性和气质特征。根据这些特征进行心理发育水平的评价被称为神经心理发育测试，最常见的测试可分为筛查性测试和诊断性测试。

（一）儿童发育筛查性测试

筛查量表表示此标准化测验的性质属于筛查，能简单快速地评定出可疑病例，以便达到早期诊断和早期干预的目的。

1. 丹佛发育筛查试验（Denver development screening test，DDST）

（1）测试内容：分为大运动、细动作、语言和个人适应行为四大能区。

（2）应用目的：①对临床上无明显症状而在发育上可能有问题的儿童进行筛查；②对可疑儿童进行初步判定；③对有高危因素的儿童进行发育监测；④观察早期治疗和干预训练的效果。

（3）特点：适用于0～6岁的儿童，实际应用时对4岁半以下儿童较为适用。容易掌握，评分和解释方便，需要时间短，可作为精神发育迟缓的筛查工具。适合一般医务人员和保健工作医生使用。

2. 图片词汇测验（peabody picture vocabulary test，PPVT）

（1）测试内容：测验由120张图片组成，每张图片上有4幅不同的画，每组图按所表达的词义由易到难排列，主试者读其中的一个词，要求被试者指出其对应的那幅画。适用于4～9岁儿童。

（2）应用目的：一般智力水平筛查。

（3）特点：测试方法简单，因其不用受检者进行操作和言语，故适用于某些特殊情况，如脑损伤伴运动障碍、言语障碍和胆小、注意力易分散的儿童。

3. 学前儿童能力筛查

（1）测试内容：含问题和操作两大类，共50项测验题。

（2）应用目的：可了解小儿一般智力发育，亦可作为儿童能否入学的参考。

（3）特点：本测验适用于4～7岁儿童，一般于20～25分钟可以完成。测验项目简单易行，评分标准容易掌握，有较好的信度与效度，可供临床医生、儿童保健医生及幼儿教育工作者使用。

（二）儿童发育诊断性测试

发育诊断性量表一类是用于评估儿童最佳表现，如发育测验、智力测验和学业成就测验；还有一类是评定儿童典型表现，如性格评定量表、兴趣评定量表、气质评定量表等。多是个体测验，部分为适合于年龄稍大学龄儿童的团体测验。测验结果用发育商数（简称"发育商"）（developmental quotient，DQ）、智力商数（简称"智商"）（intelligence quotient，IQ）等表示。

诊断性发育量表必须由心理学专业训练或专门训练的人员施行，在技术上应严格按照标准步骤进行，注意人际交流技巧，与被试者保持良好的关系；除向家长客观介绍测验结果外，必须对测验结果保密。

1. 盖塞尔发育量表（Gesell development schedules，GDS）

（1）测试内容：大运动、精细运动、语言、适应性行为和个人-社会行为5大方面。根据儿童在4周以内、4周龄、8周龄、16周龄、28周龄、40周龄、52周龄、15月龄、18月龄、2岁、3岁、4岁、5岁、6岁这14个关键年龄的发育状况，计算发育商。

（2）应用目的：评价和诊断小儿神经系统的发育完善情况及功能成熟情况。

（3）特点：盖塞尔发育量表是最经典的儿童心理测验量表之一。此量表适用于4周龄～3岁婴幼儿。具有较强的专业性，能准确地诊断小儿的发育水平。

2. 贝利婴幼儿发育量表（Bayley scale of infant development，BSID）

（1）测试内容：由精神发育量表、运动量表和行为记录3部分组成，其中精神发育量表测查儿童感知觉的准确性、语言功能、记忆和简单地解决问题的能力。运动量表由粗大运动和精细运动项目组成。

（2）应用目的：评估2～30月龄小儿智力发育水平，确定小儿智力发育偏离正常水平的程度。

（3）特点：是目前标准化程度最好的儿童发育测验之一，此量表评估婴幼儿智力发育水平相对全面、精确，但方法较复杂，测试者需要惊醒专业培训。

3. 韦氏学龄前与学龄初期智力量表（Wechsler preschool and primary scale of intelligence，WPPSI）和韦氏儿童智力量表（Wechsler intelligence scale for children，WISC） 前者适用于4.0～6.5岁儿童：后者适用于6～16岁儿童。这两套智力量表结构相同，都由言语分量表和操作分量表组成，每个分量表有5～6个分测验组成（如WPPSI言语分测验由常识、词汇、算术、理解、背诵、类同测验组成；操作分测验由动物房、图画补缺、迷津、几何图形、木块图案测验组成），可以评定学龄前和学龄儿童的总智商、言语智商、操作智商，分析不同分测验的量表分，比较言语智商和操作智商的差异。儿童发育商（DQ）或智商（IQ）等级划分见表8-7-5。

表8-7-5 儿童发育商（DQ）或智商（IQ）等级划分

DQ或IQ	等级	所占比例/%
130分以上	上等（超常）	2.3
116～130分	中上等	13.6
85～115分	中等	68.3
70～84分	中下等	13.6
70分以下	下等（低下）	2.3

（三）儿童行为问题评定

对儿童行为的评估，可用观察或实验方法进行。儿童行为问题评定可用标准化的评定量表（问卷），通过他评或自评进行。他评由父母、教师及其他知情者和监护人填写评定量表，自评是由具备独立理解能力的学龄儿童或青少年自己评价。评定量表由统一的项目组成，每个项目有标准化的评分系统（0、1或多级评分），用评定总分或因子分查相应的常模或划界分，作出是否有行为问题的界定。

（国丽茹）

第八节　儿童的临床合理用药

儿童正处于生长发育时期，在不同发育阶段，其组织器官的生理功能和生化代谢特点各不相同，因此对药物的反应也不同于成人。临床上，根据小儿出生后的生理、病理、免疫、解剖等特点，按照年龄分为6个阶段，分别如下。

新生儿期（neonatal period）：自胎儿娩出脐带结扎到出生后28日。

婴儿期（infancy）：自出生后28日到1岁。

幼儿期（toddler age）：指1～<3岁。

学龄前期（preschool age）：指3～6或7岁。

学龄期（school age）：指自进入小学起到进入青春期前（6～11岁）。

青春期（adolescence）：指中学学龄期，自第二性征开始发育到生殖功能基本发育成熟，女孩一般从11～12岁到17～18岁，男孩从13～15岁到19～21岁。

儿童，尤其是新生儿，其药物代谢动力学（简称“药动学”）和药效动力学（简称“药效学”）等具有明显特点，需要充分掌握这些特点，才能做到正确、合理用药，从而保证用药安全。

一、新生儿及儿童不同阶段的发育特点

新生儿及儿童不同阶段的发育特点见表8-8-1。

表8-8-1　新生儿及儿童不同阶段的发育特点

分期	发育特点
新生儿期	从母体脱离，独立生存，所处环境发生较大变化，需要适应新环境变化，但各项生理功能还不完善
婴儿期	生长发育及其旺盛的阶段，各系统、器官的生长发育持续进行，但还不成熟完善，并且婴儿体内来自母体的抗体逐渐减少，而自身免疫功能尚未成熟，抗感染能力弱
幼儿期	体格发育速度较前减慢，智能发展迅速；活动范围增加，对社会事物的接触增多；消化功能仍不完善，营养需求量相对较高
学龄前期	体格生长发育速度已经减慢，处于稳步增长阶段；智能发育较前更迅速，与社会事物有了较广泛接触，自理能力、初步社交能力逐步建立
学龄期	体格生长发育速度相对缓慢，除生殖系统外，其他系统外形已经接近成人；智能发育更成熟，适合接受系统的科学文化教育
青春期	体格生长发育再次加速，出现第二个生长高峰；生殖系统发育加速并逐渐成熟

二、新生儿及儿童不同阶段的药动学及药效学特点

新生儿及儿童不同阶段的药动学及药效学特点具体见表8-8-2、表8-8-3。

表8-8-2　药动学特点

分期	药动学特点
新生儿期	吸收：因胃排空时间长，胃液酸碱度变化大，肠道长度大，蠕动为分节运动，药物在胃内的吸收难以预测，在十二指肠吸收延迟，出现作用慢的现象；经皮下或肌内注射的药物吸收不规则，难以预测；皮肤、黏膜相对面积大，且黏膜血管丰富，药物吸收迅速，可作为一种方便的给药途径 分布：新生儿细胞内液药物浓度相对成人较高；血浆蛋白含量较成人或年长儿低，且其与药物的亲和力低，故游离型药物比例高

续表

分期	药动学特点
	代谢：在肝脏Ⅰ相代谢反应中，细胞色素P450（CY450）酶系的发育速度和模式个体差异较大，总体仍不十分完善。新生儿部分Ⅱ相代谢酶的结合能力较弱，会导致相应的内外源性代谢物排出延迟，容易在体内蓄积 排泄：新生儿的肾脏清除率远低于成人，主要通过肾小球滤过排泄的药物，其清除时间显著延长，血药浓度高，可能引起药物中毒
婴幼儿期	胃肠蠕动出现，胃排空时间比新生儿短，十二指肠药物吸收快于新生儿。婴幼儿的体液总量占体重比例仍高于成人，水溶性药物在细胞外液中会被稀释。婴幼儿药物代谢的主要肝酶系活性已经趋于成熟，肝脏代谢率高于新生儿和成人，故许多以肝脏为主要代谢途径的药物半衰期短于成人。婴幼儿期肾小球滤过率迅速增长，且肾脏指数高于成人，故主要经肾脏排泄的药物总消除率高于成人
学龄前期、学龄期和青春期药动学特点	学龄前期、学龄期的儿童体格发育较前缓慢，智能发育迅速，青春期体格发育再次加快，第二性征出现，因此该阶段对影响神经、骨骼发育和内分泌的药物非常敏感。此阶段儿童体内酶系基本发育成熟

表8-8-3　药效学特点

人体系统	发育特点	用药特点
中枢神经系统	血脑屏障发育不完全，通透性强	新生儿胆红素与蛋白结合不牢固，某些药物（如新生霉素、吲哚美辛等）可以夺取白蛋白，使游离胆红素增高，出现高胆红素血症，甚至胆红素脑病；吗啡、哌替啶等容易引起婴幼儿呼吸抑制，应禁用；婴幼儿应用氨茶碱后可出现兴奋作用，应慎用；儿童长期服用中枢神经抑制药（如抗癫痫药）可影响神经系统发育，使用时应注意观察疗效和副作用；氨基糖苷类可致听神经损害，应慎用
呼吸系统	气道较狭窄，发生炎症时黏膜肿胀，分泌物多，且咳痰能力差	不宜使用可待因等中枢性镇咳药，防止发生气道阻塞和呼吸困难，考虑炎症时以消炎祛痰为主
消化系统	新生儿时胃蠕动慢，药物在胃内吸收增多，肠吸收减少。腹泻时易出现水、电解质紊乱	腹泻时，不宜过早使用止泻药物，宜应用口服补液等，防止脱水和电解质紊乱，可加用调整肠道微生态制剂
血液系统	骨髓造血功能活跃，易受外界影响	某些抗生素（如氯霉素）可导致造血功能抑制；安乃近可致再生障碍性贫血和暴发性紫癜

续表

人体系统	发育特点	用药特点
运动系统	体格生长发育的重要阶段	某些抗生素（如喹诺酮类）可影响软骨发育，儿童应禁用；四环素类药物能与钙络合沉积于骨骼和牙齿，影响骨骼发育，导致牙齿染黄，7岁以下禁用
内分泌系统	尚不成熟，不稳定，易受外界药物影响	肾上腺皮质激素长期使用可抑制骨骼生长，影响糖、脂肪、蛋白质代谢，影响体格发育，还可引起免疫力低下；促性腺激素可引起性早熟

三、新生儿及儿童用药的一般原则

（一）严格掌握适应证，合理用药，避免儿科毒性

儿童正处于生长发育阶段，各个组织器官尚不成熟，功能尚不完善，因此在选择药物治疗时要充分了解儿童的生理及病理特点，严格掌握适应证，合理应用，避免儿科毒性；链霉素、卡那霉素、庆大霉素等氨基糖苷类药物可引起急性肾损害和永久性耳聋，因此对6岁以下儿童禁用。

（二）根据儿童生理特点，选择适宜的药物剂型及给药途径

不同的给药途径不仅影响药物的吸收和分布，也会影响药物发挥作用的快慢、强弱和持续时间等，因此根据儿童的生理特点，选择适宜的药物剂型和给药途径也非常重要。

1. 口服　对于轻中症或年长儿，建议口服给药，口服药物剂型较多，包括糖浆、乳剂、溶液、颗粒、粉剂、片剂等。对于如胰岛素、儿茶酚胺类药物等容易被胃肠道中消化酶、消化液等破坏的药物，不宜口服。

2. 注射　新生儿及危重症患儿多采用静脉注射或静脉滴注，这种途径的给药作用迅速，疗效可靠。儿童的肌肉血管分布丰富，利于药物吸收，但是具有较强酸性/碱性的药物或刺激性强的药物则不适宜肌内注射。在儿童用药中，皮下注射较少使用，但预防接种、胰岛素等仍选用皮下注射。动脉注射给药可以使药物直接到达作用部位，如某些化疗药物，但操作复杂，不常使用。

3. 呼吸道给药　对于哮喘等呼吸道疾病，可以选用呼吸道吸入给药，如沙丁胺醇、布地奈德等。另外，对于患儿麻醉，某些麻醉药物也可采用该方法。

4. 局部给药　对于结膜炎、中耳炎、鼻炎等，可以局部给予抗生素滴眼、耳、鼻等。胸腹腔、关节腔等的厚壁脓肿，可以穿刺引流后局部加用敏感抗生素。

5. 透皮给药　新生儿和婴幼儿的皮肤菲薄，当局部外用药物时，可能因吸收过多而引起中毒，须格外注意。

（三）严格计算给药剂量

药物剂量的计算方法通常包括按体重计算、按体表面积计算、按成人剂量折算、按年龄计算等。

1. 按体重计算　是最常用的计算方法，可以计算出每日或每次所需要的剂量：每日（次）剂量=患儿体重（kg）×每日（次）每千克体重所需要药量。若据此算出的剂量高于成人剂量时，按成人剂量给药，不要超过成人剂量。

2. 按体表面积计算　该方法因为与基础代谢、肾小球滤过率等生理活动的关系更密切，比按照年龄、体重计算的方法更为准确。小儿体表面积计算公式如下：

如体重≤30kg，儿童的体表面积（m^2）=体重（kg）×0.035+0.01

如体重＞30kg，儿童的体表面积（m^2）=［体重（kg）−30］×0.02+1.05

3. 按年龄计算　该方法适用于剂量变化幅度较大，不需要太精确计算的药物，如营养类药物等，该方法简单易行，方便使用。公式如下：

1岁以内用量=0.01×（月龄+3）×成人剂量

1岁以上用量=0.05×（年龄+2）×成人剂量

4. 按成人剂量折算　儿童剂量=成人剂量×儿童体重（kg）/50。此方法可用于没有提供千克体重剂量的药物，但不常用。

（四）选择合适的给药时间

由于疾病的种类、用药目的、药物的性质和作用不同，选择不同的给药时间，才能达到理想的用药目的。例如：驱虫药宜在清晨空腹或睡前应用，因空腹可以保证肠道内的药物浓度，有利于杀虫。

（五）严密观察用药反应

儿童的应激能力较差，比较敏感，容易产生药物不良反应，在用药过程中要严密观察药物不良反应，以免造成严重不良后果。

（六）避免滥用药物

因为儿童正处于生长发育过程中，用药必须慎重，避免滥用药物，如维生素和抗生素。

1. 维生素　在儿童的生长发育中确实起着重要作用，但不可盲目地认为多多益善，许多药用维生素有一定的不良作用，甚至毒性反应，不加限制地使用容易导致维生素中毒。

2. 抗生素　若不恰当地应用抗生素，对于个体来说，可能引起肠道菌群失调或出现细菌耐药；对于群体和社会来说，长期、大量、广谱抗生素的应用可引起细菌耐药，将对人类群体的健康带来很多不利影响。

（七）增强儿童用药的依从性

减少给药次数和缩短疗程均可以提高患儿的依从性，因此在药物选择时，应尽量选择半衰期较长或缓释、控释剂型，以提高依从性，达到更好的治疗效果。

四、儿科常用药物

儿科临床常用药物的剂量、适应证和不良反应见表8-8-4～表8-8-14。供全科医生参考，具体应用时请认真阅读药物说明书。

表8-8-4 儿科常用的抗生素药物

药物名称	剂量	适应证	不良反应
青霉素G	肌内注射：每次2.5万IU/kg，2次/d 静脉滴注：5～20万IU/（kg·d），分2～4次	敏感细菌所致的各种感染	过敏性休克、皮疹、发热、静脉炎等
苯唑西林	肌内注射、静脉滴注 体重<40kg：50～100mg/（kg·d），分2～4次 体重>40kg：按照成人剂量	产青霉素酶的葡萄球菌感染；化脓性链球菌或肺炎球菌与耐青霉素金黄色葡萄球菌所致的混合感染	皮疹、发热、静脉炎、嗜酸性粒细胞增多、癫痫发作等
氨苄西林	口服、肌内注射、静脉滴注：50～100mg/（kg·d）；严重感染：200mg/（kg·d）；分2～4次	敏感菌所致的各种感染	皮疹、发热、中性粒细胞减少、嗜酸性粒细胞增多、恶心、呕吐等
阿莫西林	口服：50～100mg/（kg·d），分3～4次	同氨苄西林	同氨苄西林
美洛西林	肌内注射、静脉滴注：100～200mg/（kg·d）；严重感染：300mg/（kg·d）；分2～4次	敏感革兰氏阴性菌所致的各种感染；铜绿假单胞菌感染	食欲缺乏、恶心、呕吐、肌内注射局部疼痛、腹泻、皮疹等
头孢唑啉	肌内注射、静脉滴注：50～100mg/（kg·d），分2～3次	敏感菌引起的各种感染；外科手术前的预防用药	静脉炎、药疹、药物热、中性粒细胞减少、血小板减少、血清肌酐或尿素氮升高等
头孢羟氨苄	口服：20～40mg/（kg·d），分2次	敏感菌引起的各种轻、中度感染	皮疹、血清病、中性粒细胞减少、嗜酸性粒细胞增多、恶心、呕吐、头痛、意识模糊等
头孢硫脒	肌内注射、静脉滴注：50～100mg/（kg·d），分2～4次	敏感菌引起的各种感染	荨麻疹、皮肤瘙痒、血管神经性水肿、ALT/AST升高
头孢呋辛	肌内注射、静脉滴注：30～100mg/（kg·d），分2～4次	敏感菌引起的各种感染，包括败血症和脑膜炎；预防手术后伤口感染	静脉炎、恶心、呕吐、腹泻、伪膜性肠炎、嗜酸性粒细胞增多、血细胞减少、ALT/AST升高等

续表

药物名称	剂量	适应证	不良反应
头孢克洛	口服：20～40mg/（kg·d），分3次，总量不超过1g/d	敏感菌引起的各种轻、中度感染	发热、皮疹、中性粒细胞减少、血小板减少、恶心、呕吐、腹泻、肝肾功能异常、头痛等
头孢丙烯	口服 6月龄～12岁儿童：上呼吸道感染，7.5mg/（kg·次），2次/d 13～18岁儿童：上、下呼吸道感染，0.5g/次，1～2次/d	敏感菌引起的各种轻、中度感染	发热、皮疹、血小板减少、嗜酸性粒细胞增多、腹泻、恶心、呕吐、肝酶升高等
头孢拉定	口服、肌内注射、静脉滴注：50～100mg/（kg·d），分3～4次	敏感菌所致的呼吸道感染、泌尿生殖道感染及皮肤软组织感染	恶心、呕吐、腹泻、药疹、白细胞减少、注射部位疼痛、血尿、血栓性静脉炎等
头孢替唑	肌内注射、静脉滴注：20～80mg/（kg·d），分2次	敏感菌所致的呼吸系统感染、尿路感染、败血症、腹膜炎等	休克、皮疹、荨麻疹、皮肤发红、瘙痒、发热、血肌酐升高、恶心、呕吐、腹泻等
头孢曲松	肌内注射、静脉滴注：20～80mg/（kg·d），1次/d；新生儿（14日以内）最大剂量为50mg/（kg·d）	敏感菌所致的各种感染，包括中枢神经系统感染	皮疹、静脉炎、中性粒细胞减少、嗜酸性粒细胞增多、腹泻、伪膜性肠炎、肝功能异常等
头孢哌酮	肌内注射、静脉滴注：50～100mg/（kg·d），分2～4次	敏感菌所致的各种感染	皮疹、腹泻、腹痛、嗜酸性粒细胞增多、中性粒细胞减少、血小板减少、双硫仑样反应等

续表

药物名称	剂量	适应证	不良反应
头孢克肟	口服：3～6mg/（kg·d），分2次	敏感菌所致的轻、中度感染	皮疹、恶心、呕吐、腹泻、腹痛、ALT/AST升高，ALP升高、肌酐及尿素氮升高等
头孢地尼	口服：9～18mg/（kg·d），分3次；剂量不超过600mg/d	敏感菌所致的轻、中、度感染	恶心、呕吐、腹泻、伪膜性肠炎、肝酶升高、头痛等
红霉素	口服：20～50mg/（kg·d），分3～4次 静脉滴注：20～30mg/（kg·d），分2～3次（浓度0.5～1.0mg/ml）	青霉素过敏的替代用药，军团菌病，肺炎支原体肺炎，肺炎衣原体肺炎等	皮疹、过敏、恶心、呕吐、腹泻、肝功能异常、黄疸、听力减退、意识模糊、癫痫发作、心律失常等
阿奇霉素	口服：第1日，10mg/（kg·d）顿服；第2～5日，5mg/（kg·d），顿服	敏感菌引起的呼吸道感染、皮肤软组织感染	恶心、呕吐、腹泻、肝酶升高、注射部位疼痛、局部炎症、皮疹、瘙痒、肌酐及尿素氮升高等
甲硝唑	阿米巴病：35～50mg/（kg·d），分3次口服，10日为一个疗程 厌氧菌感染：静脉滴注，首次15mg/（kg·d），维持量7.5mg/（kg·d）；口服：20～50mg/（kg·d），分3～4次	厌氧菌感染，手术前预防性给药，肠道及肠道外阿米巴病等	光过敏、恶心、呕吐、腹泻、食欲缺乏、头晕、头痛、感觉异常、肢体麻木、共济失调、多发性神经炎、抽搐、口中金属味、白细胞减少等

注：ALT，丙氨酸转氨酶；AST，天冬氨酸转氨酶。

表8-8-5　儿童常用的抗病毒药物

药物名称	剂量	适应证	不良反应
利巴韦林	口服：10～15mg/（kg·d），分3～4次 肌内注射、静脉滴注：10～15mg/（kg·d），分2次，疗程不超过7日	呼吸道合胞病毒引起的支气管肺炎、支气管炎	贫血、乏力、疲倦、头痛、失眠、食欲减退、恶心、呕吐、腹泻、便秘等
阿昔洛韦	口服：10～20mg/（kg·d），分3～4次 静脉滴注：5～10mg/（kg·次），每8小时1次	Ⅰ、Ⅱ型单纯疱疹病毒感染的首选药物，对带状疱疹病毒、EB病毒、巨细胞病毒也有效	皮疹、发热、恶心、呕吐、头痛、腹泻、蛋白尿、ALT/AST升高、急性肾功能不全、呼吸困难、低血压、昏迷、癫痫、下肢抽搐等
更昔洛韦	静脉滴注：5mg/（kg·次），1～2次/d，每次静脉滴注1小时以上 外用：滴眼1滴/次，每2小时1次；眼膏涂于结膜内，每次适量，4～6次/d	免疫缺陷患儿并发巨细胞病毒视网膜炎；接受器官移植的患儿预防巨细胞病毒感染；巨细胞病毒血清试验阳性的艾滋病患儿预防发生巨细胞病毒疾病	骨髓抑制、精神异常、紧张、震颤、皮疹、瘙痒、药物热、胃肠道反应、血压异常等

注：ALT，丙氨酸转氨酶；AST，天冬氨酸转氨酶。

表8-8-6 儿科常用解热镇痛及非甾体抗炎药

药物名称	剂量	适应证	不良反应
布洛芬	口服：5～10mg/（kg·次），3次/d，最大剂量2g/d	感冒或流感引起的头痛、发热，其他中度疼痛如关节痛、神经痛、偏头痛、牙痛等	胃肠道不适、少见胃溃疡及出血、头痛、嗜睡、耳鸣、皮疹、哮喘发作、白细胞减少等，肾功能损害少见
对乙酰氨基酚	口服：10～15mg/（kg·次），每4～6小时1次；12岁以下儿童每24小时不超过5次，不宜长期服用	感冒引起的发热；缓解轻至中度疼痛，如头痛、关节痛、牙痛等	偶见皮疹、荨麻疹、药物热及粒细胞减少；长期大量用药会导致肝肾功能异常
阿司匹林	口服 解热镇痛：5～10mg/（kg·次），必要时4～6次/d 抗风湿：80～100mg/（kg·d），分3～4次	各种疼痛，感冒发热，风湿热、关节炎，预防心脑血管疾病及术后血栓形成等	恶心、呕吐、腹部不适、胃肠道出血或溃疡、耳鸣、听力下降；过敏，表现为哮喘、荨麻疹、血管神经性水肿、休克等；肝肾功能损害

表8-8-7　儿科常用呼吸系统药物

药物名称	剂量	适应证	不良反应
氨溴索	静脉滴注 >12岁：15～30mg/次，2～3次/d 6～12岁：15mg/次，2～3次/d 2～6岁：7.5mg/（kg·次），3次/d <2岁，7.5mg/次，2次/d	伴有痰液分泌不正常及排痰功能不良的急、慢性呼吸道疾病，术后肺部并发症的预防治疗，早产儿及新生儿呼吸窘迫综合征的治疗	胃部不适、消化不良、恶心、呕吐、皮疹等
福尔可定	口服 >5岁：2.5～5.0mg/次，3次/d 1～5岁：2.0～2.5mg，3次/d	剧烈干咳和中度疼痛	恶心、便秘、嗜睡等
右美沙芬	口服：5～10mg/次，2～3次/d	中枢性非成瘾性镇咳药，有轻度支气管扩张作用，用于无痰干咳的年长儿	口苦、头晕、乏力
氨茶碱	口服：3～5mg/（kg·次），3次/d 静脉注射：2～4mg/（kg·次）；注射给药剂量0.5g/次，最大剂量1g/d	支气管哮喘、喘息性支气管炎、慢性阻塞性肺疾病等缓解喘息症状；心源性肺水肿所致的喘息	恶心、呕吐、激动、失眠、心动过速、心律失常等

表8-8-8 儿科常用心血管系统药物

药物名称	剂量	适应证	不良反应
地高辛	口服：洋地黄化总量如下 <2岁：0.05 ~ 0.06mg/kg >2岁：0.03 ~ 0.05mg/kg；维持量：1/5洋地黄化量，分2次	急慢性心力衰竭；控制心房颤动、快速心室率及室上性心动过速	心律失常、食欲缺乏、恶心、呕吐、腹痛、无力、视物模糊、视觉异常、腹泻、精神抑郁、头痛及皮疹等
毛花苷C	静脉注射：洋地黄化总量如下 <2岁：0.03 ~ 0.04mg/kg >2岁：0.02 ~ 0.03mg/kg；维持量：1/4洋地黄化量，肌内注射或静脉注射，每12小时给药1次；也必要时给药，一般改为口服制剂	用于急性心力衰竭或慢性心力衰竭急性加重；控制心房颤动和心房扑动引起的快心室率	同地高辛
硝苯地平	口服：片剂或胶囊，0.25 ~ 0.50mg/（kg·次），3 ~ 4次/d	高血压、冠心病、心绞痛	面部潮红、头痛、头晕、恶心、心动过速、低血压、胆石症等
卡托普利	口服：从0.3 ~ 0.5mg/（kg·d），开始逐渐加量，最大至5 ~ 6mg/（kg·d），分3次	用于高血压、高血压急症和心力衰竭	皮疹、心悸、心动过速、胸痛、咳嗽、味觉迟钝、少见蛋白尿、眩晕、血管神经性水肿、面部潮红或苍白、心律不齐、头痛、腹泻、便秘、消化性溃疡、胰腺炎、粒细胞减少、寒战、发热等

表8-8-9 儿科常用抗过敏药

药物名称	剂量	适应证	不良反应
氯苯那敏	口服：0.3～0.4mg/（kg·d），3～4次/d	组胺H_1受体拮抗剂，用于荨麻疹及皮肤、黏膜过敏性疾病	嗜睡、厌食、恶心、呕吐；癫痫患儿禁用，新生儿或早产儿不宜使用
氯雷他定	口服 体重＞30kg：10mg/次，1次/d 体重＜30kg：5mg/次，1次/d	过敏性鼻炎、慢性荨麻疹、其他过敏性皮肤病	视物模糊、血压改变、心悸、晕厥、肝坏死、癫痫、过敏等
西替利嗪	口服： ＞12岁：10mg/d，分1～2次 6～12岁：5～10mg/d，分1～2次 2～6岁：起始2.5mg/d，最大剂量5mg/d，1次/d	过敏性皮肤病、过敏性鼻炎、结膜炎	嗜睡、头晕、头痛、口干、胃肠道不适，罕有过敏反应

表8-8-10 儿科常用消化系统药物

药物名称	剂量	适应证	不良反应
胃蛋白酶合剂	口服：3次/d <2岁：2.5ml/次 >2岁：3～5ml/次	病后消化功能减退及缺乏胃蛋白酶的消化不良症	忌与碱性药物配伍
枯草杆菌	口服：1～2次/d，用<40℃的水或牛奶冲服 <2岁：1g/次 >2岁：1～2g/次	消化不良、食欲缺乏、营养不良、肠道菌群紊乱引起的腹泻、便秘、腹胀；使用抗生素引起的肠黏膜损伤	腹泻
双歧三联活菌制剂	口服：2～3次/d，用<40℃的水或牛奶冲服 <1岁：0.15g/次 1～6岁：0.21g/次 6～13岁：0.21～0.42g/次	肠道菌群失调引起的腹泻、腹胀；轻、中型急慢性腹泻	便秘
双八面体蒙脱石	口服：分3次服用 <1岁：1袋/d 1～2岁：1～2袋/d >2岁，2～3袋/d	急慢性腹泻，食管、胃及十二指肠疾病引起的相关疼痛症状的辅助治疗	便秘
开塞露	直肠给药：10ml/次	儿童及老年体弱者便秘的治疗	未见明显不良反应
乳果糖	口服：2～3次/d 婴儿：5ml/次 儿童：5～10ml/次 年长儿：10～15ml/次	慢性或习惯性便秘；预防和治疗各种肝病引起的高氨血症及其引起的肝性脑病	腹部不适、胀气或腹痛；恶心、呕吐；水、电解质失衡

续表

药物名称	剂量	适应证	不良反应
颠茄合剂	口服：0.2～0.3ml/（kg·次）或0.5～1.0ml/（kg·d）；分3次服用，最大剂量10ml/次或30ml/d	胃及十二指肠溃疡、轻度胃肠平滑肌痉挛、胆绞痛、输尿管结石腹痛、胃炎及胃痉挛引起的呕吐和腹泻；迷走神经兴奋所引起的多汗、流涎、心率慢、头晕等	口干、少汗、瞳孔轻度扩大、排尿困难、皮肤潮红、干燥、呼吸道分泌物减少、心悸、头晕等
西咪替丁	口服：5～10mg/（kg·次），2～4次/d 静脉注射：15～20mg/（kg·d），分2～3次	胃及十二指肠溃疡、吻合口溃疡、应激性溃疡、反流性食管炎、佐林格-埃利森综合征、上消化道出血	皮疹、头晕、恶心、ALT/AST升高、白细胞减少、血压升高、肾功能损害等
奥美拉唑	0.6mg/（kg·次）或0.5～0.7mg/（kg·d），口服或静脉滴注，1次/d	胃及十二指肠溃疡、反流性食管炎、佐林格-埃利森综合征、消化性溃疡急性出血及急性胃黏膜病变出血；与抗生素联合用于幽门螺杆菌根除治疗	口干、恶心、呕吐、肝功能异常、腹痛、腹泻、便秘、感觉异常、头晕、头痛、维生素B_{12}缺乏、皮疹、男性乳房发育、溶血性贫血及致癌性

注：ALT，丙氨酸转氨酶；AST，天冬氨酸转氨酶。

表8-8-11　儿科常用利尿药物

药物名称	剂量	适应证	不良反应
呋塞米	1mg/（kg·次），口服、肌内注射、静脉注射、静脉滴注，1～3次/d，必要时加量	水肿性疾病、高血压、预防急性肾衰竭、高钾血症及高钙血症、稀释性低钠血症、抗利尿激素分泌失调综合征、急性药物中毒	口干、口渴、心律失常、肌肉酸痛、疲乏无力、恶心、呕吐、低血钠、低血钾、低血钙、高尿酸血症、高血糖、直立性低血压、听力障碍、视物模糊等
氢氯噻嗪	口服：0.5～1mg/(kg·次),2～3次/d，或1～3mg/(kg·d)，每次最大剂量2mg/kg	水肿性疾病、原发性高血压、中枢性或肾性尿崩症、肾结石	低钠血症、低钾血症、低氯性碱中毒，以及低氯、低钾性碱中毒；高血糖、氮质血症；可诱发肝衰竭、升高血氨，有诱发肝性脑病的危险；脱水、肝内阻塞性黄疸等
螺内酯	口服：1～3mg/（kg·d）或0.5～1mg/（kg·次），3次/d	与其他利尿药合用治疗心源性水肿、肝硬化腹水、肾性水肿等；原发性醛固酮增多症治疗和诊断、高血压辅助治疗、低血钾预防；与噻嗪类利尿药合用	高血钾症、胃肠道反应、消化性溃疡等

表8-8-12　儿科常用血液系统药物

药物名称	剂量	适应证	不良反应
芦丁	口服：20mg/次，3次/d	用于脆性增加的毛细血管出血症、高血压脑病、脑出血、视网膜出血、出血性紫癜、急性出血性肾炎、再发性鼻出血、创伤性出血、产后出血的辅助性治疗	恶心及便秘
维生素K_1	肌内注射、静脉滴注或静脉注射：5～10mg/次，2～3次/d	维生素K缺乏引起的出血	面部潮红、出汗、支气管痉挛、心动过速、低血压等
硫酸亚铁	元素铁4～6mg/（kg·d），顿服	各种原因引起的缺铁性贫血	恶心、呕吐、上腹疼痛、便秘等
叶酸	口服：5mg/次，3次/d	各种原因引起的叶酸缺乏或叶酸缺乏引起的巨幼红细胞性贫血	过敏反应、畏食、恶心、腹胀等
维生素B_{12}	肌内注射：50～100μg/次，每日或隔日1次	巨幼细胞贫血及神经炎的辅助治疗	皮疹、瘙痒、腹泻及过敏性哮喘、过敏性休克等

表8-8-13 儿科常用镇静、催眠、抗惊厥类药

药物名称	剂量	适应证	不良反应
苯巴比妥	镇静：2～3mg/（kg·次），2～3次/d；或4～6mg/（kg·d）；口服或肌内注射 抗惊厥：6～10mg/（kg·次），最大剂量0.2g/次，肌内注射，4～6小时后可重复给药	焦虑、失眠、癫痫及运动障碍；抗高胆红素血症及麻醉前给药	认知和记忆的缺损、皮疹、肝炎和肝功能紊乱等
水合氯醛	镇静、催眠：30～40mg/（kg·次），必要时口服或直肠给药 抗惊厥：50～60mg/（kg·次），最大剂量1g/次，口服或直肠给药，4～6小时后可重复给药	神经性失眠、伴有显著兴奋的精神病及破伤风痉挛、士的宁中毒等	过敏性皮疹或荨麻疹、精神错乱、幻觉、异常兴奋等
地西泮	口服 ＜1岁：1.0～2.5mg/d， 1～<5岁：≤5mg/d 5～10岁：≤10mg/d 缓慢静脉注射：0.25～0.50mg/次	主要用于抗焦虑、镇静催眠、抗癫痫、抗惊厥等	嗜睡、共济失调、粒细胞减少等

表8-8-14 儿科常用糖皮质激素与免疫抑制剂

药物名称	剂量	适应证	不良反应
氢化可的松	口服：4～8mg/（kg·d），分3～4次 静脉滴注：4～8mg/（kg·d），于8小时内滴入，或分2～4次滴入	肾上腺皮质功能减退的替代治疗；先天性肾上腺皮质增生；自身免疫性疾病；过敏性疾病、严重支气管哮喘、过敏性鼻炎等；器官移植的抗排斥反应；血液疾病；溃疡性结肠炎；重症感染、过敏性休克等	库欣综合征、水钠潴留、伤口愈合不良、骨质疏松、血压升高、低血钾、血糖升高、胃肠道反应、溃疡、白内障、眼压增高、精神症状等
泼尼松	口服：1～2mg/（kg·d），3～4次/d	严重细菌感染、过敏性疾病、结缔组织病、肾病综合征、急性白血病等	较大剂量易引起消化道溃疡、库欣综合征、糖尿病、伤口愈合不良、骨质疏松、感染、生长抑制、诱发精神症状等
地塞米松	口服、肌内注射、静脉滴注：0.1～0.25mg/（kg·d），分3～4次	为长效剂型，抗炎及控制皮肤过敏作用强，用于过敏性疾病、结缔组织病，以及库欣综合征鉴别诊断的药物试验等	同氢化可的松
甲强龙	作为对生命构成威胁情况时的辅助用药，推荐剂量：15～30mg/kg，应至少30分钟静脉滴注	急性期或危重期的风湿免疫性疾病；器官移植；血液疾病及肿瘤；继发于肾上腺皮质功能不全的休克，或因可能存在的肾上腺皮质机能不全而使休克对常规治疗无反应的情况等	同氢化可的松

（国丽茹）

第九章　女性常见健康问题及处理

女性常见健康问题及处理

第一节　阴道分泌物异常

【案例】

患者，女，36岁。有严重的洁癖；每日使用护垫，除了性生活前后清洗外阴，平时也会时常清洗，包括使用各种清洁剂进行阴道冲洗。她深信通过这样的方法，自己就可以远离妇科病。因而，当患者近几日出现严重的外阴瘙痒疼痛、白带增加，内裤上见豆腐渣样分泌物时，坐立不安地来院就诊。

正常阴道排液（normal vaginal discharge）清亮、透明、无味，由阴道、宫颈和宫腔共同产生，主要聚集在阴道后穹窿内，气味微弱，不会引起外阴、阴道的局部疼痛和瘙痒。

正常健康妇女阴道由于解剖组织的特点对病原体的侵入有自然防御功能，阴道酸碱度保持平衡，使病原体的繁殖受到抑制。当阴道的自然防御功能受到破坏时，病原体易于侵入，可导致外阴、阴道炎症。其共同点是阴道分泌物增多及外阴瘙痒。

正常情况下需氧菌及厌氧菌同时寄居在阴道内，形成正常阴道菌群，当生态平衡被打破，可形成致病菌群。异常阴道排液（abnormal vaginal discharge）表现为阴道分泌物增多、性状改变、气味和颜色异常及伴发外阴瘙痒和疼痛等，是妇女就诊最常见的病因，以阴道和宫颈疾病居多。临床上常见的包括细菌性阴道病（bacterial vaginosis，BV）、外阴阴道假丝酵母菌病（vulvovaginal candidiasis，VVC）、滴虫性阴道炎、老年性阴道炎、幼女性阴道炎。这些疾病病因诊断不难，治疗也不复杂，但若不注意阻断诱因或治疗不规范，常反复发作。

一、常见病因

常见病因包括外阴阴道疾病、宫颈疾病及宫体、附件和盆腔疾病等，见表9-1-1。

表9-1-1　阴道分泌物异常的常见原因

分类	疾病
外阴阴道疾病	滴虫性阴道炎、外阴阴道假丝酵母菌病、细菌性阴道病、老年性阴道炎（萎缩性阴道炎）、尖锐湿疣、初期梅毒、过敏
宫颈疾病	急性宫颈炎、慢性宫颈炎、尖锐湿疣、淋病
宫体、附件及盆腔疾病	急性盆腔炎、术后感染、产褥感染、感染性流产

二、少见病因

少见病因：①化学刺激（壬苯醇醚等杀精剂）；②异物残留（避孕套、卫生棉条等）；③子宫内膜息肉；④肿瘤（子宫肌瘤、宫颈癌、子宫内膜癌等）；⑤膀胱阴道瘘、直肠阴道瘘；⑥子宫内膜异位症；⑦幼女性侵害或蛲虫感染；⑧生殖器疱疹；⑨子宫脱垂及阴道前后壁膨出；⑩化学性阴道炎。

三、常见病因的识别

以阴道炎最为常见，根据患者症状描述及阴道镜检查即可初步诊断（表9-1-2）。

表9-1-2 阴道炎临床表现

疾病	主诉	阴道镜检查	分泌物气味	pH	阴道分泌物检查
细菌性阴道病	白带增多、异味、外阴瘙痒	灰白均质状分泌物或乳块状分泌物	鱼腥臭味	>4.5	线索细胞胺试验阳性
滴虫性阴道炎	白带增多、外阴瘙痒、疼痛	黄绿色泡沫状分泌物，阴道壁散在出血斑点，“草莓样”宫颈	腐臭味	>4.5	滴虫
外阴阴道假丝酵母菌病	白带增多，呈豆渣样或乳块状，外阴奇痒，有灼痛	豆渣样或乳块状分泌物，阴道壁充血、出血	无臭味	<4.5	真菌芽生孢子或菌丝
炎性脱屑性阴道炎	白带增多，呈泡沫状或脓性	大量泡沫状或脓性分泌物、阴道壁红斑	恶臭	>4.5	大量球菌、多形核白细胞和副基底细胞

宫颈病变也可导致阴道分泌物增多。急性宫颈炎主要见于感染性流产、产褥期感染、宫颈损伤或阴道异物并发感染，部分患者无症状，有症状者主要表现为阴道分泌物增多，呈黏液脓性或混有血液。慢性宫颈炎多由急性宫颈炎未治疗或治疗不彻底，病原体隐藏于宫颈黏膜而导致，多见于分娩、流产或宫颈损伤后，病原体侵入而感染；主要症状是阴道分泌物增多，分泌物呈乳白色黏液状，有时呈淡黄色脓性，伴息肉形成时易有血性白带或性交后出血。

子宫内膜炎、输卵管炎、输卵管卵巢脓肿、盆腔腹膜炎，以及盆腔结缔组织炎统称为盆腔炎性疾病（pelvic inflammatory disease，PID），患者多以下腹和/或腰骶部疼痛为主诉就诊，部分患者出现阴道分泌物增多、异味或颜色异常。诊断标准见表9-1-3，妇科双合诊即可完成最低标准诊断而启动经验性治疗。

表9-1-3 盆腔炎性疾病诊断标准（2015年美国CDC诊断标准）

标准	内容
最低标准	子宫触痛或附件触痛或宫颈举痛
附加标准	发热（>38.3℃） 宫颈或阴道异常黏液脓性分泌物 阴道分泌物生理盐水湿片镜检发现白细胞 红细胞沉降率升高 C反应蛋白升高 实验室证实的特异性病原体，如淋病奈瑟球菌或沙眼衣原体阳性
特异标准	子宫内膜活检发现子宫内膜炎的组织学证据 阴道超声或MRI检查显示输卵管壁增厚、宫腔积液、伴或不伴盆腔积液或输卵管卵巢脓肿 腹腔镜检查发现盆腔炎性疾病征象

注：尖锐湿疣和生殖器疱疹暴露外阴或阴道镜检查后可明确诊断。

四、阴道分泌物异常的诊断思路

（一）病史询问

1. 分泌物特点　量、颜色、气味、性状等。

2. 末次月经时间。

3. 生活习惯，如日常应用皂类、沐浴液等清洗外阴，甚至阴道、日常阴道塞用卫生棉条等。

4. 避孕方法，如避孕套、杀精剂、宫内节育器、避孕药。

5. 外阴瘙痒及疼痛。

6. 性生活状况，如性伴侣数量及性伴侣有无类似症状。

7. 近期用药情况，如抗生素、免疫抑制剂。

（二）妇科检查

1. 外阴　有无红肿、充血、抓痕、皲裂；白带的量、性状、气味、颜色；疣等。

2. 阴道　有无充血；分泌物量、性状、气味、颜色、黏稠度；疣、瘘管等。

3. 宫颈　有无肥大、“糜烂”、外翻、息肉；宫口是否开闭；分泌物量、颜色、拉丝度；疣等。

4. 子宫及附件　有无包块、压痛。

（三）辅助检查

1. 阴道分泌物检查　pH测定、胺试验、显微镜检查和阴道分泌物培养。

2. 宫颈检查

（1）宫颈分泌物检查：主要包括淋病奈瑟球菌、沙眼衣原体、生殖支原体、解脲支原体、人乳头瘤病毒（human papilloma virus，HPV）、乙型溶血性链球菌等病原微生物的检验。

（2）宫颈液基薄层细胞学检查（thin-prep cytology test，TCT）。

（3）阴道镜及镜下活检病理检查和宫颈管搔刮病理检查。

3. 子宫、附件及盆腔检查

（1）分段（宫颈管、子宫腔）诊断性刮宫检查。

（2）影像学检查：有盆腔包块时，选择经阴道彩色超声检查。

4. 感染指标检查 血常规、红细胞沉降率、经腹或经阴道后穹窿穿刺采集腹腔液检查。

【分析】

患者外阴瘙痒疼痛，白带增加，内裤可见豆腐渣样分泌物，妇科检查见外阴抓痕，阴道内充满豆腐渣样分泌物，阴道壁整体充血。阴道分泌物清洁度Ⅴ度，显微镜下见孢子。最后诊断：外阴阴道假丝酵母菌病。

五、阴道分泌物异常的治疗

（一）滴虫阴道炎

1. 初次治疗方案 见表9-1-4。

表9-1-4 滴虫阴道炎的初次治疗 单位：g

药物	单剂口服	多剂口服（b.i.d.），连用7日	阴道用药（q.d.），连用7日
甲硝唑	2.0	0.4	0.2（泡腾片）
替硝唑	2.0	0.5	0.5（栓剂）
奥硝唑	1.5	0.5	0.5（栓剂）

使用甲硝唑后24小时或使用替硝唑后72小时内禁止饮酒，初次治疗后1周和治疗后3个月应随访。

2. 初次治疗失败

（1）失败原因：药物吸收及转运异常；阴道细菌灭活药物；其他药物干扰；阴道毛滴虫耐药；患者未遵医嘱用药；再次感染。

（2）失败后方案：改用多剂口服。再次失败者则改用以下方案：甲硝唑2.0g，替硝唑2.0g，每日一次，连用5日；同时所有性伴侣口服药物治疗：甲硝唑2.0g，单剂口服。

3. 妊娠哺乳期妇女治疗

（1）妊娠期治疗：甲硝唑0.4g，每日两次，连用7日；或2.0g单次口服。

（2）哺乳期治疗：与非妊娠期相同，但使用甲硝唑期间及最后一次用药后12～24小时内或使用替硝唑期间及最后一次用药后3日内禁止哺乳。

（二）外阴阴道假丝酵母菌病

1. 初次治疗方案 见表9-1-5。

（1）单纯性假丝酵母菌病：指正常非妊娠宿主发生的散发由白念珠菌所致的轻中度外阴阴道假丝酵母菌病。

（2）重度假丝酵母菌病：指临床症状严重，外阴或阴道皮肤、黏膜有破损。假丝酵母菌病评分标准（表9-1-6）中评分≥7分为重度假丝酵母菌病。

表9-1-5 外阴阴道假丝酵母菌病的初次治疗

假丝酵母菌病	治疗方案
单纯性	①硝酸咪康唑（栓剂）：200mg，阴道用药，q.d.，连续7日；或400mg阴道用药，q.d.，连续3日 ②克霉唑（阴道片）：500mg，单次阴道用药，3日后可重复1次 ③制霉菌素（泡腾片）（10万IU）或制霉菌素（片剂）（50万IU）：阴道用药，q.d.，连续14日 ④氟康唑：150mg，单剂口服 ⑤伊曲康唑：200mg，b.i.d.，用1日
重度	①氟康唑：150mg，口服，3日后重复1次 ②伊曲康唑：200mg，b.i.d.，连续3日

表9-1-6 外阴阴道假丝酵母菌病临床评分标准

评分项目	0分	1分	2分	3分
瘙痒	无	偶有发作，可忽略	能引起重视	持续发作，坐立不安
疼痛	无	轻	中	重
阴道黏膜充血、水肿	无	轻	中	重
外阴抓痕、皲裂、糜烂	无	—	—	有
分泌物量	无	较正常稍多	量多无溢出	量多有溢出

【分析】

患者阴道分泌物多，溢出内裤，外阴瘙痒、疼痛，妇科检查见外阴抓痕，阴道壁充血，阴道分泌物清洁度V度，显微镜下见孢子。评分≥7分，为重度假丝酵母菌病，需规范治疗。

2. 复发性假丝酵母菌病治疗　每年至少发作4次假丝酵母菌病者为复发性假丝酵母菌病，治疗方案见表9-1-7。若性伴侣出现阴茎龟头发红、瘙痒、疼痛等龟头炎表现，可使用外用抗真菌药物软膏，否则不需要对性伴侣进行治疗。

表9-1-7 复发性外阴阴道假丝酵母菌病的治疗

项目	治疗方案
根治方案	①氟康唑：150mg，口服，第1、4、8日重复用药 ②伊曲康唑：200mg，口服，b.i.d.，连续7日 ③硝酸咪康唑（栓剂）：200mg，阴道用药，q.d.，连续14日 ④克霉唑（阴道片）：500mg，阴道用药，第1、4、8、11、14日重复用药
预防方案	①氟康唑：150mg，口服，每周1次 ②克霉唑（阴道片）：500mg，阴道用药，每周2次，持续3～6个月

3. 随访　若症状未消失或再现，应复诊；否则无须复诊。

4. 妊娠期妇女治疗　妊娠期患者可局部应用抗真菌药物，如克霉唑或硝酸咪康唑，连续使用7日。

（三）细菌性阴道病

1. 治疗方案　见表9-1-8。

表9-1-8 细菌性阴道病的治疗

给药方式	治疗方案
口服给药	①甲硝唑：0.4g，b.i.d.，连用7日；或2.0g，q.d.，连用2日 ②替硝唑：0.5g，b.i.d.，连用7日；或1.0g，q.d.，连用5日 ③奥硝唑：0.5g，b.i.d.，连用7日 ④克林霉素：0.3g，b.i.d.，连用7日
阴道用药，睡前使用	①甲硝唑（泡腾片）：0.2g，连用7日 ②替硝唑（栓剂）：0.5g，连用7日 ③奥硝唑（栓剂）：0.5g，连用7日 ④克林霉素（栓剂）：0.1g，连用3日 ⑤2%克林霉素软膏：全阴道涂用，连用7日

2. 随访　若一个疗程结束后症状未消失或缓解，应随访，否则无须随访。

3. 妊娠期用药　①甲硝唑：0.2g，每日三次，连用7日；②甲硝唑：0.4g，每日两次，连用7日；③克林霉素：0.3g，每日两次，连用7日。

（四）炎性脱屑性阴道炎

1. 克林霉素乳膏　5.0g（含药0.1g），每日一次，连续7～14日。

2. 氢化可的松软膏　1.0g（含药0.1g），每日一次，连续14～28日。

3. 雌三醇乳膏　0.5～1.0g（含药0.5～1.0mg），每日一次，连续14～28日。

（五）老年性阴道炎

1. 雌三醇乳膏　0.5～1.0g（含药0.5～1.0mg），每日一次，可长期应用。

2. 保妇康栓　1枚（含药1.74g），每日一次，可长期应用。

（六）急性宫颈炎

1. 头孢曲松　1.0g单剂肌内注射。

2. 头孢克肟　0.4g单剂口服。

3. 左氧氟沙星　左氧氟沙星0.5g，或氧氟沙星0.4g，或环丙沙星0.5g，单剂口服。

使用上述药物的同时加服阿奇霉素1.0g，单剂口服；或多西环素100mg，每日三次，连续口服7日。

（七）盆腔炎性疾病

1. 盆腔炎性疾病的治疗见表9-1-9。

表9-1-9　盆腔炎性疾病的治疗（2015年美国CDC治疗指南）

给药方式	治疗方案	均需加用
静脉滴注	①头孢替坦：2g，q.12h. ②头孢西丁：2g，q.6h. 氨苄西林/舒巴坦：3g，q.6h.	①多西环素：100mg，口服，q.12h. ②多西环素：100mg，口服或静脉滴注，q.12h. ③米诺环素：100mg，口服，q.12h. ④阿奇霉素：0.5g，口服或静脉滴注，q.d.，连用14日
肌内注射	①头孢曲松250mg单次给药 ②头孢西丁2g肌内注射加丙磺舒1g口服，均单次给药 ③其他三代头孢类药物	①多西环素：100mg，q.12h. ②米诺环素：100mg，q.12h. ③阿奇霉素：0.5g，q.d.，连用14日
口服	①阿奇霉素：0.5g，q.d. ②多西环素：100mg，q.12h.；联合阿莫西林/克拉维酸，0.375g，q.8h.	甲硝唑0.4g，b.i.d.，连用14日（因耐药性，最新指南中喹诺酮类药物不再推荐用于盆腔炎性疾病的治疗）

2. 随访　治疗期间，应每3日随访1次，了解并评估治疗效果。初次治疗的轻症患者可口服或肌内注射给药；重症患者静脉给药，病情缓解后改口服或肌内注射。若口服或肌内注射给药3日病情无缓解，应及时评估；若诊断正确且排除其他感染性疾病，则调整药物并改为静脉给药。

3. 急性盆腔炎性疾病住院指征　排除外科急腹症、妊娠、口服或肌内注射抗生素无效；并出现恶心、呕吐、高热等症状；妇科和超声检查排除盆腔输卵管卵巢脓肿。

4. 性伴侣的处理　病前2个月内所有性伴侣应进行性传播疾病筛查，如淋病奈瑟球菌、沙眼衣原体等，或直接对频繁接触的性伴侣进行治疗：头孢曲松，0.25g，肌内注射，每日一次，连用7日；加用多西环素，100mg，每日两次，连用7日，或阿奇霉素，1g，单次口服。

（八）幼女阴道炎

上呼吸道感染后7～10日发生：青霉素，25～50mg/（kg·d），每日分2～4次肌内注射，连用10日；阿莫西林，20 ~ 40mg/（kg·d），每日分3次口服，连用7日。

确认为淋病奈瑟球菌感染：单剂头孢曲松注射，体重45kg以下予125mg，超过45kg予250mg；加服多西环素0.1g，每日2次，连用7日。确认阴道无异物且保持外阴清洁。

六、转诊原则

以下情况应及时转给专科医生。

1. 反复顽固感染。
2. 初次治疗无效。
3. 宫颈病变。
4. 直肠阴道瘘或膀胱阴道瘘。
5. 肿瘤。
6. 子宫内膜息肉。
7. 幼女性侵害。
8. 盆腔脓肿形成。
9. 幼女阴道异物。

七、阴道分泌物异常的预防

1. 安全性行为。
2. 单一性伴侣。
3. 使用避孕套。
4. 避免或限制阴道内冲洗。
5. 合理治疗性伴侣。
6. 戒烟。
7. 坚持至少每年1次的妇科常规检查。

【分析】

告诉患者清洁不当、清洁成癖是发生外阴阴道假丝酵母菌感染的诱因。频繁使用妇科清洁剂，易破坏阴道微环境，使pH平衡失调，降低阴道抗菌能力。长久使用护垫、湿热天气喜穿过紧牛仔裤，都会诱发假丝酵母菌病。除月经期外，平时尽量不用护垫，湿热天气着宽松衣物，不要盲目使用清洁剂清洗会阴、阴道。

（戴红蕾）

第二节 异常阴道出血

【案例】

患者，女，14岁。初潮后阴道不规律流血1年，正常行经3次后出现阴道不规律流血，无周期性，量少。曾行中医治疗及一个周期孕酮治疗（具体不详），无明显好转来就诊。体格检查：身高163cm，体重40kg。面部痤疮，体毛不多，双乳发育一般，阴毛较少，呈女性分布。

正常阴道出血来自子宫腔。月经初潮后，规律性的自发阴道出血即为月经。大多数人的月经周期为21～35日，正常月经持续时间约5日。每个生理周期出血量为30～40ml。

排除新生女婴（持续数日即自行停止）和产后恶露（血腥味，无臭味，持续4～6周，总量为250～500ml）后，任何年龄段发生的非经期阴道出血、经量增多、经期延长及阴道检查确认的阴道壁、宫颈等部位的出血，为异常阴道出血（abnormal vaginal bleeding）。

一、病因

子宫颈、子宫体、卵巢疾病和异常妊娠是异常阴道出血的常见原因，外伤、影响凝血功能和卵巢内分泌功能的全身性疾病，以及外源性雌、孕激素也常导致异常阴道出血（表9-2-1）。

表9-2-1 异常阴道出血的常见病因

分类集主要病变部位	代表疾病
卵巢	AUB-O、多囊卵巢综合征
子宫体	AUB-L、AUB-A、AUB-P、子宫内膜增生
子宫颈	宫颈“糜烂”、宫颈息肉、宫颈内膜炎、宫颈上皮内瘤变、宫颈癌
妊娠相关疾病	流产、异位妊娠、葡萄胎、侵蚀性葡萄胎、绒毛膜癌、前置胎盘、胎盘早剥、先兆早产
全身性疾病	血小板减少症、肝肾衰竭、血友病、白血病、再生障碍性贫血、甲状腺功能亢进或减退、肾上腺功能亢进或减退
药物影响	雌激素、孕激素、避孕药、抗凝剂、苯妥英钠、他莫昔芬
其他	外阴挫裂伤、宫内节育器、子宫内膜异位症、高催乳素血症

注：AUB-O，排卵障碍相关异常子宫出血；AUB-L，子宫平滑肌瘤所致异常子宫出血；AUB-A，子宫腺肌病所致异常子宫出血；AUB-P，子宫内膜息肉所致异常子宫出血。

此外还有以下少见病因，包括卵巢性索间质肿瘤、子宫肉瘤、宫颈血管瘤、急性宫颈炎、阴道血管瘤、阴道癌、阴道炎、阴道异物、输卵管癌、盆腔炎性疾病、系统性红斑狼疮、子宫血管畸形、性早熟等。

二、异常阴道出血常见病因识别

异常阴道出血常见病因的临床特点见表9-2-2。

表9-2-2 异常阴道出血的常见病因临床特点

项目	器质性疾病	全身性疾病	妊娠相关疾病	排卵障碍相关异常子宫出血
好发年龄	育龄期、围绝经期、绝经后	任何年龄	育龄期	青春期、围绝经期、育龄期后
出血特点	经期延长、经量增多、不规则出血	经量增多、出血不凝	持续出血	经期延长、经量增多、不规则出血
停经史	无	无	有	有或无
伴随症状	盆腔包块或性交后出血或绝经后出血	相关疾病表现	早孕反应或确诊妊娠	月经稀发、肥胖、不孕
妇科检查	阳性发现	阴性	子宫增大或盆腔包块	阴性
血或尿HCG	阴性	阴性	阳性	阴性
盆腔影像学检查	阳性发现	阴性	宫内孕囊、液体暗区或附件包块、盆腔积液	阴性
凝血功能	正常	异常	正常	正常
肝、肾、甲状腺、肾上腺功能	正常	异常	正常	正常
诊断性刮宫	正常或内膜非典型增生或癌等阳性发现	阴性	妊娠相关改变	正常或持续增生期改变或各种类型增生或分泌机能不足或脱落不全
腹腔镜及宫腔镜	阳性发现	阴性	阳性发现	阴性

注：HCG.人绒毛膜促性腺激素。

三、异常阴道出血的诊断思路

全面的病史询问＋仔细的体格检查＋必要的辅助检查一般可明确异常阴道出血的病因。有性生活史者一定要进行阴道镜检查和尿或血的人绒毛膜促性腺激素（human chorionic gonadotropin，HCG）的测定。

（一）病史询问要点

1. 年龄。

2. 详细询问阴道出血情况　开始及持续时间、出血量多少、治疗经过、有无血凝块及其他异常组织掉出。

3. 相关情况的询问

（1）是否患有已确诊疾病、病程阶段、病情程度、治疗方法及效果。

（2）近期用药情况。

（3）月经史：初潮年龄、周期、经期、经量、是否痛经。

（4）妊娠及生育史：孕次、产次、妊娠终止时间及方法、有无并发症发生及确切诊断。

（5）避孕方法：避孕药物（长效、短效及避孕针等）、器械（宫内节育器等）相关信息。

（6）外伤史。

（7）停经史。

（8）早孕反应或已确诊妊娠。

（9）腹痛：部位、程度、与体位变动的关系。

（10）恶心、呕吐、肛门坠胀。

（11）心慌、气紧、头晕、乏力。

（12）近2周内超声等影像学检查结果。

（二）体格检查要点

1. 常规内容　身高、体重、面色（有无贫血面容）、表情（是否非常痛苦）、脉搏（快慢、强弱）、血压、体温、皮肤、腹部有无压痛、反跳痛、包块、有无移动性浊音（腹痛者）、甲状腺视诊及扪诊、挤压乳晕有无溢乳。

2. 妇科检查　有性生活史者必须进行妇科检查。

（1）阴道镜检查：阴道是否充血或有出血点、分泌物性质、宫颈口是否开放、宫颈管内黏液情况、是否有异常组织充塞、宫颈情况（糜烂、息肉、血管瘤）、流血位置、有无宫颈接触性出血。

（2）双合诊：评价子宫大小、形态、质地、活动度、有无压痛，宫颈有无举痛，附件有无包块（大小、性质）及压痛。

3. 无性生活史者　注意检查外阴情况，包括发育情况、有无血肿、脓肿或炎性肿胀、流血是否来自阴道、处女膜情况。

4. 幼女或无性生活史女性　应在征得监护人或本人知情同意后，在全身麻醉下以阴道镜或宫腔镜检查阴道。

（三）辅助检查

1. 心率、血压正常的患者，必须行血常规和超声检查。

2. 有性生活史且宫腔内出血患者，必须行尿HCG定性或血HCG定量检查。

3. 剧烈腹痛者应行腹腔穿刺；有性生活史者经阴道后穹窿穿刺；无性生活史者移动性浊音阳性或超声提示盆腔较多积液，行腹部穿刺。

4. 体温超过38.5℃应行血培养或药敏试验。

5. 绝经后流血须行诊断性刮宫并送病理检查。

6. 怀疑凝血功能障碍、肝肾功能异常、甲状腺或肾上腺功能异常时，应行相关检查。

7. 宫颈异常者须行宫颈刮片细胞学检查，必要时行宫颈活检送病理检查。

（四）病因推断

1. 年龄　根据各类病因的好发年龄段可作出推断。

2. 尿HCG　阳性或弱阳性提示妊娠相关疾病或滋养细胞肿瘤。

3. 剧烈腹痛、晕厥　多为异位妊娠破裂。

4. 妊娠早期出血　以流产最为常见，其次为异位妊娠和葡萄胎，合并剧烈腹痛的出血首先考虑异位妊娠破裂或流产。

5. 妊娠中晚期出血　无痛多为前置胎盘，疼痛多为胎盘早剥。

6. 产后或流产后异常阴道出血　多为流产不全或胎盘胎膜残留。

7. 反复性交后出血　多为宫颈病变。

8. 明确的宫颈出血　为宫颈疾病，若宫颈呈桶状增大或宫颈外口呈“火山口”状、组织脆烂，甚至宫颈消失、阴道穹窿消失，多为宫颈癌。

9. 宫颈活检　以病理诊断为临床诊断。

10. 诊断性刮宫　报告子宫内膜分泌机能不足、子宫内膜脱落不全，多为排卵障碍性子宫出血；报告子宫内膜单纯性、复杂性、非典型增生，则为子宫内膜增生症或子宫内膜癌；查见绒毛，为流产；报告子宫内膜高度分泌反应、未查见绒毛或滋养细胞，应高度怀疑异位妊娠。

11. 影像学检查　超声、CT或MRI提示盆腔包块，有肿瘤可能；提示宫腔内局限性高密度增强回声，多为子宫内膜息肉或子宫黏膜下肌瘤；提示子宫肌层呈蜂窝状回声且周围血流丰富，应高度警惕侵蚀性葡萄胎或绒毛膜癌。

12. 腹腔穿刺液　呈脓性多为炎症；血性或不凝血多为异位妊娠破裂或卵巢破裂。

13. 药物。

14. 放置宫内节育器。

15. 皮肤瘀斑、瘀点　多为全身出血性疾病。

16. 挤出乳汁　应考虑高催乳素血症。

17. 甲状腺肿大　应考虑甲状腺疾病。

18. 原发疾病。

【分析】

实验室检查：卵泡刺激素（FSH）8.51mIU/ml，黄体生成素（LH）14.19mIU/ml，雌二醇（E_2）57.6pg/ml，孕酮（P）0.35ng/ml，泌乳素（PRL）9.9ng/ml，睾酮（T）0.54ng/dl，促甲状腺素（TSH）1.67mIU/L，皮质醇（C）5.66μg/dl，胰岛素INS 10.1mU/L，C反应蛋白（CRP）<1.0mg/L，血红蛋白（Hb）129g/L。超声检查：子宫前位，大小6.04cm×4.10cm×2.98cm；内膜厚度0.62cm；左卵巢大小2.98cm×2.82cm，卵泡数>12个，最大卵泡直径0.9cm；右卵巢位置偏高，大小3.03cm×2.02cm，卵泡数>12个，最大卵泡直径0.79cm。

四、异常阴道出血的处理原则

异常阴道出血的处理原则是迅速查明病因，有效止血，积极处理原发疾病。根据下述具体情况进行处理。

（一）异常子宫出血

异常阴道出血在排除全身性疾病、异常妊娠、阴道及宫颈部位引起的阴道出血后，则为异常子宫出血。妇产科学国际联合会将异常子宫出血定义为与正常月经的周期频率、规律性、经期长度和经期出血量任何一项不符的，源自子宫腔的异常出血，需排除妊娠和产褥期相关出血（表9-2-3）。

表9-2-3　正常子宫出血（月经）与异常子宫出血术语和范围

月经的临床评价指标	术语	范围
周期频率	月经频发	<21日
	月经稀发	>35日
周期规律性	规律月经	<7日
	不规律月经	≥7日
	闭经	≥6个月无月经
经期长度	经期延长	>7日
	经期缩短	<3日
经期出血量	月经过多	>80ml
	月经过少	<5ml

其将异常子宫出血分为2大类9个类型，2大类分别为“与子宫结构异常相关的出血”和“与子宫结构异常无关的出血”，9个类型按照英语首字母缩写为“PALM-COEIN”：子宫内膜息肉所致异常子宫出血（abnormal uterine bleeding-P，AUB-P）、子宫腺肌病所致异常子宫出血（AUB-A）、子宫平滑肌瘤所致异常子宫出血（AUB-L）、子宫内膜恶变和不典型增生所致异常子宫出血（AUB-M）、全身凝血相关疾病所致异常子宫出血（AUB-C）、排卵障碍相关异常子宫出血（AUB-O）、子宫内膜局部异常所致异常子宫出血（AUB-E）、医源性异常子宫出血（AUB-I）和未分类异常子宫出血（AUB-N）。

1. AUB-P　AUB原因中21%～39%为子宫内膜息肉。表现为经间期出血、月经过多、不孕等。直径<1cm的息肉若无症状，1年内自然消失率约27%，恶性变率低，可观察随诊。对体积较大、有症状的息肉建议转至专科。

2. AUB-A　子宫腺肌病可分为弥漫型及局限型（即子宫腺肌瘤），表现为痛经、月经过多和经期延长，部分患者可有经间期出血、不孕。必要时需转至专科。

3. AUB-L　子宫平滑肌瘤可分为影响宫腔形态的黏膜下肌瘤与其他肌瘤，前者最可能引起AUB。子宫平滑肌瘤可无症状，也可表现为经期延长或月经过多。对于月经量多、有生育要求或肌瘤≥4cm，需转至专科。

4. AUB-M　子宫内膜不典型增生和恶性变是AUB少见而重要的原因。其为癌前病变。表现为不规则子宫出血，可与月经稀发交替发生，少数经间期出血，常有不孕。确诊需行病理检查。

5. AUB-C　包括再生障碍性贫血、白血病、凝血因子异常、血小板减少等全身性凝血机制异常。表现为月经过多、经间期出血和经期延长等表现。原则上以血液科治疗为主，妇科协助控制月经。

6. AUB-O　排卵障碍包括稀发排卵、无排卵及黄体功能不足，常见于青春期、绝经过渡期，生育期也可因多囊卵巢综合征、高催乳素血症、甲状腺疾病等引起。表现为月经不规律，有时会引起大出血和重度贫血。治疗原则纠正贫血，必要时转至专科。

7. AUB-E　当AUB发生在有规律且有排卵的周期，可能因子宫内膜局部异常所致。表现为月经过多、经间期出血或经期延长。建议对症治疗，推荐顺序为左炔诺孕酮宫内缓释节育系统（levonorgestrel-releasing intrauterine system，LNG-IUD曼月乐）、氨甲环酸或NSAID、短效避孕药及孕激素治疗。对于无生育要求者，可考虑手术。

8. AUB-I　指使用含雌激素药物、性激素或放置节育器等引起的异常子宫出血。需通过仔细询问用药史、分析服药与出血时间的关系后确定，必要时进行宫腔镜检查，排除其他病因并进行相应处理。

9. AUB-N　个别AUB患者可能与其他罕见因素有关，如动静脉畸形、剖宫产术后子宫瘢痕缺损、子宫肌层肥大等。

【分析】

该患者考虑为青春期AUB-O，Hb 129g/L，无贫血，治疗以调整月经周期为主。每次月经周期第16日起，选择孕激素如地屈孕酮片，地屈孕酮片10日，10mg/d，治疗3～6个周期。

（二）先兆流产

1. 休息　卧床休息。

2. 使用孕酮保胎　黄体功能不全者肌内注射孕酮针剂，10～20mg/d，1次/d或4次/d；或口服地屈孕酮片，10mg，1～2g/d；直至症状缓解或是至停经10～12周。

3. 可同时应用绒促性素，2 000IU，肌内注射，每2～3日1次。

（三）异位妊娠

受精卵在子宫体腔外着床。主要症状有停经、下腹痛、不规则阴道出血。异位妊娠包块破裂时，可有恶心、呕吐，伴晕厥，严重者可有失血性休克。尿HCG弱阳性，血HCG较正常宫内妊娠者偏低，孕酮往往低于25ng/ml。超声对该病诊断必不可少。一旦确诊需立即转至专科。

（四）大出血应急处理

1. 建立静脉通道　快速输入晶体液，有输血条件时，做好输血准备，尽早转诊。

2. 纱布填塞止血　宫颈出血者纱布填塞压迫止血。

3. 非孕期宫腔出血　对有性生活史患者，尽早刮宫；无性生活史者或不具备刮宫条件者，尽早转院，或给予大剂量孕激素治疗，如口服醋酸甲羟孕酮20mg或口服炔诺酮6mg或肌内注射孕酮40mg，每4～6小时1次。

4. 妊娠早期出血　有刮宫条件者，尽早清宫；不具备者，尽早转诊。

5. 妊娠中晚期出血　尽早转诊。

6. 产后出血　立即静脉推注缩宫素10～20IU或肌内注射卡前列素氨丁三醇250μg；有刮宫条件者，尽早清宫；不具备者，尽早转诊。

五、转诊原则

下列情况下的异常阴道出血为严重状况，应及早转诊。

1. 剧烈腹痛。
2. 尿HCG阳性。
3. 超声发现盆腔包块或较多积液。
4. 腹腔穿刺抽出不凝血或脓液。
5. 妊娠中晚期或产后。
6. 严重贫血。
7. 脉搏增快、血压下降。
8. 宫颈赘生物。
9. 出血时间超过10日。
10. 绝经后出血。
11. 皮肤瘀点、瘀斑。
12. 体温超过38.5℃。
13. 积极正确的止血治疗24小时无效。
14. 怀疑恶性肿瘤。
15. 有手术指征的子宫内膜息肉、子宫肌瘤、子宫腺肌病。
16. 性早熟。
17. 检查发现凝血功能障碍。

18. 经期紊乱，无明显可辨的月经期。

（戴红蕾）

第三节 盆腔肿块

【案例】

患者，女，42岁。因“检查发现子宫低回声团2年，月经量增多3个月”就诊。患者2年前体检行妇科彩色超声检查，提示：子宫前壁肌壁间见一个低回声团块，大小23mm×28mm，无腹痛，月经规律，量中等，未做任何治疗。3个月前开始出现月经量增多，每个月用30多片（日用卫生巾），伴有血块，经期延长至8～10日，伴腰酸痛，时有头晕，无体重减轻。3日前复查妇科超声示“子宫肿物明显增大58mm×62mm”。

盆腔肿块（pelvic mass）在女性中常见，主要是指来自盆腔的生殖器官、泌尿器官、肠道和其他部位的肿块。其中最多见的是来自子宫、卵巢、输卵管等生殖器官的肿块，可出现于任何年龄阶段的女性，但以育龄期妇女最常见。大多数盆腔肿块的发现依赖体检或因其他疾病进行妇科检查或腹部或盆腔超声、CT、MRI等影像学检查时发现。

一、病因

1. 子宫增大　妊娠子宫（包括滋养细胞疾病）、子宫肌瘤、子宫腺肌病、子宫恶性肿瘤、子宫畸形、宫腔积血或宫腔积脓。

2. 子宫附件肿块　输卵管妊娠、附件炎性肿块、卵巢囊肿。

3. 肠道肿块　粪块嵌顿、阑尾周围脓肿、腹部手术或感染后继发的肠管、大网膜粘连、肠系膜肿块、结肠癌。

4. 泌尿系肿块　充盈膀胱、异位肾。

5. 腹壁或腹腔肿块　腹壁血肿或脓肿、腹膜后肿瘤或脓肿、腹水、盆腔结核包裹性积液、直肠子宫陷凹脓肿。

6. 其他少见病因　阴道闭锁、宫颈闭锁、卵巢性索间质瘤、转移性卵巢癌、输卵管癌、腹膜后肿瘤、腹腔妊娠、残角子宫妊娠、肠道憩室脓肿等。

二、盆腔肿块常见病因识别

（一）根据肿块来源部位进行识别

肿块不同来源部位的临床特点见表9-3-1。

表9-3-1 肿块不同来源部位的临床特点

疾病	症状
子宫	
子宫肌瘤	①子宫增大变形；②盆腔或腹部坠痛，腰背痛；③压迫直肠或膀胱（尿频、尿不尽感，导致尿潴留或输尿管积水）；④痛经、月经过多、经间期出血；⑤急性疼痛（扭转或变性）；⑥黏膜下肌瘤可导致宫颈脱出
子宫腺肌病	①无症状；②月经过多，经常出现进行性加重；③痛经；④子宫均匀增大，为正常的2～3倍；⑤周期性子宫触痛（经期前加重）
子宫恶性肌瘤	①子宫内膜癌：绝经后出血，子宫增大，宫颈细胞学提示不正常腺细胞；②子宫肉瘤：出血及组织物自阴道排出，下腹疼痛及包块，绝经后子宫迅速增大；③子宫绒毛膜癌：有生育史或流产史，特别是葡萄胎病史，子宫增大且外形不规则，不规则阴道出血
子宫畸形	①无症状；②习惯性流产；③早产；④早孕时子宫疼痛或破裂；⑤胎位异常；⑥双阴道；⑦痛经、腹痛、盆腔包块、血性分泌物
宫腔积血	①无症状，尤其是绝经后妇女；②子宫增大，通常质软和轻度触痛；③痛经，异常出血，闭经和不孕；④周期性腹痛；⑤青春期无月经来潮（处女膜闭锁或阴道无孔横膈）
宫腔积脓	①宫颈或阴道分泌物异常；②子宫增大；③慢性盆腔痛、合并盆腔炎症、盆腔脓肿
附件区	
子宫内膜异位症	①无症状；②周期性盆腔疼痛或性交痛；③不孕；④经间期出血；⑤不排卵；⑥周期性便秘或腹泻；⑦附件包块；⑧子宫后位；⑨直肠子宫陷凹瘢痕化，呈结节状
输卵管、卵巢炎性包块	①盆腔痛和压痛、肌紧张或反跳痛；②发热、寒战；③白细胞计数升高；④不规则的阴道出血或阴道排液；⑤心动过速，恶心或呕吐；⑥双侧肿块，位于两侧子宫旁，与子宫有粘连；⑦典型的宫颈脓性分泌物
卵巢良性囊肿	①多数无症状，因体检发现盆腔包块而就诊；②出血、破裂或蒂扭转；③非特异症状：如压迫感或腹胀感
卵巢癌	①无症状；②体重减轻；③腹围持续增加；④腹水；⑤附件包块；⑥下腹隐约不适（严重疼痛少见）
输卵管积水	①无症状（最常见）；②下腹隐痛或慢性盆腔疼痛；③不孕；④单侧或双侧囊性包块（通常是迂曲或“腊肠样”）

（二）根据肿块性质识别

肿块不同性质的临床特点见表9-3-2。

表9-3-2　肿块不同性质的临床特点

包块性质	临床特点	备注
囊性包块		
活动性囊性包块	位于子宫一侧或两侧，边界清楚，壁薄，光滑，无触痛，一般为卵巢肿块；囊肿壁无乳头，直径<6cm，增大缓慢或停滞，于月经后缩小的肿块，多为卵巢生理性囊肿	滤泡囊肿 黄体囊肿 黄素化囊肿
	若囊肿壁有乳头或无乳头，但直径>6cm，有增大趋势的肿块多为卵巢病理性囊肿	—
	囊肿在短期内明显增大者考虑卵巢恶性肿瘤	—
	肿块有明显触痛，且患者有停经后阴道出血及腹痛史，考虑输卵管妊娠	—
	肿块位置高、移动度大，应考虑肠系膜囊肿	—
固定性囊性包块	边界不清，囊壁厚或囊内见分隔组织，并固定于直肠子宫陷凹、子宫后壁的囊性包块	囊肿内压力高、伴压痛者，常见于子宫内膜异位症 包块压痛明显伴发热则多为炎性包块
实性包块		
活动性实性包块	边界清，表面光滑或呈分叶状、与子宫体相连且无症状	子宫浆膜下肌瘤 卵巢肿瘤
固定性实性包块	肿块位于子宫旁、表面不规则，尤其盆腔内可扪及其他结节、伴有腹水或胃肠道症状者多为卵巢恶性肿瘤	—
囊实性包块		
活动性囊实性包块	位于子宫旁、边界清楚、表面光滑或分叶状、无压痛，见于卵巢肿瘤	—

续表

包块性质	临床特点	备注
	若伴腹水，则多为恶性肿瘤	—
固定性囊实性包块	位于子宫旁或直肠子宫陷凹，边界不清楚、表面不规则	伴有腹水，肿块表面可扪及结节者多为卵巢恶性肿瘤 肿块压痛明显，伴发热，应考虑输卵管、卵巢脓肿或积脓

（三）根据患者年龄识别

不同年龄患者肿块的临床特点见表9-3-3。

表9-3-3　不同年龄患者肿块的临床特点

年龄	临床特点
青春期前	来源于子宫的多为宫颈肉瘤（横纹肌肉瘤、葡萄状肉瘤）
	来源于卵巢的多为生殖细胞肿瘤，且多数为恶性
青春期	来源于子宫的多为子宫畸形、子宫积血
	来源于卵巢的多为生理性囊肿、卵巢生殖细胞肿瘤
性成熟期	来源于子宫的多为子宫肌瘤
	来源于卵巢的多为病理性囊肿、炎性包块、生殖细胞肿瘤、上皮性肿瘤
	来源于输卵管的多为异位妊娠、炎性包块
围绝经期	来源于子宫的多为子宫内膜癌、宫颈癌、子宫肉瘤
	来源于卵巢的多为各种卵巢肿瘤，其中约50%为恶性
	来源于输卵管的多为输卵管癌、炎性包块

【分析】

该患者体格检查：生命体征正常，中度贫血貌。妇科检查：宫颈轻度糜烂、肥大，宫体前位，增大如孕12周大小，表面扪及一结节肿物，质中，固定，边界清楚，无压痛，双侧附件无增厚，无压痛，未触及包块。为明确诊断，应进一步行血常规和妇科彩色超声检查。

三、盆腔肿块的诊断思路

全面的病史询问、仔细的体格检查、必要的辅助检查完成后，一般可以确定盆腔肿块的来源和良恶性，但确切诊断依赖于手术病理诊断（表9-3-4）。

表9-3-4 盆腔肿块的诊断思路

检查项目	诊断要点
病史询问要点	1. 年龄 2. 月经状况 末次月经，有无继发性、进行性加重痛经，是否停经或绝经 3. 既往史 炎症、手术、盆腔包块及大小和生长速度 4. 消化道症状 恶心、食欲减退、便秘 5. 腹胀 出现时间及变化 6. 本次盆腔肿块发现方式 自己触摸到包块或超声偶然发现 7. 腹痛 出现时间及性质 8. 发热 出现时间、具体温度、热型 9. 异常阴道出血 出现时间、出血量
仔细的体格及妇科检查	1. 一般情况 营养状态、精神状态 2. 腹部触诊 能否触及包块，以及包块大小、质地、活动度、界限、表面是否光滑或凹凸不平、有无压痛，有无揉面感 3. 腹部叩诊 有无移动性浊音 4. 双合诊或三合诊 子宫位置、大小、活动度、有无包块、包块大小、性质、表面情况；附件或盆腹腔包块位置、大小、质地、活动度、界限、表面情况、有无压痛，直肠指检有助于发现直肠肿瘤
必要的辅助检查	1. 超声 有性生活史者最好排空膀胱后进行经阴道超声检查，无性生活史者应行经腹部超声或经直肠彩色超声检查 2. 血常规及肝肾功能检查 3. 尿常规检查 血尿有助于盆腔异位肾和膀胱肿瘤的诊断
进一步检查	1. CT或MRI或PET/CT 2. 肿瘤标志物测定 癌胚抗原（CEA）、CA125、甲胎蛋白、CA19-9等，肿瘤标志物明显升高提示盆腔尤其是卵巢恶性肿瘤 3. 性激素及HCG测定 4. 染色体核型分析（考虑生殖道畸形者） 5. 胃镜、肠镜检查 有助于排除盆腔转移性肿瘤或结直肠癌，特别是CA19-9升高者 6. 膀胱镜检查 可明确盆腔肿块是否为膀胱肿瘤 7. 腹水细胞学检查 找到癌细胞则多为盆腹腔恶性肿瘤 8. 经阴道或经腹部超声引导下肿块穿刺

续表

检查项目	诊断要点
	9. 腹腔镜检查或开腹探查　多可明确盆腔肿块来源、性质，活检则多可明确组织学类型
	10. PPD试验
	11. 伴发绝经后出血应进行诊断性刮宫

注：CT，计算机断层扫描；MRI，磁共振成像；HCG，人绒毛膜促性腺激素；CA125，糖类抗原125；CA19-9，糖类抗原19-9；PPD试验，结核菌素试验；PET/CT，正电子发射计算机断层扫描。

【分析】

该患者辅助检查如下。血常规：红细胞计数 2.3×10^{12}/L，Hb 72g/L，白细胞计数 7.2×10^{9}/L，中性粒细胞百分比68%。超声检查示"子宫肌壁间可见低回声团，大小60mm×62mm"。初步诊断：子宫肌瘤（肌壁间）；中度贫血（小细胞低色素性）。鉴别诊断：子宫腺肌病或子宫腺肌瘤、子宫肉瘤、宫颈癌等。进一步检查：肿瘤标志物CA12-5、腹部CT、宫颈脱落细胞检查。

四、盆腔肿块的处理原则

根据患者年龄、盆腔肿块来源及大小、对月经和生育的影响、初步判断的肿块性质、生育状况、有无扭转或破裂等急腹症表现等，综合考虑加以处理。

1. 不伴随较多腹水的直径<8cm的囊肿暂时不需要处理，但应每半个月进行一次超声检查，若连续3次超声检查发现囊肿位置固定，大小不变或增加，应建议患者接受手术。

2. 炎性盆腔肿块应使用足量、足疗程的有效抗生素治疗，必要时可辅以中药或中成药、理疗等治疗。

3. 对盆腹腔结核患者应给予正规抗结核治疗。

4. 子宫肌瘤患者若出现月经过多、不孕、最大肌瘤直径>4cm、尿频或便秘等压迫症状或子宫肌瘤生长较快，应建议患者接受手术治疗，否则要每3～6个月复查（妇科检查及超声检查）。

5. 粘连包裹性积液一般不需要处理，每3～6个月超声复查即可。

不同年龄段盆腔肿块的处理见图9-3-1和图9-3-2。

【分析】

该患者应给予纠正贫血治疗，并立即转到专科行手术治疗。

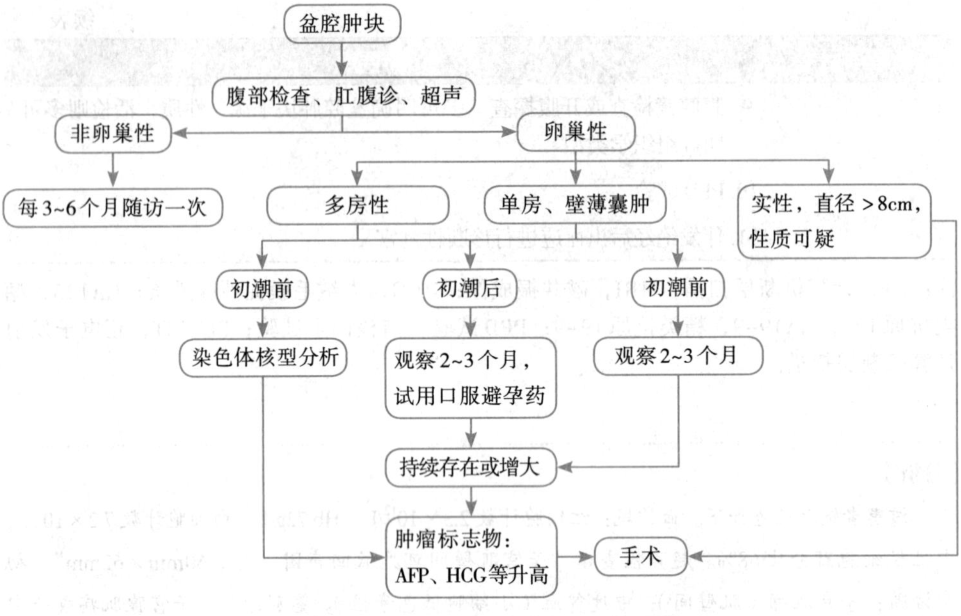

AFP.甲胎蛋白；HCG.人绒毛膜促性腺激素。

图9-3-1　青春期和青春期前盆腔肿块处理流程

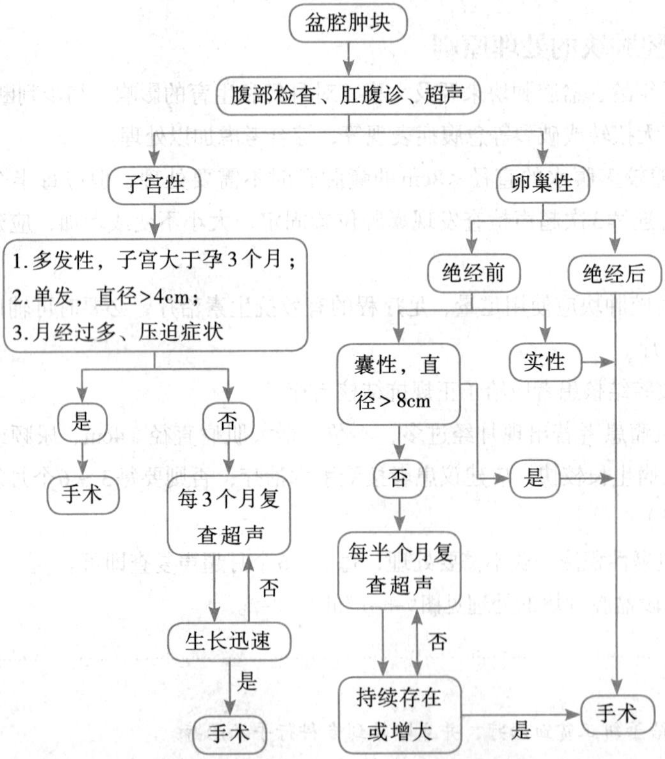

图9-3-2　育龄期、围绝经期及绝经后盆腔肿块处理流程

五、转诊指征

盆腔肿块患者如出现以下情况应及时转诊至专科医生处。

1. 需手术治疗的子宫肌瘤、子宫腺肌病。
2. 病理性卵巢囊肿。
3. 恶性肿瘤。
4. 绝经后。
5. 怀疑包块扭转或破裂。
6. 有发热、腹痛、阴道出血、消瘦、恶心、呕吐、腹胀等伴随症状。
7. 血、尿HCG阳性。

（戴红蕾）

第四节　阴道窥器使用与妇科检查

妇科检查又称盆腔检查，指对接诊女性的外阴、阴道、宫颈、子宫体和双侧附件进行视诊和触诊，借助阴道窥器，在直视下观察阴道和宫颈的情况。

一、基本要求

1. 医生应对被检查的患者表示体贴和关心，态度要严肃、语言需亲切、检查应仔细充分、动作尽可能轻柔。检查前首先告知患者妇科检查会引起轻微的不适，嘱患者检查时尽可能放松腹肌不必紧张。

2. 检查前嘱患者排空膀胱，不能自行排尿者必要时给予导尿。粪便充盈者应在排便后或灌肠后进行检查。

3. 检查前应在患者臀下放置一次性垫单或纸单，避免感染。

4. 检查时患者取膀胱截石位，臀部位于台缘，头部稍抬高，双手放于身体两侧，保持腹肌松弛。医生面向患者，站于其两腿之间。若是危重患者，可在病床上检查不宜搬动。

5. 经期应避免行妇科检查，若为异常阴道出血则必须检查。检查前首先消毒外阴，使用无菌手套及消毒器械，防止发生感染。

6. 无性生活史者禁止行阴道窥器检查及经阴道–腹部双合诊，可用直肠–腹部双合诊诊替代。如有必要，应先征求患者及其家属同意后，才可行阴道窥器检查或双合诊检查。

7. 对怀疑有盆腔内病变的腹壁肥厚、高度紧张、意识不清等不能配合者，妇科检查结果若不满意时，可在麻醉下行妇科检查或改用超声检查。

二、妇科检查前的准备

（一）器械准备

专用妇科检查床、聚光灯、阴道窥器（一次性塑料制品或经高压消毒合格的重复性使用器械）、消毒备用大小棉签、无菌手套、有齿和无齿长平镊、一次性臀部垫巾、专用宫颈钳或鼠齿钳、血管钳、专用宫颈细胞学采集刷及处理制剂瓶或宫颈刮板、玻片、子宫腔探针。

（二）相关液体及检查试剂准备

生理盐水、10%氢氧化钾、液状石蜡、3%醋酸溶液、复方碘溶液（碘1.0g+碘化钾2.0g+蒸馏水100ml）。

（三）患者准备

1. 询问病史，确定重点检查项目。
2. 排空膀胱。
3. 解释检查目的、步骤、受检者可能的感觉。
4. 脱掉鞋和一侧裤子。
5. 取膀胱截石位仰卧在检查床上。

（四）注意事项

1. 检查前，必须询问受检者有无性生活史，无性生活史者禁止进行阴道窥器检查及经阴道－腹部双合诊，但可进行经直肠－腹部双合诊。

2. 经期尽量避免进行经阴道检查。若怀疑非经期出血，则必须进行阴道检查，以确定出血部位和大致出血量，但必须在消毒外阴后进行，所用器械必须为一次性无菌器械或经严格消毒合格的重复性使用器械。

3. 男性医生进行妇科检查时，应有其他医务人员或经受检者同意的其他人员在场。

4. 每检查一个患者，应更换一次性臀部垫巾，防止交叉感染。

三、阴道窥器使用

1. 临床常用鸭嘴形阴道窥器，可以固定并便于阴道内检查和操作。阴道窥器有大小之分，应根据患者的年龄、月经情况、阴道大小和阴道松弛情况，选用大小适宜的阴道窥器。

2. 放置窥器前，应先将其前后两叶前端合闭，在阴道窥器前后两叶前端及表面涂上润滑剂（生理盐水、液状石蜡或消毒肥皂水）避免损伤阴道。若需做宫颈细胞学检查，或取阴道分泌物作涂片检查，应改用生理盐水润滑，以免影响涂片效果而干扰检查结果。

3. 检查者右手持阴道窥器，左手拇指和示指分开小阴唇，将阴道窥器斜行缓慢放入阴道，阴道窥器前端进入阴道口即可张开阴道窥器两叶，边观察边进入边旋转，直至充分暴露宫颈及阴道各壁。

4. 观察阴道前后壁、侧壁及阴道穹窿黏膜颜色、皱襞多少，有无阴道隔或双阴道等先天畸形，有无溃疡、瘢痕、赘生物或囊肿等，阴道分泌物的量、性质、色泽及有无臭味，阴道分泌物异常者，应采集阴道后穹窿分泌物进行滴虫、假丝酵母菌、淋病奈瑟球菌及线索细胞等检查。

5. 检查宫颈，暴露宫颈后观察宫颈大小、颜色、外口形状，有无出血、糜烂、撕裂、外翻、纳氏囊肿、息肉、赘生物；宫颈分泌物的多少、性状，用长平镊夹取宫颈黏液向外牵拉，观察能拉到阴道长度的比例；确认宫颈管内有无出血或分泌物，宫颈有无接触性出血，阴道出血是来自宫颈还是宫颈管内（宫腔内）。怀疑淋菌性宫颈炎或黏液脓性宫颈炎时，应采集宫颈分泌物进行淋病奈瑟球菌、衣原体和支原体的检查。常规妇科检查时，应采集宫颈脱落细胞刮片或专用液基薄层细胞学检查（TCT）采集刷片和人乳头瘤病毒（HPV）检查。

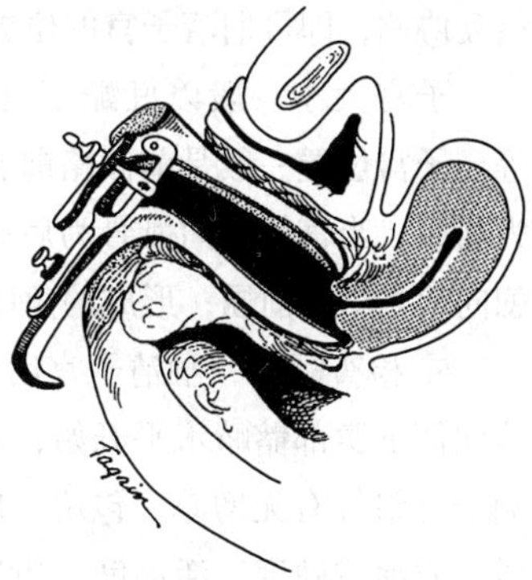

图 9-4-1　阴道窥器的使用

阴道窥器的使用方法见图 9-4-1。

四、妇科检查方法

（一）外阴部检查

1. 观察外阴大小、阴唇的发育、阴蒂长度和大小、阴毛分布范围，皮肤、黏膜色泽、有无色素减退和质地变化、有无增厚、变薄或萎缩，有无畸形、水肿、充血、皮炎、溃疡、赘生物或包块，有无会阴切开或陈旧撕裂瘢痕。

2. 右手拇指和示指轻轻分开小阴唇，暴露阴道前庭、尿道口和阴道口，观察尿道口周围黏膜色泽及有无赘生物，前庭大腺区是否有肿胀、触痛、脓液溢出，观察阴道口的大小、是否已经裂伤，必要时让患者用力向下屏气，观察有无阴道壁膨出、子宫脱垂和尿失禁。

（二）双合诊

有性生活史者进行阴道-腹部双合诊（图 9-4-2），无性生活史者可进行经直肠-腹部双合诊。

1. 阴道-腹部双合诊　检查者右手的示指、中指或示指放入阴道，左手在腹部配合检查，以扪清阴道、宫颈、子宫体、子宫附件，以及盆腔内其他器官和组织有无异常。

2. 检查阴道　了解阴道松紧度、通畅度和深度，注意有无阴道闭锁、横膈、纵隔、斜隔等先天畸形，有无触痛、肿块、结节和瘢痕。

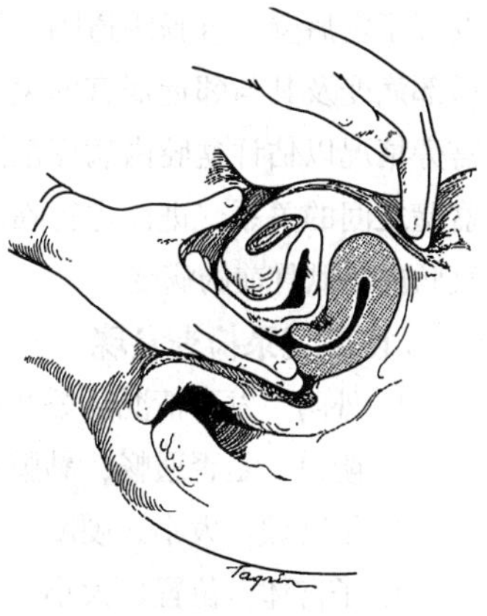

图 9-4-2　阴道-腹部双合诊检查子宫

3. 检查宫颈　了解宫颈大小、硬度、形状及宫颈口情况，确认有无宫颈触痛、举痛或摇摆痛，注意手套上有无血迹（接触性出血）。

4. 检查子宫　将阴道内手指放在宫颈后方，另一手掌心向下，手指平放在患者腹部平脐处，当阴道内手指向上向前抬举宫颈时，腹部手指向下向后按压腹壁，逐渐向耻骨联合部移动，通过内外手指的同时分别抬举和按压，相互协调，即可扪清子宫的位置、大小、形状、硬度、活动度、表面情况及有无压痛。

子宫大小一般以妊娠子宫大小为参考来进行描述，如“孕40天大”“孕2个月大”等。子宫位置一般是前倾略前屈，“倾”指子宫纵轴与身体长轴的关系，若宫体朝向耻骨为前倾；当宫体朝向骶骨为后倾。“屈”为宫颈与宫体的关系，若两者的纵轴形成的夹角朝向前方则为前屈；形成的角度朝向后方则为后屈。

5. 检查附件　触清子宫后，将阴道内手指由宫颈后方移向一侧穹窿部，同时另一手从同侧下腹部髂嵴水平开始，自上而下逐渐移动按压腹部，与阴道内手指对合，了解该侧子宫附件有无增厚、包块、压痛。对于触到的包块，应查清其位置、大小、形状、性质、质地或硬度、活动度、边界、表面情况、与子宫的关系及有无压痛等。正常输卵管不能触及，正常育龄妇女卵巢可以触及，约为4cm×3cm×1cm大小活动的块物，触之可使患者略有酸胀感。

6. 直肠-腹部双合诊　右手示指伸入直肠，左手如阴道-腹部双合诊样在腹部配合检查。需了解的内容同阴道-腹部双合诊，虽然所得结果远不如阴道-腹部双合诊满意，但可了解肛门直肠黏膜有无息肉、肿瘤，以及妇科病变与直肠的关系等。

（三）三合诊

三合诊即腹部、阴道、直肠联合检查（图9-4-3），是阴道-腹部双合诊的补充。右手示指放入阴道，中指放入直肠，左手如阴道-腹部双合诊样在腹部配合检查。三合诊可进一步了解后倾或后屈子宫的大小，发现子宫后壁、直肠阴道隔、子宫骶韧带和双侧盆腔后部病变及其与邻近器官的关系，扪清子宫主韧带及宫旁情况以估计盆腔内病变范围，特别是宫颈癌肿与盆壁之间的关系，进而进行临床分期；同时还可发现直肠内、骶骨前的病变。

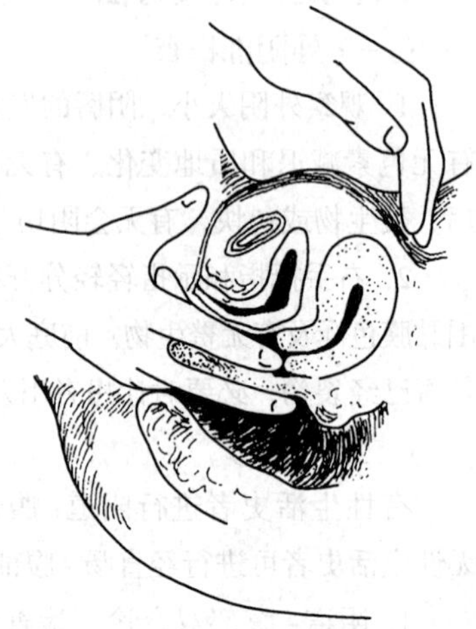

图9-4-3　腹部-阴道-直肠三合诊

（四）记录检查发现

1. 外阴　发育情况、婚产式（未婚、已婚未产、已婚已产），异常发现时具体描述。

2. 阴道　是否通畅，黏膜情况，分泌物的量、色、性状、气味，有无囊肿。

3. 子宫颈　大小、硬度，有无糜烂、撕裂、息肉、纳氏囊肿、举痛、接触性出血。

4. 子宫体　位置、大小、硬度或质地、活动度、有无压痛、表面情况等。

5. 附件　有无增厚、压痛、包块，若扪及包块，记录其位置、大小、质地（囊性或实性或囊实混合性）、活动度、表面情况、有无压痛，以及与子宫和盆壁之间的关系；左右两侧分别记录。

五、转诊指征

如出现以下情况应及时转诊至专科医生处。

1. 怀疑性侵害。
2. 外阴溃疡或肿胀或色素改变。
3. 阴道闭锁、横膈、纵隔、斜隔、双阴道、囊肿。
4. 宫颈发现菜花样肿物或溃疡。
5. 阴道镜检查发现宫颈细胞有病变。

（戴红蕾）

第五节　优 生 优 育

【案例】

患者，女，23岁。结婚1个月，但因为工作原因希望暂时不生育，前来咨询该如何进行避孕及相关注意事项。

优生优育（aristogenesis and stirpiculture）是指提高出生人口质量，是使人类获得健康和优秀后代的关键，也是当前计划生育精神内涵的延伸和具体表现。我国从20世纪70年代开始一直将“控制人口数量，提高人口素质”为目标的计划生育政策作为基本国策，但是随着我国人口老龄化程度加深，2021年国家提出了实施三孩生育政策，这意味着对女性生育力的保护尤为重要，有效避孕可以更好地维护女性生殖健康。遵循WHO的建议，应在保证人们享有充分生殖权利和自愿选择生育的前提下，通过充分的咨询，帮助服务对象了解和掌握避孕、节育的知识，根据自身情况自主选择适合自己的安全、有效、可获得、可负担得起的避孕方法并得到相应的技术服务，以达到有计划地生育和优生优育目标。

一、优生优育的基本内容

自20世纪以来，随着现代遗传学的建立和发展，优生学也得到快速发展，与之相辅相成的优育，在给定的遗传素质基础上，力求改善从受精卵的胚胎发育开始到婴幼儿成长的整个过程，使后天发育尽可能获得良好的综合素质。

优生优育的基本内容包括：①严格禁止近亲结婚；②做好婚前保健检查；③对有计划妊娠的夫妇进行健康教育及指导；④选择最佳的孕育年龄和时间；⑤加强育龄妇女的营养供给；⑥加强妊娠妇女的围生期保健；⑦做好产前检查；⑧做好婴幼儿保健工作。部分内容详见本章第六节。

二、常用的避孕方法

在夫妇或性伴侣双方尚未计划生育子女时，应避免妊娠或生育，主要通过避孕或绝育来实现。避孕的原理主要有几个环节：①抑制精子、卵子的产生，阻止精子和卵子结合；②改变子宫内环境，使之不利于精子获能、生存，使受精卵不宜着床和生长；③免疫避孕。

目前常用的避孕方法包括药物、器械、隔离工具、手术绝育，主要根据个体年龄、婚姻状态、生育状态、疾病状况、性交频率、生活方式等综合考虑来加以选择。可在完成表9-5-1的流程后，参考表9-5-2为不同状态下的咨询者提供避孕方法选择的建议。

表9-5-1 选择避孕方法的流程

项目	评价内容
详细的病史询问	1. 年龄 2. 婚姻状况 3. 月经状况 4. 生育状况及再生育要求 5. 性伴侣个数 6. 现患疾病及病史　脑卒中、偏头痛、癫痫、抑郁、高血压、高血脂、心脏瓣膜病、静脉血栓形成及栓塞、乳腺癌、性传播疾病、艾滋病、肝炎、肝硬化、肝肿瘤、糖尿病、甲状腺疾病、妇科肿瘤、子宫内膜异位症、痛经等 7. 当前所服使用药物　名称、剂量、方法 8. 生活方式　吸烟及吸烟量
全面的体格检查	体重及身高、血压、乳腺扪诊、心脏叩诊和听诊、肝脏触诊及叩诊、妇科检查
必要的辅助检查	血常规、凝血功能、肝肾功能、盆腔超声、血脂、宫颈细胞学检查、所询问出的疾病的特异性检查

表9-5-2 不同状态下避孕方法选择

状态	宜选用	不宜使用
未婚	男用避孕套	宫内节育器、绝育
未确定结婚对象或多个性伴侣	男用避孕套	宫内节育器、绝育
已婚，暂无生育计划	男用避孕套、宫颈帽、短效复方口服避孕药、自然节律法	宫内节育器、绝育、长效避孕药
已生育，无再生育要求	各种方法	无
已生育，有再生育要求	男用避孕套、宫颈帽、自然节律法	宫内节育器、绝育
暂时无计划	短效复方口服避孕药	长效避孕药

续表

状态	宜选用	不宜使用
流产后	短效复方口服避孕药	宫内节育器
两地分居夫妇	紧急避孕、男用避孕套、宫颈帽、短效复方口服避孕药、自然节律法	无
哺乳期	月经恢复前无需采用任何措施避孕，月经恢复后可选用男用避孕套、宫颈帽、短效复方口服避孕药、自然节律法等	无
35岁以上的吸烟妇女	含铜宫内节育器、男用避孕套、宫颈帽	各种避孕药物
有深静脉血栓形成或肺栓塞史	含铜宫内节育器、男用避孕套、宫颈帽	各种避孕药物
系统性红斑狼疮	含铜宫内节育器、男用避孕套、宫颈帽	各种避孕药物
妊娠滋养细胞肿瘤	短效复方口服避孕药、长效避孕针、皮下埋植	宫内节育器
病毒性肝炎急性期	含铜宫内节育器、男用避孕套、宫颈帽	各种避孕药物
肝炎病毒携带者或慢性肝炎	各种方法	各种避孕药物
肝硬化	含铜宫内节育器、男用避孕套、宫颈帽	各种避孕药物
肝脏肿瘤	含铜宫内节育器、男用避孕套、宫颈帽	各种避孕药物
高血压、心脏瓣膜病、乳腺癌	含铜宫内节育器、男用避孕套、宫颈帽	各种避孕药物
月经过多、经期延长	短效复方口服避孕药、男用避孕套、宫颈帽、左炔诺孕酮宫内节育系统	含铜宫内节育器
使用抗生素	各种方法	
脑卒中、偏头痛	含铜宫内节育器、男用避孕套、宫颈帽	各种避孕药物
癫痫、抑郁	男用避孕套、宫颈帽、短效复方口服避孕药、自然节律法、宫内节育器	绝育
子宫内膜异位症、卵巢良性肿瘤	各种方法	无
宫颈上皮内瘤变、痛经	各种方法	无
糖尿病出现肾脏、视网膜病变	含铜宫内节育器、男用避孕套、宫颈帽	各种避孕药物
甲状腺疾病	各种方法	无
艾滋病等性传播疾病	男用避孕套	宫内节育器

三、复方口服避孕药的应用

复方口服避孕药是由雌激素（主要是炔雌醇）和孕激素组成的复方制剂。其避孕效果好、安全、可逆、与性生活无关，对未婚有性生活和婚后暂不生育的妇女尤为适用，以避免非意愿妊娠。国内目前市售的复方口服避孕药见表9-5-3。

表9-5-3 常用复方口服避孕药

商品名	雌激素剂量	孕激素剂量	口服方法
妈富隆（单相片）	炔雌醇30μg	去氧孕烯150μg	月经期第1日起，连服3周（21日），停药1周再服药（不考虑月经何时来潮）
美欣乐（单相片）	炔雌醇20μg	去氧孕烯150μg	
敏定偶（单相片）	炔雌醇30μg	孕二烯酮75μg	
达英-35（单相片）	炔雌醇35μg	醋酸环丙孕酮2 000μg	
优思明（单相片）	炔雌醇30μg	屈螺酮3 000	
优思悦（单相片）	炔雌醇20μg	屈螺酮3 000μg	月经期第1日起，连服24日，接着口服4日空白片，不需要停药
卡丽瑞（三相片）	炔雌醇30μg	左炔诺孕酮50μg	第一相6片：月经期第1日至第6日
	炔雌醇40μg	左炔诺孕酮75μg	第二相6片：月经期第7日至第11日
	炔雌醇30μg	左炔诺孕酮125μg	第三相10片：月经期第12日至第21日

（一）适用人群

凡是健康育龄妇女均可选用，包括新婚期、生育后。WHO指南推荐：从月经初潮至40岁以前妇女、不吸烟、血压正常、血糖正常、不肥胖（体重指数正常）、无静脉血栓史及家族史均可服用。

（二）禁忌证

绝对或相对禁用复方口服避孕药人群见表9-5-4。

表9-5-4 绝对或相对禁用复方口服避孕药人群

禁忌证	人群类别
绝对禁忌证	怀疑或确诊妊娠 年龄在35岁以上，吸烟 >15支/d 产后6周内，母乳喂养 高血压病史，血压≥160/100mmHg 血管疾病 深静脉血栓形成及肺栓塞病史 长期不能活动

续表

禁忌证	人群类别
	已知和凝血相关的突变 脑血管意外史 冠心病 心脏瓣膜病（肺动脉高压、心房颤动、亚急性心内膜炎史） 偏头痛（年龄≥35岁，有局灶性神经症状） 现患乳腺癌 其他血管病变或糖尿病20年以上 病毒性肝炎活动期 重度肝硬化肝脏肿瘤
相对禁忌证	年龄在35岁以上，吸烟<15支/d 产后6周～6个月内，母乳喂养 高血压（140～159）/（90～99）mmHg 高血脂 偏头痛（年龄<35岁） 乳腺癌史，5年内无复发迹象 糖尿病有并发症 轻度肝硬化 胆囊疾病药物治疗中

（三）知情告知

复方口服避孕药知情告知内容见表9-5-5。

表9-5-5 复方口服避孕药知情告知内容

效果	益处	对健康的可能影响
坚持使用，每1 000名妇女年妊娠数仅3名；常规使用，每1 000名妇女年妊娠数为8名。坚持使用很重要	可调整月经周期 降低盆腔炎发病率 减少或消除痤疮 缓解或消除经前期紧张综合征 缓解痛经 有助于减少子宫内膜异位症发生， 有助于子宫内膜异位症治疗 降低卵巢功能性疾的发生率 降低卵巢癌和子宫内膜癌的发生率 降低乳腺良性疾病的发生率 减少甲状腺功能异常的发生率	增加血栓性疾病风险 增加冠心病风险 增加乳腺癌风险 增加脑卒中风险 增加多性伴侣者宫颈癌风险

（四）常见副作用及其处理

1. 恶心、呕吐、食欲减退、头晕等类似早孕反应　口服维生素B_6或复合维生素B片；告知使用者随使用期延长，类早孕反应可逐渐减轻直至消失。

2. 突破性出血　加服1片复方口服避孕药或加服雌激素。

3. 闭经　服用雌孕激素序贯制剂如戊酸雌二醇片/雌二醇环丙孕酮片复合包装或序贯使用雌孕激素，在单独使用雌激素10日后加服孕酮10日。

4. 体重增加　停药或更换为屈螺酮炔雌醇片试用。

5. 头痛、乳房胀痛明显、黄褐斑、严重抑郁、肝功能异常　停药。

（五）给使用者的建议

1. 用药前仔细阅读说明书。

2. 若没有禁忌证，且服用后未出现严重副作用，应坚持使用。

3. 服药1周后应检查肝肾功能，异常者应停药，正常者每年查1次肝肾功能即可。

4. 每年进行1次妇科检查，包括进行宫颈细胞学检查。

5. 与非固定性伴侣性交时，应要求其使用避孕套。

6. 漏服1日内记起，立即补服；3日后记起则必须使用避孕套，或在7日内避免性生活。

7. 合并用药时应及时咨询。

【分析】

该患者为年轻女性，已婚，暂无生育计划，在仔细询问排除禁忌证后，可以推荐短效复方口服避孕药或男用避孕套来进行避孕，并告知避孕药可能出现的一些副作用及风险。

四、宫内节育器的使用

目前所使用的宫内节育器（intrauterine device, IUD）包括含铜宫内节育器（Cu-IUD）或含左炔诺孕酮宫内缓释节育系统的活性节育器（LNG-IUD），放置一次可维持有效避孕5～10年，我国妇女对IUD有较高的接受度。

（一）适用人群

1. 育龄妇女要求以IUD避孕而无禁忌证。

2. 要求紧急避孕并且愿意在以后继续以IUD避孕而无禁忌证。

3. 年龄>20岁的经产妇、产后4周之后、流产后、异位妊娠手术后、盆腔手术后、剖宫产后。

4. 吸烟。

5. 体重指数（BMI）≥30kg/m^2。

6. 宫颈上皮内瘤变（cervical intraepithelial neoplasia，CIN），宜选用Cu-IUD。

7. 良性卵巢肿瘤。

8. 乳腺良性肿瘤患者和乳腺癌家族史。

9. 心血管系统无并发症的心瓣膜病、脑出血史和高脂血症，宜选用Cu-IUD。

10. 癫痫。

11. 非偏头痛宜选用Cu-IUD，无局部神经症状的偏头痛宜选用LNG-IUD。

12. 糖尿病宜选用Cu-IUD，若有妊娠糖尿病史可选用LNG-IUD。

13. 甲状腺疾病宜选用IUD。

14. 若有胆管疾病、肝炎、肝硬化和肝脏肿瘤及胆汁淤积病史宜选用Cu-IUD。

15. 贫血伴月经增多适宜选用LNG-IUD。

16. 正在服用影响肝酶活性药物者宜选用IUD。

17. 子宫内膜异位者可用LNG-IUD，可减轻疼痛。

（二）禁用人群

1. 妊娠或妊娠可疑者。

2. 生殖器官炎症、性传播疾病等，未经治疗或未治愈。

3. 3个月内有月经频发、月经过多（LNG及吲哚美辛IUD除外），或不规则阴道出血。

4. 宫颈内口过松、重度撕裂（固定式IUD除外）。

5. 子宫脱垂Ⅱ度以上。

6. 生殖器官畸形（子宫纵隔、双角子宫、双子宫）。

7. 宫腔＜5.5cm或＞9.0cm（人工流产时、剖宫产后、正常产后和有剖宫产史者及放置铜固定式IUD例外）。

8. 产时或剖宫产时胎盘娩出后放置，有潜在感染或出血可能。

9. 人工流产前有不规则阴道出血史，手术时宫缩不良，出血过多，有组织物残留可疑者不宜放置。

10. 有各种较严重的全身急、慢性疾病。

11. 对铜、LNG、吲哚美辛过敏。

（三）放置时机

月经干净后3～7日且未发生性生活时。对月经延期或哺乳期闭经者，应排除妊娠后放置。人工流产术后即时放置。自然流产正常月经后，药物流产2次正常月经后放置。

五、紧急避孕

（一）适用对象

未采取任何避孕措施；避孕套破裂、滑脱或使用不当；短效复方口服避孕药漏服2片以上；IUD脱落。

（二）服用时间

在性交后72小时内及早服用。

（三）常用药物及用量

1. 左炔诺孕酮　每片含0.75mg，每12小时服用1片，连用2片。

2. 米非司酮　每片含10mg或25mg，服用1片即可。

（四）注意事项

1. 紧急避孕药只能对前一次性生活有事后避孕作用，服药后不能再有无防护措施的性交。

2. 服药后有少量阴道出血不是避孕成功的标志。

3. 若服药后1小时内发生呕吐，应尽快补服1次。

4. 紧急避孕药只能偶尔使用，不能代替常规避孕方法。

5. 已经妊娠的妇女禁用紧急避孕药，因为紧急避孕药对已经确立的妊娠无流产作用。

6. 无保护措施的性生活后，服药越早防止非意愿妊娠的效果越好。

7. 若用药后停经应及时到医院检查，因紧急避孕药服用后失败而妊娠者的异位妊娠发生率较高，应通过动态的血HCG测定和超声监测尽早明确诊断。

六、人工流产

任何避孕措施均不能达到100%的效果，失败后的处理主要根据所用避孕措施、有无生育要求、停经时间或孕周大小和疾病状态等综合考虑。

IUD避孕失败（带器妊娠）、使用米非司酮紧急避孕失败和注射醋酸甲羟孕酮注射液避孕失败等情况应建议使用者终止妊娠。其他避孕药虽归于X类，但世界卫生组织在《避孕方法选用的医学标准》中均明确指出：妊娠没有使用避孕药的必要；若误用了避孕药，对妇女、妊娠过程和胎儿没有已经证实的危害。因此避孕药使用失败后发生的妊娠，没有必要建议使用者一律终止妊娠，而应在进行了充分知情告知，由使用者夫妇权衡后对妊娠取舍作出决定。

避孕失败后的妊娠终止，7周内可选用米非司酮配伍米索前列醇流产或负压吸宫流产，7～10周采用负压吸宫流产，10～14周采用钳刮流产，14周后则应用中期引产来终止妊娠。

七、转诊指征

如出现以下情况应及时转诊至专科医生处。

1. 输卵管结扎或输精管结扎。

2. 妊娠已经超过70日需终止妊娠。

3. 内外科并发症或妊娠并发症。

4. 怀疑IUD嵌顿。

5. 怀疑或确诊子宫穿孔。

6. 术后剧烈腹痛、发热。

7. 超过月经量的阴道出血。

8. 带器妊娠。

9. 瘢痕子宫妊娠。

10. 吸宫后检查未查见绒毛，高度怀疑异位妊娠。

（戴红蕾）

第六节 围生期保健

【案例】

一对年轻夫妇结婚半年余，未采取避孕措施但一直没能受孕，于是前来咨询。

围生期（perinatal period）又称围产期，传统意义上的围生期是围绕孕产妇分娩前后的一定时期，也就是妊娠满28周至产后7日，现代的围生期范围已扩展到妊娠开始，甚至到婚前。

围生保健（perinatal health care）是在近代围生医学发展的基础上建立的，围生保健不是围生期才开始的保健，是指一次妊娠从妊娠前、妊娠期、分娩期、产褥期到新生儿期，为孕母和胎儿、婴儿的健康所进行的一系列保健措施。其目的是消除或减轻影响妊娠健康的危险因素，提高产妇及家属对围生保健知识的认知水平，充分认识到围生保健的重要性，自觉地采纳有益于胎儿生长发育的方式，从而保证母婴安全，预防疾病，促进健康，降低孕产妇病死率和围生儿病死率，达到优生的目的。

一、孕前保健

孕前保健是通过评估和改善计划妊娠夫妇的健康状况，降低或消除出生缺陷等不良妊娠结局的危险因素，进而提高出生人口的素质。

（一）孕前健康教育与指导

1. 有计划地准备妊娠，避免高龄妊娠。
2. 合理营养，控制体重。
3. 补充叶酸或补充含叶酸的复合维生素。
4. 有遗传病、慢性病和传染病的夫妇应接受孕前评估和指导。
5. 合理用药。
6. 避免接触有害物质，改变不良生活习惯，合理选择运动方式。
7. 保持心理健康，减轻精神压力。

（二）常规检查

1. 评估高危因素　夫妇健康状况、既往疾病史，以及不良孕产史、生活方式、工作环境、饮食营养、运动、家庭、人际关系等，对不宜妊娠者及时告知。

2. 身体检查　测量血压、体重、身高并计算体重指数（BMI），妇科检查。

3. 辅助检查

（1）必查项目：血常规、尿常规、血型、肝肾功能、血糖、乙型肝炎、梅毒及艾滋抗体、地中海贫血（部分地区）。

（2）备查项目：液基薄层细胞学检查（TCT）（1年内未查者）、“TORCH”检查、阴道分泌物检查、甲状腺功能检查、口服葡萄糖耐量试验（oral glucose tolerance test，

OGTT）（只对高危妇女）、血脂、心电图、妇科超声、胸部X线摄片。

【分析】

夫妻年龄均20岁以上，既往无慢性疾病，否认家族史和遗传病史，丈夫平时熬夜较多，妻子体型肥胖（BMI=28.5kg/m^2），现建议丈夫调整生活方式，妻子将体重控制在合理范围内，同时开始补充叶酸，给予常规检查并完善OGTT。

二、正常妊娠期保健

（一）妊娠早期保健

妊娠早期（妊娠12周内）是胚胎、胎儿分化、发育的阶段，各种生物、物理、化学等因素的干预均容易导致胎儿畸形或发生流产，应注意防病防畸。

1. 病史询问

（1）月经史及末次月经时间。

（2）既往孕育史：人工流产次数及流产时孕周；自然流产次数及流产时孕周；有无早产史、有无死胎、死产和新生儿死亡史，有无分娩畸形新生儿或胎儿史，有无分娩史等。

（3）本次妊娠后情况：有无恶心、乏力、喜食酸食、头晕等早孕反应，末次月经后有无阴道出血、头痛、眼花、发热、下肢水肿、心悸、呕吐等。

（4）既往病史：系统回顾性询问过去曾经患过的疾病。

（5）家族史：有无确诊的遗传性疾病或传染病，以及具体的疾病诊断。确认丈夫有无肝炎、梅毒、艾滋病、结核、尖锐湿疣等。

（6）个人史：是否有吸烟、酗酒、药物滥用等不良嗜好，目前的婚姻状况和家庭和谐状况，工作种类、性质及压力情况。

（7）确定预产期及当前孕周：末次月经月份大于4时则减3或小于4时则加9为预产期月份，末次月经日数加7为预产期日数（超过30则月份加1，日数减30）。因此种预产期计算为40周预产期，故以预产期减去就诊日期而余下的周数（就诊日期已过孕产期，则以超过周数加40）为目前孕周数。

2. 妊娠早期检查内容　①确诊早孕；②确定基础血压、体重；③进行高危妊娠筛查，了解有无高血压、心脏病、糖尿病、肝肾疾病，以及有无不良孕产史；④确认有无遗传病史等。

3. 妊娠早期注意事项　①避免接触污染的空气环境，防止病毒感染，戒烟、戒酒；②患病用药要遵医嘱，以防药物致畸；③保持心情愉快，生活规律、适当活动；④注意营养，增加叶酸的摄入（最好在受孕前3个月就开始每日服用400μg的叶酸）。

【分析】

3个月后，该夫妇顺利受孕，医生为患者建立"孕产期保健手册"，进行产前检查确定宫内孕，根据妻子末次月经时间计算孕周和预产期，建议妊娠前3个月继续补充叶酸，嘱患者谨慎用药。

（二）妊娠中期保健

妊娠中期（13～27周）是胎儿生长发育较快的阶段，此阶段应仔细检查妊娠早期各种影响因素对胎儿是否有损害，在妊娠中期进行诊断，预防妊娠晚期并发症。

主要检查内容如下。

1. 监测胎儿生长发育的各项指标（如宫高、腹围、体重、胎儿双顶径等）。

2. 预防妊娠并发症（妊娠高血压相关疾病、妊娠糖尿病等）。

3. 产前筛查

（1）唐氏综合征筛查：筛查时机如下。①一期，妊娠9～13^{+6}周；②二期，妊娠14～20^{+6}周。

（2）彩色超声：妊娠11～13周胎儿颈部透明层厚度。

（3）检查胎儿畸形筛查：胎儿神经管畸形（无脑儿、脊柱裂）、先天心脏畸形、腹裂、唇裂等在妊娠20～26周通过三维或四维彩色超声进行筛查。

（4）地中海贫血：夫妻双方通过查血常规、红细胞脆性、Hb电泳来筛查可疑患者。

（5）糖尿病筛查。

【分析】

建议患者14～19^{+6}周时开始常规补充钙剂0.6～1.5g/d，告知患者妊娠中期需要做3次产前检查，分别在第14～19周、20～24周、25～28周，主要进行唐氏综合征筛查、胎儿系统超声检查和妊娠糖尿病筛查。

（三）妊娠晚期保健

妊娠晚期（28～40周）是胎儿生长发育最快的阶段，应及时补充营养和微量元素，定期进行产前检查，防止并发症发生。

1. 频率　8～36周，每2周1次；>36～40周，每周1次；40周以后，每3日1次。有妊娠并发症者，应增加复诊频率。

2. 内容

（1）体格检查：身高、体重、血压、脉搏；甲状腺、乳房、乳头、心脏触诊和听诊；肝脏触诊。

（2）产科检查

1）宫底高度测量：用软皮尺测量自耻骨联合上缘中点到子宫底的长度，正常宫底高度（cm）=孕周±2。

2）腹围测量。

3）腹部四步触诊法（图9-6-1）：产妇排空膀胱，仰卧，腹部放松、双腿略屈曲，医生站于产妇右侧开始检查。

4）胎心听诊：正常胎心率为120～160次/min。

5）下肢水肿。

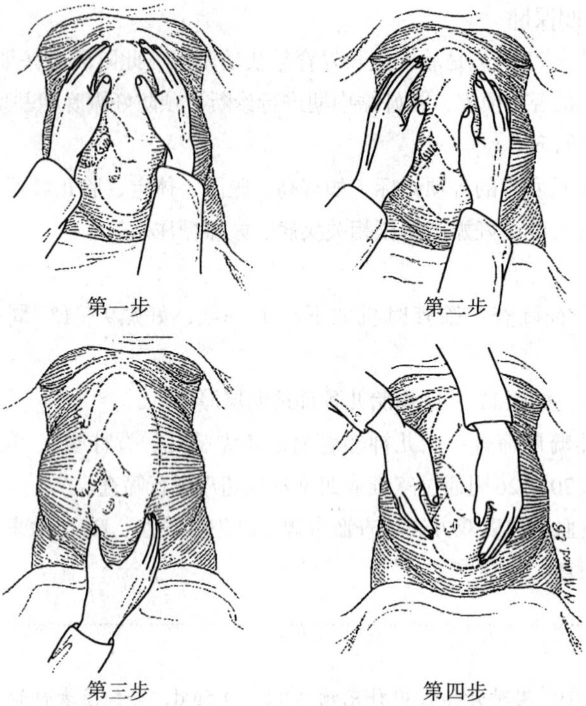

图 9-6-1　腹部四步触诊

3. 保健教育

（1）多摄取水果和蔬菜、谷物和粗粮；适当摄取天然脂肪和瘦肉类。

（2）戒烟、戒酒、禁止滥用药物。

（3）应避免男上位性交。

（4）保证足够的休息和睡眠，衣着宽松、穿脱方便、质地柔软。

（5）妊娠28周后避免长途旅行，乘坐交通工具时一定要系好安全带。

（6）妊娠期应避免的工作：重体力劳动和长时间工作、接触有胚胎毒性或致畸危险的化学物质或放射线的工作、剧烈振动或冲击可能波及腹部的工作、中途无法休息或高度紧张的流水线工作、长时间站立或寒冷或高温下的工作。

（7）指导胎动计数：确定12小时作为胎动计数时段，每间隔3小时进行1次，每次1小时，将3小时胎动数相加后乘以4，作为12小时胎动数。胎动<30次或感觉明显减少或增加应及时就医。

三、高危妊娠

高危妊娠是指对母儿生存构成高度危险的妊娠，即可能导致死胎、死产、新生儿患病甚至死亡、增加孕产妇患病概率或死亡风险的妊娠状态。具有下列情况之一者属高危妊娠。

1. 年龄<18岁或>35岁。

2. 有异常孕产史。

3. 妊娠期出血。

4. 妊娠高血压综合征。

5. 妊娠合并内科疾病、妊娠期接触有害物质及服用对胎儿有害的药物。

6. 身高 <145cm。

7. 助孕技术受孕。

8. 骨盆异常。

9. 母儿血型不合。

10. 胎盘及脐带异常。

11. 胎位异常。

12. 产道异常。

13. 多胎妊娠。

14. 羊水过多、过少。

15. 曾患或现有生殖器官肿瘤者等。

四、分娩期保健

妊娠28周以后，胎儿及其附属物从临产发动至从母体全部娩出的过程，称为分娩。妊娠满37周至不满42周分娩，称为足月产。妊娠满28周至不满37周分娩，称为早产。妊娠42周或超过42周分娩，称为过期产。

（一）接生

1. 接生前

（1）询问病史：查看产妇的“孕产期保健手册”，了解本次妊娠的经过及保健情况，了解既往疾病史及生育史。

（2）体格检查：了解一般状态，观察有无贫血貌，测血压、脉搏、体温、呼吸，听诊心、肺。

（3）产科检查：测量宫高及腹围，听胎心，检查胎位与胎先露入盆情况，估计胎儿体重，进行阴道检查了解宫口开大、胎先露下降、胎方位及骨盆内径等情况。

（4）评估危险因素：①产妇危险因素，有无妊娠合并症及并发症，有无不良妊娠史、骨盆异常等；②胎儿危险因素，有无胎心异常、胎儿过大、双胎、胎位异常等；③产程进展情况；④是否有需要转诊的异常情况。

2. 接生时

（1）严密观察并记录产妇、胎儿情况，以及产程进展情况，胎儿娩出前禁用缩宫素。

（2）严格无菌操作防止感染。

（3）应当正确助产，防止软产道损伤、新生儿产伤。

（4）胎儿娩出后应当立即采用集血器开始收集和测量出血量，及时应用缩宫素防止产后出血。

（5）胎儿娩出后立即评估新生儿有无窒息（表9-6-1）。

（6）正确助娩胎盘，检查胎盘胎膜是否完整，及时发现胎盘胎膜残留。

表9-6-1 新生儿Apgar评分

体征	0分	1分	2分
心率/（次·min^{-1}）	0	<100	>100
呼吸	无	浅慢，不规则	规则，啼哭
肌张力	瘫软	四肢稍屈曲	活动活跃
喉反射	无反射	皱眉	哭声响亮
皮肤颜色	苍白、青紫	躯干红，四肢青紫	全身粉红

注：总分8～10分为正常新生儿；4～7分为轻度窒息；0～3分为重度窒息。

3. 接生后

（1）产后观察2～4小时，如无异常进入常规观察。

（2）监测产妇血压、脉搏，观察其子宫收缩、阴道出血、膀胱充盈等情况。

（3）监测新生儿呼吸、心率，观察皮肤颜色及其一般情况，及时发现异常。

（4）认真记录分娩过程。

（二）保健指导

虽然分娩是正常生理现象，但对于产妇是一种持久而强烈的应激源。分娩应激既可以产生生理上的，也可以产生精神心理上的变化，产妇的一系列精神心理因素能够影响机体内部的平衡、适应力和健康。影响分娩的因素除产力、产道、胎儿之外，还有精神心理因素。相当数量的初产妇是从各个渠道了解有关分娩时的负面诉说，害怕和恐惧分娩的一系列过程，致使临产后常处于焦虑、不安和恐惧的精神状态。

医疗工作者应该耐心安慰产妇，鼓励产妇进食，保持体力，讲解分娩是一个生理过程，教会产妇掌握分娩时必要的呼吸技术和躯体放松技术。开展家庭式产房，允许丈夫、家人或有经验的人员陪伴分娩，使产妇精神状态良好、体力充沛，从而顺利度过分娩全过程。

五、产褥期保健

（一）生活指导

1. 饮食　产后1小时后即可进食半流质、清淡饮食，应少食多餐（每日进食4～6次）。

2. 活动　阴道自然分娩产妇，产后6小时即可在床旁轻微活动，第2日可在室内走动，会阴切开或裂伤缝合及剖宫产产妇，最迟也应在产后第3日下床活动，以减少产后静脉血栓形成风险，促进恶露排出。

3. 大小便　阴道自然分娩者应在有尿意时及时小便，剖宫产者第2日应拔除导尿管，鼓励产妇自解小便。产后肛门排气后，应适当进食含纤维较多食物，有便意时尽量自行排便。

4. 居住环境　清洁、通风、空气清新，避免直接面对风口或空调风口。

5. 衣着　宽松、清洁、透气，勤换内衣。

（二）鼓励母乳喂养

推荐母乳喂养，按需喂养，废弃定时哺乳。母婴同室，做到早接触、早吸吮。重视心理护理的同时，指导正确哺乳方法。

（三）计划生育指导

产后42日内或阴道血、浆性恶露未净时禁止性交。坚持哺乳可有效避孕，也可服用短效复方口服避孕药、使用避孕套或安放宫内节育器避孕。

（四）产后观察和访视

1. 产后3日内，每日应测量2次体温、脉搏和血压。

2. 产后3～7日和14～28日应登门对产妇进行访视，检查体温、脉搏、血压、恶露、子宫底高度、会阴及腹部切口情况、乳汁分泌情况。

3. 产后42日应要求产妇到社区医院或综合医院接受产后检查，包括血压、脉搏、血尿常规、心肺情况、子宫复旧、恶露变化、会阴或腹部切口愈合情况等。

（五）常见产褥期问题的处理

1. 产褥感染　应用有效广谱抗生素，产妇半坐卧位，促进恶露排出。积极正确处理会阴或腹部切口。盆腔脓肿应及时经腹或经阴道后穹窿切开引流。

2. 子宫复旧不全　排空膀胱；使用子宫收缩药物；胎盘胎膜残留时，应在使用有效抗生素后及时清宫。

3. 急性乳腺炎　暂停哺乳，促进乳汁排出。选用有效抗生素，局部湿热敷及超声波理疗，若有脓肿形成则及时切开引流。

4. 产后心境不良及产后抑郁　安慰及鼓励。抗抑郁治疗使用氟西汀，20mg，1次/d。

【分析】

该孕妇顺利娩出一名女婴，产后访视时为患者进行心理卫生指导，关注产后抑郁、焦虑等心理问题，进行盆底康复和适宜的运动指导与宣教。

六、转诊指征

如出现以下情况应进行会诊或及早转诊。

（一）产前

1. 阴道出血。

2. 血压>140/90mmHg或出现蛋白尿。

3. Hb<90g/L。

4. 血小板计数<100×10^9/L。

5. 肝肾功能异常。

6. 内科疾病。
7. 发现或怀疑胎儿畸形。
8. 胎膜早破。
9. 妊娠晚期胎位异常、胎动异常。
10. 羊水过多或过少。
11. 临产时发现头盆不称或瘢痕子宫。

（二）分娩时及产后

1. 孕周小于37周或超过42周。
2. 有子宫壁手术史。
3. 曾有分娩死胎或死产史。
4. 胎位异常。
5. 无法处理的子宫收缩乏力。
6. 怀疑胎盘植入。
7. Ⅲ度会阴裂伤。
8. 无法修补的阴道裂伤或宫颈裂伤。
9. 凝血功能障碍。
10. 产后出血已经达到500ml。
11. 复苏后的重度窒息新生儿。
12. 产褥感染。
13. 急性乳腺炎。
14. 产后抑郁。
15. 晚期产后出血。

（戴红蕾）

第七节　围绝经期保健

【案例】

患者，女，49岁。因“月经不调2年余，伴烦躁失眠和性欲减退4月余”就诊。患者自述平素月经规律，经期6～7日/28～30日，量中等。2年前月经开始提前或推迟5～10日不等，经期缩短至3～4日，经量减少。近4个月来感烦躁不安和焦虑，对生活失去信心和希望，易感乏力，夜里入睡困难，需服用催眠药助眠，白天偶感颈及面部潮热，时常伴有出汗（5～6次/d），性欲明显下降。曾服用中药治疗但效果不佳，目前症状已明显影响工作和生活。

一、围绝经期定义

（一）围绝经期概述

更年期（climacterium）是指妇女卵巢功能开始衰退到完全丧失的一段时期，包括绝经前期、绝经期和绝经后期。世界卫生组织人类生殖特别规划委员会1994年建议停用更年期一词，而改称围绝经期（perimenopause），指从绝经前一段时间，出现与绝经有关的内分泌、生物学改变及临床特征到绝经后12个月内（图9-7-1）。

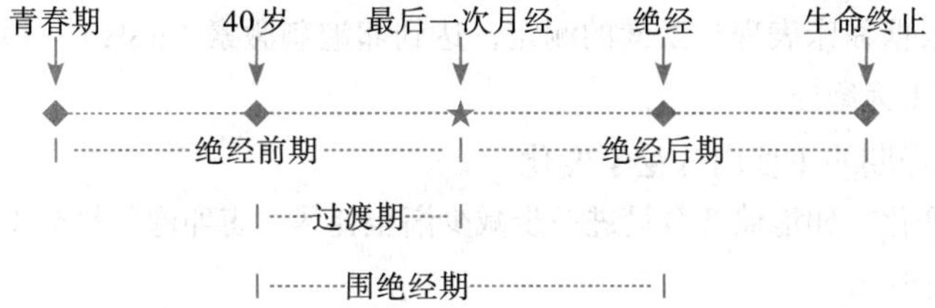

图9-7-1　世界卫生组织绝经时限定义

美国生殖医学协会生育老化工作组（Stages of Reproductive Aging Workshop，STRAW）将妇女进入生育期后分为7个时期（表9-7-1）。这些分期中，绝经是一个分界点，绝经年龄中位数在47～52岁，我国1980年的4个区域性横断面调查发现国人的绝经年龄中位数为47.5～49.5岁。

表9-7-1　STRAW生育功能老化分期

<table>
<tr><td colspan="9">最后一次月经
0</td></tr>
<tr><td>期别</td><td>-5</td><td>-4</td><td>-3</td><td>-2</td><td>-1</td><td colspan="2">+1</td><td>+2</td></tr>
<tr><td rowspan="3">名称</td><td colspan="3">生育期</td><td colspan="2">绝经过渡期</td><td colspan="3">绝经后期</td></tr>
<tr><td>早期</td><td>峰期</td><td>晚期</td><td>早期</td><td>晚期</td><td colspan="2">早期</td><td>晚期</td></tr>
<tr><td colspan="3">—</td><td colspan="2">围绝经期（更年期）</td><td colspan="3">—</td></tr>
<tr><td>各期时限</td><td colspan="3">差异较大</td><td colspan="2">差异较大</td><td>1年</td><td>4年</td><td>直至死亡</td></tr>
<tr><td>月经周期</td><td>可变到规律</td><td colspan="2">规律</td><td>周期长度可变（与正常周期相差≥7日）</td><td>2次以上停经或停经60日以上</td><td>停经超过1年</td><td>—</td><td>—</td></tr>
<tr><td>内分泌</td><td colspan="2">正常FSH</td><td>FSH ↑</td><td colspan="2">FSH ↑</td><td colspan="3">FSH ↑</td></tr>
</table>

注：FSH，卵泡刺激素。

（二）相关概念

1. 自然绝经（natural menopause） 由于卵巢内卵泡自然耗竭，或剩余的卵泡对促性腺激素的刺激丧失了反应，卵泡不再发育和分泌雌激素，因此不能刺激子宫内膜生长，导致月经永久停止。临床上，连续12个月无月经方可判定为绝经，>40岁自然绝经为生理性绝经。

2. 人工绝经（induced menopause） 指用手术切除双侧卵巢（保留或切除子宫）或用放射或化疗的方法使卵巢功能丧失而使月经停止。行该方法者没有月经，对于何时判定为绝经，主要根据临床表现与激素的测定，达到卵泡刺激素（FSH）>40IU/L及雌二醇（E_2）<150pmol/L为绝经。

（三）围绝经期的主要内分泌学变化

1. 卵巢的变化 卵泡储备数量进一步减少渐至耗尽，窦卵泡数量减少渐至消失。卵巢体积进一步缩小。

2. 生殖相关激素的变化 血卵泡雌激素水平逐渐升高；血雌二醇水平波动增大，近绝经时降低；无排卵周期逐渐增多，即使发生排卵的周期，黄体功能不足的比例也增加，因此血孕酮水平低下；抑制素产生减少，血中水平低下；血睾酮水平轻度增加，血脱氢表雄酮和硫酸脱氢表雄酮水平逐渐下降；瘦素的产生逐渐增加；性激素结合球蛋白产生减少。

二、围绝经期综合征

（一）围绝经期综合征的临床表现

伴随围绝经期生殖内分泌激素的改变，临床上会出现一系列症状，在排除器质性疾病后，除月经改变外的症状集合被称为围绝经期综合征（表9-7-2）。围绝经期以月经改变为标志，以潮热、出汗等血管舒缩症状最为常见。因遗传背景、文化程度、家庭环境、工作压力、自我控制能力等不同，这些症状的出现频率和轻重差异很大，目前多用Kupperman评分体现（表9-7-3），分值越高，病情越重。

表9-7-2 围绝经期临床症状

症状	具体表现
月经改变	以周期逐渐缩短为主，少数表现为周期延长，不规则阴道出血增多
血管舒缩症状	潮热、出汗、失眠
心理精神症状	经前综合征加重，抑郁、情绪波动、烦躁、易激惹、注意力分散、记忆力减退
性功能减退	阴道干涩、性欲减退、性交疼痛
躯体症状	头痛、头晕、心悸、乳房胀痛、关节疼痛、腰痛
其他	体重增加、皮肤感觉异常及瘙痒、尿频、夜尿增加、尿失禁

表9-7-3 Kupperman评分标准

症状	基本分	程度评分			
		0分	1分	2分	3分
潮热出汗	4分	无	<3次/d	3～9次/d	≥10次/d
感觉异常	2分	无	有时	经常（刺痛、麻木）	经常且严重
失眠	2分	无	有时	经常	经常，需服药
焦虑	2分	无	有时	经常	经常，不能自控
忧郁	1分	无	有时	经常，能自控	失去生活信心
头晕	1分	无	有时	经常，不影响生活	影响生活和工作
疲倦乏力	1分	无	有时	经常	日常生活受限
肌肉、骨关节痛	1分	无	有时	经常，不影响功能	功能障碍
头痛	1分	无	有时	经常，能忍受	需服药
心悸	1分	无	有时	经常，不影响工作	需治疗
皮肤蚁走感	1分	无	有时	经常，能忍受	需治疗

【分析】

根据病史，患者有明确的围绝经期症状，包括心理症状、精神症状和躯体症状，根据Kupperman评分系统总分为23分，且症状严重影响日常生活，故围绝经期综合征诊断明确并且需要治疗。

（二）疾病谱变化

随着内分泌的变化及年龄增加，围绝经期妇女疾病谱出现以下变化趋势。

1. 功能失调性子宫出血发生率增加，以无排卵型和黄体功能不全为主。

2. 子宫肌瘤人群发现率增加，手术人群比例亦增加；50%～60%的子宫肌瘤发生在40～50岁的围绝经期。

3. 卵巢囊肿发病率增加。

4. 宫颈癌发病率增加，40%的宫颈癌集中在40～60岁。

5. 子宫内膜癌发病率上升，围绝经期妇女所发现的子宫内膜癌占15%～20%。

6. 卵巢癌发病率增加，如占卵巢癌40%的浆液性囊腺癌的好发年龄为40～60岁。

7. 乳腺癌发病率增高，乳腺癌在35岁以后的年龄段发生率开始上升，50岁左右达到第一个平台期，60岁后再次陡然上升。

8. 骨密度降低迅速，开始发生骨质疏松症甚至骨折。

9. 尿失禁和盆腔器官脱垂（子宫脱垂、阴道前后壁膨出、直肠脱垂）发生率增加，尿失禁发生率自35岁开始增加迅速，50岁左右达第一个高峰，此后稍有下降，70岁以后再次增加；20 ~ 59岁女性的盆腔器官脱垂发生率为每10年增加1倍。

10. 心血管疾病，如高血压、冠心病等疾病发病率开始增高。

11. 糖尿病发病率开始增高。

12. 抑郁症发病率明显增高，约10%的围绝经期妇女发生情绪紊乱，其中的近半数为抑郁症患者。

（三）围绝经期综合征的临床治疗

1. 一般治疗　围绝经期精神神经症状可因神经功能不稳定或精神状态不健全而加剧，故应进行心理治疗。必要时可选用适量的镇静药以助睡眠，如地西泮2.5 ~ 5.0mg或甲丙氨酯100 ~ 400mg，2 ~ 3次/d。谷维素10 ~ 20mg，3次/d，有调节自主神经功能的作用。此外，还可服用维生素B_6、复合维生素B、维生素E及维生素A等。老年妇女应该坚持锻炼，增加日晒时间，摄入蛋白质及含钙丰富食物。

2. 性激素治疗　纯雌激素补充会使有子宫妇女的子宫内膜癌发病率显著升高，添加孕激素后的雌孕激素补充治疗［激素补充治疗（hormone replacement therapy，HRT）］可使得子宫内膜癌的发病率明显降低到同龄妇女水平之下。目前比较倾向性的意见是摒弃无选择性的性激素补充，对有症状的围绝经期妇女进行性激素治疗（hormone therapy，HT），在知情同意的前提下，对有意愿且随访依从性良好的围绝经期或绝经早期妇女，在严密观察下实施雌孕激素补充治疗（即HRT）。

应用HRT存在以下获益和风险：调节围绝经期妇女月经；缓解围绝经期综合征；减慢围绝经期妇女骨量的流失速度，有助于预防骨质疏松；对冠心病无一级预防作用，早期使用可能降低不同年龄段冠心病发病率，晚期使用可能增加冠心病年龄段发生风险；降低不同年龄段子宫内膜癌和结直肠癌发病率；改善围绝经期及绝经后的性生活质量；增加乳腺癌发生风险；增加血栓性疾病发生风险；能否预防或延缓老年痴呆目前尚不明确。

（1）适应证：严重的围绝经期综合征、卵巢早衰、骨质疏松发生高危人群。

（2）禁用人群：性激素依赖性肿瘤，如乳腺癌、子宫内膜癌、黑色素瘤、肝肾肿瘤、脑膜瘤等；妊娠、不明原因的子宫出血、严重肝肾疾病、胆汁淤积性疾病；血卟啉病；系统性红斑狼疮及耳硬化；血栓性疾病病史。近期血栓栓塞性疾病（最近6个月内）、孕激素禁忌证（脑膜瘤、耳硬化症）。

（3）慎用人群：雌激素相关良性妇科肿瘤，如子宫肌瘤、子宫内膜异位症；严重或未经控制的高血压或糖尿病；胆囊疾病；癫痫、哮喘、垂体瘤等；乳腺癌家族史及良性乳腺疾病。

（4）用药前体检：妇科检查、乳腺检查（超声或乳腺X线摄片）、宫颈细胞学检查、肝肾功能、凝血功能、血脂及血糖、心电图。

（5）制剂及剂量的选择：HRT主要药物为雌激素，常同时使用孕激素。对有子宫者，标准的HRT应同时使用雌激素及孕激素。单用雌激素：用于子宫切除者；单用孕激素：周期使用，适用于绝经过渡期，以调整不规则月经为主。剂量应个体化，以取最小有效量为佳，参考就医目的、既往病史及家族史、妇科情况、相关辅助检查结果等综合考虑。

（6）用药途径及方案：常用药物剂量见表9-7-4。

1）口服：使用方便，升高高密度脂蛋白胆固醇（high density lipoprotein-cholesterol，HDL-C），但有肝首过效应。常用方案如下。

周期序贯：雌激素21日，孕激素后10日。

周期联合：雌激素与孕激素合用21日。

序贯联合：雌激素28日，孕激素后14日。

连续联合：雌激素和孕激素合用28日。

单一雌激素：适用于已行子宫切除术的妇女。

2）经皮：可避免肝首过效应。适合于有胃、肠、肝、胆、胰腺疾病及与肝代谢相关疾病者，如严重高血压、甘油三酯异常升高、严重糖尿病、血栓病史等。约5%会出现皮肤反应，对HDL-C改善较小。

3）阴道：用量小，局部生效快。适用于泌尿生殖道萎缩症状为主且不宜全身用药的妇女。

表9-7-4　性激素治疗常用药物

药物名称	每日剂量	给药方法
结合雌激素	0.300 ~ 0.625mg	口服
微粉化雌二醇	1 ~ 2mg	口服
戊酸雌二醇	1 ~ 2mg	口服
雌二醇凝胶	1.5g	皮肤涂抹
雌二醇贴膜	25 ~ 50mg	皮贴
结合雌激素霜	1.25g	阴道应用
雌三醇乳膏	0.5g	阴道应用
孕酮胶囊	50 ~ 100mg	口服
孕酮凝胶	90mg	阴道应用
醋酸甲羟孕酮	8 ~ 10mg	口服
黑升麻根茎提取物	0.28 ~ 0.56g	口服
替勃龙	2.5mg	口服
雌二醇屈螺酮片（雌二醇 1mg，屈螺酮 2mg）	1片	口服
复方雌孕片（结合雌激素0.625mg 醋酸甲羟孕酮2.5mg）	1片	口服
雌二醇 / 醋酸炔诺酮片（雌二醇 2mg，炔诺酮 1mg）	1片	口服

（7）用药后监测

1）疗效监测：症状、Kupperman评分、骨密度等。

2）安全性监测：用药1周后，应监测肝功能变化，异常时立即停用。此后每半年进行一次妇科检查、盆腔超声（注意子宫内膜厚度）、乳腺检查、肝肾功能、凝血指标、血常规等的检查。

围绝经期激素治疗流程如图9-7-2。

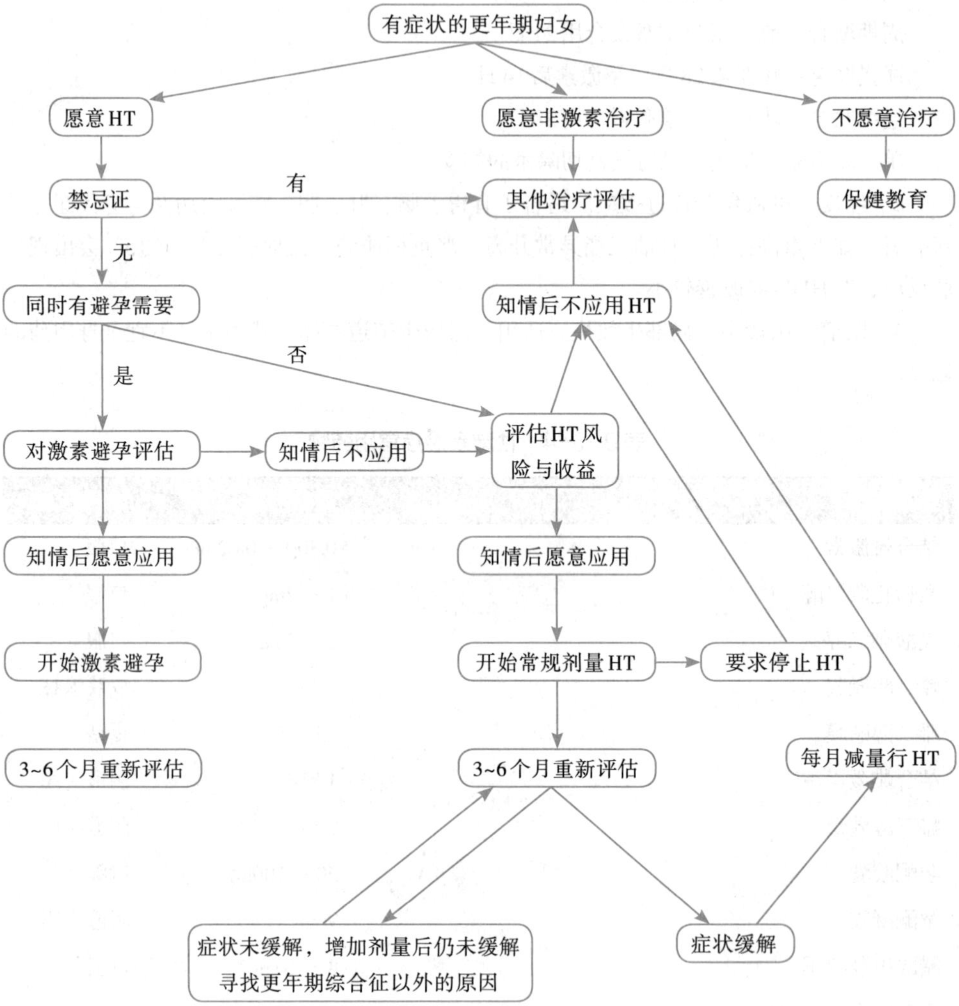

HT. 性激素治疗。

图9-7-2 围绝经期激素治疗流程

【分析】

该患者有HRT的适应证且没有禁忌证，同意进行HRT。患者拥有完整的子宫，同时表示能接受定期月经样出血，在充分告知其治疗方案的获益和风险后给予HRT。嘱其于1～3个月后复诊，并叮嘱若出现异常阴道出血和不适，应立即就诊。

三、围绝经期保健

（一）未发现异常情况的围绝经期妇女保健指导

1. 加强健康教育　围绝经期的保健工作是治疗的重要因素，医疗保健机构、各级工会及妇联组织应常举办健康讲座，予以饮食指导、心理保健、乳房自检指导、健康咨询等。使围绝经妇女提高认知，学会自我心理调节，保持乐观情绪，树立信心度过围绝经期。

2. 定期体检　每年进行1次妇科检查、子宫颈细胞学及HPV检测，连续3年宫颈癌筛查无异常且未发现宫颈癌危险因素存在者，可改为2年筛查1次。每年进行1次乳腺癌筛查，发现异常及时进一步明确诊断，给予正确处理。对建议进行期待观察者，应预约下次检查时间，及时观察。

3. 坚持适度运动与合理休息　加强锻炼，坚持多做有氧运动，参加舒缓的文娱活动等。进行肛提肌锻炼，加强盆底组织的支持力，防止发生子宫脱垂和压力性尿失禁。要合理安排生活，做到劳逸结合。每日要保证7～8小时睡眠，按时起床及午睡，避免晚睡。

4. 科学合理的膳食　随着年龄的增长，人体基础代谢率下降，相对活动量减少，进食的能量应加以限制，以维持正常体重，从而减少老年妇女代谢性疾病及心脑血管疾病风险。围绝经期妇女建议选择低脂肪、低糖并富含蛋白质和维生素的饮食。此外，应注意补充足够的优质蛋白，多吃含钙丰富的食物，必要时补充钙剂以预防骨质疏松。

5. 性生活指导　围绝经妇女雌激素分泌逐渐减少，会出现性功能及兴趣下降、性交困难。适当的性生活有利于调整心理及生理状态，维持生殖器官的良好状态。HRT和使用润滑剂可提高性生活质量。在确定绝经前，应采取合适的避孕措施，而一旦确定为绝经，尽快停止各种措施。

6. 正确用药和预防感染　首先应明确认识到，绝经是女性自然生理现象之一，本身不属于疾病，要杜绝盲目用药，如绝不可相信宣传有"推迟围绝经期""远离围绝经期"等虚假信息广告的药物，所有用药均应在医生指导下应用。围绝经期妇女应注意保持外阴清洁，预防萎缩的生殖器发生感染。做到勤换内裤，避免用刺激性药物清洗外阴，用温开水清洗。

（二）有危险因素的围绝经期妇女的健康管理

1. 按个体情况选择相应康复治疗，制订健康教育方案。
2. 有围绝经期抑郁或焦虑状态危险因素者要定期随访。
3. 有肿瘤危险因素者缩短防癌筛查时间。

四、转诊指征

如出现以下情况应及时转诊至专科医生处。

1. 严重的围绝经期综合征。
2. 围绝经期异常子宫出血。
3. 尿失禁或盆腔器官脱垂。
4. 围绝经期抑郁。
5. 常规治疗1周未见症状缓解。
6. 发生严重药物不良反应。

（戴红蕾）

第八节 孕产妇的临床合理用药

【案例】

患者，女，26岁，孕妇，0-0-0-0。月经平素规律，喜食生海鲜。诊断：妊娠9^{+3}周，弓形虫感染。医生给予乙酰螺旋霉素片剂0.2g，4次/d治疗，患者担心药物对胎儿产生副作用，未服药。

孕产期妇女可因妊娠合并症和妊娠并发症而必须使用相关治疗药物，也可在因疾病应用药物治疗期间非计划妊娠，因此孕产妇较非孕妇女有更高的药品接触率。药物进入胚胎或胎儿体内后，将会对其生存、组织分化、器官发育，以及功能和行为产生影响，可能导致胚胎死亡、胎儿畸形、出生后器官功能缺陷和行为异常。在产后，几乎所有药物均能经过乳腺分泌到乳汁中，进而通过婴儿胃肠道进入各组织器官中，影响婴儿发育，甚至导致婴儿药源性疾病。

我国自20世纪80年代开始进行全国范围内的出生缺陷监测，2010年，我国出生时的即时缺陷发生率为14.99‰，虽低于西方2%的水平，但近20年来，该数值上升了近1倍。出生缺陷的发生原因目前尚不明确，据估计3%～4%可能与药物有关，在70%无法追溯到确切相关因素的出生缺陷中，常很难排除药物的影响。

一、妊娠期药物代谢特点

（一）药物在孕妇体内的代谢特点

1. 药物的吸收　药物口服时，生物利用度与其吸收相关。妊娠期间胃酸分泌减少，胃排空时间延长、胃肠道平滑肌张力减退，肠蠕动减慢、减弱，使口服药物的吸收延缓，吸收峰值后推且峰值常偏低。另外，早孕时有些呕吐频繁的孕妇口服药物的效果更受影响。

2. 药物的分布　妊娠期孕妇血容量增加35% ~ 50%，血浆增加多于红细胞增加，血液稀释，心排血量增加，体液总量平均增加8 000ml，故妊娠期药物分布容积明显增加。

3. 药物与蛋白结合　妊娠期白蛋白减少，使药物分布容积增大。妊娠期很多蛋白结合部位被内分泌素等物质所占据，游离型药物比例增加，使孕妇用药效力增高。体外试验表明妊娠期药物非结合型增加的常用药包括地西泮、苯妥英钠、苯巴比妥、利多卡因、哌替啶、地塞米松、普萘洛尔、水杨酸、磺胺唑等。

4. 药物的代谢　妊娠期肝微粒体酶活性有较大的变化。由于妊娠期高雌激素水平的影响，使胆汁淤积，药物排出减慢、从肝清除速度减慢；妊娠期苯妥英钠等药物羟化过程加快，可能与妊娠期胎盘分泌的孕酮影响有关。

5. 药物的排泄　随着孕妇心排血量和肾血流量的增加，肾小球滤过率会增加约50%，肌酐清除率（creatinine clearance ratio，CCR）也相应增加，从肾排出的过程加快，尤其是某些主要从尿中排出的药物，如注射用硫酸镁、地高辛和碳酸锂等。但妊娠晚期和妊娠高血压综合征患者肾血流量减少，肾功能受影响，又使得由肾排出的药物作用延缓，药物排泄速度减慢，使药物容易在体内蓄积。

（二）药物在胎儿体内的代谢特点

1. 胎盘的代谢（酶）使某些药物容易失活而达到保护胎儿的作用（皮质醇）。

2. 胎儿脂肪少，使脂溶性药物蓄积减少。

3. 胎儿肝发育不完善、代谢慢、肾滤过率小、血脑屏障不完善等原因使药物容易蓄积。

二、孕产妇用药对孕妇、胎儿和婴儿的影响

（一）对孕产妇的不良影响

1. 药物副作用。

2. 药源性疾病　器官功能改变，如肝肾功能异常，长期使用抗生素继发的二重感染等。

3. 药物　某些可引起子宫收缩而导致流产，如刺激性泻药、奎宁等。

4. 增加产后出血发生风险　镇静药、麻醉药和子宫收缩抑制剂可抑制子宫收缩、延长产程而增加子宫收缩乏力性出血的风险。

5. 影响乳汁分泌量　多巴胺受体激动剂，如溴隐亭、培高利特、大剂量雌激素等能抑制乳汁分泌，可导致乳汁分泌减少或停止；而多巴胺受体拮抗剂，如多潘立酮、H_2受体拮抗剂（如西咪替丁、抗抑郁药如氟西汀等）能增加乳汁的分泌。

（二）对胚胎和胎儿的影响

1. 受精和着床期　时间从受精起到妊娠第17日。在此期间，药物往往引起流产。

2. 器官形成期　时间为妊娠第18 ~ 55日（妊娠8周内）。在此期间，服用一些药物可能造成胎儿畸形。

3. 生长发育期　时间为妊娠第56日至胎儿娩出前（妊娠8周后），在此期间，许多药物可影响胎儿的器官功能。

（三）对婴儿的影响

1. 发育异常 体格、智能、生理、免疫、心理、行为等。

2. 影响新生儿肠道平衡菌群建立。

三、胎龄对用药的影响

胎龄与药物致畸有着极大的关系。胚胎或胎儿在不同的发育阶段对药物的敏感性不同，而且随着胚胎或胎儿的发育，药物所造成的危害程度也不同。一般将胎儿的发育分为3个阶段。

（一）第一阶段

受精至妊娠2周的胚胎。此期胚胎对药物高度敏感，极易受到药物的损害。但此期以细胞分裂为主，分化程度不高，胚胎受损后可能造成的后果只有2种：①胚胎受损严重，造成胚胎死亡而发生早期流产；②受损不严重，胚胎可完全修复所受的损害并继续发育而不发生后遗问题。这即是“全或无”效应。

（二）第二阶段

胚胎和胎儿发育的3～12周。在这一阶段，胎儿对药物的敏感性极高，同时又是胚胎和胎儿各器官处于高度分化、迅速发育和形成的阶段。药物在此期的影响可使某些系统和器官发生严重畸形，所以此期用药应特别慎重。这一阶段也称“敏感期”。

（三）第三阶段

即妊娠12周以后。在此阶段，胎儿对药物的敏感性降低，同时绝大多数系统和器官已经形成，只是以生长和功能的发育为主，但是仍有部分器官在发育，如小脑和大脑皮质及泌尿生殖系统在继续分化，所以在这一阶段仍有一些结构对药物敏感。因此一般来讲，在妊娠12周以后用药仅能影响生长发育过程，使全身发育迟缓（包括中枢神经系统的发育）。

四、孕产妇用药的基本原则

1. 任何药物均有不良反应，只是对用药者的影响程度不同。因此，包括孕产妇在内，任何用药都必须有明确指征和适应证。既不能滥用，也不能有病不用，更不能自选、自用药物，一定要在医生的指导下使用已证明对胚胎与胎儿无害的药物。

2. 有受孕可能的妇女用药时，需注意月经是否过期；任何一位医生在对育龄妇女诊治时，都应询问末次月经及受孕情况。

3. 妊娠后必须用药时，若病情许可，最好推迟到妊娠10周后（受精8周后）。

4. 妊娠期用药，西药可参考国内外专业机构，如世界卫生组织、美国食品药品管理局（Food and Drug Administration，FDA）等的建议选用；中药则根据最新版的《中华人民共和国药典》来确认孕妇用药事宜；中成药主要靠药品说明书的建议选用。原则是选用对胎儿影响最小的药物。

FDA拟定的药物在妊娠期的分类系统目前应用最多，我国目前还没有形成自己的药物妊娠期应用分类系统，中华医学会等2015年发布的《抗菌药物临床应用指导原则》中的“美国食品药品管理局（FDA）按照药物在妊娠期应用时的危险性分为A、B、C、D及X类”，可供药物选用时参考（表9-8-1）。

表9-8-1 美国食品药品管理局（FDA）药物在妊娠期应用分类系统

分类	具体描述	妊娠期选用建议
A类	良好的对照研究未证实对胎儿有害	安全，可选用
B类	动物实验证明对动物胚胎无害，但缺乏人类良好的对照研究资料；或动物实验证实对动物胚胎有害，而良好的人类对照研究未能证实对人类胚胎有害	有明确指征时慎用
C类	动物实验证实对动物胚胎有害，但缺乏人类对照研究资料；或在人类和动物研究中均缺乏相关研究资料	在确有应用指征时，充分权衡利弊决定是否选用
D类	已经证实对人类胚胎有害，但孕妇接受这类药物治疗所获益处超过其危害	避免应用，但在确有应用指征且患者受益大于可能的风险时，在严密观察下慎用
X类	动物实验和良好的人类对照研究均证实可导致胎儿畸形，孕妇使用此类药物后的有害风险明显超过其所获益处，因此孕妇或准备受孕的妇女禁止使用此类药物	禁用

5. 用药必须注意孕周，严格掌握剂量、持续时间。坚持合理用药，病情得到控制后及时停药。

6. 当两种以上的药物有相同或相似的疗效时，应选用对胎儿危害较小的药物，或选择已用于临床多年，并对其是否对胚胎或胎儿有不良影响已有临床资料证实的药物；少用或不用新上市的，虽然有动物实验资料但缺乏临床资料的药物。

7. 已肯定有致畸性的药物禁止使用，但若孕妇病情危重，则应慎重权衡利弊后考虑使用，但使用过程中必须随时调整剂量或及时停药。

8. 母亲使用对婴儿有影响的药物时，应暂停哺乳。

【分析】

乙酰螺旋霉素对弓形虫有抑制作用，属于螺旋霉素的乙酰化衍生物。根据美国妇产科医生学会的妇产科临床应用指南及FDA推荐，孕期诊断为弓形虫感染后首选螺旋霉素治疗。尽管螺旋霉素可通过胎盘到达胎儿体内，且在胎盘中的浓度是母体血清中的2～4倍，但其可降低60%的垂直传播，减少弓形虫感染后导致的流产、死胎、胎儿畸形和神经系统损伤的风险。另外目前还未出现该药引起胎儿不良结局的报道。

五、药物的剂量

药物效应与剂量有很大的关系，小剂量的药物可能只造成暂时的机体损害，而大剂量的药物则会造成胚胎死亡或永久的机体损害。药物的剂量实际上包括单次剂量和用药时间的长短。用药时间过长和重复使用都会加重对胚胎和胎儿的损害。药物的量除了取决于服用量外，还取决于通过胎盘的量。

六、妊娠期用药咨询

具体的药物选择应根据实际情况决定，但一般用药咨询时应遵循以下步骤。

1. 确定孕周，根据末次月经时间，并结合超声检查确定。

2. 用药时间，是妊娠前还是妊娠期；是妊娠早期还是妊娠中后期；是“全或无”期，还是敏感期。一般妊娠前或“全或无”期致畸概率小。

3. 确定使用药物的FDA分类，是咨询的主要依据。

4. 根据用药时间、药物的FDA分类、用药量评估药物对妊娠和胚胎的影响。

【分析】

该孕妇可放心安全地使用乙酰螺旋霉素治疗，嘱咐其连用2周后，停药2周再重复1疗程，直至弓形虫检查指标显示阴性。此外，根据该孕妇的饮食习惯，需要进行饮食宣教，告知其妊娠和哺乳期间不可食用生食，需煮熟后方可进食。

七、哺乳期用药

（一）哺乳期的药物代谢特点

1. 存在于母体血液中的药物几乎都可进入母乳。

2. 母乳中的药物含量很少超过母体用药剂量的1% ~ 2%。

3. 母乳中的药物并非全部都被新生儿吸收。

（二）哺乳期用药原则

1. 具有明确的用药指征。

2. 选择对新生儿影响小和进入乳汁少的药物。

3. 乳母用药时间选择在哺乳刚结束后（与下次哺乳间隔最好超过4小时）。

4. 必须选用对新生儿有危险的药物时，应停止哺乳。

八、孕产期疾病治疗的药物选择

1. 孕产期疾病治疗的西药根据表9-8-1建议选用，常用西药的FDA分类见表9-8-2。

2. 中药在妊娠期的应用较为复杂，除药物本身外，不同药物组成的组方及不同的妊娠期病理情况下的用药亦不相同，必须根据中医理论确定。中药在妊娠期的使用分类如下。

（1）禁用：绝对不允许使用。

表9-8-2 常用药物的美国食品药品管理局（FDA）分类

种类	分类	常用药物	备注
抗生素	B类	青霉素类、头孢菌素类、青霉素类β内酰胺酶抑制剂、氨曲南、美罗培南、厄他培南、红霉素、阿奇霉素、克林霉素、大观霉素、莫匹罗星、磷霉素、两性霉素B、特比萘芬、利福布汀、乙胺丁醇、甲硝唑、呋喃妥因、林可霉素、制霉菌素、克霉唑、利托那韦、沙奎那韦、泛昔洛韦、伐昔洛韦、吡喹酮	头孢类的拉氧头孢为C类
	C类	氟喹诺酮类、亚胺培南/西司他丁、万古霉素、庆大霉素、新霉素、氯霉素、克拉霉素、呋喃唑酮、替硝唑、阿苯达唑、噻嘧啶、左旋咪唑、氟康唑、伊曲康唑、酮康唑、氟胞嘧啶、咪康唑、布康唑、克拉霉素、复方磺胺甲噁唑、巴龙霉素、多黏菌素、利奈唑胺、氯喹、羟氯喹、螺旋霉素、乙胺嘧啶、利福平、异烟肼、吡嗪酰胺、阿昔洛韦、更昔洛韦、奥司他韦、扎那米韦、阿糖胞苷、拉米夫定、齐多夫定、干扰素	
	D类	链霉素、卡那霉素、阿米卡星、妥布霉素、奎宁、多西环素、米诺环素、四环素	
	X类	乙硫异烟胺、利巴韦林	
降压药	B类	甲基多巴、硝酸甘油、前列环素、单硝酸异山梨酯	血管紧张素受体阻滞剂和血管转化酶抑制剂在妊娠中晚期为D类
	C类	钙通道阻滞剂、血管紧张素受体阻滞剂、血管转化酶抑制剂、可乐定、肼屈嗪、酚妥拉明、拉贝洛尔、硝酸异山梨酯、硝普钠、普萘洛尔、哌唑嗪、利血平	
解热镇痛药	B类	对乙酰氨基酚、非那西丁	妊娠晚期为D类
	C类	安替比林、非甾体抗炎药	
降脂药	B类	考来替泊、奥利司他	
	C类	考来烯胺、氯贝丁酯、吉非贝齐、非诺贝特	
	X类	他汀类	
中枢镇痛药	B类	哌替啶、美沙酮	长期大量应用为D类
	C类	芬太尼、吗啡、可待因、右丙氧芬	
强心药	C类	腺苷、氨力农、洋地黄、毛花苷C	

续表

种类	分类	常用药物	备注
麻醉药	B类	利多卡因、罗哌卡因、氯胺酮、异氟烷、地氟烷、丙泊酚	
	C类	丁哌卡因、氧化亚氮、氟烷	
肌松剂	C类	罗库溴铵、泮库铵、琥珀胆碱、维库铵、阿曲库铵	
维生素	A类	维生素B_1、B_2、B_6、K_1、K_3，叶酸	
	C类	维生素B_{12}、C、D、E，β-胡萝卜素	
	X类	维生素A	
抗过敏药	A类	多西拉敏	
	B类	氯雷他定、赛庚啶、苯海拉明、氟雷他定	
	C类	阿司咪唑	
抗癫痫药	C类	乙琥胺、加巴喷丁、拉莫三嗪、托吡酯	
	D类	卡马西平、苯妥英钠、丙戊酸、扑米酮	
抗抑郁药	B类	舍曲林	
	C类	氟西汀、帕罗西汀、阿米替林、多塞平、普罗替林、艾司西酞普兰	
抗精神病药	C类	氯丙嗪、奋乃静、三氟拉嗪、氟哌啶醇、洛沙平、奥氮平、利培酮、舒必利	
抗焦虑和镇静药	C类	水合氯醛	
	D类	阿普唑仑、氯氮（利眠宁）、地西泮、苯巴比妥	
	X类	氟西泮、艾司唑仑	
抗凝血药	C类	肝素、鱼精蛋白	
	X类	香豆素衍生物（华法林、双香豆素）、茴茚二酮、苯茚二酮	
抗纤溶药	B类	氨甲环酸、氨甲苯酸、抑肽酶	
	C类	氨基己酸	
利尿药	C类	氢氯噻嗪、呋塞米、螺内酯、氨苯蝶啶、甘露醇	
治疗消化性溃疡的药物	B类	硫糖铝、H_2受体拮抗剂、兰索拉唑、泮托拉唑、美沙拉秦、奥沙拉秦、巴柳氮、熊脱氧胆酸	
	C类	奥美拉唑	
性激素	B类	孕酮	
	X类	口服避孕药、左炔诺孕酮、炔诺酮、甲羟孕酮、炔雌醇、雌二醇、己烯雌酚、米非司酮、非那雄胺、达那唑	

续表

种类	分类	常用药物	备注
肾上腺皮质激素类药	C类	泼尼松、泼尼松龙、甲泼尼龙、地塞米松、倍他米松、氢化可的松	除甲泼尼龙外，其他药物妊娠早期使用为D类
降糖药	B类	阿卡波糖、格列本脲、二甲双胍	
	C类	甲苯磺丁脲、格列吡嗪、格列齐特、吡格列酮、曲格列酮、罗格列酮	
甲状腺疾病治疗药物	A类	碘塞罗宁、左甲状腺素、甲状腺干粉	
	C类	促甲状腺激素、降钙素	
	D类	丙硫氧嘧啶、甲巯咪唑、卡比马唑	
抗肿瘤药	D类	环磷酰胺、异环磷酰胺、塞替派、白消安、氟尿嘧啶、博来霉素、放线菌素D、多柔比星、表柔比星、米托蒽醌、长春新碱、长春瑞滨、顺铂、卡铂、依托泊苷、紫杉醇、多西紫杉醇、托泊替康	
	X类	甲氨蝶呤	

（2）忌用：相当于西药在FDA分类中的D类药物，除目前疾病治疗缺乏替代药物而非用不可外，一般情况下不要使用。

（3）慎用：药物毒性较小，药性温和，但使用仍有可能对孕妇和胎儿有不良影响，需谨慎选用。

（4）不宜使用：辨证使用，切忌过量，病愈即止。常用中药的妊娠期用药宜忌见表9-8-3。

表9-8-3　中药的妊娠期使用选择

资料来源	分类	药物
《中华人民共和国药典》（2020年版）	禁用（28种）	川乌、草乌、制草乌、土鳖虫、千金子霜、水蛭、全蝎、两头尖、阿魏、莪术、商陆、蜈蚣、麝香、千金子、马钱子、马钱子粉、牵牛子、甘遂、芫花、京大戟、三棱、巴豆、巴豆霜、罂粟壳、斑蝥、轻粉、朱砂、红粉
	忌用（1种）	天山雪莲

续表

资料来源	分类	药物
	慎用（50种）	红花、三七、苏木、桃仁、虎杖、蒲黄、益母草、牡丹皮、西红花、片姜黄、王不留行、桂枝、草乌叶、附子、白附子、制川乌、制天南星、川牛膝、芦荟、芒硝、番泻叶、郁李仁、卷柏、硫黄、漏芦、禹州漏芦、牛膝、通草、瞿麦、薏苡仁、天花粉、天南星、玄明粉、禹余粮、赭石、枳壳、枳实、黄蜀葵花、飞扬草、急性子、金铁锁、小驳骨、木鳖子、皂矾、蟾酥、牛黄、体外培育牛黄、冰片（合成龙脑）、天然冰片（右旋龙脑）、艾片（左旋龙脑）

3. 哺乳期药物选择见表9-8-4。

表9-8-4 哺乳期药物选择

适用	可能适用	暂停哺乳	禁用
抗生素 ●阿米卡星、青霉素类、头孢菌素类、红霉素类、氨曲南、林可霉素、氯喹、克林霉素、克霉唑、酮康唑、氟康唑、制霉菌素、庆大霉素、利福平、链霉素、舒巴坦、四环素类、妥布霉素、阿昔洛韦、伐昔洛韦	抗生素 ●螺旋霉素、阿奇霉素、异烟肼、乙胺丁醇、吡嗪酰胺、对氨基水杨酸、乙胺嘧啶、两性霉素B、卷曲霉素、氟喹诺酮类、克拉霉素、克拉维酸钾、磷霉素、亚胺培南、西司他丁、甲苯达唑、美罗培南、咪康唑、万古霉素、扎那米韦	抗生素 ●氯霉素、泛昔洛韦、氟胞嘧啶、呋喃唑酮、更昔洛韦、灰黄霉素、伊曲康唑、甲硝唑	●降脂药、溴隐亭、抗癌药、茚满二酮、达那唑、二巯丙醇、依地酸钙钠、雌激素类、海洛因、拉米夫定、米非司酮、利托那韦、沙奎那韦、司坦夫定、他莫昔芬、雄激类、齐多夫定、^{131}I

续表

适用	可能适用	暂停哺乳	禁用
激素 ●红细胞生成素、胰岛素、左甲状腺素、甲羟孕酮、孕酮、抗甲状腺药	血管活性药物 ●沙丁胺醇、氨氯地平、亚硝酸异戊酯、钙通道阻滞剂、间羟胺、多巴胺、依酚氯铵、血管紧张素受体阻滞剂、肼屈嗪、硝酸甘油、硝酸异山梨酯、拉贝洛尔、利托君、维拉帕米贝洛尔、利托君、维拉帕米	神经系统用药 ●氯丙嗪、阿米替林、地西泮、氟西汀、银杏、帕罗西汀、苯巴比妥、氟哌啶醇、拉莫三嗪、丙戊酸、溴化物	
抗炎药 ●对乙酰氨基酚、布洛芬、非那西丁	内分泌治疗药物 ●肾上腺糖皮质激素类、磺胺类降糖药、噻唑烷二酮类降糖药、炔诺酮、奥曲肽、螺内酯	血管活性药物 ●倍他洛尔、阿替洛尔、麻黄碱、肾上腺素、硝普钠、去甲肾上腺素、酚妥拉明	
维生素 ●β胡萝卜素、维生素D、叶酸	抗过敏药物 ●阿司咪唑、氯雷他定、异丙嗪，凝血药物和抗凝血药物，如抗凝血酶Ⅲ、抑肽酶、链激酶、氨甲环酸、尿激酶、鱼精蛋白	其他 阿司匹林、硫唑嘌呤、氨基己酸、环孢素、乙醇、人参、米索前列醇、奥美拉唑、碘解磷定、丙磺舒、托特罗定	

续表

适用	可能适用	暂停哺乳	禁用
其他 ●乙酰唑胺、咖啡因、血管紧张素转化酶抑制剂、卡马西平、水合氯醛、H_2受体拮抗剂、双香豆素、华法林、洋地黄类、大蒜、生姜、肝素、硫酸镁、二甲双胍、麦角新碱、氧化亚氮、苯妥英钠、糖精、茶碱、疫苗	其他 ●乙琥胺、阿苯达唑、阿曲库铵、阿托品、颠茄、可待因、色甘酸钠、泛影葡胺、苯海拉明、多潘立酮、呋塞米、氟烷、羟氯喹、莨菪碱、乙型肝炎肝免疫球蛋白、静脉注射免疫球蛋白、狂犬病免疫球蛋白、吲哚美辛、干扰素类、氯胺酮、左旋多巴、利多卡因、甘露醇、吗啡、纳洛酮、新斯的明、昂丹司琼、复方樟脑酊、毛果芸香碱、奎尼丁、奎宁、罗库溴铵、熊脱氧胆酸		

4. 用药后妊娠或妊娠期药物使用后的咨询建议　用药后意外妊娠或妊娠期使用药物后的医疗咨询是全科医生和专科医生经常面临的问题。

（1）咨询建议应准确完整收集下列证据后，根据“非指令性”的医疗咨询建议原则给咨询者提供建议：①用药情况，包括药物名称、剂量、始用时间、停用时间；②用药原因，包括疾病诊断、患病日期、病情程度；③月经史，包括月经周期、末次月经时间；④超声检查，包括宫内孕囊大小或胎儿顶臀长。

（2）收集这些数据后，咨询者应进行下列准备

1）估计孕龄：综合参考月经周期和停经天数、孕囊最大径线、胎儿顶臀长来估计孕龄。公式如下：

$$妊娠天数=停经天数+28-月经周期天数$$

$$妊娠天数=7\times(孕囊最大径线+4)$$

$$妊娠天数=30\times(顶臀长\div 0.8)^2$$

2）掌握或查阅疾病对孕妇、妊娠过程和胎儿的影响。

3）确认药物半衰期及FDA分类。

（3）妊娠取舍由夫妇双方权衡后作出决定，咨询者给出的咨询建议如下。

1）不建议放弃本次妊娠：估计在妊娠28日内使用的短效药物，使用FDA分类中的A、B、C类西药或慎用中药及中成药。

2）建议放弃本次妊娠：①患有已经导致心、肝、肺、肾衰竭性疾病或严重的血液病、免疫性疾病、内分泌疾病及恶性肿瘤；②患有遗传度很高而目前又无法进行产前诊断的遗传性疾病；③估计在妊娠28日后使用了FDA分类中的X类西药、禁用中药或中成药，或妊娠28日内使用但作用延至28日后。

3）估计在妊娠28日后使用了FDA分类中的D类西药、忌用或不宜使用的中药或中成药，或妊娠28日内使用但作用延至28日后者，必须根据孕妇所患疾病能否治愈或有无其他替代治疗方法来决定。若有，建议放弃本次妊娠；若没有，则不建议放弃本次妊娠。

4）对于建议继续妊娠的孕妇，应在规定妊娠期间进行产前筛查及产前诊断。

（戴红蕾）

第十章　老年人常见健康问题

老年人常见
健康问题

第一节　老年人健康状况评估

【案例】

患者，女，85岁，退休会计。既往有高血压病史30余年，长期口服降压药物，患有骨质疏松20余年，长期口服“骨化三醇”，近5年经常存在腰背部酸痛，几乎不出家门。近2年渐出现记忆力减退，无法完成洗衣、做饭等家务活动，近1年跌倒2次，洗澡需要家人帮助，双眼视力减退，平时以收听广播为主。无吸烟、饮酒嗜好。老伴因病于3年前去世。有一子一女，均已退休，目前与儿子、儿媳共住楼梯房3楼，儿子半年前患结肠癌，已手术，现化疗中，儿媳患有糖尿病；女儿2年前因车祸导致左侧髋部骨折，手术后存在行走不便；有孙子、孙女各一人，均在公司上班，平时工作忙碌，照顾患者存在一定困难。

老年人在衰老的基础上常有多种慢性疾病、老年问题（geriatric problem）、不同程度的功能障碍和接受多种药物治疗，还有复杂的心理、社会问题。生理、心理和社会因素三者息息相关，共同影响老年人的健康状态。传统的医学评估（病史、体格检查及辅助检查）仅局限于疾病评估，不能反映功能、心理及社会方面的问题。

老年人健康状况评估是基于老年综合评估（comprehensive geriatric assessment，CGA），采用多学科方法来评估老年人的躯体健康、功能状态、心理健康和社会环境状况，并以此制订和启动以保护老年人健康及功能状态为目的的治疗计划，最大限度地提高老年人的功能水平和生活质量。

一、功能评估

功能是指完成日常生活活动（activity of daily living，ADL）的能力，主要包括日常生活能力、移动/平衡能力和理解/交流能力。功能评估是以提高老年人生活质量和幸福指数为目的，采用定性和定量的方法来评估老年人执行日常生活活动、社交、娱乐和职业等能力。通过评估可以明确老年人日常生活所具备的能力和存在的问题，以便制订防治目标和计划。

（一）日常生活能力

1. 基本日常生活活动（basic activity of daily living，BADL）　即维持老年人基本生活所需的自我照顾能力，包括沐浴、穿衣、梳理、下床、大小便和进食6项，可以用Katz指数、Barthel指数量表测定。通常最早丧失的功能为沐浴，最后丧失的是进食，恢复则反之。老年人沐浴功能缺失率最高，这一般是需要家人帮助的原因。通过评估可以明确

BADL的缺失，尽早进行补救，最大限度地保持老年人的自理能力。自理能力和社会支持程度是决定老年人在家居住还是去养老院的重要因素。老年人如果仅存在沐浴部分依赖，家人需要提供帮助；如果多项功能无法独立完成，则不能独居，需要雇佣护工或送养老院。

2. 工具性日常生活活动（instrumental activity of daily living，IADL） 即老年人在家独立生活能力，包括BADL未涉及的内容，包括打电话、购物、煮饭、家务、洗衣、使用交通工具、理财、服药8项，可以用Lawton量表测定。如果有IADL障碍，应该为老年人提供相应的生活服务，如送餐、代购物品等，尽可能维持老年人的独立生活能力。

3. 高级日常生活活动（advanced activity of daily living，AADL） 即老年人高级功能的活动，如参与社交、娱乐和职业等活动，是反映老年人整体健康状况的指标。AADL项目较多，因人而异，暂无相关量表测定。AADL受损比BADL、IADL出现早，一旦发生，则预示着更严重的功能降低，需要进一步做BADL和IADL的评估。

（二）移动/平衡能力

1. 筛查问题 “您在近1年内有无跌倒或撞到其他物体（墙壁、椅子等）？”回答“是”者需要做移动/平衡能力评估。

2. 初筛试验 Morse老年人跌倒风险评估量表专门用于预测跌倒可能性。由跌倒史、>1种疾病诊断、行走辅助、静脉治疗、步态、认知状态6个条目组成。总分125分，评分0 ~ 24分为低度跌倒风险；25 ~ 45分为中度跌倒风险；>45分为高度跌倒高风险。

3. 进一步检查

（1）起立行走计时试验（time up-and-go test，TUGT）：主要了解老年人的移动能力和步态，适用于能行走的老年人，如果行走不稳可以使用助步器测试。该试验的敏感性为88%，特异性为94%。不能完成试验者可见于髋、膝、踝关节病变及下肢或背部肌无力、小脑共济失调、帕金森病、脑卒中后遗症等。

（2）5次起坐试验（five-time sit-to-stand test，FTSST）：主要了解下肢肌力。阳性者表明下肢股四头肌无力，跌倒风险高，对预测将来发生功能障碍很有价值。

（3）改良龙贝格（Romberg）试验：主要了解平衡功能。

（4）Tinetti步态平衡量表：上述定性试验异常时，需要进一步用此量表评估。不仅可以预测有无行动障碍，而且能量化其严重程度，辨别出步态和平衡项目中最易受影响的部分，有利于制订治疗计划。

（三）理解/交流能力

1. 视力障碍 20% ~ 30%的75岁及以上的老年人存在视力障碍，屈光不正、白内障、黄斑变性、糖尿病视网膜病变和青光眼是导致老年人失明的最常见原因。视力障碍不仅会引起跌倒和车祸，而且会导致日常活动功能严重受损、生活质量降低。

（1）筛查问题：“您在看电视、看书时，会因视力不佳而受影响吗？”有影响者应做初筛检查。

（2）初筛试验：标准对数视力表检查。异常者需要做进一步检查。

（3）进一步检查：进行相关专科检查，明确病因，以便进行环境、药物和手术等干预，改善视力，提高生活质量。

2. 听力障碍　30%～50%的老年人有听力障碍，是老年人常见慢性病。与认知障碍和活动能力减退有关，还可产生家庭不和、脱离社会、丧失自尊心、抑郁等心理问题，会对生活质量产生深远的影响。

（1）筛查问题：在受试者侧面距耳朵15～30cm处轻声说一个数字，然后让受试者重复。对听不到而不能重复者需做初筛检查。

（2）初筛试验：简易老年听力障碍量表。

（3）进一步检查：如外耳道检查、听力测量仪、韦伯实验和林纳实验等，以确定是否需要配助听器、药物治疗和手术干预。

3. 认知能力　老年人因痴呆、谵妄、抑郁、语言障碍、注意力不集中、文化水平低下等原因，认知功能减退很常见。在65岁以上老年人中，痴呆患病率达6%，在80岁以上老年人中，痴呆患病率达30%。由于痴呆病程进展缓慢，研究表明，37%～80%痴呆未被临床诊断，而是用筛查工具能检测出的。

（1）筛查问题：痴呆的首发症状是近期记忆减退，先让受试者听3个不相关名词（如花草、篮球、图画），如1分钟后不能正确复述，需要做认知功能评估。此外还可以在复述3个名词基础上，增加定向力测试（询问“今天是周几，现在是几月、哪一年？”等），如出现≥3个错误，诊断痴呆的敏感性和特异性接近90%。

（2）初筛试验：①简明精神状态检查量表（mini-metal status examination，MMSE）广泛用于痴呆的筛查，主要检测定向力、注意力与计算力、记忆力、语言能力及视觉空间等；②痴呆简易认知评价（mini-cognitive assessment for dementia，Mini-Cog）近年来被证实为痴呆筛查的有效工具。让受试者先听3个不相关名词（如花草、篮球、图画）；再做画钟试验，主要检测组织能力和视觉空间能力，可以反映额叶、颞顶叶的功能。

（3）进一步检查：上述结果异常提示存在认知功能损害，但是不能诊断为痴呆，因为可能存在环境变化、应激因素等其他因素的影响，需要做进一步检查。初筛试验有认知功能障碍时，需要进一步了解发生时间、程度及对工作、生活的影响，可以做认知功能筛查量表（cognitive assessment screening instrument，CASI）。在评估痴呆原因时，除了相关实验室及神经影像学检查外，还需要做哈钦斯缺血量表（Hachiski ischemic score，HIS）评估血管性痴呆的可能性。了解痴呆严重程度可以用临床痴呆量表（clinical dementia rating，CDR）。

【分析】

患者为高龄老年人，几乎不出家门，不能完成工具性及高级日常生活活动，洗澡需要家人帮助，丧失基本生活能力中的沐浴功能；近2年记忆力减退，近1年内有跌倒2次，双眼视力减退，需要进一步行起立行走计时试验以了解移动能力和步态；至眼科就诊以明确视力减退原因；完成痴呆简易认知评价来筛查是否存在痴呆。

二、老年综合征评估

老年综合征是指多种因素作用于多系统受损的老年人而发生相同的一种症状（老年问题）或一组症状（老年综合征），并且不能确定发病部位，也无法用传统的疾病名称来概括，需要全方面地评估和对症治疗老年特有病态。常见老年综合征/老年问题包括跌倒、尿失禁、谵妄、痴呆、抑郁、失眠、慢性疼痛、营养不良、肌少症、衰弱、压疮、视力障碍、听力障碍、多重用药、受虐等。

老年综合征具有多种因素所致、起病隐匿、治疗困难和趋于致残等特征，是影响老年人日常生活最重要的疾病，也是老年人起病的一个早期信号，及时诊疗可以提高老年人生活质量和降低医疗成本。在人力和时间有限的情况下，为了有效发现老年人的健康问题，问诊时可以将老年综合征/老年问题以问题为导向的方式，融入传统病史询问和体格检查，以筛查出老年人的健康问题，再做详细的评估。Moore等学者建立了简易老年病学筛查评估表（表10-1-1）

表10-1-1 简易老年病学筛查评估表

问题	评估方式	异常	处理方式
视力	1. 询问“您从事日常活动（看电视、看书、开车）时，会因视力不佳而受影响吗？”	回答“是”	专科检查
	2. 视力量表检查（Snellen chart或jaeger card）	>20/40	
听力	1. 在患者侧方距耳朵15～30cm处轻声说话	听不到	耳垢积塞否，若清除后仍听不到需专科检查
	2. 听力测量仪设定在40dB，测定1 000Hz及2 000Hz时的听力	任一耳听不到其中的频率	
上肢功能	1. 双手举起放于头部后方	无法完成	进一步关节检查考虑康复
	2. 拿起笔		
下肢功能	要求患者执行下述动作并计时：从椅子起身，尽快往前走3m，再转身走回椅子，然后坐下	动作过程出现问题无法在15秒内完成，跌倒	平衡及步态评估考虑康复
尿失禁	1. 询问“在过去1年中，您是否有不自主漏尿而弄湿裤子？”	回答“是”	尿失禁评估
	2. 询问“不自主漏尿的总日数是否超过6日？”		
营养状态	1. 询问“过去半年间，您的体重是否减轻>5%？”	回答“是”	营养评估
	2. 测量体重、身高、计算体重指数（BMI）	BMI<18.5kg/m^2	

续表

问题	评估方式	异常	处理方式
记忆	请患者记住3个名词，1分钟后再询问	无法说出3个名词	简易智能量表
抑郁	询问“您是否经常觉得难过或忧郁？”	回答“是”	老年抑郁量表
活动功能	询问“您执行下述活动是否有困难？如费力活动（快走、骑脚踏车）、粗重的家务（擦窗或地板）、购物、洗澡或穿衣”	回答“是”	功能性评估 康复评估 环境评估

【分析】

患者起立行走计时试验为阳性，并观察到存在抬脚高度降低、步幅缩小，考虑与长期骨质疏松导致髋、膝关节病变有关；眼科就诊后明确视力减退的原因为白内障；经痴呆简易认知评价为阳性，存在痴呆可能，需要进一步评估、检查。

三、社会评估

老年人往往不仅有多种慢性疾病和老年综合征，接受多种药物治疗，而且还常合并存在复杂的心理和社会问题。他们多数不清楚这些心理、社会问题，更很少主动向他人寻求帮助，因此医务人员应该努力提高对老年人社会问题的敏感性。详细、准确的评估可以更好地了解老年人的社会支持情况、社会文化情况、经济情况、照顾者负担及居家环境的安全性等，针对性予以干预支持和环境改造建议。

（一）社会支持

社会支持是指个体从社会支持网络获得的心理和物质上的支持性资源，可来源于家人、朋友、同事和健康从业人员等，包含2类：①客观的或实际的支持，包括物质上的直接援助、社会网络和团体关系的存在和参与；②主观的、感受到的个体在社会中被尊重、理解、支持的情感体验和满意程度。

良好的社会支持不仅可以对应激状态下的个体提供保护，增强个体对压力的适应和应对能力，而且对维持一般的良好情绪体验具有重要意义。对于无法独立生活的老年人，家人和朋友能否提供社会支持是决定居家养老，还是需要入住养老院的重要因素。即使是健康老年人，也需要了解老年人如果患病后由谁照顾，以便提早明确社会支持问题。但是有的老年人虽然可以获得支持，却拒绝他人的帮助，因此，对社会支持系统的评估需要把对支持的利用情况作为评估的第三维度。评估老年人社会支持系统可以采用社会支持评定量表（SSRS）。

（二）社会文化

应该了解老年人的文化背景、生活习惯、习俗、是否有宗教或其他信仰等。在任何情况下，老年人的文化、宗教信仰都要受到尊重。生前预嘱也是老年医疗护理的重要内容。一方面，老年人可能因为认知损害、急性疾病等原因不能对医疗作出表态，因此需要事先明确老年人对医疗的总目标和选择，并确定好代理人。另一方面，应当了解老年人对死亡的态度，面对危险时，是否愿意接受高级生命支持（如呼吸机、气管插管等）。有时需要进一步讨论延长生命、生活质量和生命支持的经济负担等问题，目的在于充分尊重老年人的知情权和自主权，帮助其在临终状态时减轻痛苦，有尊严的离开，并且能合理利用医疗资源。

（三）经济状况

决定老年人能否获得适宜医疗和生活照护的重要因素是其经济情况，该因素广泛地影响着老年人的物质和文化生活。医疗人员需要了解老年人的收入能否满足个人需求、是否需要他人支持。当前我国老年人的主要经济来源为退休金、国家补贴、家人供给、养老保险。可以询问如“您的经济来源有哪些？”“家庭有无经济困难？”等一些简单的问题进行了解。

（四）照顾者负担

高龄老年人与社会隔绝是较为普遍的，尤其在体弱多病时往往需要照顾者。如果忽视对照顾者的关心和照护，可能引起其生理、心理的变化或疾病，从而影响对被照顾老年人的照护，使老年人出现活动减少、病情康复延缓，甚至恶化。故而，医务人员应该对照顾者的能力、工作量、被接受程度、需求等进行评估，并且重视照顾者关注的重点问题，必要时可以应用照顾者负荷量表（caregiver burden inventory，CBI）进行评估。

（五）居家环境

老年人功能状态是由其自身能力和外在环境共同决定的。环境评估包括环境的安全性和资源的可利用性。对于衰弱和活动或平衡有障碍的老年人，需要重点评估居家环境的安全性。有研究提示：近一半的家中跌倒与居家环境存在危险因素有关，对于不能独自活动的老年人，居家安全是预防跌倒的关键和基本措施。老年人居家环境最重要的是无障碍设计，且要方便老年人使用。医务人员应该了解老年人居家环境设置的基本要求，必要时可以采用居家环境安全评估表，由老年人及家人填写，通过评估，开出居家环境改造处方。老年人居家环境安全评估要素见表10-1-2。

表10-1-2　老年人居家环境安全评估要素

项目	评估要素
一、整体	
光线	充足
温度	适宜
地面	平整、干燥、无障碍物
地毯	平整、不滑动
家具	放置稳固、固定有序，不阻碍通道，高度适中
床	高度在老年人膝盖以下，与其小腿长基本相等

续表

项目	评估要素
电线	安置远离火源、热源
取暖设备	设置妥善
空调	定时通风
电话	紧急电话号码放在易见、易取的地方
二、厨房	
地板	铺设防滑瓷砖，保持干燥，不油腻
燃气	“开”“关”的按钮标志醒目
三、浴室	
浴室门	门锁内外均可打开
地板	经常保持干燥，铺设防滑排水垫
便器	高低合适，设有扶手
浴盆	高度合适，盆底垫防滑胶毡
四、楼梯	
台阶	平整无破损，高度合适，台阶之间色彩差异明显
扶手	有扶手
五、出入口	
斜坡	有斜坡，倾斜角度在5°左右
围栏	两侧有设置>5cm的突起围栏
平台	斜坡里外有设置1.5cm×1.5cm的平台与其连接

（六）生活质量

生活质量是指不同文化和价值体系的个体对于他们的目标、期望、标准，以及关心的事情有关的生活状况的体验。生活质量是一个与个人躯体健康状况、心理状态、社会关系、个人信仰和所处环境等都有密切关系、内容复杂的概念，反映了个体客观的物质和精神生活状况的水平，也是现代医学衡量医疗护理措施有效性的重要指标。应从目前的慢性病治疗模式转向失能预防模式，强调改善功能、延缓病情恶化和失能、防止并发症，提高老年人独立生活能力。生活质量的评定按照评估目的和内容的不同，会采取不同的方法，包括访谈法、观察法、主观报告法、标准化量表评定法等。常用生活质量评估量表有简易健康调查量表（short form-36 health survey，SF-36）、诺丁汉健康量表、世界卫生组织生存质量测定表、生活满意度指数、老年幸福度量表等。

【分析】

经进一步了解，患者为初中文化水平，每月有固定退休金，但是居家环境中家具摆放较杂乱，其子女等照顾者自身存在疾病或工作繁忙的情况，对患者存在一定的照顾困难，结合功能和老年综合征评估情况，建议其去养老院。

（刘 梅）

第二节 老年人营养

【案例】

患者，男，76岁。因"近2周轻度体力活动后出现疲惫、乏力"到社区卫生服务中心就诊。患有高血压病10余年，长期规律服用降压药物缬沙坦80mg/d，血压控制在（130～140）/（70～80）mmHg；1年前明确诊断帕金森病，服用"美多巴"（多巴丝肼）0.25粒/次，3次/d；半年前体检发现胆固醇结晶，3个月前出现急性胆囊炎、胆囊结石，住院期间接受经内镜逆行胆胰管成像及胆囊微创切除治疗。目前三餐主食以大米为主，每餐进食约50g米饭，菜肴以素食为主。现身高170cm，体重65kg，腰围95cm，臀围102cm。每日吸烟8～10支，偶尔饮黄酒。

我国拥有全球最多和增速最快的老年人群，根据国家老龄办公布的数据显示，2019年末，我国60周岁及以上人口达到25 388万人，占总人口的18.1%，其中65周岁及以上人口17 603万人，占总人口的12.6%。预期到2050年，我国老年人群将达4.83亿，占全国人口的34.1%；80岁及以上的高龄老年人群也将达到1亿。

受生理机能减退或失能、易患病、病程长、病种复杂等多种因素影响，我国老年人群存在营养缺乏与营养过剩的双重问题。2015年《中国老年人营养与健康报告》指出：我国老年人群营养风险整体较高，48.4%老年人群营养状况不佳，而超重和肥胖率分别达到31.8%和11.4%。已成为实现"健康中国2030"、保障全体公民生命周期公平享有健康权的最大挑战。

一、老年人的营养需求

（一）能量代谢

老年人肌肉组织和机体细胞总数量减少，Na^+-K^+-ATP酶活性下降，线粒体膜通透性降低，导致基础代谢下降，而低代谢率可以起到延缓衰老的作用。但老年人由于葡萄糖代谢和脂肪代谢能力降低，导致维持体细胞群所需的能量增加，营养不良的老年人每增加1kg体重需要37 069.9 ~ 94 709.08kJ（8 856 ~ 22 626cal）。老年人的总热能摄入一般比年轻人下降20% ~ 30%。《老年患者家庭营养管理中国专家共识》推荐老年人每日的能量摄入为84 ~ 126kJ/kg（20 ~ 30kcal/kg）。

（二）碳水化合物的代谢

碳水化合物易消化吸收，是人体最重要的能源物质。老年人葡萄糖的代谢率和耐受性随着年龄的增长而下降，因此其摄入的碳水化合物应尽可能来自淀粉，同时减少蔗糖及其他双糖及单糖的摄取。谷类、薯类是膳食中碳水化合物的主要来源，另外还能提供蛋白质、膳食纤维、矿物质及B族维生素。老年人应因地制宜地选择粗粮、杂粮，做到粗细搭配。膳食纤维不仅能刺激肠道蠕动，改善便秘，还可以预防高血压、动脉粥样硬化、胆结石、糖尿病及结肠癌。老年人一般每日需要摄入20 ~ 35g膳食纤维。

（三）脂肪代谢

脂肪是重要的营养物质，除了为机体提供高效的能量外，还是必需脂肪酸的来源，并有携带脂溶性维生素的作用。老年人体内脂蛋白酶与核蛋白脂肪酶的水平及活性下降，使脂肪分解代谢和脂肪廓清能力降低，过量的脂肪供给，会使体内低密度脂蛋白及胆固醇水平升高，导致高脂血症和血管粥样硬化。脂肪供热占每日总能量供给的30% ~ 40%，即1.0 ~ 1.5g/（kg · d）便可以满足机体对能量和必需脂肪酸的需求。脂肪种类的选择原则为饱和脂肪酸（如猪油、羊油及奶油）少于脂肪总摄入量的1/3；应以多样的，富含不饱和脂肪酸的植物油为主。除脂肪外，脂类还包括类脂，主要有卵磷脂、神经磷脂、胆固醇和脂蛋白等。老年人每日胆固醇摄入量应 <300mg，对于血胆固醇 >5.2mmol/L者，每日胆固醇摄入量需 <200mg。

（四）蛋白质代谢

老年人胃肠道功能发生退行性改变，代谢受限，蛋白质的吸收、利用率明显下降，但是其对蛋白质的需要量与成人相同。

中国营养学《中国居民膳食营养素参考摄入量》（2013版）中建议无明显代谢性、消化性疾病的老年人蛋白质摄入量为男性75g/d，女性65g/d。因为老年人摄入的总能量降低，由蛋白质提供的能量可以占到总能量的12% ~ 18%；且由于老年人胃肠道吸收能力较差，摄入蛋白质应该有50%为生物利用率较高的动物和豆类蛋白质。由于老年人咀嚼功能减退，可多食如豆腐、豆浆等豆制品。

（五）维生素、矿物质和微量元素

老年人由于胃肠和肝肾功能逐渐减退、进食量减少和饮食习惯改变，会造成维生素的摄入量及利用不足，出现维生素缺乏。表10-2-1显示老年人维生素、矿物质和微量元素的代谢水平。

表10-2-1 老年人维生素、矿物质和微量元素水平的变化

水平状态	变化
水平升高	铜离子（血清）
水平正常	铁离子（肝脏、女性）
	铁蛋白（血清）
	维生素A（血清）
	胡萝卜素（血清）
	核黄素（血清）
	生物素（血清）
	泛酸盐（血清）
	锌离子（白细胞）
	铜离子（血管）
水平降低	锌离子（血清，毛发）
	钙离子（血清）
	硅（皮肤，主动脉）
	维生素E（血小板）
	25-羟维生素D（骨化二醇）（血清）
	铁离子（血清）
	维生素B_1（血清）
	硌（组织）
	砷（血清）
	维生素C（血浆、白细胞、组织）
	维生素B_6（血清）
	维生素B_{12}（血清）

维生素缺乏主要表现为厌食、疲劳及皮肤、口、头发发生变化。维生素分为脂溶性及水溶性，前者包括维生素A、D、E、K，后者包括B族维生素和维生素C；B族维生素包括维生素B_1、B_2、B_6、B_{12}及烟酸、泛酸、叶酸、生物素和胆碱。老年人维生素A的推荐量为男性800μg/d，女性700μg/d。50岁以上中老年人维生素D的推荐量为600～1 000IU/d；维生素B的推荐量：维生素B_1为1.3mg/d，维生素B_2为1.4mg/d，维生素B_6为1.5mg/d。

矿物质和维生素统称为微量营养素，碘、锌、硒、铜、钼、铬、钴、铁8种矿物质元素在体内含量很少，但有一定生理功能，必须从食物中摄取，为人体必需的微量元素。50岁以上中老年人铁的适宜量为15mg/d，锌为11.5mg/d，硒为50μg/d。

（六）影响老年人营养代谢的其他因素

老年人常并存多种疾病，常服用多种药物，这些药物对营养吸收存在一定影响（表10-2-2）。

表10-2-2 不同药物对营养吸收的影响

药物	受影响的营养物质
氢氧化镁	维生素B_{12}、叶酸、磷
H_2受体拮抗剂	维生素B_{12}
苯妥英钠	维生素D、维生素K、维生素B_6、叶酸
异烟肼	维生素B_6
抗癫痫药	叶酸、维生素D
秋水仙碱	维生素B_{12}
乙醇	维生素A、维生素B_1、维生素B_2、维生素B_6、维生素B_{12}、葡萄糖、氨基酸
甲氨蝶呤	叶酸、木糖
新霉素	维生素B_{12}、脂肪酸
氨基唾液酸	维生素B_{12}、维生素C、叶酸
柳氮磺吡啶	叶酸
洋地黄	锌
利尿剂	锌、维生素B_6
多巴类	维生素B_6
泻药	维生素A、维生素D、维生素E、维生素K、维生素B_2、维生素B_{12}

【分析】

根据患者身高、体重、腰围、臀围，计算得出其BMI为22.5kg/m^2，腰臀比为0.93，均在正常范围内，腰围95cm，说明脂肪聚集在腹部。有帕金森病史，长期服用“美多巴”，可能影响维生素B_6的吸收，主食以精细碳水化合物为主，菜肴以素食为主，缺少一定的膳食纤维及脂肪、蛋白质摄入。

二、老年人膳食指导与管理

（一）膳食营养指导与管理

1. 饮食多样化 可以利用食物营养素互补的作用，进食多种多样的食物，达到全面营养的目的。主食中包含一定量的粗杂粮，如全麦面、玉米、燕麦等；牛奶及其奶制品是钙最好的来源，每日饮用牛奶或食用奶制品有利于预防骨质疏松和骨折；大豆或豆制品不但蛋白质丰富，还可以抑制体内脂质过氧化，增加冠状动脉和脑血流量，预防和治疗心脑血管疾病和骨质疏松；禽肉和鱼类脂肪含量较低，且易于消化，适合老年人食用；新鲜蔬菜、水果是维生素C等几种维生素的重要来源，需要每日食用。

2. 良好的饮食习惯 饮食定时定量，宜清淡，少盐、少糖，选用蒸、炖、煮、焯的烹饪方式，为减少脂肪的摄入，需避免煎、炸；少食油腻的食物，减少食用含钠高的酱类、咸菜。必要时给予营养强化食品，以补充摄入不足。合理安排饮食，创造良好的饮食环境，避免单独进食，摒弃如吸烟、过量饮酒和咖啡、偏食等不良生活习惯。

（二）老年人膳食的搭配

1. 饭菜要香　饭菜搭配要合理，烹饪得法，使餐桌上食品色、香、味俱全，以提高老年人的食欲。

2. 质量要好　老年人应该多食用营养丰富的食品，如必需氨基酸含量丰富并且易于消化的优质蛋白如禽蛋及豆制品等，含丰富维生素的蔬菜、水果，以及含膳食纤维较多的食品。

3. 数量要少　老年人每餐进食的食量要少，不宜过饱，应以七八分饱为宜，尤其晚餐更要少吃，可以采取少食多餐的方法。

4. 菜肴要淡　老年人不食用过咸食品，食盐过多会引发高血压、心脑血管疾病，每日的食盐摄入量控制在6g以下。

5. 饭菜要烂　为便于老年人咀嚼与消化吸收，老年人进食的饭菜要尽量做得软一些，烂一些。

6. 饮食要温　老年人进食的食物温度应冷热适宜，特别注意不要食用过凉的食品，以免引发胃肠疾病。

三、社区老年人营养干预策略

老年人营养与健康状况对老年人和社会均有重大影响。合理的营养指导与干预，可以帮助老年人提高营养保健意识，改变饮食行为，从而改善老年人的营养与健康状况，提高其生活质量。目前，对老年人进行营养干预的方法主要有下列几种。

（一）社区综合营养教育

1. 日常膳食多样化，做到粗细粮搭配、荤素搭配、干稀搭配等多种搭配方式进食。

2. 选择质地细软、能量和营养素密度高的食物，适时合理补充营养。

3. 摄入充足蛋白，减少不必要的食物限制。

4. 积极、适量户外运动，延缓肌肉衰减。

5. 每年1～2次专业营养不良风险评估、预防营养缺乏。

（二）老年人膳食调整与改进

1. 每日食用2种以上谷类，摄入量在250～400g，不能淘洗次数过多，不要长期食用过于精细的大米。

2. 多食用颜色为红、黄、绿色的抗氧化新鲜蔬菜，每日摄入量300～400g，2种以上新鲜水果每日摄入量200～400g，每周食用50g以上菌类制品。

3. 选择低脂肪畜禽肉类，每日摄入量50～75g，新鲜鱼虾每日摄入量75～100g。

4. 新鲜奶制品每日摄入量300～500g，大豆及坚果每日摄入量30～50g。

5. 每日使用25g以下优质植物烹饪油，每日食盐摄入量在5g以内。

（三）营养补充与支持

1. 免费提供营养食品。

2. 送餐上门－被动式营养干预。

3. 住院老年人营养干预　住院老年人是营养问题最为严重群体，适当的营养支持，可以提高老年人的体质，加快疾病恢复，提高生命质量。

【分析】

患者饮食较单一，需要在饮食中加入燕麦等粗杂粮、牛奶、豆制品、禽类及鱼类；还应戒烟、戒酒。

四、老年人营养筛查与评定

美国肠外肠内营养学会（American Society for Parenteral and Enteral Nutrition，ASPEN）和中华医学会肠外肠内营养学分会（Chinese Society for Parenteral and Enteral Nutrition，CSPEN）的指南将营养诊疗过程分为以下关键步骤：筛查、评定、干预，对于老年人还需要监测。

1. 筛查　找到需要营养干预的患者。

2. 评定　使用综合营养评价工具评定老年人的营养状态并评定其疾病状态、器官功能（主要是胃肠、肝肾和心肺功能）和代谢能力（是否存在糖尿病、高脂血症等）。

3. 干预　根据老年人耐受情况选择肠外或肠内营养。

4. 监测　目的是验证营养干预手段是否有效，并观察各种并发症。可使用的方法包括人体物理测量指标、实验室检查、体成分测定、营养筛查及评价的综合工具等。

（一）人体物理测量

临床上简单实用，包括身高、体重、体重指数（BMI）、上臂围、上臂肌肉、三头肌皮褶厚度、小腿围、利手握力、4m步速或6秒行走距离等。需要按照标准化操作过程进行。老年人进行物理测量检查时应了解存在如脊柱缩短，导致身高降低等特殊性。

（二）实验室检查

1. 常用蛋白代谢指标　白蛋白、前白蛋白、转铁蛋白、视黄醇结合蛋白、血红蛋白（Hb）等。

2. 器官功能指标　丙氨酸转氨酶、胆红素、尿素、肌酐、肌酐清除率等。

3. 营养素代谢指标　血糖、甘油三酯、胆固醇、钾、钠、氯、钙等。

（三）人体组成测量

多采用生物电阻抗人体组分分析仪，测定项目包括细胞内液、细胞外液、总体水、体脂肪群、非脂肪群、体细胞群、肌肉群及蛋白群等。70～80岁健康男性的瘦体组织（lean body mass，LBM）较20岁时减少20%以上，体脂（body fat）含量可增加约30%，以腹部及臀部脂肪的增加较为显著。

（四）综合营养筛查工具

目前临床常用的筛查工具有：营养风险筛查2002（nutritional risk screening 2002，NRS 2002）、营养不良通用筛查工具（malnutrition universall screening tool，MUST）。

（五）综合营养评定工具

可应用的工具包括主观全面评定法（subjective global assessment，SGA）、微型营养评定（mini nutritional assessment，MNA）和微型营养评定简表（MNA-SF）等。MNA-SF是MNA的简表，检测营养不良的敏感性达96%，包含6个方面问题：饮食改变、体重改变、应激、神经精神因素、运动能力及BMI(或小腿肌围)。MNA-SF根据总评分情况，可量化诊断正常营养状态（12～14分)、发生营养不良的风险或可能性（8～11分)，以及营养不良（0～7分)。MNA-SF的简易性和可快速操作性增加了临床实践中的适用性，故在大型社区营养筛查中更为实用。

目前欧洲临床营养与代谢学会（European Society for Clinical Nutrition and Metabolism，ESPEN）及CSPEN均建议在养老机构、社区和家庭中使用MNA-SF作为首选营养筛查工具。根据ESPEN相关共识，结合我国社区临床营养实际，中国老年学学会老年营养与食品专业委员会专家组推荐收集以下信息进行营养评价：①临床病史；②饮食状况；③人体组成测量指标；④实验室检查；⑤社会活动。资料收集后由营养专业人员对老年人进行综合性营养评价。中国老年人群综合营养状况评价内容见表10-2-3。

表10-2-3　中国老年人群综合营养状况评价内容

类别	评价内容
临床病史	年龄/性别 基础疾病 可能影响营养状况的用药史及手术 代谢需求 肌肉脂肪丢失情况、是否有水肿或腹水、头发和皮肤是否完整、是否有外伤等
饮食情况	近期进食量的改变情况 消化系统情况 个体营养需要
人体测量	身高、体重、体重指数（BMI） 体重变化情况 腹围、臀围、小腿围 皮褶厚度、握力 体成分分析
实验室检查	血常规、肝肾功能检查 激素水平及炎症指标 代谢因子及产物
社会活动	心理、社会因素 社会经济因素 家庭环境 教育水平或学习能力

【分析】

患者近2周轻度体力活动后出现疲惫、乏力，需要进一步行血糖、血常规、肝肾功能、血脂等检查，依据综合营养评定工具来判定是否存在营养不良。

五、老年人营养支持策略

随着年龄的增长，老年人主要器官功能，尤其是储备功能也会下降，细胞功能减退，导致机体各系统、器官功能下降。合理的营养支持能改善老年人的营养状况，维护脏器、组织和免疫功能。老年人的营养支持实践，应遵循以下策略。

1. 遵循“先筛查再支持”的原则。
2. 坚持“肠内营养优先”的策略。
3. 倡导“联合营养支持”的方法。
4. 重视发挥药理营养素的治疗作用。
5. 密切监测，预防营养支持并发症。

（刘　梅）

第三节　老年人衰弱综合征

【案例】

患者，女，83岁。晨起上卫生间时不慎摔倒，被家人发现后送至社区卫生服务中心就诊。患者自诉只是简单的摔倒，但因为虚弱而站立不起来。患者有高血压病史20余年，代偿性充血性心力衰竭病史5年，3年前有左侧股骨颈骨折史，因为疲劳和害怕跌倒而不再参加户外活动，平日绝大部分时间在家里活动。

衰弱（frailty）是一种与年龄相关的、对环境因素易损性增加和维持自体稳态能力降低的一组临床综合征。可导致老年人出现生活质量下降与功能残疾，使其再就诊率和病死率增加。衰弱老年人经历外界较小刺激（如使用新药物、轻微感染、小手术）即可打破其内部稳定状态，并导致一系列临床负性事件的发生。老年人衰弱往往是一系列慢性疾病、一次急性事件或严重疾病的后果。与其他老年综合征，如失能、多病共存且交叉关联。衰弱涉及多系统病理、生理变化，包括神经肌肉、代谢及免疫系统等，会增加死亡、失能、谵妄和跌倒等风险，若有衰弱和多病共存则可以预测失能，失能可作为衰弱和多病共存的危险因素。

衰弱的发病率随着年龄的增加而增加，且女性高于男性，认知障碍、抑郁等慢性疾病也会影响衰弱的发生，医疗机构中老年人发病率高于社区老年人。

一、衰弱的临床识别与评估

（一）如何在临床实践中识别衰弱

到目前为止，尚无规范的诊断标准来识别仍处于易损性增加的状态、潜在的衰弱及已有临床表现的衰弱。在临床实践中，如果老年人新近发生跌倒、尿失禁、直立性低血压、不明原因体重下降、抑郁、睡眠差、日常活动力下降等，应高度怀疑合并衰弱。衰弱的临床表现常是非特异性的，可以体现在以下各个系统。

1. 肌肉系统　肌肉失用性萎缩、异位骨化、骨折、肌肉挛缩、活动度减少等。

2. 心血管系统　可以表现为心率加快、直立性低血压、急性冠状动脉事件等。

3. 呼吸系统　体现在肺活量减少、咳痰无力、吸入性肺炎等。

4. 消化系统　表现为食欲缺乏、便秘、胃食管反流等。

5. 泌尿系统　可表现为尿失禁、尿潴留等。

6. 内分泌代谢　体现在肾上腺功能低下、电解质紊乱等。

（二）衰弱的评估

鉴于衰弱的普遍性和不良预后，《老年患者衰弱评估与干预中国专家共识》推荐对所有70岁及以上人群或非刻意节食情况下出现体重下降（≥5%）的人群进行衰弱的筛查和评估。目前已经存在的衰弱评估工具包括衰弱表型定义（fried frailty phenotype，FFP）、衰弱指数（frailty index，FI）、蒂尔堡衰弱指标（Tilburg frailty indicator，TFI）、格罗宁根衰弱指标（Groningen frailty indicator，GFI）、衰弱量表（FRAIL）、衰弱综合评估工具（comprehensive frailty assessment instrument，CFAI）等，其中FFP和FI为经典方法，TFI、GFI、FRAIL及CFAI为衍生量表，此外还有简单测量方法（包括起立行走试验、步速、握力）及埃德蒙顿衰弱量表（Edmonton frailty scale，EFS）等其他评估工具。以下主要介绍经典方法及衍生测量表。

1. 衰弱表型定义（FFP）　定义了衰弱表型的标准，即以下5个条目中具备≥3个：体质量下降、步速减慢、握力下降、体力活动下降、疲乏。2017年我国《老年患者衰弱评估与干预中国专家共识》推荐了FFP标准，其对于跌倒、日常生活活动能力下降、住院和死亡都有独立预测价值。但是FFP仅为生理层面的评估，未纳入社会、心理、环境等因素，其评估角度不够全面，且步速、握力、体力活动的评估耗时较长、需要专业工具，在开展大范围社区筛查上存在一定难度。

2. 衰弱指数（FI）　是Mitnitski开发的一种累积缺陷模型，指个体不健康测量指标占所有测量指标的比例。选取的变量包括躯体功能、心理及社会等多维度健康变量，变量的数量无统一标准，实际应用中，通常为30～70个条目。一般认为，FI≥0.25即提示该老年人存在衰弱。FI评估维度比FFP广，适用于流行病学研究中的人群整体健康状况评估和预期寿命计算。该方法在社区衰弱筛查中，因采集项目烦琐、耗时，临床上尚未普遍使用。

3. 蒂尔堡衰弱指标（TFI）　是基于整合式模型开发、面向社区老年人的衰弱自评量表，包括A、B两部分：A部分10个条目，不参与计分；B部分15个条目，包括躯体、心理、社会3个维度，得分范围0～15分，≥5分为衰弱，得分越高衰弱程度越重。TFI是一个简便、综合的自评量表，更符合生物-心理-社会医学模式的转变，可用于衰弱筛查。

4. 格罗宁根衰弱指标（GFI） 由4个维度的15个自评条目组成，分别为躯体维度、认知维度、社会维度、心理维度。得分范围0～15分，≥4分为衰弱，得分越高衰弱程度越重。该方法简单的自评方式适用于社区衰弱筛查。

5. 衰弱量表（FRAIL） 由国际营养协会专家在FFP和FI基础上提出，包括疲劳、耐力下降、行走受限、多病共存、体质量减轻5个条目，符合≥3项为衰弱。FRAIL简单易操作，预测效度强，适合全科医生进行快速衰弱筛查及临床评估。

6. 衰弱综合评估工具（CFAI） 由身体、心理、社会、环境4个维度构成（其中心理维度分为心情、情感，社会维度分为社会关系、社会支持），共23个条目，总分20～97分，得分越高提示越衰弱。这是一个简短的自我报告筛查工具，可供卫生专业人员、老年人或其照护者使用。

目前衰弱的评估方法尚无“金标准”，老年人衰弱常用评估方法的特点及比较见表10-3-1。

表10-3-1 老年人衰弱评估方法的特点及比较

量表	维度/个	条目/个	测量方式	特点	应用建议
衰弱表型定义（FFP）	—	5	非自评	应用最广泛，但仅有生理维度，且评估耗时较长	筛查
衰弱指数（FI）	—	30～70	非自评	评估维度广，但烦琐耗时，适用于流行病学研究	流行病学研究
蒂尔堡衰弱指标（TFI）	3	15	自评	简便、更符合生物-心理-社会医学模式	筛查
格罗宁根衰弱指标（GFI）	4	15	自评	简便	筛查
衰弱量表（FRAIL）	—	5	非自评	简便，预测效度强	筛查
衰弱综合评估工具（CFAI）	4	23	自评	首次将环境因素纳入衰弱评估的整合式模式	筛查
起立行走试验	—	—	非自评	简便，准确性尚需进一步验证	筛查
步速	—	—	非自评	简便，准确性尚需进一步验证	筛查

续表

量表	维度 / 个	条目 / 个	测量方式	特点	应用建议
握力	—	—	非自评	简便，准确性尚需进一步验证	筛查
埃德蒙顿衰弱量表（EFS）	9	11	非自评	简便，不需要具备老年医学的专业知识即可使用	综合评估

【分析】

社区医生在随后进一步问诊中发现患者1年内体重下降4kg，体格检查发现其肌力明显下降，查肝肾功能、血常规、电解质、心肌标志物及胸部X线未见明显异常。社区医生根据衰弱量表（FRAIL）对患者进行衰弱评估，明确其存在疲劳、耐力下降、多病共存、体重减轻4项，诊断为衰弱。

二、衰弱筛查的临床意义

衰弱的筛查一方面可以为临床提供一个标准、实用的方法来识别相关预后，包括高风险老年人的失能和死亡，另一方面，也有助于识别急性疾病和伤害后出现并发症的高风险老年人患者，最后也为治疗决策的制订和晚期衰弱老年患者临终关怀提供一定的参考价值。

不同于各专科疾病的分期标准，老年人临床衰弱评估量表分级能够更好地预测患者预后（表10-3-2）。例如：判断是否衰弱将有助于预测肺部感染老年人的病死率，并提示住院治疗后可能出现的并发症（如谵妄等）；能预测手术后负性事件的发生；有助于专科医生进行针对性预防护理，以实现优化资源利用、减少患者护理费用。

表10-3-2 临床衰弱评估分级

分级编号	衰弱等级	具体表现
1	非常健康	身体强壮、积极活跃、精力充沛、充满活力、定期进行体育锻炼，处于所在年龄段最健康的状态
2	健康	无明显的疾病症状，但不如等级1健康，经常进行体育锻炼，偶尔非常活跃
3	维持健康	存在可控制的健康缺陷，除常规行走外，无定期的体育锻炼
4	脆弱易损伤	日常生活不需要他人帮助，但身体的某些症状会限制日常活动，常见的主诉为白天“行动缓慢”和感觉疲乏

续表

分级编号	衰弱等级	具体表现
5	轻度衰弱	明显的动作缓慢，工具性日常生活活动需要帮助（如去银行、乘公交车等），独自在外购物、行走、备餐及干家务活的能力进行性削弱
6	中度衰弱	所有的室外活动均需要帮助，在室内上下楼梯、洗澡需要帮助，可能穿衣服也会需要（一定限度的）辅助
7	严重衰弱	个人生活完全不能自理，但身体状态稳定，一段时间内（<6个月）不会有死亡的危险
8	非常严重的衰弱	生活完全不能自理，接近生命终点，已不能从任何疾病中恢复
9	终末期	接近生命终点，生存期<6个月的垂危患者

【分析】

社区医生对患者临床衰弱情况进行评估，目前患者日常生活不需要他人帮助，但因为3年前有左侧股骨颈骨折史，感到疲劳，绝大部分时间在家里活动，不参加户外活动。评估衰弱等级为脆弱易损伤（4级）。极有可能因为很小的应激事件，如轻微感染、小手术等带来超乎预期的严重后果。

三、衰弱的发病机制及生物标志物

衰弱是一种全身性改变，为多系统的功能减退，各脏器生理储备功能及应激适应能力的下降。衰弱的发病机制目前并不十分明确，多数研究者认为衰弱是由多因素导致的，其中慢性炎症引起的炎性衰老在衰弱中发挥重要作用。慢性炎症能通过对肌肉骨骼系统、内分泌系统、心血管及血液系统病理生理的直接和间接影响，导致衰弱发生。引起慢性炎症的潜在危险因素包括遗传/表观遗传因素、代谢因素、环境和生活方式应激、急慢性疾病等。

（一）慢性炎症与炎性衰弱

衰老进程中的一个主要特征是促炎症反应慢性进行性升高，称为“炎性衰老”。这是一种低度、无症状、系统性、慢性的炎症状态，是在多种因素的作用下，如持续的或低强度的刺激（巨细胞病毒等长期慢性感染）、靶组织处于长期或过度反应，使得炎症无法从抗感染、组织损伤模式下转变为平衡稳定的状态，导致炎症反应持续存在的情况。这一病理过程中，促炎性细胞因子等作为分子介质通过氧化应激、细胞周期阻滞、细胞凋亡等途径诱导细胞衰老，进而引起局部组织及多个系统、器官的损伤，例如：中枢系统的炎性反应可导致痴呆；炎症累及肌肉骨骼，将引起肌少症和骨质疏松；系统性炎症可以导致衰弱、动脉粥样硬化、心脑血管疾病和肿瘤的发生。

衰老的特征在于促炎性细胞因子，如白介素-6（IL-6）、C反应蛋白（CRP）和肿瘤坏死因子-α（TNF-α）升高，以及白细胞数目的增加和抗炎细胞因子，如白介素-10（IL-10）降低。血清IL-6水平增高与肌肉质量减少、肌力下降相关，被认为是衰弱的独立危险因素。同时，衰弱老年人获得性免疫系统也会发生重塑，辅助T细胞/杀伤T细胞（$CD4^+/CD8^+$）比例下降，$CD8^+/CD28^-$ T细胞亚群及趋化因子受体5^-（$CCR5^-$）T细胞亚群显著高于非衰弱人群。

（二）骨骼肌肉系统

虚弱和运动能力下降是衰弱的基本特点，肌少症是衰弱的主要病理生理改变。肌少症是一种在50岁以后快速出现的肌肉质量减轻、肌力下降症状。疾病可以加速这一过程，最终导致失能。年龄相关的改变可以引起肌少症，如运动神经元、Ⅰ型肌纤维、生长激素和性激素水平减少和下降。

（三）内分泌系统

性激素和胰岛素样生长因子-1（insulin-like growth factor-1，IGF-1）是骨骼肌代谢所必需的。围绝经期后女性雌激素分泌量下降及老年男性睾酮水平降低均可导致肌肉质量减少和肌力下降。衰弱人群血中性激素硫酸脱氢表雄酮和IGF-1水平显著低于健康老年人，生长激素-胰岛素样生长因子促生长轴异常、下丘脑-垂体-肾上腺轴异常，以及其他激素可能参与了衰弱的病理过程。

四、衰弱的预防和治疗

衰弱对国家卫生资源的利用及老年人的心理负担有很大的影响，积极预防和治疗衰弱会对老年人、家庭及社会产生很大益处。衰弱的管理是复杂的，已公布的防止其发生或减轻其程度的干预措施的证据很少。目前衰弱的预防和治疗仍处于探索阶段，特异性干预衰弱的临床试验较少，通用的干预措施，如运动、保持健康的生活方式，以及给予良好的营养是很重要的。

（一）预防

1. 适量、规律的锻炼　迄今为止，锻炼被证实为对衰弱最有效的干预方式，包括重量训练和有氧运动。运动锻炼可以增加人体的活动灵活性和日常生活活动能力、改善步态、减少跌倒、增加骨密度及改善一般健康状况。耐力运动可以增加肌力、增强下肢肌容量和行走速度。有针对性地进行柔韧性、平衡、力量和移动速度的锻炼可以减少躯体衰弱，即使最衰弱的老年人也可以从任何耐受水平的体力活动中获益。运动应该在做好安全风险评估和对老年人保护的前提下进行，重度衰弱者可以在康复师或护工的帮助下选择被动运动的康复方式。

2. 科学的饮食　衰弱的老年人普遍存在一定的营养问题，膳食结构的合理性欠佳。营养支持可以有效缓解体重减轻，特别是蛋白质补充可以减少并发症、提高握力、增强身体素质和肌容积，并且与运动锻炼有协同作用。维生素D可以提高神经、肌肉的功能，并能预防跌倒、骨折和改善平衡能力。《老年患者衰弱评估与干预中国专家共识》推荐血清25-羟维生素D水平<100nmol/L时可考虑给予补充，可每日予以800IU维生素D_3以改善下肢力量和功能。

3. 培养积极良好的心态 有调查显示，衰弱状况与抑郁症状呈正相关，老年人要对生活充满信心，积极寻找生活中的乐趣；应根据自身条件，培养广泛的兴趣爱好；学会远离烦恼，保持心胸开阔、情绪乐观；同时家人也应给予老年人更多的关心和照顾等。

4. 有效控制慢性病 慢性病和某些亚临床问题与衰弱的患病风险有强相关性，而且多病共存是老年人接受家庭健康护理中最常见的危险因素，特别是高血压的管理是预防衰弱的重要措施，并可减少心脑血管疾病的发病率，还有如慢性阻塞性肺疾病、糖尿病、心血管疾病、恶性肿瘤等，可导致老年人长期处于高炎性或免疫系统功能紊乱状态，最终均可导致老年人衰弱的发生。因此，有效控制老年人自身的慢性病，也是防治衰弱的重要措施。

5. 减少重复用药 在我国老年人群中，慢性病发病率高、多病共存的情况较严重，由此会带来多种药物联合应用。美国老年医学会发布了《老年人潜在不恰当用药的比尔斯标准2019年更新版》，再次规范了医务工作者针对老年人的用药原则，以避免不良用药带来的伤害，但是多重用药仍被认为是衰弱发生的主要危险因素之一。除了以上标准外，欧洲、北美等多地使用的老年人不适当处方筛查工具（screening tool of older persons' prescriptions，STOPP）和老年人处方遗漏筛查工具（screening tool to alert to right treatment，START）用药审核，可以筛查出大量的潜在的不适当用药处方，这些药物审核工具的引入，可以为规范我国老年人群用药、提高用药的合理性、建立适合我国老年人群的用药标准奠定基础，并进一步减少多重用药带来的多种不良反应及衰弱的发病风险。

6. 减少医疗伤害 随着医疗技术的进步，各种检查措施越来越多，但对衰弱老年人来说，由于其生理储备减少、应激能力及机体修复功能减退，过度或侵入性的检查和治疗可能会带来更多的并发症，甚至有时会增加患者的负担并损害其生活质量。因此，对中重度衰弱的老年人应该仔细评估情况，避免过度医疗行为。

（二）治疗

1. 去除诱因，治疗基础病 衰弱的危险因素众多，对于可控的危险因素，如营养不良、睡眠状况、多重用药、跌倒等，即使无任何临床症状，也要最大限度地去纠正或远离可导致衰弱的危险因素；多病共存已成为老年人群的"隐形杀手"，特别是对于潜在的、未控制或控制不良的、终末期疾病继发的衰弱，应从多种疾病中及时识别主要导致衰弱的疾病，给予积极处理，针对老年衰弱人群的多病共存，应该去伪存真、分清主次，最大限度、及时地控制衰弱进展。

2. 康复治疗 康复医疗贯穿于疾病的始终，包括物理治疗、言语治疗和康复工程等，而老年病的医学康复包括视听感知、运动、认知功能及心肺功能等障碍的康复，其目的是使伤病老年人达到"病而不残、伤而不残、残而不废"。因此，制订适合衰弱老年人的专业康复护理计划是改善老年人衰弱状态及预防不良事件显著有效的措施，并且提倡在疾病急性早期就及时开展康复治疗，以最大限度地提高患者的生存质量及减少不必要的医疗消费。

随着老年人健康综合评估量表的引入，现已能采取多学科方法对老年人的躯体健康及功能状态、心理健康和社会环境状况进行综合评估，以给予老年人最合适的康复治疗方案，从而最大限度地改善衰弱状态、减少失能相关发病。其中，衰弱前期和早期患者是预防失能的最大获益人群。

3. 药物治疗　目前尚无针对性治疗药物，正在研究中的药物包括激素类似物、性激素受体调节剂、血管紧张素转化酶抑制剂（ACEI）、中药、抗氧化物、多不饱和脂肪酸，以及维生素E、D等。

【分析】

社区医生定期对患者及其家属进行电话随访，家属转述患者在摔倒以后，需要经常卧床，再也不能像以前那样自己照顾自己。2个月后因为肺部感染、急性心力衰竭而死亡。

（刘　梅）

第四节　老年人贫血

【案例】

患者，女，86岁。因“食欲缺乏、乏力10个月”到社区卫生服务中心门诊就诊。患者10个月前受凉后出现咳嗽、咳痰，为白色黏痰，无发热、胸痛，外院诊断为肺炎。给予抗感染（具体药物不详）等治疗后症状改善不明显，仍有间断咳嗽、咳痰，并逐渐出现食欲缺乏、乏力。无头晕、心悸、恶心、呕吐、腹痛、腹泻、腹胀，无腰痛、水肿、血尿、黑便等伴随症状。既往有高血压40余年，冠心病18年，慢性支气管炎15年。

贫血不是一种独立的疾病，而是一种病理状态，指的是单位体积内血红蛋白（Hb）的浓度、红细胞数量或血细胞比容低于相同年龄、性别和地区人群的正常值。血液循环中，Hb浓度、红细胞数量和血细胞比容的检测结果受多种生理和病理因素的影响。生理影响因素方面，老年人生活经历丰富、居住地区比低年龄组人群多，如有高海拔地区的居住史等；病理方面，老年人常合并有多种疾病，都可能会影响血液常规检查时Hb浓度等的判断。

目前国内外对65岁以上老年人Hb浓度、红细胞数量和血细胞比容的正常参考值尚无统一标准，比较一致的观点认为，老年人骨髓的造血功能随年龄增加而减低（造血贮备功能减退），特别在合并感染、肿瘤、营养不良等疾病时更容易出现贫血。对出现贫血的老年人，需要在明确病因的基础上进行有针对性的治疗。

一、老年贫血的分类

临床常用的贫血分类包括红细胞分类和骨髓细胞形态学分类（表10-4-1）。

表10-4-1　贫血的细胞形态学分类标准

类型	平均红细胞体积（MCV）/fl	平均红细胞血红蛋白含量（MCH）/pg	平均红细胞血红蛋白浓度（MCHC）/（$g \cdot L^{-1}$）
大细胞性贫血	>100	>34	320 ~ 360
正常细胞性贫血	80 ~ 100	27 ~ 34	320 ~ 360
单纯小细胞性贫血	<80	<27	320 ~ 360
小细胞低色素性贫血	<80	<27	<320

贫血的程度对治疗的选择有指导意义。在诊断贫血后，需要对贫血的程度进行分级。目前，国内普遍采用Hb浓度检测值为指标对贫血严重程度进行分级（表10-4-2）。具体应用时须参考不同地区海拔高度。

表10-4-2　贫血的严重程度分级　　单位：g/L

类型	血红蛋白浓度
轻度贫血	>90，低于正常参考值
中度贫血	61 ~ 90
重度贫血	31 ~ 60
极重度贫血	≤30

【分析】

社区医生为患者进行体格检查：体温36.2℃，血压160/90mmHg，呼吸18次/min。全身皮肤、黏膜未见黄染、出血点，浅表淋巴结未及肿大。巩膜无黄染，睑结膜苍白，甲状腺正常，桶状胸，胸骨无压痛，双肺呼吸音减弱，右下肺少许细湿啰音，腹软，全腹无压痛，肝脾肋下未及，双下肢轻度凹陷性水肿。血常规：红细胞计数2.2×10^9/L，Hb 83g/L，MCV、MCH、MCHC均正常；粪便常规正常，粪便隐血试验阴性；肿瘤指标、肝肾功能均正常。

二、老年人常见的贫血

衰老见于机体的全部器官和系统，涉及所有正常的细胞、组织、器官及彼此之间的联系功能。骨髓系统也不可避免地随着年龄增加而发生变化。年龄相关的骨髓改变包括骨髓内细胞减少、骨髓增生异常、贫血。65岁以上老年人，骨髓内脂肪增加的同时，细胞会减少约30%。年龄相关的骨重塑和骨质疏松失衡也见于骨小梁，这也会导致造血减少。

贫血在老年人群中并不少见，其发病原因多种多样。大致可归类为血液系统疾病、非血液系统疾病的继发性贫血，以及不明原因贫血。

（一）缺铁性贫血

缺铁性贫血（iron deficiency anemia）是老年人群中最常见的一种贫血，是由于各种原因导致体内铁缺乏而引起的贫血，除了营养不良的因素外，最常见于慢性消化道失血。一旦确诊，需要积极查找病因。

1. 诊断　符合以下“(1)”及其他任何一条，均可诊断。

（1）血常规检查：小细胞低色素性贫血，男性Hb<130g/L，女性Hb<120g/L，平均红细胞体积（MCV）<80fl，平均红细胞血红蛋白含量（MCH）<27pg，平均红细胞血红蛋白浓度（MCHC）<320g/L，红细胞形态可有明显低色素表现。

（2）有明确的缺铁病因和相应的临床表现。

（3）铁代谢指标

1）血清铁蛋白<14μg/L，血清铁蛋白是用于鉴别铁缺乏症最具灵敏性和特异性的指标，可准确反映铁储存下降。

2）血清（血浆）铁<8.95μmol/L（50μg/dl）。

3）总铁结合力>64.44μmol/L（360μg/dl）。

4）运铁蛋白饱和度<0.15。

5）红细胞游离原卟啉>0.9μmol/L（全血），血液锌原卟啉>0.9μmol/L（全血），或红细胞游离原卟啉/Hb>4.5μg/g Hb。

6）血清可溶性运铁蛋白受体浓度>26.5nmol/L（2.25mg/L）。

（4）骨髓：铁染色显示骨髓小粒可染铁消失，铁粒幼红细胞<15%。

（5）铁剂治疗有效。

2. 缺铁性贫血的治疗原则

（1）去除缺铁病因：首要的任务是积极查找缺铁的病因。很多肿瘤性疾病都是以缺铁性贫血为首发表现。其他如风湿性疾病、感染性疾病和肝病等也有不同程度的缺铁表现。

（2）口服补充铁剂：目前临床上有多种口服剂型铁剂，如硫酸亚铁、琥珀酸亚铁、富马酸亚铁和多糖铁等。可根据患者缺铁性贫血的严重程度和其他伴发疾病酌情选用。常用口服铁剂的用法用量及疗程见表10-4-3。

表10-4-3　常用口服铁剂的用法用量及疗程

常用口服铁剂	含铁量/（mg·片$^{-1}$）	用法用量
多糖铁复合物	150	1～2片/次，1次/d
硫酸亚铁	60	1片/次，3次/d
硫酸亚铁缓释片	50	1片/次，1次/d
富马酸亚铁	60	1～2片/次，3次/d
葡萄糖酸亚铁	36	1～2片/次，3次/d
琥珀酸亚铁	33	2片/次，3次/d

（3）静脉补充铁剂：适用于不能耐受口服铁剂或消化道由于各种原因导致铁不能被有效吸收的患者。静脉与口服补充铁剂的优缺点见表10-4-4。

表10-4-4 静脉与口服补充铁剂的对比

给药途径	优点	缺点
静脉	疗效确定，不需强调患者依从性	急性并发症多见（恶心、低血压、过敏反应）；氧化应激损伤；加重感染；抑制白细胞功能；易铁超载；给药时需要医疗监护
口服	降低静脉铁剂和红细胞生成刺激剂所需剂量；相对安全，给药方便；可以作为磷结合剂使用（枸橼酸铁）	需要强调患者依从性；胃肠道不良反应率较高；疗效不稳定

（二）巨幼细胞贫血

巨幼细胞贫血是由于叶酸或维生素B_{12}缺乏而导致的一组大细胞性贫血，其中内因子缺乏所致的维生素B_{12}缺乏的巨幼细胞贫血被称为恶性贫血。

1. 诊断

（1）临床表现：有贫血的临床症状，可伴有消化道的症状或神经系统症状，如下肢对称性深部感觉及振动感消失、平衡失调及步行障碍。亦可同时出现周围神经病变及精神忧郁。

（2）血液常规检查：大细胞性贫血，MCV>100fl，白细胞和血小板也常有减少，中性粒细胞核分叶过多。

（3）骨髓检查：增生活跃，以红系增生为主，粒细胞与红细胞的比值常倒置，各期幼红细胞均出现巨幼变，表现为胞体变大、核染色质粗而松，负染色质明显，显示细胞核的发育落后于胞质。粒系、巨核系也发生巨幼变。

（4）生化检查：血清维生素B_{12}浓度测定（放射免疫法）<74 ~ 103pmol/L（100 ~ 140ng/ml）或血清叶酸测定（放射免疫法）<6.91nmol/L（3ng/ml）。

2. 治疗

（1）治疗原发病：由于各种原因导致小肠病变所致叶酸或维生素B_{12}吸收障碍，应积极治疗原发病。

（2）补充缺乏的相关物质：根据“缺什么补什么”的原则，补足缺量和储存量。

（3）加强有关营养知识的宣传：克服不适当的烹饪方法，纠正偏食习惯。

（4）适当输血：在高龄，合并有严重感染、心力衰竭等情况下，适当输注红细胞以改善全身情况。

（三）慢性病贫血

慢性病贫血（anemia of chronic disease）即炎症性贫血（anemia of inflammation，AI）

是指与慢性感染、炎症和一些恶性肿瘤相关的轻度至中度贫血（Hb 70 ~ 120g/L）。发病率仅次于缺铁性贫血。

1. 诊断

（1）临床表现：贫血多为轻度至中度，常伴有慢性感染、炎症或肿瘤。

（2）实验室检查：多为正细胞正色素性贫血，也可以是小细胞低色素性贫血，但是MCV很少小于72fl；网织红细胞多正常；骨髓细胞铁染色提示红细胞内铁减少，而巨噬细胞内铁增多；血清铁及总铁结合力均低于正常，运铁蛋白饱和度正常或稍低；血清铁蛋白可高于正常水平。

2. 治疗　对感染、炎症或恶性肿瘤等疾病引起的贫血，需要进行充分的诊断学检查，明确是否存在可逆性原因，如隐匿性失血，铁、维生素 B_{12} 和叶酸缺乏，溶血，以及具有更大潜在的危险病因。在确诊以后，对原发病进行有效控制可以纠正贫血。如果针对原发病的治疗无效，且患者出现贫血相关症状或并发症时，应考虑给予特异性治疗。

（1）患者存在中重度贫血且有临床症状时，需予以应急性输血治疗。

（2）对其他不需要应急性输血的慢性病贫血患者，可以酌情选用促红细胞生成素治疗。

（四）不明原因贫血

对于老年贫血，约1/3的患者采用临床常规检查方法无法明确病因。老年不明原因贫血的特点是贫血程度轻微，一般为正细胞正色素性，Hb浓度多在100 ~ 120g/L，骨髓为低增生性。

老年不明原因贫血可能与老年人的肾功能减退导致的血清促红细胞生成素浓度偏低有关，也可能是骨髓增生异常的早期表现。其他原因也不能完全排除，如红细胞寿命缩短，红系祖细胞对促红细胞生成素的反应性下降等。此外，也不能排除与尚未发现的其他潜在疾病有关。

【分析】

患者既往有慢性支气管炎病史，10个月前受凉后出现咳嗽、咳痰，在外院明确诊断为肺炎，给予抗感染等治疗后症状改善不明显，仍有间断咳嗽、咳痰，并逐渐出现食欲缺乏、乏力。血常规检查提示中度正常细胞性贫血，肿瘤指标、肝肾功能均正常。考虑为慢性感染所致的慢性病贫血。社区医生建议患者去上级医院进一步查肺CT、心脏超声、痰培养、网织红细胞、血清铁、血清铁蛋白等。

三、老年贫血的不良影响

在老年人群，贫血是机体整体状况下降的表现之一，其与多种疾病的预后不良密切相关。贫血导致病死率增加、心血管疾病的发病率增加和程度加重、体力活动下降，并且可以增加跌倒和骨折风险。不仅重度贫血具有上述不良反应，轻度至中度贫血也有类似不良后果。

（一）全因死亡率

贫血可导致老年人群的死亡概率增加。与同龄组Hb正常者相比，贫血患者的死亡风险增加近一半，且随着Hb浓度的下降，死亡风险会逐渐增加。

（二）心血管疾病

在老年人，Hb浓度的下降可增加左心室直径，中至重度贫血患者更容易出现左心室心肌肥厚，发生心脏舒张功能不全。贫血也是老年急性心肌梗死不良预后的独立因素。若急性心肌梗死同时合并贫血，患者的死亡概率会明显增加。

（三）跌倒和骨折

在65岁以上老年人群中，跌倒的风险包括年龄、酒精、痴呆、帕金森病、癫痫及贫血等。贫血不仅是跌倒的独立预后风险因素，而且更容易出现跌倒相关性骨折。

（四）认知问题和痴呆

老年贫血患者更容易出现痴呆，且认知功能退化的程度更快。其机制目前尚无明确结论，一般认为与以下因素有关。

1. 低氧　慢性贫血患者大脑长期处于低氧状态，可能会损害大脑而导致痴呆。

2. 红细胞生成素受体减少　在大脑中也分布有红细胞生成素受体，在脑卒中和缺氧的动物模型中发现，红细胞生成素受体对大脑具有保护作用，老年人群促红细胞生成素的水平下降，可能会增加神经的退化而导致痴呆。

3. 微量元素和维生素缺乏　铁在大脑内有一定的储备，在氧的运输过程中发挥重要作用，一旦缺乏，有可能导致缺氧和认知功能下降。维生素B_{12}的缺乏和阿尔茨海默病及血管性痴呆的发病密切相关。

四、老年贫血的治疗

（一）治疗原则

1. 急性贫血　是否需要紧急治疗并不因贫血的严重程度（Hb浓度的高低）而定，当急性大出血时，尽管Hb不是很低，但是可能已严重影响心脏、大脑等重要脏器功能，需要采取包括输血在内的紧急措施，以免发生意外而危及生命。

2. 慢性贫血　最重要的是针对贫血病因进行治疗。由于老年贫血病因复杂，相当一部分患者难以明确病因。因此，需要根据患者的具体情况，如合并疾病的类型、心脑血管疾病的病史、肾功能情况等选择相应的治疗方法。

（二）治疗方案

1. 输注红细胞　对于老年患者，Hb浓度不是判断是否需要输血的唯一指标。老年人由于心脏贮备功能减退，可能无法通过增加心率和心排血量来代偿，因此对贫血的耐受性比较差。对于老年贫血患者的输血指征，我国尚缺乏指南性意见，目前比较公认的意见为根据患者的不同情况来决定是否需要输血，内容主要包括患者的贫血症状，合并的心血管疾病类型、程度和心脏对贫血的代偿情况，以及肾功能异常的代偿情况等。输血过程中需要注意容量负荷增加引起的心功能变化，并注意电解质平衡等。

2. 促红细胞生成素 对于老年贫血患者，存在以下情况时可以考虑应用。

（1）终末期肾性贫血。

（2）拟进行择期手术的慢性病贫血。

（3）骨髓增生异常综合征。

（4）化疗导致的骨髓增生。

（三）治疗目标

高水平的Hb浓度不是治疗的终极目标。对于有心脑血管疾病、肿瘤相关性高凝状态或控制不理想的高血压等贫血患者，Hb的水平不宜过高。虽然目前尚无老年贫血的统一治疗标准，但一般认为使Hb浓度恢复到100 ~ 120g/L就可达到治疗目标。

【分析】

患者在上级医院检查的结果如下。胸部CT：心脏增大、心包积液、右肺下叶毛玻璃影、双肺间质纹理增多；痰培养：肺炎链球菌；心脏彩色超声：左心房增大、主动脉增宽、轻度二尖瓣反流、少量心包积液、轻度肺动脉高压；实验室检查：网织红细胞正常；血清铁7.2μmol/L，总铁结合力58.8μmol/L，运铁蛋白饱和度0.2；血清铁蛋白15μg/L。明确慢性支气管炎合并感染、慢性病贫血、心功能不全。给予左氧氟沙星抗感染、利尿、肠外营养支持等治疗，2周后患者咳嗽、咳痰明显好转，食欲缺乏、乏力明显改善。

（刘 梅）

第五节 老年人心理问题

【案例】

患者，男，62岁。退休前身体健康，耳聪目明，精神良好，领导着一个近千人的大型国企，职工们都非常敬服他。2年前，企业领导换届，患者的职务被年轻人取代，单位考虑到他工作经验丰富，返聘为技术顾问。但是他当领导习惯了，总是爱管事、爱操心，所以看到不顺眼的方面就会多说几句。单位的职工们考虑到他的面子问题，虽然当面不说什么，但是该怎么做还是怎么做。更让他不能接受的是，很多人看到他连招呼都不打了，还在他背后说长道短，患者实在不能忍受，赌气提前退休了。

人口老龄化是21世纪全球性的难题，根据世界卫生组织（WHO）2018年最新发布的数据，2015—2050年期间，世界60岁以上老龄人口的比例增加将接近原先的2倍，从12%升至22%，到2050年时，预计80%的老年人会生活在低收入和中等收入国家。除数量的急剧增长外，人口老龄化的速度也在逐年加快。我国面临的形势更为严峻，由于我国人口出生率下降、人口预期寿命延长等原因，在不到30年的时间里，我国就步入了人口老龄化社会的行列。我国人口老龄化的显著特征是老年人口绝对数量庞大、增长速度快、高龄化趋势明显，以及地区老龄化程度差异大。

老龄人口的急剧增长带来了诸多问题，如老年人的赡养问题、社会医疗问题、老年人的护理问题等，这些都将对老年人的生理和心理健康产生重要影响。第四次中国城乡老年人生活状况抽样调查数据显示，2015年全国有6.4%的老年人经常感到孤独，30.3%的老年人有时感到孤独。《2018年中国老年心理健康白皮书》则显示，63%的中国老年人常会感到孤独，而其中有54%的人即使和别人在一起也会感到孤单。但目前我国老年人心理健康干预工作仍较为滞后，表现为对老年人心理健康问题识别存在不足、心理健康的状况尚未摸清，这使老年人心理健康问题成为实现健康老龄化目标的重要威胁。

一、老年人的心理健康

（一）老年人心理健康的内涵

心理健康是一个复杂的概念，迄今为止有关心理健康的含义尚无统一的认定。1946年第三届国际心理卫生大会最早将心理健康定义为“在身体、智能及情感上，在与他人心理健康不相矛盾的范围内，将个人心境发展成最佳的状态”。而WHO认为，健康不仅仅是指躯体上没有残缺或疾病，它是指人的肉体、精神和社会适应各方面的正常状态。

随着身体功能的不断老化，老年人的社会角色和心理状态也会相应地发生变化。老化是一个逐渐丧失的过程，也是一个对丧失进行适应的过程。中国科学院心理研究所老年心理研究所以人的心理过程（知、情、意）和个性心理特征为理论基础，在2009年将心理健康定义为“个体内部心理和谐一致、与外部适应良好的稳定的心理状态”。老年人心理健康包括以下5个方面。

1. 认知功能正常　老年人能保持基本的日常认知功能，如注意、学习、记忆、思维等，才能生活自理，完成日常任务，这是保证生活质量的重要环节。老年人还能在学习新事物中发挥智力潜能，不断提高认知效能。

2. 情绪积极稳定　老年人一生经历不同的生活事件，情绪体验较深刻，情绪反应持续时间较长。老年人要有良好的情绪调适能力，才能使情绪稳定，保持积极的情绪状态。

3. 自我评价适当　老年人要凭借自己丰富的阅历，不断认识自我，才会正确地了解和评价自己，有自知之明，具有完好的自我。

4. 人际交往和谐　老年人要有一定的交往能力，主动与他人联系，尤其要和家人沟通，理解他人，关爱和帮助他人。要参与社会、融入社会、获得社会支持，这是积极老龄化的重要环节。

5. 适应能力良好　老年人要在与人和环境相互作用中不断调适自己，积极应对自身老化带来的各种困难和面临的生活事件，保持良好心态。有较强的心理承受能力，能耐受挫折，尽快恢复正常生活。

老年人心理健康衡量指标研究包含智力水平判定、行为协调能力判定、人际关系适应性判定。

（二）老年人心理健康的影响因素

1. 躯体疾病 随着年龄增长，老年人心理问题呈现多发和趋于严重的态势。由于生理功能的不断衰退老化，老年人成为多种慢性病，如心血管类疾病、阿尔兹海默病的高发人群，而躯体健康问题的加重也会进一步促使老年人心理疾病的发生。各种疾病在给老年人带来躯体痛苦的同时，也在一定程度上剥夺了老年人参与社会角色的机会，减少了社会活动的频率，使老年人精神生活相对匮乏，心理上也更容易产生抑郁、焦虑、寂寞等负性情绪。

2. 经济状况 经济基础和养老保障也是影响老年人心理健康的关键因素。低水平的经济支持会严重影响老年人的心理健康，甚至导致精神疾病的发生，而收支平衡或经济相对宽裕的老年人情绪受经济因素的影响较小，其健康水平也相对较高；同样，有社会养老保障的老年人心理健康水平显著高于没有保障的老年人。

3. 家庭支持 家庭支持可以减少老年人的恐惧、焦虑及抑制情绪。和谐的家庭氛围、配偶及子女适当的关心和照顾，对老年人的心理健康有促进作用。

4. 社会支持 随着年龄增长、慢性病的发生发展及退休带来的变化，严重削弱了老年人社会角色的功能，减少了人际交往活动的范围及频率，导致生活趋于单一乏味，容易引起老年人的心理问题。社会支持可通过来自社会各个层面的支持系统，为老年人提供物质帮助及精神心理支持，能够在一定程度上帮助其缓解和应对老化带来的身体和心理压力。

5. 个体特征 年龄、性别、受教育年限及经历的重大生活事件等具有个体差异的因素对老年人的心理健康也会产生不同程度的影响。女性、低文化水平、低收入的老年人心理健康状况较差；高学历老年人心理健康状况显著好于低学历老年人，并且由年龄、性别、家庭结构等导致的变异性显著减小。

二、我国老年人心理健康现状

我国城市老年人、农村老年人、离退休老年人和空巢老年人等群体的心理健康影响因素和表现形式存在一定差异。农村老年人心理健康问题较城市老年人更加严重，慢性病、受教育程度低，以及贫穷是主要影响因素。离退休老年人的心理问题多以“离退休综合征”形式出现。空巢老年人的主要心理问题是因经济状况和家庭因素导致的“空巢综合征”。

（一）抑郁

抑郁症是以情绪抑郁为主要表现的一种精神疾病。在老年群体中，抑郁是最为普遍的心理健康问题。荟萃分析结果显示，2010—2019年中国老年人抑郁症发病率为25.55%，农村（31.02%）高于城市（22.34%）。老年人抑郁症的易感因素有以下几点：①保护性因素的逐渐丧失，如传统孝道观念淡化、家庭支持减弱；②老化带来的健康状态的丧失和社会地位的改变；③畏惧死亡；④丧偶等。

（二）焦虑和孤独

研究发现，女性、疾病、较低社会经济地位和较低受教育水平等因素与老年人焦虑症状有着密切相关性。2011年，中国农村老年人报告孤独的比例为20.8%，城市为34.4%，提示可能与社会支持和家庭功能的缺失有关。社会资源和社交能力的衰退限制了老年人的社会活动，使老年人更加依赖于家庭功能，而我国家庭结构正在经历着巨大的转变，越来越多的家庭趋于小型化，使得我国传统的家庭养老功能正在逐渐弱化。2013年，全国老龄办在《中国老龄事业发展报告》中指出，我国空巢老年人数量突破1亿人，空巢老年人数量正以每年7.6万的速度持续增加。

（三）自杀

从《2020中国卫生健康统计年签》来看，自杀是导致人口死亡的一个重要原因，而中国老年人的自杀率在所有年龄组中是最高的。在自杀死亡的老年人中，95%的老年人都有不同程度的心理障碍，其中大部分患有明显的精神抑郁。农村老年人的自杀率相比城市老年人更高，导致这种差异的主要原因可能是农村地区的经济保障和医疗保险等社会福利政策的不足。

（四）认知衰退和痴呆

随着年龄的增长，老年人的众多心理功能，特别是认知功能会出现衰退，表现为反应迟缓、记忆力下降、抗干扰能力减弱。工作记忆随年龄衰退、加工速记能力随年龄增加而减慢、抑制无关刺激的能力随年龄增加而减弱，以及感觉功能随年龄增加而衰减，这可能是认知功能随年龄衰退的原因。

痴呆作为一个认知神经功能衰退的极端病症，严重影响了老年人的记忆、注意、语言和问题决定等多个方面。高龄、女性、低教育水平、生理疾病和运动感觉功能衰退是常见的与痴呆相关的危险因素。

（五）“离退休综合征”

离休和退休是老年人生活中的一次重大变动，老年人在生活内容、生活节奏、社会地位、人际交往等各个方面都会发生很大变化。但离退休的老年人却往往会由于适应不了所处环境和生活习惯的突然改变，出现情绪消沉和偏离常态的行为，甚至还由此引发其他疾病，严重影响健康。主要表现为消极情绪、退缩、内向、不愿与人来往、忐忑不安、多疑、易怒、抑郁等。

（六）“空巢综合征”

空巢老年人是指在空巢家庭中生活的老年人，其中包括子女均在国外、外地或无子女，并且包括子女在本地生活但不在一起居住的情况。有关数据显示，我国当前老年人空巢家庭比例 >30%，城市空巢家庭比例 >40%。由于空巢老年人长期无人照顾和陪伴，他们面临着各种慢性疾病、心理问题和意外情况。主要症状为精神空虚、无所事事、孤独、悲观、交往少、睡眠质量差、心率加快、血压升高、抑郁等。

（七）老年期疑病征

有些老年人无法正视身体机能健康的每况愈下，对生物性衰老、健康状况的“自然滑坡”认识不够，要求自己的身体像年轻时一样强壮。因此，把正常的生理现象误认为是疾病，并由此产生疑病心理。表现为在一定诱因下产生感觉过敏，对一般强度的外来刺激不堪忍受，甚至对内脏的正常活动，也能清晰感知并过分关注，如感到体内器官膨胀、跳动、堵塞、牵扯、扭转、缠绕或热气上冲等。过多检查和医生的不当言语都会暗示性地造成患者病情加重。

【分析】

一年多的时间里，患者完全变了，他目光呆滞、脸色灰暗、背也驼了，天天待在家里。最近，他的情绪低落到了极致，经常大发脾气，一个人搬到阁楼上住。一天夜里，家人发现阁楼上灯还亮着，似乎他还在和他人说话，上楼查看后发现，患者一边把孙女的几个布娃娃来回摆放，一边口中念念有词。

三、老年人心理健康问题的识别

对老年人心理健康问题的识别是心理健康服务的第一步，科学、合理、规范地评估是后续干预与管理的基础。目前，针对老年人群心理健康状况，有病理心理学视角下及全新健康观理念下的老年人心理健康评估工具。

（一）病理心理学视角下的老年人心理健康评估工具

1. 抑郁焦虑评估工具

（1）老年抑郁量表（geriatric depression scale，GDS）：通过老年抑郁症患者特有的躯体征状来评估抑郁状况，同时因封闭式问题简便易答，被广泛应用在养老机构的老年人群中。

（2）康奈尔痴呆抑郁量表（Cornell scale for depression in dementia，CSDD）。

（3）医院焦虑抑郁量表（hospital anxiety and depression scale，HADS）。

2. 认知障碍的评估工具　简易精神状态量表（mini-mental state examination，MMSE）可通过对定向力、记忆力、注意力和计算力等智力活动的测量来评估认知障碍情况，该量表操作简单，敏感性和特异性均较好。

3. 行为障碍的评估工具　科恩曼斯菲尔德激越情绪行为量表（Cohen-Mansfield agitation inventory，CMAI），包括攻击行为、身体上的非攻击性行为、言语激动行为在内的29项激动行为表现。

（二）全新健康观理念下的老年人心理健康评估工具

1. 老年心理健康量表（城市版）　包含认知效能、情绪体验、自我认识、人际交往和适应能力5个维度。结果评判：标准分≥600分表示心理健康状况好；400 ~ 599分表示心理健康状况良好；300 ~ 399分表示心理健康状况比较差，说明可能存在轻度心理问题。

2. 简明健康状况问卷（short form 36 health survey questionnaire，SF-36）　涵盖生理功能、生理职能、躯体疼痛、总体健康、活力、社会功能、情感职能、精神健康8个维度。

3. 症状自评量表（SCL-90） 包含躯体化、强迫症状、人际关系敏感、抑郁、焦虑、敌对、恐怖、偏执、精神病性和其他10个因子，从感觉、情感、思维、意识、行为、生活习惯、人际关系、饮食睡眠等多个角度评价受试者是否有某种心理症状及其严重程度。

【分析】

患者家人带其到社区卫生服务中心就诊，经社区医生初步心理健康评估，考虑患者存在离退休后所致抑郁状态，建议前往心理专科门诊进一步就诊。

四、老年人心理现状干预措施

老年人在情绪健康及认知功能上都面临着比年轻人更多的风险和威胁。社会支持是老年人心理健康的重要保护性因素，也是影响老年人生活质量的一个关键因素。来自政府及社会组织、团体提供的心理健康服务对于老年人心理健康服务需求的满足有着重大意义，它能促进老年人的心理健康、帮助老年人建立积极的老龄观，以及培养他们掌握科学的养老方式。

（一）开展有效心理宣教

1. 加强社区宣传 社区卫生服务中心、老年大学、老年活动中心可以对心理健康教育以悬挂横幅、张贴海报的形式进行宣传，召集社区老年人参加。

2. 社区心理辅导 社区卫生服务中心可以有计划地举行心理辅导活动，如心理健康教育会、免费诊断、老年人疾病讨论会。

3. 媒体普及宣传 通过电视、手机应用软件等大众媒体来进行宣传。根据老年人不同的心理需求，由心理专家提供专业的心理科普知识讲座，广泛进行老年心理保健工作的宣传教育，普及心理健康知识和心理疾病诊断及预防方法，积极引导老年人树立健康的老年心理保健理念。为了防止老年人抵触宣传心理健康的活动，社区卫生服务中心还应做好家属的动员工作，家属对相关活动进行配合能使老年人心理健康宣教工作得到良好反馈。

（二）开设专业、便利的心理咨询热线

由政府购买老年心理咨询热线服务，由经过专业培训的心理咨询师每日定时在线为老年人提供免费心理咨询。

（三）为老年人的心理保健提供团体辅导和训练

可以组织老年文体兴趣小组活动、以认知与情绪为主题的小组活动。鼓励在社区层面适当扩展老年人活动场所，建立老年互助团队（如老年互助会、老年协会、老年文娱队、老年大学等各类组织），开展形式多样的老年文体活动（如体育、音乐、戏剧、绘画、养花等），可以让老年人脱离松散、休闲、无趣的老年生活。

以认知与情绪为主题的小组活动可以让老年人在社会参与和交往过程中锻炼认知能力，同时更为重要的是要传递给老年人一种积极的老龄观和信念，即老年人认知能力的衰减并不是完全无可奈何的，它可以通过积极练习和保持社会参与获得改善，只要心态

积极，老年人同样也可以保持很好的认知水平。

（四）提升社会支持

社会支持是指家庭、邻居、社区、社会对老年人的资源、经济、精神和生活支持，它是减轻老年人的抑郁情绪，并有效提高老年人的生活满意度的有效方式。首先，家庭成员需要充分地了解老年人的心理需求并且及时慰问、探望、陪伴。其次，社区可以与医院展开合作，例如：医院安排心理医生定期到社区对医务人员的工作进行指导与培训。社区服务工作者、志愿者需要了解自身社区老年人的情况，定期对老年人开展关怀和慰藉工作，必要时可以对有抑郁、焦虑等症状的老年人采取一对一沟通交流。

（五）社区随访和治疗

针对有严重心理疾病的老年人提出干预政策。通过心理医生帮助老年人减轻自身的心理疾病。社区可以联系心理卫生服务人员为有心理疏导和安抚需求的老年人提供心理辅导、情绪疏解、悲伤抚慰、家庭关系调适等方面的心理咨询服务。如果遇到情况严重者，可以登记在随访管理名单中，后期由医生做进一步确认与情绪的评估。社区医务人员可以通过对患慢性疾病的老年人建立电子健康档案，实现家庭和社区医疗机构的网络化管理，采取有针对性的综合干预措施，如健康教育、药物治疗、康复训练和心理疏导等。

【分析】

患者进一步转至区精神卫生服务中心就诊，经专科医生诊治，明确其存在抑郁症，给予抗抑郁药物治疗。所在社区家庭医生为患者建立了电子健康档案，定期上门进行心理疏导，鼓励参加社区老年社团活动等。约半年后患者精神状态明显改善。

（刘　梅）

第六节　老年人的临床合理用药

【案例】

患者，男，63岁。因“头晕3日”到社区卫生服务中心就诊。测血压170/100mmHg，心电图为左心室肥厚，空腹血糖5.8mmol/L，尿蛋白（+），尿酸410μmol/L，低密度脂蛋白3.1mmol/L。患者平时嗜好烟酒，BMI 29.5kg/m^2。给予倍他乐克25mg及氢氯噻嗪25mg，均2次/d，口服。用药1周后复测血压150/90mmHg，空腹血糖6.8mmol/L，尿酸460μmol/L，低密度脂蛋白3.4mmol/L，均有升高，自诉有时遗忘服药。

合理用药是指以当代药物和疾病的系统理论知识为基础，安全、有效、经济、适当地使用药物。主要涉及“选药”和“用药”：选药主要是从疾病的角度选择合适的药物；用药主要从药物特性出发，将选用的药物以适当的剂量、途径和疗程给予患者，达到预期的目的。选药和用药也涉及经济考量、个体化、药物基因组学及循证医学等诸方面。

老年人由于多病共存、多药合用而成为药物的主要消耗者。老年人又因肝肾功能减退及药物敏感性改变，容易发生药物不良反应（adverse drug reaction，ADR），是ADR的主要受害者。虽然药物是防治疾病的重要手段，但药物也是一把双刃剑，合理使用可以治疗疾病，否则达不到防治疾病的目的，反而会延误治疗、加重病情，甚至危及生命（称为药源性疾病）。因此，不合理用药已构成老年人发病及死亡的重要原因之一。无论从短缺的卫生资源，还是ADR的后果来看，不合理用药代价都是巨大的。要做到老年人合理用药，必须了解老年人药物治疗的影响因素、ADR、用药原则及如何优化用药方案。

一、老年人药物治疗的影响因素

（一）药理学因素

药物进入机体以后，一方面是机体对药物的作用，如药物从用药部位进入血液循环（吸收），并达到作用部位（分布），多数药物发挥作用后分解为无活性的代谢产物（代谢），然后排出体外（排泄）；另一方面是药物对机体的作用，即在体内产生治疗作用和不良反应。增龄对上述两方面的各个环节都产生重要影响。

1. 药代动力学变化

（1）吸收：是指药物从用药部位透入血管内进入血液循环的过程。老年人胃肠黏膜萎缩、蠕动减慢、供血减少和胃酸缺乏，但对药物的吸收影响较小。大多数药物（被动运转吸收的药物）的吸收量（生物利用度）在老年人和成人之间无明显差异。只有葡萄糖、维生素B_1、钙和铁等主动转运吸收的药物才会随增龄而降低，这与老年人药物吸收所需的载体和酶活性降低有关。给药途径、共服药物和疾病状态等因素对老年人药物吸收可能产生重要影响。

（2）分布：是指药物随血液循环不断透过血管壁转运到各器官组织的过程。药物在体内的分布，受机体组成成分和蛋白结合率的影响。

1）机体成分的改变：老年人由于肌肉和实质器官萎缩、细胞内液减少，使机体总液体量比成人减少10% ~ 15%，从而导致水溶性药物（如地高辛、吗啡）的分布容积缩小，血药浓度升高，起效可能比预期要快，药物作用和不良反应也会增加。老年人脂肪组织比成人增加10% ~ 20%，导致脂溶性药物（如利多卡因、胺碘酮）的分布容积增大，用药后血药浓度会暂时偏低，达到稳态浓度的时间比预期要晚，但长时间使用容易发生药物蓄积中毒。

2）蛋白结合率：酸性药物易与白蛋白结合，碱性药物则与α_1糖蛋白结合。老年人肝脏的蛋白合成能力降低，血浆白蛋白浓度比成人减少10% ~ 20%，应用蛋白结合率高的药物（如华法林）时，会使结合的药物减少，游离的药物增加，药效和不良反应增加。血浆α_1糖蛋白则随增龄而升高或不变，老年人应用普萘洛尔等碱性药物时，结合型药物增加，游离型药物减少，药效可能降低，这可以部分弥补因肝功能减退对普萘洛尔灭活减少所致的血药浓度升高。

（3）代谢：是指药物在体内发生化学变化的过程。肝脏是药物代谢的主要器官。增龄使肝血流量减少40%和肝脏体积缩小，从而导致首过效应大的药物（如利多卡因、维拉帕米）灭活减少，生物利用度增加；对首过效应小的药物（如华法林、地西泮）没有影响。肝脏的药物代谢分为Ⅰ相和Ⅱ相代谢：①Ⅰ相代谢的药物多数转化为弱效、等效或强效的活性代谢产物（如地西泮）；②Ⅱ相代谢的药物会转化成无活性的代谢产物。增龄主要降低Ⅰ相代谢的功能，导致药效增加、ADR增多，而对Ⅱ相代谢无明显影响。因此，在同类药物中，老年人应首选Ⅱ相代谢药物。

在肝细胞的内质网和微粒体中，催化Ⅰ相药物代谢的主要酶为细胞色素P450氧化酶（近50种，主要有6种），能够代谢大多数药物，称为肝药酶。增龄使肝药酶活性降低20%，使药物代谢减慢，药效增强，容易发生ADR。因此，在同类药物中，老年人应优先选择非肝药酶代谢的药物，如他汀类中的普伐他汀，质子泵抑制剂中的雷贝拉唑。

（4）排泄：是指药物在体内以原形或其代谢产物通过排泄器官或分泌器官排出体外的过程。肾脏是大多数药物排泄的重要器官。老年人由于肾小球和肾小管功能减退，使经肾脏排泄的药物（地高辛、氨基糖苷类）排泄减少，容易蓄积中毒。老年人使用经肾脏排泄的药物时，必须根据肌酐清除率计算合适的剂量。要考虑药物的治疗指数（治疗浓度与中毒浓度之比）和经肾脏排泄量。原形排泄而治疗指数小的药物（如地高辛）必须减量和/或延长时间间隔；治疗指数大的药物（如β内酰胺类抗生素）老年人一般不需要减量，但应该监测肾功能。

在肝脏代谢的药物，有些会随着胆汁被排泄到十二指肠（称为胆汁排泄），然后随着粪便一起排出体外。但有些药物会再次被吸收到肝脏，称为肠肝循环（如地高辛）。产生肠肝循环的药物排泄较慢，药效也较长，也更易蓄积中毒。在老年人体内清除率降低的部分药物见表10-6-1。

表10-6-1 部分在老年人体内清除率降低的药物

清除途径	代表药物
肾脏	所有的氨基糖苷类、万古霉素、地高辛、普鲁卡因胺、锂盐、索他洛尔、阿替洛尔、多非利特、西咪替丁
单-Ⅰ相代谢反应途径	阿普唑仑、咪达唑仑
CYP3A	三唑仑、维拉帕米、硫氮䓬酮、二氢吡啶钙通道阻滞剂、利多卡因
CYP2C	地西泮、苯妥英、塞来昔布
CYP1A2	茶碱
多重Ⅰ相代谢反应途径	丙咪嗪、地昔帕明、曲唑酮、氟西泮、甲环己烯巴比妥

注：CYP3A、CYP2C、CYP1A2为细胞色素P450体系中的亚族。

2. 药效学变化　是指血药浓度与疗效之间的关系。用于评价老年人的药敏性是升高还是降低。

（1）对多数药物的敏感性增加：对以下药物，老年人若应用成人剂量可发生药物过量和毒性，而小剂量、低血药浓度可以获得满意的疗效。

1）中枢神经系统药物：老年人由于脑萎缩、脑血流量降低和高级神经功能减退，对镇静剂、中枢性镇痛药、抗抑郁药、抗精神病药、抗帕金森病药的敏感性增加，尤其在缺氧和发热时明显。

2）心血管药物：老年人由于冠状动脉和心肌老化、心脏储备功能降低，对于负性肌力药物（如维拉帕米）和负性传导药物（如地高辛）的敏感性增加。

3）抗凝药物：老年人对华法林的敏感性增加，其需要量随增龄而降低，老年女性应用肝素后出血发生率增加，目前原因不明。老年人使用抗凝药物时应避免与抗血小板药物合用。

4）影响内环境的药物：老年人内环境稳定性降低。应用降压药物可引起直立性低血压，使用氯丙嗪、苯二氮䓬类可致低温症，给予降糖药可发生低血糖症，应用抗胆碱药可出现便秘和尿潴留，使用利尿剂容易发生电解质紊乱、低血容量及血尿酸升高等代谢改变。

（2）对少数药物的敏感性降低：老年人心脏β受体数目或亲和力下降，对β受体激动剂和拮抗剂的敏感性降低，加快或减慢心率的作用减弱，如静脉滴注异丙肾上腺素，将心率提高25次/min所需剂量为年轻人的5倍。老年人迷走神经对心脏控制作用减弱，应用增加心率的作用不如成人明显。临床应用此类药物时盲目增量只会增加不良反应，不会增加疗效。表10-6-2为药物在老年患者使用时发生的药效学变化。

表10-6-2　老年患者药效学改变

药物	药理作用	老年性药效改变
抗精神病药物	镇静、锥体外系症状	增强
苯二氮䓬类	镇静、姿势摇摆	增强
β受体激动剂	扩张支气管	减弱
β受体拮抗剂	抗高血压	减弱
吗啡	镇痛、镇静	增强
呋塞米	速效利尿	减弱
丙泊酚	麻醉效应	增强
维拉帕米	抗高血压	增强
维生素K拮抗剂	抗凝血效应	增强

（二）非药理学因素

1. 诊断 正确的诊断是临床合理用药的前提。许多老年人临床表现不典型，就诊时对症状轻描淡写，甚至隐瞒，另一些老年人存在多重主诉，不分主次的问题。这些都会直接影响诊断的准确性。

2. 多重用药 老年人常有多种慢性疾病，去多个专科就诊，导致多重用药。在多数情况下，多重用药是没有必要的，不仅浪费了有限的医疗资源，而且会造成依从性降低和ADR增加。老年人就诊时，应该将近期所用药物带给医生进行评估，医生根据目前病情对治疗方案进行审查和更新，避免不必要的用药。

3. 依从性 是指老年人对医嘱的执行程度。老年人可能因多药合用、经济问题及记忆力减退等原因导致少服、漏服、多服和重服药物。少服和漏服可导致药物治疗无效，多服和重服可引起不良反应。临床上可以采取以下方法，提高老年人依从性。

（1）简化用药方案

1）减少药物种类：老年人如果情况允许，用药种类尽量不超过5种，如使用“一举两得”的药物（β受体拮抗剂既可以治疗高血压又可以治疗心绞痛）；在加用其他药物之前，尽可能把一种药物用到最佳剂量。

2）减少用药次数：尽量选择长效制剂。

3）集中服用：把每日服用的几种药物尽可能集中服用。

（2）列出用药一览表：包括药物名称、通用名、用药剂量、时间等。每次就诊时将所用药物和用药一览表带给医生审查和更新。

（3）运用用药提示系统：如运用一周药盒、服药日历等，可避免漏服或重服。

（4）用药知识宣传：介绍用药目的、理由、使用方法及可能的不良反应（如硝酸酯类引起的头痛），争取使患者积极主动地接受药物治疗。

（5）发挥患者家属或照顾者的作用。

（6）监测：检查补充所需的药物；必要时监测血药浓度（如地高辛、苯妥英钠、锂盐）。

【分析】

医生开具的降压药物均为短效制剂，有2种，均为2次/d，口服，容易导致漏服；倍他乐克为选择性β_1受体拮抗剂，老年人心脏β受体数目或亲和力下降，对β受体激动剂的敏感性降低，导致血压控制不理想。

二、老年人药物不良反应

（一）老年人药物不良反应的特点及后果

1. 发生率高 老年人药物不良反应发生率为15%～27%，老年女性高于男性，年龄越大、用药越多，药物不良反应发生率越高。

2. 程度重、死亡概率高 药物不良反应可导致5%～30%的老年人入院。如老年人应用胰岛素导致低血糖；应用华法林引起出血；应用降压药可因直立性低血压而发生跌倒，导致骨折，甚至硬膜下血肿，随后并发坠积性肺炎、肺栓塞而死亡。因此，老年人发生药物不良反应可使生活质量下降、医疗需求增加，当病情急转直下后，甚至可致死亡，是药物不良反应的主要受害者。

3. 表现特殊　老年人药物不良反应的临床表现中常见的有精神错乱、跌倒、晕厥、尿失禁、便秘等，更多见于高龄、体弱老年人，表10-6-3为常见药物导致的老年人药物不良反应。

表10-6-3　常用药物导致的老年人药物不良反应

药物	不良反应
利尿剂、扩血管药、抗抑郁药、导泻剂、镇静剂	跌倒
抗胆碱药、抗抑郁药、抗精神病药、抗癫痫药、洋地黄类、糖皮质激素、茶碱、抗帕金森病药	精神错乱
导泻剂、抗生素、铁剂	便秘
镇静剂、利尿剂、茶碱、抗胆碱药、钙通道阻滞剂	尿失禁

（二）老年人药物不良反应的诊断及处理

1. 药物不良反应的预测因素

（1）4种以上处方药。

（2）住院时间超过14日。

（3）存在4种以上活动性疾病。

（4）饮酒史。

（5）简易智能量表得分低。

（6）住院治疗方案中增加2 ~ 4种新药。

（7）相对特殊的老年患者收入普通病房。

2. 药物不良反应的诊断标准

（1）具有药物不良反应的危险因素。

（2）用药后出现相应的不良反应。

（3）减量或停药后症状消失。

3. 药物不良反应的治疗

（1）减量、停药：由药理作用延伸所致轻中度药物不良反应，应减量；其他药物不良反应需立即停药，大部分在数日到3周内恢复。当使用多种药物，难以区分何种药物引起不良反应时，若患者病情稳定，则停用全部药物；若病情不允许，先停用可能性最大的药物，再逐步停用剩余药物，并使用作用类似而不同种类的药物替代。

（2）应用拮抗剂：肝素过量时，可用鱼精蛋白锌拮抗；阿片类、镇静剂中毒时，可用纳洛酮拮抗。

（3）对症支持治疗：适用于中、重度患者。补液、利尿可加速药物的排泄；维持生命体征，如呼吸抑制时予以呼吸兴奋剂、呼吸机支持；严重心动过缓时可安装临时起搏器。

4. 药物不良反应的预防

（1）坚持老年人用药六大原则（见下文）。

（2）分离药物的作用与不良反应。

1）达标限量：适用于药理作用延长的药物，如降糖、抗凝等药物和低治疗指数药物。达标后药物剂量不再增加，一般可以避免药物不良反应的发生。

2）限制疗程：用于体内蓄积所致后遗反应的药物。

3）使用选择性高的药物。

4）限制靶点：适用于靶向药。

（3）避免不合理的联合用药：如地高辛与排钾利尿剂合用，容易发生地高辛中毒。

（4）重视个体差异：肝肾功能损害者要避免应用肝肾毒性药物。

三、老年人用药原则

（一）受益原则

1. 有严格用药指征。

2. 用药受益与风险的比值>1，药物治疗既要考虑药物疗效（受益），还要重视其不良反应（风险）。只有药物治疗的受益大于风险，患者才值得承担一定的风险，使用合适的药物，获取药物的效果。

3. 避免老年人不宜使用的药物。

4. 选择疗效确切而不良反应小的药物　如第三代头孢菌素、左氧氟沙星和庆大霉素都对老年人革兰氏阴性菌感染有效，但是从药物不良反应方面考虑，应选用前两者，庆大霉素具有肾毒性，不宜使用。老年人相对忌用及控制使用的部分药物见表10-6-4。

表10-6-4　老年人相对忌用和控制使用的部分药物

控制项目	药物
相对忌用药物	长效苯二氮䓬类、短效巴比妥类、阿米替林、抗抑郁抗精神病药、吲哚美辛、保泰松、氯磺丙脲、丙氧酚胺、双嘧达莫、肌肉松弛药、颠茄和莨菪碱、止血药、氨基苷类和多黏菌素类抗生素、万古霉素、四环素、利福平、洋地黄毒苷等
控制剂量药物	氟哌啶醇、甲硫哒嗪、地高辛、西咪替丁、雷尼替丁、铁制剂等
控制疗程药物	伪麻黄碱、H_2受体拮抗剂、口服抗生素、奥沙西泮、三唑仑、艾司唑仑

（二）五种药物原则

老年人因多病共存，常需要多种药物治疗，增加了药物之间的相互作用，同时使用不多于5种药物的药物不良反应发生率为4%，多于5种药物为27.3%。根据老年人用药数目与药物不良反应发生率的关系，每日用药不能多于5种。以下为具体实施方法。

1. 了解药物的局限性　药物是最重要的治疗措施之一，但是药物不能解决患者的所有问题，有些致病的社会因素只能从解决社会因素入手，药物则无能为力。

2. 尽可能采用“一种疾病一种药物，每日一次原则”　对于并存多种疾病的老年人，需要剔除不需要药物治疗的疾病，为其他重要疾病的联合用药提供空间，不但可以保证重要疾病的治疗，又可以控制用药的数目。

3. 选用主要药物　老年人用药要少而精，抓住主要矛盾，选择主要药物进行治疗。

（1）提高生活质量的药物：抗抑郁药、镇痛药等。

（2）改善预后的药物：如治疗心肌梗死的β受体拮抗剂、治疗心房颤动的华法林、治疗心力衰竭的ACEI等。

4. 选择“一举两得”的药物　如使用α受体拮抗剂治疗高血压和前列腺增生，应用β受体拮抗剂或钙通道阻滞剂治疗高血压和心绞痛，可以减少用药的数目。

5. 重视非药物治疗　非药物治疗是许多慢性病有效的基础治疗。如早期糖尿病予以饮食疗法，轻型高血压通过限钠、运动、减肥等治疗，病情可能得到控制，不需要药物治疗。药物治疗也需要在合理的饮食、运动等非药物治疗基础上，才能发挥预期疗效。

（三）小剂量原则

首先，由于药动学和药效学因素，老年人使用成人剂量的药物可能出现较高的血药浓度，使药物效应和不良反应增加；其次，老年人个体差异大，有效剂量相差显著，因此需要严格遵守小剂量和剂量个体化原则。主要体现在初始用药及维持量阶段，即“低起点、慢增量”。老年人用药量在《中华人民共和国药典》规定为成人量的3/4，可以根据年龄、健康状态、体重、肝肾功能、治疗指数和蛋白结合率等因素进行调整。建议采用以下公式从成人的剂量计算老年人剂量。

1. 按体表面积计算　老年人药物剂量=成人剂量×［140−年龄（岁）］×体表面积（m^2）/153。

2. 按体重计算　老年人药物剂量=成人剂量×［140−年龄（岁）］×［体重（kg）×0.7/1 660］。

老年人的小剂量原则主要与药物类型有关，需要采用首次负荷剂量的药物，如利多卡因、胺碘酮等，为确保药物治疗及时起效，首次剂量可选用成人剂量的下限。对于大多数不需要使用首次负荷剂量的药物，60～80岁的老年人用药剂量为成人的3/4～4/5，80岁以上的老年人应为成人的1/2，部分特殊药物如强心苷类药品，为成人的1/4～1/2，密切观察，缓慢增量，每次增加剂量前至少间隔3个血浆半衰期，以获得最佳剂量和最小不良反应。

（四）择时原则

根据疾病、药动学和药效学的昼夜节律，选择最合适的用药时间，达到提高疗效和减少不良反应的目的。与以下原因有关。

1. 许多疾病的发作、加重与缓解都具有昼夜节律的变化 如夜间易发生变异型心绞痛、脑血栓、哮喘及流感的咳嗽；关节炎经常在清晨出现关节僵硬；上午时段为急性心肌梗死和脑出血的发病高峰期等。在疾病发作前用药，有利于控制疾病的发展。

2. 药动学有昼夜节律的变化 日间肠道功能相对亢进，日间用药比夜间吸收快、血药浓度高；夜间肾脏功能相对低下，主要经肾脏排泄的药物宜夜间给药，药物从尿液中排泄延迟，可以维持较高的血药浓度。

3. 药效学有昼夜节律的变化 根据疾病、药动学和药效学的昼夜节律来确定最佳用药时间。如胰岛素的降糖作用为上午大于下午。变异型心绞痛多在00：00—06：00发作，可以睡前应用长效钙通道阻滞剂（CCB）；劳力型心绞痛一般在上午发作，应在睡前使用长效β受体拮抗剂、CCB或硝酸酯类。氢氯噻嗪肾脏排钠/钾比值在上午最高，早晨用药不仅能增加疗效，还可以减少低钾血症的发生。铁剂最大吸收率在19：00，中、晚餐后用药较合理。早餐后服用阿司匹林，其半衰期长、血药浓度高、疗效好。抗癌药物以中午用药毒性最小，夜间应用毒性最大。肾上腺皮质激素在08：00服用疗效较好、副作用较轻。

（五）暂停原则

是指在用药期间一旦发生药物不良反应，应立即减量或停药。多数药物不良反应在停药数日后消失，因此暂停原则是老年人临床药物治疗中最有效、最简单、最经济的干预措施之一。在老年人用药期间，应密切观察，一旦出现任何新的症状、体征和实验室检查的异常，首先应考虑药物不良反应，其次是病情恶化，如出现并发症。前者需要暂停药物，后者需要调整药物治疗方案。以下为药物不良反应的诊断标准。

1. 有引起药物不良反应的危险因素，如多药合用、女性、低体重、肝肾功能不全等。
2. 用药后出现相应的不良反应表现。
3. 减量或停药后症状消失。

（六）及时停药原则

老年人长期用药是导致药物不良反应的原因之一，因此，老年人用药要采用及时停药原则，以避免不必要的长期用药。老年人用药时间的长短，应视病种和病情而定。经过药物治疗病情控制后，是否停药有以下几种不同的情况。

1. 立即停药 感染性疾病经抗生素治疗后，病情好转、体温正常3～5日即可停药；一些镇痛等对症治疗的药物，在症状消失后也需停药。

2. 疗程结束时停药 如抑郁症、甲状腺功能亢进、癫痫等疾病，在相应的药物治疗后，症状消失，为避免病情复发，需要继续巩固治疗一段时间，待疗程结束时停药。部分药物在长期应用后，突然停药可使病情恶化，称为停药综合征，采用逐渐减量、停药的方法一般可以避免。

3. 长期用药 高血压、糖尿病、慢性心力衰竭、帕金森病、甲状腺功能减退等慢性疾病，在药物治疗且病情得到控制后，还需要长期用药，甚至终身用药。

前两种情况，在达到治疗目标后，应及时停药。此外，凡是疗效不确切、耐受性差、未按医嘱使用的药物都应及时停药。

【分析】

氢氯噻嗪主要抑制远曲小管近端对Na^+和Cl^-的重吸收，增加近曲小管对尿酸的再吸收，导致高尿酸血症，同时对糖、脂代谢存在一定影响，与β受体拮抗剂合用，会降低糖耐量，导致血糖、血脂升高。

四、优化老年人用药方案

对于多病共存、多药合用的老年人，应采用老年人用药系统评估的方法以评估、优化老年人用药方案。

（一）评估患者近期所用药物

定期评估老年患者所用药物是老年人临床合理用药的重要内容。评估目标是用最简单的用药方案控制病情，并采用服药卡标明剂量和服药次数，减少药物治疗的复杂性。要求老年人就诊时将所用药物带来（处方药、非处方药、中成药、外用药等），并提供一份完整的用药清单，以供就诊时医生审查药物。医生应把药物与已知疾病或症状相匹配，指出其中用药过多和用药不足，以便调整用药方案。与疾病或症状未匹配的药物称为用药过多；有适应证而未用药或用药未达标的情况称为用药不足，医生需要纠正用药过多和用药不足的失衡状态，确保老年人临床合理用药。

（二）用药过多应做减法

用药过多不仅指使用多种药物，也包括药物选择、用量、用法不恰当，以及多重用药和“处方瀑布”，均可导致药物相互作用、药物不良反应、发病率和病死率升高，依从性和生活质量降低。因此，用药过多者应停用不必要的药物。

1. 停用无适应证、超疗程、重复使用、有相互作用、无效或疗效不确切、难以忍受副作用，以及对症治疗的药物（除外舒缓医疗）。

2. 停用老年人高危药物　根据《老年人潜在不恰当用药的比尔斯标准2019年更新版》和老年人不适当处方筛查工具（STOPP），停用老年人潜在的不适当药物。

3. 终止“处方瀑布”，即停用治疗药物不良反应的药物。药物不良反应与普通疾病表现相似，容易被临床忽视，一旦将药物不良反应误认为一个新的疾病，将开具更多的药物，使患者处于更大的危险中。因此，老年人用药期间出现任何症状，都应该考虑药物不良反应的可能性。

（三）用药不足应做加法

用药不足的发生可能与医生尽量避免多重用药、复杂用药和药物不良反应有关，也有可能与医生认为老年人不能从疾病的一级、二级预防或强化治疗中获益有关。很多药物都是以降低发病率和病死率为治疗目标。老年人在慢性心力衰竭时应用β受体拮抗剂和ACEI，心房颤动中使用的华法林，高血压病中的降压药等存在较严重的用药不足。老年人有适应证而未用药，丧失了改善病情的良机，增加了患病率和病死率，是比不合理用药更为严重的问题。应根据老年人处方遗漏筛查工具（START）加用新药。在处方新药前，必须考虑以下问题。

1. 需要用药的疾病或症状是否是药源性。

2. 是否优先考虑了非药物疗法。

3. 新药物治疗的目标，与原用药物有无相互作用等。

4. 在同类药物中是否选择了最恰当的一种药物。

5. 是否首选了非肝药酶代谢及双通道排泄的药物，如他汀类中的普伐他汀和匹伐他汀；或如ACEI中的贝那普利、福辛普利和雷米普利。

6. 是否优先使用了肝Ⅱ相代谢的药物 如苯二氮䓬类中的劳拉西泮和奥沙西泮。

处方新药时，一次只能开一种药物，否则无法判断是否发生药物不良反应。如治疗一种疾病需要多种药物，应该分次处方。

（四）用更安全的药物替代

在药物治疗中，如有高危药物、相互作用的药物和难以耐受副作用的药物，而病情确需时，应采用更安全的药物替代，如非甾体抗炎药可导致胃肠出血和肾毒性，应用对乙酰氨基酚替代；苯二氮䓬类存在镇静时间长、认知损害、跌倒和成瘾等问题，应改用劳拉西泮和奥沙西泮替代。

（五）重视非药物治疗

老年病的治疗是一种综合效应，除药物、手术等治疗方法外，非药物治疗也非常重要。

1. 改变不良生活方式和行为 控制体重，用药期间应控制烟、酒、茶等嗜好。

（1）吸烟可诱导肝微粒体药酶系统，增强地西泮、茶碱等的代谢，使血药浓度下降，还可影响丙米嗪、华法林等的体内分布。

（2）酒也是肝药酶的诱导物，可加速戊巴比妥、华法林、安乃近等的代谢，还可与阿司匹林、中枢抑制药、β受体拮抗剂等发生相互作用；使用甲硝唑、头孢曲松、头孢哌酮期间及前后1周，应禁止饮酒，以免诱发表现为面部潮红、头晕、呕吐、血压下降等双硫仑样反应。

（3）铁剂、氟奋乃静、氟哌利多不宜与茶饮料共同服用，否则会形成不易吸收的沉淀物。

（4）为保证强心苷、降压药的疗效，需要限制食物中的盐分等。

2. 康复、护理、心理和营养支持也具有非常重要的作用。

【分析】

患者首先需要改变不良的生活方式，戒烟、戒酒，控制体重，保持低盐饮食。药物治疗方面，可停用氢氯噻嗪，将短效倍他乐克改为长效制剂，如美托洛尔缓释片，47.5mg，1次/d；心电图显示患者存在左心室肥厚，可加用血管紧张素Ⅱ受体阻滞剂，如氯沙坦，50mg，1次/d，以减轻左心室肥厚，抑制心肌细胞增生，延迟或逆转心肌重构，改善左心室功能，且对血糖、血脂代谢无不利影响。

（刘 梅）

第四篇

常见慢性疾病的诊断标准和治疗规范

第十一章　高血压

高血压

【案例】

患者，女，63岁。以“发现高血压10年，头痛1个月，加重5日”就诊于社区卫生服务中心。该患者10年前因头痛就诊于某综合医院门诊，查血压160/100mmHg，诊断为原发性高血压，给予贝那普利20mg，1次/d，口服，头痛症状缓解，当时血压控制尚平稳。10年间，该患者不规律用药，偶尔监测血压，血压水平波动于（130～180）/（90～120）mmHg，偶伴有头痛，经降压、休息或镇痛治疗可缓解。1个月前因着凉出现头痛，表现为全头部胀痛，与头位和体位无关，呈间断性，可持续2～3小时。近5日头痛程度加重，表现为持续性、以后枕部为重，伴有血压升高，严重时恶心、呕吐，非喷射性，为胃内容物，自服“芬必得”无明显好转，控制血压后头痛症状略有缓解。发病以来无其他伴随症状。饮食尚可，通常用喝汤代替饮水，夜间睡眠欠佳。

根据发病原因，高血压分为原发性高血压（essential hypertension）和继发性高血压。原发性高血压是以体循环动脉压升高为主要临床表现的心血管综合征，通常简称为“高血压”，约占所有高血压的95%。继发性高血压是指由某种确定的疾病或病因引起的血压升高，约占5%。

自1959年首次进行高血压抽样调查以来，截至2018年，我国共进行了7次较大规模的高血压患病率抽样调查。结果显示，18岁及以上居民高血压患病率总体呈上升趋势。2012—2015年，我国高血压调查显示，我国≥18岁居民高血压患病率（加权率）为23.2%。2018年，我国慢性病与危险因素监测显示，≥18岁居民高血压患病率（加权率）为27.5%。估计我国成人高血压患病人数为2.45亿人，总体上讲，患病率男、女性别差别不大，均随年龄增加而升高，城市高于农村，北方高于南方，沿海地区高于内地，高原少数民族地区患病率较高。高血压是心脑血管疾病最重要的危险因素，近30年来，我国高血压综合防控工作取得一定成效。依据1991—2018年的调查结果显示，≥18岁成人高血压知晓率、治疗率和控制率总体上呈升高趋势，分别从27.0%、12.0%、3.0%提高到41.0%、34.9%、11.0%。

第一节　高血压的诊断、评估与危险因素分层

一、血压水平分类和定义

高血压的诊断标准是根据临床和我国流行病学调查数据的结果确定的。根据《中国高血压防治指南2018年修订版》，目前我国将成人的血压水平分为正常血压、正常高值血压和高血压三类（表11-1-1）。

表11-1-1 血压水平分类和定义

分类	收缩压/mmHg		舒张压/mmHg
正常血压	<120	和	<80
正常高值血压	120～139	和/或	80～89
高血压	≥140	和/或	≥90
1级高血压（轻度）	140～159	和/或	90～99
2级高血压（中度）	160～179	和/或	100～109
3级高血压（重度）	≥180	和/或	≥110
单纯收缩期高血压	≥140	和	<90

注：当收缩压和舒张压分属于不同级别时，以较高的分级为准。

1. 在未用抗高血压药的情况下，非同日3次测量血压，收缩压≥140mmHg和/或舒张压≥90mmHg，可诊断为高血压。

2. 患者既往有高血压史，目前正在服用抗高血压药，血压虽低于140/90mmHg，也应诊断为高血压。

3. 目前高血压诊断主要依据诊室血压值，测量患者在安静休息状况下、坐位时上臂肱动脉部位血压。通常右侧大于左侧，两者相差10～20mmHg。

4. 为排除白大衣高血压和发现隐蔽性高血压，在诊室测量血压的同时，应积极进行家庭血压测量和24小时动态血压监测。如果家庭自测血压收缩压≥135mmHg和/或舒张压≥85mmHg，以及24小时动态血压监测血压平均值中收缩压≥130mmHg和/或舒张压≥80mmHg、白天血压平均值中收缩压≥135mmHg和/或舒张压≥85mmHg，夜间血压平均值中收缩压≥120mmHg和/或舒张压≥70mmHg，应进一步评估血压水平。

5. 若诊断高血压，应进一步将高血压分为1级、2级和3级（表11-1-1）。

6. 在基层医疗机构接诊初步诊断高血压患者，应首先判断是否需要紧急处理后转诊。

7. 若诊断为高血压，必须鉴别是原发性高血压还是继发性高血压。

8. 若诊断为高血压，应对高血压患者进行心血管危险分层，以指导治疗和判断预后。

二、排除继发性高血压

由于我国人口基数大，因而继发性高血压患者的绝对人数仍较多；而且，部分继发性高血压患者可以通过早发现早诊断，提高治愈率或阻止病情发展。因而，在初诊高血压患者的诊断流程中，应重视排除继发性高血压的环节。临床上常见的引起继发性高血压的疾病和临床表现见表11-1-2。如出现以下情况，也应考虑患者有继发性高血压的可能，及时转诊至上级医院进一步确诊，告知患者可能出现的风险及进一步确诊而带来的益处。这些临床情况包括：①高血压发病年龄<30岁；②重度高血压（3级高血压）；③药物联合治疗后降压效果差，或血压曾经控制较好但近期又明显升高；④恶性高血压；

⑤长期口服避孕药。

表11-1-2 引起继发性高血压的常见疾病及主要临床表现

疾病	主要病史和临床表现
慢性肾脏病	蛋白尿、血尿和贫血，或有肾脏疾病史
原发性醛固酮增多症	高血压伴低血钾，可出现肢体肌无力、周期性瘫痪、烦渴和多尿
肾动脉狭窄	高血压进展迅速或突然加重，上腹部或背部肋脊角处可闻及血管杂音
嗜铬细胞瘤	典型表现为阵发性高血压，发作时伴头痛、心悸、多汗、皮肤苍白等
皮质醇增多症	向心性肥胖、满月脸、水牛背、皮肤紫纹、毛发增多、血糖增高等
主动脉缩窄	上臂血压增高，而下肢血压不高或降低。在肩胛间区、胸骨旁、腋部可听到动脉搏动和杂音，腹部听诊有血管杂音

三、高血压患者心血管危险分层

高血压患者心血管危险分层是降压治疗和判断预后的主要依据，临床上根据影响高血压患者预后的重要因素进行高血压患者心血管危险分层。影响高血压患者预后的因素主要包括血压水平、其他心血管疾病危险因素、靶器官损害和并存临床疾病（表11-1-3）。根据表11-1-3中的预后影响因素，可将高血压患者分为低危、中危、高危和很高危4个层次（表11-1-4）。典型情况下，低危患者10年随访中发生主要心血管事件的绝对危险<15%，中危患者为15%～20%，高危患者为20%～30%，很高危患者为>30%。适合基层应用的简化分层方法见表11-1-5。

【分析】

根据病史，该患者已在综合医院排除继发性高血压，多次测量血压可达180/110mmHg，初步诊断原发性高血压3级（高危）。由于该患可能合并严重的临床情况或靶器官损害而需要进一步评估，因此应转诊至二级及以上综合医院治疗。该患者就诊时体格检查结果：体温36.5℃，脉搏88次/min，呼吸26次/min，血压150/110mmHg，体重指数（BMI）27.2kg/m^2，腰围90cm。心脏、双肺、腹部、血管及神经系统体格检查等均无异常。初步处理意见：①调整高血压治疗方案，在原有治疗基础上联合应用硝苯地平控释片；②同时与患者协商后签署"家庭医生签约服务协议书"，建立健康档案；③转诊至综合医院全科医学科或心血管科进一步评估治疗。

四、高血压患者的接诊要点

根据以人为中心的全科医疗服务模式，全科医生接诊时应分别从生物医学视角和患者视角对患者作出全面的诊断评估。通过病史采集、体格检查、实验室检查和辅助检查等，了解患者主诉症状、阳性体征和异常检查结果，评估靶器官损害情况；同时了解患者心理特征、家庭和社会背景，明确每次就诊的主要原因，理解不同患者患病的独特体验。然后，提出个体化的诊疗和管理计划，与患者或及其家属协商，确定具体实施方案。高血压患者的诊断评估要点见表11-1-6。

表11-1-3 影响高血压患者心血管预后的重要因素

项目	危险因素
心血管危险因素	●高血压（1～3级） ●男性>55岁；女性>65岁 ●吸烟 ●糖耐量减低（7.8≤餐后2小时血糖<11.1mol/L）和/或空腹血糖受损（6.1≤空腹血糖<7.0mmol/L） ●血脂异常［TC≥5.7mmol/L（220mg/dl）或LDL-C>3.3mmol/L（130mg/dl）或HDL-C<1.0mmol/L（40mg/dl） ●早发心血管病家族史（一级亲属发病年龄：男性<55岁，女性<65岁） ●腹型肥胖（腰围：男性≥90cm，女性≥85cm）或肥胖（BMI≥28kg/m^2） ●血同型半胱氨酸升高（≥10μmol/L）
靶器官损害	●左心室肥厚 心电图 Sokolow电压标准：RV_5+SV_1>4.0mV（男性）或>3.5mV（女性） Cornell电压标准：$RAVL+SV_3$>2.8mV或>2.0mV（女性） 超声心动图 LVMI：男性≥125g/m^2，女性≥120g/m^2 ●颈动脉超声IMT≥0.9mm或动脉粥样硬化斑块 ●颈-股动脉PWV≥12m/s ●ABI<0.9 ●eGFR<60ml/（min·1.73m^2）或血清肌酐轻度升高115～133μmol/L（1.3～1.5mg/dl，男性）或107～124μmol/L（1.2～1.4mg/dl，女性） ●尿微量白蛋白30～300mg/24h或白蛋白/肌酐≥30mg/g（3.5mg/mmol）
伴随临床疾患	●脑血管病：脑出血，缺血性脑卒中，短暂性脑缺血发作 ●心脏疾病：心肌梗死，心绞痛，冠状动脉血运重建，慢性心力衰竭 ●肾脏疾病：糖尿病性肾病，肾功能受损；血肌酐≥133μmol/L（1.5mg/dl，男性），≥124μmol/L（1.4mg/dl，女性），尿蛋白≥300mg/24h ●周围血管病 ●视网膜病变：出血或渗血，视神经盘水肿 ●糖尿病

注：TC，总胆固醇；LDL-C，低密度脂蛋白胆固醇；HDL-C，高密度脂蛋白胆固醇；BMI，体重指数；LVMI，左心室质量指数；IMT，颈动脉内膜中层厚度；PWV，脉搏波传导速度；ABI，踝臂指数；eGFR，估算肾小球滤过率。

表11-1-4　高血压患者心血管危险分层标准

其他危险因素和病史	高血压		
	1级	2级	3级
无	低危	中危	高危
1～2个其他危险因素	中危	中危	很高危
≥3个其他危险因素或靶器官损害	高危	高危	很高危
临床合并症或合并糖尿病	很高危	很高危	很高危

表11-1-5　适用于基层的高血压患者简化危险分层

项目	内容
高血压分级	1级：收缩压140～159mmHg或舒张压90～99mmHg 2级：收缩压160～179mmHg或舒张压100～109mmHg 3级：收缩压≥180mmHg或舒张压≥110mmHg
危险因素	年龄、吸烟、血脂异常、早发心血管病家族史、肥胖或腹型肥胖
靶器官损害	左心室肥厚、劲动脉内膜增厚或斑块、血肌酐轻度升高
临床疾病	脑血管病、心脏病、肾病、周围血管病、视网膜病变、糖尿病

表11-1-6　高血压患者的诊断评估要点

内容		实施要点
1. 病史采集	主诉和现病史	（1）确定主诉和患者就诊原因 （2）了解高血压初次发病时间（年龄），血压最高水平和一般水平，伴随症状 （3）降压药使用情况及治疗反应 （4）注意继发性高血压典型症状 （5）了解患者是否并存其他健康问题、严重程度如何、既往诊疗过程等
	个人史	（6）了解行为与生活方式，包括饮食习惯（钠盐和烹调油摄入）、烟草使用、酒精摄入、身体活动等 （7）用药史［口服避孕药（已婚女性）、肾上腺皮质激素、非甾体抗炎药等］
	既往史	（8）了解有无冠心病、心力衰竭、脑血管病、外周血管病、糖尿病、痛风、血脂异常、支气管哮喘、睡眠呼吸暂停低通气综合征、肾病、甲状腺疾病等病史
	家族史	（9）询问高血压、糖尿病、冠心病、脑卒中及其发病年龄等家族史

续表

内容		实施要点
	心理、社会因素	（10）了解家庭、工作、个人心理、文化程度等个人、家庭和社会背景 （11）主动了解并适当分析患者对每个临床问题的想法、担忧、期望 （12）主动了解并适当分析每个临床问题是否及如何影响患者的生活和工作的
	解释病情	（13）清楚地向患者解释病情，解读诊疗计划和预后相关证据 （14）鼓励患者积极参与，提升健康自我管理能力 （15）发展良好、和谐的医患关系
2. 体格检查	一般检查	（1）规范多次测量非同日血压，初诊患者测量双上肢血压，如怀疑直立性低血压，应测坐位和立位血压 （2）测量身高、体重、腰围，计算体重指数（BMI）
	重点体格检查	（3）心脏检查 （4）大动脉搏动 （5）血管杂音（常见听诊部位：颈部、背部两侧肋脊角、上腹部脐两侧、腰部肋脊处） （6）注意引起继发性高血压原发病的典型体征
3. 实验室检查	基本项目	（1）血常规、尿常规 （2）血生化：空腹血糖、空腹血脂、血肌酐、尿酸、血钾，肝功能
	推荐项目	（3）血浆同型半胱氨酸、餐后2小时血糖、尿蛋白定量（尿蛋白定性阳性者）、尿微量白蛋白或尿白蛋白/尿肌酐（糖尿病患者）
	选择项目	（4）确诊继发性高血压相关激素水平检查（怀疑继发性高血压的患者） （5）诊断并存疾病或高血压并发症相关实验室检查
4. 辅助检查	基本项目	（1）心电图
	推荐项目	（2）24小时动态血压监测、眼底检查、超声心动图、颈动脉超声、肾脏超声、X线胸片、脉搏波传导速度、踝臂指数
	选择项目	（3）确诊继发性高血压相关影像学检查（怀疑继发性高血压的患者） （4）诊断并存疾病或高血压并发症相关辅助检查

续表

内容		实施要点
5. 靶器官损害评估	心脏	（1）提示症状/体征：心悸、胸痛、胸闷、心脏病理性杂音、下肢水肿
	脑和眼	（2）提示症状/体征：头痛、头晕、视力下降、感觉和运动等神经系统表现异常
	肾脏	（3）提示症状/体征：眼睑水肿、多尿及夜尿增多、血尿、泡沫尿，腹部有无肿块，腰部及腹部血管性杂音
	周围血管	（4）提示症状/体征：间歇性跛行，四肢血压不对称、脉搏异常、血管杂音、足背动脉减弱

（王　爽）

第二节　高血压的治疗

一、高血压的治疗目的和治疗目标

（一）治疗目的

原发性高血压是一种不能自愈、目前也没有根治方法的慢性非传染性疾病，但高血压是可以预防和控制的，治疗的最终目的旨在减少心脑血管疾病等并发症的发病率和病死率。

（二）治疗目标

1. 对于一般高血压患者，血压治疗目标值应小于140/90mmHg。

2. 对于老年收缩期高血压患者，收缩压宜控制在150mmHg以下，如能够耐受可以降低至140mmHg以下。

二、高血压的主要治疗措施

原发性高血压的主要治疗措施包括治疗性生活方式干预和药物治疗。

（一）治疗性生活方式干预

1. 适用对象　所有高血压患者。

2. 干预方法　主要包括个体化健康咨询、健康教育和行为干预。

3. 干预内容　治疗性生活方式干预的内容、目标和措施见表11-2-1。

（二）药物治疗

1. 基本原则

（1）小剂量：药物初始治疗的剂量宜从有效的、较小剂量开始，根据病情，逐步调整剂量。

（2）优先选择长效制剂：尽可能选择有持续24小时降压作用的药物，1次/d。注意控制晨峰血压和夜间血压。

（3）联合用药：一般来讲，具有以下特征的患者宜采用小剂量联合用药的方式进行起始治疗：①2级及以上高血压患者；②预后危险分层高危及以上患者；③比目标血压高20/10mmHg的患者。

（4）个体化：以降低血压为目标，根据患者临床情况、血压水平、控制目标、药物的适应证和禁忌证、药物治疗后的效果和不良反应、经济条件和个人意愿等选择降压药物。每次接诊，均需与患者协商诊疗计划的细节，尊重患者意愿，达成共识。

表11-2-1 治疗性生活方式干预的内容和措施

内容	目标	方法
减少食盐摄入	每人每日食盐量逐步降至6g	（1）宣传高盐饮食的危害，高盐饮食是高血压的易患因素 （2）尽量少食用高盐食品，如腌制、卤制、泡制的食品 （3）建议在烹调时尽可能使用特制的盐勺，知晓用盐量 （4）建议在烹调时使用食盐用替代产品，如代用盐、食醋等
合理膳食	1. 控制总能量 2. 减少膳食脂肪	（1）总脂肪占总能量的比例<30%，饱和脂肪<10%，每日食油<25g （2）少吃糖类和甜食 （3）增加新鲜蔬菜和水果摄入 （4）适当增加纤维素摄入
适量运动	1. 强度：中等 2. 频次：每周5～7次 3. 持续时间：每次持续30分钟左右，或累计30分钟	（1）建议所有的高血压患者应在心血管功能评估的基础上选择适宜的运动处方 （2）运动的形式可以根据自己的爱好灵活选择，如步行、快走、慢跑、游泳、气功、太极拳等项目均可 （3）应注意量力而行，循序渐进
控制体重	1. 体重指数（BMI）<$24kg/m^2$ 2. 腰围：男性<90cm；女性<85cm	（1）宣传肥胖的危害，肥胖者易患高血压和糖尿病 （2）建议绝大多数肥胖者采用非药物治疗方法控制体重

续表

内容	目标	方法
戒烟	1. 所有吸烟者均应戒烟 2. 避免被动吸烟	（1）宣传吸烟的危害，让患者产生戒烟愿望 （2）科学戒烟：采取突然戒烟法，一次性完全戒烟 （3）对烟瘾大者逐步减少吸烟量 （4）戒断症状明显的可用尼古丁贴片或安非他酮 （5）家人及周围同事应给予理解、关心和支持 （6）采用个体化健康咨询、健康教育和行为干预方法
限酒	1. 不饮酒 2. 如饮酒，则少量：白酒＜50ml/d（1两/d）、葡萄酒＜100ml/d（2两/d）、啤酒＜250ml/d（5两/d）（1两=50g）	（1）宣传过量饮酒的危害；过量饮酒易患高血压 （2）不提倡高血压患者饮酒，鼓励限酒或戒酒 （3）家庭成员应给予理解、关心和支持 （4）采用个体化健康咨询、健康教育和行为干预方法
减轻精神压力	保持平衡心理	（1）保持乐观性格、减轻心理负担 （2）纠正不良情绪、缓解心理压力 （3）进行心理咨询、音乐疗法及自律训练或气功等

2. 降压药物　目前临床上常用的降压药物的名称、剂量、用法和禁忌证见表11-2-2。

表11-2-2　常用降压药物的名称、剂量、用法和禁忌证

药物分类		药物名称	用量/mg	用法	禁忌证
尿剂	噻嗪类	氢氯噻嗪	12.5 ~ 25	q.d.	1. 痛风患者禁用噻嗪类利尿剂 2. 高血钾及肾衰竭患者禁用醛固酮受体拮抗剂
		苄氟噻嗪	5 ~ 15	q.d.	
		氯噻酮	25 ~ 100	q.d.	
		吲达帕胺	1.25 ~ 2.5	q.d.	
	袢利尿剂	呋塞米	20 ~ 40	q.d. ~ b.i.d.	
	保钾利尿剂	氨苯蝶啶	50	q.d. ~ b.i.d.	
		阿米洛利	5 ~ 10	q.d.	
		螺内酯	10 ~ 40	q.d. ~ b.i.d.	

续表

药物分类		药物名称	用量 /mg	用法	禁忌证
钙通道阻滞剂（CCB）	氢吡啶类	硝苯地平	5 ~ 20	t.i.d.	相对禁忌证：高血压合并快速性心律失常
		硝苯地平缓释	10 ~ 40	b.i.d.	
		硝苯地平控释	30 ~ 60	q.d.	
		尼群地平	10 ~ 20	t.i.d.	
		尼莫地平	30 ~ 60	t.i.d.	
		佩尔地平	40	b.i.d.	
		氨氯地平	2.5 ~ 10	q.d.	
		左旋氨氯地平	2.5 ~ 5	q.d.	
		拉西地平	2 ~ 8	q.d.	
		非洛地平缓释片	2.5 ~ 10	q.d.	
		西尼地平	5 ~ 10	q.d.	
		贝尼地平	4 ~ 8	q.d.	
		马尼地平	100 ~ 20	q.d.	
	二氢吡啶类	地尔硫䓬	30 ~ 90	b.i.d. ~ t.i.d.	禁用于二度至三度房室传导阻滞患者，并相对禁用于心力衰竭患者
		地尔硫䓬缓释	90	b.i.d.	
		维拉帕米缓释	120 ~ 240	q.d.	
血管紧张素转化酶抑制剂（ACEI）	巯基类	卡托普利	12.5 ~ 50	b.i.d. ~ t.i.d.	绝对禁忌证：①妊娠，计划妊娠的女性应避免使用；②血管神经性水肿；③双侧肾动脉狭窄；④高钾血症（>6.0mmol/L）
	羧基类	依那普利	5 ~ 20	q.d.	相对禁忌证：①血肌酐水平显著升高（>265μmol/L）；②高钾血症（>5.5mmol/L）；③有症状的低血压（<90mmHg）；④有妊娠可能的女性；⑤左心室流出道梗阻
		贝那普利	10 ~ 20	q.d.	
		咪达普利	2.5 ~ 10.0	q.d.	
		赖诺普利	5 ~ 80	q.d.	
		培哚普利	4 ~ 8	q.d.	
		雷米普利	1.25 ~ 10	q.d.	
		群多普利	1 ~ 4	q.d.	
	膦酸基类	福辛普利	10 ~ 40	q.d.	

续表

药物分类	药物名称	用量 /mg	用法	禁忌证
血管紧张素Ⅱ受体阻滞剂（ARB）	氯沙坦	25 ~ 100	q.d.	同ACEI类
	缬沙坦	80 ~ 160	q.d.	
	厄贝沙坦	150 ~ 300	q.d.	
	坎地沙坦	4 ~ 12	q.d.	
	替米沙坦	20 ~ 80	q.d.	
	奥美沙坦	20 ~ 40	q.d.	
	依普沙坦	400 ~ 800	q.d.	
	阿利沙坦	80 ~ 240	q.d.	
β受体阻滞剂	普萘洛尔	20 ~ 90	t.i.d.	合并急性心力衰竭、病态窦房结综合征、支气管哮喘、房室传导阻滞、严重心动过缓
	阿替洛尔	6.25 ~ 25	b.i.d.	
	拉贝洛尔	100 ~ 200	t.i.d.	
	比索洛尔	2.5 ~ 10.0	q.d.	
	美托洛尔酒石酸盐	12.5 ~ 100	b.i.d.	
	美托洛尔琥珀酸盐（缓释剂）	23.75 ~ 190.0	q.d.	
	卡维地洛	3.125 ~ 25	b.i.d.	
	阿罗洛尔	5 ~ 10	b.i.d.	
	奈必洛尔	5	q.d.	

（1）常用降压药物：常用降压药物分为5大类，均可作为高血压初始或维持治疗的选择药物。包括钙通道阻滞剂（CCB）、血管紧张素转化酶抑制剂（ACEI）、血管紧张素Ⅱ受体阻滞剂（ARB）、利尿剂和β受体拮抗剂。

（2）固定复方制剂：包括传统固定复方制剂和新型固定复方制剂。单片固定复方制剂可以更好地增加患者的治疗依从性、降低治疗费用。

（3）其他降压药物：包括交感神经抑制剂、直接血管扩张剂和α_1受体拮抗剂。这些降压药物由于副作用较多，目前不推荐单独使用，必要时建议用于联合治疗或复方制剂。

3. 药物治疗的选择　临床上，主要根据患者血压水平、危险分层情况，以及药物适应证等选择降压药物。对于收缩压≥160mmHg和/或舒张压≥100mmHg、收缩压比目标血压高20mmHg和/或舒张压比目标血压高10mmHg或高危及以上患者，或单药治疗未达标的高血压患者，应联合降压治疗。降压药物选择的参考流程见图11-2-1。

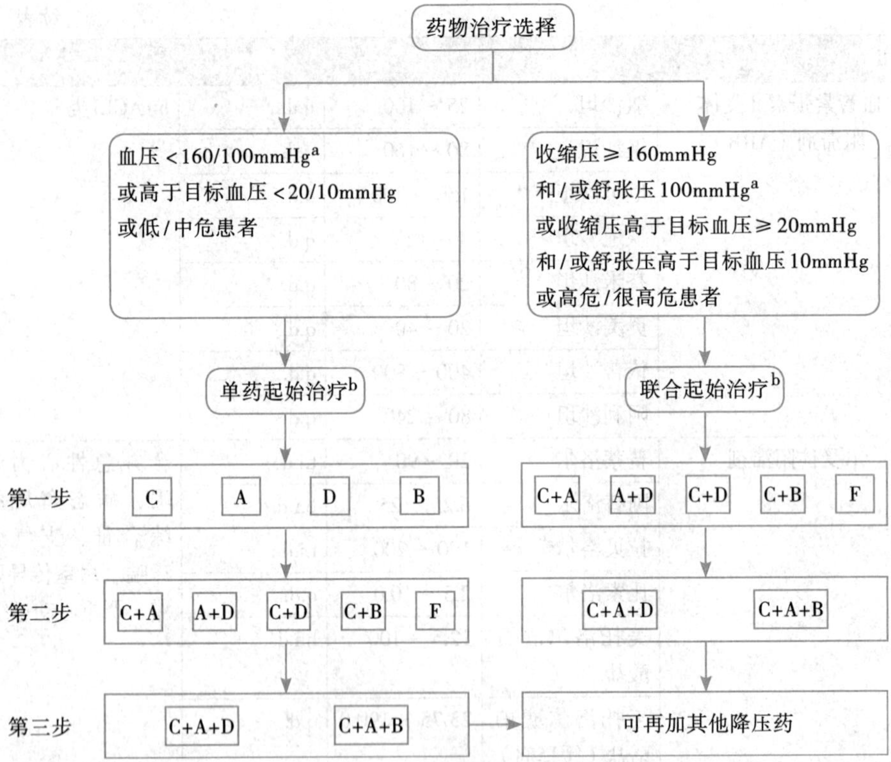

图11-2-1 降压药物选择参考流程

A.血管紧张素转化酶抑制剂或血管紧张素Ⅱ受体阻滞剂；B.β受体拮抗剂；
C.钙通道阻滞剂（二氢吡啶类）；D.噻嗪类利尿剂；F.固定复方制剂；
a.对血压≥140/90mmHg的高血压患者，也可起始联合治疗；b.包括剂量递增到足剂量。

【分析】

该患者诊断高血压3级（高危组），因而起始治疗宜采用联合治疗方案。患者既往10年血压控制不佳的原因很多，服药依从性不好或治疗不足是主要原因。此次就诊社区卫生服务中心后，全科医生结合患者情况，调整了治疗方案，3日后，患者头痛症状明显缓解，1周后，患者血压水平趋于平稳。

（王　爽）

第三节　高血压急症、亚急症和并发症的处理

高血压急症和亚急症曾被称为“高血压危象”，两者鉴别的唯一标准是有无新近发生的急性进行性、严重的靶器官损害，血压升高的程度不是区别高血压急症与亚急症的标准。另外，血压水平的高低与急性靶器官损害的程度不成正比。

一、高血压急症和亚急症处理

（一）定义

1. 高血压急症（hypertensive emergency）　是指原发性和继发性高血压患者，在某些诱因作用下，血压突然和明显升高（一般超过180/120mmHg），同时伴有心、脑、肾等重要靶器官功能不全的表现。常见高血压急症包括高血压脑病、颅内出血（脑出血和蛛网膜下腔出血）、脑梗死、急性左心衰竭、急性冠脉综合征（不稳定型心绞痛、心肌梗死）、主动脉夹层、子痫、急进性肾小球肾炎、胶原血管病所致肾功能危象、嗜铬细胞瘤危象及围手术期严重高血压等。

2. 恶性高血压　是指患者病情急剧发展，舒张压持续≥130mmHg，并伴有头痛、视力模糊、眼底出血、渗出和乳头水肿，肾脏损害突出，持续蛋白尿、血尿与管型尿等临床表现。

3. 高血压亚急症（hypertensive urgency）　是指血压明显升高但不伴有靶器官损害或严重临床症状。患者可以有血压明显升高造成的症状，如头痛、胸闷、鼻出血和烦躁不安等。

（二）高血压急症的处理原则

1. 迅速降低血压　当怀疑高血压急症时，应立即处理。

（1）患者应进入急诊抢救室或ICU，持续监测血压，严密监测尿量和其他生命体征。

（2）尽快应用适合的降压药。

（3）酌情使用有效的镇静药。

（4）针对不同的靶器官损害给予相应的处理。

（5）在基层，经紧急处理后，转诊上级医疗机构进一步诊断评估和治疗。

2. 控制性降压　在处理高血压急症时，要根据患者具体临床情况采用逐步控制性降压的方法选择适宜、有效的降压药物，以最大限度地保护靶器官，避免机体重要脏器的血流灌注明显减少。

（1）一般情况下，静脉滴注给药；待病情允许，及早开始口服降压治疗。

（2）初始阶段（数分钟到1小时内）血压控制的目标为平均动脉压降低幅度不超过治疗前水平的25%。

（3）在随后的2～6小时内将血压降至较安全水平，一般为160/100mmHg左右。

（4）如果可耐受这样的血压水平，临床情况稳定，在随后24～48小时逐步降低血压达到正常水平。

（5）根据临床情况，若临床情况稳定，也可在随后的1～2周内将血压逐步降低到正常水平。

（三）高血压亚急症处理原则

1. 对高血压亚急症患者，可在24～48小时将血压缓慢降至160/100mmHg。

2. 一般情况下，使用快速起效的口服降压药。

3. 初始治疗可以在门诊或急诊室，用药后观察5～6小时；2～3日后门诊调整剂量，此后可应用长效制剂控制至最终的目标血压。

4. 具有高危因素的高血压亚急症，如伴有心血管疾病的患者建议住院治疗。

（四）合理选择降压药物

1. 基本原则

（1）选择起效迅速，短时间达到最大作用的药物。

（2）作用持续时间短，不良反应较小的药物。

（3）谨慎使用影响心率、心排血量和脑血流量的药物。

2. 常用降压药物

（1）经静脉应用药物：硝普钠、硝酸甘油、尼卡地平、拉贝洛尔等。

（2）口服短效药物：卡托普利、拉贝洛尔、乌拉地尔、可乐定、硝苯地平。慎用或不用舌下含服硝苯地平普通片，不推荐短效二氢吡啶类CCB用于急性冠脉综合征或心力衰竭的患者。

3. 避免使用的降压药物

（1）利血平肌内注射：起效慢，容易发生严重的低血压，出现明显嗜睡反应。

（2）开始治疗时，通常不宜选择强力的利尿剂。若患者有心力衰竭或明显的体液容量负荷过重，需结合临床情况酌情使用。

（五）高血压常见慢性并发症

并发症是指与原发病发生机制密切相关，在原发病及其发展基础上导致机体脏器进一步损害的情况。高血压常与其他心血管疾病危险因素并存共同导致心、脑、肾等重要脏器的结构和功能异常，常见的有脑血管病、冠心病、心力衰竭、高血压肾病、周围血管病、视网膜病变等。其中，我国人群最常见的是脑血管病。由于这些疾病原因复杂，因而临床上很少作出高血压并发症的诊断，治疗上常按照并存临床疾病进行处理。

二、其他特殊类型高血压的处理

其他特殊类型的高血压包括老年高血压、青少年高血压、妊娠高血压、顽固性高血压、围手术期高血压、高血压并存临床疾病等。本节仅介绍老年高血压和顽固性高血压的临床特点和处理方法。

（一）老年高血压

1. 临床特点

（1）一般指年龄≥65岁的高血压患者。

（2）老年人群高血压发病率高、并发症多、慢性病共病情况常见。

（3）收缩压升高，脉压增大。

（4）容易出现直立性低血压和餐后低血压。

（5）血压波动性大，血压“晨峰”现象增多，昼夜节律异常。

（6）白大衣高血压和假性高血压相对常见。

2. 处理要点

（1）一般情况下，降压目标控制在150/90mmHg以下，强调收缩压达标，避免过低降压。若舒张压低于60mmHg时应引起关注。

（2）应测量用药前后坐位和立位血压。

（3）药物治疗务必从小剂量开始，根据耐受性逐步降压。

（4）80岁以上、一般体质尚好的高龄高血压患者进行适度降压治疗也有好处。

（5）利尿剂、CCB、ACEI、ARB、β受体拮抗剂五大类降压药均可考虑应用。

（6）与患者协商，选择平稳有效、安全、不良反应小、服药简便的降压药。

（二）顽固性高血压

1. 定义　顽固性高血压又称难治性高血压，是指应用非药物治疗，以及包括利尿剂在内的至少3种药物足量治疗数周仍不能将血压控制在目标水平，或至少需要4种药物才能使血压达标。

2. 常见原因

（1）假性难治性高血压：①血压测量方法不当（如测量时姿势不正确、上臂较粗者未使用较大的袖带）；②白大衣性高血压。

（2）降压药物选择使用不当：如剂量偏低、联合用药不够合理等。

（3）患者的依从性差：如自行减量或停药、漏服等。

（4）服用有升压作用的药物：如口服避孕药、肾上腺皮质激素、NSAID、可卡因、甘草、麻黄碱等。

（5）生活方式未获得有效改善：仍存在钠盐摄入过高、过量饮酒、吸烟、精神过度紧张等。

（6）胰岛素抵抗：患者并存肥胖和糖尿病是顽固性高血压发生的重要原因之一。

（7）并存其他临床疾病：如各种原因导致的容量负荷过重、慢性疼痛和长期焦虑等。

（8）继发性高血压：排除上述因素后，应启动继发性高血压的筛查。

3. 处理要点

（1）在基层确诊为真性顽固性高血压，需转诊至心血管科专科医生处治疗。

（2）与患者沟通，共同寻找可能的原因。

（3）调整联合用药方案，积极治疗继发性高血压。

（4）强化生活方式干预、提高长期用药的依从性。

（王　爽）

第十二章　冠心病

冠心病

【案例】

患者，男，55岁。因“发作性胸痛3个月余”于社区医院就诊。胸痛多于白天劳累后发生，可持续5分钟左右，休息后即可缓解，伴有左侧手臂无力。胸痛发作时心电图记录显示“可疑缺血性改变”。该患者有高血压5年，血脂异常4年，每日吸烟20支。由于父亲死于冠心病急性心肌梗死，他非常担心自己已经患有冠心病，为此来就诊。

冠状动脉粥样硬化性心脏病（coronary atherosclerotic heart disease，CHD）简称冠心病，指的是冠状动脉发生粥样硬化使得血管腔狭窄或阻塞，和/或因冠状动脉发生功能性改变（如痉挛）导致心肌缺氧缺血或坏死而引起的心脏病，亦称缺血性心脏病。主要的危险因素为年龄增高、男性、血脂异常、高血压、吸烟、糖尿病、肥胖及早发冠心病的家族史等。

冠心病的临床分型如下。

1. 急性冠脉综合征（acute coronary syndrome，ACS） 包括不稳定型心绞痛（unstableangina，UA）、非ST段抬高心肌梗死（non-ST-segment elevation myocardial infarction，NSTEMI）和ST段抬高心肌梗死（ST-segment elevation myocardial infarction，STEMI），也有的将冠心病猝死包括在内。

2. 慢性冠状动脉病（chronic coronary artery disease，CAD） 又称慢性缺血综合征（chronic ischemic syndrome，CIS），包括稳定型心绞痛、冠状动脉正常的心绞痛（如X综合征）、无症状性心肌缺血和缺血性心力衰竭（缺血性心肌病）。

【分析】

追问病史发现该患者高血压、高血脂均未规律治疗。此外，体重指数（BMI）29kg/m^2。体格检查发现血压160/100mmHg，听诊心律齐，各瓣膜听诊区未闻及病理性杂音，双侧足背动脉搏动良好。常规心电图检查发现V_1 ~ V_3导联ST段压低。该患者具备多项冠心病的危险因素，结合临床表现，考虑其可能有冠心病，稳定型心绞痛。建议将患者转诊至专科医院，进一步行心电图运动负荷试验或冠状动脉CT检查，明确诊断，并全面评估冠心病危险因素，进行规范化治疗。

第一节 稳定型心绞痛

一、稳定型心绞痛定义

心绞痛（angina）是由于暂时性心肌缺血引起的以胸痛为主要特征的临床综合征，是冠心病的最常见表现。通常见于冠状动脉至少一支主要分支管腔直径狭窄在50%以上的患者，当体力或精神应激时，冠状动脉血流不能满足心肌代谢的需要，导致心肌缺血，进而引起心绞痛发作，休息或含服硝酸甘油可缓解，是以心前区不适并可累及下颌、肩背部及手臂为特征的临床综合征。稳定型心绞痛（stable angina pectoris）又称劳累性心绞痛。胸痛的严重程度、频率、持续时间、性质及诱发因素在数个月内无明显变化。典型的临床表现有以下五大特点。

1. 部位　心绞痛部位是在胸骨后或左前胸，范围常不局限，可以放射到左臂及左手内侧手指，还可以放射到颈部、咽喉、颌部、上腹部、肩背部，也可以放射至其他部位。

2. 性质　常呈紧缩感、绞榨感、压迫感、烧灼感、胸闷或窒息感，有的表现为乏力、气短、虚弱；女性患者不典型症状常见。

3. 持续时间　呈阵发性发作，持续数分钟，一般不会超过10分钟，也不会转瞬即逝或持续数小时。

4. 诱发因素　常因寒冷、饱食、劳力或情绪激动，如快速走路、爬坡时诱发，停下休息即可缓解，多发生在劳力过程中而不是之后。

5. 缓解方式　休息或舌下含服硝酸甘油可在2～5分钟内迅速缓解症状。

慢性稳定型心绞痛是指近60日内心绞痛发作的频率、持续时间、诱因或缓解方式没有变化，且无近期心肌损伤的证据。

二、心绞痛严重分级

常用加拿大心血管学会（Canadian Cardiovascular Society，CCS）心绞痛严重分级法（表12-1-1）。

表12-1-1　加拿大心血管学会（CCS）心绞痛严重分级法

分级	临床特征
Ⅰ级	一般体力活动不引起心绞痛（如行走和上楼），但紧张、快速或持续用力可引起心绞痛的发作
Ⅱ级	日常体力活动稍受限制，快步行走或上楼、登高、餐后行走或上楼、寒冷或风中行走、情绪激动可发作心绞痛或仅在睡醒后数小时内发作。在正常情况下以一般速度平地步行200m以上或登一层以上的楼梯受限

续表

分级	临床特征
Ⅲ级	日常体力活动明显受限，在正常情况下以一般速度平地步行100～200m或登一层楼梯时可发作心绞痛
Ⅳ级	轻微活动或休息时即可以出现心绞痛症状

三、心绞痛诊断方法

（一）询问病史

收集与胸痛发作特点相关的病史，并应了解冠心病相关的危险因素，如高血压病、糖尿病、高脂血症、吸烟，以及冠心病家族史都是非常重要的因素，既往的脑血管疾病史和外周血管疾病史都可增加冠心病发病的可能性。

（二）体格检查

稳定型心绞痛者体格检查常无明显异常，心绞痛发作时可有心率增快、血压升高、焦虑、出汗，有时可闻及第四心音、第三心音或奔马律，或出现心尖部收缩期杂音、第二心音逆分裂，偶闻双肺底湿啰音。体格检查尚能发现其他相关情况，如心脏瓣膜病、心肌病等非冠状动脉粥样硬化性疾病，也可发现高血压、脂质代谢障碍所致的黄色瘤等危险因素，颈动脉杂音或周围血管病变有助于动脉粥样硬化的诊断。体格检查中需注意肥胖（BMI及腰围），以了解有无代谢综合征。

（三）辅助检查

1. 实验室检查　空腹血糖、血脂、糖耐量试验、高敏C反应蛋白（CRP）；血红蛋白和甲状腺功能；尿常规、肝肾功能和电解质。冠状动脉造影者术前需要检查以下项目：肝炎相关抗原、人类免疫缺陷病毒（HIV）及梅毒血清试验；胸痛性质和频率有明显变化者，需查心肌肌钙蛋白（cTnT或cTnI）、肌酸激酶（CK）及其同工酶（CK-MB）。

2. 心电图检查

（1）所有患者均应定期行静息心电图检查：对心肌缺血型ST-T改变、陈旧性心肌梗死，静息心电图有ST段压低或T波倒置，但胸痛发作时呈“假性正常化”，静息心电图和24小时动态心电图ST-T变化对诊断有参考价值。静息心电图无明显异常者需进行心电图负荷试验。

（2）心电图运动负荷试验

1）适应证：有胸痛症状，怀疑为冠心病且静息心电图无明显异常的患者，可进行运动试验进行诊断；确诊的稳定型冠心病患者可行运动试验进行危险分层；血管重建治疗后心绞痛症状复发者也可进行运动试验评价运动耐量。

2）禁忌证：急性心肌梗死早期、未经治疗的急性冠脉综合征、未控制的严重心律失常或高度房室传导阻滞、未控制的心力衰竭、急性肺动脉栓塞或肺梗死、主动脉夹层、已知的左冠状动脉主干狭窄、重度主动脉瓣狭窄、梗阻性肥厚型心肌病、严重高血压、活动性心肌炎、心包炎、电解质异常等。

3. 胸部X线检查　有助于了解心肺疾病的情况，如有无主动脉迂曲、充血性心力衰竭、心脏瓣膜病、心包疾病等。

4. 超声心动图或核素心室造影检查　多数稳定型心绞痛患者超声心动图检查无异常，对于有陈旧性心肌梗死或严重心肌缺血的患者提示缺血或梗死的室壁运动异常。对于心电图正常、无心肌梗死病史，无症状或体征提示有心力衰竭者，没有必要仅为心绞痛诊断而常规行核素心室造影检查。

5. 多层CT或电子束CT

（1）多层CT或电子束CT平扫：可检出冠状动脉钙化并进行积分。人群研究显示，钙化与冠状动脉病变的高危人群相联系，但钙化程度与冠状动脉狭窄程度却并不相关，因此不推荐将钙化积分常规用于心绞痛患者的诊断评价。

（2）CT造影：为显示冠状动脉病变及形态的无创检查方法，有较高阴性预测值，因此若CT冠状动脉造影未见狭窄病变，一般可不进行有创检查。但冠状动脉钙化时会显著影响狭窄程度的判断，故仅能作为参考。由于CT造影所用的造影剂剂量较大，超过单纯冠状动脉造影的造影剂剂量，建议在检查前行肾功能测定。

6. 有创性检查

（1）冠状动脉造影及左心室造影术

1）适应证：①严重稳定型心绞痛（CCS 3级或以上），特别是药物治疗不能很好缓解症状时；②无创方法评价为高危，不论心绞痛严重程度如何；③心脏停搏存活时；④合并有严重的室性心律失常；⑤血管重建患者有早期中等或严重的心绞痛复发；⑥伴有慢性心力衰竭或左心室射血分数明显减低的心绞痛；⑦无创评价属于中危到高危的心绞痛拟进行大的非心脏手术时，尤其是血管手术时（如主动脉瘤修复、颈动脉内膜剥脱术、股动脉旁路移植等）。

2）禁忌证：①轻度至中度心绞痛（CCS 1～2级），心功能正常、无创检查非高危；②严重肾功不全、造影剂过敏、精神异常不能合作或合并其他严重疾病、血管造影的获益低于风险。

（2）血管内超声检查和光学相干断层扫描：血管内超声检查可较为精确地了解冠状动脉腔径，血管腔内及血管壁粥样硬化病变情况，指导介入治疗操作并评价介入治疗效果，但不是一线的检查方法，只在特殊的临床情况下，以及为科研目的时进行。目前还可以应用光学相干断层成像评价支架植入效果。

四、稳定型心绞痛鉴别诊断

心绞痛的鉴别诊断项目包括引起胸痛的各种疾病。

（一）非心脏性疾病

1. 消化系统　食管疾病、食管动力性疾病、胆管疾病、溃疡、胰腺病等。

2. 胸壁疾病　肋骨炎、肋软骨炎、纤维织炎、肋骨骨折、胸锁骨关节炎等，局部常有肿胀和压痛。带状疱疹、颈胸肌神经根病变（如颈、胸椎病等），与颈椎、脊椎动作有关。

3. 肺部疾病　肺栓塞、肺动脉高压，伴气短、头晕、右心负荷增加，可做相应检查。肺部其他疾病，如肺炎、气胸、胸膜炎、睡眠呼吸暂停综合征等。

4. 精神性疾病　如过度换气、焦虑症、抑郁症等。

5. 其他　心肌需氧量增加，如高温、甲状腺功能亢进、使用拟交感毒性药物（可卡因）、高血压、重度贫血（通常Hb<70g/L）、低氧血症等。

（二）非冠心病的心脏性疾病

可以诱发胸痛的疾病有心包炎、严重未控制的高血压、主动脉瓣狭窄、肥厚型心肌病、扩张型心肌病、快速型室性或室上性心律失常、主动脉夹层等，均有相应的临床表现及体征。

【分析】

患者转诊至专科医院，进一步检查血低密度脂蛋白胆固醇（low density lipoprotein-cholesterol，LDL-C）4.0mmol/L。冠状动脉CT显示：前降支与旋支动脉粥样硬化斑块，管腔狭窄率分别为50%和25%。诊断为“冠心病，稳定型心绞痛；高血压2级，很高危；高脂血症”。

五、稳定型心绞痛的治疗方法

慢性稳定型心绞痛药物治疗的主要目的是预防心肌梗死和猝死，改善生存率；减轻症状和缺血发作，改善生活质量。

（一）药物治疗

在选择治疗药物时，预防心肌梗死和死亡的药物应与减轻症状及改善缺血的药物联合使用。此外，应积极处理危险因素，延缓冠状动脉粥样硬化进展。

1. 改善预后的药物

（1）阿司匹林：通过抑制环氧合酶和血栓素A_2（TXA_2）的合成达到抗血小板聚集的作用，所有患者只要没有用药禁忌证都应该服用。阿司匹林的最佳剂量范围为75～150mg/d。其主要不良反应为胃肠道出血或对阿司匹林过敏。对于不能耐受阿司匹林的患者，可改用氯吡格雷作为替代治疗。

（2）氯吡格雷：主要用于稳定性冠心病支架植入后的患者及部分有阿司匹林禁忌证的患者。该药起效快，顿服300mg后2小时即能达到有效血药浓度，常用维持剂量为75mg/d，1次/d，口服。如无禁忌证，接受药物洗脱支架后应继续使用阿司匹林与氯吡格雷双重治疗至少1年。

（3）β受体拮抗剂：是能够改善心肌梗死患者预后的二级预防药物，也是改善心绞痛症状的一线治疗药物。β受体拮抗剂的使用剂量应个体化，以能缓解症状、清晨静息心率≥55次/min为宜。常用β受体拮抗剂为美托洛尔，12.5～100.0mg，2次/d，口服；比索洛尔5～10mg，1次/d，口服。

（4）调脂治疗：宜个体化，一般冠心病患者低密度脂蛋白胆固醇（LDL-C）的目标值应<2.60mmol/L，极高危患者（确诊冠心病合并糖尿病）应<1.8mmol/L。高危或中危患者接受降LDL–C药物治疗时，应使LDL–C水平至少降低30%～40%。降低LDL–C主要依赖他汀类药物。临床常用药物为阿托伐他汀，10～80mg，每晚1次，口服；瑞舒伐他汀，5～20mg，每晚1次，口服。高甘油三酯（triglyceride，TG）或低高密度脂蛋白胆固醇（HDL–C）血症的高危患者可考虑联合使用他汀类药物和贝特类药物（非诺贝特）或烟酸，以达到靶目标：HDL≥40mg/dl，TG<150mg/dl。

（5）血管紧张素转化酶抑制剂（ACEI）：在稳定型心绞痛患者的治疗中，ACEI最有益于治疗心肌梗死后左心室功能不全、持续性高血压和糖尿病患者。高血压、2型糖尿病或慢性肾脏病（chronic kidney disease，CKD）患者在左心室功能正常时也应使用ACEI。不能耐受ACEI者，应用血管紧张素Ⅱ受体阻滞剂（ARB）替代。

2. 减轻症状、改善缺血的药物

（1）β受体拮抗剂：抑制心脏β肾上腺素受体，从而减慢心率、减弱心肌收缩力、降低血压，以减少心肌耗氧量，可以减少心绞痛发作和增加运动耐量。用药后要求清晨静息心率降至55～60次/min，严重心绞痛患者如无心动过缓症状，可降至50次/min。

（2）硝酸酯类药物：硝酸酯类药物为内皮依赖性血管扩张剂，能减少心肌需氧和改善心肌灌注，从而改善心绞痛症状。常用药物为单硝酸异山梨酯普通片，20mg，2次/d，口服；单硝酸异山梨酯缓释片，40mg，1次/d，口服。特别注意青光眼患者禁忌使用；同时应关注头痛、低血压等不良反应。

（3）钙通道阻滞剂：通过改善冠状动脉血流和减少心肌耗氧量起到缓解心绞痛的作用，对变异性心绞痛或以冠状动脉痉挛为主的心绞痛，钙通道阻滞剂是一线药物。二氢吡啶类和非二氢吡啶类钙通道阻滞剂同样有效，非二氢吡啶类钙通道阻滞剂的负性肌力效应较强。地尔硫䓬和维拉帕米能减慢房室传导，常用于合并心房颤动或心房扑动且不伴严重传导障碍的患者。

（4）其他治疗药物

1）曲美他嗪：通过部分抑制耗氧多的游离脂肪酸氧化，促进葡萄糖氧化，从而达到优化线粒体能量代谢，保护心肌细胞的作用，缓解心绞痛。

2）尼可地尔：是一种钾通道开放剂，与硝酸酯类制剂具有相似的药理特性，对稳定型心绞痛治疗可能有效。

（二）非药物治疗

1. 血管重建治疗　慢性稳定型心绞痛的血管重建治疗，主要包括经皮冠状动脉介入术（PCI）和冠状动脉旁路移植术（CABG）等。对于慢性稳定型心绞痛的患者，PCI和CABG是常用的治疗方法。

（1）CABG：下述患者手术预后优于药物治疗。①左主干明显狭窄；②3支主要冠状动脉近段明显狭窄；③2支主要冠状动脉明显狭窄，其中包括左前降支（left anterior descending，LAD）近段的高度狭窄。

（2）PCI：近30年来，PCI的临床应用日益普遍，由于其创伤小、恢复快、危险性相对较低，易于被医生和患者所接受。PCI的方法包括单纯球囊扩张、冠状动脉支架植入术、冠状动脉旋磨术、冠状动脉定向旋切术等。对于低危的稳定型心绞痛患者，包括强化降脂治疗在内的药物治疗在减少缺血事件方面与PCI一样有效；但对于相对高危险患者及多支血管病变的稳定型心绞痛患者，PCI能显著缓解症状，提高生存率。

（3）血管重建指征及禁忌证：研究表明，稳定型心绞痛和左心功能正常的低危患者可以安全接受药物治疗。在选择血管重建时，必须平衡这种治疗的风险和对症状改善的需要。

1）适应证：①药物治疗不能成功控制症状使患者满意；②无创检查提示较大面积心肌存在风险；③手术成功率高，而相关的并发症和病死率在可接受范围内；④与药物治疗相比，患者倾向于选择血管重建，并且已向患者充分告知治疗可能出现的相关风险。

2）禁忌证：①1～2支血管病变不包括LAD近段狭窄，仅有轻微症状或无症状，未接受充分的药物治疗，或无创检查未显示缺血或仅有小范围的缺血/存活心肌；②非左主干冠状动脉边缘狭窄（缩窄50%～70%），无创检查未显示缺血；③不严重的冠状动脉狭窄；④操作相关的并发症或病死风险高（病死率10%～15%或以上），除非操作的风险可被预期生存率的显著获益所平衡，或如不进行操作患者的生活质量将极差。

2. 其他非药物治疗　外科激光血运重建术、增强型体外反搏、脊髓电刺激等治疗均可以改善症状，但远期疗效尚待观察。

六、稳定型心绞痛的管理

对于所有的稳定型冠心病患者，应建立合理的慢性病管理系统；加强与患者的沟通，通过电话、网络、门诊等多个途径做好管理，所有患者纳入网络平台体系。管理的内容包括冠心病康复的各个方面：①定期评估患者的危险因素；②饮食、运动等生活方式调节；③精神神经因素调节；④血压、血脂、血糖等危险因素控制；⑤门诊复查的频度和内容；⑥药物应用等。经验证明，通过这样的管理可以显著改善患者的预后，降低再次住院率。对于危险因素评估的频率目前还缺乏定论，应根据患者的具体情况而定。

【分析】

该患者药物治疗：美托洛尔，25mg，2次/d；单硝酸异山梨酯，20mg，2次/d；阿司匹林肠溶片，100mg，1次/d；阿托伐他汀，20mg，每晚1次等。全科医生还对患者进行健康宣教，向其讲解坚持药物治疗、戒烟、限酒、合理饮食，以及适量运动等治疗性生活方式改变的重要性。1个月后随访，患者症状明显改善。

（周海蓉）

第二节 非ST段抬高急性冠脉综合征

【案例】

患者，男，65岁。因“阵发性胸痛2个月，加重1周”到医院就诊。该患者2个月前出现胸痛，多于饱餐后和活动时发作，持续1～2分钟，休息即可缓解。近1周胸痛发作加重，每日发作1～3次，静息时也有发作，每次持续5～10分钟，需要含服硝酸甘油才可缓解。既往患有高血压和糖尿病。接诊医生初步诊断为“急性冠脉综合征”，并立即收住入院。

急性冠脉综合征（acute coronary syndrome，ACS）特指冠心病中急性发病的临床类型。按ST段抬高与否，目前将ACS分为ST段抬高ACS（STE-ACS）和非ST段抬高ACS（NSTE-ACS），前者主要指ST段抬高型心肌梗死（ST-segment elevation myocardial infarction，STEMI），后者则包括非ST段抬高心肌梗死（non-ST-segment elevation myocardial infarction，NSTEMI）和不稳定型心绞痛（unstable angina，UA）。

NSTEMI和UA这两种类型的发病机制和临床表现相似，但在血管阻塞的严重程度和发病的急骤程度及是否发生心肌坏死等方面都有较大的差别。前者常伴有明显心肌酶指标和肌钙蛋白升高，后者一般没有心肌酶指标的升高，可伴有轻度肌钙蛋白的升高。NSTEMI可以出现心电图ST段、T波变化，最典型的为T波的演变。UA患者心电图ST-T改变可以有，也可以没有，如果有心电图改变，通常也是暂时的。

一、非ST段抬高急性冠脉综合征患者接诊要点

（一）临床症状

UA有以下临床表现。

1. 静息型心绞痛　心绞痛发作在休息时，并且持续时间通常在20分钟以上。

2. 初发心绞痛　1个月内新发心绞痛，可表现为自发性发作与劳力性发作并存，疼痛分级在Ⅲ级以上。

3. 恶化劳力型心绞痛　既往有心绞痛病史，近1个月内心绞痛恶化加重，发作次数频繁、时间延长或痛阈降低（心绞痛分级至少增加1级，或至少达到Ⅲ级）。

NSTEMI的临床表现与UA相似，但是比UA更严重，持续时间更长。UA可发展为NSTEMI或STEMI。

（二）体格检查

心绞痛发作时可发现血压升高，短暂的第三或第四心音，严重者可出现由二尖瓣反流引起的短暂收缩期杂音，这些均提示心肌严重缺血所致的左心室功能障碍，但这些体征都是非特异性的。

（三）辅助检查

1. 心电图　心绞痛发作时心电图ST段可以下降或抬高和/或出现T波倒置，部分患

者心电图可有短暂的U波倒置，症状减轻或缓解时ST-T改变可以明显减轻或恢复到原来状态。原T波倒置者缺血发作时T波可呈假正常化。若心电图改变持续超过12小时，可提示已发生了无Q波心肌梗死。

2. 连续心电监测　在UA患者中，部分患者的心电图改变可发生于疼痛或不适症状出现时，通过连续心电监测可发现不伴胸痛的心肌缺血。

3. 血清心肌标志物　有助于诊断心肌坏死和评估预后。

（1）肌酸激酶（CK）和肌酸激酶同工酶（CK-MB）：临床上常用于急性心肌梗死的早期诊断，CK-MB为心肌梗死的特异性指标。

（2）心脏肌钙蛋白：血清肌钙蛋白增高是诊断NSTEMI的“金标准”。在健康人群血液中，不能检测到心脏特异性的肌钙蛋白T（cTnT）和肌钙蛋白I（cTnI），该指标灵敏度和特异度均比CK-MB高，不仅可以协助诊断，而且对于心肌梗死患者的远期预后也有一定的预测价值。

4. 冠状动脉造影　为诊断NSTE-ACS的“金标准”，通过显示冠状动脉病变程度来决定治疗方案。

（四）缺血风险评估

缺血风险的评估主要是判断患者短期和长期发生死亡和非致死性心肌梗死的风险。对NSTE-ACS患者应进行早期缺血风险评估，明确诊断和识别高危患者，采取针对治疗策略，改善患者预后。对风险评估，目前常用工具包括全球急性冠状动脉事件注册（global registry of acute coronary events，GRACE）风险评分、心肌梗死溶栓（thrombolysis in myocardial infarction，TIMI）治疗临床试验风险评分和心电监测。

1. GRACE风险评分　目前在临床上被广泛应用，对入院和出院提供了准确的风险评估。参数包括年龄、收缩压、静息时心率、血清肌酐、就诊时的Killip分级、入院时心脏骤停、心肌损伤生物标志物升高和ST段变化。GRACE风险评分将NSTE-ACS根据危险分层分为极高危（>201分）、高危（>140分）、中危（109 ~ 140分）和低危（<109分）四级，并依此选择相应治疗策略。

2. TIMI治疗临床试验风险评分　指标包括年龄、冠心病危险因素、已知冠心病（冠状动脉狭窄≥50%）、过去7日内服用阿司匹林、严重心绞痛（24小时内发作≥2次）、ST段偏移≥0.5mm和心肌损伤标志物增高，每项1分。0 ~ 2分为低危，3 ~ 4分为中危，5 ~ 7分为高危。TIMI风险评分使用简单，但其识别精度不如GRACE风险评分。

【分析】

患者入院后经检查血压155/95mmHg，心率88次/min。心电图显示Ⅱ、Ⅲ、aVF、V_5、V_6导联ST段水平压低。血生化检验显示心肌标志物（CK-MB、cTnT和cTnI等）均正常。诊断为“非ST段抬高急性冠脉综合征，不稳定型心绞痛（中危）”。并安排冠状动脉介入检查。

二、非ST段抬高急性冠脉综合征的治疗原则

治疗策略的选择应根据患者风险分层与经心内外科有经验的临床医生共同决策，选择最适合患者的方案。NSTE-ACS患者应根据危险分层采用保守或血运重建治疗。

患者急性期卧床休息、吸氧、持续心电监测。按危险分层，低危组患者若无心绞痛再发，心电图无缺血改变，血清心肌标志物正常，可留院观察24～48小时后出院。中危和高危组患者若血清心肌标志物（cTnT或cTnI）升高，住院时间应延长，并加强内科治疗。

（一）药物治疗

1. 抗心肌缺血药物治疗

（1）硝酸酯类药物：硝酸酯类药物扩张静脉，降低心脏前负荷，并降低左心室舒张末压、降低心肌耗氧量，改善左心室局部和整体功能。临床上常用的硝酸酯类药物为硝酸甘油、硝酸异山梨酯（消心痛）和5-单硝酸异山梨酯。对于NSTE-ACS，硝酸甘油静脉滴注可作为常规治疗（除外个别合并低血压或心源性休克的病例）。硝酸甘油静脉滴注的维持剂量一般在10～30μg/min，最大剂量不超过100μg/min。持续静脉注射24～48小时即可。

（2）β受体拮抗剂：主要作用于心肌的β_1受体而降低心肌耗氧量，减少心肌缺血反复发作，减少心肌梗死的发生，对改善近、远期预后均有重要作用，应尽早用于所有无禁忌证的UA和NSTEMI患者。β受体拮抗剂的主要禁忌证为严重窦性心动过缓、病态窦房结综合征、房室传导阻滞、明显低血压，以及慢性阻塞性肺疾病和支气管哮喘的患者。

（3）钙通道阻滞剂：可有效减轻心绞痛症状，可以作为治疗持续性心肌缺血的次选药物。钙通道阻滞剂为血管痉挛性心绞痛的首选药物，能有效降低心绞痛的发生率。对于足量β受体拮抗剂与硝酸酯类药物治疗后仍不能控制缺血症状的患者，可口服长效钙通道阻滞剂。

2. 抗血小板治疗

（1）阿司匹林：除非有禁忌证，所有UA和NSTEMI患者均应尽早使用阿司匹林，首剂300mg，之后75～100mg/d维持治疗。

（2）氯吡格雷：首剂300mg，以后75mg/d维持治疗，与阿司匹林联合应用9～12个月。

（3）替格瑞洛：是可逆性的P2Y12受体抑制剂，起效更快，除有严重心动过缓者外，可用于所有UA和NSTEMI的治疗，首次180mg负荷量，次日维持剂量90mg，2次/d。

还有血小板糖蛋白Ⅱb/Ⅲa受体拮抗剂（静脉制剂主要用于介入治疗的患者和高危ACS患者）、双嘧达莫和西洛他唑。

3. 抗凝治疗　抗凝与抗血小板药物联合治疗更有效。目前在临床上常用的抗凝药物包括普通肝素、低分子量肝素、磺达肝癸钠。

（1）普通肝素：先静脉内弹丸式注射5 000IU，继以每小时500～1 000IU持续静脉滴注，6小时后调整剂量，使活化部分凝血活酶时间（APTT）维持在正常值的1.5～2.5倍，持续使用5～7日。

（2）低分子量肝素：与普通肝素相比，低分子量肝素在降低心脏事件发生方面有更

优或有相等的疗效。常用药物为低分子量肝素钙注射液（速碧林），0.4 ~ 0.7ml，2次/d，持续5 ~ 10日；依诺肝素，1mg/kg，2次/d，持续5 ~ 10日。

（3）磺达肝癸钠：是选择性Ⅹa因子间接抑制剂，皮下注射，2.5mg，1次/d，持续5 ~ 7日。

4. 其他药物治疗

（1）血管紧张素转化酶抑制剂（ACEI）及血管紧张素Ⅱ受体阻滞剂（ARB）：ACEI/ARB通过阻断肾素－血管紧张素系统发挥心血管保护作用，减少心力衰竭的发生，降低病死率。对于无禁忌证者，在发病24小时内应尽早开始使用ACEI。对于不能耐受ACEI者，可使用ARB。

（2）降脂治疗：降脂治疗可延缓斑块进展，使斑块稳定，降低心血管事件和病死率。目前更强调强化降脂治疗，可选择他汀类药物。对已接受他汀类药物治疗，但LDL-C ≥ 1.8mmol/L的患者，可联合胆固醇吸收抑制剂依折麦布，10mg，1次/d。对于合并高甘油三酯（甘油三酯 >200mg/dl）的高危冠心病患者还主张合并使用贝特类或烟酸类药物。

（二）血管重建

诸多临床试验结果已经证实，NSTE-ACS患者行PCI可有效预防缺血事件的反复发作，改善近期及远期预后。NSTE-ACS患者应先进行危险分层，对于症状反复发作且合并有高危因素者，推荐于发病72小时内行PCI治疗；对于合并有难治性心绞痛、心力衰竭、恶性室性心律失常，以及血流动力学不稳定者，推荐于发病2小时内行冠状动脉造影检查。

【分析】

治疗方面对患者行PCI，冠状动脉造影示回旋支中段动脉管腔缩窄90%，植入支架。后续药物治疗：美托洛尔，25mg，2次/d；单硝酸异山梨酯，20mg，2次/d；阿司匹林肠溶片，100mg，1次/d；氯吡格雷，75mg，1次/d；阿托伐他汀，20mg，每晚1次等，患者症状明显改善。向其讲解坚持药物治疗、戒烟、限酒、合理饮食，以及适量运动等治疗性生活方式改变的重要性。定期随访。

（周海蓉）

第三节　ST段抬高急性冠脉综合征

【案例】

患者，男，45岁。因“持续胸痛4小时”急诊入院。入院时面色苍白，大汗，呼吸34次/min，血压110/70mmHg，心率 95次/min。两肺可闻及湿啰音。原有糖尿病与高脂血症。心电图显示

$V_1 \sim V_5$导联ST段弓背向上抬高。接诊医生初诊为“冠心病，ST段抬高急性冠脉综合征，急性广泛前壁心肌梗死，急性左心功能不全”。

一、诊断要点

（一）症状

ST段抬高心肌梗死（ST segment elevation myocardial infarction，STEMI）最常见的临床症状为持续性剧烈胸痛或剧烈的压榨性疼痛，超过30分钟，休息或含服硝酸甘油不能缓解上述症状，常伴有呼吸困难、恶心、呕吐、大汗。胸痛位于胸骨后、心前区，不典型者可位于上腹部或颈部等。少数患者胸痛症状不明显，主要表现为胸闷、气短，尤其多见于老年人或以胃肠道症状就诊。

（二）体征

梗死范围小且无并发症者无明显异常体征。

病情严重者可呈现急性重病容、出汗、烦躁不安、脸色苍白、发绀，心功能不全者呈半坐卧位或端坐呼吸。心脏听诊第一心音减弱，可闻及第三或第四心音。少数患者可闻及心包摩擦音。发生乳头肌功能失调或断裂、室间隔穿孔者可在心尖或胸骨左缘听到粗糙全收缩期杂音。发生心律失常可出现心律不齐，脉搏搏动间歇。发生心功能不全和休克者可出现心率增快，血压降低，双肺可闻及湿啰音，四肢循环障碍等。

（三）辅助检查

1. 心电图　典型的急性心肌梗死早期心电图表现为ST段弓背向上抬高（呈单向曲线）伴或不伴病理性Q波、R波减低（正后壁心肌梗死时，ST段变化可以不明显）。超级期心电图可表现为异常高大且两支不对称的T波。首次心电图不能明确诊断时，需在10 ~ 30分钟后复查。与既往心电图进行比较有助于诊断。

2. 血清心肌标志物测定　常用于临床诊断急性心肌梗死的血清标志物指标如下。

（1）血清CK：急性心肌梗死发生后4 ~ 8小时开始升高，18 ~ 24小时达高峰，72小时恢复正常。

（2）血清CK-MB：4 ~ 8小时开始升高，16 ~ 24小时达高峰，48 ~ 72小时恢复正常。

（3）血清AST：6 ~ 10小时开始升高，24 ~ 48小时达到峰值，3 ~ 5日恢复正常。以上均为传统的诊断急性心肌梗死的血清标志物，但应注意有可能出现假阳性。

（4）cTnT和cTnI：2 ~ 4小时开始升高，10 ~ 24小时达高峰，可持续5 ~ 14日。肌钙蛋白的灵敏度和特异度均高于其他血清心肌标志物指标。

3. 超声心动图　可显示梗死相关血管所供应的室壁运动状态，检测心脏功能和心肌梗死并发症，如室壁瘤、附壁血栓、乳头肌功能不全或断裂、室间隔穿孔、心包积液等。

4. 胸部X线检查　早期心功能不全时，可见肺淤血、肺间质性水肿或肺水肿。另外可明确有无心脏扩大和有无其他肺疾病。危重患者可进行床旁摄片。

（四）诊断标准

急性心肌梗死的诊断标准必须至少具备下列标准中的两条。

1. 与缺血相关的持续性胸痛30分钟以上。

2. 急性心肌梗死心电图的动态变化。

3. 符合急性心肌梗死血清心肌标志物的动态改变过程。

【分析】

患者入院后立即给予吗啡皮下注射、口服阿司匹林和替格瑞洛、静脉注射硝酸甘油等治疗。急查血生化和凝血等指标回报，CK–MB、cTnT和cTnI明显升高，肝肾功能正常。心电图复查与30分钟前无明显变化。遂予急诊PCI治疗。冠状动脉造影显示LAD近段90%狭窄，第一对角支闭塞，经处理后在第一对角支和LAD近段植入2枚支架。术后胸痛缓解，生命体征平稳，两肺湿啰音消失。心肌标志物指标逐步回落至正常。患者符合急性心肌梗死的诊断标准。

二、ST段抬高心肌梗死的治疗原则

ST段抬高心肌梗死（STEMI）治疗的关键是尽早开通梗死的相关动脉。发病12小时内、持续ST段抬高或新发生左束支传导阻滞的患者，早期药物或机械性再灌注治疗获益明确。应尽早使闭塞冠状动脉开通，降低急性期死亡概率，积极预防和纠正急性心肌梗死引起的并发症。

（一）院前急救措施

1. 急性心肌梗死死亡的患者中约30%发病后几小时内于院前猝死，死因主要是可救治的致命性心律失常。因此救护人员必须掌握除颤和心肺复苏（CPR）技术，应能根据病史、体格检查、心电图进行初步诊断和急救处理，包括吸氧、建立静脉通道、立即药物治疗。

2. 建立急诊科与心血管专科的密切协作，配备每日24小时待命的急诊PCI团队，力争在STEMI患者到达医院10分钟内完成首份心电图，90分钟内完成球囊扩张，即从就诊至血管开通的时间<90分钟。

3. 对于没有条件行急诊PCI的医院，应将具有以下情况之一的患者在静脉溶栓后尽快转运至可行急诊PCI的医院：适于转运的高危STEMI、溶栓治疗出血风险高、症状发作4小时后就诊、低危但溶栓后症状持续、怀疑溶栓失败。

4. 在转运至导管室之前，可考虑进行抗血小板和抗凝治疗。

（二）一般治疗

1. 卧床休息，消除紧张恐惧心理，持续血压和心电监护。

2. 吸氧和建立静脉通道。

3. 缓解疼痛和稳定情绪：吗啡，3 ~ 5mg，静脉注射，必要时5分钟后重复注射1 ~ 2次；吗啡禁忌者可改用哌替啶，25 ~ 50mg，静脉注射。

（三）溶栓治疗

溶栓治疗快速、简便，在不具备PCI条件的医院或因各种原因使首次医疗接触（first medical contact，FMC）至PCI时间明显延迟时，对有适应证的STEMI患者，静脉内溶栓仍是较好的选择。院前溶栓效果优于入院后溶栓。对发病3小时内的患者，溶栓治疗的即刻疗效与直接PCI基本相似，病死率明显降低。发病3～12小时内行溶栓治疗，其疗效不如直接PCI，但仍能获益。发病12～24小时内，如果仍有持续或间断的缺血症状和持续ST段抬高，溶栓治疗仍然有效。

1. 溶栓治疗的适应证

（1）发病12小时以内，预期FMC至PCI时间延迟＞120分钟，无溶栓禁忌证。

（2）发病12～24小时仍有进行性缺血性胸痛和至少2个胸前导联或肢体导联ST段抬高＞0.1mV，或血流动力学不稳定的患者，若无直接PCI条件，溶栓治疗是合理的。

（3）计划进行直接PCI前不推荐溶栓治疗。

（4）ST段压低的患者（除正后壁心肌梗死或合并aVR导联ST段抬高）不应采取溶栓治疗。

（5）STEMI发病超过12小时，症状已缓解或消失的患者不应给予溶栓治疗，反之给予溶栓治疗。

2. 溶栓治疗的禁忌证

（1）绝对禁忌证

1）既往脑出血或不明原因的卒中。

2）已知脑血管结构异常。

3）颅内恶性肿瘤。

4）3个月内缺血性卒中（不包括4.5小时内急性缺血性卒中）。

5）可疑主动脉夹层。

6）活动性出血或出血素质（不包括月经来潮）。

7）3个月内严重头部闭合伤或面部创伤。

8）2个月内颅内或脊柱内外科手术。

9）严重未控制的高血压（收缩压＞180mmHg和/或舒张压＞110mmHg，对紧急治疗无反应）。

（2）相对禁忌证

1）年龄≥75岁。

2）3个月前有缺血性卒中。

3）创伤（3周内）或持续＞10分钟CPR。

4）3周内接受过大手术。

5）4周内有内脏出血。

6）近期（2周内）有不能压迫止血部位的大血管穿刺。

7）妊娠。

8）不符合绝对禁忌证的已知其他颅内病变。

9）活动性消化性溃疡。

10）正在使用抗凝药物［国际标准化比值（INR）水平越高，出血风险越大］。

（四）介入治疗

1. 直接PCI

（1）发病12小时内（包括正后壁心肌梗死）或伴有新出现左束支传导阻滞的患者；伴心源性休克或心力衰竭时，即使发病超过12小时者，应接受针对梗死血管的直接PCI治疗。

（2）直接PCI时，应行常规植入支架，首选药物洗脱支架，冠状动脉内血栓负荷大时建议应用导管血栓抽吸。

（3）一般患者优先选择经桡动脉入路，重症患者可考虑经股动脉入路。

2. 溶栓后PCI　溶栓后尽早将患者转运到有PCI条件的医院，溶栓成功者于3～24小时进行冠状动脉造影和血运重建治疗；溶栓失败者应尽早实施挽救性PCI。对于溶栓治疗后无心肌缺血症状或血流动力学稳定者，不推荐紧急PCI。

3. FMC与转运PCI　若STEMI患者首诊于无直接PCI条件的医院，当预计FMC至PCI的时间延迟<120分钟时，应尽可能地将患者转运至有直接PCI条件的医院；如预计FMC至PCI的时间延迟≥120分钟，则应于30分钟内给予溶栓治疗。根据我国国情，也可以请有资质的医生到有PCI设备的医院行直接PCI（时间<120分钟）。

4. CABG　当STEMI患者出现持续或反复缺血、心源性休克、严重心力衰竭，而冠状动脉解剖特点不适合行PCI或出现心肌梗死机械并发症需外科手术修复时可选择急诊CABG。

（五）ST段抬高心肌梗死后的二级预防

急性心肌梗死后二级预防的目标是减少冠心病患者再发生急性事件的危险，保护心肌，提高生存率和生存质量。一方面要控制多重危险因素，即控制高血压、糖尿病、高脂血症、BMI，强调达到靶目标；同时要加强体力活动、戒烟、限酒、避免过度劳累、调整社会和环境因素等。另一方面，要长期给予抗血小板或抗凝治疗，给予β受体拮抗剂和ACEI或ARB抗心肌缺血治疗。接受PCI治疗的STEMI患者术后应给予至少1年的双联抗血小板治疗。β受体拮抗剂和ACEI或ARB可改善心肌梗死患者生存率，应结合患者的临床情况采用最大耐受剂量长期治疗。

（周海蓉）

第十三章　慢性心力衰竭

慢性心力衰竭

衰竭

【案例】

患者，男，71岁。因“反复胸闷、气短5年，加重1周”入院。患者5年前开始于劳累或剧烈活动后出现胸闷、气短，休息后可减轻，夜间喜睡高枕，曾口服“阿司匹林肠溶片、呋塞米、螺内酯、酒石酸美托洛尔”治疗。近1周以来活动后胸闷、气短加重，伴咳嗽、咳痰，以白痰为主，无发热，夜间不能平卧，患者认为病情加重前来社区就诊。

慢性心力衰竭（chronic heart failure）是各种心血管疾病终末阶段出现的一种临床综合征，各种原因造成心脏结构及功能异常，使心脏收缩功能和/或舒张功能发生障碍，引起的心排血量减少、心室充盈压升高，临床表现以运动耐量下降（呼吸困难、疲乏）和液体潴留（肺淤血、体循环淤血及外周水肿）为主，是一种缓慢发展的过程。过去又称为充血性心力衰竭（congestive heart failure）。

一、慢性心力衰竭的分类

根据病变的解剖部位可以分为左、右心衰竭和全心衰竭，根据心力衰竭产生的机制可以分为收缩（心室泵血功能）功能衰竭和舒张（心室充盈功能）功能衰竭。根据左心室射血分数（left ventricular ejection fraction，LVEF）对心力衰竭进行分类为射血分数降低性心力衰竭（heart failure with reduced ejection fraction，HF-rEF）、射血分数保留性心力衰竭（heart failure with preserved ejection fraction，HF-pEF）和射血分数中间范围的心力衰竭（heart failure with mid-range ejection fraction，HF-mrEF）（表13-0-1）。

表13-0-1　慢性心力衰竭的分类（2016 ESC心力衰竭指南）

类型	LVEF	症状 ± 体征	BNP 增高（a），符合 b 或 c 至少一项
HF-rEF	<40%	+	-
HF-mrEF	40% ~ 49%	+	+
HF-pEF	≥50%	+	+

注：a为BNP≥35pg/ml和/或NT-proBNP≥125pg/ml；b为相关性结构性心脏病（左心室肥厚、左心房扩大）；c为舒张功能不全。HF-rEF，射血分数降低性心力衰竭；HF-pEF，射血分数保留性心力衰竭；EF-mrEF，射血分数中间范围的心力衰竭；ESC，欧洲心脏病协会；LVEF，左心室射血分数；BNP，脑利尿钠肽；NT-proBNP，N末端B型利钠尿肽原。

二、慢性心力衰竭发生病因

几乎所有类型的心脏、大血管疾病均可引起心力衰竭，任何年龄均可发生。慢性心力衰竭的常见病因见表13-0-2。

表13-0-2 慢性心力衰竭的常见病因

分类	常见疾病
原发性心肌损害	
缺血性心脏病	心肌梗死、冠心病、心肌缺血
心肌炎、心肌病	以病毒性心肌炎及扩张型心肌病最常见，其他各种心肌炎、心肌病均可导致心力衰竭，如肥厚型心肌病、限制型心肌病、心肌淀粉样变性等
心肌代谢异常	糖尿病性心肌病
心脏负荷过重	
压力负荷（后负荷）过重	高血压、主动脉狭窄和缩窄、肺动脉狭窄、体循环或肺循环高压
容量负荷（前负荷）过重	瓣膜性心脏病（瓣膜关闭不全）、左右心或动静脉分流、高排血性心力衰竭、甲状腺功能亢进、慢性贫血、围生期、动静脉分流、肝硬化

三、慢性心力衰竭发生的诱因

引起心力衰竭的常见诱因见表13-0-3。

表13-0-3 慢性心力衰竭的常见诱因

分类	常见诱因
感染	呼吸道感染最常见、最重要
血容量增加	如摄入钠盐过多，静脉输液、输血过多或过快
过度劳累和情绪激动	过重的体力活动、暴怒和气候急剧变化
妊娠和分娩	妊娠后期及分娩过程中
药物治疗不当	停用利尿剂、降压药，使用抑制心肌收缩力的药物（如β受体拮抗剂、钙通道阻滞剂等）
心律失常	心房颤动是最常见诱因，其他各种快速的心律失常及严重缓慢的心律失常也可诱发心力衰竭
原有心脏病恶化或合并其他疾病	冠心病发生急性心肌梗死、风湿性心脏病发生风湿活动、甲状腺功能亢进并发甲状腺功能亢进性心脏病，以及严重贫血、失血等

【分析】

患者10年前发现糖尿病，无高血压，追问病史，患者5年前曾因“心肌梗死”住院，具体治疗经过不详，出院后长期服用阿司匹林肠溶片、酒石酸美托洛尔等药物。此后患者出现阵发性胸闷、气短。此次就诊查心电图示：心房颤动ST-T改变。考虑心肌梗死导致慢性心力衰竭，此次发病诱因为心房颤动。

四、慢性心力衰竭临床表现

心力衰竭的主要临床表现见表13-0-4。

表13-0-4 心力衰竭的主要临床表现

主要临床分型	症状	体征
左心衰竭	不同程度呼吸困难：劳力性呼吸困难（最早出现）、端坐呼吸、夜间阵发性呼吸困难、急性肺水肿（最严重）、咳嗽、咳痰和咯血、体力下降、乏力和虚弱、头晕、心慌、心律失常、夜尿增多、少尿	左心室扩大、舒张早期奔马律、二尖瓣反流性杂音、肺动脉瓣区第二心音亢进、双肺部啰音、交替脉、发绀、肾功能损害
右心衰竭	腹胀、食欲缺乏、恶心、呕吐等消化道症状，肝区胀痛、劳力性呼吸困难、夜尿增多、下肢水肿等	右心或全心扩大、颈静脉充盈或搏动、肝颈静脉反流征阳性、肝大、有压痛
全心衰竭	同时兼有左、右心衰竭的临床表现，或以左心衰竭或右心衰竭表现为主	左、右心衰竭的体征

临床上以左心室衰竭较为常见，肺心病、瓣膜病可表现为右心衰竭，严重广泛的心肌疾病同时波及左右心而致的全心衰竭在临床上更为多见。而单纯右心衰竭则较少见。左心衰竭以肺循环淤血和心排血量降低为主要表现。右心衰竭主要以体循环淤血为主。

心力衰竭常见并发症如下。

1. 感染　呼吸道感染常见，由于心力衰竭时肺部淤血，易继发支气管炎和肺炎。

2. 血栓形成和栓塞　由于慢性心力衰竭患者长期卧床，易出现下肢静脉血栓形成，血栓脱落进入血液中，可引起肺栓塞。小的肺栓塞可无症状，大的肺栓塞可表现为突发呼吸急促、胸痛、心悸、咯血和血压下降，肺动脉压升高、右心衰竭加重，甚至猝死。

3. 心源性肝硬化　由于心力衰竭导致肝脏长期淤血缺氧、肝细胞萎缩，表现为大量腹水、脾脏增大和肝硬化。

4. 电解质紊乱　常发生于心力衰竭治疗过程中，多见于多次或长期应用利尿剂后，以低血钾和低钠最为多见。

【分析】

患者有胸闷、呼吸困难病史5年，1周前出现咳嗽，咳白痰，活动时胸闷、气短、夜间不能平卧，尿量减少。体格检查发现脉搏110次/min，呼吸急促、颈静脉怒张、双肺底可闻及湿啰音、肝颈静脉反流征阳性，肝肋下可触及，双下肢凹陷性水肿。心脏检查：心界扩大，心率132次/min，心律不齐、心音强弱不等，符合慢性心力衰竭的临床特点。

五、辅助检查

根据病史和临床症状、体征可基本确定慢性心力衰竭的诊断，进一步行相应的辅助检查可明确心力衰竭的病因。

1. 实验室检查

（1）血常规：贫血为心力衰竭的诱因，白细胞增加提示细菌感染。

（2）尿常规和肾功能：可有蛋白尿、血尿、透明管型或颗粒管型，血肌酐、尿素氮增高等，注意与肾病综合征相鉴别。

（3）肝功能、血糖、血脂、白蛋白：肝功能异常、白蛋白低下有助于与肝硬化所致的非心源性水肿鉴别，血糖偏高可能有糖尿病，血脂偏高提示高脂血症。

（4）电解质：尤其对老年人、长期使用利尿剂及ACEI的患者尤为重要，注意经常监测，避免低钾血症、低钠血症等电解质紊乱。

（5）甲状腺功能：可有甲状腺功能减退或亢进。

（6）生物学标志物：血浆脑利尿钠肽（BNP）或N末端B型利钠尿肽原（NT-proBNP），是心力衰竭最有诊断意义的指标，可作为鉴别心源性呼吸困难与肺源性呼吸困难灵敏且特异的监测指标（表13-0-5），可以用来评估心力衰竭严重程度及预后。

表13-0-5　BNP和NT-proBNP对于心力衰竭诊断的意义　单位：pg/ml

诊断	BNP	NT-proBNP
非心力衰竭	<35	<125
可能心力衰竭	≥35	≥125

注：BNP及NT-proBNP用于HFrEF和HFpEF诊断值是一样的，阴性预测值高（0.94～0.98），阳性预测值低（0.44～0.57），因为BNP受到年龄、肾功能、肥胖等影响因素较多，因此推荐用BNP排除心力衰竭，而不是确诊心力衰竭。BNP，脑利尿钠肽；NT-proBNP，N末端B型利钠尿肽原。

2. 心电图检查　有助于心脏疾病的判断，主要用于提供既往心肌梗死、左心室肥厚、广泛心肌损害及心律失常的诊断，可判断是否存在心室不同步（包括房室、室间、室内运动不同步），V_1导联P波终末向量是反映左心功能减退的良好指标。

3. 影像学检查

（1）超声心动图：是评估心力衰竭患者最有用的无创检查方法，能较准确地评估心腔大小及心脏瓣膜结构，方便快捷地判断心脏收缩及舒张功能及病因。LVEF在收缩性心力衰竭时降低；正常人LVEF>50%。左心房增大、左心室肥厚反映舒张功能不全的结构基础，心动周期中舒张早期心室充盈速度最大值称E峰，舒张晚期（心房收缩）心室充盈最大值称A峰，正常人E/A比值≥1.2，舒张性心力衰竭者E/A比值降低。

（2）X线检查：是确诊左心衰竭肺水肿的主要依据。有助于鉴别心力衰竭与肺部疾病。可提供心脏增大、肺淤血、胸腔、腹腔及心包积液的表现。肺间质水肿时可见克利B线（肺外野水平线状影），是肺小叶间隔积液的表现，慢性肺淤血的特征性表现；急性肺泡性肺水肿时可见肺门影呈蝴蝶征；肺动脉高压时肺动脉影增宽。

（3）心肌放射性核素扫描：能准确反映心脏大小及LVEF，心肌灌注显像可评估心肌存活、缺血。对鉴别扩张型心肌病和缺血性心肌病有一定的帮助。

（4）心脏磁共振（cardiac magnetic resonance，CMR）：能准确评估左右心室容积、节段性室壁运动、心肌重量，经超声心动图不能作出诊断时，CMR是最好的替代影像检查。疑诊心肌病、心脏肿瘤、先天性畸形、心包疾病等时，CMR有助于明确，但其价格昂贵，且部分体内有金属植入物者要限制使用。

（5）冠状动脉造影：适合于心绞痛、心肌梗死等患者，用于确诊缺血性心脏病。

4. 其他检查　6分钟步行试验：可用于评价心脏的储备功能和评价心力衰竭的严重程度及治疗的疗效。要求患者平地快走，测定6分钟步行距离。根据US Carvedilol标准分为重度心力衰竭（<150m）、中度心力衰竭（150～450m）、轻度心力衰竭（>450m）。

【分析】

辅助检查结果提示该患者NT-proBNP>125pg/ml。心脏超声见心室前壁节段性运动异常，二尖瓣关闭不全，左心室收缩功能不全和射血分数降低42%。均提示存在慢性心力衰竭。

六、诊断和鉴别诊断

（一）慢性心力衰竭的诊断流程

慢性心力衰竭的诊断流程见图13-0-1。

心力衰竭的诊断主要依据病史、临床症状和体征，结合辅助检查常可获得正确的诊断。完整的心力衰竭诊断应包含病因诊断、病理解剖诊断和病理生理诊断，以及心功能分级。注意症状的严重程度与心功能不全程度无明确相关性，需行客观检查评估心功能。BNP可作为诊断依据，并协助鉴别呼吸困难的病因。判断原发病非常重要，如确认冠心病能及时行冠状动脉血流重建，确认瓣膜病能及时行瓣膜重建或置换，从而使心功能得到明显改善或逆转。同时应注意控制引起心力衰竭的全身系统疾病。

目前心力衰竭的病情分级系统包括纽约心脏协会（New York Heart Association，NYHA）心功能分级标准（表13-0-6）及美国心脏病学会/美国心脏学会（American College of Cardiology/ American Heart Association，ACC/AHA）心力衰竭“ABCD”分期标准（表13-0-7）；在急性心肌梗死相关的心力衰竭中，病情严重程度的评估仍沿用Killip分级来进行（表13-0-8）；慢性心力衰竭的Framingham诊断标准见表13-0-9。

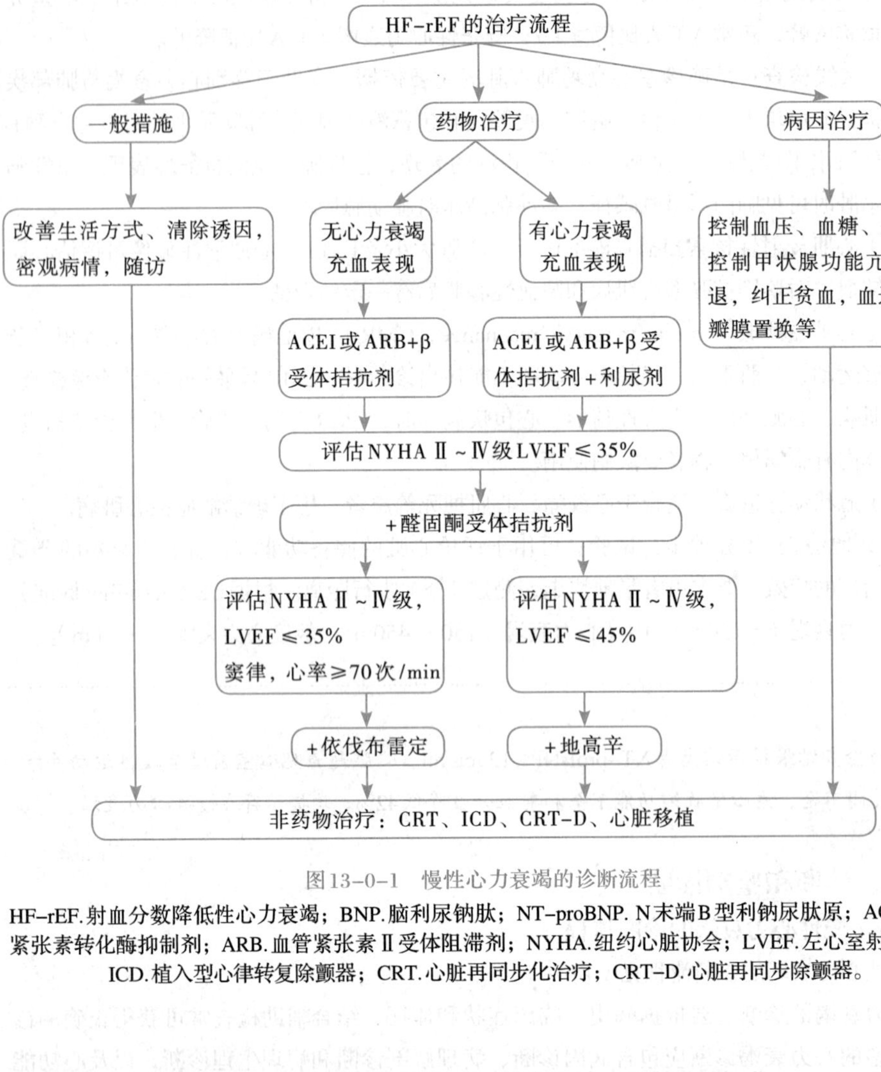

图13-0-1 慢性心力衰竭的诊断流程

HF-rEF.射血分数降低性心力衰竭；BNP.脑利尿钠肽；NT-proBNP. N末端B型利钠尿肽原；ACEI.血管紧张素转化酶抑制剂；ARB.血管紧张素Ⅱ受体阻滞剂；NYHA.纽约心脏协会；LVEF.左心室射血分数；ICD.植入型心律转复除颤器；CRT.心脏再同步化治疗；CRT-D.心脏再同步除颤器。

表13-0-6 纽约心脏协会（NYHA）心功能分级标准

分级	临床特征
Ⅰ级	患者有心脏病，但体力活动量不受限制，平时一般活动不引起过度疲劳、心悸、气喘或心绞痛
Ⅱ级	患有心脏病，体力活动受到轻度限制，休息时无自觉症状，但平时一般活动下可出现过度疲劳、心悸、气喘或心绞痛
Ⅲ级	患者有心脏病，体力活动明显受限，休息时无症状，但进行小于平时一般量的活动即可引起过度疲劳、心悸、气喘或心绞痛
Ⅳ级	心脏病患者不能从事任何体力活动，休息状态下也有心功能不全或心绞痛症状，进行任何体力活动均使不适增加

表13-0-7 美国心脏病学会/美国心脏学会（ACC/AHA）心力衰竭分期标准

分期	临床特征
A期（心力衰竭易患阶段）	尚无结构性心脏病或心力衰竭症状，但存在发生心脏病和心力衰竭的高危因素，如患者存在高血压、冠心病、糖尿病或使用心脏毒性药物、心肌病家族史
B期（无症状心力衰竭阶段）	有结构性心脏病，但无心力衰竭症状和体征，如患者存在与心血管疾病有关病史、左心室收缩功能不全、无症状性瓣膜病
C期（有症状性心力衰竭阶段）	有结构性心脏病，既往或目前有心力衰竭症状，如患者存在已知结构性心脏病，有气短或乏力，运动耐量下降
D期（终末期心力衰竭阶段）	有进行性结构性心脏病，虽然积极进行了内科治疗，休息时仍有明显症状，需要治疗特殊治疗的顽固性心力衰竭

表13-0-8 急性心肌梗死的Killip分级标准

分级	临床表现及血流动力学改变
Ⅰ级	尚无明确心力衰竭
Ⅱ级	有左心衰竭，肺部有啰音，范围小于两肺野的50%
Ⅲ级	有急性肺水肿，全肺有干湿啰音，啰音范围大于两肺野的50%
Ⅳ级	有心源性休克等不同程度或阶段的血流动力学变化

表13-0-9 慢性心力衰竭的Framingham诊断标准

标准	临床特征
主要标准	阵发性夜间呼吸困难或端坐呼吸，颈静脉怒张、心脏扩大，肺部啰音、急性肺水肿 S3期奔马律、肝颈静脉反流征阳性，静脉压增高 >0.399kPa，循环时间 >25秒
次要标准	踝部水肿、夜间咳嗽，劳力性呼吸困难，胸腔积液，肝大，肺活量减至最大的1/3 心动过速（>120次/min）
主要或次要标准	对治疗的反应，5日内体重下降 >4.5kg

（二）鉴别诊断

1. 支气管哮喘　左心衰竭夜间阵发性呼吸困难，称为“心源性哮喘”，应与支气管哮喘鉴别。前者多有器质性心脏病、高血压、糖尿病等病史，急性发作时端坐位，呼吸急促，大汗淋漓，严重咳粉红色泡沫痰，双肺干湿啰音，BNP明显增高，X线胸片示心脏增大，肺淤血。利尿、强心、扩血管治疗有效。支气管哮喘于青少年发病多见，常在春秋季发作，有过敏史，无高血压、心脏病等既往史；双肺布满哮鸣音，对支气管扩张剂、肾上腺皮质激素和氨茶碱等有效，可与以此鉴别。

2. 心包积液、缩窄性心包炎 静脉回流受阻，引起颈静脉充盈、怒张，肝大，双下肢水肿等表现；心脏彩色超声可明确诊断。

3. 肝硬化、门静脉高压症应与右心衰竭相鉴别，两者均可有肝大、腹水、双下肢水肿等表现，但非心源性肝硬化无颈静脉充盈、怒张，以及肝颈静脉反流征等上腔静脉回流障碍的表现，且有原发性肝脏基础病的表现。

4. 左、右或全心衰竭三者之间鉴别 左心衰竭的临床表现主要是肺淤血和肺水肿；而右心衰竭的临床表现主要是体循环静脉淤血和水钠潴留。全心衰竭具备左、右心衰竭的特点。

【分析】

通过上述病史分析、鉴别诊断和对病情程度进行分级后，患者目前诊断为“冠心病，陈旧性心肌梗死，慢性心力衰竭（全心衰竭），心功能Ⅳ级”“心律失常，心房颤动”。

七、治疗与评估

（一）治疗目标及策略

慢性心力衰竭治疗的目标是缓解心力衰竭症状，提高生活质量，防止和延缓心室重塑的进展，预防因心肌损害进一步加重而导致慢性心力衰竭急性失代偿的发生，进而降低病死率及住院率，改善预后。目前心力衰竭治疗策略已由短期血流动力学干预转变为长期、修复性的治疗，阻断神经内分泌过度激活及心肌重构现已成为心力衰竭治疗的关键。

（二）治疗效果评估

1. NYHA心功能分级 可用来评估心力衰竭治疗后症状的变化。

2. 6分钟步行试验 可评估运动耐力和劳力性症状的客观指标，或评估药物疗效。

3. 超声心动图 LVEF和各心腔大小改变可作为治疗有效的客观依据。

4. BNP、NT-proBNP 有证据表明其下降可降低心力衰竭患者的病死率及住院率，可作为判断治疗效果的一种辅助方法。需注意的是，在某些晚期心力衰竭、肥胖或舒张性心力衰竭中存在假性正常。

（三）治疗方法

慢性心力衰竭的治疗流程见图13-0-2。

HF-rEF的A到D期的治疗策略见表13-0-10。

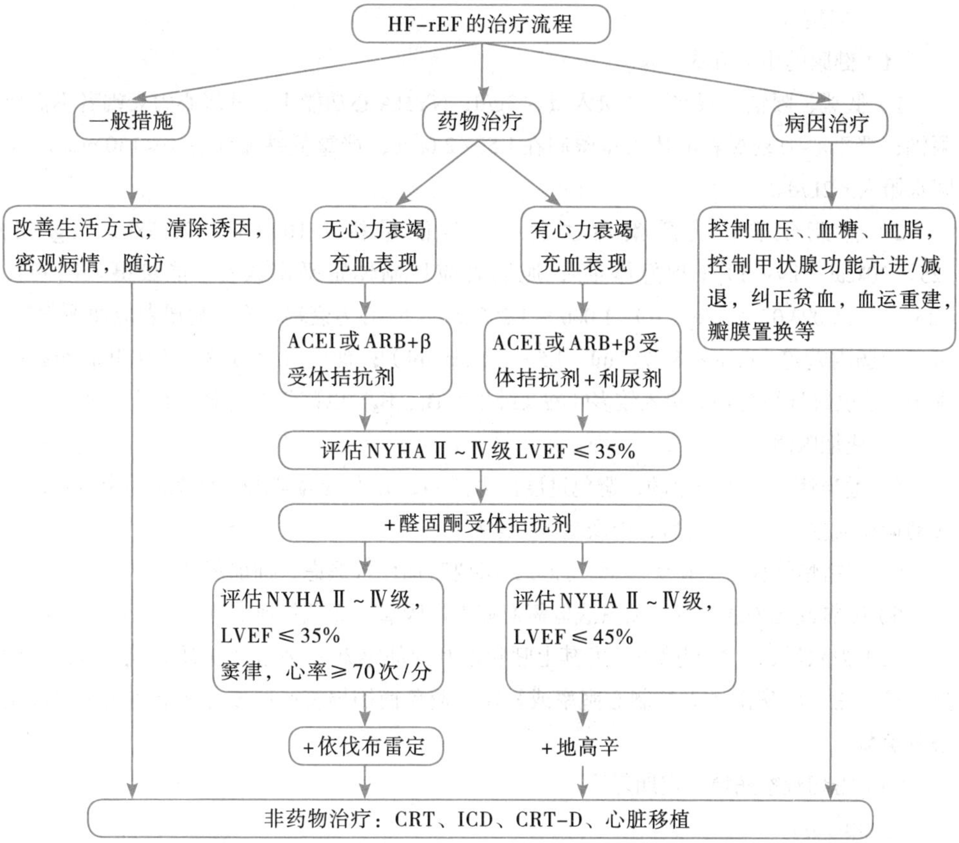

图13-0-2　慢性心力衰竭的治疗流程

CRT-D.心脏再同步除颤器；HF-rEF.射血分数降低性心力衰竭；
ACEI.血管紧张素转化酶抑制剂；ARB.血管紧张素Ⅱ受体阻滞剂；NYHA.纽约心脏协会；
LVEF.左心室射血分数；ICD.植入型心律转复除颤器；CRT.心脏再同步化治疗。

表13-0-10　HF-rEF的A到D的治疗策略

分期	治疗策略
A期	主要针对危险因素的治疗（血糖、血压、血脂、吸烟、肥胖、饮酒、心脏毒性药物），推荐ACEI/ARB
B期	预防改善心肌重构及心力衰竭的症状，在A期基础上，加用β受体拮抗剂，有心源性猝死高危，推荐ICD
C期	药物（ACEI/ARB+β受体拮抗剂+利尿剂+醛固酮受体拮抗剂、地高辛、依伐布雷定；治疗并发症，有适应证推荐植入ICD或CRT
D期	在C期基础上正性肌力、静脉用药、预防血栓或栓塞，心脏辅助装置或移植，姑息治疗等

注：HF-rEF，射血分数降低性心力衰竭；ACEI，血管紧张素转化酶抑制剂；ARB，血管紧张素Ⅱ受体阻滞剂；ICD，植入型心律转复除颤器；CRT，心脏再同步化治疗。

1. 一般措施

（1）健康的生活方式

1）低盐、限钠、限水：盐摄入量≤3g/d；NYHA心功能Ⅰ、Ⅱ级心力衰竭者不需要限钠；严重心力衰竭者液体入量限制在1.5～2.0L/d；严重低钠血症者（<130mmol/L），限水摄入<2L/d。

2）低脂饮食、优质蛋白饮食：正常能量摄入104.65～125.58kJ/（kg·d）［25～30kcal/（kg·d）］（理想体重），肥胖者应控制体重平衡饮食，能量摄入限制在4 185.85～5 023.02kJ/（kg·d）［1 000～1 200kcal/d］；心力衰竭伴有恶病质者应加强营养，可使用肠内营养［6.28～8.37kJ/ml（1.5～2.0kcal/ml）］；食用富含ω-3多不饱和脂肪酸的食物，建议每日补充1g。摄入较多叶酸及维生素B_1、B_6，以避免维生素及微量元素缺乏。

3）戒烟限酒。

4）适当休息与体力运动，避免过度体力活动，心力衰竭失代偿期者应卧床休息，以被动运动为主，症状改善后适当恢复体力运动。

5）保持情绪稳定，避免焦虑、抑郁，必要时加用抗焦虑、抑郁药物。

6）吸氧或无创通气等，缺氧或低氧血症者需吸氧，无低氧血症则不需要常规吸氧。

（2）去除诱因：控制感染（尤其上呼吸道及肺部感染），纠正电解质紊乱、贫血，治疗心律失常，心房颤动者控制心室率或复律；避免使用损害心肌或心功能的药物及加重心脏负荷。

（3）密切观察病情，定期复诊。

2. 病因治疗

（1）治疗慢性心力衰竭的基本措施是针对病因治疗，采取措施治疗后常可以解除或缓解心力衰竭症状，甚至完全恢复心功能。

（2）通过溶栓或PCI重建冠状动脉血管、手术矫正室壁瘤。

（3）通过手术治疗心脏瓣膜病变。

（4）其他：控制高血压、纠正贫血、治疗甲状腺功能亢进、改善肾功能等。

3. 药物治疗　见表13-0-11。

表13-0-11　HF-rEF的常用治疗药物

分类	分组	常用药物名称	常见不良反应
利尿剂	袢利尿剂	呋塞米	电解质紊乱（低钾、低钠、低镁）
	噻嗪类利尿剂	氢氯噻嗪	低血压、氮质血症
	保钾利尿剂	螺内酯	激活内源性神经内分系统
	血管升压素Ⅱ受体拮抗剂	托拉普坦	口渴、高钠血症

续表

分类	分组	常用药物名称	常见不良反应
β受体拮抗剂	$β_1$受体拮抗剂	美托洛尔	心动过缓、传导阻滞、哮喘
		比索洛尔	—
		卡维地洛	—
RAAS阻滞剂	ACEI	卡托普利	低血压、损害肾功能、钾潴留，干咳（ARB除外）、血管神经性水肿
	ARB	氯沙坦	
	血管紧张素受体脑啡肽酶抑制剂（ARNI）	沙库巴曲、缬沙坦	—
血管扩张剂	扩张小动脉和静脉	硝酸甘油、硝普钠	低血压
	α受体拮抗剂	哌唑嗪	肾功能损害
正性肌力药物	洋地黄类药物	地高辛、毛花苷C	胃肠道症状、心律失常
	非洋地黄类药物的正性肌力药	—	神经精神症状
	β受体激动剂	多巴胺、多巴酚丁胺	—
	磷酸二酯酶抑制剂	氨力农	—
醛固酮拮抗剂		螺内酯	高钾血症、胃肠道症状
		依普利酮	—
抗心律失常药物	Ⅰ、Ⅱ、Ⅲ类	类奎尼丁、普萘洛尔、胺碘酮	心律失常
窦房结抑制剂		伊伐布雷定	心动过缓、视力模糊、胃肠道反应

注：HF-rEF，射血分数降低性心力衰竭；RAAS，肾素-血管紧张素-醛固酮系统；ACEI，血管紧张素转化酶抑制剂；ARB，血管紧张素Ⅱ受体阻滞剂。

（1）利尿剂：利尿剂是能充分控制和有效清除液体潴留的药物，在心力衰竭治疗中不可或缺。合理使用利尿剂是治疗心力衰竭药物取得成功的关键因素之一。适应证：有液体潴留的所有心力衰竭患者均应予利尿剂。

1）袢利尿剂作用于髓袢升支粗段，适用于明显液体潴留的心力衰竭患者。最常用的袢利尿剂为呋塞米。

2）噻嗪类利尿剂作用于远曲小管，轻度液体潴留伴高血压而肾功能正常的患者首选噻嗪类，如氢氯噻嗪，12.5～25.0mg，1次/d；痛风患者禁用噻嗪类。

3）保钾利尿剂作用于远曲小管及集合管，螺内酯作为醛固酮受体拮抗剂，是能改善心力衰竭的第三类药物，适用于NYHA心功能Ⅱ～Ⅳ级且已使用ACEI或ARB和β受体拮抗剂，LVEF<35%，但仍持续有症状者；心力衰竭症状或糖尿病；急性心肌梗死后，LVEF<40%等。禁忌证：①严重肾功能不全（血清肌酐>221mmol/L，或估计肾小球滤过率<30ml/（min·1.73m^2）；②血钾>5.0mmol/L；③孕妇。

4）血管加压素V_2受体拮抗剂：通过结合血管升压素Ⅱ受体减少水的重吸收，不增加排钠，适用于伴有低钠血症心力衰竭。不良反应主要是口渴和高钠血症。

5）用药方法及注意事项：①小剂量开始，逐渐增加剂量，每日体重减轻0.5～1.0kg为宜；②利尿剂应与ACEI、β受体拮抗剂联合应用；③监测体重，症状控制后最小剂量长期维持；④联合应用袢利尿剂及噻嗪类利尿剂，产生协同作用，但会增加低血容量、低血压、肾功能损害、低血钾的风险，适合短期联合，严密监测；⑤利尿剂效果欠佳时，出现利尿剂抵抗时，增加利尿剂剂量及次数，呋塞米改为托拉塞米，可静脉注射联合持续静脉滴注，以免利尿剂浓度下降致钠、水重吸收，可联合托伐普坦，使用小剂量多巴胺增加肾血流量；⑥电解质紊乱是长期使用利尿剂最易出现的副作用，尤其是低钾、低镁和低钠血症，应严密监测（表13-0-12）。

表13-0-12 HF-rEF常用利尿剂种类及剂量 单位：mg

种类	初始剂量	常用剂量	最大剂量
袢利尿剂			
呋塞米	20～40	20～80	120～160
托拉塞米	10	10～40	100
噻嗪类利尿剂			
氢氯噻嗪	12.5～25	25～50	100
吲达帕胺	2.5	2.5～5.0	5
保钾利尿剂			
螺内酯	10～20	20	20
血管加压素V_2受体拮抗剂			
托拉普坦	7.5～15.0	15～30	30

注：均为口服，1次/d。HF-rEF，射血分数降低性心力衰竭。

（2）血管紧张素转化酶抑制剂（ACEI）和血管紧张素Ⅱ受体阻滞剂（ARB）：ACEI是慢性心力衰竭治疗的基础和首选药物，具有扩张血管，降低心脏前后负荷，拮抗肾素-血管紧张素系统（renin-angiotensin system，RAS）激活的心脏毒性作用，从而延缓心室重构和心力衰竭的进展。ACEI可以明显改善心力衰竭患者的远期预后、降低病死率，是唯一在心力衰竭A、B、C、D四个阶段均推荐应用的药物。

适应证：所有LVEF下降的心力衰竭患者必须且终身使用，除非存在禁忌证或不能耐受。禁忌证：曾发生致命性不良反应的喉头水肿，严重的肾衰竭、妊娠等。慎用：双侧肾动脉狭窄、血肌酐>225μmol/L、高血钾症（血钾>5.5mmol/L）和休克或血压过低，左心室流出道梗阻（如主动脉狭窄、肥厚梗阻性心肌病）等。

刺激性干咳、低血压和对肾功能的不良影响是ACEI的主要副作用。对于不能耐受ACEI的患者可使用ARB类药物。常用的ACEI有卡托普利、培哚普利（常用ACEI推荐剂量见表13-0-13）。应用方法：从小剂量开始，逐渐递增，直至达目标剂量长期使用，避免突然停药，监测血压、电解质、肾功能，如血肌酐增高>30%，应减量，如继续升高，则停药。ARB适应证与ACEI相似，推荐用于ACEI不能耐受的患者（表13-0-14）。

表13-0-13　HF-rEF常用的ACEI推荐剂量

药物	初始剂量	目标剂量
卡托普利	6.25mg，3次/d	25～50mg，3次/d
培哚普利	2mg，1次/d	4～8mg，1次/d
依那普利	2.5mg，1次/d	10mg，1次/d
福辛普利	5mg，1次/d	20～30mg，1次/d
雷米普利	1.25～2.50mg，1次/d	10mg，2次/d
贝那普利	2.5mg，1次/d	5～10mg，1次/d

注：均为口服。HF-rEF，射血分数降低性心力衰竭；ACEI，血管紧张素转化酶抑制剂。

表13-0-14　HF-rEF常用的ARB种类及剂量

药物	起始剂量	目标剂量
缬沙坦	20～40mg，1次/d	80～160mg，2次/d
坎地沙坦	4mg，1次/d	32mg，1次/d
氯沙坦	25mg，1次/d	100～150mg，1次/d
厄贝沙坦	75mg，1次/d	300mg，1次/d
替米沙坦	40mg，1次/d	80mg，1次/d
奥美沙坦	10mg，1次/d	20～40mg，1次/d

注：均为口服。HF-rEF，射血分数降低性心力衰竭；ARB，血管紧张素Ⅱ受体阻滞剂。

（3）血管紧张素受体脑啡肽酶抑制剂（angiotensin receptor neprilysin inhibitor，ARNI）：能抑制血管收缩，改善心肌重构，显著降低心力衰竭住院和心血管死亡风险，推荐用于达到ACEI/ARB最大耐受剂量后，收缩压>95mmHg，NYHA心功能Ⅱ～Ⅲ级，仍有症状HF-rEF患者。患者由服用ACEI/ARB转为ARNI前，血压需稳定，并停用ACEI 36小时。

初始小剂量，每2～4周剂量加倍，逐渐到目标剂量。注意该药不良反应如低血压、肾功能恶化、高钾血症和血管神经性水肿等。

（4）β受体拮抗剂：能降低心率、降低交感神经兴奋性，长期治疗对于各种程度慢性心力衰竭患者都能够明显降低病死率。所有慢性心力衰竭患者，NYHA心功能Ⅱ～Ⅲ级病情稳定，以及阶段B无症状性心力衰竭或NYHA心功能Ⅰ级的患者（LVEF<40%），除非有禁忌证不能耐受者，均应在ACEI、利尿剂和/或洋地黄类药物的基础上加用β受体拮抗剂。

从小剂量开始，逐渐增加至最大耐受剂量。常用的β受体拮抗剂起始剂量：美托洛尔缓释片，12.5mg，1次/d；比索洛尔，1.25mg，1次/d；卡维地洛，3.125mg，1次/d；如患者能耐受前一剂量，可每隔2～4周将剂量加倍，直至达到清晨静息心率55～60次/min，此为目标剂量或最大耐受剂量，一般β受体拮抗剂需持续用药2～3个月才能发生治疗心力衰竭的独特生物学效应，而起始治疗抑制心肌收缩力，有可能加重心力衰竭，需予以注意。一般不需停药，可延迟直至不良反应消失。

不良反应：①低血压，应减少利尿剂或ACEI剂量，如出现低灌注，应减量或停用，重新进行临床评估；②心力衰竭恶化，如考虑与β受体拮抗剂有关，则暂时减量或退回前一个剂量，如心力衰竭恶化与之无关，则无须停药，积极处理其他诱因；③心动过缓或房室传导阻滞，若出现头晕、晕厥或二度以上房室传导阻滞，应减量或停药。

以下情况不宜应用β受体拮抗剂：急性重度心力衰竭、支气管痉挛性疾病、病态窦房结综合征、二度及以上房室传导阻滞（除外已安装起搏器者）；外周血管病等（表13-0-15）。

表13-0-15 HF-rEF常用的β受体拮抗剂及其剂量

药物	起始剂量	目标剂量
琥珀酸美托洛尔	11.875～23.750mg，1次/d	142.5～190.0mg，1次/d
酒石酸美托洛尔	6.25mg，2～3次/d	50mg，2～3次/d
比索洛尔	1.25mg，1次/d	10mg，1次/d
卡维地洛	3.125～6.250mg，2次/d	25～50mg，2次/d

注：均为口服。HF-rEF，射血分数降低性心力衰竭。

（5）伊伐布雷定：选择性特异性窦房结If电流抑制剂，减慢窦性心律，延长舒张期，改善心功能及生活质量。适用于心率≥70次/min，β受体拮抗剂禁忌或不能耐受，NYHA心功能Ⅱ～Ⅳ级，LVEF≤35%的窦性心律患者。起始剂量2.5mg，2次/d，口服，治疗2周后，根据静息心率调整剂量，使患者心率控制在60次/min左右，不宜低于55次/min。

（6）正性肌力药物

1）洋地黄类药物：抑制心肌细胞膜Na^+/K^+-ATP酶，促进细胞内Na^+-Ca^{2+}交换，使细胞内Ca^{2+}增加，增强心肌收缩力。应用的主要目的在于减轻慢性收缩性心力衰竭的症状，不能降低心力衰竭患者的总体病死率。

适应证：适用于已应用ACEI/ARB、β受体拮抗剂和利尿剂，但仍持续有症状的心力衰竭患者，尤其用于心房颤动伴快速心室率，可控制心室率。禁忌证：急性心肌梗死24小时内伴心力衰竭，梗阻性肥厚型心肌病、单纯的二尖瓣狭窄伴窦性心律、二度以上房室传导阻滞、预激综合征合并心房颤动、病态窦房结综合征、洋地黄类药物中毒等。

常用的洋地黄类药物有地高辛、洋地黄毒苷及毛花苷C（地西兰）、毒毛花苷K等。地高辛适用于中度心力衰竭患者的维持治疗，0.125 ~ 0.250mg，1次/d。老年或肾功能受损者剂量减半，NYHA心功能Ⅰ级者不需要使用。

洋地黄类药物中毒表现及处理：①消化道症状，如厌食、食欲缺乏、恶心、呕吐等。②心律失常，是最重的要表现，最常见的为室性期前收缩，多为二联律，非阵发性交界性心动过速、房性心动过速、心房颤动、房室传导阻滞等，快速房性心律失常伴房室传导阻滞是洋地黄类药物中毒的特征性表现；洋地黄类药物中毒引起的心电图ST-T发生“鱼钩样”改变，但不能以此诊断洋地黄类药物中毒。③神经精神症状，如视力下降、黄视、绿视、定向力障碍、精神障碍等。④处理：立即停药；对快速性心律失常者，如血钾过低则需补钾，如血钾不低，可用利多卡因或苯妥英钠，一般禁忌电复律（易致心室颤动）；对心动过缓或房室传导阻滞者，静脉推注阿托品，不宜用异丙肾上腺素（易诱发室性心律失常），必要时考虑临时起搏。

2）非洋地黄类药物的正性肌力药：多巴胺、多巴酚丁胺为β受体激动剂，中等剂量2 ~ 5μg/（kg·min），激动β_1和β_2受体；可使心肌收缩增强，扩张血管，心率增快不明显，能显著改善心力衰竭血流动力异常。氨力农、米力农是磷酸二酯酶抑制剂，通过抑制磷酸二酯酶活性而促进Ca^{2+}内流，增强心肌收缩力。米力农起始治疗为静脉注射50μg/kg，后以0.375 ~ 0.750μg/（kg·min）维持治疗。大规模前瞻性研究表明，长期使用该类药物治疗可能增加心力衰竭患者的病死率，因此仅短期用于急性收缩性心力衰竭、难治性终末期心力衰竭等患者。

（7）血管扩张剂

1）在慢性心力衰竭的治疗中，并不推荐使用血管扩张剂。合并心绞痛或高血压时可联合使用，但心室流出道梗阻及瓣膜狭窄者禁用。

2）钙通道阻滞剂：该类药物不宜用于慢性心力衰竭的治疗。心力衰竭患者合并有心绞痛或高血压时可用氨氯地平或非洛地平。氨氯地平起始剂量2.5mg，1次/d，根据需要可增加到5 ~ 10mg，1次/d。而具有负性肌力作用的钙通道阻滞剂（如维拉帕米等）应避免与β受体拮抗剂合用，且不宜用于心力衰竭患者。

（8）抗心律失常药物：心力衰竭患者突然死亡的风险常与复杂的室性心律失常有关。β受体拮抗剂用于心力衰竭患者可降低心脏性猝死率，单独或与其他药物联合用于持续或非持续性室性心律失常。胺碘酮可用于严重、症状性室性心动过速，0.6 ~ 1.2g/d，分3次使用，1 ~ 2周后根据需要逐渐改为0.2 ~ 0.4g/d维持。

4. 非药物治疗

（1）心脏再同步化治疗（cardiac resynchronization therapy，CRT），慢性心力衰竭的

Ⅰ类适应证：①已接受最佳药物治疗仍不能控制的心力衰竭，LVEF≤35%，窦性心律，心电图示：QRS≥130毫秒，完全性左束支传导阻滞。②对于HF-rEF患者，无论NYHA心功能分级，若存在心室起搏和高度房室传导阻滞，均推荐CRT（包括心房颤动患者）。

（2）植入型心律转复除颤器（implantable cardioverter defibrillator，ICD）适应证：①慢性心力衰竭患者从室性心律失常所致的血流动力学不稳定中恢复，且预期生存超过1年者。②急性心肌梗死后40日，ICD能降低猝死率及总病死率；LVEF≤35%，长期优化药物治疗至少3个月，NYHA心功能Ⅱ～Ⅲ级，预期寿命1年以上者，可考虑植入ICD；若符合CRT指征，建议CRT-D；③扩张型心肌病。

（3）心脏移植为顽固性心力衰竭最后的治疗方法。

以上治疗措施，基层医疗单位目前尚不能开展，可根据病情及时转诊至上级医院。

5. HF-pEF的诊断及治疗　HF-pEF也被称为舒张性心力衰竭，为左心室舒张末期主动松弛能力受损及心肌顺应性下降所致。依据超声心动图检查，若左心室不增大，LVEF≥50%，左心室舒张末期压力增高则表明舒张性心力衰竭为主。其治疗与HF-rEF有不同之处。

（1）治疗基础病因：如冠心病、高血压、主动脉狭窄、左心室流出道梗阻等。

（2）降低肺静脉压：利尿剂缓解肺水肿及外周水肿，硝酸酯类小剂量使用扩张静脉，减少回心血量，但避免过量导致心室充盈量及心排血量明显下降。

（3）ACEI、ARB：有效控制高血压，长期使用改善心肌重构，有利于改善舒张功能，最适用于高血压性心脏病及冠心病。

（4）β受体拮抗剂和钙通道阻滞剂：控制心率，降低血压，改善舒张功能的作用，因此为适用于肥厚型心肌病。

（5）如无收缩功能障碍，禁止正性肌力药物。

（6）如同时有HF-rEF，应以治疗后者为主。

6. 中医中药治疗　慢性心力衰竭属于中医学“喘证”“胸痹心痛”“痰饮病”的范畴，属本虚标实、虚实夹杂之症。心气、心阳亏虚是发生心力衰竭的始动机制，痰饮、水湿、血瘀则是心力衰竭的重要病理因素。所以治疗应根据痰、水、瘀三者的侧重不同，着眼于气阳亏虚的病机规律，以益气温阳为基本治疗原则，分别进行化痰、利水、活血的方法，增强心肌收缩力、增加心排血量，从而减轻心脏前后负荷，达到治疗心力衰竭的目的。目前用药有通心络胶囊（侧重于益气活血）、生脉饮口服液、益心舒胶囊（侧重益气养阴）、芪苈强心胶囊（温阳益气、活血利水、兼顾标本）等，应根据辨证论治的原则灵活运用。

【分析】

患者目前心力衰竭为“慢性心力衰竭急性失代偿期”，现使用阿司匹林肠溶片、联合保钾及排钾利尿药、β受体拮抗剂、地高辛，对于治疗慢性心力衰竭是不够的，可加用ACEI/ARB，利尿剂可改为静脉注射及滴注加强利尿，并积极纠正心房颤动的加重原因。目前心脏彩色超声提示心功能极差，猝死风险高，经初步处理后应转上级医院进一步诊治。治疗期间应密切随访血压、心率、电解质、肾功能及BNP/NT-proBNP等指标。

八、病因及合并症的治疗

（一）心血管疾病

1. 心力衰竭合并冠心病　冠心病是心力衰竭最常见的病因，心力衰竭合并冠心病心绞痛首选β受体拮抗剂，如控制不佳，可加用硝酸酯、氨氯地平，如使用两种以上药物仍心绞痛，建议冠状动脉血运重建。

2. 心力衰竭合并高血压　高血压是最主要的危险因素，有效控制血压可减少50%的心力衰竭概率，首选ACEI/ARB、β受体拮抗剂、醛固酮拮抗剂，至少其中一种或联合用药，如血压控制不佳，可加用氨氯地平。

3. 心力衰竭合并心脏瓣膜病　依据手术指征行修补或换瓣治疗。

4. 心力衰竭合并心房颤动　控制心室率，首选β受体拮抗剂，如不能耐受则考虑地高辛，如均不能耐受建议使用胺碘酮；如单用β受体拮抗剂效果欠佳，加用地高辛或胺碘酮，以上三者两两联合使用；如药物效果不佳或不能耐受，考虑房室结射频消融和起搏器或CRT治疗。预防血栓栓塞，推荐口服华法林，INR控制在2～3。也可以考虑新型口服抗凝药物，如达比加群酯、利伐沙班、阿哌沙班。与控制心室率相比，节律控制并不能减少慢性心力衰竭的病死率和发病率。

（二）非心血管疾病

1. 糖尿病　积极控制血糖，避免使用噻唑烷二酮类降糖药，严重肝肾功能损害者禁用双胍类。

2. 肺部疾病性心力衰竭　合并慢性阻塞性肺疾病而无哮喘者建议使用β_1受体拮抗剂。

3. 慢性肾功能不全　严密监测肌酐、尿素氮，以及电解质、酸碱度，予以及时纠正，若达到透析指征应及时给予血液透析。

4. 甲状腺疾病、贫血　甲状腺功能亢进、甲状腺功能减退、贫血均影响心功能，应及时予以纠正。

九、转诊原则

以下情况需转诊至专科医生处。

1. 慢性心力衰竭病因诊断不明。
2. 突发慢性心力衰竭急性失代偿性心力衰竭。
3. 出现药物不良反应或治疗效果不佳。
4. 需要进一步专科手术治疗。
5. 合并其他系统疾病的慢性心力衰竭。

十、慢性心力衰竭的预防及随访

针对慢性心力衰竭可采取以下措施进行预防。

1. 低盐饮食、避免劳累、预防感冒，积极去除易诱发心力衰竭的高危因素。

2. 控制原发疾病，如治疗冠心病、高血压，以及风湿性二尖瓣狭窄、关闭不全患者择期行换瓣手术等。

3. 指导患者合理用药，提高患者的服药依从性，注意药物不良反应的发生。

4. 密切观察慢性心力衰竭的病情演变，定期随访，一般1～2个月随访1次，内容包括体重、饮食、运动量、药物使用情况，以及肺部啰音、水肿程度、心率等情况；每3～6个月重点评估心脏重构的严重性，包括完善心电图、生化检查、检测BNP或NT-proBNP、X线胸片、心脏超声等；动态监测，主要包括临床评估及BNP监测；健康宣教。

（周海蓉）

第十四章　脑卒中

脑卒中

脑卒中（stroke）是急性脑血液循环障碍迅速导致局限性或弥漫性脑功能缺损的临床事件，又称为脑血管意外。脑卒中分为出血性脑卒中和缺血性脑卒中，前者包括短暂性脑缺血发作、脑梗死、脑栓塞，后者包括脑出血和蛛网膜下腔出血。脑卒中具有高发病率、高病死率、高致残率、高复发率特点，是排名第一的致残致死疾病，给居民健康带来巨大威胁。

卒中治疗的关键在于早期诊断干预，挽救患者的生命和可能出现的残疾。全科医生常是接触患者的首诊医生，在脑卒中的早期识别中起重要作用。目前广泛应用的快速识别脑卒中的方法为2004年美国北卡罗来纳大学医院设计并提出的“FSAT”行动，具体内容如下。

F（face）：观察患者笑时是否有两侧嘴角不对称，是否伴有面部无力。

A（arm）：观察患者举起双手时是否有一侧上肢无力。

S（speech）：分辨患者说话时有无口齿不清、语言表达困难。

T（time）：如果上述三项有一项存在，立即拨打急救电话120。

“时间就是大脑”，早期诊治能最大限度地挽救患者的生命健康。

全科医生在脑卒中急性期后对脑卒中的康复治疗，以及社区人群的三级预防中具有重要作用。

第一节　脑　梗　死

【案例】

患者，女，65岁。既往有高血压病史15年，降压药物服用不规律，血压控制情况不详，有糖尿病史5年余，血糖控制不详。5日前患者无明显诱因下反复出现右侧上肢乏力发作2次，每次持续2～3分钟后可恢复正常，未就诊。今晨07：00（就诊前2小时）起床如厕后回到床上小睡20分钟，醒来发现讲话含混不清，右侧肢体乏力，不能抬起，无法行走，至社区卫生服务中心就诊。就诊时体格检查：意识清楚，血压170/90mmHg，构音障碍，右侧鼻唇沟浅，伸舌右偏，右侧上肢肌力2级，右侧下肢肌力3级，右侧偏身痛温觉减退，右侧巴宾斯基征阳性。患者父亲有脑梗死及高血压病史。对该患者需如何诊断？

一、脑卒中的危险因素

流行病学研究显示一些因素与脑卒中的发生有密切的关系，被称为危险因素。脑卒中的危险因素可分为两类：一类是不可干预因素，包括年龄、基因等；另一类是可干预因素，如予以有效干预，可显著降低脑卒中的发病率和病死率。具体脑卒中的危险因素见表14-1-1。

表14-1-1 缺血性脑卒中危险因素

项目	危险因素
不可干预因素	年龄，性别，种族，遗传因素
可干预因素	高血压，吸烟，血脂异常，糖尿病，无症状性颈动脉狭窄，心脏病，血液因素，肥胖，口服避孕药
其他潜在危险因素	高能量饮食，饮酒过量，缺乏运动和锻炼

二、脑梗死的临床表现

（一）一般特点

本病好发于50～60岁及以上的中老年人，男性稍多于女性。常合并有动脉硬化、高血压、高脂血症或糖尿病等危险因素。常在安静状态下发病，部分有短暂性脑缺血发作的前驱症状。多在发病后10余小时或1～2日内达到高峰。大多数患者意识清楚或仅有轻度意识障碍。

（二）不同脑血管闭塞的临床特点

1. 颈内动脉闭塞表现（严重程度差异较大） 累及同侧眼、额、顶和颞叶（除枕叶外），包括皮层和皮层下灰白质在内大面积脑损害症状。病灶侧单眼黑朦，或病灶侧霍纳综合征（因颈上交感神经节后纤维受损所致的同侧眼裂变小、瞳孔变小、眼球内陷及面部少汗）；对侧偏瘫、偏身感觉障碍和偏盲等（大脑中动脉或大脑中、前动脉缺血表现）；优势半球受累还可有失语，非优势半球受累可出现体像障碍等。

2. 大脑中动脉闭塞的表现

（1）主干闭塞：出现“三偏”症状（对侧中枢性面舌瘫和偏瘫、偏身感觉障碍和同向性偏盲）；可伴有不同程度的意识障碍；若优势半球受累还可出现失语，非优势半球受累可出现体像障碍。

（2）皮质支闭塞：上分支闭塞可出现病灶对侧偏瘫和感觉缺失，布罗卡失语（Broca aphasia）（优势半球）或体像障碍（非优势半球）；下分支闭塞可出现韦尼克失语（Wernicke aphasia，感觉性失语）、命名性失语和行为障碍等，而无偏瘫。

（3）深穿支闭塞：最常见的是纹状体内囊梗死。对侧中枢性上下肢均等性偏瘫，可伴有面舌瘫；对侧偏身感觉障碍；优势半球病变可出现皮质下失语。

3. 大脑前动脉闭塞综合征

（1）主干闭塞：前交通动脉以后闭塞时额叶内侧缺血，出现对侧下肢运动及感觉障碍，因旁中央小叶受累小便不易控制，对侧出现强握、摸索及吸吮反射等额叶释放症状。若前交通动脉以前大脑前动脉闭塞，由于有对侧动脉的侧支循环代偿，不一定出现症状。如果双侧动脉起源于同一主干，易出现双侧大脑前动脉闭塞，出现淡漠、欣快等精神症状，以及双侧脑性瘫痪、大小便失禁、额叶性认知功能障碍。

（2）皮质支闭塞：对侧下肢远端为主的中枢性瘫痪，可伴有感觉障碍；对侧肢体短暂性共济失调、强握反射及精神症状。

（3）深穿支闭塞：对侧中枢性面舌瘫及上肢近端轻瘫。

4. 大脑后动脉闭塞综合征

（1）皮质支闭塞（单侧，双侧）：因侧支循环丰富而很少出现症状，仔细检查可发现对侧同向性偏盲或象限盲，伴黄斑回避，双侧病变可有皮质盲，主侧半球受累还可出现命名性失语等。

（2）大脑后动脉起始段的脚间支闭塞引起以下综合征

1）韦伯综合征（Weber syndrome）：同侧动眼神经麻痹和对侧面舌瘫和上下肢瘫。

2）克洛德综合征（Claude syndrome）：同侧动眼神经麻痹，对侧小脑性共济失调。

3）贝内迪克特综合征（Benedikt syndrome）：同侧动眼神经麻痹，对侧肢体不自主运动，对侧偏身深感觉和精细触觉障碍。

（3）深穿支闭塞：丘脑穿通动脉闭塞产生红核丘脑综合征，表现为病灶侧小脑性共济失调、肢体意向性震颤、短暂的舞蹈样不自主运动、对侧面部感觉障碍；丘脑膝状体动脉闭塞可出现丘脑综合征，如对侧感觉障碍（深感觉为主），以及自发性疼痛、感觉过度、轻偏瘫和不自主运动，可伴有舞蹈、手足徐动和震颤等锥体外系症状。

5. 椎基底动脉闭塞综合征　主干闭塞：常引起广泛梗死，出现脑神经、锥体束损伤及小脑症状，如眩晕、共济失调、瞳孔缩小、四肢瘫痪、消化道出血、昏迷、高热等，患者常因病情危重而死亡。

（1）闭锁综合征：又称睁眼昏迷，为双侧脑桥中下部的腹侧基底部梗死。患者意识清楚，但因四肢瘫痪、双侧面瘫及延髓性麻痹，不能言语、不能进食、不能做各种运动，只能以眼球上下运动来表达自己的意愿。

（2）脑桥腹外侧综合征（Millard–Gubler syndrome）：同侧面神经、展神经麻痹，对侧偏瘫。

（3）脑桥腹内侧综合征（Foville syndrome）：同侧周围性面瘫，双眼向病灶对侧凝视，对侧肢体瘫痪。

（4）基底动脉尖综合征：基底动脉尖端分出两对动脉，即小脑上动脉和大脑后动脉，其分支供应中脑、丘脑、小脑上部、颞叶内侧及枕叶。本病表现为以中脑病损为主的临床综合征。

1）眼球运动及瞳孔异常：一侧或双侧动眼神经部分或完全麻痹、眼球上视不能、一个半综合征、瞳孔光反应迟钝而调节反应存在（类似Argyll-Robertson瞳孔，顶盖前区病损）。

2）意识障碍：一过性或持续数日，或反复发作（中脑和/或丘脑网状激活系统受累）。

3）对侧偏盲或皮质盲。

4）严重记忆障碍（颞叶内侧受累）。

（5）延髓背外侧综合征（Wallenberg syndrome）：①眩晕、呕吐、眼球震颤（前庭神经核）；②交叉性感觉障碍（三叉神经脊束核及对侧交叉的脊髓丘脑束受损）；③同侧霍纳综合征（交感神经下行纤维受损）；④吞咽困难和声音嘶哑（为疑核受损）；⑤同侧小脑性共济失调（绳状体或小脑受损）。

三、辅助检查

（一）脑病变检查

1. 头颅CT　是最常用和方便的检查，大多数病例在发病24小时后CT可显示均匀片状的低密度梗死灶，但是对超早期缺血性病变和皮质或皮质下小的梗死灶不敏感，特别是颅后窝的脑干和小脑梗死较难检出。在超早期阶段（发病6小时内），CT可以发现一些轻微的改变：大脑中动脉高密度征；皮质边缘（尤其是岛叶）及豆状核区灰白质分界不清楚；脑沟消失等。

2. 头颅MRI　标准的MRI序列可清晰显示早期缺血性梗死、脑干和小脑梗死、静脉窦血栓形成等，梗死灶T_1WI呈低信号、T_2WI呈高信号。弥散加权成像可以早期（症状出现数分钟内）显示缺血组织的大小、部位，甚至可显示皮质下、脑干和小脑的小梗死灶。灌注加权成像是静脉注射顺磁性对比剂后显示脑组织相对血流动力学改变的成像。灌注加权改变的区域较弥散加权改变范围大，目前认为弥散-灌注不匹配区域为半暗带。

（二）血管病变检查

颅内、外血管病变检查有助于了解卒中的发病机制及病因，指导选择治疗方法。常用检查如下。

1. 颈部血管超声　用于检查颅外颈部血管，包括颈总动脉、颈内动脉、颈外动脉、锁骨下动脉和椎动脉颅外段，可发现颈部大血管内膜增厚、动脉粥样硬化斑块、血管狭窄或闭塞。

2. 经颅多普勒　对判断颅内外血管狭窄或闭塞、血管痉挛、侧支循环建立程度有帮助，可应用于溶栓治疗的监测。

3. 头颅和颈部CT血管成像　了解颅内外大血管有无狭窄、钙化斑块及其程度、范围。

4. 头颅和颈部磁共振血管成像　根据管腔直径减少和信号丢失可检查颅内和颈部血管的严重狭窄或闭塞。

5. 数字减影血管造影（digital subtraction angiography，DSA）是评价颅内外动脉血管病变最准确的诊断手段，也是判断脑血管病变程度的“金标准”，因而其往往也是血管内干预前反映脑血管病变最可靠的依据。DSA属于有创性检查，对于脑梗死的诊断没有必要常规进行。在开展血管内介入治疗、动脉内溶栓、判断治疗效果等方面DSA很有帮助，但仍有一定的风险。

（三）其他辅助检查

1. 血常规、凝血功能、血糖、血脂、肝肾功能、心肌缺血标志物等。

2. 心电图可了解是否有心房颤动等心律不齐改变或脑梗死后心脏改变。

3. 超声心动图可检查心脏结构、功能及是否有附壁血栓。

4. 必要时可行血液特殊检查，如抗心磷脂抗体、同型半胱氨酸、S蛋白、C蛋白和动脉炎等的检查。

四、鉴别诊断

脑梗死需要与脑出血、脑栓塞相鉴别，在早期识别时，由于关系到诊疗原则，首先要与出血性脑卒中进行鉴别。脑梗死与脑出血的鉴别诊断要点见表14-1-2。

表14-1-2 脑梗死与脑出血的鉴别诊断要点

鉴别要点	脑梗死	脑出血
发病年龄	多为60岁以上	多为60岁以下
起病状态	多为安静状态或睡眠时	多于活动中或情绪激动等动态下起病
起病速度	1～2日达高峰	快速达高峰
全脑症状	轻微或无	头痛、呕吐等高颅压症状明显
意识障碍	较轻或无	多见且较重
头颅CT	多于24～72小时后见低密度灶	高密度灶

注：CT，计算机体层摄影。

【分析】

该患者既往有高血压病和糖尿病病史，同时有高血压病和脑梗死家族史，在发病前5日反复出现短暂性脑缺血发作，本次安静状态下起病，伴有构音障碍、偏瘫和偏身感觉障碍，病理征阳性，高度怀疑为脑卒中。患者完善头颅CT未见异常，排除出血性脑卒中，故初步诊断为“急性脑梗死、高血压病、糖尿病”。

五、一般治疗

（一）呼吸与吸氧

必要时吸氧，应维持氧饱和度>94%。气道功能严重障碍者应给予气道支持（气管插管或切开）及辅助呼吸。

（二）心脏监测与心脏病变处理

脑梗死后24小时内应常规进行心电图检查，根据病情，有条件时进行持续心电监护

24小时或以上，以便早期发现阵发性心房颤动或严重心律失常等心脏病变，避免或慎用增加心脏负担的药物。

（三）体温控制

控制体温在正常水平，对体温升高的患者应寻找和处理发热原因，对体温>38℃的患者应给予退热措施。

（四）血压控制

准备溶栓者，血压应控制在收缩压<180mmHg，舒张压<100mmHg。缺血性脑卒中后24小时内血压升高的患者应谨慎处理，应先处理紧张、焦虑、疼痛、恶心、呕吐及颅内压增高等情况。若血压持续升高，收缩压≥200mmHg或舒张压≥110mmHg，或伴有严重心功能不全、主动脉夹层、高血压脑病，可予降压治疗，并严密观察血压变化，可选用拉贝洛尔、尼卡地平等静脉药物，避免使用引起血压急剧下降的药物。卒中后低血压的患者应积极寻找和处理原因，必要时可采用扩容升压措施。

（五）血糖控制

血糖>10mmol/L时给予胰岛素治疗，应加强血糖监测，血糖可控制在7.7～10mmol/L。血糖<3.3mmol/L时给予10%～20%葡萄糖溶液口服或静脉注射治疗，目标为达到正常血糖水平。

（六）营养支持

脑卒中后由于呕吐、吞咽困难，可引起脱水及营养不良，导致神经功能恢复减慢。应重视卒中后液体及营养状况评估，必要时给予补液和营养支持，不能正常经口进食者可鼻饲，以维持机体营养需要和避免吸入性肺炎。

六、特异性治疗

（一）改善脑血循环（rt-PA和尿激酶静脉溶栓）

1. 溶栓　静脉溶栓是血管再通的首选方法，对缺血性脑卒中发病3小时内和3.0～4.5小时的患者，应根据适应证和禁忌证严格筛选患者（表14-1-3），尽快静脉给予重组组织型纤溶酶原激活剂（recombinant tissue plasminogen activator，rt-PA）溶栓治疗。

静脉溶栓是血管再通的首选方法，但大血管闭塞静脉溶栓血管再通率低，大脑中动脉M_1段再通率30%，颈内动脉末端再通率6%。大血管闭塞重症患者可实施动脉溶栓、静脉-动脉序贯溶栓或机械取栓等血管内介入治疗。动脉溶栓前循环6小时以内，后循环24小时以内；机械取栓前循环8小时以内，后循环24小时以内。要注意防治脑血管栓塞、血管再通后闭塞及过度灌注脑损伤等并发症。

2. 血管内介入治疗　包括血管内机械取栓、动脉溶栓、血管成形术。

3. 抗血小板不符合溶栓适应证且无禁忌证的缺血性脑卒中患者　应在发病后尽早给予口服阿司匹林（150～300mg/d），急性期后可改为预防剂量（50～150mg/d）。对不能耐受阿司匹林者，可考虑选用氯吡格雷等抗血小板治疗。

表14-1-3 3小时内rt-PA静脉溶栓的适应证、禁忌证及相对禁忌证

项目	临床特征
适应证	①有缺血性卒中导致的神经功能缺损症状；②症状出现<3小时；③年龄≥18岁；④患者或家属签署知情同意书
禁忌证	①近3个月有重大头颅外伤史或卒中史；②可疑蛛网膜下腔出血；③近1周内有在不易压迫止血部位的动脉穿刺；④既往有颅内出血；⑤颅内肿瘤、动静脉畸形、动脉瘤；⑥近期有颅内或椎管内手术；⑦血压升高：收缩压≥180mmHg，或舒张压≥100mmHg；⑧活动性内出血；⑨急性出血倾向，包括血小板计数<100×10⁹/L或其他情况；⑩48小时内接受过肝素治疗（APTT超出正常范围上限）；⑪已口服抗凝剂者INR>1.7或PT>15秒；⑫目前正在使用凝血酶抑制剂Xa因子抑制剂，各种敏感的实验室检查异常（如APTT、INR、血小板计数、ECT、TT或恰当的Xa因子活性测定等）；⑬血糖<2.7mmol/L；⑭CT提示多脑叶梗死（低密度影大于1/3大脑半球）
相对禁忌证	①轻型卒中或症状快速改善的卒中；②妊娠；③癫痫发作后出现神经功能损害症状；④近2周内有大型外科手术或严重外伤；⑤近3周内有胃肠或泌尿系统出血；⑥近3个月内有心肌梗死

注：rt-PA，重组组织型纤溶酶原激活剂；INR，国际标准化比值；APTT，活化部分凝血活酶时间；ECT，蛇静脉酶凝结时间；TT，凝血酶时间。

4. 抗凝　不需要无选择地早期进行抗凝治疗，关于少数特殊患者的抗凝治疗，可在谨慎评估风险/效益比后慎重选择。合并心房颤动的急性患者可在发病4～14日开始口服抗凝治疗。

5. 扩容　一般不扩容治疗，但对于低血压或脑血流低灌注所致的急性脑梗死（如分水岭梗死）可考虑扩容治疗，应注意该方法可能加重脑水肿、心力衰竭等并发症。

6. 其他治疗　包括降纤治疗（对不适合溶栓并经过严格筛选的脑梗死患者，特别是高纤维蛋白血症者可选用降纤治疗）、中药治疗、针灸治疗等。

对于溶栓治疗者，抗血小板、抗凝、降纤等治疗应在溶栓24小时后开始使用，丁基苯酞、人尿激肽原酶等药物可改善脑血循环，不需要使用扩血管治疗。

（二）神经保护治疗

可酌情使用神经保护剂，如自由基清除剂（依达拉奉）、细胞膜稳定剂（胞磷胆碱），以及神经营养剂（脑活素）等。

（三）他汀类药物二级预防

发病后应尽早对动脉粥样硬化脑梗死患者使用他汀类药物开展二级预防。

七、转诊原则

若通过对患者症状、体征的评估，怀疑为脑卒中，应立即联系救护车，转诊至就近

且有条件进行急性期诊疗的医疗机构。

在对患者进行转运前，需对患者进行院前处理；在转运过程中需要注意维持患者生命体征平稳，并及时通知转诊医院的接诊医生并告知其患者发病的相关基本信息。

【分析】

患者从发病到医院就诊未超过3小时，结合症状、体征、头颅CT情况，考虑为急性脑梗死，予迅速开启脑卒中绿色通道，转诊至就近的卒中中心。经完善相关检查、符合适应证并排除禁忌证后，给予rt-PA静脉溶栓治疗。溶栓2小时后，患者言语含糊及右侧肢体无力症状明显减轻，无头痛、呕吐，无皮肤、黏膜出血。

八、脑梗死的社区预防

脑梗死的社区预防包括一级预防、二级预防和三级预防。全科医生在工作中需要针对不同人群实施不同的一级预防，降低脑梗死的发病率；对脑梗死后患者加强二级预防，减少脑梗死的复发；三级预防指对脑梗死后遗留的肢体功能障碍或心理问题进行功能恢复和心理指导，帮助患者早日回归家庭和社会。

（一）脑梗死一级预防及健康指导

一级预防是指针对具有脑梗死危险因素、尚未发生脑梗死的人群，在发病前通过定期监测各种危险因素，及时积极采取针对性措施，改善不健康的生方式，减少或延缓脑梗死的发生。主要内容如下。

1. 戒烟　对吸烟者应提倡戒烟。

2. 限酒　过量饮酒是脑梗死的危险因素，针对不同饮酒量的人群及性别，应采取不同社区指导：①不饮酒者不提倡用少量饮酒的方式预防心脑血管疾病；②饮酒者应控制饮酒量，不要酗酒。男性饮酒的酒精摄入量不应超过25g/d，女性不应超过12.5g/d。

3. 均衡饮食和营养　提倡三餐吃七分饱，饮食种类应多样化。严格控制食盐的摄入（≤6g/d）；每日总脂肪摄入量占比应小于总能量的30%，其中饱和脂肪<10%；每日摄入新鲜蔬菜400～500g，水果100g，肉类50～100g，鱼虾类50g，蛋类每周3～4个，奶类每日25g，食油每日20～25g；尽量少吃油炸、动物脂肪类食物及甜食。

4. 提倡运动和锻炼　提倡养成良好的运动习惯，每日至少运动半小时（如快走、慢跑、游泳等有氧代谢运动）。对于高危患者（如高血压、糖尿病患者）定期监测血压和血糖，根据具体情况制订可耐受的合理锻炼方式。肥胖和超重者应减轻体重。

5. 控制血糖　糖尿病是脑梗死的独立危险因素。糖尿病患者应加强日常生活方式的控制，包括饮食、锻炼等，需严格控制血糖，空腹血糖<6.1mmol/L，餐后血糖<8mmol/L，糖化血红蛋白<7%；但对虚弱的老年患者，空腹血糖应避免<5.15mmol/L。改变生活方式2～3个月后血糖控制仍不达标者，应选用口服降糖药或使用胰岛素治疗。

6. 控制血压　高血压是引起脑梗死的主要危险因素。血压越高，发生卒中的风险越大。应定期监测血压，对于早期或轻度高血压的患者，首先要改变不良的生活方式，3个月后效果不佳者，应使用降压药物进行治疗。血压控制目标：收缩压 <140mmHg，舒张压 <90mmHg但 ≥ 65mmHg。对于单纯收缩期性高血压的老年患者（年龄 ≥ 65 岁，收缩压 >160mmHg，舒张压 <90mmHg），降压目标是收缩压 <150mmHg。

7. 调节血脂　总胆固醇 >7mmol/L，发生脑梗死的风险增加，胆固醇每增加1mmol/L，卒中发生率就增加25%；若总胆固醇水平 <4.1mmol/L，发生颅内出血的风险增加3倍。高密度脂蛋白和卒中概率呈负相关。应提倡定期监测血脂，改善生活方式，以控制饮食及锻炼为主，辅以药物治疗，药物选择应根据患者血脂水平及血脂异常类型决定。

8. 控制心律失常　心房颤动是脑梗死的独立危险因素。老年患者、高血压病、瓣膜病、冠心病、有栓塞病史等均会导致心房颤动患者栓塞发生率增加，应长期抗凝治疗。具体抗凝方案应根据患者个体不同情况制订。

9. 其他　对于其他心血管病风险明显增高者，应预防性使用阿司匹林；不建议低危患者使用阿司匹林进行脑梗死一级预防。不推荐使用绝经后雌激素治疗或选择雌激素受体调节剂治疗用于卒中的一级预防。

（二）脑梗死二级预防及干预策略

二级预防是针对已经发生过脑梗死的患者，进行必要的检查以明确脑梗死的病因及危险因素，对所有可以干预的危险因素进行干预，达到早发现、早诊断、早治疗的目的。

1. 危险因素的干预

（1）高血压：目标血压应为收缩压 <140mmHg，舒张压 <90mmHg。合并糖尿病的患者血压应严格控制在130/80mmHg以下。

（2）高脂血症：饮食方面进行严格限制，每日总能量中饱和脂肪摄入占比 $<10\%$，总胆固醇摄入 <300mg；若血脂较高，建议使用调脂药物，如他汀类药物，使LDL-C <1.8mmo/L。

（3）糖尿病：糖尿病患者血糖控制目标为空腹血糖 <6.0mmol/L，糖化血红蛋白 $<7\%$。

（4）其他：戒烟；限制酒精摄入量；避免过度疲劳、情绪波动过大；适当增加运动以改善体质；合理膳食，丰富食物种类，增加蔬菜、水果、优质蛋白质等的摄入。

2. 药物干预

（1）阿司匹林：为环氧合酶抑制剂，是目前唯一有确定循证医学证据的抗血小板药物。研究表明，使用阿司匹林可使脑梗死的危险性降低15%。对于阿司匹林在脑卒中二级预防中的最佳剂量，目前仍存在争议。2006年《规范应用阿司匹林治疗缺血性脑血管病的专家共识》指出，二级预防长期用药剂量为75～150mg/d。不良反应与剂量有关，主要为消化道反应。

（2）氯吡格雷：为血小板聚集抑制剂，推荐剂量为75mg/d，主要不良反应为出血、中性粒细胞减少腹泻等。如阿司匹林不能耐受，可选择氯吡格雷替代。

（3）华法林：为维生素K环氧化物还原酶的竞争性抑制剂，生物利用度为100%，是临床最常用的口服抗凝剂。服用华法林的患者应检测INR，抗凝的适宜指标为INR在

2～3，并注意其他药物和食物与华法林之间的相互作用。

3. 手术干预 目前普遍认为，亚洲人群的脑动脉粥样硬化狭窄以颅内动脉最多见，对严重的脑动脉粥样硬化患者，可建议到有条件的医院进行血管内介入治疗，如血管成形术和支架植入术。对于症状性颅外段颈动脉狭窄，则可使用颈动脉内膜剥脱术。

（三）脑梗死三级预防

指对脑梗死患者开展肢体功能恢复和心理疏导。康复原则如下。

1. 在合适的康复时机开展康复治疗。

2. 在脑梗死治疗的全过程，包括在急性期、恢复早期、恢复中后期和后遗症期，贯穿康复评定内容。

3. 在康复评定的基础上建立康复治疗计划，在治疗方案实施过程中，由康复小组共同制订，并逐步加以修正和完善。

4. 注意循序渐进，在康复治疗中需要使脑梗死患者的主动参与且获得家属配合，并与日常生活和健康教育相结合。

5. 采用综合康复治疗手段，包括物理治疗、作业治疗、言语治疗、心理治疗、传统康复治疗和康复工程。

6. 结合常规的药物治疗，必要时进行手术治疗。

【分析】

患者出院后至社区卫生服务中心就诊，全科医生给予抗血小板聚集、控制血压、血糖、稳定斑块治疗和康复指导，患者恢复顺利。

（金 花）

第二节 脑 出 血

【案例】

患者，男，55岁，有高血压病史。今晨06：00跑步时突发头痛，呕吐1次，左侧上下肢无力，不能行走，上午07：00来诊。体格检查：嗜睡，血压200/120mmHg，心率60次/min，呼吸26次/min，双眼向右侧凝视，左侧鼻唇沟浅，伸舌左偏。左侧上肢肌力1级，下肢肌力2级，左侧偏身痛温觉减退，左侧巴宾斯基征阳性。该患者该如何进行诊断和治疗？

脑出血（intracerebral hemorrhage）是指原发性非外伤性脑实质内出血。人群中脑出血的患病率为每年（60～80）/10万人，在我国占所有住院卒中患者的20%～30%。最常见的病因是高血压合并细小动脉硬化。高血压性脑出血70%发生在基底核的壳核及内囊区，脑叶、脑干和小脑各占约10%。脑出血发病凶险，病情变化快，致死、致残率高。

一、临床特点

（一）一般表现

1. 常发生在50～70岁，男性略多，冬春季发病较多，多有高血压病史。

2. 常在活动和情绪激动时发生。

3. 症状常在数分钟到数小时内达到高峰。

4. 患者可有头痛、呕吐、意识障碍、血压升高、脑膜刺激征等。

（二）局灶性定位表现

取决于出血部位及出血量。

1. 基底节区出血

（1）壳核出血：是最常见的脑出血，占50%～60%，为豆纹动脉，尤其是其外侧支破裂所致，出血经常波及内囊。可能表现如下。

1）对侧肢体偏瘫，优势半球出血常出现失语。

2）对侧肢体感觉障碍，主要是痛、温觉减退。

3）对侧偏盲。

4）凝视麻痹，呈双眼持续性向出血侧病灶侧凝视。

5）还可出现失用、体像障碍、记忆力和计算力障碍、意识障碍等。

（2）丘脑出血：占10%～15%。可能表现如下。

1）丘脑性感觉障碍：感觉障碍常较重，对侧半身深浅感觉减退，感觉过敏或自发性疼痛。

2）运动障碍：出血侵及内囊可出现对侧肢体瘫痪，多为下肢重于上肢。

3）丘脑性失语：言语缓慢而不清、重复言语、发音困难、复述差，朗读正常。

4）丘脑性痴呆：记忆力减退、计算力下降、情感障碍、人格改变。

5）眼球运动障碍：上视障碍或凝视鼻尖。

（3）尾状核头出血：较少见，临床表现通常仅有脑膜刺激征而无明显瘫痪，头痛、呕吐及轻度颈项强直、克尼格征阳性，可有对侧中枢性面舌瘫；或仅有头痛而在CT检查时偶然发现，临床上往往容易被忽略。

2. 脑叶出血　占5%～10%，常由脑动静脉畸形、血液病、血管淀粉样病变等所致。出血以顶叶最常见，其次为颞叶、枕叶、额叶，也可有多发脑叶出血。常表现为头痛、呕吐、脑膜刺激征及出血脑叶的局灶定位症状。

（1）额叶出血：①前额痛、呕吐、痫性发作较多见；②对侧偏瘫、精神障碍；③优势半球出血时可出现运动性失语。

（2）顶叶出血：①偏瘫较轻，而偏侧感觉障碍显著；②对侧下象限盲；③优势半球出血时可出现混合性失语。

（3）颞叶出血：①表现为对侧中枢性面舌瘫及以上肢为主的瘫痪；②对侧上象限盲；③优势半球出血时可出现感觉性失语或混合性失语；④可出现颞叶癫痫、幻嗅、幻视。

（4）枕叶出血：①对侧同向性偏盲，并有黄斑回避现象，可有一过性黑矇和视物变形；②多无肢体瘫痪。

3. 脑干出血　约占10%，绝大多数为脑桥出血，偶见中脑出血，延髓出血极为罕见。

（1）脑桥出血：约占脑出血的10%，多由基底动脉脑桥支破裂所致。

1）出血量少时（<5ml）可意识清楚，双眼向病灶侧对侧凝视，出现交叉性偏瘫，可表现为一些典型的综合征，如脑桥腹外侧、脑桥腹内侧和闭锁综合征等。

2）出血量大时（>5ml）患者迅速进入昏迷，双侧针尖样瞳孔，呕吐咖啡样胃内容物，出现中枢性高热及中枢性呼吸障碍，以及四肢瘫痪和去大脑强直，多在48小时内死亡。

（2）中脑出血

1）轻症：单侧或双侧动眼神经不全瘫痪、韦伯综合征。

2）重症：深昏迷，四肢弛缓性瘫痪，可迅速死亡。

（3）延髓出血

1）突然出现意识障碍、血压下降、呼吸节律不规则、心律失常，继而死亡。

2）轻者可表现为不典型的延髓背外侧综合征。

4. 小脑出血　约占脑出血的10%。多由小脑齿状核动脉破裂（上动脉分支破裂）所致。表现为眩晕、频繁呕吐、枕部剧烈头痛和眼球震颤、共济失调等。出血量大者，病情迅速进展，12～24小时内出现昏迷及脑干受压征象，脑疝，继而死亡。

5. 脑室出血　占3%～5%，分为原发性和继发性，多数为少量脑室出血，常有头痛、呕吐、脑膜刺激征，一般无意识障碍及局灶性神经缺损症状，血性脑脊液，酷似蛛网膜下腔出血。大量脑室出血常起病急骤，迅速出现昏迷、频繁呕吐、针尖样瞳孔、眼球分离斜视或浮动、四肢弛缓性瘫痪及去脑强直发作等，有呼吸深，鼾声明显，体温明显升高，多迅速死亡。

二、辅助检查

（一）影像学检查

1. 头颅CT检查　CT为首选检查，是诊断脑出血安全有效且快捷的方法，可准确、清楚地显示脑出血的部位、出血量、占位效应、是否破入脑室或蛛网膜下腔及周围脑组织受损的情况。脑出血CT示血肿灶为高密度影，边界清楚，CT值为75～80HU；1周后血肿周围有环形增强，血肿吸收后呈低密度或囊性变。动态CT检查还可评价出血的进展情况。临床可采用简便易行的多田公式根据CT影像估算出血量。方法如下：

出血量（ml）=0.5×最大面积长轴（cm）×最大面积短轴（cm）×层面数（扫描层厚为1cm）

2. 头颅MRI检查（MRI和MRA）　对急性期脑出血的诊断不如头颅CT，但因出血后的不同时期出血灶的MRI表现不同，因此MRI检查能更准确地显示血肿演变过程，对某些脑出血患者的病因探讨会有所帮助，例如：能够较好地鉴别瘤卒中、发现动静脉畸形及动脉瘤等。

3. 脑血管检查　常用检查包括数字减影血管造影（DSA）、计算机体层血管造影（CTA）、磁共振血管造影（MRA）、计算机体层静脉造影（computed tomography venography，CTV）、磁共振静脉成像（magnetic resonance venography，MRV）等，可检出脑动脉瘤、脑动静脉畸形、烟雾病和血管炎等。尤其是青、中年的非高血压性脑出血患者应考虑行该项检查，可清楚地显示异常血管及显示出对比剂外漏的破裂血管和部位。CTA出现的"斑点征（the spot sign）"有助于预测血肿扩大风险。

（二）其他常规检查

包括血常规、血液生化、凝血功能、心肌缺血标志物和心电图、胸部X线摄片等检查。外周血白细胞和尿素氮水平可暂时升高，PT和APTT异常提示有凝血功能障碍。一般不做脑脊液检查，以防脑疝发生。

【分析】

该患者有高血压病史，活动时突发起病，有头痛、呕吐、意识障碍及偏瘫、偏身感觉障碍和病理征阳性体征，血压高达200/120mmHg。经完善头颅CT提示右侧基底节壳核区大片高密度影，边界清楚，CT值为80HU，初步诊断为"脑出血、高血压病"。

三、急性脑出血的治疗

原则为安静卧床、脱水降颅压、调整血压、防止继续出血、加强护理维持生命功能。同时要防治并发症，以挽救生命，降低病死率、致残率，减少复发。

（一）内科治疗

1. 一般治疗　应卧床休息2～4周，保持安静，避免情绪激动和血压升高。严密观察体温、脉搏、呼吸和血压等生命体征，注意瞳孔变化和意识改变。保持呼吸道通畅，注意水、电解质平衡和营养；对于明显头痛、过度烦躁不安者，可酌情适当给予镇静止痛剂，便秘者可选用缓泻剂。

2. 血压管理　应综合管理脑出血患者的血压，分析血压升高的原因，再根据血压情况决定是否进行降压治疗。当急性脑出血患者收缩压>220mmHg时，应积极使用静脉降压药物降低血压；当患者收缩压>180mmHg时，可使用静脉降压药物控制血压，根据患者临床表现调整降压速度，160/90mmHg可作为参考的降压目标值，早期积极降压是安全的。血压过低者应进行升压治疗，以保持脑灌注压。

3. 血糖管理　血糖过高或过低者应及时纠正，维持血糖水平在6～9mmol/L。

4. 药物治疗　由于止血药物治疗脑出血临床疗效尚不确定，且可能增加血栓栓塞的风险，不推荐常规使用，若有凝血功能障碍可应用，时间不超过1周。

5. 病因治疗　使用抗栓药物发生脑出血时，应立即停药；对口服抗凝药物（华法林）相关脑出血，静脉应用维生素K、新鲜冰冻血浆和凝血酶原复合物等；对普通肝素相关脑出血，推荐使用鱼精蛋白治疗；对溶栓药物相关脑出血，可选择输注凝血因子和血小板治疗。

6. 并发症治疗

（1）颅内压增高的处理：脑出血后脑水肿约在48小时达到高峰，维持3～5日后逐渐消退，可持续2～3周或更长。脑水肿可使颅内压增高，并致脑疝形成，是影响脑出血病死率及功能恢复的主要因素。积极控制脑水肿、降低颅内压是脑出血急性期治疗的重要环节。颅内压升高者，应卧床、适度抬高床头、严密观察生命体征。需要脱水降颅压时，应给予甘露醇静脉滴注，而用量及疗程依个体而定。同时，注意监测心、肾及电解质情况。必要时，也可用呋塞米、甘油果糖和/或白蛋白。

（2）痫性发作：有癫痫发作者应给予抗癫痫药物治疗，疑似为癫痫发作者，应考虑持续脑电图监测，不需要预防性应用抗癫痫药物；脑卒中后2～3个月再次出现痫性发作的患者应接受长期、规律的抗癫痫药物治疗。

（3）深静脉血栓形成和肺栓塞的防治：卧床患者应注意预防深静脉血栓形成，可进行D-二聚体检测及多普勒超声检查。鼓励患者尽早活动、腿抬高；尽可能避免下肢静脉输液，特别是瘫痪侧肢体，可联合使用弹力袜加间歇性空气压缩装置预防深静脉血栓及相关栓塞事件。

（4）其他并发症的防治：①肺、尿路感染；②应激性溃疡；③抗利尿激素分泌异常综合征（又称稀释性低钠血症），应限水补钠；④中枢性高热。

（二）外科治疗

病情危重致颅内压过高出现脑疝，内科保守治疗效果不佳时，应及时进行外科手术治疗。手术的目的主要是尽快清除血肿、降低颅内压、挽救生命，其次是尽可能早期减少血肿对周围脑组织的压迫，降低致残率。

（三）恢复期的治疗

治疗的主要目的为促进瘫痪肢体和语言障碍的功能恢复，改善脑功能，减少后遗症，以及预防复发。脑出血后，只要患者的生命体征平稳、病情不再进展，宜尽早进行肢体功能、言语障碍及心理的康复治疗。早期分阶段综合康复治疗对恢复患者的神经功能、提高生活质量有益。实施医院、社区及家庭三级康复治疗措施，使患者获得最大益处。积极治疗高血压病是预防脑出血复发的有效手段，推荐血压控制目标为<140/90mmHg。

四、转诊原则

如通过对临床表现的早期识别和评估，怀疑为脑出血的患者，应立即联系救护车，转诊至就近且有条件进行急性期诊疗的医疗机构。

在对患者进行转运的过程中，需要注意维持患者生命体征平稳，包括保持气道通畅、保持呼吸氧饱和度在90%以上，以及开放静脉通道，维持循环稳定。对出现通气不足、发绀的情况，应及时给予吸痰、吸氧；当患者平均动脉压<130mmHg时，应不使用降压药，避免心、脑等重要器官灌注不足。

【分析】

全科医生协助将患者紧急转诊至就近的卒中中心，经评估后，进行手术治疗，行开颅血肿清除术。术后给予降颅压、控制血压、改善脑代谢等治疗，病情好转。出院后至社区卫生服务中心继续康复治疗。

五、脑出血的社区预防

脑出血的预防也分为一级、二级、三级预防，其内容与脑梗死的三级预防原则相同。对于高危人群需要注意对危险因素的干预，对已发生脑出血的患者，需要积极防治，避免卒中再发，并在病情稳定和条件允许的情况下，积极而系统地开展患肢运动和言语功能的锻炼和康复治疗，提高患者的生活质量。

（金　花）

第十五章　糖尿病

糖尿病

【案例】

患者，女，68岁。3年前体检空腹血糖6.5mmol/L，当时无任何症状，未进一步检查。近1年，患者体重下降约10kg；查空腹血糖10.6mmol/L，餐后血糖16.7mmol/L，糖化血红蛋白（HbAlc）8.6%，尿酮体阴性。患者最近无严重感染、卒中、心肌梗死等应激情况，未使用糖皮质激素等影响血糖的药物。既往曾有巨大儿分娩史。其母亲有糖尿病。

糖尿病（diabetes mellitus）是胰岛素分泌的缺陷和/或胰岛素作用障碍所导致的一组以慢性高血糖为特征的代谢性疾病。

第一节　糖尿病的诊断与分型

一、糖代谢状态分类

血糖的正常值和糖代谢异常的诊断依据血糖值与糖尿病特有的并发症和糖尿病发生风险的关系。我国目前采用WHO（1999年）糖代谢状态分类标准（表15-1-1）。

表15-1-1　糖代谢状态分类　　单位：mmol/L

糖代谢分类	静脉血浆葡萄糖	
	空腹血糖（FPG）	糖负荷后2小时血糖（2h PPG）
正常血糖（NGR）	<6.1	<7.8
空腹血糖受损（IFG）	6.1～7.0	<7.8
糖耐量减低（IGT）	<7.0	7.8～11.1
糖尿病（DM）	≥7.0	≥11.1

注：①空腹血糖受损（IFG）和糖耐量减低（IGT）统称为糖调节受损（IGR），即糖尿病前期。②空腹血糖指静脉空腹血浆葡萄糖，检测前需至少8小时未进食能量物质；糖负荷后2小时血糖为口服75g无水葡萄糖或82.5g含一分子水葡萄糖后2小时血浆葡萄糖。

二、糖尿病诊断标准

我国目前采用WHO（1999年）糖尿病诊断标准（表15-1-2）。

表15-1-2 糖尿病诊断标准 单位：mmol/L

诊断标准	静脉血浆葡萄糖水平
（1）典型糖尿病症状（多饮、多食、多尿、体重下降）加随机血糖	≥11.1
或 （2）空腹血糖（FPG）	≥7.0
或 （3）葡萄糖负荷后2小时血糖	≥11.1
无糖尿病典型症状者，需改日重复检查	

注：空腹状态指至少8小时未进食能量物质；随机血糖指不考虑上次用餐时间，一日中任意时间的血糖，不能用来诊断空腹血糖受损（IFG）或糖耐量减低（IGT）。典型糖尿病症状包括烦渴多饮、多尿、多食、不明原因的体重下降。

2011年WHO建议在条件具备的国家和地区采用HbA1c≥6.5%作为诊断糖尿病的切点，我国推荐在采用标准化检测方法且有严格质量控制的医疗机构，可以将HbA1c≥6.5%作为糖尿病的补充诊断标准。

妊娠期间首次发生或发现的糖耐量减低或糖尿病称为妊娠糖尿病。妊娠妇女在孕24～28周采取75g口服葡萄糖耐量试验（oral glucose tolerance test，OGTT）来筛查该疾病，妊娠糖尿病诊断标准见表15-1-3。

表15-1-3 妊娠糖尿病诊断标准 单位：mmol/L

75g OGTT	血糖
空腹	≥5.3
服糖后1小时	≥10.0
服糖后2小时	≥8.6

注：1个以上时间点血糖高于标准可确诊。OGTT，口服葡萄糖耐量试验。

【分析】

患者有典型的糖尿病症状，空腹血糖10.1mmol/L，餐后血糖16.6mmol/L，无应激情况，也无使用影响血糖的药物，因此糖尿病诊断成立。

三、糖尿病的病因与分型

糖尿病共分四大类，即1型糖尿病、2型糖尿病、妊娠糖尿病和特殊类型的糖尿病（表15-1-4）。

表15-1-4 糖尿病分型及病因

分型	病因
1型糖尿病	病因和发病机制尚不清楚，其显著的病理生理学和病理学特征是胰岛β细胞数量显著减少和消失所导致的胰岛素分泌显著下降或缺失 A. 免疫介导性 B. 特发性
2型糖尿病	病因和发病机制尚不明确，其显著的病理生理学特征为胰岛素调控葡萄糖代谢能力的下降（胰岛素抵抗）伴随胰岛β细胞功能缺陷所导致的胰岛素分泌减少（或相对减少）
妊娠糖尿病	在妊娠期间被诊断的糖尿病
其他特殊类型糖尿病	A. 胰岛β细胞功能遗传性缺陷或胰岛素作用遗传缺陷 B. 胰腺外分泌疾病（胰腺炎、胰腺肿瘤、创伤/胰腺切除术后等） C. 内分泌疾病（肢端肥大症、库欣综合征、胰高糖素瘤、嗜铬细胞瘤、醛固酮瘤、生长抑素瘤、甲状腺功能亢进等） D. 药物或化学品所致的糖尿病（喷他脒、烟酸、糖皮质激素、甲状腺激素、二氮嗪、β肾上腺素激动剂、噻嗪类利尿剂、苯妥英钠、α干扰素等） E. 感染（先天性风疹、巨细胞病毒感染等） F. 不常见的免疫介导性糖尿病（僵人综合征、胰岛素自身免疫综合征、胰岛素受体抗体等） G. 其他与糖尿病相关的遗传综合征

糖尿病中最多的类型是2型糖尿病，占整个糖尿病患者人群的90%以上，也是社区人群中最常见的类型；此外1型糖尿病和妊娠糖尿病临床也较为常见。

1型糖尿病的主要临床特征：发病年龄通常<30岁；急性起病；糖尿病症状明显；体重明显减轻；体型消瘦；常有酮尿或酮症酸中毒；C肽明显降低或缺如；出现自身免疫抗体，如谷氨酸脱羧酶抗体（glutamic acid decarboxylase antibody，GADA）、胰岛细胞抗体（islet cell antibody，ICA）和人胰岛细胞抗原2抗体（human islet antigen-2 antibody，IA-2A）等。

2型糖尿病与1型糖尿病的鉴别要点见表15-1-5。如在基层鉴别有困难，可以转诊到上级医疗机构。

表15-1-5 2型糖尿病与1型糖尿病的鉴别要点

鉴别要点	2型糖尿病	1型糖尿病
起病方式	缓慢而隐匿	多急剧，少数缓慢
起病时体重	多超重或肥胖	多正常或消瘦
三多一少症状	不典型或无症状	常典型
酮症或酮症酸中毒	倾向小	倾向大
C肽释放试验	峰值延迟或不足	低下或缺乏
自身免疫标记	阴性	阳性支持，阴性不能排除
治疗	生活方式改变、口服降糖药或胰岛素	依赖外源性胰岛素
相关的自身免疫病	并存概率低	并存概率高

【分析】

该患者起病年龄较晚，血糖缓慢增高，病程中无自发性酮症倾向，有家族史，首先考虑2型糖尿病可能性大，可进一步行C肽、胰岛素测定及自身抗体测定，协助诊断。

四、糖尿病患者的接诊要点

对于初次诊断的糖尿病患者，要详细询问糖尿病的临床症状、了解糖尿病的家族史。对已经诊断的糖尿病患者，要详细询问既往的治疗方案和血糖控制情况，病程中有无糖尿病酮症酸中毒等急性并发症，有无慢性并发症临床症状，有无低血糖等，为制订个体化的治疗方案奠定基础。接诊糖尿病患者的要点见表15-1-6。

表15-1-6 糖尿病患者接诊要点

诊断要点	实施内容
问诊要点	
一般情况	年龄、饮食、运动习惯、营养状况
	儿童和青少年要了解生长发育情况，如对女性患者要询问有无巨大儿分娩史，有无妊娠糖尿病史
病程特点	起病特点（如有无三多一少、有无糖尿病酮症酸中毒）
	以往的治疗方案和治疗效果，包括药物、饮食和运动，以及血糖检测结果，如糖化血红蛋白（HbA1c）记录
	糖尿病酮症酸中毒发生的诱因（感染、胰岛素不适当减量或突然中断治疗、饮食不当、酗酒、手术、创伤、分娩、精神刺激等），频率及严重程度
	低血糖发生的原因，频率及严重程度

续表

诊断要点	实施内容
慢性并发症	大血管病变：主动脉、冠状动脉、脑动脉、肾动脉、肢体外周动脉（冠心病、缺血性或出血性脑血管病、肾动脉硬化、肢体动脉硬化）等
	微血管病变：糖尿病肾病、糖尿病视网膜病变、糖尿病心肌病
	神经系统并发症：周围神经病变（痛觉过敏、疼痛、肢端感觉异常）、自主神经病变（排汗异常、胃轻瘫、腹泻、便秘、性功能异常）
	糖尿病足：足部溃疡、坏疽
合并症	高血压、血脂紊乱、代谢综合征、高尿酸血症
体格检查	
一般检查	身高、体重、腰围、臀围，计算体重指数（BMI）
生命体征	血压
眼科检查	眼底
皮肤检查	色素沉着、溃疡
足部检查	膝反射、足背及和胫后动脉搏动、足癣、足部溃疡、坏疽、痛觉、温度觉、振动觉等
辅助检查	
血糖	空腹血糖、餐后血糖、糖化血红蛋白（HbA1c）
血脂	胆固醇、低密度脂蛋白胆固醇（LDL-C）、高密度脂蛋白胆固醇（HDL-C）、甘油三酯
肝肾功能	肝功能、肾功能，并计算肾小球滤过率
尿液检查	尿常规、尿微量白蛋白/尿肌酐
特殊检查	心电图、视力、肌电图

在糖尿病治疗过程中，还需定期随访，及时调整治疗方案。糖尿病患者随访要点见表15-1-7。

表15-1-7 糖尿病患者随访要点

监测项目	初访	每月随访	每季度随访	年随访
体重/身高	√	√	√	√
体重指数（BMI）	√			√
血压	√	√	√	√
空腹/餐后血糖	√	√	√	√
糖化血红蛋白（HbA1c）	√		√	√

续表

监测项目	初访	每月随访	每季度随访	年随访
尿常规	√		√	√
胆固醇/高、低密度脂蛋白胆固醇/甘油三酯	√			√
尿白蛋白/尿肌酐	√			√
血肌酐/尿素氮	√			√
肝功能	√			√
心电图	√			√
眼：视力及眼底	√			√
足：足背动脉搏动，神经病变的相关检查	√		√	√

（江孙芳）

第二节 糖尿病的治疗

一、综合控制目标

2型糖尿病患者综合控制目标需要考虑患者的年龄、病程、预期寿命、并发症或合并症等予以个体化调整。由于患者常合并高血压、血脂异常、肥胖症等，这些因素均会导致糖尿病并发症的发生风险、发展速度及其危害的增加。因此，2型糖尿病的治疗不仅限于血糖的控制，还应包括降压、调脂、抗血小板、控制体重，以及改善生活方式等综合治疗。对于血糖的控制也需要采用医学营养治疗、运动、血糖监测、患者教育和药物等综合措施。这些指标的控制目标见表15-2-1。

表15-2-1 2型糖尿病综合控制目标

指标	目标
血糖/（$mmol \cdot L^{-1}$）	空腹：4.4 ~ 7.0 非空腹：<10.0
HbA1c/%	<7.0
血压/mmHg	<130/80
TC/（$mmol \cdot L^{-1}$）	<4.5

续表

指标	目标
HDL-C/（mmol·L^{-1}）	男性>1.0 女性>1.3
TG/（mmol·L^{-1}）	<1.7
LDL-C/（mmol·L^{-1}）	未合并冠心病：<2.6 合并冠心病：<1.8
BMI/（kg·m^{-2}）	<24.0

注：TC，总胆固醇；HDL-C，高密度脂蛋白胆固醇；TG，甘油三酯；LDL-C，低密度脂蛋白胆固醇；HbA1c，糖化血红蛋白；BMI，体重指数。

HbA1c是反映长期血糖控制水平的主要指标之一，分层目标值建议见表15-2-2。

表15-2-2　糖化血红蛋白（HbA1c）分层目标值建议

HbA1c 水平 /%	适用人群
<6.5	病程较短，预期寿命较长、无并发症、未合并心血管疾病的2型糖尿病患者，其前提是无低血糖或其他不良反应
<7	大多数非妊娠成年2型糖尿病患者
<8	有严重低血糖史、预期寿命较短、有显著的微血管或大血管并发症，或有严重合并症、糖尿病病程很长，尽管进行了糖尿病自我管理教育、适当的血糖监测、接受有效剂量的多种降糖药物治疗，仍难以达到常规治疗目标的患者

注：该表适用于年龄为18～60岁的患者。

二、非药物治疗

生活方式干预是2型糖尿病的基础治疗措施，应该贯穿于糖尿病治疗的始终（表15-2-3）。

表15-2-3　2型糖尿病的非药物治疗

非药物治疗	具体措施
教育	糖尿病管理团队包括执业医生（全科医生和/或专科医生）、糖尿病教育护士、营养师、运动康复师、患者及其家属
	教育内容：糖尿病自然病程、临床表现、危害和并发症防治；个体化治疗目标；生活方式干预措施（包括饮食、运动处方），药物规范使用（包括胰岛素注射技术），血糖和尿糖的监测及其意义和应对措施；口腔、足部和皮肤护理技巧；妊娠准备和孕期监护；心理、社会适应等
	自我监测：HbA1c、空腹血糖及餐后血糖

续表

非药物治疗	具体措施
饮食处方	维持合理体重：理想体重（kg）=身高（cm）-105
	每日摄入总能量：①休息时，每千克理想体重25～30kcal；②轻体力劳动，30～35kcal；③中度体力劳动，35～40kcal；④重体力劳动，40kcal以上
	脂肪：供能占总能量的20%～30%；饱和脂肪酸不超过总能量的7%；胆固醇摄入量<300mg/d
	碳水化合物：供能占总能量的50%～65%；每日定时进餐，均匀分配；低血糖指数食物有利于血糖控制；可适量摄入糖醇和非营养性甜味剂
	蛋白质：供能占总能量的15%～20%；优质蛋白质比例超过1/3
	饮酒：不推荐饮酒，如饮酒需将能量计入摄入总能量
	每日饮酒酒精量：男性<25g，女性<15g（15g酒精相当于啤酒450ml，红酒150ml或白低度白酒50ml），每周不超过2次
	膳食纤维：豆类、富含纤维的谷物类（每份食物≥5g纤维）、水果、蔬菜和全麦食物均为膳食纤维的良好来源，推荐膳食纤维每日日摄入量为，即14g/kcal
	盐：每日日食盐摄入量<6g
	禁忌证：空腹血糖>16.7mmol/L、明显的低血糖症或血糖波动较大、有糖尿病急性代谢并发症及各种心肾等器官严重慢性并发症者
运动处方	每周运动时间≥150min/周
	根据年龄、体力及病情等条件选择适合自己的运动方式，如散步、快走、骑自行车、慢跑、游泳等
戒烟	吸烟患者均应戒烟

注：1kcal=4.186kJ。

【分析】

患者应首先采用非药物治疗，包括对其进行糖尿病自我管理的教育，医学营养治疗、适当运动并进行血糖监测。如患者有高血压、血脂紊乱，应同时予以控制，如吸烟，应劝诫其戒烟。若非药物治疗1个月后，患者的血糖仍不能达标，可加用降糖药物。

三、药物治疗

（一）口服降糖药物

常用的口服降糖药物特点和用法见表15-2-4。

表15-2-4　常用口服降糖药物

分类	名称	作用机制	用法用量	适应证	禁忌证	常见不良反应
双胍类	二甲双胍	改善外周胰岛素抵抗，减少肝脏葡萄糖的输出	250~500mg/次，1~3次/d，进餐时服用	2型糖尿病患者的一线用药；药物联合使用中的基本用药	禁用于肾功能不全（血肌酐男性>133μmol/L，女性>123μmol/L）、肝功能不全、酮症酸中毒、心力衰竭、休克、严重感染、大手术、近期有心肌梗死等缺氧状态者；使用碘造影剂时需要暂停使用	食欲下降、口腔中有金属的味道、恶心、腹痛、腹胀、腹泻、乳酸性酸中毒
磺脲类	甲苯磺丁脲	促进胰腺β细胞分泌胰岛素	250~1 000mg/次，1~3次/d，餐前半小时服用	适用于β细胞功能尚存的2型糖尿病患者，可作为非肥胖2型糖尿病患者的一线治疗用药；肥胖患者应用双胍类药物效果不满意或不能耐受副作用者	1型糖尿病，糖尿病并发酮症酸中毒、高渗性昏迷，或有严重心、脑、肾、眼并发症，以及2型糖尿病患者伴有应激，如严重感染、手术、创伤、妊娠和分娩等情况	低血糖 消化系统：消化不良、恶心、胆汁淤积、黄疸和肝功能损害 造血系统：白细胞减少、溶血性贫血、再生障碍性贫血 皮肤：瘙痒和皮疹等
	格列齐特		40~80mg/次，1~3次/d，餐前半小时服用			

续表

分类	名称	作用机制	用法用量	适应证	禁忌证	常见不良反应
	格列吡嗪		普通片剂2.5~10.0mg/次，1~3次/d，餐前半小时服用 控释片：5~10mg/次，1次/d，早餐前半小时服用			
	格列喹酮		15~30mg/次，1~3次/d，餐前半小时服用			
	格列苯脲		1~4mg/次，1次/d，早餐前半小时服用			
噻唑烷二酮类（TZD）	罗格列酮	增加组织对胰岛素的敏感性，提高细胞对葡萄糖的利用	4~8mg/次，1次/d	主要用于2型糖尿病治疗，尤其存在明显胰岛素抵抗者	心力衰竭［纽约心脏协会（NYHA）心功能Ⅱ级以上］，活动性肝病，转氨酶超过正常值上限2.5倍，严重骨质疏松和有骨折病史的患者禁用	体重增加和水肿，与胰岛素联合使用时明显；乏力、腹泻、肝功能异常；与胰岛素或胰岛素促泌剂联合使用可增加低血糖风险
	吡格列酮		15~45mg/次，3次/d，餐前15分钟服用			
格列奈类	瑞格列奈	促进胰岛素在第一时相的分泌	0.5~4mg/次，3次/d，餐前1~15分钟服用	饮食控制、减轻体重及运动锻炼不能有效控制其高血糖的2型糖尿病	1型糖尿病患者，C肽阴性糖尿病患者；伴随或不伴昏迷的糖尿病酮症酸中毒	低血糖、过敏、肝肾功能不全
	那格列奈		60~120mg/次，3次/d，餐前1~15分钟服用			

续表

分类	名称	作用机制	用法用量	适应证	禁忌证	常见不良反应
α-糖苷酶抑制剂	阿卡波糖	抑制小肠上部α-糖苷酶的活力，抑制和延迟小肠对碳水化合物的消化吸收，降低餐后高血糖	25~100mg/次，3次/d，刚进食时与食物一起嚼服或服药后即进餐	可用于1、2型糖尿病	肠道疾病，如炎症、溃疡、消化不良、疝气等；血肌酐>177μmol/L；肝硬化；妊娠、哺乳期妇女；合并感染、创伤、酮症酸中毒等	腹胀、腹痛、腹泻；低血糖少见，但一旦发生处理时必须口服葡萄糖，不能口服其他糖类及碳水化合物食物
	伏格列波糖		0.2~0.3mg/次，3次/d，刚进食时与食物一起嚼服或服药后即进餐			
二肽基肽酶-4（DPP-4）抑制剂	西格列汀	抑制DPP-4而减少胰高糖素样肽-1（GLP-1）在体内的失活，增加GLP-1在体内的水平。GLP-1以葡萄糖浓度依赖的方式增强胰岛素分泌，抑制胰高血糖素分泌	100mg/次，1次/d	用于2型糖尿病	1型糖尿病、糖尿病酮症酸中毒、哺乳期女性	肾功能不全患者需要根据说明书调整药物剂量 超敏反应：包括血管性水肿、皮疹、荨麻疹、皮肤血管炎及剥脱性皮肤损害 其他：如恶心、腹泻、与其他胰岛素或胰岛素促泌剂合用增加低血糖风险
	维格列汀		50mg/次，2次/d			
	沙格列汀		5mg/次，2次/d			
	阿格列汀		25mg/次，1次/d			
	利格列汀		5mg/次，2次/d			肝肾功能不全者需要调整剂量，其他同上

续表

分类	名称	作用机制	用法用量	适应证	禁忌证	常见不良反应
钠-葡萄糖共转运蛋白-2（SGLT-2）抑制剂	达格列净	抑制肾脏肾小管中负责从尿液中重吸收葡萄糖的SGLT-2降低肾糖阈，促进尿葡萄糖排泄，从而达到降低血液循环中葡萄糖水平的作用	起始剂量：5mg/次，1次/d；对可耐受患者，可增加至10mg/次，1次/d	用于成人2型糖尿病	过敏，重度肾功能损害［估算的肾小球滤过率（eGFR）<30ml/(min·1.73m²)］、终末期肾病或需要透析患者	尿路感染
	恩格列净		起始剂量：10mg/次，1次/d；对可耐受患者，可增加至25mg/次，1次/d			

（二）胰高血糖素样肽-1受体激动剂

该药物通过激动胰高血糖素样肽-1（glucagon-like peptide-1，GLP-1）受体而发挥降低血糖的作用。GLP-1受体激动剂以葡萄糖浓度依赖的方式增强胰岛素分泌、抑制胰高血糖素分泌，并能延缓胃排空，通过中枢性的食欲抑制来减少进食量。单独使用不增加低血糖风险，主要副作用为恶心、呕吐等胃肠道症状。目前国内上市的GLP-1受体激动剂为艾塞那肽和利拉鲁肽，均需皮下注射。

（三）胰岛素和胰岛素类似物

适用于1型糖尿病患者；2型糖尿病口服降糖药物失效者；妊娠糖尿病和糖尿病伴妊娠；难以分型的糖尿病患者和部分糖尿病特殊类型；糖尿病酮症；糖尿病合并感染、手术、急性心肌梗死、卒中等应激状态和严重糖尿病血管并发症，以及活动性肝病等。

根据来源和化学结构的不同，可分为动物胰岛素、人胰岛素和胰岛素类似物。胰岛素类似物是通过应用DNA重组技术合成对氨基酸序列进行修饰，功能及作用与人胰岛素相似。根据起效时间、达峰时间、作用持续时间，胰岛素又可分为超短效胰岛素类似物、常规（短效）胰岛素、中效胰岛素、长效胰岛素（包括长效胰岛素类似物）和预混胰岛素（包括预混胰岛素类似物），具体见表15-2-5。

表15-2-5　常用胰岛素及胰岛素类似物

胰岛素制剂通用名	起效时间	峰值时间	作用持续时间
短效胰岛素（RI）	15～60分钟	2～4小时	5～8小时
速效胰岛素类似物（门冬胰岛素）	10～15分钟	1～2小时	4～6小时
速效胰岛素类似物（赖脯胰岛素）	10～15分钟	1.0～1.5小时	4～5小时
中效胰岛素（NPH）	2.5～3.0小时	5～7小时	13～16小时
长效胰岛素类似物（甘精胰岛素）	2～3小时	无峰	长达30小时
预混胰岛素（30R）	30分钟	2～12小时	14～24小时
预混胰岛素（50R）	30分钟	2～3小时	10～24小时
预混胰岛素类似物（预混门冬胰岛素30）	10～20分钟	1～4小时	14～24小时
预混胰岛素类似物（预混赖脯胰岛素25）	15分钟	30～70分钟	16～24小时
预混胰岛素类似物（预混赖脯胰岛素50）	15分钟	30～70分钟	16～24小时

1. 口服药物+基础胰岛素　联合中效人胰岛素或长效胰岛素类似物睡前注射。起始剂量为0.2IU/（kg·d）；根据患者空腹血糖水平调整胰岛素用量，通常每3～5日调整1次，根据血糖的水平每次调整1～4IU直至空腹血糖达标。

2. 口服药物+每日1～2次预混胰岛素　①联合每日1次预混胰岛素：起始的胰岛素剂量一般为0.2IU/（kg·d），晚餐前注射；②联合每日2次预混胰岛素：如使用注射方案时，应停用胰岛素促泌剂，起始胰岛素剂量一般为0.2～0.4IU/（kg·d），按1∶1的比例分配到早餐前和晚餐前注射。

在每日2次的预混胰岛素注射方案中，晚餐前注射的预混胰岛素中的短效或速效胰岛素主要控制当日晚餐后血糖，中效胰岛素主要控制次日空腹血糖；早餐前注射的预混胰岛素中短效或速效胰岛素主要控制当日餐后2小时血糖（2-hours postprandial glucose，2h PG），中效胰岛素主要控制当日晚餐前血糖。所以要根据早餐前后血糖和晚餐前后血糖分别调整早餐前和晚餐前的胰岛素用量，每3～5日调整1次，根据血糖水平每次调整的剂量为1～4IU，直到血糖达标。

3. 胰岛素强化治疗

（1）短期胰岛素强化治疗：新诊断的2型糖尿病患者如HbA1c>9.0%或空腹血糖>11.1mmol/L，可予以2～3个月的短期胰岛素强化治疗，同时进行医学营养、运动和糖尿病教育，空腹血糖控制目标为3.9～7.2mmol/L。

（2）基础胰岛素＋餐时胰岛素：开始启动此方案时，可在基础胰岛素的基础上加用餐时胰岛素，每日1～3次。

（3）每日2～3次预混胰岛素（预混人胰岛素每日2次，预混人胰岛素类似物每日2～3次）：根据睡前和三餐前血糖水平进行胰岛素剂量调整。

（4）持续皮下胰岛素输注：采用胰岛素泵，进行持续皮下胰岛素输注控制血糖。

上述胰岛素强化治疗方案均要求血糖至少每周检测3日，每日03：00—04：00进行血糖检测，根据睡前和三餐前血糖的水平分别调整睡前和三餐前胰岛素用量，每次调整剂量为1～4IU，每3～5日调整1次，直到血糖达标。

4. 胰岛素起始治疗注意事项

（1）1型糖尿病在发病后即应开始胰岛素治疗，并持续终身使用。

（2）对于新发的糖尿病且与1型糖尿病难以鉴别时，应以胰岛素为一线治疗方案。

（3）糖尿病治疗过程中，出现无明显诱因的体重下降时，应及早启动胰岛素治疗。

（4）2型糖尿病患者在生活方式和口服降糖药联合治疗的基础上，如果血糖仍然未达到控制目标，即可开始口服药物和胰岛素的联合治疗。一般经过较大剂量多种口服药物联合治疗后HbA1c仍大于7.0%时，就可以考虑启动胰岛素治疗。

（5）糖尿病患者一旦出现酮症、高渗性昏迷等急性并发症，应立即启动胰岛素治疗。

5. 胰岛素注射技术要点

（1）不同注射部位吸收胰岛素速度快慢不一，腹部最高，其次依次为上臂、大腿和臀部。因此注射餐时短效胰岛素，腹部为首选注射部位。注射预混胰岛素时，早餐前首选注射部位是腹部，以加快短效胰岛素的吸收，便于控制早餐后的血糖波动；晚餐前首选注射部位是臀部或大腿，以延缓中效胰岛素的吸收，减少夜间低血糖的发生。

（2）注射部位轮换是有效地预防局部硬结和皮下脂肪增生的有效方法。可将注射部位分为四个等分区域（大腿或臀部可等分为两个区域），每周使用一个等分区域并始终按顺时针方向进行轮换。在任何一个等分区域内注射时，每次的注射点都应间隔至少1cm。

（3）预混胰岛素为云雾状的混悬液，在注射前须将胰岛素水平滚动和上下翻动各10次，使瓶内药液充分混匀，直至胰岛素转变成均匀的“云雾状”白色液体。注射预混胰岛素前，为保证剩余的胰岛素能被充分混匀，应确保胰岛素笔中的预混胰岛素>12IU，若不足12U，应及时更换新笔芯。

（4）注射方法：检查注射部位并消毒→用拇指、示指和中指提起皮肤→和皮褶表面成90°进针后，缓慢推注胰岛素→当活塞完全推压到底后，针头在皮肤内停留至少10秒（采用胰岛素笔注射）→拔出针头→松开皮褶。

【分析】

如果该患者服用格列齐特，160mg/次，2次/d；二甲双胍，0.5g/次，3次/d；阿卡波糖，50mg/次，3次/d；数月后HbA1c仍为9.0%，则可以开始使用胰岛素治疗。患者体重85kg，可使用预混胰岛素治疗。具体方案：①停用胰岛素促泌剂格列齐特，二甲双胍可继续服用；②每日胰岛素总量=85kg×0.4IU/（kg·d）=34IU/d；③按1∶1的比例分配到早餐前和晚餐前，也就是早餐和晚餐前各注射17U。

（四）2型糖尿病治疗路径

无论何种药物治疗，生活方式干预应贯穿于2型糖尿病的整个治疗过程，治疗路径见图15-2-1。

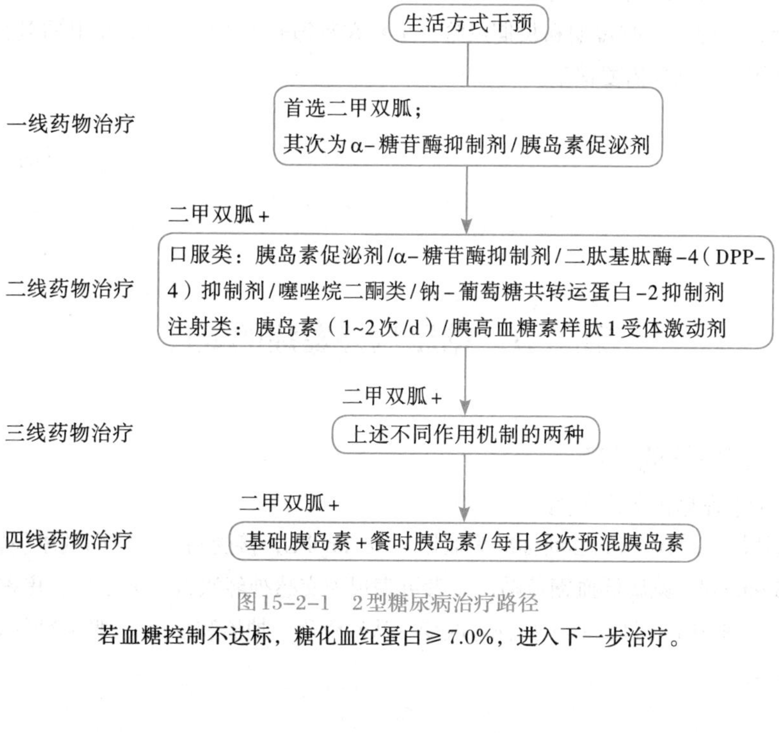

图15-2-1　2型糖尿病治疗路径

若血糖控制不达标，糖化血红蛋白≥7.0%，进入下一步治疗。

四、减重手术治疗

减重手术治疗可以改善肥胖伴2型糖尿病患者的血糖控制，非糖尿病肥胖者在手术后发生糖尿病的风险也明显降低。因此减重手术是治疗肥胖伴2型糖尿病的手段之一。

（一）适应证

年龄18～60岁，一般状况好，手术风险低，经生活方式干预和各种药物治疗难以控制的2型糖尿病，并符合以下条件。

（1）可选适应证：BMI≥32kg/m^2，有或无合并症。

（2）慎选适应证：BMI为28～32kg/m^2，且有2型糖尿病，尤其存在其他心血管风险因素时。

（二）禁忌证

1. 1型糖尿病。
2. 胰岛素β细胞功能明显衰竭的2型糖尿病。
3. 妊娠糖尿病及其他特殊类型糖尿病。
4. BMI<25kg/m^2。
5. 存在外科手术禁忌。
6. 存在药物滥用、酒精成瘾、难以控制的精神疾病。
7. 对减重手术风险、益处、预后缺乏理解能力。

（三）疗效判定和风险

术后仅生活方式治疗可使HbA1c≤6.5%，空腹血糖≤5.6mmol/L，认为2型糖尿病已缓解。上述治疗方法有短期和长期风险，虽然在我国开展逐渐增多，但其有效性和安全性尚有待评估，选择需要慎重。

（江孙芳）

第三节 糖尿病并发症的处理

一、低血糖的处理

（一）低血糖的处理流程

非糖尿病者低血糖的诊断标准为血糖<2.8mmol/L，接受药物治疗的糖尿病患者只要血糖≤3.9mmol/L就属低血糖范畴。患者可表现为交感神经兴奋（如心悸、焦虑、出汗、饥饿感等）和中枢神经症状（如神志改变、认知障碍、抽搐和昏迷）。低血糖的处理流程见图15-3-1。

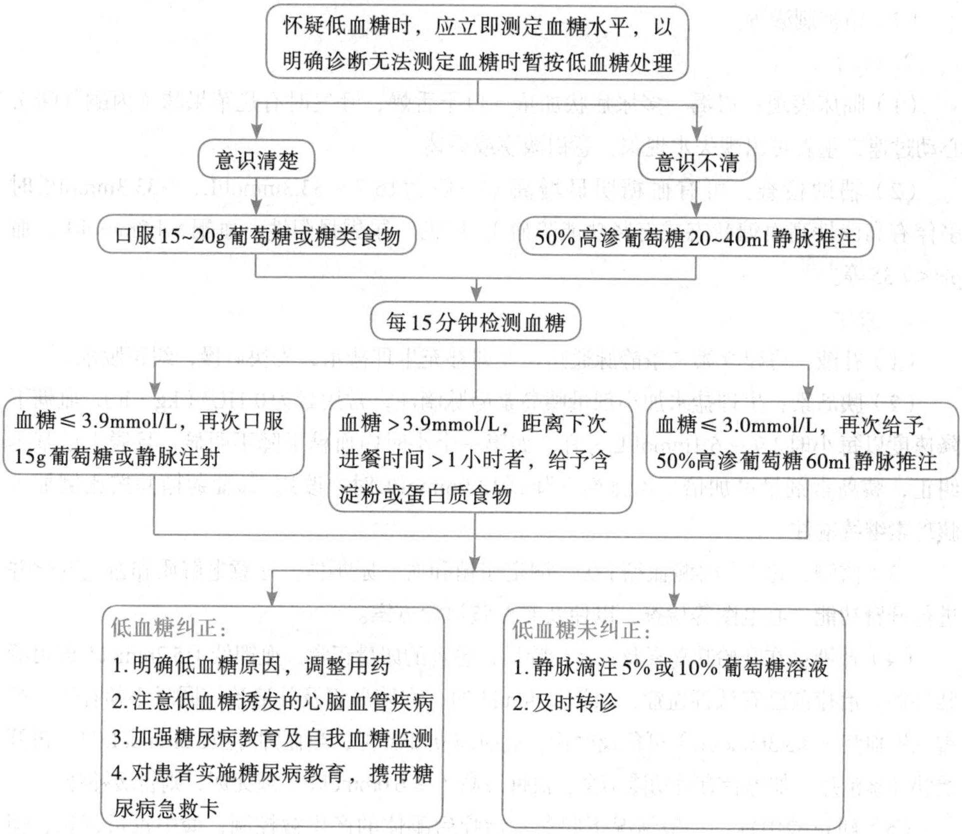

图15-3-1 低血糖处理流程

（二）低血糖的转诊指征

对于意识不清的低血糖患者，予静脉推注高渗葡萄糖，若15分钟后仍意识不清或血糖仍≤3.9mmol/L，应在给予相应处理基础上及时转诊。

二、糖尿病急性并发症筛查及处理

（一）糖尿病酮症酸中毒

糖尿病酮症酸中毒（diabetic ketoacidosis）最常见于1型糖尿病，2型糖尿病亦可发生。

1. 常见诱因

（1）急性感染。

（2）胰岛素不适当减量或突然中断治疗。

（3）饮食不当、胃肠疾病。

（4）脑卒中、心肌梗死。

（5）创伤、手术。

（6）妊娠、分娩。

（7）精神刺激等。

2. 诊断

（1）临床表现：口渴、多尿症状加重，口干舌燥，呼气时有烂苹果味（丙酮气味），心动过速，重者可出现失水现象，意识淡漠或昏迷。

（2）辅助检查：可有血糖明显增高（一般为16.7～33.3mmol/L，>33.3mmol/L时多伴有高渗性高血糖状态或有肾功能障碍），尿糖、尿酮强阳性，血酮>4.8mmol/L，血pH<7.35等。

3. 治疗

（1）补液：可建立第二条静脉通路，立即补充生理盐水，先快后慢，纠正脱水。

（2）胰岛素：生理盐水加小剂量胰岛素静脉滴注，常用量为0.1IU/（kg·h），血糖下降速度以每小时3.9～6.1mmol/L为宜，如第一个小时内血糖下降不明显，且脱水已基本纠正，胰岛素剂量可加倍。当血糖下降到13.9mmol/L时，改用5%葡萄糖并按比例加入胰岛素继续输注。

（3）监测：每2小时测血糖1次，测定尿糖和血、尿酮体，注意电解质和血气变化并进行肝肾功能、心电图等检查，以便及时调整治疗方案。

（4）补钾：在开始胰岛素及补液治疗后，患者的尿量正常，血钾低于5.2mmol/L即可静脉补钾。治疗前已有低钾血症，尿量≥40ml/h时，在胰岛素及补液治疗同时必须补钾。严重低钾血症（<3.3mmol/L）可危及生命，此时应立即补钾，当血钾升至3.5mmol/L时，再开始胰岛素治疗。如患者有肾功能不全、血钾过高（≥6.0mmol/L）或无尿，则暂缓补钾。

（5）纠正酸中毒：一般情况下胰岛素治疗后酮体的产生被控制，酸中毒可纠正，但是当动脉血pH≤7.0时可用小剂量碳酸氢钠，补碱后监测动脉血气，直到pH上升至7.0以上。

（6）积极对伴发病及诱因进行治疗，消除诱因。

4. 转诊　对于昏迷、酸中毒、脱失、休克患者，要考虑酮症酸中毒可能，一旦诊断为糖尿病酮症酸中毒，应立即予开放静脉通路，并即刻转诊。

（二）糖尿病非酮症性高渗综合征

糖尿病非酮症性高渗综合征（hyperosmolar hyperglycemic syndrome）多见于老年2型糖尿病患者。

1. 常见诱因

（1）感染、急性胰腺炎、急性胃肠炎。

（2）手术应激。

（3）脑血管意外。

（4）严重肾脏疾病、透析治疗。

（5）水摄入不足。

（6）大量摄入含糖饮料等、大量输注葡萄糖。

（7）药物（糖皮质激素、免疫抑制剂、利尿剂）等。

2. 诊断

（1）临床表现：脱水症状及神志改变、昏迷等。

（2）辅助检查：血糖明显增高，多在33.3mmol/L以上，血酮阴性或弱阳性，肾功能异常，血浆渗透压≥320mOsm/L，一般>350mOsm/L。血浆有效渗透压计算公式：

血浆有效渗透压=（血钠+血钾）（mmol/L）×2+血糖（mmol/L）。

3. 治疗

（1）补液：立即补液纠正脱水状态，血压偏低、血钠≤150mmol/L者用生理盐水，血钠>150mmol/L且无低血压者可补0.45%氯化钠溶液。补液总量一般按体重的10%～12%计算。

（2）胰岛素：同糖尿病酮症酸中毒，血糖不宜降得过快。

（3）监测：监测血糖、电解质、肾功能、血气分析、心电图等。

（4）补钾：同糖尿病酮症酸中毒。

（5）去除诱因，防治感染，防治并发症。

4. 转诊　对于中老年患者，如出现以下情况应转诊。

（1）进行性意识障碍伴明显脱水。

（2）手术应激或感染下出现多尿及意识障碍。

（3）排除其他原因的神经系统体征及症状。

因为该病预后不良，应及早行相关检查，一旦明确诊断，即刻转诊。

三、糖尿病慢性并发症的筛查及处理

（一）糖尿病肾病

1. 2型糖尿病患者在确诊后每年都应进行肾脏病变筛检

（1）尿常规：检测有无尿蛋白。

（2）尿白蛋白与肌酐比值：对于初诊患者，有条件时即可检测尿中的微量白蛋白，如结果异常，则应在3个月内重复检测以明确诊断，此后每年复查。

（3）每年检测血清肌酐浓度，并计算肾小球滤过率（glomerular filtration rate，GFR）。

对于上述检查异常者，应及时转诊上级医院，明确诊断。

2. 治疗

（1）生活方式干预：如糖尿病饮食、控制体重、戒烟及适当运动等。

（2）优质低蛋白饮食：推荐蛋白质摄入量为0.8g/（kg·d）；必要时可适当补充复方α-酮酸制剂。

（3）控制血糖：尽量选择从肾排泄较少的降糖药，严重肾功能不全者应予以胰岛素治疗，宜选用短效胰岛素，以减少低血糖的发生。

（4）控制血压：18岁以上的非妊娠患者血压控制目标为<140/90mmHg，降压药首选血管紧张素转化酶抑制剂（ACEI）或血管紧张素Ⅱ受体阻滞剂（ARB）类药物。

（5）纠正血脂紊乱：治疗目标详见表15-2-1。

（6）透析治疗和移植：估算的肾小球滤过率（eGFR）<60ml/（min·1.73m^2），应评估并治疗潜在的慢性肾脏病并发症；eGFR<30ml/（min·1.73m^2），应积极咨询肾脏专科，评估是否应接受肾脏替代治疗。

（二）糖尿病视网膜病变

一旦确诊为糖尿病，首次就诊即应接受眼科检查（1型糖尿病可在发病后3年首次行眼科检查）。以后应定期随访，包括视力、眼压、房角、眼底（是否有微血管瘤、视网膜内出血、硬性渗出、棉绒斑、视网膜内微血管异常、静脉串珠、新生血管、玻璃体积血、视网膜前出血、纤维增生等）等。糖尿病视网膜病变临床分级见表15-3-1，糖尿病黄斑水肿分级标准见表15-3-2。

表15-3-1　糖尿病视网膜病变的国际临床分级标准（2002年）

病变严重程度	散瞳眼底检查所见
无明显视网膜病变	无异常
非增殖期（NPDR）	
轻度	仅有微动脉瘤
中度	微动脉瘤，存在轻到重度NPDR的表现
重度	出现下列任何一个改变，但无PDR表现： 1. 在四个象限中都有>20处视网膜内出血 2. 在两个以上象限有静脉串珠样改变 3. 在一个以上象限有显著的视网膜内微血管异常
增殖期（PDR）	出现以下一种或多种改变： 新生血管形成、玻璃体积血或视网膜前出血

注：NPDR，非增殖性糖尿病视网膜病变；PDR，增殖性糖尿病视网膜病变。

表15-3-2　糖尿病黄斑水肿分级（2002年）

病变严重程度	眼底检查所见
无明显糖尿病黄斑水肿	后极部有明显视网膜增厚或硬性渗出
轻度	后极部存在部分视网膜增厚或硬性渗出，但远离黄斑中心
中度	视网膜增厚或硬性渗出接近黄斑但未涉及黄斑中心
重度	视网膜增厚或硬性渗出涉及黄斑中心

1. 正常眼底和极轻度非增殖期糖尿病视网膜病变　需每年检查1次。

2. 轻度和中度非增殖期糖尿病视网膜病变　如未出现有临床意义的黄斑水肿的症状和体征（如视物变形、明显的视力下降），应在6～12个月内复查。一旦出现有临床意义的黄斑水肿，需进一步行彩色眼底照相、荧光造影和光学相干断层扫描检查。

3. 重度非增殖期糖尿病视网膜病变　应当每2～4个月进行复查，检查时强调荧光造影，以确定无灌注区和检眼镜下无法看到的新生血管。

治疗可早期行全视网膜光凝，光凝完成后应每隔2～4个月随访1次。但是，如果患者存在有临床意义的黄斑水肿，应该先采用局部或格栅样光凝治疗黄斑水肿，然后再进行全视网膜光凝；对于伴有牵拉的有临床意义的黄斑水肿，可实施玻璃体切割术。

4. 增殖期糖尿病视网膜病变　一旦进入此期，如屈光间质条件允许（白内障、玻璃体积血未明显影响眼底观察）应立即行全视网膜光凝。合并黄斑水肿者，治疗同“重度非增殖期糖尿病视网膜病变”。

（三）糖尿病神经病变

1. 糖尿病周围神经病变　最为常见的为远端对称性多发性神经病变，主要表现为肢端感觉异常（麻木、蚁走样、针刺样、烧灼样感觉），常呈手套、袜套样分布。其他还有局灶性单神经病变、非对称性的多发局灶性神经病变，以及多发神经根病变。

2. 糖尿病自主神经病变　常见，可累及心血管、消化、呼吸、泌尿生殖等系统。表现为排汗异常（多汗、少汗或半身出汗）、胃瘫、腹泻、便秘、尿潴留、尿失禁、性功能异常等，诊断主要依靠临床表现。

3. 治疗

（1）一般治疗：控制血糖，纠正血脂异常，控制高血压。

（2）定期进行筛查及病情评价：确诊为糖尿病后至少每年筛查一次糖尿病周围神经病变；对于糖尿病病程较长或合并有眼底病变、肾病等微血管并发症的患者，应每隔3～6个月进行复查。

（3）加强足部护理。

（4）对因治疗：①降糖治疗；②神经修复，常用药物如甲钴胺等；③抗氧化应激，常用药物如α-硫辛酸等；④改善微循环，常用药物如前列腺素类似物（前列腺素E_1和贝前列素钠）、西洛他唑、己酮可可碱、山莨菪碱、钙通道阻滞剂和活血化瘀类中药等；⑤改善代谢紊乱，常用药物有醛糖还原酶抑制剂依帕司他等。

（5）对症治疗：通常采用以下顺序治疗糖尿病周围神经病变患者的疼痛症状：甲钴胺和α-硫辛酸→传统抗惊厥药（丙戊酸钠和卡马西平等）→新一代抗惊厥药（普瑞巴林和加巴喷丁等）→度洛西汀→三环类抗抑郁药物（阿米替林、丙米嗪和西酞普兰等）。

（四）糖尿病足

糖尿病足的基本发病因素是神经病变、血管病变和感染，这些因素共同作用可导致组织的溃疡和坏疽。

1. 预防

（1）识别糖尿病足高危因素

1）病史：既往有足部溃疡或截肢史、独居、经济条件差、赤足行走、视力差、弯腰困难、老年、合并肾病变等。

2）神经病变：有神经病变的症状，如下肢麻木、疼痛。

3）血管状态：间歇性跛行；静息痛；足背动脉搏动明显减弱或消失；与体位有关的

皮肤呈暗红色。

4）皮肤：皮色呈暗红、发紫；皮温明显降低；水肿；趾甲异常；胼胝；溃疡；皮肤干燥；足趾间皮肤糜烂。

5）骨/关节畸形。

6）不合适的鞋袜。

（2）筛查

1）神经病变检查：10g的尼龙丝检查、128Hz的音叉检查震动觉、用细针检查两点辨别感觉、用棉花絮检查轻触觉、足跟反射。

2）下肢动脉病变检查：触诊下肢动脉搏动、踝肱指数（ankle brachial index，ABI）检查、血管超声、血管造影或CT、MRA检查。

（3）宣教

1）每日检查足部，若皮肤干燥可以使用油膏类护肤品。

2）定期洗脚，用干布擦干，尤其是擦干足趾间，每日换袜子。

3）洗脚水温不宜过热，应低于37℃。

4）不宜用热水袋、电热器等物品直接进行足部保暖。

5）避免赤足行走。

6）水平地剪趾甲，请专业人员修除胼胝或过度角化的组织。

7）穿鞋前先检查鞋内有否异物或异常。

8）不穿过紧的或有毛边的袜子或鞋。

9）一旦发现问题，及时就诊。

2. 治疗

（1）神经性溃疡：常见于反复受压的部位，如足底、胼胝的中央，常伴有感觉缺失或异常，而局部供血好。治疗方面主要是减压，特别要注意患者的鞋袜是否合适。

（2）缺血性溃疡：多见于足背外侧、足趾尖部或足跟部，局部感觉正常，但皮温低、足背动脉和/或胫后动脉明显减弱或不能触及。治疗要重视解决下肢缺血，轻中度缺血的患者可以实行内科治疗。病变严重的患者可以接受介入治疗或血管外科成形手术。

（3）对于合并感染的足溃疡，要定期去除感染和坏死组织，如血供好，要彻底清创。

3. 转诊 一旦出现以下情况，应该及时转诊至专科医生处。

（1）皮肤颜色的急剧变化、局部疼痛加剧并有红肿等炎症表现。

（2）新发生的溃疡。

（3）原有的浅表溃疡恶化并累及软组织和/或骨组织。

（4）播散性的蜂窝织炎。

（5）全身感染征象、骨髓炎等。

四、糖尿病的预防和筛查

在一般人群中开展健康教育，鼓励合理膳食、控制体重、适当运动、戒烟限酒、心理平衡等健康生活方式，以减少糖尿病发生。对于以下糖尿病高危人群，可以开展糖尿病筛查，以便及时发现糖尿病并进行治疗。

1. 年龄≥40岁。

2. 有糖尿病前期（IGT、IFG或两者同时存在）史。

3. 超重（BMI≥24kg/m^2）或肥胖（BMI≥28kg/m^2）和/或向心性肥胖（男性腰围≥90cm，女性腰围≥85cm）。

4. 静坐生活方式。

5. 糖尿病家族史。

6. 有妊娠糖尿病史的妇女。

7. 高血压或正在接受降压治疗。

8. 血脂异常或正在接受调脂治疗。

9. 动脉粥样硬化性心血管疾病患者。

10. 有一过性类固醇糖尿病病史者。

11. 多囊卵巢综合征患者或伴有与胰岛素抵抗相关的临床状态（如黑棘皮征等）。

12. 长期接受抗精神病药物、抗抑郁药物治疗或他汀类降脂药物治疗的患者建议每年至少检测1次空腹血糖，并进行针对性的健康指导。最好进行OGTT以了解糖负荷后2小时的血糖情况，可以最大限度地避免2型糖尿病漏诊。

对于已确诊的糖尿病患者，需要预防糖尿病并发症的发生。

（江孙芳）

第十六章　支气管哮喘

支气管哮喘

【案例】

患者，女，40岁，主因“反复发作性喘息、气急20余年，加重1周”就诊。患者既往有“气喘”病史，多于春秋季或受凉后发病，发病时以喘息、气急为主，伴有咳嗽，喘息以夜间显著。每次发病在医院静脉输液后均可好转。不发病时没有任何症状。患者想了解患的是什么病，有哪些办法可以帮助预防和治疗。

一、支气管哮喘的流行病学数据

根据2015年全球疾病负担研究（global burden of disease study，CBD）结果显示，采用标准哮喘问卷进行的流行病学调查结果显示，全球哮喘患者达3.58亿人，患病率较1990年增加了12.6%。亚洲的成人哮喘发病率为0.7%～11.9%，近年来哮喘平均发病率也呈上升趋势。2010—2011年在我国7个行政区8个省市进行的全国支气管哮喘患病情况及相关危险因素流行病学调查（China asthma and risk factors epidemiologic investigation study，CARE），采用多级随机整群抽样入户问卷调查，共调查了164 215名14岁以上人群。结果显示，我国14岁以上人群医生诊断的哮喘发病率为1.24%，新诊断的哮喘患者占26%。按照2015年的全国人口普查数据推算，我国20岁以上人群中有4570万名哮喘患者。

1994年，美国国立卫生院心肺血液研究所与WHO联合共17个国家的30多位专家一起制定并出版了《全球哮喘防治创议》（Global Initiative for Asthma，GINA），并定期进行更新。每年5月6日是“世界哮喘日”，在这一天世界各地均有各种形式的宣传、教育和咨询、义诊活动。

二、支气管哮喘的定义

中华医学会2020年颁布的《支气管哮喘防治指南（2020年版）》对支气管哮喘做了如下定义：哮喘（asthma）是由多种细胞及细胞组分参与的慢性气道炎症性疾病，临床表现为反复发作的喘息、气急，伴或不伴胸闷或咳嗽等症状，同时伴有气道高反应性和可变的气流受限，随着病程延长，可导致气道结构改变，即气道重塑。哮喘是一种异质性疾病，具有不同的临床表型。很多变应原和诱因会导致哮喘急性发作。

哮喘的病因十分复杂，是一种具有多基因遗传倾向的疾病，患者个体的过敏体质与外界环境的相互影响是发病的重要因素。环境中的多种因素，如吸入物、感染、食物、药物、气候变化、运动和妊娠等都有可能诱发哮喘。到目前为止，哮喘的发病机制尚不完全清楚。多数研究认为，变态反应、气道慢性炎症、气道高反应性及神经系统失衡等因素相互作用，共同参与哮喘的发病过程。气道炎症是支气管哮喘基本的病理学特征。

三、支气管哮喘诊断流程

（一）详细的病史询问

哮喘的病史特点：反复发作性喘息、气急，伴或不伴有胸闷、咳嗽，患者既往常有类似发作病史，发病多与接触变应原、冷空气、物理、化学性刺激、病毒性上呼吸道感染、运动等有关。气喘多呈季节性加重，尤以春秋季多发。家族性哮喘或特应性皮炎（如湿疹）、鼻炎等特应症史也有助于哮喘的诊断。哮喘症状常间歇发生，夜间症状较为明显，缓解期可完全没有症状。

【分析】

根据患者的临床表现和发病特征，首先要考虑支气管哮喘，并需与有类似表现的其他疾病相鉴别。该患者多于春秋季发病，春秋季是花粉、柳絮等变应原明显增多的季节，是支气管哮喘患者的高发病季节。患者气喘以晚间明显，也是哮喘的特征性表现，但需与心源性哮喘相鉴别。

（二）细致的体格检查

哮喘发作时在双肺可闻及散在或弥漫性、以呼气相为主的哮鸣音，呼气相延长。但有时在哮喘严重发作时，由于气流和通气严重减弱，哮鸣音也可能很细微或听不到，表现为“沉默肺”，此时，患者可表现为极度呼吸困难、三凹征明显、口唇明显发绀、神志模糊、说话不连续、心动过速等，提示患者的病情危重。

【分析】

如患者就诊时处于发作期，可通过体格检查了解其肺部体征，两肺弥漫性、以呼气相为主的哮鸣音为多数哮喘患者发作时的体征，但也不是绝对的，还需结合病史和必要的辅助检查进行分析。尤其对于重度哮喘，不要忽视患者可能因呼吸衰竭而导致胸部哮鸣音细微听不出。

如患者就诊时处于缓解期，可通过其病历记录、以往肺功能检测数据、治疗用药及治疗疗效间接为诊断收集诊断依据。

（三）必要的辅助检查

支气管哮喘的诊断除了病史和体格检查外，一些辅助检查也可帮助诊断和鉴别诊断，并有助于病情严重程度的判断。

1. 呼吸功能测定　对于有哮喘症状但肺功能正常的患者，测定气道反应性和呼气流量峰值（PEF）日内变异率有助于确诊哮喘。

（1）气道反应性测定：一般使用支气管激发试验。常用吸入激发剂为醋甲胆碱（乙酰甲胆碱）和组织胺。适用于非哮喘发作期、第 1 秒用力呼气容积（forced expiratory volume in one second，FEV_1）在正常预计值70%以上患者的检查。如FEV_1下降≥20%，可诊断为支气管激发试验阳性。试验结果用使FEV_1降低20%所需激发因子的浓度（PC 20–FEV_1）或累积剂量（PD 20–FEV_1）表示，可对气道反应性增高的程度进行定量判断。

（2）支气管舒张试验：是通过测定患者吸入支气管扩张剂前后FEV_1的变化来判断气道阻塞的可逆性，临床上主要用于诊断支气管哮喘。支气管舒张试验阳性诊断标准：吸入支气管扩张剂15分钟后FEV_1增加＞12%且超过200ml。支气管舒张试验阳性有助于哮喘的诊断，但结果阴性则不能否定哮喘的诊断。常用的吸入支气管扩张剂有沙丁胺醇、特布他林及异丙托溴铵等。

（3）呼气流量峰值（PEF）：是指用力肺活量测定过程中，呼气流速最快时的瞬间流速，主要反应呼吸肌的力量及气道有无阻塞。正常人一日内不同时间点的PEF可有差异，称为日内变异率。可用微型峰流速仪于每日清晨及下午测定PEF，连续测2周后计算：PEF日内变异率（至少连续7日，每日日内变异率之和/总日数7）＞10%，或PEF周变异率{（2周内最高PEF–最低PEF）/［（2周内最高PEF＋最低PEF）×1/2］×100%}＞20%，对支气管哮喘有诊断意义。因该法操作简便，常作为哮喘患者病情检测的指标，若日内变异率明显增大，提示病情加重，需做相应治疗。

临床上用于诊断支气管哮喘的呼吸功能试验主要是支气管舒张试验和PEF日内变异率。因支气管激发试验方法有一定危险性，可能会诱发哮喘发作，且操作较烦琐，一般不作为常规检查。支气管舒张试验较激发试验方法简单，相对安全，但多数哮喘患者不是每次测定都能显示出气道阻塞的可逆性，特别是正在接受治疗或处于缓解期或肺功能损害减轻的患者，因此该试验灵敏度较低。使用峰速仪来测定PEF具有能随时随地监测、价格便宜、使用方便等优点，尤其适用于家庭或社区医院，对于诊断及评估哮喘病情，指导治疗也有重要意义。但是，PEF可能低估气流受限的程度，特别是气流受限和气道限闭加重时。因此，PEF不能完全代替其他肺功能（如FEV_1）指标。

2. 气道炎症的无创性标志物

（1）呼出气一氧化氮（NO）浓度（fractional exhaled nitric oxide，FeNO）测定：正常人呼出气中的NO含量低［一般低于25ppb（ppb：parts per billion，1/10亿单位）］。在哮喘气道炎症早期，气道黏膜上皮细胞会产生大量的NO分子，明显高于健康人，而且其含量和炎症的严重程度正相关。因此，对于气道炎症性疾病的患者，特别是哮喘患者，测定其FeNO不仅有助于早诊断，而且对于监测炎症程度、指导临床用药和预测发作等均有重要的应用价值。但这种FeNO改变并非哮喘特异性的。

（2）痰嗜酸性粒细胞或中性粒细胞计数：可评估与哮喘相关的气道炎症。

3. 变态反应状态评估

（1）变应原（特异性变应原）检测：多数哮喘患者伴有特异质，检测其变应原并结合病史有助于患者的病因诊断（了解过敏物质）、治疗和脱离致敏因素的接触。常用检查方法为皮肤变应原测试，可采用针刺或斑贴的方法。也可进行血液中的特异性IgE抗体检测。进行过敏原皮试时，患者应停用抗组胺药及糖皮质激素等3日以上；试验部位有皮肤病变、5岁以下者不能进行。

（2）总IgE和嗜酸性粒细胞阳离子蛋白（eosinophil cationic protein，ECP）

1）总IgE为临床常用检查。如果患者总IgE升高，提示患者症状可能由过敏因素引起。但如果患者有选择性IgA缺乏症、感染（寄生虫、霉菌、病毒）、某些肿瘤（骨髓瘤、霍奇金病、支气管肿瘤）和其他情况（输血、川崎病、肾病综合征、肝脏疾病）也可以引起总IgE升高，故要结合具体情况进行分析。

2）ECP是嗜酸细胞颗粒中的一种高细胞毒性糖蛋白，当嗜酸性粒细胞被激活时释放出颗粒，使血清中ECP水平升高，促进组胺释放。因此ECP水平可反映被活化的嗜酸性粒细胞比例及变态反应性炎症的严重程度。临床上血清ECP的测定可作为急性哮喘炎症状况监测和指导抗感染治疗的指标。但ECP水平在特发性皮炎、感染、自身免疫性关节炎、肠寄生虫病时也增高。

四、诊断

（一）诊断标准

1. 反复发作喘息、气急，伴或不伴胸闷、咳嗽，多与接触变应原、冷空气、物理、化学性刺激及病毒性上呼吸道感染、运动等有关。

2. 发作时在双肺可闻及散在或弥漫性、以呼气相为主的哮鸣音，呼气相延长。

3. 上述症状和体征可经治疗缓解或自行缓解。

4. 可变气流受限的客观检查

（1）支气管激发试验或运动激发试验阳性。

（2）支气管舒张试验阳性（FEV_1增加＞12%，且FEV_1增加＞200ml）。

（3）PEF日内变异率＞10%，或PEF周内变异率＞20%。

符合上述1～3中的症状和体征，同时符合4中任意一条，并除外其他疾病所引起的喘息、气急、胸闷和咳嗽，可以诊断为哮喘。

【分析】

根据患者的病史和发病特点，符合上述标准的1、3条，以初步得出支气管哮喘的诊断，但要明确诊断，还需进行进一步检查和鉴别诊断，排除其他疾病所引起的类似表现。若有条件应进行呼吸功能等相关检查。

（二）分期分级

1. 分期　根据临床表现哮喘可分为急性发作期、慢性持续期和临床控制期（表16-0-1）。

表16-0-1　支气管哮喘临床分期

分期	主要特点
急性发作期	喘息、气促、咳嗽、胸闷等症状突然发生或原有症状加重，并以呼气流量降低为特征；常因接触变应原、刺激物或呼吸道感染诱发

续表

分期	主要特点
慢性持续期	每周均不同频度和/或不同程度地喘息、气促、胸闷、咳嗽等
临床控制期	无喘息、气促、胸闷、咳嗽等症状4周以上，1年内无急性发作，肺功能正常

2. 分级

（1）病情严重程度分级：主要用于判断治疗前或初始治疗时的严重程度（表16-0-2）。

表16-0-2 病情严重程度分级

分级	临床特点
间歇状态（第1级）	症状每周少于1次 短暂出现 夜间哮喘症状每月2次及以上 FEV_1占预计值百分比≥80%或PEF≥80%个人最佳值，PEF变异率<20%
轻度持续（第2级）	症状每周1次及以上，但每日少于1次 可能影响活动和睡眠 夜间哮喘症状每月大于2次，但每周少于1次 FEV_1占预计值百分比≥80%或PEF≥80%个人最佳值，PEF变异率<20%～30%
中度持续（第3级）	每日有症状 影响活动和睡眠 夜间哮喘症状每周1次及以上 FEV_1占预计值百分比60%～79%或PEF为60%～79%个人最佳值，PEF变异率>30%
重度持续（第4级）	每日有症状 频繁发作 经常出现夜间哮喘症状 体力活动受限 FEV_1占预计值百分比<60%或PEF<60%个人最佳值，PEF变异率>30%

注：FEV_1，第1秒用力呼气容积；PEF，呼气流量峰值。

（2）控制水平的分级：分为良好控制、部分控制和未控制3个等级。这种方法更容易被临床医生掌握，有助于指导临床治疗（表16-0-3）。

表16-0-3 控制水平的分级检查表

哮喘症状控制		哮喘症状控制水平		
		良好控制	部分控制	未控制
过去4周，患者存在：		无	存在1～2项	存在3～4项
日间哮喘症状 >2次/周	是□ 否□			
夜间因哮喘憋醒	是□ 否□			
使用缓解药次数 >2次/周	是□ 否□			
哮喘引起的活动受限	是□ 否□			

（3）哮喘控制测试（asthma control test，ACT）等指标不包括肺功能测定，尤其适用于基层医疗机构和患者的自我评估。

五、鉴别诊断

（一）哮喘与左心衰竭引起的呼吸困难的鉴别

即与心源性哮喘的鉴别，见表16-0-4。

表16-0-4 支气管哮喘与左心衰竭引起的呼吸困难鉴别

鉴别要点	支气管哮喘	心源性哮喘
病史	有哮喘发作史，个人或家族过敏病史	多有高血压、冠心病、风湿性心脏病等病史
发病年龄	多见于青少年	多见于中老年
发病季节	好发于春秋季	发病无明显季节性
症状	反复发作喘息、胸闷或咳嗽，多与接触变应原及刺激物等有关	阵发性咳嗽，常咳出粉红色泡沫痰
体征		
肺部	双肺满布哮鸣音，严重时哮鸣音逐渐减弱，呈“沉默肺”	始为较多哮鸣音，后逐渐出现较多湿啰音
心脏	无心脏病基础者正常	左心增大，奔马律及病理性杂音
胸部影像学检查	肺野清晰或透亮度增高	肺淤血，左心增大

（二）慢性阻塞性肺疾病

支气管哮喘和慢性阻塞性肺疾病都为慢性阻塞性气道疾病，两者均存在气道炎症。

慢性阻塞性肺疾病多见于中老年人，患者多有长期吸烟或接触有害气体的病史。有慢性咳嗽、逐步加重的气短、喘息，常于秋冬季加重。有肺气肿体征，两肺或可闻及湿啰音和干啰音。但临床上两种疾病有时难以鉴别。慢性阻塞性肺疾病也可与哮喘合并同时存在。

（三）上气道阻塞

可导致支气管狭窄的疾病都有可能引起呼吸困难，常见于中央型肺癌、气管支气管结核、复发性多软骨炎或气管吸入异物等。可表现喘鸣、肺部可闻及哮鸣音。根据临床病史，特别是出现吸气性呼吸困难，有时表现为病变部位固定性哮鸣音，以及痰液细胞学或细菌学检查、影像学检查或支气管镜检查等，常可明确诊断。

【分析】

根据患者的病史和发病特点，再结合体格检查、影像学检查等，基本可以排除左心衰竭、慢性阻塞性肺疾病和上气道阻塞。但还需注意观察病情变化和治疗效果。

六、哮喘的治疗原则和措施

以抑制炎症为主的规范治疗能够很好地控制哮喘临床症状。目前哮喘的治疗原则是“应用最少的药物达到哮喘的最佳临床控制，并长期维持”。

（一）避免或减少接触危险因素

尽量避免和消除可能引起哮喘发作的变应原和其他刺激，去除各种诱发因素。

（二）急性发作期的治疗

哮喘急性发作的治疗目的：尽快缓解症状、解除气流受限和低氧血症，并制订长期治疗方案以预防再次急性发作（表16-0-5）。

通过询问病史和体格检查作出诊断，同时应快速对病情作出判断，如初步评估病情急重，应立即给予患者吸氧并开通静脉通道。在治疗过程中注意密切观察患者病情变化和对治疗的反应，及时对病情严重程度作出评估，有条件地监测PEF、血氧饱和度，以及进行血气分析等。

对于具有哮喘相关死亡高危因素的患者，应予以高度重视，让患者尽早到医院就诊。高危患者包括：①曾经有过气管插管和机械通气的濒于致死性哮喘病史；②在过去1年中因为哮喘而住院或看急诊；③正在使用或最近刚刚停用口服激素；④目前未使用吸入激素；⑤过分依赖速效β_2受体激动剂，特别是每个月使用沙丁胺醇（20mg/支）（或等效药物）超过1支的患者；⑥有心理疾病或心理、社会问题，包括使用镇静剂；⑦有对哮喘治疗计划不依从的历史。

（三）制订长期治疗方案

治疗方案的确定应以患者的病情严重程度及其控制水平为基础，并根据患者病情变化及时修订治疗方案。哮喘患者长期（阶梯式）治疗方案分为5级，见表16-0-6。

表16-0-5 哮喘急性发作时病情严重程度分级

临床特点	轻度	中度	重度	危重
气短	步行、上楼时	稍事活动	休息时	休息时，明显
体位	可平卧	喜坐位	端坐呼吸	端坐呼吸或平卧
讲话方式	连续成句	单句	单词	不能讲话
精神状态	可有焦虑，尚安静	时有焦虑或烦躁	常有焦虑、烦躁	嗜睡或意识模糊
出汗	无	有	大汗淋漓	大汗淋漓
呼吸频率	轻度增加	增加	常 >30次/min	常 >30次/min
辅助呼吸肌活动及三凹征	常无	可有	常有	胸腹矛盾呼吸
哮鸣音	散在，呼吸末期	响亮、弥散	响亮、弥散	减弱乃至无
脉率	<100次/min	100~120次/min	>120次/min	变慢或不规则
奇脉	无，<10mmHg	可有，10~25mmHg	常有，10~25mmHg	无，提示呼吸肌疲劳
最初支气管扩张剂治疗后PEF占预计值或个人最佳值的百分比	>80%	60%~80%	<60%或100L/min或作用时间<2小时	无法完成检查
PaO_2（吸空气）/mmHg	正常	≥60	<60	<60
$PaCO_2$/mmHg	<45	≤45	>45	>45
SaO_2（吸空气）/%	>95	91~95	≤90	≤90
pH	正常	正常	正常或降低	降低

注：只要符合某一严重程度的指标四项及以上，即可提示为该级别的急性发作；1mmHg=0.133kPa。FEV_1，第1秒用力呼气容积；PEF，呼气流量峰值；PaO_2，动脉血氧分压；$PaCO_2$，动脉血二氧化碳分压；SaO_2，动脉血氧饱和度。

表16-0-6　哮喘患者长期（阶梯式）治疗方案

治疗方案	第1级	第2级	第3级	第4级	第5级
推荐选择控制药物	按需使用ICS（福莫特罗）	低剂量ICS或按需使用ICS（福莫特罗）	低剂量ICS/LABA	中剂量ICS/LABA	参考临床表型加用抗IgE单克隆抗体，或加用抗IL-5/抗IL-5R/抗IL-4R单克隆抗体
其他选择控制药物	按需使用SABA时即联合低剂量ICS	LTRA、低剂量茶碱	中剂量ICS或低剂量ICS/LTRA或加茶碱	高剂量ICS加LAMA或加LTRA或加茶碱	高剂量ICS+LABA加其他治疗，如加LAMA，或加茶碱或加低剂量口服激素（注意不良反应）
首选缓解药物	按需使用低剂量ICS+福莫特罗，处方维持和缓解治疗的患者按需使用低剂量ICS+福莫特罗				
其他可选缓解药物	按需使用SABA				

注：ICS，吸入性糖皮质激素；LABA，长效β_2受体激动剂；SABA，短效β_2受体激动剂；LAMA，长效抗胆碱药；LTRA，白三烯受体调节剂。

（四）常用治疗药物

哮喘治疗药物种类很多，可分为缓解药物和控制药物两大类。

1. 缓解药物

（1）短效β_2受体激动剂：常用的药物有沙丁胺醇和特布他林等，有气雾剂、干粉剂和溶液等不同剂型，是缓解轻至中度急性哮喘症状的首选药物。常用剂量：喷吸沙丁胺醇100～200μg，或特布他林250～500μg，必要时每20分钟重复1次。这类药物应按需间歇使用，不宜长期、单一使用，也不宜过量使用，否则可引起骨骼肌震颤、低血钾、心律失常等不良反应。

（2）全身用糖皮质激素：口服泼尼松龙，30～50mg/d，持续5～10日。具体使用要根据病情的严重程度，当症状缓解或患者肺功能已经达到个人最佳值，可以考虑停药或减量。泼尼松的维持剂量最好≤10mg/d。严重急性哮喘发作时，应经静脉及时给予大剂量琥珀酸氢化可的松（400～1 000mg/d）或甲泼尼龙（80～160mg/d），分次给药。无糖皮质激素依赖倾向者，可在短期（3～5日）内停药，有激素依赖倾向者应延长给药时间，控制哮喘症状后改为口服给药，并逐步减少激素用量。注意对于伴有结核病、寄生虫感染、骨质疏松、青光眼、糖尿病、严重抑郁或消化性溃疡的哮喘患者，全身给予糖皮质激素治疗时应慎重，并应密切随访。

（3）吸入性抗胆碱药：有异丙托溴铵、氧托溴铵和噻托溴铵等。该类药舒张支气管的作用比β_2受体激动剂弱，起效较慢，但长期应用不易产生耐药性。经压力定量气雾吸入器吸入异丙托溴铵气雾剂的常用剂量为20～40μg，3～4次/d；经雾化泵吸入异丙托溴铵溶液的常用剂量为50～125μg，3～4次/d。噻托溴铵干粉吸入胶囊，1粒/d（配用特有吸入器）吸入，不能吞咽。但对妊娠早期妇女和青光眼或前列腺肥大的患者，该类药应慎用。

（4）短效茶碱：甲基黄嘌呤（氨茶碱和胆茶碱）0.1～0.2g，3～4次/d，口服。对于哮喘急性发作且近24小时内未用过茶碱的患者，可将氨茶碱加入葡萄糖溶液中，缓慢静脉注射，注射速度不宜超过0.25mg/（kg·min）；或静脉滴注，静脉滴注维持速度一般为0.5mg/（kg·h）。注意茶碱的“治疗窗”窄，茶碱代谢存在较大的个体差异，可引起心律失常、血压下降，甚至死亡，在有条件的情况下应监测血药浓度，及时调整浓度和滴速。茶碱有效、安全的血药浓度范围在6～15mg/L。

（5）短效口服β_2受体激动剂：如沙丁胺醇2～4mg，特布他林1.25～2.50mg，3次/d；丙卡特罗25～50μg，2次/d。心悸、骨骼肌震颤等不良反应比吸入给药明显。特布他林的前体药班布特罗的作用可维持24小时，可减少用药次数，适用于夜间哮喘患者的预防和治疗。应避免长期、单一应用β_2受体激动剂，否则会引起细胞膜β_2受体下调而耐药。

2. 控制药物

（1）吸入型糖皮质激素（inhaled corticosteroids，ICS）：是目前最有效的控制药物，被推荐作为长期治疗持续性哮喘的首选药物。吸入激素的局部抗炎作用强，由于药物直接作用于呼吸道，所需剂量较小。通过消化道和呼吸道进入血液的药物大部分被肝脏灭活，因此全身性不良反应较少。吸入激素的不良反应主要有声音嘶哑、咽部不适和念珠菌感染。吸药后及时用清水漱口，选用干粉吸入剂或加用储雾器可减少上述不良反应。

临床上常用的吸入激素有3种，见表16-0-7

表16-0-7 常用吸入型糖皮质激素的每日剂量与互换关系　　单位：μg

药物	低剂量	中剂量	高剂量
丙酸倍氯米松	200 ~ 500	500 ~ 1 000	1 000 ~ 2 000
布地奈德	200 ~ 400	400 ~ 800	800 ~ 1 600
丙酸氟替卡松	100 ~ 250	250 ~ 500	500 ~ 1 000

（2）全身用糖皮质激素：见上文中缓解药物“（2）全身用糖皮质激素”。

（3）白三烯调节剂：本品通过对气道平滑肌和其他细胞表面白三烯受体的拮抗，抑制肥大细胞和嗜酸性粒细胞释放出的半胱氨酰白三烯的致喘和致炎作用，产生轻度支气管舒张和减轻变应原、运动和SO_2诱发支气管痉挛等作用，并具有一定程度的抗炎作用。常用药物用法用量：扎鲁司特20mg，2次/d；孟鲁司特10mg，1次/d。本品不良反应少。

（4）长效β_2受体激动剂（long acting beta$_2$-agonists，LABA）：目前临床使用的吸入型LABA有2种。

沙美特罗（salmeterol）：经气雾剂或碟剂装置给药，给药后30分钟起效，平喘作用维持12小时以上，推荐吸入剂量为50μg/次，2次/d。

福莫特罗（formoterol）：经吸入装置给药，给药后3 ~ 5分钟起效，平喘作用维持8 ~ 12小时。该药具有一定的剂量依赖性，推荐吸入剂量为4.5 ~ 9.0μg/次，2次/d。福莫特罗因起效迅速，可按需用于哮喘急性发作时的治疗。

不推荐长期单独使用LABA，应该在医生指导下与吸入激素联合使用。

推荐联合吸入激素和LABA治疗哮喘，这两者治疗支气管哮喘具有互补、协同作用，可获得相当于（或优于）应用加倍剂量吸入激素时的疗效，减少较大剂量吸入激素引起的不良反应，适合于中至重度持续哮喘患者的长期治疗。

目前临床有两种复方干粉制剂：①沙美特罗替卡松粉吸入剂（Seretide），由丙酸氟替卡松和沙美特罗组成，1吸/次（含丙酸氟替卡松100μg、250μg或500μg，以及沙美特罗50μg），2次/d；②布地奈德福莫特罗粉吸入剂（Symbicort Turbuhaler），由吸入激素布地奈德和福莫特罗组成，1 ~ 4吸/次（每吸含160μg/4.5μg），2次/d。

（5）缓释茶碱：口服血药浓度达峰时间为4 ~ 7小时，口服，1次/d，体内茶碱血药浓度可维持在治疗范围内（5 ~ 20μg/ml）达12小时，血药浓度相对较平稳。茶碱与糖皮质激素、抗胆碱药联合应用具有协同作用。但本品与β受体激动剂联合应用时易诱发心律失常，应慎用，并适当减少剂量。

（6）抗IgE抗体：抗IgE单克隆抗体奥马珠单抗（omalizumab）可应用于血清IgE水平增高的哮喘患者。目前主要用于经过吸入糖皮质激素和LABA联合治疗后症状仍未得到控制的严重哮喘患者。因该药临床使用的时间尚短，其远期疗效与安全性有待进一步观察。该药价格昂贵，使其临床应用受到限制。

（7）变应原特异性免疫疗法：又称脱敏疗法或减敏治疗。是将不能避免的，且经皮肤试验或其他方法证实或怀疑的主要变应原（过敏原）物质，制成一定浓度的浸出液，以逐渐递增剂量及浓度的方法进行注射，通过反复给患者注射特异性抗原，促使体内产生相应的抗体，从而达到脱敏目的。该方法适用于变应原明确但难以避免的哮喘患者。部分患者可减轻哮喘症状和降低气道高反应性，其远期疗效和安全性尚待进一步研究与评价。患者应严格在医生指导下应用此疗法。

舌下含服脱敏疗法是通过将变应原的提取物滴入舌下，使呼吸道黏膜产生耐受性，从而减轻或控制过敏症状，达到脱敏治疗的目的。

变应原特异性免疫疗法应该是在严格的环境隔离和药物干预无效（包括吸入激素）情况下才考虑的治疗方法。

3. 支气管哮喘在中医属“哮证”范畴，中医治疗哮喘的历史悠久，已获取了丰富的经验，在常规西医疗法基础上合用一些方剂（如定喘汤、参苓白术散等）可取得良好的疗效。

【分析】

患者有反复气喘、咳嗽的病史20年，每次发病都需到医院静脉输液治疗，说明其病情严重程度可能处于第1～2级，没有得到有效控制。可给予初步治疗方案：①按需使用短效β_2受体激动剂；②吸入低剂量ICS+长效β_2受体激动剂，如沙美特罗替卡松粉吸入剂或布地奈德福莫特罗粉吸入剂；③必要时可辅以白三烯调节剂，根据患者病情控制程度调整药物，以达到完全控制；④尽量寻找过敏因素并加以避免。

七、哮喘的管理

哮喘管理的目标是取得并维持哮喘临床表现的长期控制。成功的哮喘管理目标是使患者：①达到并维持哮喘症状的控制；②维持正常活动，包括运动能力；③尽量维持肺功能水平接近正常；④预防哮喘急性发作；⑤避免药物的不良反应；⑥预防哮喘导致的死亡。树立控制哮喘的信心不仅可以调动广大医护人员防治哮喘的积极性，而且可以增加哮喘患者及其家属对治疗的依从性。

（一）建立患者和医生之间的合作关系

这是实现有效的哮喘管理的首要措施，目的是指导患者自我管理。在专家的指导下不仅能够获得有益于哮喘控制的知识，而且能够与专家讨论病情，在治疗目标上达成共识，制订个体化的书面计划。对患者的哮喘教育内容如下。

1. 坚持长期规范治疗能够有效控制哮喘。

2. 避免接触危险因子及防止哮喘发作的方法。

3. 哮喘的本质和发病机制。

4. 哮喘长期治疗方法，包括“缓解药物”和“控制药物”的区别。

5. 药物吸入装置及使用方法。

6. 如何自我监测，包括哮喘日记的记录、解释，自测PEF。

7. 哮喘症状和发作的预防。

8. 哮喘发作的先兆、征象，以及应采取的措施。

9. 何时及怎样寻求医疗帮助。

可通过讨论（与医生、护士、医疗机构派出人员、咨询顾问或教育者）、演示、书面材料、分组授课、音频材料、戏剧、患者之家等方式，加强信息的交流和沟通。

（二）确定危险因素并减少接触

许多危险因素可引起哮喘急性发作和加重，包括变应原、病毒感染、污染物、烟草烟雾、药物等。减少患者对危险因素的接触，可改善哮喘控制并减少治疗药物需求量。但许多哮喘患者对多种危险因素有反应，这些因素在环境中广泛存在，要完全避免接触几乎是不可能的。因此，通过药物治疗以维持哮喘的控制仍然很重要。因为在哮喘得到控制后，患者对这些危险因素的敏感性常会降低。

（三）评估、治疗和监测哮喘

通过定期评估哮喘控制程度和治疗效果，以取得控制、监测及维持控制三个部分持续不断的循环，大多数患者或家属通过医患合作制订的药物干预策略，能够达到并维持哮喘控制这一目标。

【分析】

到目前为止，支气管哮喘仍是一种可控制但还不能完全治愈的慢性疾病，作为患者的医生，要与患者建立长期的合作关系，让患者了解自己的病情和相关的知识，树立信心和恒心，坚持用药、合理用药，以达到并维持哮喘控制这一目标。

一些哮喘控制评估工具，如哮喘控制测试（asthma control test，ACT）、哮喘控制问卷（asthma control questionnaire，ACQ）、哮喘治疗评估问卷（asthma therapy assessment questionnaire，ATAQ）等，也可用于评估哮喘控制水平。哮喘评估工具ACT（表16-0-8）经国内多中心验证表明，不仅易学易用且适合中国国情。ACT仅通过回答有关哮喘症状和生活质量的5个问题的评分进行综合判定，25分为良好控制、20～24分为部分控制、19分以下为未控制，并不需要患者检查肺功能，尤其适合在基层医疗机构推广。

（四）哮喘急性发作的处理

哮喘急性发作时病情严重程度分级与处理见表16-0-5。对于具有哮喘相关死亡高危因素的患者，应尽早到医疗机构就诊。高危患者条件包括：①曾经有过气管插管和机械通气的濒于致死性哮喘病史；②在过去1年中因为哮喘而住院或看急诊；③正在使用或最近刚刚停用口服激素；④目前未使用吸入激素；⑤过分依赖速效β_2受体激动剂，特别是每月使用沙丁胺醇（或等效药物）超过1支的患者；⑥有心理疾病或心理、社会问题，包括使用镇静剂；⑦有对哮喘治疗计划不依从的历史。

表16-0-8 哮喘控制测试（ACT）

编号	问题	评分				
		1分	2分	3分	4分	5分
1	在过去4周内，在工作、学习或家中，有多少时候哮喘妨碍您日常活动？	所有时间	大多数时间	有些时候	很少时候	没有
2	在过去4周内，您有多少次呼吸困难？	每日不止1次	每日1次	每周3～6次	每周1～2次	完全没有
3	在过去4周内，因为哮喘症状（喘息、咳嗽、呼吸困难、胸闷或胸痛），您有多少次在夜间醒来，或早上比平时早醒？	每周4晚上或更多	每周2～3晚	每周1次	共1～2次	没有
4	在过去4周内，您有多少次使用急救药物治疗？	每日3次以上	每日1～2次	每周2～3次	每周1次或更少	没有
5	您如何评价过去4周内，您的哮喘控制情况？	没有控制	控制很差	有所控制	控制很好	完全控制

（五）哮喘管理的特殊问题

在哮喘管理中需要对以下情况引起特别注意：妊娠期哮喘；哮喘患者的手术；哮喘合并鼻炎、鼻窦炎和/或鼻息肉；职业性哮喘；呼吸道感染诱发的哮喘；胃食管反流引起的哮喘；阿司匹林诱导性哮喘；过敏性哮喘。

（六）哮喘的社区转诊指征

哮喘重度发作时应转诊：①患者休息时有呼吸困难、躬身向前、说话单字不能成句（婴儿表现为拒食）、焦躁不安、嗜睡或意识模糊、有心动过缓或呼吸频率>30次/min；②哮鸣音响亮或消失；③脉搏>120次/min（婴儿>160次/min）；④PEF低于预计值或个人最佳值的60%，即使在初次治疗后仍低；⑤患者处于衰竭状态；⑥对最初的支气管扩张剂治疗反应缓慢，且不能持续3小时以上者；⑦开始口服糖皮质激素治疗2～6小时内症状未能改善者；⑧病情进一步恶化者。

（王杰萍）

第十七章 慢性阻塞性肺疾病

慢性阻塞性
肺疾病

【案例】

患者，男，70岁。因“反复咳嗽、咳痰10余年，伴喘息3年，加重1周”就诊。患者10余年来反复咳嗽、咳痰，多于秋冬季发病，常持续1～2个月，曾诊断“气管炎”，近3年出现活动后气喘，尤以受凉后明显。近1周受凉后咳嗽、咳痰加重，痰增多，时有黄痰，不易咳出，伴有低热，憋气加重。患者想了解他的病究竟是什么情况，有哪些办法可以预防和治疗。

一、慢性阻塞性肺疾病的流行病学现状

慢性阻塞性肺疾病（chronic obstructive pulmonary disease，COPD）是最常见的慢性气道疾病，也是健康中国2030行动计划中重点防治的疾病。慢性阻塞性肺疾病全球倡议2022（Global Initiative for Chronic Obstructive Lung Disease 2022，GOLD 2022）指出，COPD是目前全球疾病三大死亡原因之一，研究结果显示2017年全球COPD的时点患病率为3.92［95%置信区间为（3.52%，4.32%）］，COPD导致的病死率估计为42/10万（占所有原因死亡的4.72%）。2007年，钟南山院士牵头对我国7个地区20 245名成人的调查结果显示，40岁及以上人群中COPD的发病率高达8.2%。2018年，王辰院士牵头的“中国成人肺部健康研究”调查结果显示，我国20岁及以上成人COPD发病率为8.6%，40岁以上人群发病率高达13.7%，估算我国患者数近1亿。

吸烟是COPD最重要的环境致病因素；年龄也是COPD的危险因素，年龄越大，患COPD概率越高。COPD发病率在男女性别之间的差异报道不一致，但是有文献报道女性对烟草烟雾的危害更敏感。

COPD是我国2016年第5大死亡原因，2017年第3大导致伤残调整寿命年的主要原因。WHO关于病死率和死因的最新预测数字显示，随着发展中国家吸烟率的升高和高收入国家人口老龄化加剧，COPD的患病率在未来40年将继续上升，预测至2060年死于COPD及其相关疾病的患者数超过每年540万人。据统计2013年中国COPD死亡人数约91.1万人，占全世界COPD死亡人数的1/3，远高于中国在肺癌上的年死亡人数。

由此可见，COPD是一种重要的慢性呼吸系统疾病，患者数多，病死率高，已成为一个重要的公共卫生问题。

二、慢性阻塞性肺疾病的定义

COPD是一种常见的、可预防和治疗的慢性气道疾病，其特征是持续存在的气流受限和相应的呼吸系统症状。

COPD主要累及肺脏，但也可引起全身（或称肺外）的不良效应；严重的合并症可能

影响疾病的表现和病死率。

COPD的诊断治疗中，经常会强调慢性支气管炎和肺气肿，它们与COPD密切相关，又不完全一致。

1. 肺功能检查对确定气流受限有重要意义。在吸入支气管扩张剂后第1秒用力呼气容积（FEV_1）/用力肺活量（forced vital capacity，FVC）<70%表明存在持续的气流受限；

2. COPD与慢性支气管炎和肺气肿密切相关。

（1）慢性支气管炎是指每年咳嗽、咳痰在3个月以上，并且连续2年，是临床和流行病学常用的诊断术语。

（2）肺气肿是指终末细支气管远端（呼吸细支气管、肺泡管、肺泡囊和肺泡）的气道弹性减退，过度膨胀、充气和肺容积增大或同时伴有气道壁破坏的病理状态，是一个病理术语。

3. 当慢性支气管炎、肺气肿患者出现持续存在的气流受限时，则能诊为COPD。如患者只有“慢性支气管炎”和/或“肺气肿”，而无气流受限，则不能诊为COPD。慢性支气管炎是COPD的最常见原因，但不是所有的慢性支气管炎都会发展为COPD。

三、慢性阻塞性肺疾病的病因与发病机制

引起COPD的危险因素具有多样性，可概括为个体易感因素和环境因素。

吸烟是COPD最重要的危险因素，其他有害气体和颗粒暴露包括室内外空气污染（如生物燃料燃烧）、职业粉尘或化学物吸入等也具有促进作用。此外，营养状态、反复的呼吸道感染、社会经济地位等也在COPD发生、发展中起重要作用。

COPD的发病机制复杂，尚未完全阐明。目前普遍认为吸入烟草烟雾等有害颗粒或气体可引起气道的氧化应激、炎症反应、蛋白酶/抗蛋白酶失衡、氧化与抗氧化失衡，以及自主神经系统功能紊乱（如胆碱能神经受体分布异常）等在COPD的发病中起了重要作用。此外，自身免疫调控机制、遗传危险因素，以及肺发育相关因素也可能在COPD的发生发展中起到重要作用。

四、慢性阻塞性肺疾病诊断流程

（一）详细的病史询问

1. 症状

（1）慢性咳嗽：是COPD常见的症状。咳嗽症状出现缓慢，迁延多年，以晨起和夜间阵咳为著，少数患者咳嗽轻微而有逐渐加重的呼吸困难。

（2）咳痰：多为咳嗽伴随症状，痰液常为白色黏液或浆液泡沫痰，常于早晨起床时剧烈阵咳，咳出较多黏液浆液样痰后症状缓解；急性加重时痰液可变为黏液脓性而不易咳出。

（3）气短或呼吸困难：早期仅在劳力时出现，之后逐渐加重，以致日常活动甚至休息时也感到呼吸困难；活动后呼吸困难是COPD的特征性表现。

（4）喘息和胸闷：部分患者有明显的胸闷和喘息，但非特异性症状，常见于重症或急性加重患者。

（5）全身症状：随着病情加重，部分患者可出现体重下降、食欲减退、外周肌肉萎缩和功能障碍、精神抑郁和/或焦虑等全身症状。

2. 病史特征

（1）危险因素史：吸烟史，包括主动吸烟和被动吸烟史；职业性或环境有害物质接触史（如长期粉尘、烟雾、有害颗粒或有害气体接触史）等COPD危险因素。

（2）既往史：包括哮喘史、过敏史、结核病史、儿童时期呼吸道感染及呼吸道传染病史如麻疹、百日咳等。

（3）家族史：COPD有家族聚集倾向。

（4）发病规律：起病隐匿，缓慢渐进性进展，常有反复呼吸道感染及急性加重史，随着病情进展，急性加重愈渐频繁。COPD患者多于中年（40岁）以后发病，多发于秋冬寒冷季节。

（5）慢性肺源性心脏病史：COPD后期出现低氧血症和/或高碳酸血症，可并发慢性肺源性心脏病。

（6）合并症：心脏病、骨质疏松、骨骼肌肉疾病、肺癌、抑郁和焦虑等。

【分析】

患者为老年男性，先有反复咳嗽、咳痰史，多于秋冬季发病，后出现活动后气喘，尤以受凉后明显，近1周受凉后咳嗽、咳痰加重。根据其临床表现，考虑COPD的可能。但还需进一步仔细询问病史，如吸烟史、环境有害物质接触史和家族史，以及咳嗽、咳痰的时段、气喘的诱因等，结合细致的体格检查、必要的辅助检查（包括影像学检查及肺功能检查），排除有类似表现的疾病，方能作出诊断。

（二）细致的体格检查

1. 呼吸系统　早期COPD患者体征可不明显。随疾病进展，逐渐出现典型的肺气肿体征：①望诊及触诊，胸廓前后径增大、呈桶状，肋间隙增宽、剑突下胸骨下角（腹上角）增宽及腹部膨凸等；呼吸变浅变快，辅助呼吸肌如斜角肌及胸锁乳突肌参加呼吸运动，重症可见胸腹矛盾运动；患者不时采用缩唇呼吸以增加呼出气量。②叩诊，肺叩诊呈过度清音，心浊音界缩小，肝相对浊音界降低，均由于肺过度充气所致。③听诊，两肺呼吸音可减低，呼气相延长，部分患者平静呼吸时可闻及干啰音，两肺底或其他肺野可闻及湿啰音，咳嗽后减少或消失；心音遥远，剑突部心音较清晰响亮。

2. 其他表现　呼吸困难加重时患者常喜前倾坐位；可有球结膜水肿，低氧血症者可出现黏膜及皮肤发绀，伴右心衰竭者可见下肢水肿、肝脏增大。颈静脉充盈或怒张，肝颈静脉反流征阳性，出现腹水时移动性浊音可为阳性。长期低氧患者可见杵状指/趾。

【分析】

如有典型的肺气肿体征和/或体循环淤血表现，结合影像学检查，慢性支气管炎、肺气肿和慢性肺源性心脏病一般不难诊断。但COPD最重要的特征是气流受限，其诊断有赖于肺功能检查。因此还需做一些辅助检查帮助确诊。

（三）必要的辅助检查

1. 常规检查

（1）肺功能检查：是判断气流受限的客观指标，重复性好，对COPD的诊断、严重程度评价、疾病进展、预后及治疗反应等均有重要意义。

1）第1秒用力呼气容积占用力肺活量百分比（FEV_1/FVC）：是评价气流受限的一项敏感指标。吸入支气管扩张剂后$FEV_1/FVC<70\%$，提示为持续存在的气流受限，是诊断COPD的肺功能标准和基本条件。在临床实践中，如果FEV_1/FVC在68%～70%，建议3个月后复查是否仍然符合$FEV_1/FVC<70\%$的条件，减少对临界值患者的过度诊断。第1秒用力呼气容积占预计值百分比（FEV_1/FEV_1预计值）常用于COPD病情严重程度的分级评估，其变异性小，易于操作，应作为COPD肺功能检查的基本项目。

2）残气量占肺总量百分比（residual capacity/total lung capacity，RV/TLC）：肺总量（TLC）、功能残气量（functional residual capacity，FRC）、残气量（RV）增高和肺活量（vital capacity，VC）减低，提示肺过度充气。由于TLC增加不及RV增加程度明显，故RV/TLC增高（一般以$RV/TLC \geqslant 40\%$）可作为阻塞性肺气肿的诊断指标之一。

3）肺一氧化碳弥散量（diffusing lung capacity for carbon monoxide，DLCO）及DLCO与肺泡通气量（VA）比值（diffusing lung capacity for carbon monoxide/alveola rventilation，DLCO/VA）：两者下降，表明肺弥散功能受损，提示肺泡间隔的破坏及肺毛细血管床的丧失，后者比单纯DLCO更敏感。COPD弥散功能的减低可用与支气管哮喘进行鉴别。

4）深吸气量（inspiratory capacity，IC）：是潮气量与补吸气量之和。IC/TLC是反映肺过度膨胀的指标，它在反映COPD呼吸困难程度及COPD生存率上具有参考意义。

5）呼气流量峰值（PEF）及最大呼气流量-容积曲线（maximal expiratoryflow-volume curve，MEFV）：也可作为气流受限的参考指标，但COPD时PEF与FEV_1的相关性不强，PEF有可能低估气流阻塞的程度。

（2）胸部X线影像学检查

1）胸部X线检查：发病早期胸片可无异常，以后随着病情的加重，可出现肺纹理增多、紊乱等非特异性改变；肺气肿时的相关表现主要有肺容积增大、胸廓前后径增宽、肋骨走向变平、肋间隙增宽、膈面低平、肺野透亮度增高、心脏悬垂狭长、外周肺野纹理纤细稀少等，有时可见肺大疱形成。并发肺动脉高压和肺源性心脏病时，除右心增大的X线征象外，还可有肺动脉圆锥膨隆、肺门血管影扩大、右下肺动脉增宽等。胸部X线检查对确定是否存在肺部并发症及与其他肺部疾病（如气胸、肺大疱、肺炎、肺结核、肺癌、肺间质纤维化等）鉴别有重要意义。

2）胸部CT检查：高分辨率CT（high-resolution computed tomography，HRCT）对辨别小叶中央型或全小叶型肺气肿及确定肺大疱的大小和数量，有很高的敏感性和特异性，对预计肺大疱切除或外科减容手术等的效果有一定价值。对COPD与其他疾病的鉴别诊断有较大帮助。

3）血气分析检查：可据以诊断低氧血症、高碳酸血症、酸碱平衡失调、呼吸衰竭及其类型。呼吸衰竭的血气诊断标准为在海平面、静息状态、呼吸空气条件下，动脉血氧分压（PaO_2）<60mmHg（1mmHg=0.133kPa）伴或不伴动脉血二氧化碳分压（$PaCO_2$）增高>50mmHg。

2. 其他检查

（1）血常规：COPD急性加重期，如果外周血白细胞总数增多、中性粒细胞所占比例增高或核左移，提示合并细菌感染，需要应用抗感染药物。部分患者虽合并感染，临床病情很重，外周血常规仍可正常。

（2）痰涂片和痰培养：可帮助诊断细菌、真菌等病原微生物感染；并发感染时痰涂片镜检可见大量的中性粒细胞；合格的痰液标本中培养出病原菌，其药敏试验结果有助于抗生素的选择。COPD急性加重期常见病原菌为流感嗜血杆菌、肺炎链球菌、卡他莫拉菌和肺炎克雷伯杆菌等。

五、诊断

（一）诊断标准

1. 慢性支气管炎

（1）咳嗽、咳痰或伴喘息，每年发病持续3个月，连续2年或以上。

（2）排除其他心、肺疾病（如肺结核、肺尘埃沉着病、哮喘、支气管扩张、肺癌、心脏病、心力衰竭等）。

2. COPD　40岁以上人群，有COPD的危险因素（如吸烟），有呼吸道症状（咳嗽、咳痰、呼吸困难等），肺功能提示存在气流受限（应用支气管扩张剂后$FEV_1/FVC<70\%$），影像学除外其他引起气流受限的疾病，可考虑诊断COPD。

【分析】

根据患者的病史和临床表现，在排除了其他心肺疾病后，可初步诊断为COPD。当然，肺功能检查可以帮助进一步确诊，但有时在没有条件做肺功能检查或患者难以配合做肺功能检查的情况下，如符合慢性支气管炎的诊断标准，并有逐步加重的气短和/或呼吸困难等临床症状，且有影像学表现支持，临床也可诊断为COPD。

（二）慢性阻塞性肺疾病严重程度评估（分级、分组）

COPD严重程度评估包括：①症状的评估；②肺功能气流受限严重程度评估；③COPD急性加重风险评估、稳定期COPD综合评估与分组及合并症评估等。

1. 分级　根据肺功能COPD严重性分为4级（表17-0-1），称GOLD分级。

表17-0-1 慢性阻塞性肺疾病（COPD）患者气流受限严重程度的肺功能分级（GOLD分级）

GOLD分级	严重程度	肺功能（基于使用支气管扩张剂后 FEV_1）
1级	轻度	FEV_1 占预计值% ≥ 80%
2级	中度	50% ≤ FEV_1 占预计值% < 80%
3级	重度	30% ≤ FEV_1 占预计值% < 50%
4级	极重度	FEV_1 占预计值% < 30%

注：基本条件为使用支气管扩张剂后FEV1/FVC<70%。FEV_1，第1秒用力呼气容积；FVC，用力肺活量。

2. 分组 根据患者症状的评估［CAT及改良英国MRC呼吸困难分级量表（modified british medical research council，mMRC）问卷］及COPD急性加重风险评估分为ABCD组（表17-0-2）。

表17-0-2 慢性阻塞性肺疾病（COPD）症状及急性加重风险评估分组

<table>
<tr><th colspan="2">气流受限程度评估</th><th rowspan="3">中重度急性加重病史</th><th colspan="2" rowspan="3">症状评估和/或急性加重风险及分组</th></tr>
<tr><th colspan="2">GOLD 分级</th></tr>
<tr><th>分级</th><th>FEV_1（占预计值%）</th></tr>
<tr><td>1级</td><td>≥80%</td><td rowspan="2">≥1次导致住院的急性加重；或≥2次门诊急性加重</td><td rowspan="2">C组</td><td rowspan="2">D组</td></tr>
<tr><td>2级</td><td>50% ≤ FEV_1 < 80%</td></tr>
<tr><td>3级</td><td>30% ≤ FEV_1 < 50%</td><td rowspan="2">0次或1次急性加重（未导致住院）</td><td rowspan="2">A组</td><td rowspan="2">B组</td></tr>
<tr><td>4级</td><td><30%</td></tr>
<tr><td colspan="3"></td><td>CAT<10
mMRC 0～1</td><td>CAT≥10
mMRC≥2</td></tr>
</table>

注：CAT用于患者症状评估，mMRC问卷用于评估呼吸困难；A、C组为少症状组，即CAT<10或mMRC为0～1；B、D组为多症状组，即CAT≥10或mMRC≥2。FEV_1，第1秒用力呼气容积；CAT，COPD评估测试问卷；mMRC，改良英国MRC呼吸困难分级量表。

综合评估系统中，根据患者气流受限程度分为GOLD 1～4级；根据症状水平和过去1年的中/重度急性加重史将患者分为A、B、C、D 4个组。若患者过去1年有0～1次门诊的急性加重，为未来急性加重风险低，即A、B组；若患者过去1年有≥2次门诊的急性加重，或≥1次住院急性加重，为未来急性加重风险高，即C、D组。即A组为少症状、低未来风险组；B组为多症状、低未来风险组；C组为少症状、高未来风险组；D组为多症状、高未来风险组。

当患者的肺功能损害与症状之间存在明显的不一致时，应进一步评价患者的合并症、肺功能（肺容积及弥散功能）、肺部影像学、血氧和运动耐力等指标。

对呼吸困难重，但肺功能损害不严重的COPD患者，需排查心血管疾病、胃食管反流、肺血管疾病、焦虑/抑郁等其他导致呼吸困难的常见疾病；对存在严重气流受限，但临床症状却轻微的COPD患者，需注意是否有因运动减少等因素导致的呼吸困难症状，可行6分钟步行试验等运动耐力测试，以反映患者的症状严重程度。由于在基层医疗机构环境中对所有患者定期进行会涉及额外的时间和成本，所以在基层医疗机构可采用“DOSE”指数评估，评分≥4分表明入院的风险更高并且病死率更高；它包含呼吸困难（dyspnea，D；以mMRC评分表示）、气流阻塞程度（degree of airflow obstruction，O；以FEV_1占预计值%表示）、吸烟状态（smoking status，S）、病情加重频率（the number of exacerbation，E）。

3. 分期

（1）急性加重期：指患者短期内咳嗽、咳痰、气短和/或喘息加重、痰量增多、呈脓性或黏脓性、可伴发热等炎症明显加重的表现，并需改变基础COPD的常规用药者。根据急性加重治疗所需要的药物和治疗场所将COPD急性加重分为：①轻度，仅需使用短效支气管扩张剂治疗；②中度，使用短效支气管扩张剂和抗生素，有的需要加用口服糖皮质激素；③重度，需要住院或急诊治疗。

（2）稳定期：指在较长时间内患者咳嗽、咳痰、气短等症状稳定或症状轻微。

【分析】

患者近1周受凉后咳嗽、咳痰加重，痰量增多，有黄痰，伴有低热，属于急性加重期的表现。

六、鉴别诊断

一些已知病因或具有特征病理表现的气流受限疾病，如支气管哮喘、支气管扩张症、肺结核纤维化病变、弥漫性泛细支气管炎，以及闭塞性细支气管炎等，临床上须加以区别；另外还需注意与充血性心力衰竭等相鉴别。COPD与其他疾病的鉴别见表17-0-3。

表17-0-3 慢性阻塞性肺疾病（COPD）与其他疾病的鉴别

疾病	鉴别要点
COPD	中年发病；症状缓慢进展；长期吸烟史或其他烟雾接触史；急性加重期症状超过日常变异并持续恶化
支气管哮喘	早期发病（通常在儿童期）；每日症状变化快，夜间和清晨症状明显；也可有过敏史、鼻炎和/湿疹；有哮喘家族史
支气管扩张	大量脓痰；常伴有细菌感染；粗湿啰音；杵状指；X线胸片或CT示支气管扩张、管壁增厚
肺结核	所有年龄均可发病；X线胸片示肺浸润性病灶或结节状、空洞样改变；微生物检查可确诊；流行地区高发

续表

疾病	鉴别要点
弥漫性泛细支气管炎	主要发生在亚洲人群，多为男性非吸烟者；几乎所有患者均伴有慢性鼻窦炎；X线胸片和高分辨CT示弥漫性小叶中央型结节影和过度充气征
充血性心力衰竭	X线胸片示心脏扩大、肺水肿；肺功能示限制性通气功能障碍非气流受限

【分析】

根据患者的年龄、病史和临床表现，初步可排除支气管哮喘，但还需结合影像学、肺功能检查结果等进行综合分析，以排除支气管扩张、慢性纤维空洞型肺结核、充血性心力衰竭等类似COPD表现的疾病。

七、并发症

COPD患者可因肺气肿并发自发性气胸，呼吸功能严重受损时可出现呼吸衰竭，有些重症患者处于代偿期，呼吸道感染、不适当氧疗、中断吸入治疗、镇静药物过量或外科手术等，可诱发急性呼吸衰竭，也称慢性呼吸衰竭急性加重或失代偿。当病变进行性加重时，可合并慢性肺源性心脏病和右心衰竭。慢性缺氧引起红细胞代偿性增多，从而会引起头痛、头晕、耳鸣、乏力等症状，易并发肺血管栓塞。

八、治疗措施

（一）稳定期的治疗

1. 治疗目的

（1）减轻当前症状，包括缓解症状，改善运动耐力和改善健康状况。

（2）降低未来风险，包括预防疾病进展，预防和治疗急性加重，减少病死率。

2. 教育与管理

（1）教育患者了解吸烟与COPD的关系，提供戒烟相关的帮助并监督。

（2）教育患者预防急性加重（肺炎球菌疫苗及流感疫苗注射、避免感染、避免吸入粉尘等有害气体和颗粒）。

（3）康复治疗（氧疗、呼吸操、运动）。

（4）正确使用吸入装置，了解长期治疗的必要性。

（5）定期复查肺功能、选择合适的就诊时机。

3. 药物治疗　目的在于控制症状，减少急性加重的频率和严重程度，提高运动耐力和生活质量。根据疾病的严重程度，逐步增加治疗，如果没有出现明显的药物不良反应或病情恶化，应在同一水平维持长期的规律治疗，并根据患者对治疗的反应及时调整治疗方案。

（1）支气管扩张剂：是COPD的基础一线治疗药物，通过松弛气道平滑肌、扩张支气管，改善气流受限，从而减轻症状，包括缓解气促、增加运动耐力、改善肺功能和降低急性加重风险，但不能使所有患者的FEV_1都得到改善。与口服药物相比，吸入制剂的疗效和安全性更优，因此多首选吸入治疗。

主要的支气管扩张剂有β_2受体激动剂、抗胆碱药及甲基黄嘌呤类药物，可根据药物作用及患者的治疗反应选用。联合应用不同作用机制及作用时间的药物可以增强支气管舒张作用，更好地改善患者的肺功能与健康状况，通常不增加不良反应。国内COPD稳定期常用吸入治疗药物见表17-0-4。

1）β_2受体激动剂：主要作用于气道平滑肌细胞、上皮细胞和肥大细胞膜表面的β_2受体。根据作用维持时间的长短，分为2类：①短效β_2受体激动剂，主要包括特布他林、沙丁胺醇及左旋沙丁胺醇等，常见剂型为加压定量吸入剂。②长效β_2受体激动剂（LABA），作用时间持续12小时以上，可作为有明显气流受限患者的长期维持治疗药物；早期应用于临床的药物包括沙美特罗和福莫特罗，其中福莫特罗属于速效和长效β_2受体激动剂；近年来新型LABA起效更快、作用时间更长，包括茚达特罗、奥达特罗和维兰特罗等。不良反应和注意事项：总体来说，吸入β_2受体激动剂的不良反应远低于口服剂型。

2）抗胆碱药：抗胆碱药通过阻断M_1和M_3胆碱受体，扩张气道平滑肌，改善气流受限和COPD的症状。可分为短效和长效两种类型。①短效抗胆碱药的主要药物为异丙托溴铵；异丙托溴铵气雾剂：定量吸入30～90分钟达最大效果，维持6～8小时，用法为40～80μg（每喷20μg），3～4次/d。②长效抗胆碱药（long - acting anticholinergic agent，LAMA）能够持久的结合M_3受体，快速与M_2受体分离，从而延长支气管扩张作用时间超过12小时，新型LAMA作用时间可超过24小时，常用的LAMA包括噻托溴铵、格隆溴铵、乌美溴铵和阿地溴铵等；LAMA在减少急性加重及住院频率方面优于LABA，长期使用可以改善患者症状及健康状态，也可减少急性加重及住院频率。

（2）甲基黄嘌呤类药物：可解除气道平滑肌痉挛，还有改善心排血量、舒张全身和肺血管、增加水盐排出、兴奋中枢神经系统、改善呼吸肌功能，以及某些抗炎作用等。低剂量茶碱在减少急性加重方面尚存在争议。茶碱联合LABA对肺功能及呼吸困难症状的改善效果优于单独使用LABA。①口服给药包括短效和长效剂型：短效剂型（如氨茶碱），常用剂量为100～200mg/次，3次/d；长效剂型（如缓释茶碱），常用剂量为200～300mg/次，每12小时1次。②静脉滴注氨茶碱，用于COPD急性加重期；由于COPD患者多为年龄较大，剂量不宜超过0.5g/d；由于茶碱的有效治疗窗小，必要时需要监测茶碱的血药浓度，血液中茶碱浓度>5mg/L即有治疗作用，>15mg/L时不良反应明显增加。

茶碱与多种药物联用时要警惕药物相互作用。高龄、持续发热、心力衰竭和肝功能明显异常者，以及同时应用西咪替丁、大环内酯类药物、氟喹诺酮类药物和口服避孕药等均可能使茶碱血药浓度增加。

（3）糖皮质激素：COPD稳定期长期单一应用ICS治疗并不能阻止FEV_1的降低趋势，

对病死率亦无明显改善；因此不推荐对稳定期COPD患者使用单一ICS治疗。在使用1种或2种长效支气管扩张剂的基础上可以考虑联合ICS治疗。COPD对ICS复合制剂长期吸入治疗的反应存在异质性，外周血嗜酸性粒细胞计数可用于指导ICS的选择，但目前尚缺乏外周血嗜酸性粒细胞计数指导中国COPD人群ICS治疗的研究。对于稳定期患者在使用支气管扩张剂基础上是否加用ICS，要根据症状和临床特征、急性加重风险、外周血嗜酸性粒细胞计数与合并症及并发症等综合考虑。

全身用糖皮质激素包括口服制剂（如泼尼松、泼尼松龙、氢化可的松、地塞米松、甲泼尼龙片剂等）和静脉用制剂（如氢化可的松、地塞米松、甲泼尼龙注射液等），主要用于COPD的急性加重期或合并呼吸衰竭时。不推荐长期口服、肌内注射或静脉应用糖皮质激素治疗。

表17-0-4 国内慢性阻塞性肺疾病（COPD）稳定期常用吸入治疗药物汇总

药物名称	吸入剂类型	起效时间/min	维持时间/h	雾化制剂
β_2受体激动剂				
短效β_2受体激动剂（SABA）				
左旋沙丁胺醇	pMDI	1～3	6～8	√
沙丁胺醇	pMDI	1～3	6～8	√
特布他林	pMDI	1～3	6～8	√
长效β_2受体激动剂（LABA）				
茚达特罗	DPI	<5	24	
抗胆碱药				
短效抗胆碱药（SAMA）				
异丙托溴铵	pMDI	5	6～8	√
长效抗胆碱药（LAMA）				
噻托溴铵	DPI，SMI	<30	24	
格隆溴铵	DPI	<5	24	
LABA+LAMA				
福莫特罗/格隆溴铵	pMDI	<5	12	
茚达特罗/格隆溴铵	DPI	<5	24	
维兰特罗/乌镁溴铵	DPI	5～15	24	
奥达特罗/噻托溴铵	SMI	<5	24	
LABA+吸入性糖皮质激素（ICS）				
福莫特罗/布地奈德	DPI	1～3	12	

续表

药物名称	吸入剂类型	起效时间/min	维持时间/h	雾化制剂
福莫特罗/倍氯米松	pMDI	1 ~ 3	12	
沙美特罗/氟替卡松	pMDI，DPI	15 ~ 30	12	
维兰特罗/糠酸氟替卡松	DPI	16 ~ 17	24	
ICS+LABA+LAMA				
布地奈德/富马酸福莫特罗/格隆溴铵	pMDI	<5	12	
糠酸氟替卡松/维兰特罗/乌镁溴铵	DPI	6 ~ 10	24	

注：pMDI，压力定量气雾剂；DPI，干粉吸入剂；SMI，软雾吸入剂。

（4）其他治疗

1）祛痰药：应用祛痰药有利于气道引流通畅，并改善通气功能，但其效果并不确切，仅对少数有黏痰的患者有效。常用药物有盐酸氨溴索、乙酰半胱氨酸、福多司坦、桉柠蒎等。

2）抗氧化剂：COPD患者的气道炎症会导致氧化负荷加重，促使其产生病理生理变化。应用抗氧化剂，如大剂量N–乙酰半胱氨酸（0.6g，2次/d）或羧甲司坦等可降低疾病反复加重的频率。

3）免疫调节剂：如卡介苗素、核酪注射液、胸腺素等，对减少上呼吸道感染和COPD急性发作次数可能有一定疗效。但因尚缺乏循证医学的研究证据，故不推荐常规应用于COPD的治疗。

4）疫苗：主要指流感疫苗和肺炎疫苗。接种流感疫苗可预防流感，避免流感引发的急性加重，适用于各级临床严重程度的COPD患者。对于年龄≥65岁，或年龄虽<65岁但FEV_1占预计值%<40%的患者，建议接种肺炎链球菌多糖疫苗等，以预防呼吸道细菌感染。

5）中医治疗：某些中药具有调理机体状况的作用，可予辨证施治。COPD发病多表现为咳、痰、喘、胀、肿、紫（发绀）等主要症状，属于中医学中的“咳嗽”“哮证”“喘证”“肺胀”等病范畴。中医中药治疗COPD需要根据不同个体进行辨证论治，不能盲目单用某一方剂。

4. 非药物治疗

（1）氧疗：长期家庭氧疗是指COPD稳定期患者在家经鼻导管吸入低流量（1 ~ 2L/min）氧气，每日吸氧时间在15小时以上。长期家庭氧疗的目的是使COPD患者在静息状态下，PaO_2≥60mmHg和/或使SaO_2升至90%以上，以维持身体重要脏器的功能。长期氧疗对COPD合并慢性呼吸衰竭患者的血流动力学、呼吸生理、运动耐力和精神状态都有益处，可以改善患者生活质量，提高生存率。提倡在医生指导下施行长期家庭氧疗。

氧疗指征（具有以下任何一项）：①静息时，PaO_2≤55mmHg或SaO_2<88%，有或无

高碳酸血症；②56mmHg≤PaO_2<60mmHg，SaO_2<89%伴下述之一，包括继发红细胞增多（血细胞比容>55%）、肺动脉高压（平均肺动脉压≥25mmHg）、右心功能不全导致水肿。

（2）康复治疗：适用于中度以上COPD患者。规律的运动训练是呼吸康复的核心内容。每个COPD患者的运动训练计划应根据全面评估结果、康复目标、康复场所，以及可提供的仪器设备来决定。运动训练处方包括运动方式、频率、持续时间、运动强度和注意事项。

1）有氧训练：即耐力训练，常见的包括快走、慢跑、游泳、打球等。

2）阻抗训练：即力量训练，通常包括器械训练和徒手训练，器械训练主要包括哑铃、弹力带、各种阻抗训练器械，徒手训练采用抗自身重力方式进行，如深蹲、俯卧撑等。

3）平衡柔韧训练：常见的柔韧训练包括太极拳、八段锦、瑜伽等，可以提高患者柔韧性，对于预防运动损伤、扩大关节活动范围有重要作用。

4）呼吸训练：呼吸肌功能下降是导致COPD患者肺通气功能不足、气促的常见原因之一，呼吸训练主要包括缩唇呼吸、腹式呼吸及呼吸肌耐力训练。

（3）外科手术治疗：如肺大疱切除术、肺减容术和肺移植术，可参见相关指南。总之，应当根据COPD的临床严重程度采取相应的分级治疗（表17-0-5）。

表17-0-5 稳定期慢性阻塞性肺疾病（COPD）的分级治疗方案

分级	治疗方案
1级（轻度）	避免危险因素，接种流感疫苗
2级（中度）	按需使用短效支气管扩张剂 规律应用一种或多种长效支气管扩张剂
3级（重度）	辅以康复治疗 反复急性加重，可吸入糖皮质激素 出现呼吸衰竭，应长期氧疗
4级（极重度）	可考虑外科手术治疗

（二）急性加重期治疗

COPD急性加重期的治疗包括以下几个方面：①确定COPD急性加重的原因；②COPD急性加重严重程度的评估；③急性加重的院外治疗和COPD急性加重的住院治疗。对于病情相对较轻的急性加重患者可在院外治疗，但需注意严密观察病情变化，及时决定是否送医院治疗。

1. 支气管扩张剂　COPD急性加重患者的门诊治疗包括适当增加以往所用支气管扩张剂的剂量及次数。若未曾使用抗胆碱药，可以加用。对于更严重的患者，可以给予数日较大剂量的雾化治疗，如沙丁胺醇、异丙托溴铵，或沙丁胺醇联合异丙托溴铵雾化吸入。支气管扩张剂亦可与糖皮质激素联合雾化吸入治疗。

2. 糖皮质激素 全身使用糖皮质激素对急性加重期患者病情缓解和肺功能改善有益。如患者的基础FEV_1占预计值%<50%，除应用支气管扩张剂外，可考虑应用全身性糖皮质激素，如甲泼尼龙40mg/d，连用5日，静脉与口服效果相当。

3. 抗生素 COPD患者症状加重、痰量增加并出现脓性痰时，应给予抗生素治疗。应根据病情严重程度，参照当地致病菌流行病学资料、耐药趋势和药敏情况，尽早选择敏感抗生素（表17-0-6）。

表17-0-6 慢性阻塞性肺疾病（COPD）急性加重的初始经验性抗菌治疗

病情适于门诊治疗			病情适于住院治疗	
无预后不良危险因素	有预后不良危险因素		无PA感染风险	有PA感染风险
	无PA感染风险	有PA感染风险		
无抗PA活性者口服β内酰胺类（如阿莫西林/克拉维酸） 口服四环素类（如多西环素） 口服大环内酯类（如克拉霉素、阿奇霉素） 口服二代（如头孢呋辛、头孢克洛）或三代头孢菌素（如头孢地尼、头孢泊肟）	无抗PA活性者口服β内酰胺类（如阿莫西林/克拉维酸） 口服喹诺酮类（如莫西沙星、左氧氟沙星、奈诺沙星）	口服喹诺酮类（如环丙沙星、左氧氟沙星）	无抗PA活性者口服β内酰胺类（如阿莫西林/克拉维酸、氨苄西林/舒巴坦、头孢曲松、头孢噻肟、头孢洛林） 喹诺酮类（如左氧氟沙星、莫西沙星）	β-内酰胺类（如头孢他啶、头孢吡肟、哌拉西林/他唑巴坦、头孢哌酮/舒巴坦） 喹诺酮类（如环丙沙星、左氧氟沙星）

注：预后不良危险因素包括年龄>65岁、有合并症（特别是心脏病）、重度COPD、急性加重≥2次/年或3个月内接受过抗菌治疗。PA，铜绿假单胞菌。

【分析】

患者近1周受凉后咳嗽、咳痰加重，伴有低热，属于急性加重期的表现，因此需及时进行体格检查和辅助检查，了解发病诱因，COPD急性加重期多数为感染所致，经过检查了解呼吸道感染的程度、肺部病变的范围、有无并发症后，在治疗上应采取抗感染、解痉、平喘、化痰等综合治疗。在经验使用抗生素的同时，若有条件应进行痰的细菌培养和药敏试验，以指导合理使用抗生素。

九、转诊原则

当患者出现以下情况，建议向综合医院呼吸专科转诊。

1. 紧急转诊 当COPD患者出现中重度急性加重，经过紧急处理后症状无明显缓解，需要住院或行机械通气治疗，应考虑紧急转诊。

（1）普通病房住院指征

1）症状显著加剧，如突然出现的静息状况下呼吸困难。

2）重度COPD。

3）出现新的体征或原有体征加重（如发绀、神志改变、外周水肿）。

4）有严重的合并症（如心力衰竭或新出现的心律失常）。

5）初始药物治疗急性加重失败。

6）高龄。

7）诊断不明确。

8）治疗无效或医疗条件差。

（2）入住监护病房指征

1）对初始急诊治疗反应差的严重呼吸困难。

2）意识状态改变，包括意识模糊、昏睡、昏迷。

3）持续性低氧血症（$PaO_2<40mmHg$）或进行性加重和或严重或进行性加重的呼吸性酸中毒（$pH<7.25$），氧疗或无创通气治疗无效。

4）需要有创机械通气治疗。

5）血流动力学不稳定、需要使用升压药。

2. 普通转诊

（1）因确诊或随访需求或条件所限，需要做肺功能等检查。

（2）经过规范化治疗症状控制不理想，仍有频繁急性加重。

（3）为评价COPD合并症或并发症，需要做进一步检查或治疗。

十、教育和管理

（一）慢性阻塞性肺疾病教育管理的长期目标

1. 通过对COPD知识的广泛传播，提高公众对COPD的认知，做到早诊断、早治疗。

2. 使COPD患者树立战胜疾病的信心和乐观精神。

3. 增加COPD患者对医生提供的各项防控措施（药物及非药物治疗）的良好依从性，减少不良反应，定期随诊。

（二）宣传教育方式

1. 通过开办COPD患者学习班、俱乐部、联谊会等多种形式集中进行系统的教育，医患双方面对面进行交流、讨论。

2. 组织患者观看电视节目、录像等。

3. 发放有关COPD防治的科普图书、报纸、杂志。

4. 利用网络媒体技术传播防治COPD的知识。

5. 对就诊和/或住院的患者进行个体化的教育。

（三）教育管理的具体内容

1. 解释COPD的危险因素、戒烟和避免有害气体及颗粒吸入对COPD发生、发展的意义，以及戒烟的益处和方法。

2. COPD的症状和肺功能检查在诊断和评估中的意义；定期评价症状和肺功能对COPD严重程度和治疗策略制订的重要作用。

3. 长期治疗的目的和重要性，使患者相信通过长期规范的治疗能够有效控制其症状，不同程度地减缓病情进展速度。

4. 正确的吸入疗法。

5. 了解COPD急性加重的原因、临床表现及预防措施；争取发生急性加重时能进行紧急自我处理；知晓门诊或急诊就诊的适应证；明白流感疫苗和肺炎球菌疫苗接种的意义。

6. 介绍并演示一些切实可行的康复锻炼方法，如腹式呼吸、深呼吸、缩唇呼吸；适当的运动量选择；氧疗的适应证及方法。

7. 管理　建立COPD档案，记录患者的吸烟状况、用药状况及依从性、并发症、疫苗接种情况、是否长期家庭氧疗、运动评估及个体化方案制订。定期进行肺功能评估、症状评估、急性加重风险评估。根据再评估结果进行治疗方案的调整。

（王杰萍）

第十八章　慢性肾脏病

慢性肾脏病

【案例】

患者，男，35岁。因“水肿5年，夜尿增多2年，乏力、厌食1个月”就诊。5年前无明显诱因出现晨起眼睑水肿，无乏力、食欲缺乏、腰痛、血尿等，于当地医务所测血压150/90mmHg，未规律诊治。此后水肿间断出现，时有时无，时轻时重，未予重视。近2年来出现夜尿增多，每晚3～4次，未诊治。患者近1个月来无诱因出现乏力、厌食，有时伴恶心、腹胀，无腹痛、腹泻或发热。自服多潘立酮无效，乏力厌食症状进行性加重，遂就诊。患者既往无糖尿病病史，无药物滥用史。体格检查：体温36.8℃，脉搏90次/min，呼吸20次/min，血压160/100mmHg。慢性病容，贫血貌，双眼睑轻度水肿，皮肤有氨味，浅表淋巴结无肿大，巩膜无黄染。心、肺、腹部体格检查未见异常。双下肢无水肿。

慢性肾脏病（chronic kidney disease，CKD）越来越成为严重危害公众健康的问题，通过临床及基础研究，人们已经认识到这种疾病通过常规的实验室检查就能被发现，而且早期发现和治疗可以防止CKD的进展。

一、定义

CKD是影响公共健康的重大疾病，2002年美国肾脏基金会制定了CKD的评估和治疗指南。指南对CKD做了如下定义：肾脏损伤或肾小球滤过率（GFR）<60ml/（min·1.73m^2）持续≥3个月。

1. 肾脏损伤（肾脏结构或功能异常）时间≥3个月，可以有或无GFR下降。可表现为下列异常：病理学检查异常；肾损伤的指标阳性（包括血、尿成分异常或影像学检查异常）。

2. GFR<60ml/（min·1.73m^2）时间≥3个月，有或无肾脏损伤证据。

二、肾功能计算方法及慢性肾脏病的分期

目前评估肾功能的方法包括测定尿常规、评价尿蛋白（包括24小时尿蛋白定量、尿总蛋白/尿肌酐比值、尿白蛋白/尿肌酐比值）、血清肌酐（Scr）、测定GFR（包括采用放射性核素法测定、目前国际上公认的用MORD公式和Cockcroff-Ganlt公式来计算成人GFR）

MDRD公式：

eGFR=170×Scr−0.999×年龄−0.176×BUN−0.170×ALB×0.318×（0.742女性）

其中，Scr为血肌酐（mg/dl），BUN为尿素氮（mg/dl），ALB为血浆白蛋白（g/dl）。

CG公式：

$$eGFR=Ccr \times 0.84 \times 1.73/BSA$$

$$Ccr=[(140-年龄) \times 体重 \times (0.85女性)]/(72 \times Scr)$$

$$BSA=0.007\ 184 \times 体重 \times 0.425 \times 身高 \times 0.725$$

其中，年龄（岁），体重（kg），身高（cm），Scr为血肌酐（mg/dl），BSA为人体体表总面积（m^2）。

根据GFR可将CKD分为5期，见表18-0-1。

表18-0-1 慢性肾脏病（CKD）分期

分期	描述	GFR/[ml·(min·1.73m²)⁻¹]
1期	肾损伤，GFR正常或增加	≥90
2期	肾损伤，GFR轻度下降	60～89
3期	GFR中度下降	30～59
4期	GFR严重下降	15～29
5期	终末期肾脏病	<15或透析

注：GFR，肾小球滤过率。

三、流行病学现状

2017年，全球共有123万人死于CKD，较1990年增加了41.5%。与其他死因相比，2017年CKD病死人数几乎与交通事故死亡人数等同，且远多于结核病或艾滋病病死数。在全球133个死因排名中，CKD由1990年的第17位跃升至了2017年的第12位。研究者预计，到2040年，该数字可能增至220万例，最坏情况下可增至400万例。著名医学期刊《柳叶刀》在线发表了一篇题为《1990—2017全球不同国家和地域慢性肾脏疾病负担：2017年全球疾病负担系统分析》的研究。研究结果表明，2017年，全球共有6.975亿例CKD患者，其中，近1/3的CKD患者在中国和印度，患者数分别为1.32亿例和1.15亿例。

2012年，一项近5万人的调查数据表明，中国人CKD患病率为10.8%，其中女性为14.41%，男性为10.17%；60岁及以上老年人群为19.25%，60岁以下人群为8.71%。从地区分布看，中国西南地区的CKD患病率最高，为15.08%，华南地区最低，为10.33%。2013年的“全球疾病负担系统分析”则显示，与1990年相比，2013年中国CKD病死率增加了近150%。2015年，中国CKD患者的住院病死率约为2.6%，高于非CKD住院患者（0.8%）和糖尿病住院患者（1.5%）。

四、慢性肾脏病的病因

在西方国家中CKD以继发性因素为主要原因，已经公认糖尿病和高血压是两大重要因素，糖尿病患者中至少40%有肾脏疾病，高血压患者中约50%有肾脏疾病。

在发展中国家，CKD通常与年老、糖尿病、高血压、肥胖，以及心血管病有关。慢性肾功能不全的主要病因如下。

1. 原发性肾小球疾病，包括IgA肾病、局灶性肾小球硬化、膜性肾病等。

2. 伴有系统性疾病的肾小球病变，包括糖尿病、感染后肾小球肾炎、系统性红斑狼疮、淀粉样变性等。

3. 遗传性肾病（多囊肾）。

4. 高血压肾血管硬化、恶性肾小球硬化。

5. 肾脏大血管疾病。

6. 梗阻性尿路疾病，包括输尿管梗阻、良性前列腺增生等。

CKD的其他常见原因见表18-0-2。

表18-0-2 慢性肾脏病（CKD）其他常见原因

分类	病因
感染	丙型肝炎病毒、结核分枝杆菌、人类免疫缺陷病毒、寄生虫
药物	镇痛药、放射造影剂
毒素	重金属、槟榔、草药、工业化学品

【分析】

该患者进行了实验室检查。血常规：Hb 88g/L；尿常规：蛋白（++），红细胞（++）；粪便常规（-）。血生化：血肌酐900μmol/L，HCO_3^- 15mmol/L，血磷升高。超声：双肾缩小，左肾8.7cm×4.0cm，右肾9.0cm×4.1cm，双肾皮质回声增强，皮髓质分界不清。该患者为中年男性，慢性病程，隐匿起病；间断晨起眼睑水肿，发现血压升高5年，出现夜尿增多2年，厌食、乏力进行性加重1个月。结合临床表现及辅助检查，考虑诊断“CKD 5期，肾性高血压，肾性贫血（中度），代谢性酸中毒，高磷血症”。需进一步完善相关检查明确病因，并进行并发症筛查。

五、慢性肾脏病的临床表现

CKD患者发病初期常无明显临床症状，早期可有夜尿增多、倦怠、疲劳、精神敏感，大部分患者直到肾功能急剧恶化或到晚期才出现临床症状。常见症状如下。

1. 胃肠道　厌食、恶心、呕吐，呼出气体有尿味或金属味，晚期常见胃肠溃疡和出血等。

2. 心血管系统

（1）高血压：是慢性肾功能不全最常见的并发症，往往表现为难治性高血压。多为水钠潴留、容量负荷过重、肾素-血管紧张素-醛固酮系统激活所致。

（2）心肌病、充血性心力衰竭：慢性肾脏疾病常合并左心室肥厚或扩张型心肌病，充血性心力衰竭是慢性肾功能不全患者的主要死亡原因之一。

（3）心包炎：常见于慢性尿毒症，早期表现为随呼吸加重的胸痛，可伴心包摩擦音，病情进展可出现心包积液。

3. 血液系统

（1）贫血：常为正细胞、正色素性贫血，随肾功能的减退而加重。

（2）出血倾向：可出现鼻出血、胃肠道出血、皮肤瘀斑等。

4. 皮肤表现　瘙痒、皮肤可呈棕黄色、"尿素霜样"皮肤（尿素从汗液排出，在皮肤表面形成白色粉末样结晶）。

5. 神经肌肉改变　由于尿毒症毒素、电解质紊乱、贫血、营养不良等因素影响，导致神经系统功能紊乱（尿毒症性脑病）和周围神经病变。多出现在慢性肾功能不全透析治疗前，表现如下。

（1）精神异常：注意力不集中、反应迟钝、失眠或嗜睡。

（2）神经系统紊乱：肌肉颤动或痉挛、扑翼样震颤、严重者出现手足抽搐、癫痫样发作。

（3）运动异常：下肢和足部难以形容的感觉不适、行动笨拙、不宁腿综合征等。

6. 其他

（1）感染：是CKD患者主要的死亡原因。

（2）内分泌代谢紊乱：可出现糖耐量异常、高甘油三酯血症，部分患者可合并甲状腺功能减退。

（3）水、电解质平衡失调：代谢性酸中毒和高钾血症、低钙高磷、继发性甲状旁腺功能亢进等。

六、慢性肾脏病的诊断思路

（一）病史询问要点

1. 慢性基础疾病或危险因素　如糖尿病、高血压、肾小球肾炎、痛风、系统性红斑狼疮、药物应用史。

2. 症状　包括胃肠道症状（如食欲减退、恶心、呕吐）、心功能不全、贫血及出血倾向、皮肤瘙痒等。

3. 家族史　如多囊肾、遗传性肾炎、髓质囊性肾病等。

（二）体格检查要点

观察有无贫血貌、皮肤瘀斑、"尿素霜样"皮肤等改变，呼出气体有尿味或金属味，心肺听诊有无心脏杂音、心包摩擦音或肺部啰音，有无注意力不集中、肌肉颤动等精神神经系统异常。

（三）必要的辅助检查

1. 血生化检查　血常规、凝血功能、肾功能、电解质等。

2. 尿液检查　尿常规、尿蛋白定量。

3. 肾脏超声。

4. 条件允许的可行以下检查 ①肾脏核素扫描及MRI三维后处理；②肾活检；③其他：自身免疫性疾病的血清学检测、慢性感染性疾病的血清学检测（乙型肝炎、丙型肝炎及HIV等）、血清及尿蛋白电泳和免疫固定法、血和尿培养、恶性肿瘤的影像学检查等。

七、诊断流程

1. 明确肾功能不全的存在 检测GFR降低，肾功能不全早期单纯检测血尿素氮、肌酐往往升高不明显，尤其是老年患者。

2. 鉴别急慢性肾功能不全。

3. 查找肾功能不全的病因。

4. 寻找慢性肾功能不全急性恶化的可逆因素 ①肾前性：循环容量不足；②肾后性：尿路梗阻；③肾实质性：严重高血压、急性肾盂肾炎、造影剂肾病等；④肾血管性：肾血管栓塞；⑤混合因素：甲状腺功能减退、感染、严重胃肠道反应等。

5. 明确肾功能不全分期（表18-0-1）。

6. 明确有无并发症存在 如感染、心力衰竭、尿毒症性脑病、高钾血症等。

肾功能不全本身又会导致高血压难以控制，最终形成恶性循环，促进肾功能不全进展为肾衰竭。肾衰竭在传统上被认为是CKD最严重的阶段，症状通常由并发症引起，当症状十分严重时，只有选择透析或肾移植治疗。其他的后果包括心血管疾病风险增加、急性肾损伤、感染、认知功能障碍，以及生理功能受损。并发症可以出现在疾病的任何阶段，在未进展为肾衰竭时就可以导致患者死亡。

肾衰竭治疗费用高且治疗效果差现已成为世界公共卫生事业的重大挑战。对高危人群进行筛查，早期发现CKD，对改善预后和节约治疗费用具有重要意义。

【分析】

该患者有高血压病史，需要与长期高血压导致的肾损害相鉴别；患者首先出现水肿，同时伴血压升高，考虑本病可能性小，必要时可行肾活检进一步除外。

八、治疗

对慢性肾脏病，积极治疗能防止疾病进展，减少并发症、心血管病风险及改善生存质量。治疗方案的确立，要基于临床诊断和分期。临床诊断的明确有利于针对病因和病理过程进行治疗；疾病分期可以用来指导非特殊化治疗，以延缓疾病进展和减少并发症风险。

（一）慢性肾脏病的治疗原则

1. 加强对原发疾病和加重因素的治疗。

2. 依据CKD的不同分期选择不同的防治策略。

（二）改善成年慢性肾脏病预后的总体策略（表18-0-3）

表18-0-3 改善成年慢性肾脏病（CKD）预后的总体策略——预防、检测、评估及治疗

项目	治疗宗旨	目标人群	实例
降低CKD风险	干预肾病易感因素	所有成人	预防、观察及高血压和糖尿病的处理
早期筛查CKD	实验室检测无症状疾病	CKD高风险人群（高血压、糖尿病、临床CVD和肾衰竭家族史，或年龄≥60岁）	尿白蛋白与肌酐比值作为肾损伤标志，血清肌酐估算GFR
明确临床诊断（病因和病理）	针对临床诊断的特殊治疗	CKD患者	肾小球疾病、肾小管疾病、血管性疾病、多囊性肾病等
延缓CKD和蛋白尿进展	非特殊化治疗，与病因无关	CKD患者（特别是高风险者）	ACEI或ARB治疗蛋白尿、降压
预防GFR下降所致的并发症	避免药物毒副作用及药物性AKI	3～5期CKD的患者	药物剂量要基于估算的GFR，避免使用NSAID、碘化对比剂、基于磷酸盐的肠道准备、金轧（CKD 4～5期）；用等张盐水或碳酸氢钠预防张力性AKI
预防GFR下降所致的并发症；尿毒症并发症	针对变化的病理生理治疗	3～5期CKD的患者（更多是4～5期）	ESA和铁剂治疗贫血；维生素D和磷酸盐结合剂治疗CKD-MBD；合适的能量和营养的摄取；向肾病科专家求诊
肾病综合征的治疗	非特殊化治疗，与病因无关	尿ACR>200mg/g的患者	ACEI/ARB，限制食盐、利尿剂、他汀类药物，考虑使用抗凝剂
改善透析或肾移植的预后	准备并及时开始肾脏替代治疗	CKD 4～5期的患者（更多的是5期）	透析模式选择；开始安排血液透析；移植受者选择；移植供者选择；恰当的透析量；移植后合理免疫抑制治疗；移植后GFR下降相关并发症和蛋白尿
降低CVD风险	处理CVD风险和临床CVD	CKD患者（特别是高风险者）	CKD较高血压、血脂风险更大

注：CVD，心血管病；ACEI，血管紧张素转化酶抑制剂；ARB，血管紧张素Ⅱ受体阻滞剂；AKI，急性肾损伤；ESA，红细胞生成素；CKD-MBD，慢性肾脏病矿物质和骨代谢紊乱；ACR，白蛋白与肌酐比；NSAID，非甾体抗炎药；GFR，肾小球滤过率。

（三）早期慢性肾脏病的处理建议（表18-0-4）

早期CKD的处理建议见表18-0-4。

表18-0-4 早期慢性肾脏病（CKD）的处理建议

建议	项目	措施
生活方式的改变	吸烟	建议戒烟
	饮食	每日盐的摄入<100mmol（2～3g），酸中毒考虑口服碳酸氢盐补充
	体重	体重指数<25kg/m²；男性腰围<102cm，女性腰围<88cm（国外数据）
	运动	可行的话，每周进行4～7日的中度体力活动（散步、慢跑、骑自行车或游泳）
高血压	治疗目标	血压<125～130mmHg/75～80mmHg
	药物治疗	有蛋白尿的CKD（尿白蛋白与肌酐比为30mg/mmol或随机尿蛋白>500mg/d）应该至少服用包含ACEI或ARB的降压药，不伴蛋白尿的CKD患者可以使用ACEI、ARB、噻嗪类利尿药、β受体拮抗剂（用于年龄<60岁，或合并缺血性心脏病的患者）或长效钙通道阻滞剂，CKD 3期以上慎用ACEI/ARB类药物
糖尿病	治疗目标	HbA1c<7.0%，空腹血糖4～7mmol/L
	药物治疗	二甲双胍可用于CKD 1～2期和稳定型的3期患者；瑞格列奈不需要进行剂量调整；短效的磺脲类药物（如格列齐特）优于长效制剂；磺脲类和胰岛素需要进行剂量调整
脂代谢紊乱	治疗目标	慢性肾脏病3～4期患者的LDL-C水平目标值参照指南一般人群水平
	药物治疗	首选他汀类，必要时调整剂量；贝特类需要调整剂量，胆汁酸螯合剂、他汀、烟酸、依折麦布不需要作剂量调整
抗血小板治疗	药物治疗	高危或心血管病及无禁忌证的患者服用阿司匹林

注：ACEI，血管紧张素转化酶抑制剂；ARB，血管紧张素Ⅱ受体阻滞剂；HbA1c，糖化血红蛋白；LDL-C，低密度脂蛋白胆固醇。

（四）肾脏替代治疗

终末期肾脏病患者无任何症状时可不必行肾脏替代治疗。肾脏替代治疗适用于CKD 5期（尿毒症终末期）患者，方法包括：①血液净化，血液透析、腹膜透析和血液滤过；②肾脏移植。

肾脏替代治疗适应证包括：①难以纠正的高钾血症；②保守治疗难以控制的水钠潴

留；③尿毒症性心包炎、脑病和进展性神经病变；④难以控制的进展性代谢性酸中毒。

（五）中医中药治疗

中医中药对肾脏病的治疗已有很长的历史。如川芎、黄芪、冬虫夏草、大黄等分别具有调节水盐代谢、调节免疫、增加尿毒素排泄的作用，对改善患者预后具有一定的意义。

九、转诊原则

CKD以下情况需转诊至专科医生处。

1. 初发肾功能不全或是不明原因的肾功能不全，应及时转诊以明确病因。

2. 发现疾病控制不佳或怀疑引起继发性肾功能不全时。

3. 不明原因的持续蛋白尿阳性。

4. 慢性肾功能不全患者病情突然变化时。

（1）出现尿量骤减或逐渐减少，经积极对症处理后，无尿2日或少尿4日以上。

（2）突然出现剧烈胸痛，随呼吸加重，听诊有心包摩擦音；或突然出现血压下降、脉压变小、末梢循环不良、颈静脉压力增高等症状。

（3）未能控制的高钾血症。

（4）持续呕吐。

（5）烦躁或嗜睡。

（6）肾衰竭需透析治疗。

（7）经治疗后，血尿素氮或血肌酐仍不断升高。

十、预防

由于CKD通常起病隐匿，肾脏储备轻度减少的患者可无症状，即使轻到中度肾功能不全时患者已经出现尿素氮和肌酐升高，亦可无明显症状，待症状出现，病情已较为严重，故早期发现、早期诊断、早期有效防治，可延缓CKD进展为终末期肾病，并使各种并发症减到最低。在美国，CKD最常见的危险因素包括糖尿病、高血压、心血管病、终末期肾脏病家族史，以及年龄>55岁。针对该人群进行筛查将能发现绝大部分的CKD患者。

有两种检测项目推荐用于筛查：尿蛋白（肾损伤指标）和血清肌酐水平。尿白蛋白检测在过去作为首选，因为白蛋白是成人常见CKD灵敏且特异的指标。但由于24小时尿液收集很烦琐且数据不准确，因此通常视完成条件而定。目前多推荐选择收集一次尿样本，尤其是清晨尿，再计算尿白蛋白与尿肌酐比值的方法，正常值：男性<17mg/g，女性<25mg/g。临床上统一标准，如果3次尿标本中有2次比值≥30mg/g，认定为尿微量白蛋白阳性，之外再计算GFR。

最初计算GFR时，还应该包含尿液分析，计算尿微量白蛋白（或蛋白）与尿肌酐比值，以及肾脏超声评估结构、体积和瘢痕情况。如果患者的病史和症状提示有自身免疫性疾病，相关血清学内容也应该检测。具有乙型肝炎、丙型肝炎及HIV相关风险的个体还需进行相应检测等。

总之，对于CKD，需要多学科配合（全科医学、肾内科、内科及泌尿科），更需要社区医生、全科医生共同努力，才能提高CKD的诊治率、提高患者生存质量、大大降低医疗费用、降低病死率。

（于德华）

第十九章　骨质疏松症

骨质疏松

【案例】

患者，女，56岁，体重54kg，47岁绝经。因“1个月前下楼梯时不慎摔倒，出现腰部疼痛”至当地医院就诊。行X线摄片示L_2椎体压缩性骨折，腰椎骨质疏松。卧床休息、保守治疗后恢复。现患者因骨质疏松就诊于社区卫生服务中心。

骨质疏松症（osteoporosis）是一种以骨量减少、骨质量受损及骨强度降低，进而导致骨脆性增加、易发生骨折为特征的全身性骨病，多见于绝经后女性和老年男性。该病的主要特点为单位体积内骨量减少，骨皮质变薄，松质骨骨小梁数目及大小均减少，骨骼荷载能力减弱。临床上主要表现为周身疼痛、身高降低、脊柱畸形及脆性骨折等。

一、骨质疏松症的流行病学

骨质疏松症是一种退化性疾病，随年龄的增长，患病风险增加。随着人口老龄化日趋严重，骨质疏松症已成为我国面临的重要公共健康问题。研究表明，2016年我国60岁以上的老年人骨质疏松症发病率为36%，其中男性为23%，女性为49%。

骨质疏松症最严重的后果是骨质疏松性骨折，导致病残率和病死率增加，给患者、家庭和社会造成沉重的经济负担。根据流行病学调查，2010年我国骨质疏松性骨折患者达233万人，其中髋部骨折36万人，椎体骨折111万人，其他骨质疏松性骨折86万人，为此医疗支出约649亿元。据预测，至2050年，我国骨质疏松性骨折患者数将达599万人，相应的医疗支出高达1 745亿元。然而，骨质疏松性骨折是可防可控的，尽早预防可以避免骨质疏松及骨折。即使发生过骨折，只要采取适当、合理的治疗，仍可有效降低再次骨折的风险。因此，普及骨质疏松症知识，做到早期诊断、及时预测骨折风险，并采取规范的防治措施十分重要。

二、骨质疏松症的分类和病因

（一）骨质疏松症的分类

骨质疏松症分为三类（表19-0-1）：①第一类为原发性骨质疏松症，是一种随着年龄增长而发生的生理性退行性病变，占所有骨质疏松症的90%以上；②第二类为继发性骨质疏松症，是由其他疾病或药物等因素所诱发的骨质疏松症；③第三类为特发性骨质疏松症，多见于青少年，可伴有家族遗传史，妊娠期妇女及哺乳期女性所发生的骨质疏松也列入特发性骨质疏松症。

原发性骨质疏松症又分为Ⅰ型和Ⅱ型，Ⅰ型为绝经后骨质疏松症，Ⅱ型为老年性骨质疏松症。绝经后骨质疏松症一般发生在妇女绝经后5～10年内发生；而老年性骨质疏松症一般是指年龄70岁以上发生的骨质疏松症。

（二）病因和危险因素

骨的形成和吸收是一个动态平衡的过程。凡是使骨吸收增加和/或骨形成减少的因素都会导致骨丢失和骨质量下降，进而引起骨质疏松。常见的病因和危险因素如下。

1. 骨吸收因素　性激素的减少或缺乏、活性维生素D缺乏和甲状旁腺激素（parathyroid hormone，PTH）增加、骨组织细胞因子表达紊乱等因素，可导致破骨细胞功能增强、骨吸收增加。

2. 骨形成因素　峰值骨量降低和骨重建功能减退导致骨形成不足。峰值骨量主要由遗传因素决定，并与营养、生活方式等相关。而骨重建功能减退可能是老年性骨质疏松症的主要原因。

3. 骨质量下降　骨质量与遗传因素有关，骨质量下降可导致骨脆性和骨折风险增高。

4. 不良生活方式和生活环境　如吸烟、缺乏体力活动、酗酒、长期卧床、钙和/或维生素D缺乏（光照少或摄入少）、蛋白质摄入不足、长期使用影响骨代谢的药物等。

表19-0-1　骨质疏松症的分类及病因

分类	病因
原发性骨质疏松症	Ⅰ型（绝经后骨质疏松症）
	Ⅱ型（老年性骨质疏松症）
特发性骨质疏松症	—
继发性骨质疏松症	内分泌疾病：库欣综合征、性腺功能减退、甲状旁腺功能亢进、甲状腺功能亢进、1型糖尿病、高催乳素血症
	结缔组织疾病：类风湿关节炎、系统性红斑狼疮、强直性脊柱炎、干燥综合征
	营养性疾病：维生素C缺乏、维生素D缺乏（佝偻病或骨软化）、维生素K_2缺乏
	慢性消化道疾病：炎症性肠病、慢性肝病、吸收不良综合征
	血液病：多发性骨髓瘤、白血病、淋巴瘤、骨髓异常增生综合征
	肾脏疾病：慢性肾衰竭、肾小管性酸中毒
	药物：糖皮质激素、肝素、抗惊厥药物、免疫抑制剂、含铝抗酸药
	遗传性疾病：成骨不全、马方综合征
	骨肿瘤：原发性骨肿瘤、转移性骨肿瘤
	长期卧床或制动

【分析】

患者为绝经后妇女，绝经年龄47岁，X线摄片提示骨质疏松，首先考虑绝经后骨质疏松症可能。

三、骨质疏松症的临床表现

骨质疏松症的患者如果未经积极预防和治疗，其临床转归的一般规律是：一个或多个骨质疏松危险因素→低骨量→骨质疏松→骨质疏松性骨折（严重骨质疏松症）。第一次骨折发生后，患者发生再次或反复骨折的概率明显增加。骨质疏松症常见的临床表现如下。

（一）骨痛和乏力

骨痛和乏力是骨质疏松症患者最常见的症状。轻者通常无症状，较重者常诉腰背疼痛、乏力或全身骨痛，以腰背痛最为突出。骨痛主要是由于骨转换高，骨吸收增加所致。疼痛常于劳累或活动后加重，负重能力下降或不能负重。当出现剧烈骨痛及肢体活动明显受限时，往往提示已经发生脆性骨折。

（二）脆性骨折

脆性骨折（fragile fracture）是骨质疏松症最严重的临床后果，严重影响患者生活质量。常于轻度外伤或轻微活动后发生，多发部位为脊柱、髋部和前臂，其他部位亦可发生，如肋骨、胸骨等。脊柱压缩性骨折多见于绝经后骨质疏松症患者，可单发或多发，有或无诱因，最常见于胸腰椎交界处（如$T_{11\sim12}$至$L_{1\sim3}$的椎体）。椎体骨折后常表现为身材缩短，严重者出现驼背畸形。髋部骨折多发生于股骨颈部，以老年性骨质疏松症患者多见，其特点为骨折后生活自理能力丧失，常因并发感染而导致死亡；骨坏死率和不愈合率高；致残率高，常影响下肢功能。

（三）并发症

严重骨质疏松症所致胸、腰椎压缩性骨折，常常导致脊柱后弯、胸廓畸形，胸腔容量明显下降，呼吸功能受限，患者可有胸闷、气急、呼吸困难等表现，且易并发呼吸道感染。

四、骨质疏松症的风险评估

骨质疏松症是一种多因素疾病，每个人的易感性不同，因此进行骨质疏松症风险评估可为尽早采取合适的防治措施提供依据。临床上进行骨质疏松症风险评估的工具较多，这里推荐两种灵敏度较高又操作方便的简易评估方法作为初筛工具。

（一）国际骨质疏松基金会骨质疏松症风险一分钟测试题

国际骨质疏松基金会（International Osteoporosis Foundation，IOF）骨质疏松风险一分钟测试题是根据患者的简单病史，从中选择与骨质疏松相关的问题，由患者回答“是”或“否”，从而初步筛选出可能具有骨质疏松风险的患者。测试题中只要其中有1题回答结果为“是”，即为阳性，提示存在骨质疏松症的风险（表19-0-2）。该测试题简单快速，易于操作，但仅用于初步筛查疾病风险，不能用于骨质疏松症的诊断。

表19-0-2 国际骨质疏松基金会（IOF）骨质疏松风险一分钟测试题

分类	编号	问题	回答
不可控因素	1	父母曾被诊断有骨质疏松症或曾在轻摔后骨折吗？	是□ 否□
	2	父母中一人有驼背吗？	是□ 否□
	3	年龄>40岁？	是□ 否□
	4	是否成年后因为轻摔发生骨折？	是□ 否□
	5	是否经常摔倒（去年>1次），或因为身体较虚弱而担心摔倒？	是□ 否□
	6	40岁后身高是否减少>3cm？	是□ 否□
	7	是否体重过轻（BMI<19kg/m^2）？	是□ 否□
	8	是否曾服用类固醇激素（如可的松、泼尼松）连续超过3个月？（可的松通常用于治疗哮喘、类风湿关节炎和某些炎性疾病）	是□ 否□
	9	是否患有类风湿关节炎？	是□ 否□
	10	是否被诊断出有甲状腺功能亢进或甲状旁腺功能亢进、1型糖尿病、克罗恩病或乳糜泻等胃肠疾病或营养不良？	是□ 否□
	11	女士回答：是否在45岁或以前就停经？	是□ 否□
	12	女士回答：除了怀孕、绝经或子宫切除外，是否曾停经>12个月？	是□ 否□
	13	女士回答：是否在50岁前切除卵巢，有没有服用雌/孕激素补充剂？	是□ 否□
	14	男性回答：是否出现过勃起功能障碍、性欲减退或其他雄激素过低的相关症状？	是□ 否□
可控因素（生活方式）	15	是否经常大量饮酒，每日摄入超过2个单位的乙醇（相当于啤酒500g、葡萄酒150g或烈性酒50g）	是□ 否□
	16	是否目前习惯吸烟，或曾经吸烟？	是□ 否□
	17	每日运动量<30分钟（包括做家务、走路和跑步等）吗?	是□ 否□
	18	是否不能食用奶制品，且没有服用钙片？	是□ 否□
	19	每日从事户外活动时间是否<10分钟，且没有服用维生素D?	是□ 否□

注：BMI，体重指数。

（二）亚洲人骨质疏松自我筛查工具

亚洲人骨质疏松自我筛查工具（osteoporosis self-assessment tool for Asian，OSTA）简便易行，适合亚洲人使用。OSTA有两项筛查指标，即体重和年龄，其计算方法为：OSTA指数=［体重（kg）–年龄（岁）］×0.2。

OSTA指数风险评估见表19-0-3。

表19-0-3　亚洲人骨质疏松自我筛查工具（OSTA）指数风险评估

风险级别	OSTA指数
低风险	>–1
中风险	–4 ~ –1
高风险	<–4

【分析】

接诊医生对患者进行了仔细的病史询问，了解到该患者既往无慢性疾病史及特殊药物应用史，但近2年经常有腰背部疼痛，其母亲有右髋部骨折史。医生建议其行骨密度检查了解骨质疏松的程度，并行血钙、磷、甲状旁腺激素等检查，以除外继发性骨质疏松症。

五、骨质疏松症的诊断和鉴别诊断

骨质疏松症的诊断包括以下几方面的内容：确定骨质疏松症；明确病因，除外其他影响骨代谢的疾病；评估骨质疏松性骨折的风险。

（一）诊断标准

详细的病史询问和体格检查是临床诊断的基本依据，但确诊有赖于X线检查或骨密度测定。目前临床上诊断骨质疏松症的标准是：发生了脆性骨折和/或骨密度低下。

1. 脆性骨折　是骨质疏松症最常见的严重并发症，也是诊断骨质疏松症的标准之一（无论有无骨密度测量、骨密度测量结果如何，都可诊断为骨质疏松症）。脆性骨折的诊断需具备以下三条：①无明确暴力损伤史或具有低能量损伤史；②骨折的影像学检查证据；③需要排除其他原因造成的骨折（如骨肿瘤等）。

2. 骨密度　目前临床上应用骨密度作为诊断骨质疏松症、监测自然病程、评价药物干预疗效，以及预测骨质疏松性骨折风险的最佳定量标准。骨密度是指单位体积（体积密度）或单位面积（面积密度）的骨量。骨密度测量方法较多，临床上应用的有双能X线吸收测定法、外周双能X线吸收测定法，以及定量计算机断层照相术。其中双能X线吸收测定法的测量值是目前国际学术界公认的骨质疏松症诊断的“金标准”。

骨密度通常用T-Score（T值）表示：T值=（测定值–骨峰值）/正常成人骨密度标准差。T值用于绝经后妇女和50岁以上男性的骨密度水平。

对于儿童、绝经前妇女和50岁以下的男性，其骨密度水平建议用Z值表示：Z值=

（测定值－同龄人骨密度均值）/同龄人骨密度标准差。

参照WHO推荐的诊断标准（表19-0-4）：骨密度值与同性别、同种族正常成人的骨峰值相比降低<1个标准差属于正常；降低1.0～<2.5个标准差为骨量低下（骨量减少）；降低≥2.5个标准差为骨质疏松；骨密度降低程度符合骨质疏松症的诊断标准的同时，伴有一处或多处骨折时为严重骨质疏松。

若符合以下任何一条临床指征，建议行骨密度测定：①女性≥65岁和男性≥70岁者；②女性<65岁和男性<70岁，有≥1个骨质疏松症危险因素；③有脆性骨折史的成人；④各种原因引起的性激素水平低下的成人；⑤X线影像已有骨质疏松改变；⑥接受骨质疏松症治疗、进行疗效监测；⑦患有影响骨代谢疾病或有使用影响骨代谢药物史；⑧IOF骨质疏松症一分钟测试回答结果阳性；⑨OSTA指数≤－1。

3. X线检查　骨质疏松症患者由于骨量减少、骨密度下降，X线的透光度增加，骨小梁减少、稀疏或消失，因此可以作为骨质疏松症的诊断方法，尤其是在无条件进行双能X线吸收测定法检查的地区。但一般当骨丢失超过30%时，才能被X线检查发现，因此对于骨质疏松症的早期诊断意义不大。常用的摄片部位包括椎体、腕部、掌骨、跟骨等。

表19-0-4　骨密度诊断骨质疏松症标准（WHO）

诊断标准	T值
正常	≥－1.0*SD*
骨量低下	－2.5*SD*～－1.0*SD*
骨质疏松	≤－2.5*SD*
严重骨质疏松	≤－2.5*SD*并发生一处或多处骨折

注：*SD*，标准差。

（二）病因诊断及鉴别诊断

骨质疏松症可由多种病因所致，在明确诊断后，需判断引起骨质疏松症的病因。可配合生化检查、骨转换标志物等手段进行鉴别诊断，判定是原发性还是继发性骨质疏松症，是绝经后骨质疏松症还是老年性骨质疏松症。

1. 实验室检查

（1）生化检查：包括血、尿常规；肝肾功能；血尿中有关矿物质含量与钙、磷代谢调节指标，以评价骨代谢状况。临床常用的指标有血钙、磷、镁；尿钙、磷、镁；甲状旁腺激素、降钙素、维生素D_3等。如以上检查发现异常，需考虑继发性骨质疏松症的可能，需转至相关专科进行进一步检查。原发性骨质疏松症患者通常血钙、磷、碱性磷酸酶在正常范围；当有骨折时，血碱性磷酸酶水平轻度升高。

（2）骨转换生化标志物：分为骨形成标志物和骨吸收标志物。前者代表成骨细胞活性及骨形成时的代谢产物；后者代表破骨细胞活性及骨吸收时的代谢产物。骨转换标志物代表了全身骨骼的动态状况。这些指标的测定有助于判断骨转换类型、骨丢失率，了解病情进展。骨转换标志物见表19-0-5。

表19-0-5 骨转换标志物

骨转换	标志物
骨吸收	抗酒石酸酸性磷酸酶（TRACP） Ⅰ型胶原梭基末端肽（S-CTX） Ⅰ型胶原氨基末端肽（S-NTX） 尿吡啶啉（Pyr） 尿脱氧吡啶啉（D-Pyr） 尿Ⅰ型胶原梭基末端肽（U-CTX） 尿Ⅰ型胶原氨基末端肽（U-NTX ） 尿钙/肌酐比值（Ca/Cr）
骨形成	碱性磷酸酶（ALP） 骨特异性碱性磷酸酶（BALP） 骨钙素（OC） 骨保护素（OPG） Ⅰ型胶原梭基端前肽（PICP） Ⅰ型胶原氨基端前肽（PINP）

2. 骨质疏松症的鉴别诊断　Ⅰ型和Ⅱ型原发性骨质疏松症的鉴别诊断见表19-0-6。原发性骨质疏松症的诊断，还需排除其他原因引起的继发性骨质疏松症，原发性与几种继发性骨质疏松症的鉴别要点见表19-0-7。

表19-0-6 Ⅰ型和Ⅱ型原发性骨质疏松症的鉴别要点

鉴别要点	Ⅰ型	Ⅱ型
年龄	绝经后～70岁	>70岁
病因	雌激素缺乏为主	雌激素缺乏，增龄骨丢失
骨量丢失	主要为松质骨	松质骨、皮质骨
骨转换水平	早期↑，后期正常	多数正常，少数↑
骨形成指标	↑	→
骨吸收指标	↑	→
骨质量	↓	↓↓
骨折好发部位	椎体	髋部

注：↓，下降；↑，升高；↓↓，明显下降；→，正常。

表19-0-7 原发性与继发性骨质疏松症的鉴别要点

鉴别要点	原发性骨质疏松症	原发性甲状旁腺功能亢进	肾性骨病	糖皮质激素性骨质疏松症	佝偻病或骨软化症
病因	雌激素缺乏或增龄骨丢失	甲状旁腺瘤或主细胞增生	肾衰竭，肾小管性酸中毒	骨吸收↑，肠钙吸收↓	维生素D缺乏
主要骨损害	BMD↓	纤维囊性骨炎，BMD↓	BMD↓	BMD↓，无菌性骨坏死	骨质软化，骨畸形，BMD↓
血甲状旁腺激素	→（↑）	↑↑	↑↑	↓	↑↑
血钙	→	↑	↓（→）	→	↓（→）
血磷	→	↓	↑↑	→	↓（→）
血骨钙素	↑（→）	↑	↑	→（↑）	→
血1，$25(OH)_2D_3$	→（↓）	↑	↓	↓	↓↓
尿钙/肌酐	↑（→）	↑	↑（→）	↑	↓
尿磷/肌酐	→	↑↑	↓	→	→（↑）
肠钙吸收	↓	↑↑	→（↑）	↓	↓

注：↓，下降；↑，升高；↓↓，明显下降；↑↑，明显升高；→，正常。BMD，骨密度；1，$25(OH)_2D_3$，1，25-二羟维生素D_3。

（三）骨质疏松性骨折的风险预测

WHO提出使用骨折风险预测工具（fracture risk assessment tool，FRAX）评估患者未来10年发生髋部骨折及主要骨质疏松性骨折（椎体、前臂、髋部或肩部）的概率。FRAX中明确的骨折危险因素有：①年龄，骨折风险随年龄增加而增加；②性别；③低骨密度；④低体重指数（BMI≤19kg/m^2）；⑤既往脆性骨折史；⑥父母髋部骨折史；⑦目前吸烟；⑧长期服用糖皮质激素类药物（3个月及以上）；⑨过量饮酒；⑩合并其他引起继发性骨质疏松症的疾病；⑪类风湿关节炎。

FRAX作为骨折风险预测工具，联合骨密度一起评估骨质疏松症，能非常有效地评估出哪些患者需要进行骨质疏松的干预治疗，比单纯使用骨密度评估更为有效。

对于临床上已诊断骨质疏松症或已发生脆性骨折的患者，不必再用FRAX评估骨折风险，应及时开始治疗。此外，FRAX工具也不适于已接受有效抗骨质疏松药物治疗的人群。

六、骨质疏松症的诊断流程

骨质疏松症的诊断流程见图19-0-1。

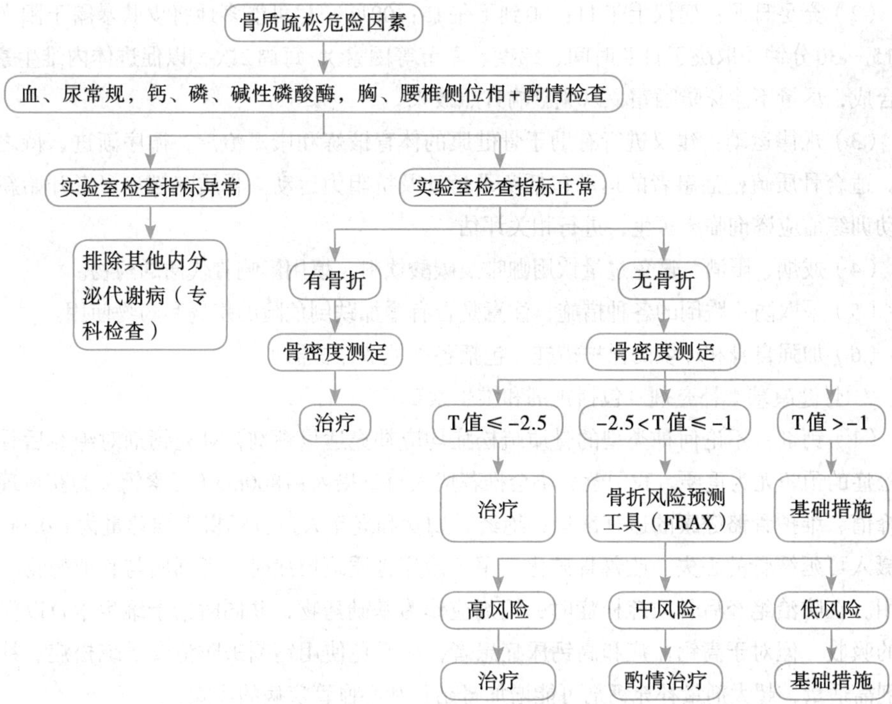

图19-0-1 骨质疏松症的诊断流程

【分析】

该患者血钙、磷及甲状旁腺激素均正常，骨密度测定：腰椎及股骨T值<-2.5*SD*，并排除了内分泌疾病、免疫性疾病、肠道和肾脏疾病等引起的继发性骨质疏松症，故绝经后骨质疏松症诊断明确。

七、预防和治疗

骨质疏松症患者一旦发生骨折，致残率和致死率均高，因此预防比治疗更为重要。

一级预防对象为有骨质疏松危险因素但尚未发展为骨质疏松症者，或已有骨量减少者。预防目的为延缓或防止其发展为骨质疏松症，并避免发生第一次骨折。

二级预防对象为已有骨质疏松症或已发生过骨折者，其预防和治疗目的是避免发生再次骨折。

骨质疏松症的预防和治疗策略包括基础措施和药物干预两个方面。

（一）基础措施

基础措施主要包括生活方式调整、应用骨健康补充剂、对症治疗等。

1. 调整生活方式

（1）摄入富含钙、低盐和适量蛋白质的均衡膳食，推荐每日蛋白质摄入量为0.8～1.0g/（kg·d），并摄入牛奶300ml/d或相当量的奶制品。

（2）充足日照：建议上午11：00到下午15：00间，尽可能多地将皮肤暴露于阳光下晒15～30分钟（取决于日照时间、纬度、季节等因素），每周2次，以促进体内维生素D的合成，尽量不涂抹防晒霜，以免影响日照效果。

（3）规律运动：建议进行有助于骨健康的体育锻炼和康复治疗，循序渐进、持之以恒。适合骨质疏松症患者的运动包括负重运动及抗阻力运动。骨质疏松症患者开始新的运动训练前应咨询临床医生，进行相关评估。

（4）戒烟、限酒，避免过量饮用咖啡及碳酸饮料，慎用影响骨代谢的药物。

（5）采取防止跌倒的各种措施，注意是否有增加跌倒危险的疾病和药物使用。

（6）加强自身和环境的保护措施（包括各种关节保护器）。

2. 骨健康基本补充剂　包括钙剂和维生素D。

（1）钙剂：不论何种类型的骨质疏松症均应补充适量钙剂，补充钙剂对绝经后骨质疏松症的预防尤为重要。我国营养协会推荐成人每日摄入钙800mg（元素钙）为获得理想骨峰值、维护骨骼健康的适宜剂量；绝经后妇女和老年人每日钙摄入推荐量为1 000mg。钙摄入可延缓骨的丢失，改善骨矿化。用于治疗骨质疏松症时，钙剂应与其他药物联合应用。在防治绝经后骨质疏松症时，钙剂应作为基础药物，并同时给予维生素D以促进钙的吸收。但对于高钙血症和高钙尿症患者，应避免使用钙剂来防治骨质疏松症。补充钙剂需适量，超大剂量补充钙剂可能增加肾结石和心血管疾病的风险。

（2）维生素D：对促进钙的吸收、骨骼健康、维持肌力、降低骨折风险有益。维生素D缺乏会引起继发性甲状旁腺功能亢进，增加骨吸收，引起和加重骨质疏松症。推荐成人维生素D摄入量为400IU/d（10μg/d）；65岁及以上老年人因缺乏日照及摄入和吸收障碍，常有维生素D缺乏，推荐摄入量为600IU/d；用于骨质疏松症防治时，剂量可为800～1 200IU/d。

建议酌情检测血清25-羟维生素D水平，以了解患者维生素D的营养状态，指导维生素D的补充。非活性维生素D主要用于骨质疏松症的预防，而活性维生素D可促进肠钙吸收，增加肾小管对钙的重吸收，抑制甲状旁腺激素分泌，故可用于各种骨质疏松症的治疗。活性维生素D的制剂主要为1，25-$(OH)_2D_3$（骨化三醇），不需要经过肝脏、肾脏羟化酶羟化就有活性效应，更适合老年人、肾功能不全的患者。临床应用维生素D制剂时应注意个体差异和安全性，定期监测血钙、磷变化，防止发生高钙血症和高磷血症。

3. 对症治疗　有疼痛者可适量给予非甾体抗炎药以缓解疼痛，如塞来昔布可特异性抑制环氧合酶2（COX-2），阻止炎症性前列腺素类物质生成，对骨质疏松性疼痛具有止痛作用。发生骨折或遇顽固性疼痛时，可应用降钙素制剂。骨折者应给予固定、复位或手术治疗，同时辅以康复治疗，尽早恢复运动功能。

（二）药物干预原则和适应证

对于需要使用药物治疗的患者，治疗期间需注意遵循以下原则：①不过分强调某一治疗措施而排斥另外的防治方法；②强调早期预防和早期治疗；③治疗方法、疗程选择应考虑疗效、费用和不良反应等因素，尤其注意治疗终点（减少骨折发生率）评价；

④服药依从性是决定疗效的重要因素，应尽量选择长效制剂。

具备以下情况之一者，需考虑药物治疗。①确诊骨质疏松症者（骨密度示T≤-2.5），无论是否有过骨折；②骨量低下者（骨密度示-2.5<T值≤-1.0），并存在一项以上骨质疏松危险因素，无论是否有过骨折；③无骨密度测定条件时，具备以下条件之一者也需考虑药物治疗：已发生过脆性骨折、OSTA筛查为高风险、FRAX工具计算出髋部骨折概率≥3%或任何重要部位骨质疏松性骨折发生概率≥20%。

（三）抗骨质疏松药物

抗骨质疏松的药物有多种，作用机制有所不同，或以抑制骨吸收为主，或以促进骨形成为主，也有一些多重作用机制的药物。骨质疏松症治疗药物按其不同的作用机制分为三大类：促进骨矿化类药物、促进骨形成类药物和抑制骨吸收类药物（表19-0-8）。

表19-0-8 骨质疏松症治疗药物种类

类别	促进骨矿化类	促进骨形成类	抑制骨吸收类
药物种类	钙剂、活性维生素D_3制剂	甲状旁腺激素（甲状旁腺激素1-34片段）和维生素K_2	双膦酸盐类药物、降钙素、雌激素及雌激素受体调节剂
作用	促进骨质的矿化进程	促进成骨细胞活性，增加骨形成	抑制破骨细胞活性，减少骨吸收

1. 抑制骨吸收类药物

（1）双膦酸盐（bisphosphonates）：是焦膦酸盐的稳定类似物，其特征是含有P-C-P基团，双膦酸盐与骨骼羟磷灰石能高亲和力地结合，特异性地结合到骨转化活跃的骨细胞表面上，抑制破骨细胞功能，从而抑制骨吸收。常用的双膦酸盐类药物见表19-0-9。

（2）降钙素（calcitonin）：是一种钙调节激素，可抑制破骨细胞活性，减少破骨细胞数量，从而抑制骨吸收，减慢骨量丢失的速度。降钙素的另一个特点是可以缓解骨痛，对于骨质疏松性骨折或骨骼变形引起的慢性疼痛均有效，因此更适合伴有疼痛症状的骨质疏松症患者。目前应用于临床的降钙素制剂有两种：①鲑鱼降钙素，注射剂，50IU/次，皮下注射或肌内注射，根据病情每周2～7次；鼻喷剂，200IU/d，双鼻孔交替使用；②鳗鱼降钙素，20IU/次，每周1次，肌内注射。降钙素类制剂应用疗程要视病情及患者的其他条件而定，连续使用时间一般不超过3个月。

（3）雌激素（estrogen）：雌激素能阻止骨丢失，降低骨质疏松性骨折的风险。主要适用于60岁以前围绝经期和绝经后妇女，特别是有绝经症状（如潮热、出汗等）及泌尿生殖道萎缩症状的妇女。但禁用于雌激素依赖性肿瘤（乳腺癌、子宫内膜癌）、血栓性疾病、不明原因阴道出血等。雌激素治疗的方案、剂量、制剂选择与治疗期限等应根据患者情况个体化选择。应用雌激素治疗时应权衡利弊，严格掌握适应证和禁忌证，并坚持定期随访和安全性监测。

（4）选择性雌激素受体调节剂（selective estrogen receptor modulator）：选择性地作用

表19-0-9 常用双膦酸盐类药物

药名	用法用量	不良反应	禁忌证	药物相互作用
阿仑膦酸钠	1次/周，70mg/次；早餐前至少30分钟空腹用200ml温开水送服	腹痛、腹泻、恶心、便秘、消化不良；如不按规定方法服用，可出现食管溃疡；偶有血钙降低、短暂白细胞升高，以及尿红细胞、白细胞升高	食管动力障碍，如食管弛缓不能、食管狭窄患者禁用，严重肾损害、骨软化症患者禁用	抗酸药和导泻剂因含钙或其他金属离子（如镁、铁等）而会影响本药吸收；与氨基糖苷类合用会诱发低钙血症
依替膦酸二钠	2次/d，0.2g/次；餐间口服	腹部不适，腹泻、便软、呕吐、口炎、头痛、咽喉灼热感，皮肤瘙痒、皮疹等症状	严重肾功能损害、骨软化症患者禁用	同阿仑膦酸钠
伊班膦酸钠	大多数重度高血钙的患者（经白蛋白纠正后血钙≥3mmol/L或12mg/dl），可单剂量给予4mg静脉滴注；在中度高血钙的患者（经白蛋白纠正后血钙<3mmol/L或<12mg/dl），2mg即为有效剂量	体温升高、发热、寒战、类似骨骼和/或肌肉疼痛，个别出现胃肠道不适；常伴有血清磷酸盐水平降低，血清钙的水平可能会降至正常水平以下	适用于伴或不伴骨转移的恶性肿瘤引起的高钙血症，需在医院内使用；过敏者禁用；严重肾功能不全者（血清肌酐>5mg/dl）禁用	同阿仑膦酸钠

续表

药名	用法用量	不良反应	禁忌证	药物相互作用
利塞膦酸钠	1次/d，5mg/次；或1次/周，35mg/次；至少餐前30分钟直立位服用，200ml左右清水送服	吞咽困难、食管炎、食管或胃溃疡，还可以引起腹泻、腹痛、恶心、便秘；其他，如流感样综合征、头痛、头晕、皮疹、关节痛	过敏、低钙血症、30分钟内难以坚持站立或端坐位者禁用	若本品与钙剂、抗酸剂，以及含二价阳离子的口服制剂同服，会影响本品的吸收，其他尚无相关报道
唑来膦酸钠	用于绝经后骨质疏松症，成人5mg/次，每年1次；用于恶性肿瘤溶骨性骨转移引起的骨痛，成人4mg/次，每3～4周1次或遵医嘱使用；用100ml的0.9%氯化钠注射液或5%葡萄糖注射液稀释后静脉滴注，滴注时间应不少于15分钟	发热、乏力；消化道反应；低血压；低钾、低镁、低磷、低钙血症；全血细胞减少；神经、呼吸、泌尿系统症状；注射部位红肿、皮疹、瘙痒等	过敏禁用；严重肾功能不全不推荐使用；孕妇及哺乳期妇女禁用	同利塞膦酸钠

于雌激素的靶器官，与不同形式的雌激素受体结合后，表现出类雌激素活性，抑制骨吸收，而在子宫和乳腺上则表现为抗雌激素活性。代表药物有雷洛昔芬、他莫昔芬，主要适用于无围绝经期症状、无血栓栓塞疾病的绝经后骨质疏松症患者。

2. 促进骨形成类药物

（1）甲状旁腺激素（PTH）：具有促进骨形成的作用，临床研究表明重组人甲状旁腺素[rhPTH（1–34）]能有效治疗绝经后严重骨质疏松症，降低骨折风险，目前已用于治疗严重的骨质疏松症。PTH的一般剂量为20μg/d，皮下注射。常见的不良反应为恶心、肢体疼痛、头痛和眩晕。用药期间应监测血钙水平，防止高钙血症的发生，且治疗时间不宜超过2年。停药后应序贯使用抗骨吸收类药物治疗，以维持或增加骨密度，持续降低骨折风险。

（2）维生素K_2（四烯甲萘醌）：动物实验和临床试验显示该药可以促进骨形成，并有一定抑制骨吸收的作用。禁用于服用华法林的患者。

3. 其他抗骨质疏松药物

（1）锶盐：锶是人体必需的微量元素之一。人工合成的锶盐（雷奈酸锶）是新一代的抗骨质疏松药物，它一方面可促进成骨细胞介导的骨形成，另一方面通过抑制破骨细胞的分化和活性而降低骨吸收。适用于绝经后和老年性骨质疏松症的治疗。

（2）中药：可以缓解症状、减轻骨痛，但对于改善骨密度、降低骨折风险方面尚缺乏大型临床研究的支持，长期疗效和安全性尚需进一步研究。

（四）治疗效果评估

骨质疏松症治疗过程中，应注意观察患者的依从性，良好的依从性有助于提高抗骨质疏松药物的疗效。一般启动药物治疗后，每6～12个月系统地观察中轴骨骨密度的变化，有助于评价药物的疗效。骨转化标志物会在药物治疗后1～6个月发生明显变化，通过测量其变化可以了解抗骨质疏松药物的治疗效果。

【分析】

根据该患者病情特点，全科医生给予钙剂、骨化三醇及阿仑膦酸钠口服，嘱其适当增加户外活动和体育锻炼，并且要求其定期随访。

八、转诊原则

以下情况应转诊至专科医生处。

1. 疑似继发性骨质疏松症。
2. 抗骨质疏松药物治疗后症状无缓解。
3. 药物治疗有明显的不良反应。
4. 出现骨质疏松性骨折。

（杨 华）

第二十章　良性前列腺增生

良性前列腺增生

【案例】

患者，男，68岁。近1年来出现尿频、尿急伴夜尿次数增多，夜尿每晚3～4次，有时感排尿费力、淋漓不尽。1个月前体检彩色超声检查提示前列腺增大，于是他来社区卫生服务中心就诊。

良性前列腺增生（benign prostatic hyperplasia，BPH）简称前列腺增生，是引起中老年男性排尿障碍最常见的一种良性疾病，其发病率随着年龄的增长而增加，60岁发病率>50%，80岁可达83%。BPH主要表现为组织学上的前列腺间质和腺体成分的增生、解剖学上的前列腺增大、尿动力学上的膀胱出口梗阻和以下尿路症状为主的临床症状。临床上表现为尿频、尿急、夜尿次数增加和排尿困难，如不及时治疗会导致急性尿潴留、尿路感染、结石、肾衰竭等并发症，严重影响中老年男性的生活质量。

一、病因和发病机制

有关BPH病因和发病机制的研究很多，但至今仍不完全清楚。目前一致认为BPH的发生必须具备年龄增长及有功能的睾丸两个重要条件，缺一不可。

1. 年龄　BPH的发病率随着年龄的增长而增加。随着年龄的增长，前列腺也随之增生。男性在45岁以后前列腺可有不同程度的增生，并且多在50岁以后出现临床症状。

2. 性激素　前列腺的正常发育有赖于雄激素。在正常雄激素水平下，前列腺组织中细胞增殖与凋亡保持平衡。随着年龄的增长，前列腺基质细胞增殖和凋亡均呈增加趋势，而凋亡细胞数远低于增殖细胞数，最终导致前列腺组织过度增生而引起BPH的发生。

3. 炎症　炎症可能是BPH发病过程中又一危险因素。有学者通过流行病学研究发现，合并前列腺组织炎症的患者BPH的发病率也较高，且临床进展较快。国内研究发现大部分BPH患者合并有前列腺组织学炎症，并且以慢性炎症为主。

4. 血管损害及代谢综合征因素　目前较多研究表明，局部血管损害导致下尿路缺血可能是BPH的病因。而血管损害与肥胖、高血糖、高血压、高血脂等代谢异常密切相关。研究发现BHP合并代谢异常者，其代谢危险因素越多，前列腺体积增大越明显。随着生活方式及饮食结构的改变，血管损害及代谢性因素在BPH的发病因素中越来越显著。

二、病理生理改变

前列腺增生导致后尿道平滑肌收缩，造成膀胱出口梗阻，引起膀胱高压，膀胱壁出现假性憩室，并出现相关排尿期症状。随着膀胱压力的增加，出现膀胱逼尿肌代偿性肥厚、逼尿肌不稳定收缩，患者有明显尿频、尿急和急迫性尿失禁等症状。如梗阻长期未能解除，逼尿肌则失去代偿能力，收缩力减弱，导致膀胱不能排空而出现残余尿。随着残余尿增加，膀胱壁变薄，可出现充溢性尿失禁或尿潴留，以及尿液反流引起上尿路积水和肾功能损害，并可出现继发感染和结石形成。

三、良性前列腺增生的临床表现

BPH的临床表现与引起梗阻的程度、病变发展速度，以及是否合并感染等有关，而与前列腺体积大小并不一致。BPH引起的下尿路症状主要表现为储尿期症状、排尿期症状、排尿后症状及相关合并症。

1. 储尿期症状　主要表现为尿频、尿急、尿失禁及夜尿增多等症状。尿频是BPH最常见的早期症状，因增生的前列腺充血刺激引起。随着病情进展，梗阻加重，残余尿量增加，尿频症状可进一步加重，并出现急迫性尿失禁等症状。

2. 排尿期症状　排尿困难是最主要的排尿期症状。典型表现为排尿迟缓、断续、尿流细而无力、排尿时间延长。

3. 排尿后症状　如梗阻严重、残余尿量较多时，常需要用力帮助排尿，排尿终末常有尿不尽感，尿后滴沥感。

4. 合并症症状　合并感染时，尿频、尿急、尿痛等症状加重；局部黏膜充血、破裂或有膀胱结石形成时，出现血尿；气候变化、劳累、饮酒、便秘等因素使前列腺突然充血、水肿导致急性尿潴留，需急诊导尿；严重梗阻可导致肾积水，晚期并发慢性肾功能不全，出现恶心、呕吐、食欲缺乏、乏力等症状；长期排尿困难可致腹压增高，并发腹股沟疝、脱肛及内痔等。

【分析】

患者为68岁的老年男性，是BPH的好发人群。近1年出现尿频、尿急、夜尿次数增多及尿淋漓不尽感，超声提示前列腺增大，基本符合BPH的临床特点。

四、良性前列腺增生的诊断与鉴别诊断

50岁以上的男性出现排尿不畅等症状时，应考虑BPH的可能。为明确诊断，需进行以下临床评估。

（一）诊断思路

1. 病史询问

（1）下尿路症状的特点、持续时间及伴随症状。

（2）手术史、外伤史，尤其是盆腔手术或外伤史。

（3）有无糖尿病、神经系统疾病、性传播性疾病等既往病史。

（4）了解患者目前或近期是否服用过影响膀胱出口功能的药物。

（5）患者的一般状况。

（6）国际前列腺症状评分（international prostatic symptoms score，IPSS）：是目前国际上公认的判断BPH患者症状严重程度的最佳手段，可以量化BPH下尿路症状。IPSS评分表包含7个问题，总分为35分。根据评分分为：轻度症状（0～7分）、中度症状（8～19分）及重度症状（20～35分）（表20-0-1）。

（7）生活质量评分（quality of life，QOL）：能了解患者对其目前下尿路症状程度的主观感受，明确BPH患者受下尿路症状困扰的程度及是否能够忍受，因此又称为困扰评分。该表评分为0～6分，评分越高表明患者的生活质量越差（表20-0-2）。临床上QOL评分常与IPSS评分一起使用。

表20-0-1　国际前列腺症状评分

在最近1个月内，您是否有以下症状	在5次中						症状评分
	无	少于1次	少于半数	大约半数	多于半数	几乎每次	
1. 是否经常有尿不尽感	0	1	2	3	4	5	
2. 两次排尿间隔是否经常 <2小时	0	1	2	3	4	5	
3. 是否曾经有间断性排尿	0	1	2	3	4	5	
4. 是否有排尿不能等待现象	0	1	2	3	4	5	
5. 是否有尿线变细现象	0	1	2	3	4	5	
6. 是否需要用力及使劲才能开始排尿	0	1	2	3	4	5	
7. 从入睡到早起一般需要起来排尿几次	0（没有）	1（1次）	2（2次）	3（3次）	4（4次）	5（5次）	

注：0～7分为轻度症状；8～19分为中度症状；20～35分为重度症状。

表20-0-2 生活质量评分

项目	高兴	满意	大致满意	还可以	不太满意	苦恼	很糟
如果在您今后的生活中始终伴有现在的排尿症状，您认为如何?	0	1	2	3	4	5	6
生活质量评分（QOL）							

2. 体格检查要点

（1）外生殖器检查：排除尿道外口狭窄或畸形所致的排尿障碍。

（2）直肠指检：直肠指检是重要的检查项目之一，BPH患者均需进行此项检查。直肠指检可了解前列腺的大小、形态、质地和压痛、中央沟是否变浅或消失。指检时需注意肛门括约肌张力是否正常，前列腺有无硬结，这些是鉴别神经源性膀胱功能障碍和前列腺癌的重要体征。

3. 辅助检查

（1）尿常规：明确有无合并血尿、蛋白尿、脓尿等。

（2）血清前列腺特异性抗原（prostate specific antigen，PSA）测定：对排除前列腺癌很有意义，尤其是前列腺有结节或质地较硬时十分必要。但许多因素都可影响PSA的测定值，如年龄增加、BPH、前列腺炎症、前列腺按摩及经尿道的操作等因素均可使PSA升高。一般临床将PSA≥4ng/ml作为分界点。血清PSA作为一项危险因素可以预测BPH的临床进展，从而指导治疗方法的选择。

（3）超声检查：采用经腹壁或直肠途径进行。经腹壁超声检查可以了解前列腺形态、大小、有无异常回声、突入膀胱的程度，并测定残余尿量。经直肠超声可以精确测定前列腺体积。另外，超声检查还可以了解膀胱有无结石及上尿路有无继发性积水等病变。

（4）尿流率检查：确定BPH患者的梗阻程度。检查时要求排尿量在150ml以上，如最大尿流率<15ml/s表明排尿不畅；如<10ml/s则表明梗阻较为严重，是手术指征之一。

（5）其他检查：除上述检查外，可根据患者情况，选择静脉尿路造影、膀胱镜等检查，以除外合并泌尿系统肿瘤的可能；尿动力学检查可鉴别膀胱出口梗阻的原因；怀疑尿道狭窄时可行尿道造影检查。

（二）诊断流程

BPH的诊断流程见图20-0-1。

（三）鉴别诊断

BPH可引起排尿困难，需与其他引起排尿困难的疾病鉴别（表20-0-3）。

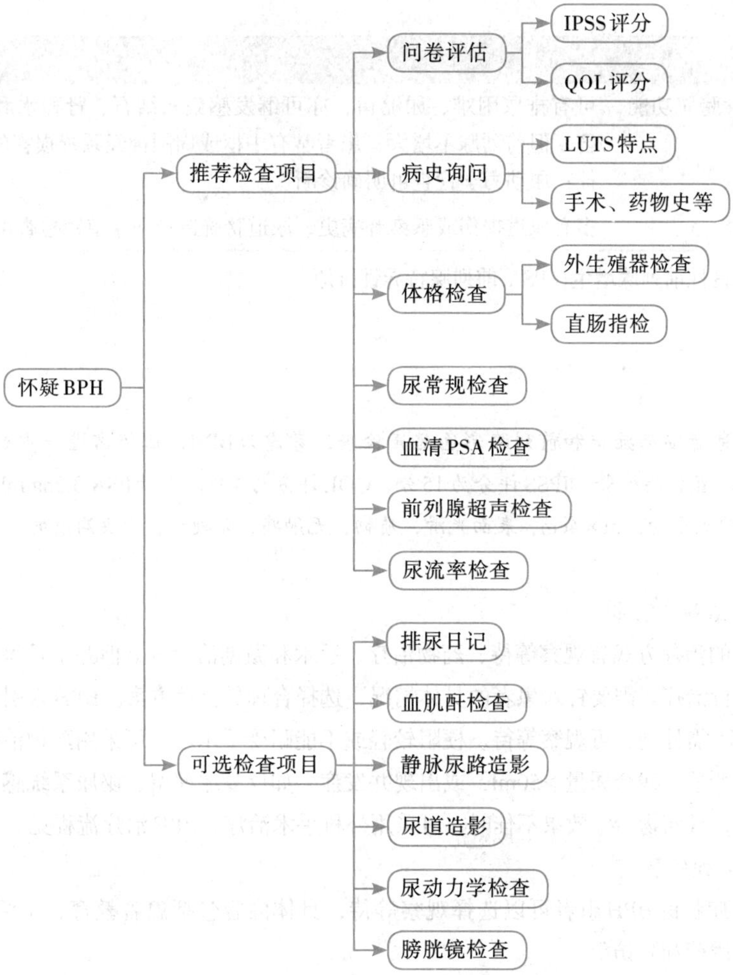

图20-0-1　良性前列腺增生（BPH）的诊断流程

BPH.良性前列腺增生；IPPS.国际前列腺症状评分；QOL.生活质量评分；LUTS.下尿路症状。

表20-0-3　BPH的鉴别诊断及临床特点

鉴别疾病	临床特点
膀胱颈挛缩（亦称膀胱颈纤维化）	慢性炎症、结核或手术后瘢痕形成所致，发病年龄较轻，男女均可发生，症状类似BPH，但前列腺体积并不增大，膀胱镜检查可鉴别
前列腺癌	直肠指检前列腺坚硬如石，呈结节状，血清PSA升高，前列腺穿刺活检可鉴别
膀胱癌	膀胱颈附近的癌肿，除了尿道口内梗阻症状外，可有血尿，膀胱镜检易于鉴别

续表

鉴别疾病	临床特点
神经源性膀胱功能障碍	可有排尿困难、尿潴留，亦可继发感染、结石、肾积水和肾功能损害，但前列腺不增大；患者常有中枢或周围神经系统损害的病史和体征；尿动力学检查可明确诊断
尿道狭窄	多有尿道损伤或感染等病史，尿道膀胱造影和尿道镜检查可明确

注：BHP.良性前列腺增生；PSA.前列腺特异性抗原。

【分析】

根据患者临床症状和前列腺彩色超声检查，考虑为BPH，但仍需进一步行IPSS评分、PSA检查、直肠指检等。IPSS评分为15分，QOL评分为4分，血清PSA 3.2ng/ml，直肠指检发现前列腺大小约5cm×4cm，表面光滑，质韧，无触痛，无硬结，中央沟消失。

五、治疗原则

BPH的治疗方式有观察等待、药物治疗、手术和微创治疗等，但并不是每个患者都必须立即进行治疗。需要针对患者的具体情况，选择合理的治疗方案。BPH未引起明显梗阻者，一般不需处理，可观察等待。梗阻较轻或不能耐受手术者，可采用药物治疗。当排尿梗阻症状严重、残余尿量>50ml，或出现并发症，如反复尿潴留、泌尿系统感染、继发上尿路积水，且药物治疗效果不佳时，可采用外科手术治疗。BPH治疗流程见图20-0-2。

（一）观察等待

轻度症状的BPH患者可以选择观察等待，具体内容包括患者教育、生活方式指导，指导合理用药和随访等。

1. 患者教育　全科医生向接受观察等待的患者提供BPH疾病的相关知识，包括下尿路症状和临床进展，尤其应让患者了解观察等待的效果和预后。同时还应提供有关前列腺癌的相关知识。

2. 生活方式指导

（1）改变生活习惯：避免或减少咖啡、酒精及辛辣食物的摄入。酒精和咖啡具有利尿和刺激作用，可引起尿量增多、尿频、尿急等症状。

（2）注意液体摄入量：适当限制饮水可缓解尿频症状。

（3）优化排尿习惯：伴有排尿不尽症状的患者可采用放松排尿、二次排尿和排尿后尿道挤压等方法。

（4）膀胱训练：伴有尿频症状者可鼓励其适当憋尿，以增加膀胱容量和排尿间歇时间。

3. 指导合理用药　BPH患者常因合并其他全身性疾病而需要同时使用多种药物，全科医生应详细了解和评价患者合并用药的情况。如一些精神病类药物、平喘类药物和胃肠道解痉药物等，也会引起患者排尿困难。必要时与其他专科医生协商调整药物，以减少合并用药对泌尿系统的影响。

4. 随访 是接受观察等待的BPH患者的重要临床过程。观察等待开始后第6个月进行第一次随访，以后每年进行一次。随访的目的主要是了解患者的病情发展状况、是否出现临床进展及BPH相关合并症，并根据情况调整治疗方案。随访的内容包括IPSS评分、QOL评分、直肠指检、血清PSA检查等。

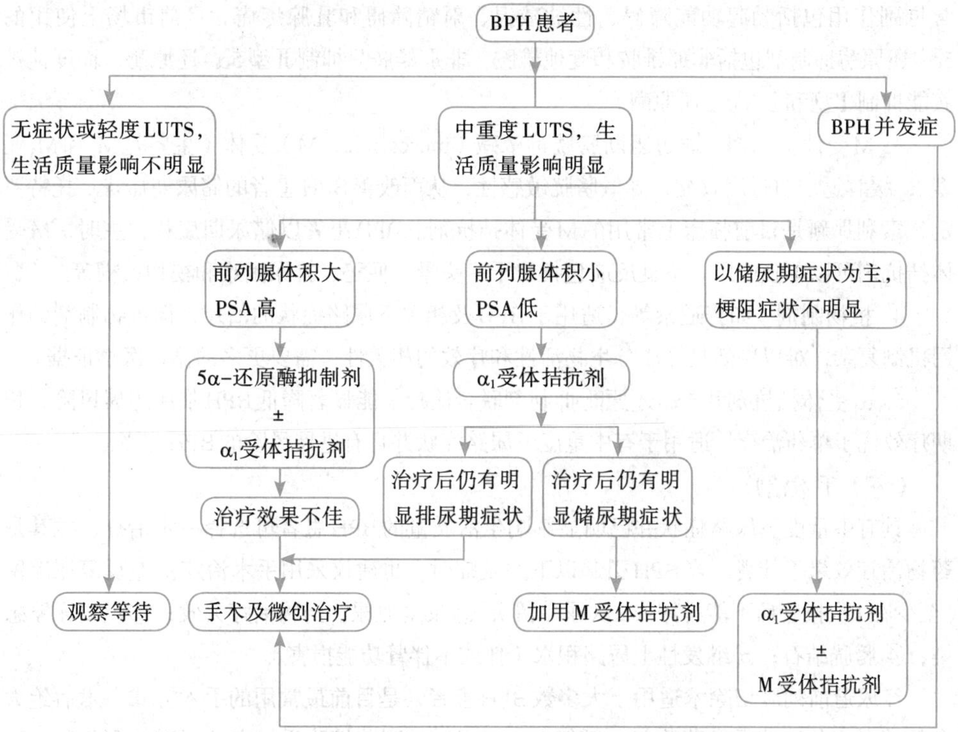

图20-0-2 良性前列腺增生（BPH）的治疗流程

BPH.良性前列腺增生；LUTS.下尿路症状；PSA.前列腺特异性抗原。

（二）药物治疗

药物治疗的短期目标是缓解患者的下尿路症状，长期目标是延缓疾病的临床进展，预防合并症的发生。目前，用于治疗BPH的常用药物包括α_1受体拮抗剂、5α-还原酶抑制剂、M受体拮抗剂及植物类药物。

1. α_1受体拮抗剂 是目前治疗BPH的一线用药。α_1受体拮抗剂通过阻滞内源性去甲肾上腺素对前列腺平滑肌细胞的作用，降低前列腺张力并缓解膀胱出口梗阻，改善症状和提高尿流率。使用α_1受体拮抗剂2～3日后，70%的患者能感受到症状改善，但不影响前列腺体积和血清PSA水平，也不减少急性尿潴留的发生。常用药物有特拉唑嗪、多沙唑嗪、坦索罗辛等。主要不良反应包括直立性低血压、眩晕、虚弱、嗜睡、头痛及射精障碍等，但整体发生率较低，绝大多数患者均耐受较好。

2. 5α-还原酶抑制剂 通过抑制5α-还原酶的活性，减少前列腺内双氢睾酮的含量，以达到缩小前列腺体积的目的，适用于治疗前列腺体积增大同时伴中重度下尿路症状的BPH患者。对于具有BPH高临床进展风险的患者，5α-还原酶抑制剂可用于防止BPH的临床进展，包括减少急性尿潴留及需要接受手术治疗的风险。然而，服用5α-还原酶抑制剂后，前列腺体积的缩小是缓慢的，症状缓解至少需要3～6个月。因此，使用前要告知患者需治疗6个月后症状才能获得显著改善；治疗12个月后，PSA水平会下降50%。常见副作用包括勃起功能障碍、性欲减退、射精障碍和乳腺疼痛。目前市场上使用的5α-还原酶抑制剂包括非那雄胺和度他雄胺，非那雄胺只抑制Ⅱ型5α-还原酶，而度他雄胺能抑制Ⅰ型和Ⅱ型5α还原酶。

3. M受体拮抗剂　通过阻断膀胱毒蕈碱（muscarinic，M）受体（主要是M_2和M_3亚型），缓解逼尿肌过度收缩，降低膀胱敏感性，从而改善BPH患者的储尿期症状。托特罗定、索利那新是目前临床上常用的M受体拮抗剂。BPH患者以储尿期症状为主时，M受体拮抗剂可以单独应用。不良反应包括口干、头晕、便秘、排尿困难和视物模糊等。

4. 植物制剂　如普适泰等，适用于BPH及相关下尿路症状的治疗，但植物制剂的作用机制复杂，难以判断具体成分生物活性和疗效的相关性，需要更多的循证医学证据。

5. α_1受体拮抗剂和5α-还原酶抑制剂联合治疗　能显著降低BPH临床进展风险，长期疗效优于单药治疗，适用于有中重度下尿路症状并且有进展风险的BPH患者。

（三）手术治疗

具有中重度下尿路症状并已明显影响生活质量的BPH患者可选择手术治疗，尤其是药物治疗效果不佳者。当BPH引起以下并发症时，也建议采用手术治疗：①反复尿潴留（至少在1次拔管后不能排尿或2次尿潴留）；②反复血尿，药物治疗无效；③反复尿路感染；④膀胱结石；⑤继发性上尿路积水（伴或不伴肾功能损害）。

经尿道前列腺切除术适用于大多数BPH患者，是目前最常用的手术方式，术后绝大多数患者症状能获得显著改善。近年来，经尿道前列腺切除手术和经尿道前列腺激光手术也得到越来越多的应用。此外，经尿道球囊扩张术、前列腺尿道支架，以及经直肠高强度聚焦超声等对缓解前列腺增生引起的梗阻症状均有一定疗效。

【分析】

全科医生为患者评估后考虑为中度症状BPH，建议药物治疗，给予5α-还原酶抑制剂非那雄胺治疗，并建议其改变生活方式，避免饮酒及进食辛辣刺激性食物，避免应用影响膀胱功能的药物。

六、转诊原则

以下情况应转诊至专科医生处。

1. 药物治疗无效或拒绝接受药物治疗。

2. BPH导致反复尿潴留、血尿、泌尿系统感染、膀胱结石及继发性肾积水等并发症。

3. BPH患者合并膀胱大憩室、腹股沟疝、严重的痔疮或脱肛，临床判断不解除下尿路梗阻难以达到治疗效果。

4. 急性尿潴留需手术行膀胱造瘘术时。

5. 疑似前列腺癌。

七、良性前列腺增生的预防

BPH目前还无法预防，但下列措施可减少BPH并发症的发生。

1. 少饮酒、少食辛辣刺激性食物，避免前列腺充血水肿导致急性尿潴留。
2. 避免应用影响膀胱功能的药物，如阿托品、山莨菪碱等，预防急性尿潴留发生。
3. 控制体重在正常范围内。
4. 多吃清淡易消化的食物，防止因便秘而加重排尿困难。
5. 避免长时间憋尿。

（杨　华）

第二十一章　恶性肿瘤的早期识别

恶性肿瘤的早期识别

【案例】

患者，男，63岁。以“反复咳嗽、咳痰2个月”来诊。该患者近2个月反复咳嗽、咳痰，为白色泡沫样痰，有痰中带血，无发热，无呼吸困难，无喘息，自服“复方甘草片”无好转。既往有吸烟31年，每日吸烟约20支。无肿瘤家族史。无粉尘、化学制剂等接触史。

肿瘤是机体细胞在各种始动与促进因素的作用下，因为发生增生与分化异常所形成的新生物。肿瘤可分为良性肿瘤和恶性肿瘤。恶性肿瘤已成为严重威胁人类健康的主要慢性疾病之一。在我国的恶性肿瘤中，消化系统肿瘤约占60%。按性别统计，男性患者肺癌占第一位，女性患者乳腺癌为首位。早期发现、早期诊断及早期治疗能提高恶性肿瘤的治愈率。全科医生作为基层医务人员，在恶性肿瘤的防治中起着非常重要的作用。

第一节　恶性肿瘤的病因和分类

目前恶性肿瘤的病因尚不完全明确，根据目前的研究情况，认为环境因素和行为因素在恶性肿瘤的发生与发展中占重要地位，机体的内在因素也有重要作用。总之，恶性肿瘤是多因素联合作用的结果。

一、环境因素和行为因素

环境因素和行为因素中包括致癌因素和促癌因素2种，大多数的肿瘤的发生都与环境和行为因素有关。大气污染、接触放射性物质及吸烟可导致肺癌的发病率增高；营养不良、微量元素缺乏可增加食管癌的发病率；EB病毒感染则与鼻咽癌的发生有关，HPV感染与宫颈癌关系密切。常见的环境和行为因素与肿瘤的关系见表21-1-1。

表21-1-1　环境和行为因素与肿瘤的关系

因素	肿瘤发生部位	因素	肿瘤发生部位
接触石棉、沥青	肺、皮肤	高脂饮食	结肠、胰腺、前列腺等
接触煤烟	皮肤、阴囊	病毒	鼻咽、宫颈

续表

因素	肿瘤发生部位	因素	肿瘤发生部位
吸烟	肺、口腔、胰腺等	放射线	皮肤、造血系统
摄入亚硝酸盐	胃、肝		

二、外界因素

遗传、免疫机制在恶性肿瘤，如胃癌、结肠癌的发生中也发挥重要作用。结肠癌患者的一级亲属为结肠癌的高危人群。

三、恶性肿瘤分类

1. 起源于上皮组织的恶性肿瘤称为癌，起源于间叶组织的恶性肿瘤称为肉瘤，胚胎性恶性肿瘤称为母细胞瘤。良性肿瘤一般称为瘤，但有些恶性肿瘤仍沿用传统的名字，如恶性淋巴瘤等。

2. 恶性肿瘤还分为实体瘤和非实体瘤。根据发生部位还可进行分类，如肺癌、胃癌等。

【分析】

患者长期吸烟，可导致肺癌、口腔肿瘤、胰腺癌等，结合其有咳嗽、咳痰带血症状，考虑肺癌可能性大。

（王　爽）

第二节　恶性肿瘤的早期征象和早期识别

一、恶性肿瘤的早期征象

（一）临床征象

恶性肿瘤的早期临床征象包括以下几个方面。

1. 身体的任何部位出现肿块并逐渐增大。

2. 持续性干咳或痰中带血。

3. 进食时胸骨后不适或进行性吞咽困难。

4. 排便规律或性状改变。

5. 不明原因的消瘦。

6. 经久不愈的溃疡。

7. 反复鼻塞、鼻出血。

8. 中、老年妇女出现不规则阴道出血。

9. 无痛性肉眼血尿。

（二）实验室检查

1. 常规检查可能对疾病有提示意义　血常规检查可提示贫血；粪便潜血阳性应注意消化道恶性肿瘤的可能；血尿则注意泌尿系肿瘤的可能；红细胞沉降率增快、白蛋白降低需注意慢性消耗性疾病可能。

2. 血清学检查对发现肿瘤有一定的帮助（表21-2-1）。

表21-2-1　常见的恶性肿瘤血清学指标检查项目

血清学指标	肿瘤
碱性磷酸酶（AKP）升高	可见于肝癌、骨肉瘤、前列腺癌
乳酸脱氢酶（LDH）升高	可见于肝癌和恶性淋巴瘤
糖蛋白（CA19-9、CA50等）升高	可见于消化系统肿瘤
癌胚抗原（CEA）升高	可见于结肠癌、胃癌、肺癌、乳腺癌等
甲胎蛋白（AFP）升高	可见于肝癌、恶性畸胎瘤
EB病毒抗体（VCA-IgA）升高	可见于鼻咽癌
前列腺特异性抗原（PSA）升高	可见于前列腺癌

二、恶性肿瘤的早期识别

（一）肺癌

1. 病因　目前病因尚不明确，可能的致病因素如下。

（1）吸烟。

（2）持续接触放射性物质。

（3）在城市中的大气污染。

2. 常见症状　肺癌早期多无明显的症状，当肿瘤发展到一定程度时，常出现以下症状。

（1）刺激性干咳。

（2）痰中带血或血痰。

（3）胸痛。

（4）发热。

（5）气促。

如果呼吸道症状持续超过2周，经对症治疗不能缓解，尤其是患者出现痰中带血、刺激性干咳，或原有的呼吸道症状加重，临床医生要高度警惕肺癌的可能。

3. 常用的检查方法

（1）影像学检查：肺CT是最重要和最常用的影像学检查手段。

（2）支气管镜：是诊断肺癌最常用的方法。

（3）血清学肿瘤标志物检测：常用的原发性肺癌标志物有癌胚抗原（CEA），神经元特异性烯醇化酶（neuron specific enolase，NSE），细胞角质蛋白19片段抗原21-1（cyto-keratin 19 fragment antigen 21-1，CYFRA21-1）和胃泌素释放肽前体（pro-gastrin-releasing peptide，proGRP）及鳞癌相关抗原（SCC）等。其中，NSE和ProGRP是诊断小细胞肺癌的理想指标。CEA、SCC和CYFRA21-1有助于诊断非小细胞肺癌。目前认为SCC和CYFRA21-1对肺鳞状细胞癌有较高的特异性。

（4）正电子发射断层扫描（PET）和正电子发射计算机断层扫描（PET/CT）：PET通过跟踪正电子核素标记的化合物在体内的转移与转变，显示代谢物质在体内的生理变化。PET/CT是将PET和CT整合在一起，可以同时获得CT解剖图像和PET功能代谢图像，对发现早期肺癌和其他部位的转移灶，以及肿瘤分期与疗效评价均优于任何现有的其他影像学检查。PET/CT阳性的患者仍然需要细胞学或病理学检查进行最终确诊。

（5）经胸壁穿刺肺活检：在X线透视、胸部CT或超声引导下可进行病灶针吸或切割活检。适用于紧贴胸壁或离胸壁较近的肺内病灶。

（6）肺癌的基因诊断：抑癌基因*Rb*、*p53*异常等有助于诊断早期肺癌。

4. 高危人群肺癌筛查在国内目前推荐对肺癌高危人群中进行肺癌筛查。

（1）我国肺癌高危人群定义

1）年龄50～75岁。

2）至少合并以下一项危险因素：①吸烟≥20包/年，其中也包括曾经吸烟，但戒烟时间不足15年者；②被动吸烟者；③有职业暴露史（石棉、铍、铀、氡等接触者）；④有恶性肿瘤病史或肺癌家族史；⑤有慢性阻塞性肺疾病或弥漫性肺纤维化病史。

（2）筛查方法：胸部低剂量CT（LDCT）。

（3）筛查方案

1）基线LDCT（baseline LDCT）：第1次行LDCT筛查肺癌。

2）年度复查（年度筛查）LDCT（annual repeat LDCT）：基线CT扫描以后，每年1次的LDCT肺癌筛查。

3）随诊LDCT（follow-up LDCT）：检出的肺内结节需在12个月内进行LDCT复查。

（二）胃癌

1. 病因　胃癌的病因尚未明确，目前所知主要与下列因素相关：①幽门螺杆菌感染；②亚硝基化合物；③高亚硝酸盐的摄入；④二羰基化合物；⑤真菌；⑥遗传性因素。

2. 常见症状　胃癌并没有特异性表现，早期几乎无明显症状。最常见的表现为消瘦，其次为胃区疼痛、食欲缺乏、呕吐等。初次就诊时患者多数已经为疾病的晚期。早期胃癌的首发症状，可能为上腹部不适，或饱食后剑突下出现胀满、烧灼或轻度痉挛性痛，常可自行缓解。有些患者则表现为食欲减退，稍微进食即出现吃饱的现象。发生于贲门的胃癌患者进食时可出现哽噎感，而如果肿瘤位于幽门则可出现进食后的饱胀感。有些患者原有长期的消化不良病史，虽然发生胃癌时也出现了某些症状，但容易被患者所忽略。

3. 常用的检查方法

（1）粪便潜血试验：常持续阳性，可辅助诊断。

（2）胃癌相关血清学指标：目前临床所用的有CEA、CA19-9等，但特异度不高。

（3）上消化道造影：可作为诊断胃癌首选的常规检查。

（4）内镜检查：是胃癌诊断中最重要的手段。

（5）超声内镜检查：可直接观察胃癌病变本身，还可探测胃癌浸润深度及胃周围肿大淋巴结。

（6）CT检查：有助于了解胃部肿瘤的浸润深度、与周围脏器的关系、有无淋巴结和远处转移等。

（7）PET/CT检查有助于肿瘤转移的判断。

4. 高危因素　胃癌的高风险因素包括幽门螺杆菌感染、慢性萎缩性胃炎、肠上皮化生、异型增生、腺瘤、残胃、吸烟、遗传（一级亲属中患胃癌、家族性腺瘤性息肉病）。高盐饮食、吸食鼻烟、肥胖、胃溃疡、恶性贫血，甚至酗酒也可能与胃癌发生相关。

（三）乳腺癌

1. 病因　月经初潮年龄和绝经年龄与乳腺癌的发病有关。初次足月产的年龄与乳腺癌发病的危险性呈正相关，而哺乳的总时间与乳腺癌危险性呈负相关。有乳腺癌家族史、高脂饮食、肥胖、外源性雌激素摄入过多等情况可增加乳腺癌的发生风险。

2. 常见症状　乳腺癌最常见的症状为乳腺肿块。肿块常无明显疼痛，有的肿块还同时伴有皮肤粘连、皮肤水肿、皮肤溃烂等表现。部分有乳头溢液，常见于发生于大导管者或导管内癌者。如果肿瘤累及到乳头或乳晕下区，可引起乳头偏向肿瘤一侧。少数乳腺癌只表现为血性乳头溢液，无明显肿块。乳腺癌可转移到腋窝淋巴结，少数病例以腋窝淋巴结肿大就诊，而乳腺未发现病灶。另外，炎性乳癌进展迅速，临床上可出现乳腺皮肤发红，伴有局部水肿、皮肤温度升高，易误诊为乳腺炎。

3. 常用的检查方法

（1）乳腺X线摄影：是乳腺癌影像诊断最基本的方法，可检出临床触诊阴性的乳腺癌。但不建议对35岁以下、无明确乳腺癌高危因素或临床体格检查未发现异常的妇女进行乳腺X线检查。

（2）血清学指标：常用于诊断乳腺癌的肿瘤标记物有CA15-3、CEA等，但无特异性，对于乳腺癌的诊断均只能作辅助参考。

（3）乳腺超声检查：可用于所有怀疑为乳腺病变的人群，是评估35岁以下妇女、青春期、妊娠期及哺乳期妇女乳腺病变的首选影像检查方法。超声还可同时进行腋窝扫描，可评价是否有肿大淋巴结。

（4）细胞学及病理组织检查：对乳头溢液进行细胞学涂片检查；细针穿刺吸取细胞学检查简便易行，对预后无影响。粗针穿刺组织学检查可在超声、乳腺X线的引导下进行，可获得组织学证据，并能够进行免疫组化检测，可替代细针穿刺。

4. 筛查

（1）不推荐对40岁以下、非高危人群进行乳腺筛查。

（2）机会性筛查一般建议40岁开始。

（3）建议对乳腺癌高危人群提前进行筛查（20～40岁）。

（4）乳腺癌的高危人群：①有明显的乳腺癌遗传倾向者；②既往有乳腺导管或小叶中重度不典型增生或小叶原位癌患者；③既往行胸部放疗者。

（5）筛查间期：推荐每年1次。

（6）筛查方法：除了常用的临床体检、超声和乳腺X线检查之外，还可以应用MRI等影像学手段。

（四）宫颈癌

1. 病因　HPV感染是宫颈癌及癌前病变的首要因素。其他原因包括过早性生活、多个性伙伴、多产、吸烟等。

2. 常见症状　宫颈癌早期可无任何症状。常见的症状为接触性阴道出血；白带异常，如血性白带、白带增多；不规则阴道出血或绝经后阴道出血。

3. 常用的检查方法

（1）宫颈/阴道细胞学涂片检查：是目前发现早期宫颈癌的主要手段。

（2）阴道镜或直视下取宫颈组织活检进行病理检查：是确诊的"金标准"。

（3）阴道镜：对发现宫颈癌前病变和早期宫颈癌有重要作用，可提高活检的阳性率。在不具备阴道镜的医疗单位，也可以应用3%或5%醋酸或碘溶液涂抹宫颈后肉眼观察，在有醋白上皮或碘不着色处取活检，送病理检查。

（4）鳞癌相关抗原（SCC）：因宫颈癌以鳞状细胞癌最为常见，因此SCC是宫颈癌最常检测的血清学肿瘤标志物，可以协助诊断宫颈癌，并可以用于宫颈癌治疗的疗效评价、病情监测和治疗后的随访监测。目前认为SCC在随访监测中尤其重要。

（5）高危型HPV DNA检测：与细胞学检查相比，灵敏度高，特异度低，可与细胞学联合使用筛查宫颈癌。

（6）影像学检查：超声、CT能够观察宫颈病变与周围器官（膀胱、直肠等）的关系及有无淋巴结转移。

（7）盆腔MRI：MRI的软组织分辨率高，是显示宫颈病变最佳的影像学方法。

4. 高危人群　HPV持续性感染者是宫颈癌的高危人群。宫颈上皮内瘤变（CIN）是宫颈癌的癌前病变。

（1）CIN Ⅰ患者：阴道镜正常者可6个月后复查宫颈涂片细胞学。如无异常，1年以后再次复查细胞学。

（2）CIN Ⅱ、Ⅲ的患者：可选择宫颈环形电切术或冷刀宫颈锥形切除术。根据锥形切除术后的病理结果选择治疗方法。治疗后随访：每3～6个月进行1次细胞学检查，连续3次正常后可选择每年1次的细胞学检查。如有必要，也可应用阴道镜进行随访检查。

（五）结直肠癌

1. 病因

（1）遗传：结直肠癌是有明显遗传倾向的恶性肿瘤。

（2）生活方式和饮食因素：摄入大量肉类、脂肪、糖和甜品可增加结直肠癌发病风险。而高纤维饮食是结直肠癌的保护因素。吸烟人群结直肠癌发病风险增高，戒烟可降低结直肠癌发病风险。超重或肥胖影响结直肠癌的发生。

（3）炎症性肠病是结直肠癌明确的危险因素。

（4）2型糖尿病患者结直肠癌发生率增加。

2. 常见症状　早期结直肠癌可以没有明显的临床症状，直到疾病进展到一定程度，才有时出现一系列的临床表现。

（1）排便习惯改变。

（2）粪便性状改变（变细、血便、黏液便等）。

（3）腹痛或腹部不适。

（4）腹部肿块。

（5）停止排气、排便等肠梗阻的症状。

（6）贫血及消瘦、乏力、低热等全身症状。

研究认为所谓的结直肠癌报警征象（包括消化道出血、消瘦、腹泻、腹部肿块、排便习惯改变等），除腹部肿块外，其余报警征象对结直肠癌的预测作用极为有限。而腹部出现肿块常已经是结直肠癌晚期，因此不能依靠报警征象来预测结直肠癌。

3. 常用的检查方法

（1）直肠指检：凡疑似结直肠癌者必须常规进行直肠指检。

（2）血清学指标：结直肠癌患者在诊断、治疗前、评价疗效、随访时必须检测CEA、CA19-9。

（3）结肠镜检查：所有疑似结直肠癌患者在病情允许的情况下均推荐结肠镜检查。

（4）气钡双重造影检查：是诊断结直肠癌的重要手段，但肠梗阻患者不宜应用。

（5）CT检查：可明确肿瘤的浸润深度，向肠壁外蔓延的范围和远处转移的情况。

4. 高危因素

（1）结直肠腺瘤是结直肠癌最主要的癌前疾病。符合以下之一者即为高危腺瘤：①腺瘤直径≥10mm；②绒毛状腺瘤或混合性腺瘤且绒毛状结构超过25%；③伴有高级别上皮内瘤变。

（2）炎症性肠病：特别是溃疡性结肠炎可发生癌变。

（3）其他高危人群或高危因素：①粪便隐血试验阳性；②有结直肠癌家族史；③本人有癌症史；④长期吸烟、过度摄入酒精、肥胖、少活动、年龄>50岁；⑤符合以下任2项者，包括慢性腹泻、慢性便秘、黏液血便、慢性阑尾炎或阑尾切除史、慢性胆囊炎或胆囊切除史、长期精神压抑；⑥有盆腔放疗史者。

2014年的亚太结直肠癌筛查共识认为年龄、男性、有结直肠癌家族史、吸烟和肥胖是亚太地区结直肠癌和进展期腺瘤的危险因素。根据我国的实际情况，可参考表21-2-2对患者进行风险评分：推荐高危患者（3～6分）进行结肠镜检查；对于低危患者（0～2分）可考虑筛查粪便隐血试验和/或血清标志物（如septin9 DNA甲基化检测等）。

表21-2-2 预测结直肠肿瘤风险评分表

危险因素	标准	分值
年龄	50～55岁	0
	56～75岁	1
性别	女性	0
	男性	1
家族史	一级亲属无结直肠癌	0
	一级亲属有结直肠癌	1
吸烟	无吸烟史	0
	有吸烟史（包括戒烟）	1
体重指数	$<25kg/m^2$	0
	$\geqslant 25kg/m^2$	1
糖尿病	无	0
	有	1

（六）鼻咽癌

1. 病因　目前认为鼻咽癌的发生与遗传、病毒和环境有关。

（1）鼻咽癌患者具有种族和家族聚集现象。

（2）目前证实EB病毒在鼻咽癌的发病机制中有重要作用。

（3）鼻咽癌高发区微量元素镍含量升高。

2. 常见症状　鼻咽的位置隐蔽，此处病变早期症状不典型，容易误诊和漏诊。

（1）鼻部症状：早期可出现鼻涕带血或回缩鼻涕带血，可时有时无；肿瘤增大后可出现鼻塞症状。

（2）耳部症状：发生于咽隐窝的鼻咽癌可引起同侧耳鸣、听力下降等，导致分泌性中耳炎，容易误诊。

（3）颈部淋巴结肿大：约60%的患者是以颈部淋巴结肿大为首发症状就诊的，因此对于颈部淋巴结肿大患者需警惕鼻咽癌的可能。

（4）脑神经症状：发生于咽隐窝的鼻咽癌可引起脑神经损害，继而出现偏头痛、面部麻木、复视、视力下降等症状。

3. 常用检查方法

（1）鼻咽纤维镜检查：可以观察鼻咽肿瘤生长的部位及有无口咽、鼻腔、下咽的侵犯，活检的准确率高。

（2）鼻咽＋颈部CT/MRI增强扫描：应作为常规检查。

（3）EB病毒检测也是早期诊断的辅助手段之一。

（4）手术探查：临床上高度怀疑鼻窦恶性肿瘤，无法取病理或反复病理检查不能确诊者可行手术探查。

4. 高危人群

（1）有鼻咽癌家族史。

（2）EB病毒感染者。

（七）原发性肝癌

1. 病因　我国原发性肝癌的主要病因为病毒性肝炎、食用被黄曲霉毒素污染的食物、长期酗酒，以及农村蓝绿藻类毒素污染的饮用水等。其他原因还包括肝脏代谢疾病、自身免疫性疾病，以及隐源性肝病或隐源性肝硬化等。

2. 常见临床症状

（1）肝癌的亚临床前期：从病变开始至诊断亚临床肝癌之前。患者没有任何临床症状与体征，临床上难以发现，此阶段约持续10个月。

（2）肝癌亚临床期（早期）：瘤体直径3～5cm，多数患者仍缺乏典型的临床表现，仍难以诊断，多因检查血清甲胎蛋白（alpha fetoprotein，AFP）而发现肿瘤，此阶段约持续8个月。少数患者可能有上腹闷胀、腹痛、乏力和食欲缺乏等慢性基础肝病的相关症状，但常被忽视。

（3）肝癌中、晚期：此时出现肝癌的典型表现，但疾病进展迅速，病程3～6个月。

3. 临床表现　通常出现以下症状。

（1）肝区疼痛：最主要的临床表现。为间歇性或持续性隐痛或钝痛。病灶位于肝右叶，可为右季肋部疼痛，病灶位于肝左叶，可为剑突下疼痛。

（2）进食后饱胀感、食欲减退、恶心、呕吐等症状，但缺乏特异性。

（3）消瘦、乏力，少数患者出现恶病质。

（4）发热：多为持续性低热，也可为间断或弛张高热，与肝脓肿相似，但发热前常无寒战，通过应用抗菌药物无效可鉴别。

（5）晚期患者可出现黄疸、消化道出血、肝性脑病等表现。

（6）伴癌综合征：肝癌组织本身或癌组织引起的内分泌或代谢紊乱综合征。临床表现多样且缺乏特异性，常见的伴癌综合征有自发性低血糖症和红细胞增多症。其他的少见表现还有高钙血症、性早熟、促性腺激素分泌综合征、皮肤卟啉病和类癌综合征等。

4. 常用的检查方法

（1）肿瘤标志物检查：血清AFP及其异质体是诊断肝癌特异性最强的肿瘤标志物，国内常用于肝癌的普查、早期诊断、术后监测和随访。AFP≥400μg/L超过1个月，或≥200μg/L持续2个月，排除妊娠、生殖腺胚胎瘤和活动性肝病，应该高度怀疑肝癌。但有30%～40%的肝癌患者AFP可不高。

（2）超声：是检查肝脏疾病最常用的影像学检查手段。

（3）CT检查：是诊断和鉴别诊断肝癌最重要的检查方法。

（4）MRI检查：对于小肝癌的诊断优于CT。

（5）数字减影血管造影（DSA）：对直径1～2cm的小肝癌，肝动脉造影可以更精确地作出诊断。

（6）正电子发射计算机断层扫描（PET/CT）：可提高诊断和评判疾病进展的准确性。

（7）肝穿刺活检：在超声引导下经皮肝穿刺活检进行组织学或细胞学检查，可以获得肝癌的病理学诊断依据，但也有一定的局限性和危险性。

（8）“金标准”：肝脏病灶经活检或手术切除标本，通过病理组织学检查而诊断为原发性肝癌为诊断的“金标准”。

5. 高危人群及其筛查

（1）原发性肝癌的高危人群：≥40岁的男性或≥50岁女性，具乙型肝炎病毒（HBV）和/或丙型肝炎病毒（HCV）感染、嗜酒、合并糖尿病，以及有肝癌家族史者。

（2）常规筛查方法：主要包括血清AFP检测和肝脏超声检查。

（3）推荐可每隔6个月对高危人群进行一次检查。

（八）食管癌

1. 病因

（1）饮食和生活方式：食物生产、加工和储存过程中可能受到真菌污染；食用腌制食品、红肉类、高温食物、辛辣和油炸食品可增加食管癌发生风险；吸烟、饮酒是食管鳞状细胞癌明确的危险因素；口腔卫生差也可导致食管癌风险升高。

（2）人口学因素：食管癌的发病率随年龄增长而逐渐增加。

（3）家族史和遗传易感性：我国食管癌高发地区存在明显的家族聚集现象。

（4）感染因素：HPV感染是重要致病因素，尤其是HPV 16。

（5）其他因素：贲门失弛缓症和胼胝症患者食管鳞状细胞癌风险显著升高。

2. 常见症状

（1）食管癌可能的报警征象：胸骨后疼痛不适、进食通过缓慢并有滞留感或哽噎感、进行性吞咽困难、上腹部隐痛不适、消瘦、消化道出血（呕血、黑便等）等。症状时轻时重，进展缓慢。

（2）有研究结果显示报警征象对该人群上消化道肿瘤的预测价值有限，仅吞咽困难症状有重要的提示作用。但出现吞咽困难症状时绝大多数肿瘤已进展至中晚期。

（3）中晚期食管癌的典型症状为进行性吞咽困难，先是干的食物，然后是半流质食物、流质食物，到最后甚至水都难以吞咽。肿瘤侵犯食管外器官可出现胸痛等症状，侵犯喉返神经可出现声音嘶哑。

3. 常用的检查方法

（1）食管吞钡双重对比造影：早期可见到食管黏膜紊乱、增粗、充盈缺损、管壁僵硬，以及小龛影等。

（2）内镜及病理活检：是目前诊断早期食管癌的“金标准”。

（3）CT可显示食管与邻近纵隔器官的解剖关系、肿瘤外侵程度及转移，但难以发现早期食管癌。

（4）PET/CT可发现病灶，并有助于判断远处转移。

4. 高危人群　40岁以上，符合以下情况之一者：①来自食管癌高发区；②有上消化道症状；③有食管癌家族史；④患有食管癌前疾病或癌前病变者；⑤具有食管癌的其他高危因素（吸烟、重度饮酒、头颈部或呼吸道鳞状细胞癌等）。

5. 食管癌前疾病　包括慢性食管炎、巴雷特食管、食管白斑症、食管憩室、贲门失弛缓症、反流性食管炎，以及各种原因导致的食管良性狭窄等。

6. 食管癌前病变　食管鳞状上皮异型增生是食管鳞状细胞癌的癌前病变；巴雷特食管相关异型增生是腺癌的癌前病变。

7. 筛查方法

（1）我国现阶段最实用有效的筛查方法是内镜下食管黏膜碘染色＋指示性活检的组合操作技术。

（2）上消化道钡餐等筛查方法因诊断效能等问题，现已基本被淘汰。

（王　爽）

第三节　恶性肿瘤的治疗和预防

对于恶性肿瘤的治疗，应根据患者的身体状况、肿瘤的病理类型和分子分型、病变的范围和肿瘤的发展趋向等情况，仔细制订治疗方案，采取多学科综合治疗与个体化治疗相结合的原则，合理地使用手术、化疗、放疗和分子靶向治疗等多种手段，以期最大限度地延长患者的生存时间、控制恶性肿瘤的发展，最大限度地改善患者的生活质量，提高恶性肿瘤患者的生存率。

一、恶性肿瘤的治疗

外科治疗、化疗、放疗和生物治疗等。外科治疗还进一步包括预防性手术、诊断性手术、根治性手术、姑息性手术、减瘤手术和重建手术。一般来说，肿瘤Ⅰ期患者以外科手术为主；Ⅱ期患者可以手术切除肿瘤及可能的转移灶，辅以全身化疗；Ⅲ期患者采用综合治疗方案，手术前和/或手术后联合化疗和/或放疗；Ⅳ期患者以全身治疗为主，辅以对症治疗。

二、恶性肿瘤的转诊原则

1. 高度怀疑恶性肿瘤需进一步检查者。
2. 恶性肿瘤需手术及放化疗者。
3. 恶性肿瘤患者出现并发症需进一步处理者。

三、恶性肿瘤的预防

1. 一级预防　改善生活习惯，如戒烟、多食新鲜水果和蔬菜等。
2. 二级预防　早期发现、早期诊断及早期治疗恶性肿瘤。
3. 三级预防　对症治疗以改善患者的生活质量，延长患者的生存时间为目的。

（王　爽）

第五篇

传染病的识别和处理

第二十二章 呼吸道传染病的识别和处理

呼吸道传染病
的识别和处理

呼吸道传染病是指病原体从人体的鼻腔、咽喉、气管和支气管等呼吸道感染侵入而引起的具有传染性的疾病。常见的呼吸道传染病有流行性感冒、麻疹、水痘、风疹、流行性脑脊髓膜炎、流行性腮腺炎、肺结核等；严重急性呼吸综合征、人感染高致病性禽流感，以及新型冠状病毒感染是新发呼吸道传染病。

传染病的流行过程的发生需要有三个基本条件，包括传染源、传播途径和人群易感性。常见的呼吸道传染病病原体主要有病毒、细菌等，如流感病毒、麻疹病毒、脑膜炎球菌、结核分枝杆菌等。呼吸道传染病的传染源主要是患者和病原携带者。患者或病原携带者在呼吸、咳嗽、喷嚏时将带有细菌或病毒的呼吸道分泌物散布到空气中。儿童、老年人、体弱者、营养不良或慢性疾病患者等易感人群随呼吸或接触等方式感染后，经过一定时间的潜伏期就会发病。

根据《中华人民共和国传染病防治法》，乙类呼吸道传染病包括新型冠状病毒感染、严重急性呼吸综合征、人感染高致病性禽流感、麻疹、炭疽、肺结核、流行性脑脊髓膜炎、百日咳、白喉、猩红热。丙类呼吸道传染病包括流行性感冒、流行性腮腺炎、风疹。根据临床表现，呼吸道传染病可分为出疹类传染病和非出疹类传染病。前者在儿童多见，具体描述见第八章相关内容，本章主要对非出疹类呼吸道传染病进行介绍。

全科医生需要掌握传染病诊疗相关知识和技能，具备诊疗过程中对传染病识别和处理的能力。全科医生在发现呼吸道传染病时，需按照《国家基本公共卫生服务规范》及时进行传报，并对患者进行医疗救治和管理，对传染病密切接触者和健康危害暴露人员进行管理，协助开展本辖区内流行病学调查，对医疗机构内现场进行处理，应急接种和预防性服药，并对居民开展健康教育。

第一节 流行性感冒病毒感染

【案例】

患者，女，38岁。因“发热伴头痛、全身肌肉酸痛1日”至发热哨点诊室就诊。体温39℃，精神萎靡，偶咳嗽，无咽痛，无流涕，无咳痰，无气急。体格检查：神志清楚，咽不红，两肺呼吸音清，未闻及干湿啰音。家人有类似发热情况。

一、流行性感冒

流行性感冒（influenza）简称“流感”，是由流行性感冒病毒（简称“流感病毒”）引起的急性呼吸道传染病。

（一）流行性感冒的识别

1. 临床表现　流感潜伏期为1～3日，最短为数小时，最长可达4日，起病多急骤。流感的症状通常较普通感冒重，以全身中毒症状为主，在临床上可分为单纯型、胃肠型、肺炎型和中毒型四种表现类型。

（1）单纯型：最常见类型，主要表现为起病急，全身中毒症状明现，包括高热、寒战、头痛、乏力、食欲减退、全身肌肉酸痛，上呼吸道卡他症状相对较轻或不明显。高热持续1～2日，在3～4日后逐渐下降，热退后全身症状好转，乏力可持续1～2周。

（2）胃肠型：该型较少见，主要症状为呕吐、腹泻腹痛、食欲减退等。

（3）肺炎型：主要发生于婴幼儿、老年人、孕妇、慢性心肺疾病患者和免疫功能低下者，较少见。患者主要表现为高热不退、气急、发绀、咯血、极度疲乏等症状，甚至呼吸衰竭。体检双肺呼吸音低，布满湿啰音，但无实变体征。抗生素治疗无效，最后多因呼吸及循环衰竭于5～10日内死亡，病死率高。

（4）中毒型：该型极少见。主要为全身毒血症表现，可有高热或明显的神经系统和心血管系统受损表现，严重者可出现休克、弥散性血管内凝血、循环衰竭等，病死率高。

此外，在流感流行时，有相当数量的轻型患者，症状与普通感冒极为相似，常难于区别。

2. 实验室及其他检查

（1）血常规：白细胞数量正常或降低，淋巴细胞相对升高。当合并细菌感染时，可见白细胞计数与中性粒细胞百分比升高。

（2）血清学检查：在急性期血清标本应在发病7日内、恢复期在发病后2～4周或更长时间留取血清标本，应用血凝抑制试验或补体结合试验等测定血清中抗体，如有4倍以上升高或单次检测抗体滴度>1 ∶ 80，则有诊断意义。

（3）病原学检查

1）病毒分离：在疾病的第2～3日，可从鼻咽部、气管分泌物中直接分离出流感病毒。

2）蛋白水平检查：可采用鼻甲黏膜印片或荧光抗体技术检测病毒抗原。

3）核酸检测可在患者上呼吸道分泌物中采用普通反转录聚合酶链反应（reverse transcription PCR，RT-PCR）检测病毒RNA，该方法是快速、敏感且特异的检测方法。

（4）影像学检查：肺炎型患者X线片可表现为散在絮状阴影。

3. 流行病学史　流感的散发流行一般多发生于冬春季，流行季节当地出现大量上呼吸道感染患者，或近期区域内医疗机构呼吸道感染患者明显增多。

4. 诊断与鉴别诊断

（1）诊断：当未出现流感流行时，散发病例不易诊断。在流感流行季节，短时间出现较多数量的相似患者，呼吸道症状轻微而全身中毒症状较重，再结合发病季节等流行病学资料，确诊需要病原学或血清学检查。

（2）鉴别诊断：轻型流感及散发流感很难与普通感冒鉴别。临床上与其他呼吸道病毒感染亦难以区分。病毒的分离鉴定是唯一可靠的方法。

【分析】

患者为中青年女性，突发起病，以发热、头痛、肌肉疼痛等全身症状为主，身边有聚集性发热，于冬春季至诊室就诊，需考虑多种呼吸道传染病可能。

（二）流感的治疗

1. 一般治疗　隔离，嘱患者休息、多饮水。如患者高热与中毒症状严重，应给予吸氧和补充液体。

2. 对症治疗　可以予解热、镇痛、止咳、祛痰及支持治疗。儿童患者应避免应用阿司匹林，以免诱发致命的脑病合并内脏脂肪变性综合征。

3. 抗病毒治疗　应及早服用抗流感病毒药物，包括离子通道M_2阻滞剂（如金刚烷胺、金刚乙胺）和神经氨酸酶抑制剂（如奥司他韦、扎那米韦）。离子通道M_2阻滞剂由于副作用较大，目前临床应用已较少；奥司他韦能特异性抑制甲、乙型流感病毒的神经氨酸酶（neuraminidase，NA），从而抑制病毒的释放，减少病毒传播。1岁以下儿童不推荐使用。

【分析】

患者行呼吸道病原学检测提示甲型流感病毒阳性，其余病毒抗体阴性。考虑诊断为甲型流感，予达菲治疗，嘱多饮水、多休息，次日体温恢复正常。

（三）流感的预防

1. 管理传染源　隔离患者，可在病后1周或退热后2日解除隔离，疑似患者进行适当隔离与治疗，减少大型集会与集体活动。

2. 切断传播途径　流行期在公共场所及室内应加强通风并进行环境消毒，可选用漂白粉或其他消毒液喷洒消毒。

3. 保护易感人群　接近患者时应当戴口罩，避免密切接触，注意个人卫生。对易感人群及尚未发病者，可给予疫苗及金刚烷胺、奥司他韦等药物预防，但注意药物预防不能代替疫苗接种。目前，预防人类流感致病和流行的最有效方法仍是疫苗接种，这也是预防流感的基本措施。

二、人感染高致病性禽流感

人感染高致病性禽流感简称“人禽流感”，是由禽甲型流感病毒某些亚型中的一些毒株引起的急性呼吸道传染病。病情随感染亚型不同而异，轻者似普通感冒，严重可引起败血症、休克、多器官功能障碍综合征、内脏脂肪变性综合征及肺出血等并发症而致人死亡。

（一）人禽流感的识别

1. 临床表现

（1）潜伏期：人感染高致病性禽流感潜伏期为1～7日，通常为2～4日。处在潜伏期末的患者便有传染性，其传染性在病初的2～3日最强。

（2）临床症状：不同亚型的禽流感临床症状有所不同。H5N1亚型人禽流感多呈急性起病，始发症状一般表现为流感样症状，出现1～7日的高热，多伴有全身不适和咳嗽、咳痰、咽痛、流涕、鼻塞、呼吸困难、头痛、肌肉酸痛等症状，部分患者可有恶心、腹痛、腹泻等消化道症状，少数患者可出现精神神经症状。重症患者一般均有肺炎表现，病情发展迅速，可出现多种并发症，如急性呼吸窘迫综合征、胸腔积液、肺出血、全血细胞减少、败血症、休克、肾衰竭、内脏脂肪变性综合征等，病死率高。

多数H7亚型的人禽流感病毒感染者症状较轻，只出现眼结膜炎或上呼吸道卡他症状，H9N2和H10N7亚型人禽流感病毒感染者仅出现一过性流感样症状。

2. 实验室及其他检查

（1）血常规：外周血白细胞总数一般不高或降低，重症患者多有白细胞总数及淋巴细胞下降；血小板出现轻到中度下降。

（2）肝功能检查：丙氨酸转氨酶（ALT）、天冬氨酸转氨酶（AST）、磷酸肌酸激酶、乳酸脱氢酶等升高。

（3）病原学及血清学检查：病毒核酸检测、病毒分离及血清学检测同甲型H1N1流感。双份血清抗禽流感病毒抗体滴度恢复期较发病初期有4倍或以上升高是本病确诊的重要依据。

（4）影像学检查：X线胸片缺乏特异性，可见肺内斑片状、弥漫性或多灶性浸润。重症患者肺内可见呈大片毛玻璃状或肺实变影像，少数可伴有胸腔积液。

3. 流行病学史　在禽流感流行时，发病前1周内曾到过疫区，有明确的病禽、死禽及其分泌物、排泄物接触史，或与人禽流感患者有密切接触者。

4. 诊断与鉴别诊断

（1）诊断：结合流行病学史、临床表现、实验室检查、病毒分离和血清学抗体检测易于诊断。

（2）鉴别诊断：主要依靠病原学检查，与流感、普通感冒、细菌性肺炎、衣原体肺炎、支原体肺炎、军团菌病、严重急性呼吸综合征、肠道病毒感染、巨细胞病毒感染、钩端螺旋体病、传染性单核细胞增多症等疾病进行鉴别诊断。

（二）人禽流感的治疗

1. 隔离防护及一般治疗　同甲型H1N1流感治疗。

2. 抗流感病毒治疗　应在发病48小时内应用抗流感病毒药物，具体见“流行性感冒”部分。

3. 重症患者治疗 注意营养支持，加强血氧监测和呼吸支持，防治继发细菌感染及其他并发症。研究显示，对发病2周内的重症人禽流感患者及时给予该病患者的恢复期血浆有可能提高救治的成功率。

（三）人禽流感的预防

1. 监测及控制传染源 加强禽类疾病的检测，受感染动物立即销毁，将高致病性禽流感疫点周围半径3km范围划为疫区，捕杀疫区内的全部家禽，对疫源地进行封锁消毒，并对疫区5公里范围内的易感禽类进行强制性疫苗紧急免疫接种。加强对密切接触禽类人员的检疫，加强对来自动物疫情流行国家或地区的运输工具的防疫消毒。

2. 切断传播途径 一旦发生人禽流感疫情，要对病鸡群进行严格隔离、封锁、扑杀、销毁并对场地进行全面清扫、清洗、彻底消毒。医院收治患者的门诊和病房要做好隔离消毒；避免接触禽类，接触时应戴手套和口罩，医护人员要做好个人防护。同时，加强检测标本和实验室禽流感病毒毒株的管理，进行禽流感病毒（H5N1）分离的实验室应达到生物安全三级标准。

3. 保护易感人群 平时应养成良好的个人卫生习惯，勤洗手，注意卫生。目前，对于密切接触者或高危人群，可以试用口服抗流感病毒药物进行预防。

三、人感染H7N9禽流感

人感染H7N9禽流感是由新的甲型流感病毒——H7N9禽流感病毒引起的急性呼吸道传染病。患者病情发展迅速，以肺炎为主要临床表现，常快速进展为急性呼吸窘迫综合征、感染性休克和多器官功能障碍综合征。

（一）人感染H7N9禽流感的识别

1. 临床表现

（1）潜伏期：一般为7日，个别病例可达2周。

（2）临床表现：患者表现为发热、咳嗽、少痰，可伴有头痛、肌肉酸痛、腹泻等全身不适症状，如流感样症状，大多数患者有肺炎表现。重症患者多在发病5～7日出现重症肺炎，病情发展迅速，出现持续高热，可出现呼吸困难、咯血痰，并通常快速进展为急性呼吸窘迫综合征、感染性休克，甚至多器官功能障碍，严重者可死亡。

受累肺段可有实变体征，语颤增强，叩诊实音，可出现吸气期末细湿啰音及支气管呼吸音等。初期时上述体征常出现在肺一侧的局部，随病情进展可扩展至两肺的多个部位。

2. 实验室及其他检查

（1）血常规：白细胞总数一般不高或降低。重症患者多有白细胞总数及淋巴细胞减少，可有血小板降低。

（2）血生化检查：大部分病例会出现有肌酸激酶、乳酸脱氢酶、AST、ALT、CRP升高，肌红蛋白可升高。在H7N9禽流感病毒感染患者的急性血清中，会出现细胞因子、γ干扰素诱导蛋白-10、膜表面免疫球蛋白、巨噬细胞炎症蛋白-1β、单核细胞趋化蛋白1、

白介素-6、白介素-8和α干扰素水平增高。部分患者会出现高血糖（可能与肾上腺皮质激素有关）

（3）病原学相关检测：与人感染高致病性禽流感检查相同。

（4）影像学检查：发生肺炎的病例肺内出现不同范围的片状阴影。重症患者常呈双肺多发磨玻璃影及肺实变影像，可合并少量胸腔积液，病变进展迅速，病变的严重程度与临床表现基本一致。

3. 流行病学史　发病前1周内接触禽类及其分泌物、排泄物或到过活禽市场，与人感染H7N9禽流感病例有流行病学联系。

4. 诊断与鉴别诊断　诊断主要结合流行病学接触史、临床表现及实验室检查结果。

（1）疑似病例：有流行病学史，出现流感样临床症状者；与人感染H7N9禽流感病例有流行病学联系并出现流感样临床症状者；出现流感样症状，甲型流感病毒检测阳性，尚未进一步检测病毒亚型者。对于上述3种情况，应安排H7N9禽流感病原学检查。

（2）确诊病例：有流行病学接触史，或符合上述临床表现，并且病原学检查明确或动态检测双份血清H7N9禽流感病毒特异性抗体水平呈4倍或以上者。

在鉴别诊断方面，通过病原学检查与其他禽流感、季节性流感、细菌性肺炎、腺病毒肺炎、严重急性呼吸综合征、衣原体肺炎、支原体肺炎、中东呼吸综合征等疾病进行鉴别。

（二）人感染H7N9禽流感的治疗

1. 隔离　对疑似病例和确诊病例应尽早隔离治疗。

2. 对症治疗　给予吸氧、退热、止咳祛痰等对症治疗，注意营养，密切观察病情变化。

3. 抗病毒治疗　应尽早应用抗流感病毒药物。H7N9禽流感病毒一般对神经氨酸酶抑制剂（奥司他韦、扎那米韦）敏感，有条件者应做药敏试验；对金刚烷胺和金刚乙胺等离子通道M_2阻滞剂耐药。

4. 抗继发感染　治疗原则是早期慎用抗生素，避免广谱抗生素的应用；一旦发生继发感染，应积极精准选择敏感抗生素治疗，根据临床可能的病原选择抗生素。

5. 维持水、电解质平衡　监测血电解质、血渗透压、动静脉混合血气分析等，维持出入量平衡。

6. 维持微生态平衡　人感染H7N9禽流感患者可能存在严重微生态失衡，调节微生态平衡能有效预防继发感染，可采用益生菌抗微生态失衡治疗，降低人感染H7N9禽流感患者内源性感染率。

7. 中医药辨证论治。

（三）人感染H7N9禽流感的预防

1. 监测外环境，控制传染源　禽类感染H7N9病毒后临床症状轻微，故无法通过监测禽类发病来控制人感染H7N9禽流感。所以各部门应当加强合作，构建完整的外环境监测体系，从而开展有针对性的防控措施。对于疑诊病例应当单独病房隔离，对确诊病例应当在通风良好的房间进行隔离，多个确诊病例可居于一室。另外，应当密切监控患者陪护及其他家庭成员的健康状况。一旦有成员出现流感样症状，应当及时向当地疾病预防控制部门报告。

2. 关闭管理活禽市场，切断传播途径　关闭活禽市场是降低人感染H7N9禽流感发病率的重要防控手段。一旦发生疫情，应当对病禽严格隔离、封锁、扑杀、销毁，对鸡场进行全面清扫、清洗、彻底消毒。对死禽及禽类废弃物应销毁或深埋，医院收治患者的门诊和病房要做好隔离消毒；医护人员要做好个人防护。

3. 保护易感人群　注意良好的个人习惯及提倡健康的生活方式。经常使用肥皂洗手，酒精类洗手液同样有效；应当避免接触病死禽畜，避免去活禽市场；避免接触活禽病禽，但目前尚没有证据显示任何人会因为食用煮熟的禽肉类产品而感染上H7N9禽流感病毒。若出现流感样症状，应当尽量避免与他人接触，尽早就医。免疫接种是预防禽流感病毒最快也是最有效的措施。

（金　花）

第二节　肺　结　核

【案例】

患者，男，38岁。因“咳嗽、咳痰、胸痛1月余”就诊。患者1个月前在感冒后出现咳嗽、咳痰，痰为白色黏液痰，痰中带血，伴少量咯血，量约20ml，为鲜红色，伴气急和胸痛，无发热，无畏寒寒战，无盗汗，外院行胸部CT提示左肺中叶感染性病变伴肺不张，给予左氧氟沙星抗感染治疗2周，症状略有好转，停药后反复，咳嗽、咳痰较前加重，故来院就诊。既往有高血压病史，自诉幼时曾有“哮喘”病史，否认其他慢性病史。否认外伤史，否认输血史。吸烟20年，每日约10支，否认长期饮酒，否认家族遗传性疾病史。该患者应考虑哪些诊断？

结核病（tuberculosis）是结核分枝杆菌引起的慢性感染性疾病，可累及全身多个脏器，以肺结核最为常见，属于乙类传染病。

一、肺结核的识别

（一）肺结核的症状和体征

肺结核发病轻重缓急不一，缺乏特征性。

1. 全身症状　长期原因不明的午后或傍晚低热，伴有倦怠、乏力、夜间盗汗，或无明显自觉不适。

2. 呼吸系统症状 有咳嗽、咳痰症状，为慢性咳嗽；早期为无痰或仅有少量白色黏液痰，后期如有空洞形成时痰量增加，伴继发感染时，痰呈脓性；当患者合并支气管结核时咳嗽加剧，可出现刺激性呛咳，伴局限性哮鸣或喘鸣。多数患者有少量咯血，少数为大咯血。可伴有胸闷或呼吸困难，重度毒血症状和高热、广泛肺组织破坏、胸膜增厚和肺气肿可引起气急，严重者可并发肺心病和心肺功能不全。

3. 体征 体征表现取决于病变性质、部位、范围或程度。

（1）粟粒性肺结核：偶可并发急性呼吸窘迫综合征，表现为严重呼吸困难和顽固性低氧血症。

（2）干酪性肺炎或病灶：表现为渗出型病变为主的肺实变且范围较广时，肺部叩诊浊音，听诊闻及支气管呼吸音和细湿啰音。

（3）继发性肺结核：听诊于肩胛间区可闻及细湿啰音，有较高提示性诊断价值。

（4）空洞性病变：若位置浅表而引流支气管通畅，有支气管呼吸音或伴湿啰音；巨大空洞可闻及带金属调空瓮音。

（5）慢性纤维空洞型肺结核：体征有患侧胸廓塌陷、气管和纵隔移位、叩诊音浊、听诊呼吸音降低或闻及湿啰音，以及肺气肿征象。

（6）支气管结核：可闻及局限性哮鸣音，于呼气或咳嗽末较为明显。

结核病是一个全身性的疾病，肺结核是结核病的主要类型，但患者同样可出现其他系统的结核病，包括淋巴结结核、骨关节结核、消化系统结核、泌尿系统结核、生殖系统结核，以及中枢神经系统结核。

【分析】

患者体格检查：体温37.2℃，呼吸23次/min，血压140/70mmHg。神志清楚，自主体位，对答切题。皮肤、巩膜无黄染，浅表淋巴结未及肿大。咽无充血，双侧扁桃体未见肿大。颈软，颈静脉无怒张，气管居中，胸廓对称，双侧呼吸运动对称，肺部叩诊清音，双肺呼吸音略低，未及干湿啰音。患者心界无扩大，心率95次/min，律齐，各瓣膜区未闻及病理性杂音。腹软，无压痛、反跳痛，肝脾肋下未及。双下肢无水肿。辅助检查如下。血常规：白细胞计数 11.1×10^9/L，中性粒细胞百分比 51.9%，C反应蛋白（CRP）11.5mg/L，红细胞沉降率49mm/h；肝肾功能正常；肿瘤标志物在正常范围内；免疫指标阴性；痰细菌学培养阴性。复查胸部CT提示右肺中叶感染性病变，较前次CT变化不明显。

该患者为青年男性，本次急性起病，病程1个月。患者有咳嗽、咳痰伴咯血，辅助检查可见白细胞计数、红细胞沉降率升高，免疫指标和肿瘤标志物正常，胸部CT提示感染性病灶。结合患者症状、体征和辅助检查，由于患者以往无慢性呼吸系统疾病病史，胸部CT未见占位，提示感染性病灶，故考虑患者为急性感染性疾病。需进一步完善病原学检查明确感染的病原体。

（二）辅助检查

1. 痰结核分枝杆菌检查　痰涂片或痰培养抗酸染色阳性是确诊肺结核最具特异性的方法。

2. 影像学检查　X线表现取决于病变类型和性质。原发型肺结核的典型表现为肺内原发灶、淋巴管炎和肿大的肺门或纵隔淋巴结组成的哑铃状病灶。急性血行播散型肺结核在X线胸片上表现为散布于两肺野、分布较均匀、密度和大小相近的粟粒状阴影。继发性肺结核的X线表现复杂多变，或云絮片状，或斑点（片）结节状，干酪性病变密度偏高而不均匀，常有透亮区或空洞形成。胸部CT有助于发现隐蔽区病灶和孤立性结节的鉴别诊断。X线影像对于诊断肠道结核、泌尿系统结核、生殖系统结核，以及骨关节结核亦具重要价值。

3. 特异性结核抗原多肽刺激后的全血或细胞 γ IFN测定　代表性的是T-SPOT. TB试验，阳性则反映患者体内存在结核分枝杆菌特异的效应T细胞，结合临床上是否存在结核感染的症状和病灶，可辅助诊断潜伏性结核感染或活动性结核感染。

4. 结核菌素试验　目前我国推广的方法是PPD试验，其试验阳性常作为结核感染的指标，也是常用于卡介苗接种后效果评价的指标。

5. 分子生物学检测技术　以Xpert MTB/RIF为代表的盒式诊断技术，可直接从患者鲜痰液或冻存痰液中检测结核分枝杆菌及其对利福平的耐药性，不仅可鉴定是否为利福平耐药菌株，又可在一定程度上判断是否为耐多药结核病的菌株。

【分析】

患者经头孢哌酮/舒巴坦治疗后无改善，多次查痰抗酸染色阴性，PPD试验弱阳性，后进一步完善支气管镜检查，通过分泌物涂片抗酸染色阳性，确诊为肺结核。

（三）流行病学

与结核病患者的接触、摄入被结核分枝杆菌污染的食物、与患结核的牛接触均可能感染结核。但很多时候，结核的传染来源难以发现。

（四）肺结核的诊断和鉴别诊断

根据患者的临床表现、肺部影像学检查、病原学检查、PPD皮肤试验结果综合判断。在病史和临床表现中，凡遇下列情况者应高度警惕结核病的可能性：①反复发作或迁延不愈的咳嗽、咳痰，或呼吸道感染经抗炎治疗3～4周仍无改善；②痰中带血或咯血；③长期低热或所谓“发热待查”；④体格检查肩胛间区有湿啰音或局限性哮鸣音；⑤有结核病诱因或好发因素，尤其是糖尿病、致免疫功能低下的疾病或接受糖皮质激素和免疫抑制剂治疗者；⑥关节疼痛和皮肤结节性红斑等变态反应性表现；⑦有渗出性胸膜炎、长期淋巴结肿大既往史，以及有家庭开放性肺结核密切接触史者。

肺结核需要与肺癌、肺炎、肺脓肿、支气管扩张，以及伤寒、白血病、纵隔淋巴瘤等通过疾病特点、影像学表现、病原学检查等方面进行鉴别。

二、肺结核的治疗

（一）结核治疗的原则

遵循国际公认的化疗原则，即早期、联合、适量、规律、全程。

（二）结核化疗药物

抗结核药物按效力和不良反应大小分为两类。

1. 一线（类）抗结核药物 疗效好，不良反应小，如链霉素（streptomycin，SM，S）、异烟肼（isoniazid，INH，H）、利福平（rifampin，RFP，R）、吡嗪酰胺（pyrazinamide，PZA，Z）、乙胺丁醇（ethambatal，EB，E）。

2. 二线（类）抗结核药物 效力或安全性不如一线药物，在一线药物耐药或不良反应不能耐受时被选用，包括卡那霉素（kanamycin，Km）、阿米卡星（amikacin，Amk）、对氨基水杨酸（p-aminosalicylic acid，PAS）、左氧氟沙星（levofloxacin，Lvx）、莫西沙星（moxifloxacin，Mfx）等。

（三）标准化化疗方案

1. 初治方案 对既往未接受抗结核治疗或正在接受标准化疗方案用药而治疗短于疗程者及不规则化疗不足1个月的患者。标准方案为$2H_3R_3Z_3E_3/4H_3R_3$。

2. 复治方案 适用于初治失败或规则用药满疗程后痰菌又转阳的患者，或不规则化疗超过1个月的患者，或慢性排菌者。标准方案为$2H_3R_3Z_3E_3S_3/1H_3R_3Z_3E_3/5H_3R_3E_3$或2HRZES/1HRZE/5HRE。

（四）手术治疗

对药物治疗失败或威胁生命的单侧肺结核，特别是局限性病变，可选择外科治疗。

（五）对症治疗

糖皮质激素抗炎治疗有助于改善结核病严重毒性症状，促进渗出液的吸收，减少粘连，降低远期并发症的发生风险。垂体后叶激素可以用于治疗肺结核的大咯血，药物控制无效时，可考虑纤维支气管镜止血、支气管动脉栓塞或手术切除。

【分析】

患者肺结核诊断明确后，予抗结核治疗，症状好转，于社区卫生服务中心定期随访。

三、肺结核的社区预防

1. 建立防治系统 根据我国结核病疫情，按本地区疫情和流行病学特点，制定防治规划，并开展防治宣传，教育群众养成良好的文明卫生习惯。

2. 早期识别和彻底治疗患者 定期对服务性行业、学校、托幼机构及儿童玩具工作人员等进行健康检查，每1～2年1次。在门诊诊疗实践过程中，全科医生需要对就诊病例及时发现和诊断，避免漏诊和误诊。同时，查出后予以及时和彻底治疗，降低传染源密度，从而降低感染率和减少发病。

3. 预防措施 结核是慢性感染性疾病，化学治疗很难治愈而不复发，因此采用疫苗预防是最好的策略。目前广泛使用的疫苗是卡介苗。

（金　花）

第三节　新发呼吸道传染病

一、严重急性呼吸综合征

严重急性呼吸综合征（severe acute respiratory syndrome，SARS）曾称严重急性呼吸综合征（infectious atypical pneumonia），是由SARS冠状病毒（*SARS coronavirus*，SARS-CoV）引起的急性呼吸道传染病。本病是一种新的呼吸道传染病，其临床表现与其他非典型性肺炎相似，但传染性强。

（一）严重急性呼吸综合征的识别

1. 临床表现　潜伏期1～16日，常见为3～5日。患者通常分为三期。

（1）早期：起病急，发热是首发症状，体温一般>38℃，偶有畏寒寒战；可伴有头痛、关节肌肉酸痛、乏力等全身症状；部分患者可有干咳、胸痛、腹泻等症状；常无上呼吸道卡他症状。发病3～7日后出现下呼吸道症状，可有咳嗽，多为干咳、少痰，偶有血丝痰；可伴有胸闷。体格检查肺部体征不明显，部分患者可闻及少许湿啰音，或有肺实变体征。

（2）进展期：病情多于10～14日达到高峰，发热、乏力等感染中毒症状加重，并出现频繁咳嗽，气促和呼吸困难，略有活动时气喘、心悸、胸闷，肺实变体征进一步加重，被迫卧床休息。这个时期易发生呼吸道的继发性感染。少数患者出现急性呼吸窘迫综合征而危及生命。

（3）恢复期：病程进入2～3周后，发热渐退，其他症状与体征减轻乃至消失。肺部炎症改变的吸收和恢复较为缓慢，体温正常后仍需要2周左右才能完全吸收恢复正常。

常见并发症包括肺部继发感染、肺间质改变、纵隔气肿、皮下气肿、气胸、胸膜病变、心肌病变和骨质缺血性改变等。

2. 实验室及其他检查

（1）血常规：病程初期到中期白细胞计数正常或下降，淋巴细胞计数绝对值常减少，部分患者血小板减少。

（2）血液生化检查：ALT、乳酸脱氢酶（LDH）及其同工酶等均有不同程度升高。血气分析可发现血氧饱和度降低。

（3）血清学检查：常用酶联免疫吸附试验和免疫荧光法检测，可查到血清中的SARS-CoV抗体。

（4）分子生物学检测：RT-PCR可检测患者呼吸道分泌物、血液、粪便等标本中的SARS-CoV的RNA阳性。

（5）细胞培养分离病毒：将患者呼吸道分泌物、血液等标本接种到Vero细胞中进行培养，分离到病毒后用RT-PCR或免疫荧光法进行鉴定。

（6）影像学检查：绝大多数患者在起病早期即有胸部X线检查异常，多呈斑片状或网状改变。起病初期常呈单灶改变，短期内病灶迅速增多，常累及单肺多叶或双肺。部分患者进展迅速，呈大片状阴影。常累及双肺周边区域，但胸腔积液、空泡形成，以及肺门淋巴结增大等表现较少见。胸部CT检查可见局灶性实变，毛玻璃样改变最多见。肺部阴影吸收、消散较慢，阴影改变程度范围可与临床症状、体征不相平行。

3. 流行病学　与SARS患者有密切接触史，或属受传染的群体发病者之一或有明确传染他人的证据，或发病前2周内曾到过或居住于报告有严重急性呼吸综合征患者并出现继发感染疫情的区域者，考虑为具有流行病学史。

4. 诊断　该病起病急，以发热为首发症状，体温一般>38℃，偶有畏寒；可伴有头痛、关节酸痛、肌肉酸痛、乏力、腹泻；常无上呼吸道卡他症状；可有咳嗽，多为干咳、少痰，偶有血丝痰；可有胸闷，严重者出现呼吸加速、气促、或明显呼吸窘迫。肺部体征不明显，部分患者可闻及少许湿啰音，或有肺实变体征。

结合患者临床表现、流行病学史及实验室检查、胸部影像学检查和血清学检查可诊断。

5. 鉴别诊断　临床上要注意排除上呼吸道感染、流行性感冒、细菌性或真菌性肺炎、艾滋病合并肺部感染、军团病、肺结核、肾综合征出血热、肺部肿瘤、非感染性肺间质性疾病、肺水肿、肺不张、肺栓塞、肺嗜酸性粒细胞浸润症、肺血管炎等临床表现类似的呼吸系统疾病。

（二）严重急性呼吸综合征的治疗

该病以综合疗法为主，治疗总原则为早期发现、早期隔离、早期治疗。所有患者应集中隔离治疗，同时，需将疑似患者与临床诊断患者分开收治。重型患者治疗中要注意防治急性呼吸窘迫综合征和多器官功能障碍综合征。做好护理工作和心理疏导在治疗中具有很重要的作用。

1. 卧床休息，避免劳累、用力。
2. 咳嗽剧烈者给予镇咳；咳痰者给予祛痰药。
3. 发热超过38.5℃者，可给予物理降温，并酌情使用解热镇痛药。
4. 若有心、肝、肾等器官功能损害，应该进行相应的处理。
5. 加强营养支持，注意水、电解质、酸碱平衡。
6. 若出现气促或PaO_2<70mmHg或SpO_2<93%，应给予持续鼻导管或面罩吸氧。
7. 必要时应用糖皮质激素。
8. 预防和治疗继发细菌感染，主要用于治疗和控制继发细菌或真菌感染。根据临床情况，可选用喹诺酮类等适当的抗感染药物。
9. 早期抗病毒药物，目前尚无针对SARS-CoV的特异性抗病毒药物。早期可试用蛋白酶类抑制剂类药物，如洛匹那韦及利托那韦等。利巴韦林的疗效仍不确切。

10. 增强免疫功能的药物，重型患者可以试用免疫增强的药物，如胸腺素、静脉用免疫球蛋白等，但疗效尚未肯定，不推荐常规使用。

11. 中药辅助治疗，本病属于中医学瘟疫、热病的范畴，通过卫、气、营、血和三焦辨证论治。

（三）严重急性呼吸综合征的预防

1. 管理传染源

（1）疫情报告：我国将SARS列入法定传染病管理范畴，将其列为乙类传染病，但其预防、控制措施采取甲类传染病的方法执行。发现或怀疑本病时应尽快向卫生防疫机构报告。做到早发现、早报告、早隔离、早治疗。

（2）隔离治疗：患者对临床诊断患者和疑似诊断患者应在指定的医院按呼吸道传染病分别进行隔离观察和治疗。同时具备下列3个条件方可考虑出院：①体温正常7日以上；②呼吸系统症状明显改善；③X线胸片显示有明显吸收。

（3）隔离观察密切接触者：对医学观察病例和密切接触者，如条件允许应在指定地点接受为期14日的隔离观察。在家中接受隔离观察时应注意通风，避免与家人密切接触。

2. 切断传播途径

（1）社区综合性预防：加强科普宣传，流行期间减少大型集会或活动，保持公共场所通风换气、空气流通；注意空气、水源、下水道系统的处理消毒。

（2）保持良好的个人卫生习惯：不随地吐痰，流行季节避免去人多或相对密闭的地方。有咳嗽、咽痛等呼吸道症状及时就诊，注意戴口罩；避免与人近距离接触。

（3）严格隔离患者：医院应设立发热门诊，建立本病的专门通道。疑似患者与临床诊断患者应分开病房收治；病房需保持通风良好。住院患者应戴口罩，不得随意离开病房。患者不设陪护，不得探视。病区中病房、办公室等各种建筑空间、地面及物体表面、患者用过的物品、诊疗用品，以及患者的排泄物、分泌物均须严格按照要求分别进行充分有效的消毒。医护人员及其他工作人员进入病区时，要切实做好个人防护工作。接触过患者或被污染的物品后，应洗手。

（4）实验室条件要求：必须在具备生物安全防护条件的实验室，才能开展SARS患者人体标本或病毒毒株的检测或研究工作，以防病毒泄漏。同时实验室研究人员必须采取足够的个人防护措施。

3. 保护易感人群　尚无效果肯定的预防药物可供选择。灭活疫苗正在研制中，已进入临床试验阶段。医护人员及其他人员进入病区时，应注意做好个人防护工作。

二、新型冠状病毒感染

新型冠状病毒感染为新发急性呼吸道传染病。

（一）新型冠状病毒感染的识别

1. 临床表现　潜伏期1～14日，多为3～7日。

（1）以发热、干咳、乏力为主要表现。部分患者以嗅觉、味觉减退或丧失等为首发症状，少数患者伴有鼻塞、流涕、咽痛、结膜炎、肌痛和腹泻等症状。重症患者多在发病1周后出现呼吸困难和/或低氧血症，严重者可快速进展为急性呼吸窘迫综合征、脓毒症休克、难以纠正的代谢性酸中毒和出凝血功能障碍及多器官功能衰竭等。极少数患者还可有中枢神经系统受累及肢端缺血性坏死等表现。值得注意的是，重型、危重型患者病程中可为中低热，甚至无明显发热。

（2）轻型患者以上呼吸道感染为主要表现，如咽干、咽痛、咳嗽、发热等。少数患者在感染新型冠状病毒后可无明显临床症状。

（3）多数患者预后良好，少数患者病情危重，多见于老年人、有慢性基础疾病者、免疫功能缺陷者、晚期妊娠和围生期女性、肥胖人群、重度吸烟者。

（4）儿童患者症状相对较轻，部分儿童及新生儿患者症状可不典型，表现为呕吐、腹泻等消化道症状或仅表现为反应差、呼吸急促。极少数儿童可有多系统炎症综合征，出现类似川崎病或不典型川崎病表现、中毒性休克综合征或巨噬细胞活化综合征等，多发生于恢复期，主要表现为发热伴皮疹、非化脓性结膜炎、黏膜炎症、低血压或休克、凝血功能障碍、急性消化道症状等。一旦发生，病情可在短期内急剧恶化。

2. 实验室检查

（1）一般检查：发病早期外周血白细胞计数正常或减少，可见淋巴细胞计数减少，部分患者可出现肝酶、乳酸脱氢酶、肌酶、肌红蛋白、肌钙蛋白和铁蛋白增高。多数患者CRP和红细胞沉降率升高，降钙素原正常。重型、危重型患者可见D-二聚体升高、外周血淋巴细胞进行性减少、炎症因子升高。

（2）病原学及血清学检查

1）病原学检查：采用RT-PCR、下一代测序技术等方法在鼻、口咽拭子、痰和其他下呼吸道分泌物、血液、粪便、尿液等标本中可检测出新型冠状病毒核酸。检测下呼吸道标本（痰或气道抽取物）更加准确。

2）血清学检查：新型冠状病毒特异性IgM抗体、IgG抗体阳性，发病1周内阳性率均较低。一般不单独以血清学检测作为诊断依据，需结合流行病学史、临床表现和基础疾病等情况进行综合判断。

（3）胸部影像学：早期呈现多发小斑片影及肺间质改变，以肺外带明显。进而发展为双肺多发磨玻璃影、浸润影，严重者可出现肺实变，胸腔积液少见。

3. 流行病学

（1）发病前14日内有病例报告社区的旅行史或居住史，发病前14日内与新型冠状病毒感染的患者和无症状感染者有接触史。

（2）发病前14日内曾接触过来自有病例报告社区的发热或有呼吸道症状的患者。

（3）聚集性发病：14日内在小范围，如家庭、办公室、学校班级等场所，出现2例及以上发热和/或呼吸道症状的病例。

4. 新型冠状病毒感染的诊断

（1）诊断原则：根据流行病学史、临床表现、实验室检查等进行综合分析，作出诊断。新型冠状病毒核酸检测阳性为确诊的首要标准。

（2）诊断标准

1）具有新型冠状病毒感染的相关临床表现。

2）具有以下一种或以上病原学、血清学检查结果：①新型冠状病毒核酸检测阳性；②新型冠状病毒抗原检测阳性；③新型冠状病毒分离培养阳性；④恢复期新型冠状病毒特异性IgG抗体升高水平为急性期的4倍或以上。

（3）鉴别诊断

1）新型冠状病毒感染轻型表现需与其他病毒引起的上呼吸道感染鉴别。

2）新型冠状病毒感染主要与流感病毒、腺病毒、呼吸道合胞病毒等其他已知病毒性肺炎及肺炎支原体感染鉴别，尤其是对疑似病例要尽可能采取快速抗原检测、多重PCR核酸检测等方法，对常见呼吸道病原体进行检测。

3）与非感染性疾病，如血管炎、皮肌炎和机化性肺炎等鉴别。

（二）新型冠状病毒感染的治疗

1. 一般治疗　卧床休息，加强支持治疗，保证能量摄入，注意水、电解质平衡，维持内环境稳定。密切监测生命体征、氧饱和度。

2. 抗病毒治疗　奈玛特韦片/利托那韦片、阿兹夫定片、莫诺拉韦胶囊、单克隆抗体、静脉注射新型冠状病毒人免疫球蛋白。康复者恢复期血浆用于临床抗新型冠状病毒治疗。需注意适应证和禁忌证。

3. 免疫治疗　包括糖皮质激素治疗、白介素-6（IL-6）抑制剂。需注意适应证及禁忌证。

4. 抗凝治疗　具有重症高风险因素、病情进展较快的中型病例及重型和危重型病例，无禁忌证的情况下可给予治疗剂量的低分子量肝素或普通肝素。

5. 俯卧位治疗　具有重症高风险因素、病情进展较快的中型、重型和危重型病例，应给予规范的俯卧位治疗，建议每日不少于12小时。

6. 心理干预　加强心理疏导，必要时辅以药物治疗减轻患者紧张焦虑情绪。

7. 中医治疗　需根据病情、当地气候，以及不同体质等情况，进行辨证论治。

（三）新型冠状病毒感染的预防

1. 疫苗接种　接种疫苗是有效的预防手段。

2. 一般预防措施　保持良好的个人卫生习惯是预防新型冠状病毒感染的重要手段，主要措施包括：①增强体质和免疫力；②勤洗手；③保持环境清洁和通风；④尽量减少到人群密集的场所活动，避免接触呼吸道感染患者；⑤保持良好的呼吸道卫生习惯，咳嗽或打喷嚏时，用上臂或纸巾、毛巾等遮住口鼻，咳嗽或打喷嚏后洗手，尽量避免触摸眼睛、鼻或口；⑥出现呼吸道感染症状应居家休息，及早就医。

（金　花）

第二十三章　消化道传染病的识别和处理

消化道传染病的识别和处理

第一节　病毒性肝炎

【案例】

患者，男，52岁。该患者20余年前体检时发现"乙肝小三阳"，当时肝功能正常，无不适，未给予诊治，未行抗病毒治疗。2个月前无明显诱因出现乏力、偶有右上腹隐痛，食欲减退，体重减轻2kg。患者最近无感染。戒酒5年。患者为求进一步诊治来此就诊。

一、定义

病毒性肝炎（viral hepatitis）是由多种肝炎病毒引起的肝脏感染性疾病。临床上以食欲减退、疲乏、肝功能异常、上腹部不适为主要表现，临床表现差异很大，部分患者可有黄疸、发热和肝大伴肝功能损害。

病毒性肝炎病原学分型有5种，包括甲型肝炎病毒（hepatitis A virus，HAV）、乙型肝炎病毒（hepatitis B virus，HBV）、丙型肝炎病毒（hepatitis C virus，HCV）、丁型肝炎病毒（hepatitis D virus，HDV）、戊型肝炎病毒（hepatitis E virus，HEV）。甲型和戊型肝炎多表现为急性肝炎，经粪-口途径传播，有季节性，可引起暴发流行。乙型、丙型、丁型肝炎则表现慢性起病，经血液传播，无季节性，多为散发，丁型肝炎为缺陷病毒，常与乙型肝炎合并感染。少数可发展为肝硬化或肝细胞癌。HBV属DNA病毒，其余均属于RNA病毒。

二、临床特点

（一）急性肝炎

1. 急性黄疸型肝炎　临床分为三期：黄疸前期、黄疸期、恢复期，总病程一般2～4个月。甲型、戊型肝炎起病急，乙型、丙型、丁型肝炎起病较缓。临床表现有发热、全身乏力、食欲减退、恶心、呕吐、腹胀、尿色加深等急性感染症状。体征有肝大、肝区叩痛，部分患者有轻度脾大。肝功能检查丙氨酸转氨酶（ALT）和胆红素升高，尿胆红素阳性。除其他原因引起的黄疸，可诊断为急性黄疸型肝炎。

2. 急性无黄疸型肝炎　无黄疸临床表现，其他临床表现与黄疸型肝炎相似，病程一般在3个月内。发病率高于黄疸型。

（二）慢性肝炎

病程超过半年，或原有肝炎急性发作再次出现肝炎症状、体征及肝功能异常者。既往肝炎病史不明确，但根据患者症状、体征、实验室检查及超声检查综合分析也可作出慢性肝炎诊断。根据病情分为轻、中、重三度，根据乙型肝炎病毒e抗原（hepatitis B e antigen，HBeAg）阳性与否分为HBeAg阳性或阴性慢性乙型肝炎。

（三）重型肝炎（肝衰竭）

病死率高，所有肝炎病毒均可导致重症肝炎。患者出现极度乏力，消化道症状明显，迅速出现Ⅱ度以上肝性脑病（共分Ⅳ度），凝血酶原活动度<40%并排除其他原因者，肝界进行性缩小，黄疸迅速加深，有出血倾向，中毒性鼓肠，腹水迅速增多，出现肝肾综合征等。重型肝炎可分为四类。

1. 急性重型肝炎　即急性肝衰竭（acute liver failure，ALF），病死率高，2周内出现肝衰竭，病程不超过3周。

2. 亚急性重型肝炎　起病急，15日～26周出现肝衰竭综合征。病程较长，为3周至数月。

3. 慢加急性重型肝炎　在慢性肝炎基础上出现的急性肝功能失代偿。

4. 慢性重型肝炎　即慢性肝衰竭（chronic liver failure，CLF），在肝硬化基础上出现肝功能进行性减退，主要表现为慢性肝功能失代偿。

（四）淤胆型肝炎

主要表现肝内梗阻性黄疸、皮肤瘙痒、粪便灰白，明显肝大，以结合胆红素升高为主，凝血酶原活动度>60%，黄疸持续3周以上，除肝外梗阻原因外，可诊断为急性淤胆型肝炎。在慢性肝炎基础上出现上述症状，可诊断为慢性淤胆型肝炎。

（五）肝炎肝硬化

根据肝脏炎症情况分为活动性和静止性肝硬化。

三、诊断要点

（一）病史和临床表现

收集流行病学史和相关临床表现。关注密切接触肝炎患者史，注射史，与病毒性肝炎患者同吃、同住、同生活，接触患者（特别是急性期）血液、粪便、性接触等，半年内输血、血制品史、未严格消毒的注射器、针刺治疗、免疫接种等。临床表现为近期出现无其他原因解释的乏力、食欲减退、恶心等。

（二）体格检查

体征有肝大、肝区叩痛，部分患者有轻度脾大。慢性肝炎可有肝病面容、肝掌、蜘蛛痣、腹水等肝硬化表现。黄疸型可出现黄疸。

（三）辅助检查

1. 病原血清学检查

（1）甲型肝炎：急性肝炎患者血清抗HAV-IgM阳性，可确诊为HAV近期感染。在慢性乙型肝炎或自身免疫性肝病患者血清中检测抗HAV-IgM阳性时，判断HAV重叠感染应慎重，须排除类风湿因子及其他原因引起的假阳性。

（2）乙型肝炎：有以下任何一项阳性，可诊断为现症HBV感染。①血清HBsAg阳性；②血清HBV DNA阳性；③血清抗HBc-IgM阳性；④肝内HBcAg和/或HBsAg阳性，或HBV DNA阳性。目前急性乙型肝炎少见。慢性HBV感染分类如下：

1）慢性乙型肝炎：临床符合慢性肝炎，并有一种以上现症HBV感染标志阳性。包括HBeAg阳性慢性乙型肝炎和HBeAg阴性慢性乙型肝炎。

2）慢性HBsAg携带者：无任何临床症状和体征，肝功能正常，HBsAg持续阳性6个月以上者。

3）隐匿性慢性乙型肝炎：有慢性乙型肝炎临床表现，血清HBsAg阴性，但HBV DNA阳性。

（3）丙型肝炎：血清或肝内HCV RNA阳性，或抗HCV阳性，可诊断为丙型肝炎。通常无任何症状和体征，肝功能正常者为无症状HCV携带者。

（4）丁型肝炎：血清抗HDV-IgM阳性，抗HD-IgG高滴度阳性，或血清和/或肝内HDVAg及HDV RNA阳性，可诊断为丁型肝炎。

（5）戊型肝炎：血清抗HEV转阳或滴度由低到高，或血HEV RNA阳性，可诊断为戊型肝炎。目前抗HEV-IgM的检测可作为戊型肝炎诊断的参考。

2. 肝功能检查　常见ALT、AST反复或持续升高，总胆红素、结合胆红素也可升高。重症肝炎时，有凝血酶原时间延长、凝血酶原活动度下降等。

3. 影像学检查　超声、CT或MRI有助于观察肝脏组织结构变化，鉴别阻塞性黄疸、脂肪肝和肝内占位性病变。

4. 病理学检查　有利于肝炎诊断、判断肝炎活动度、纤维化程度及疗效的评估有重要价值。

根据流行病学史、临床表现、肝功能检查、病原学和血清检查、影像学等进行综合分析，必要时肝组织病理检查。病毒性肝炎诊断包括病因诊断和临床诊断。凡临床诊断为急性、慢性、重型、淤胆型肝炎或肝炎肝硬化病例，经病原学或血清学特异方法确定为某一型肝炎时即可确诊。两种或两种以上肝炎病毒同时感染者称为同时感染。在已有一种肝炎病毒感染基础上，又感染另一型肝炎病毒称为重叠感染。

（四）鉴别诊断

病毒性肝炎的鉴别诊断包括引起黄疸和肝炎的其他疾病。

1. 其他原因引起的黄疸　溶血性黄疸、肝外梗阻性黄疸。

2. 其他原因引起的肝炎　巨细胞病毒感染、传染性单核细胞增多症、感染中毒性肝炎、药物性肝损害、酒精性肝病、自身免疫性肝炎、脂肪肝等。

【分析】

患者体格检查未发现皮肤、巩膜黄染，无肝掌，未见皮下出血。肝区无压痛及叩击痛。肝功能检查：ALT 113IU/L，AST 98IU/L，总胆红素9.3μmol/l，结合胆红素4.2μmol/l。乙型肝炎两对半示“乙肝小三阳”。乙型肝炎病毒DNA定量（HBV DNA）6.1E+5IU/ml。超声未提示肝纤维化表现。根据目前患者的病史、体格检查，以及相关辅助检查提示患者诊断是轻度慢性乙型肝炎，后期需要进行规范化治疗。

四、病毒性肝炎治疗措施

病毒性肝炎根据病因不同，临床类型不同，治疗也不同。病毒性肝炎的治疗原则为适当休息、合理饮食、避免劳累和饮酒、适当辅以药物。

（一）一般治疗

1. 适当休息　急性期症状明显或病情较重者以卧床休息为主，恢复期可逐渐适当活动，但注意避免劳累。

2. 合理饮食　急性肝炎期宜清淡，适当补充富含维生素的饮食，能量不足时，可以静脉补充葡萄糖；慢性肝炎患者饮食不宜高营养，应给予适当营养易消化食物，有利于肝脏的修复。

3. 心理治疗　注意肝炎患者的心理疏导，对肝炎治疗应有耐心和信心。

（二）保肝治疗

1. 非特异性保肝药物　还原型谷胱甘肽、维生素类、葡糖醛酸内酯。

2. 降酶药　常用的有五味子类（联苯双脂）、水飞蓟宾（益肝灵）、甘草提取物（甘草酸、甘草苷等）、肝炎灵（山豆根）、护肝片、垂盆草，鸡骨草、葫芦素等，有降低转氨酶的作用，但停药后部分患者的转氨酶水平又升高，故应显效后逐渐减量。

3. 黄胆消退药物　茵栀黄、门冬氨酸钾镁、腺苷蛋氨酸、苯巴比妥、山莨菪碱、皮质激素等。应用皮质激素要慎重，应在肝内胆汁淤积严重，其他黄胆消退药物无效，并且无禁忌证时选用。

（三）抗病毒治疗

急性肝炎通常为自限性，一般不用抗病毒治疗。而部分慢性病毒性肝炎需要抗病毒治疗。但HCV RNA阳性的急性丙型肝炎需尽快抗病毒治疗。

1. 抗病毒治疗的一般适应证

（1）HBV DNA $\geqslant 10^5$拷贝/ml（HBeAg阴性者为$\geqslant 10^4$拷贝/ml）。

（2）ALT $\geqslant 2\times$正常上限（upper limits of normal，ULN）；如用干扰素治疗，ALT $\leqslant$ 10ULN，血总胆红素$\leqslant$ 2ULN。

（3）ALT<2ULN，但组织病理学Knodell HAI $\geqslant 4$，或中度（G2～3）及以上炎症坏死和/或中度（S2）以上纤维化病变。

注意排除其他因素所致的ALT增高。

2. 抗病毒疗效判断

（1）完全应答：HBV DNA或HCV RNA阴转，ALT正常，HBeAg血清学转换。

（2）部分应答：介于完全应答和无应答之间。

（3）无应答：HBV DNA或HCV RNA、ALT、HBeAg均无应答。

3. 抗病毒药物　目前可以选用的抗病毒药物的有阿德福韦、恩替卡韦、替诺福韦、阿昔洛韦、干扰素等，目的是抑制病毒复制，减少传染性，改善肝功能，提高生活质量，减少或延缓肝硬化和肝衰竭的发生，延长存活时间。

（1）α干扰素：可用于慢性乙型肝炎和丙型肝炎的抗病毒治疗，在多个环节抑制病毒复制。应用干扰素治疗慢性乙型肝炎的目的是清除体内HBV DNA及HBeAg，并诱导血清中HBeAg转化为抗HBe，使肝细胞核内HBcAg消失，肝脏组织学病变改善及ALT恢复正常。普通干扰素3～5mIU/次，推荐剂量为5mIU/次，每周3次，皮下注射或肌内注射，疗程半年，根据情况可延长至1年。注意使用过程中的骨髓抑制、神经精神症状、脱发、类流感综合征等干扰素不良反应。治疗过程中要监测和随访，包括肝功能、血常规、甲状腺功能、血糖、病毒学标志、超声、心电图等。

（2）恩替卡韦（entecavir，ETV）：是环戊酰鸟苷类似物。成人0.5mg/d口服能有效抑制HBV DNA复制。对初始治疗患者，1年耐药率为0。

（3）替诺福韦（tenofovir，TDF）：是一种核苷酸类似物。成人300mg/d口服，耐药率低，可用于其他药物治失败后的挽救治疗。

（4）阿德福韦酯（adefovir dipivoxil，ADV）：是5′-单磷酸脱氧阿糖腺苷的无环类似物。成人10mg/d，单次顿服。在较大剂量时有一定的肾毒性，应定期监测血清肌酐、血磷及骨密度。一般不作为首选。

（四）免疫调剂

胸腺素、转移因子等有双向免疫调节作用，可重建患者免疫调节功能，某些中草药提取物（如云芝多糖、猪苓多糖等）有免疫调节效果。

（五）人工肝或肝移植

对重型肝炎可以运用该治疗方法。

五、病毒性肝炎社区管理

病毒性肝炎的预防是全科医生必须掌握的内容。需要做好对传染源的早发现、早诊断、早隔离、早报告、早治疗。重症患者或诊断不明确者需转诊上级医院诊治。对于慢性肝炎患者，随访中要定期复查肝功能、超声、肝炎病毒活动指标等，同时给予健康教育，嘱患者劳逸结合、禁酒、避免服用损害肝脏药物。HAV和HEV主要经消化道传播，要注意环境卫生和个人卫生，防止“病从口入”。HBV和HCV的传播途径包括血液传播、母婴垂直传播、性接触传播。预防措施如下。

1. 管理传染源　肝炎患者和病毒携带者是本病的传染源。应对急性甲型肝炎患者进行隔离，直至传染性消失；对所有现症感染者、慢性肝炎及携带者，应禁止献血及从事饮食、幼托等相关工作。

2. 切断传播途径　对甲型和戊型肝炎的预防应加强环境卫生及个人卫生，加强粪便、水源管理。乙型、丙型、丁型肝炎预防的重点在于加强托幼和其他服务行业管理，严格执行餐具消毒制度。加强献血员筛选，严格掌握输血及血制品应用要求，医疗器械应严格消毒，控制母婴传播。要养成好良好的卫生习惯，接触患者后用肥皂水和流动水洗手。

3. 保护易感人群　接种乙型肝炎疫苗是我国预防和控制乙型肝炎流行的最关键措施。

易感者均可接种，新生儿应进行普种，与HBV感染者密切接触者、医务工作者等高危人群及从事托幼保育、食品加工、饮食服务等职业人群亦是主要的接种对象。HBV慢性感染母亲的新生儿出生后要立即注射乙型肝炎免疫球蛋白，并在24小时内接种乙型肝炎疫苗，出生后1个月重复注射1次，6个月时再注射乙型肝炎疫苗，保护率可达95%以上。

【分析】

嘱患者适当休息、合理饮食、避免劳累和饮酒；患者为慢性乙型肝炎活动期，符合应用抗病毒药物的条件，首选恩替卡韦（0.5mg/d口服），给予保肝药物联苯双酯滴丸口服，定期复查肝功能，进行HBV DNA定量检查。1个月后随访，ALT 56IU/L，HBV DNA定量1.2E+3IU/ml，患者症状明显改善。

（周海蓉）

第二节 细菌性痢疾

【案例】

患者，男，32岁。因“发热、腹痛、腹泻3日”就诊。患者3日前因出差有不洁饮食，返回后突然发热，体温38.8～38.5℃，伴畏寒，同时有左下腹部阵发性疼痛和腹泻，每日排便10～20次，为少量脓血便，伴里急后重，无恶心和呕吐，自服“黄连素”和退热药无好转，为此患者来就诊。发病以来食欲减退，睡眠稍差，体重无明显下降，小便正常。

一、定义

细菌性痢疾（bacillary dysentery）简称“菌痢”，是由志贺菌属引起的肠道传染病。菌痢终年散发，夏秋季流行，儿童和青壮年是高发人群。主要临床表现是腹痛、腹泻、黏液脓血便和里急后重，可伴有发热及全身毒血症症状。菌痢的肠道病变主要在结肠，以乙状结肠和直肠病变最显著。

二、临床特点

（一）流行病学

1. 传染源　急、慢性菌痢患者和带菌者。非典型和慢性菌痢患者，以及无症状带菌者由于症状不典型而容易漏诊或误诊，为重要的传染源。

2. 传播途径　主要通过消化道，经粪-口途径传播。

3. 人群易感性　人群普遍易感。学龄前儿童患病多，多与其不良卫生习惯相关。由于不同菌群及血清型之间无交叉保护性免疫，故易反复感染。

（二）临床表现

潜伏期一般1～4日，最短数小时，最长可达7日。根据病程长短和病情轻重临床上分急性菌痢和慢性菌痢。

1. 急性菌痢　根据毒血症与消化道症状轻重可分为4型。

（1）普通型（典型）：起病急，畏寒高热，伴头痛、乏力、食欲减退，并出现腹痛、腹泻，多数患者先为稀水样便，1～2日后转为黏液脓血便，每日10次至数十次，里急后重。常伴肠鸣音亢进，左下腹压痛。自然病程为1～2周，多数病例可以自行恢复。

（2）轻型（非典型）：全身毒血症状轻微，无明显发热。急性腹泻，每日排便10次以内，稀便有黏液但无脓血。粪便培养有志贺菌生长，可与急性肠炎相鉴别。病程1周左右，可自愈，少数转为慢性。

（3）重型：多见于年老体弱或营养不良的患者。有严重全身中毒症状及消化道症状。持续高热，腹泻每日30次以上，甚至有大便失禁，腹痛剧烈，里急后重明显，常伴有恶心、呕吐，出现严重脱水、酸中毒、电解质紊乱及意识模糊，易发生休克。

（4）中毒性菌痢：多见于2～7岁儿童。起病急骤，全身中毒症状明显，突然高热，病势凶险，主要表现为严重毒血症、休克和/或中毒性脑病，而肠道症状很轻，甚至缺如。

2. 慢性菌痢　病程反复发作或迁延不愈达2个月以上。根据临床表现分为3型，包括慢性迁延型、急性发作型和慢性隐匿型。

三、菌痢患者接诊要点

对于诊断菌痢患者要详细询问流行病学史，根据临床症状、体征及实验室检查综合分析，确诊依赖病原学检查。可分为疑似病例（有相关症状但难以确定其他原因腹泻者）、临床诊断病例（流行病学史、症状符合并除外其他原因腹泻者）、确诊病例（病原学检查志贺菌属阳性）。

（一）病史和临床表现

多发于夏秋季，需询问是否有不洁饮食或与菌痢患者接触史。确认患者是否有发热、腹痛、腹泻、里急后重及黏液脓血便，左下腹明显压痛等急性期的临床表现。对于慢性菌痢患者则要询问是否有急性痢疾史，病程超过2个月而病情未愈。中毒性菌痢多见于儿童，有高热、惊厥、意识障碍及呼吸循环衰竭，起病时胃肠道症状轻微，甚至无腹痛。

（二）实验室检查

1. 血常规　白细胞计数增多，可达（10～20）$\times 10^9$/L，中性粒细胞百分比增高。慢性患者有贫血表现。

2. 粪便常规　外观呈黏液脓血便。粪便镜检有大量白细胞（≥15个/HP）、脓细胞和红细胞，如检查有巨噬细胞则有助于诊断。

3. 病原学检查

（1）细菌培养：粪便培养出志贺菌可以确诊。

（2）特异性核酸检测：采用核酸杂交或聚合酶链反应可直接检查粪便中志贺菌核酸。临床较少使用。

4. X线钡餐　慢性期可见肠道痉挛、结肠袋消失、肠腔狭窄、肠黏膜增厚等。

四、鉴别诊断

（一）急性菌痢与其他疾病鉴别要点

见表23-2-1。

表23-2-1　急性菌痢与其他疾病的鉴别要点

鉴别要点	急性菌痢	急性阿米巴痢疾	细菌性食物中毒
病原体	志贺菌	阿米巴原虫	相关细菌
流行病学	散发性，可呈流行性	散发性	散发，群发
潜伏期	数小时至7日	数周至数月	常为数小时，少数可达数日
临床表现	多有发热及毒血症状，腹痛重，有里急后重，腹泻每日10次至数十次，多为左下腹压痛	多不发热，少有毒血症状，腹痛轻，无里急后重，腹泻每日数次，多为右下腹压痛	可有发热，少数有毒血症症状，腹痛、恶心、呕吐、腹泻
粪便检查	量少，黏液脓血便，镜检有大量白细胞及红细胞，可见吞噬细胞。粪便培养有志贺菌生长	量多，暗红色果酱样血便，有腥臭，镜检白细胞少，红细胞多，有夏科-莱登晶体。可找到溶组织阿米巴滋养体	稀水样便，可见少量白细胞；血水样便见大量红细胞，少量白细胞；血性黏液便可见大量红细胞及少量白细胞，与痢疾样便无异
血白细胞	急性期总数及中性粒细胞增多	早期略增多	多为正常，副溶血弧菌和金黄色葡萄球菌感染时可出现白细胞大量增多
乙状结肠镜检查	肠黏膜弥漫性充血，水肿及浅表溃疡	有散在烧瓶样溃疡，边缘深切，周围有红晕，溃疡间黏膜充血较轻	可见肠黏膜充血、水肿

（二）慢性菌痢

慢性菌痢可通过病原学检查、病理和结肠镜相关检查，与直肠癌、结肠癌、慢性血吸虫病和非特异性溃疡性结肠炎相鉴别。

【分析】

该患者有不洁饮食史，并有菌痢相关临床表现，进一步相关实验室检查发现如下。血常规：白细胞计数$15.4\times10^9/L$，血红蛋白125g/L，中性粒细胞百分比87%，淋巴细胞百分比12%，血小板计数$136\times10^{12}/L$；粪便常规：黏液脓性便，白细胞多个/HP，红细胞8～10个/HP；可见少量巨噬细胞；该患者急性细菌性痢疾诊断明确。可进一步进行粪便细菌培养及药敏试验。

五、菌痢的治疗措施

（一）急性菌痢的治疗

1. 非药物治疗　消化道隔离，直到临床症状消失，粪便培养连续2次阴性。饮食以流质饮食为主，忌食生冷、油腻及刺激性食物。

2. 药物治疗

（1）抗菌治疗：因志贺菌对抗生素的耐药性在逐年增长并呈多重耐药性，故应根据当地流行菌株的药敏试验或粪便培养的药敏结果选择敏感抗生素，抗生素治疗的疗程一般为3～7日。常用喹诺酮类药物，首选环丙沙星。孕妇、哺乳期妇女及儿童如非必要不使用喹诺酮类药物，可选用第三代头孢菌素（如头孢曲松）和青霉素类（如匹美西林），疗程14日。

（2）对症治疗：保持水、电解质和酸碱平衡，腹泻患者，有失水者，无论有无脱水表现，均应口服补液，严重脱水或电解质紊乱者，可采取静脉补液。腹痛剧烈者可用颠茄片或阿托品。发热者以物理降温为主，高热时可给予退热药。

（二）中毒性菌痢的治疗

应及时针对病情采取综合性措施抢救。

1. 抗菌治疗　选择敏感抗生素，可选择喹诺酮类或第三代头孢菌素类，静脉给药，待病情好转后改口服。

2. 降温止惊　高热者给予物理降温和退热药，伴惊厥者可采用亚冬眠疗法。

3. 循环衰竭的治疗　基本同感染性休克的治疗，主要包括：①扩充有效血容量纠正酸中毒，可给予葡萄糖盐水、低分子右旋糖酐等液体；②保护重要脏器功能；③改善微循环；④应用糖皮质激素。

4. 防治脑水肿与呼吸衰竭　防治呼吸衰竭需保持呼吸道通畅，吸氧，必要时可应用呼吸机。应用20%甘露醇快速静脉滴注，每4～6小时注射1次，减轻脑水肿。也可应用血管活性药物以改善脑部微循环。

（三）慢性菌痢的治疗

1. 非药物治疗　注意休息，避免过度劳累。进食易消化、吸收的食物，勿食生冷刺激性食物。

2. 药物治疗　根据病原菌药敏结果选用有效抗生素，通常联用两种不同类型药物，要足剂量、长疗程。必要时可给予多个疗程。有肠道功能紊乱者可酌情给予镇静、解痉药物。当出现肠道菌群失衡时，可改用乳酸杆菌等益生菌，以利肠道正常菌群恢复。

六、菌痢社区管理

全科医生需掌握细菌痢的预防措施，在诊疗过程中做好健康教育工作。菌痢的预防要做好传染源的管理，急、慢性患者和带菌者应隔离或定期进行访视管理，并给予彻底治疗，直至粪便培养阴性。同时切断传播途径，养成良好的卫生习惯，特别注意饮食和饮水卫生。保护易感人群，目前尚无获准生产的可有效预防志贺菌感染的疫苗。我国主要采用口服活菌苗，对同型志贺菌保护率约为80%，而对其他类型菌痢的流行可能无保护作用。对于重型菌痢或诊断不明患者要积极转往上级医院诊治，及时进行传染病或疑似病上报。做好对传染源的早诊断、早隔离、早治疗。

【分析】

该患者治疗措施：进行隔离，注意休息，给予流质饮食，忌食生冷、油腻及刺激性食物。给予喹诺酮类药物，纠正电解质紊乱，补液，对症治疗。患者症状明显改善，粪便培养连续2次阴性。

（周海蓉）

第三节　伤　　寒

【案例】

患者，男，30岁。因“发热10日”就诊。患者10日前无明显诱因出现发热，体温高达39.5℃，伴有头痛，无呕吐、腹泻，曾按感冒治疗无好转。体格检查：脉搏64次/min，贫血貌，表情淡漠，心、肺未见异常，肝肋下未触及，脾肋下刚触及。为此患者来就诊。

一、定义

伤寒（typhoid fever）是一种常见的由伤寒沙门菌引起的急性消化道传染病。临床特征以持续发热、相对缓脉、神情淡漠、脾大、玫瑰疹和血白细胞减少等为特征，主要并发症为肠出血和肠穿孔。

二、临床特点

（一）流行病学

1. 传染源　患者与带菌者。

（1）患者：潜伏期即可排菌，在病程2～4周达到高峰，恢复期逐渐减少。

（2）带菌者：排菌3个月以内称暂时带菌，排菌3个月以上称慢性带菌。慢性带菌者有重要流行病学意义。

2. 传播途径　粪－口途径传播、消化道传播（食物污染，水源污染）。

3. 易感人群　普遍易感，终身免疫，再次感染者少见。伤寒、副伤寒无交叉免疫力。

（二）临床表现

潜伏期7～23日，多数为10～14日，整个病程4～5周。典型伤寒的临床表现分为下述四期。

1. 初期（病程第1周）　缓慢起病，发热，体温呈现阶梯样上升，5～7日高达39～40℃，可有畏寒，少有寒战。常伴有全身不适、乏力、咽痛、咳嗽、食欲不振、腹部不适等，病情逐渐加重。

2. 极期（病程第2～3周）　出现伤寒的典型表现。

（1）高热：热型主要为稽留热，少数呈弛张热或不规则热，持续时间10～14日。

（2）消化系统症状：明显食欲缺乏，舌中间舌苔厚腻，舌尖及舌缘无苔，腹部不适，腹胀，可有便秘或腹泻，可有右下腹轻压痛。

（3）循环系统症状：相对缓脉和重脉，甚至可发生中毒性心肌炎。

（4）神经系统症状：可出现表情淡漠，反应迟钝，听力减退，重症患者出现谵妄，昏迷或脑膜刺激征。

（5）肝大、脾大：多数患者有脾大，质软有压痛。部分有肝大，可有中毒性肝炎发生。

（6）玫瑰疹：于病程第7～14日胸部、腹部、背部皮肤可出现淡红色斑丘疹，直径2～4mm，压之褪色，多在10个以下，经2～4日消失，可并发肠出血、肠穿孔。

3. 缓解期（病程第3～4周）　体温逐渐下降，食欲好转，腹胀消失，肝、脾回缩。本期仍可出现肠穿孔、肠出血等并发症。

4. 恢复期（病程第5周）　体温恢复正常，症状消失，食欲恢复，一般在1个月左右完全恢复健康，但在体弱或原有慢性疾病者，其病程延长。

5. 特殊类型的伤寒

（1）伤寒复发：恢复期，退热后1～3周临床症状再度出现。血培养常阳性。是由于人体抵抗力低下，病灶细菌未彻底清除有关。

（2）伤寒再燃：指伤寒缓解期，体温还没有降到正常时，体温再度升高，持续5～7日后才正常，血培养可再次阳性，可能与菌血症尚未控制有关。

三、伤寒患者接诊要点

询问流行病学史，当地的伤寒疫情、预防接种史及接触史均有助于诊断。询问患者临床症状、是否有持续高热、神经系统中毒症状、玫瑰疹，体格检查是否有相对脉缓、肝大、脾大。相关实验室检查血常规白细胞数减少，淋巴细胞相对增多，嗜酸性粒细胞减少或消失。血清试验阳性。细菌学检查如血、骨髓、粪、尿培养出伤寒沙门菌即可确诊。

（一）病史和临床表现

多发于夏秋季、地区卫生情况，患者或带菌者接触史。有持续高热10日以上，体温在39℃以上，典型者为稽留热。有神经中毒症状，伤寒面容，表情淡漠，对周围事物漠不关心，耳聋、耳鸣，少数出现脑膜炎症状，甚至精神行为异常。相对脉缓，出现玫瑰疹，肝大、脾大，肋下2～4cm可触及，质软，过大或过硬要考虑其他疾病，其发生率为30%～80%。病情严重者可并发肠出血和肠穿孔，对诊断更有帮助。

（二）实验室检查

1. 血常规　白细胞计数偏低［（3～5）×10^9/L］，中性粒细胞减少，嗜酸性粒细胞减少或消失对诊断及评估病情有参考价值。

2. 粪便常规　腹泻患者粪便可有少许白细胞。肠出血时有血便或潜血试验阳性。当病变侵及结肠时可有黏液便，甚至脓血便。

3. 血培养　病程第1～2周阳性率最高，可达80%～90%，确诊最常用，之后逐渐下降。用玫瑰疹刮取物做培养也可获阳性结果。

4. 骨髓培养　骨髓培养比血培养阳性率高，可达80%～95%，其阳性率受伤寒病程和使用抗生素的影响较小。

5. 粪便培养　整个病程中均可阳性，第3～4周阳性率最高，达75%。

6. 血清学检查——肥达试验（伤寒血清凝集反应）　应用伤寒沙门菌的O抗原和H抗原，以及副伤寒菌甲、乙、丙的鞭毛抗原5种，测定患者血清中相应抗体的凝集效价，对伤寒诊断有辅助价值。发病第2周左右血清中可出现特异性抗体，第3周阳性率约50%，第4～5周达高峰，之后逐渐下降。痊愈后阳性可持续几个月。注意正常人因隐性感染或预防接种，血清中可含有一定量的抗体。一般当H抗原凝集价≥1∶160，O抗原凝集价≥1∶80，副伤寒凝集价≥1∶80时，才有诊断意义。如患者H抗原与O抗原的凝集价均高于参考值或较原凝集价升高4倍以上，则诊断伤寒的可能性很大。若H抗原凝集价高而O抗原凝集价低于正常值，则可能是既往预防接种疫苗的结果或非特异性回忆反应所致。

四、鉴别诊断

伤寒第1周缺乏特征性临床症状，需与其他发热疾病相鉴别。

1. 病毒性上呼吸道感染　患者起病较急，多伴有上呼吸道症状，无表情淡漠、缓脉、脾大或玫瑰疹，病原与血清学检查均为阴性，病程不超过2周。

2. 急性病毒性肝炎　伤寒并发中毒性肝炎易与病毒性肝炎相混淆，但伤寒引起的肝功能损害较轻，并有伤寒的其他特征性表现，且血清学检查为阳性。

3. 细菌性痢疾　患者有发热、消化道症状，与伤寒相似。但细菌性痢疾患者腹痛为左下腹部，伴有里急后重，白细胞增高，粪便培养可发现志贺菌，可与伤寒鉴别。

4. 急性粟粒性肺结核　可借助患者多有结核病史或与结核病患者密切接触史；发热不规则，常伴盗汗、脉搏增快等；X线胸片或胸部CT检查可见双肺有弥漫的细小粟粒状结核病灶等临床特点，可与伤寒鉴别。

5. 其他　疟疾、布鲁菌病、恶性组织细胞病、风湿热，以及败血症等，有时需进行鉴别。

【分析】

该患者持续高热10日以上，伴有头痛，有相对脉缓，脾肋下可触及。临床特征与伤寒相似，进一步相关实验室检查。血常规：白细胞计数$3.4 \times 10^9/L$，血红蛋白100g/L，中性粒细胞百分比45%，单核细胞百分比0.01%；血培养发现伤寒沙门菌。因此该患者伤寒诊断明确。

五、伤寒的治疗措施

（一）非药物治疗

患者要消毒隔离，临床症状消失后，每隔5～7日进行粪便伤寒沙门菌培养，连续2次阴性才可以解除隔离。发热期要卧床休息，退热后逐渐恢复正常活动量，饮食给予流食，退热后2周恢复正常饮食，主要由于进食过多渣、硬的食物容易诱发肠出血和肠穿孔。要密切观察体温、脉搏、血压及粪便性状等变化。

（二）药物治疗

目前伤寒的经验治疗首选第三代喹诺酮类药物，儿童和孕妇伤寒患者宜首选第三代头孢菌素，治疗后尽快取得药敏试验的结果，以决定是否调整治疗方案。

1. 第三代喹诺酮类　抗菌谱广，杀菌作用强，口服吸收完全，体内分布广，胆汁浓度高，副作用少，不易产生耐药。左旋氧氟沙星，200～400mg，2～3次/d，口服；氧氟沙星，200mg，3次/d，口服，或0.2g，每12小时1次，静脉滴注；也可选用环丙沙星等；疗程为2周。儿童及孕妇慎用或忌用。

2. 第三代头孢菌素　抗菌活性强，胆汁浓度高，不良反应少，复发率低，适用于孕妇伤寒和儿童伤寒的治疗。头孢曲松，1～2g，2次/d，静脉滴注；头孢他啶，2g，2次/d，静脉滴注；儿童50mg/kg，2次/d，静脉滴注；疗程14日。

3. 其他　对耐药菌株引起的伤寒尚可选用阿米卡星及利福平等药物，但应注意其对肝、肾的毒副作用。

（三）手术治疗

肠道大出血经积极治疗仍出血不止者可考虑手术治疗。

【分析】

该患者治疗措施：给予消毒隔离，卧床休息，给予流质饮食。密切观察体温、脉搏、血压和粪便等变化。给予喹诺酮类药物，氧氟沙星0.2g，2次/d，静脉滴注。给予退热、对症治疗。治疗后没有并发症出现，症状消失后每隔5日进行粪便伤寒沙门菌培养，连续2次阴性，最后解除隔离。

六、伤寒的社区管理

患者一旦出现高热、玫瑰疹、相对脉缓，以及消化道等相关症状者，须做好对传染源的早诊断、早隔离、早治疗。若发现疑似或确诊患者，须立即转诊至上级医院进行病原学检查、明确诊断，同时进行传染病报告或疑似患者上报。隔离期应自发病至临床症状完全消失、体温恢复正常后第15日，或停药后连续粪便培养2次阴性方可解除隔离。对慢性携带者应彻底治疗。连续粪便培养4次阴性可恢复与食品、儿童有关的工作。切断传播途径，做好水源管理、饮食管理、粪便管理和消灭苍蝇，做到饭前便后洗手，避免饮用生水和不洁食物。保护易感人群，流行区内的易感人群可进行伤寒菌苗的接种。

（周海蓉）

第二十四章　性传播疾病的识别和处理

性传播疾病的
识别和处理

性传播疾病（sexually transmitted diseases，STD）指主要通过性接触、类似性行为及间接性接触传染的一组疾病，不仅能引起泌尿生殖器官病变，而且还可通过淋巴系统侵犯泌尿生殖器官所属的淋巴结，甚至通过血行播散侵犯全身各重要组织和器官。相关监测数据表明我国STD的发病率在逐年增高，严重危害着患者身心健康，给患者及其家庭和社会带来极大负面影响。我国2013年新修订的《性病防治管理办法》规定STD主要包括梅毒、淋病、生殖道沙眼衣原体感染、尖锐湿疣、生殖器疱疹和艾滋病6种疾病。不同STD的临床表现、实验室检查和治疗方法存在差异，因此全科医生了解和掌握STD的识别和处理尤为重要。

第一节　性传播疾病的病因及传播途径

一、病因

引起常见STD的病原微生物（表24-1-1）。

表24-1-1　引起常见性传播疾病（STD）的病原微生物

病名	病原微生物
梅毒	梅毒螺旋体
淋病	淋病奈瑟球菌
生殖道沙眼衣原体感染	沙眼衣原体
尖锐湿疣	人乳头瘤病毒
生殖器疱疹	单纯疱疹病毒
艾滋病	人类免疫缺陷病毒

二、性传播疾病常见的传播途径

1. 性接触传播　异性或同性性交是主要方式，占95%以上，其他类似性行为（口交、肛交、手淫、接吻、触摸等）可增加感染概率。

2. 间接接触传播　通过接触被污染的衣物、公用物品或共用卫生器具等。

3. 血液和血液制品传播　输入被性病病原体污染的血液或血液制品，以及与静脉药物成瘾者共用注射器具。

4. 母婴垂直传播　患病孕妇通过胎盘感染胎儿或分娩时通过产道感染胎儿或通过母乳喂养感染婴儿。

5. 医源性传播　被污染的医疗器械通过体格检查、注射、手术等方式感染他人；通过器官移植、人工授精等传播；医务人员在医疗操作过程中因防护不当而自身感染。

（王永晨）

第二节　梅　毒

【案例】

患者，男，27岁。6周前龟头出现一处硬币大小的溃疡，无疼痛感，未治疗，皮疹逐渐愈合消退。2周前手掌出现类圆形红色斑疹，表面脱屑，无瘙痒感。患者否认宠物接触史，无乏力、关节疼痛等病史。

梅毒（syphilis）是由梅毒螺旋体（treponema pallidum）所引起的一种慢性、系统性性传播疾病。

一、梅毒的临床分型与分期

梅毒的临床分型与分期见图24-2-1。

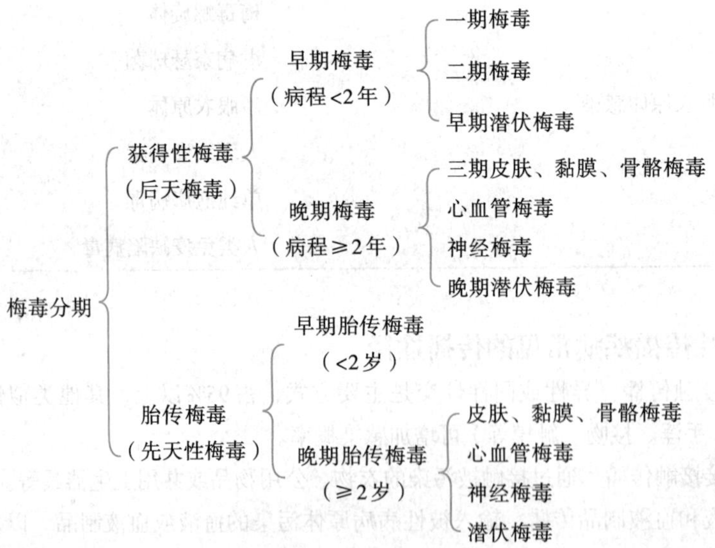

图24-2-1　梅毒的临床分型与分期

二、梅毒的临床表现

（一）获得性梅毒

获得性梅毒的临床表现见表24-2-1。

表24-2-1 获得性梅毒的临床表现

临床分期	发生时间	临床表现	好发部位	临床特点
一期梅毒	感染后2~4周	硬下疳	外生殖器	直径为1~2cm的圆形或椭圆形无痛性溃疡；软骨样硬度
		硬化性淋巴结炎	单侧腹股沟或皮损近卫淋巴结	淋巴结表面皮肤无红肿、破溃，一般无疼痛
二期梅毒	感染后9~12周	皮肤、黏膜损害	皮肤、黏膜	掌跖部暗红斑及脱屑性斑丘疹、外阴及肛周的扁平湿疣、虫蚀样脱发、口腔黏膜斑等
		多发性硬化性淋巴结炎	淋巴结	全身淋巴结无痛性肿大
		骨损害	长骨	骨膜炎、关节炎、骨炎、骨髓炎、腱鞘炎、滑囊炎
		眼损害	眼部	虹膜炎、虹膜睫状体炎、脉络膜炎、视力损害等
		神经损害	脑部	无症状神经梅毒、梅毒性脑膜炎、脑血管梅毒
三期梅毒	病程2年以上	结节性梅毒疹	头面、肩、背及四肢伸侧	簇集排列的铜红色浸润性结节、新旧皮损此起彼伏、无自觉症状、迁延数年
		梅毒性树胶肿（梅毒瘤）	小腿	初起单发的无痛性皮下结节，逐渐增大形成直径2~10cm的穿凿状溃疡，呈肾形或马蹄形，溃疡面有黏稠树胶状分泌物，愈合形成萎缩性瘢痕
		骨梅毒	长骨	骨膜炎，表现为骨骼疼痛、骨膜增生；佩刀胫；骨髓炎、骨炎及关节炎
		眼梅毒	眼部	虹膜炎、虹膜睫状体炎、脉络膜炎、视力损害等

续表

临床分期	发生时间	临床表现	好发部位	临床特点
		心血管梅毒	血管、瓣膜及心肌	单纯性主动脉炎、主动脉瓣关闭不全、冠状动脉狭窄或阻塞、主动脉瘤及心肌树胶肿等
		神经梅毒	神经	无症状神经梅毒、脑膜梅毒、实质型神经梅毒、脑（脊髓）膜血管型神经梅毒、树胶肿性神经梅毒等

【分析】

追问病史，患者2个月前有不安全性生活史。6周前出现无痛性溃疡为一期梅毒硬下疳，皮疹未经治疗，后自行消退，2周前手掌出现类圆形脱屑性斑疹，符合二期梅毒临床表现，下一步进行实验室检查明确诊断。

（二）胎传梅毒

胎传梅毒患者，特点是不发生硬下疳，早期病变较后天性梅毒重，骨骼及感觉器官受累多，心血管受累少。

（三）潜伏梅毒

有梅毒感染史，无临床症状或临床症状已消失，除梅毒血清学阳性外无任何阳性体征，且脑脊液检查正常；病程在2年以内为早期潜伏梅毒，病程大于2年为晚期潜伏梅毒。

三、梅毒的实验室检查

（一）梅毒螺旋体检查

暗视野显微镜检查、镀银染色检查或核酸扩增试验等。

（二）梅毒血清学试验

1. 非梅毒螺旋体抗原血清学试验　快速血浆反应素试验（rapid plasma reagin，RPR）、甲苯胺红不加热血清学试验（tolulized red unheated serum test，TRUST）和性病研究实验室试验（venereal disease research laboratory，VDRL）。

2. 梅毒螺旋体抗原血清学试验　梅毒螺旋体血凝试验（treponema pallidum hemagglutination assay，TPHA）、梅毒螺旋体颗粒凝集试验（treponema pallidum particle agglutination，TPPA）和荧光螺旋体抗体吸收试验（fluorescent treponemal antibody-absorption test，FTA-ABS）。

（三）脑脊液检查

主要用于神经梅毒诊断。

四、梅毒的识别

梅毒临床表现复杂多样，必须仔细询问病史、进行体格检查和反复实验室检查方可明确诊断（表24-2-2）。对于有其他STD患者、6周前有不安全性接触者、梅毒患者的性伴侣，应常规进行梅毒血清学筛查。

表24-2-2 梅毒的识别要点

临床分期	流行病学史	潜伏期	皮肤、黏膜典型临床表现	实验室检查
一期梅毒	有不安全性行为、多性伴侣或性伴侣感染梅毒史	2~4周	硬下疳 硬化性淋巴结炎	发现梅毒螺旋体 梅毒血清试验早期阴性，后期阳性
二期梅毒	有不安全性行为、多性伴侣或性伴侣感染梅毒史，或有输血史（供血者为早期梅毒患者）	常在硬下疳发生后4~6周	掌跖部暗红斑及脱屑性斑丘疹 外阴及肛周的扁平湿疣 虫蚀样脱发	黏膜损害处发现梅毒螺旋体 梅毒血清试验强阳性
三期梅毒	有不安全性行为、多性伴侣或性伴侣感染梅毒史，或有输血史（供血者为早期梅毒患者）	可有一期或二期梅毒史，病程2年以上	结节性梅毒疹 梅毒性树胶肿	非梅毒螺旋体抗原血清试验大多阳性，亦可阴性，梅毒螺旋体抗原血清试验阳性，典型组织病理；神经梅毒脑脊液检查：白细胞计数 $\geqslant 5 \times 10^6$/L，蛋白量 >500mg/L，且无其他引起这些异常的原因；FTA-ABS和/或VDRL阳性
胎传梅毒	生母为梅毒患者	早期胎传梅毒：2岁以内发病 晚期胎传梅毒：2岁或以后发病	早期胎传梅毒：类似二期梅毒 晚期胎传梅毒：硬腭、鼻中隔黏膜树胶肿、鞍鼻	发现梅毒螺旋体 梅毒血清试验阳性

注：FTA-ABS，荧光螺旋体抗体吸收试验；VDRL，性病研究实验室试验。

五、梅毒的治疗

（一）一般原则

本病应遵循及早期、足量、规范治疗的原则。治疗后要经过足够时间的追踪和观察，所有梅毒患者均应做HIV咨询和检查。患者所有性伴侣应同时进行检查和相应治疗，病程1年以上的患者、复发患者、血清固定患者及伴有视力、听力异常的患者均应接受脑脊液检查，以了解是否存在神经梅毒。

（二）治疗方案

1. 获得性梅毒治疗方案见表24-2-3。

表24-2-3 获得性梅毒治疗方案

类别	推荐方案	替代方案	青霉素过敏者
早期梅毒	苄星青霉素240万IU，分两侧臀部肌内注射，1次/周，共1~3次；或普鲁卡因青霉素G 120万IU/d，肌内注射，连续10~14日	头孢曲松钠1~2g/d，肌内注射或静脉注射，连续10~14日	四环素500mg，4次/d，连续14日（肝、肾功能不全者禁用）；或多西环素100mg，2次/d，连续14日；或米诺环素100mg，2次/d，连续14日 阿奇霉素2g，顿服（青霉素或多西环素治疗无效时可选用，不能用于男男性交者、合并HIV感染者和孕妇）
晚期梅毒	苄星青霉素240万IU，分两侧臀部肌内注射，1次/周，连续3次；或普鲁卡因青霉素G 120万IU/d，肌内注射，连续20日	—	多西环素100mg口服，2次/d，连续30天
神经梅毒	水剂青霉素G 1 200万~2 400万IU/d，分4~6次静脉注射，连续10~14日，继以苄星青霉素240万IU，分两侧臀部肌内注射，1次/周，连续3次 或普鲁卡因青霉素G 240万IU/d，肌内注射，同时连续口服丙磺舒（2.0g/d，分4次），连续10~14日，继以苄星青霉素240万IU，分两侧臀部肌内注射，1次/周，连续3次	头孢曲松钠2g/d，静脉注射，连续10~14日	多西环素100mg，口服，2次/d，连续30日；或四环素500mg，4次/d，连续30日（肝、肾功能不全者禁用）
心血管梅毒	对于并发心力衰竭者，应控制心力衰竭后再进行驱梅治疗 苄星青霉素240万IU，分两侧臀部肌内注射，1次/周，连续3次；或建议按照神经梅毒处理	—	—

续表

类别	推荐方案	替代方案	青霉素过敏者
妊娠梅毒	根据孕妇梅毒的分期不同，采用相应方案进行治疗，用法及用量与同期其他梅毒患者相同（多西环素及阿奇霉素禁用），在妊娠初3个月及妊娠末3个月各进行1个疗程的治疗	—	红霉素500mg，口服，4次/d，连续30日

2. 胎传梅毒治疗方案见表24-2-4。

表24-2-4 胎传性梅毒治疗方案

类别	推荐方案	青霉素过敏者
早期胎传梅毒		
脑脊液异常者	水剂青霉素G 10万~15万IU/(kg·d)，分2~3次，静脉注射，连续10~14日；出生后7日以内的新生儿，以每次5万IU/kg，静脉给药，每12小时1次；出生后7日以上的新生儿以水剂青霉素G 5万IU/kg，静脉给药，每8小时1次，总疗程10~14日； 或普鲁卡因青霉素G 5万IU/（kg·d）肌内注射，1次/d，疗程10~14日	
脑脊液正常者	用苄星青霉素5万IU/（kg·d），单次注射（分两侧臀部肌内注射）。对无条件检查脑脊液者，可按脑脊液异常者治疗。	
晚期胎传梅毒	水剂青霉素G 20万~30万IU/(kg·d)，分4~6次，静脉注射，连续10~14日 或普鲁卡因青霉素G 5万IU/（kg·d），肌内注射，连续10~14日为1个疗程，可用1~2个疗程	既往用过头孢类抗生素而无过敏者在严密观察下可选择：头孢曲松250mg，1次/d，肌内注射，连续10~14日 或红霉素20~30mg/（kg·d），分4次口服，连续30日 <8岁儿童禁用四环素

（三）防治吉海反应

吉海反应多在梅毒患者首次用药后24小时内发生，表现为寒战、发热、头痛、呼吸加快、心动过速、全身不适等症状。通常在驱梅治疗前1日应用泼尼松来预防吉海反应，剂量为0.5mg/（kg·d），口服3日。心血管梅毒治疗应从小剂量青霉素开始，逐渐增加剂量，直至第4日起按正常剂量治疗。

六、随访

梅毒经规范治疗后，应定期随访观察，进行全身体格检查、血清学检查及影像学检查，以考察疗效。一般至少随访3年，第1年每3个月复查1次，第2年每半年复查1次，第3年年末复查1次；神经梅毒每6个月进行脑脊液检查；妊娠梅毒经治疗在分娩前应每个月复查1次，梅毒孕妇分娩的婴儿应在出生后第1、2、3、6和12个月进行随访。

（王永晨）

第三节 淋　　病

【案例】

患者，男，32岁。2日前晨起发现尿道口流出脓性分泌物，自觉近日有尿频、尿急和尿痛，无发热、关节疼痛等病史。患者自述5日前曾发生不安全性行为。

淋病（gonorrhoea）是由淋病奈瑟球菌（淋球菌）感染引起，主要导致泌尿生殖系统的化脓性炎症，也可有眼、咽、直肠感染和播散性淋球菌感染。淋病潜伏期短，传染性强，可导致多种并发症和后遗症。

一、淋病传播途径

淋病主要通过性接触传染，少数情况下也可因接触有淋球菌的分泌物或被污染的用具而被传染。由于女性尿道和生殖道短，很容易感染淋病；新生儿经过患淋病母亲的产道时，眼部被感染可引起新生儿淋菌性眼炎；妊娠期女性患者感染可累及羊膜腔引起胎儿感染。

二、淋病的识别

（一）病史采集要点

1. 年龄　各年龄阶段均可发病，但多发于性活跃的青、中年。

2. 流行病学史　性接触史，配偶感染史，与淋病患者共用物品或新生儿的母亲有淋病史等。

3. 潜伏期　一般2～10日，平均3～5日。

（二）临床表现特点

淋病的临床表现特点见表24-3-1。

表24-3-1　淋病的临床表现

分类	临床表现
无并发症淋病	
男性急性淋病	尿道脓性分泌物，尿频、尿急、尿痛，可伴发腹股沟淋巴结炎；后尿道受累时可出现终末血尿、血精等，夜间阴茎痛性勃起
女性急性淋病	60%患者无症状或症状轻微。可表现为宫颈炎、尿道炎、前庭大腺炎、肛周炎等
淋菌性肛门直肠炎	主要见于有肛交行为者。轻者仅有肛门瘙痒、烧灼感，排出黏液和脓性分泌物，重者有直肠疼痛、里急后重、脓血便
淋菌性咽炎	多见于口交者，表现为急性咽炎或急性扁桃体炎
淋菌性结膜炎	眼结膜充血水肿，脓性分泌物较多，严重者角膜发生溃疡、引起穿孔，甚至失明
有并发症淋病	
男性	后尿道炎、前列腺炎、精囊炎、附睾炎等
女性	淋菌性盆腔炎，严重还可引起异位妊娠、不孕或慢性下腹痛等
播散性淋球菌感染	少见，可发生菌血症，皮损常表现为四肢关节部位的出血性或脓疱性皮疹；还可发生关节炎、腱鞘炎、心内膜炎、心包炎及肺炎等

（三）实验室检查

1. 显微镜检查　取男性尿道分泌物涂片做革兰氏染色，镜检显示多形核细胞内革兰氏阴性双球菌为阳性，适用于男性无并发症淋病的诊断。

2. 淋球菌培养　为淋病的确诊试验。

3. 核酸检测　采用PCR等核酸检测技术在标本中检测到淋球菌核酸为阳性。

【分析】

患者临床表现为尿道脓性分泌物和尿路刺激症状，结合不安全性行为史，可以考虑淋病可能，进一步应行淋球菌实验室检查确定诊断。

三、淋病的治疗

（一）一般原则

应遵循及时、足量、规则用药的原则，根据不同的病情采用相应的治疗方案，治疗后应进行随访，性伴侣应同时进行检查和治疗。所有患者应做梅毒血清学检测及HIV咨询与检测。

（二）治疗方案

淋病的治疗方案见表24-3-2。

表24-3-2 淋病的治疗方案

疾病	治疗方案
成人淋菌性尿道炎 宫颈炎 直肠炎	头孢曲松钠1g，一次肌内注射 或大观霉素2g（宫颈炎4g），一次肌内注射 或头孢噻肟1g，一次肌内注射
成人淋菌性眼炎 淋菌性咽炎 妊娠期淋病	头孢曲松钠1g，一次肌内注射 或头孢噻肟1g，一次肌肉注
淋菌性盆腔炎 淋菌性附睾炎 前列腺炎 精囊炎 播散性淋病	头孢曲松钠1g/d，肌内注射或静脉注射，连续10日以上 或大观霉素4g/d，分2次肌内注射，连续10日以上

（三）淋病的判愈标准

治疗结束症状和体征全部消失1周后，病原学检测阴性，判为治愈。

（王永晨）

第四节 生殖道沙眼衣原体感染

生殖道沙眼衣原体感染是一种以沙眼衣原体为致病菌的泌尿生殖系统感染，主要经性接触感染。新生儿可经产道分娩时感染，临床过程隐匿、迁延、症状轻微，常引起上生殖道感染。

一、临床表现

生殖道沙眼衣原体感染多发生在性活跃人群，男女均可发生，潜伏期1～3周，但有50%以上无症状。有症状者可出现以下临床表现（表24-4-1）。

表24-4-1　生殖道沙眼衣原体感染的临床表现

感染人群	临床表现
男性	
尿道炎	尿道不适、尿痛或有尿道分泌物（黏液性或黏液脓性、较稀薄、量较少）
附睾炎	未治疗或治疗不当可引起，表现为单侧附睾肿大、疼痛、水肿、硬结，睾丸也可累及，常与尿道炎并存
前列腺炎	多为亚急性前列腺炎，慢性者可表现为无症状或会阴钝痛、阴茎痛
关节炎	少见，多发生下肢大关节及骶髂关节等的非对称性、非侵蚀性关节炎
女性	
宫颈炎	常无症状，表现为白带增多，体格检查发现宫颈充血、水肿、接触性出血等
尿道炎	尿痛、尿频、尿急，常同时合并宫颈炎
盆腔炎	未治疗或治疗不当可引起，表现为下腹痛、腰痛、性交痛、阴道异常出血等，急性发病时伴高热、寒战等全身症状
新生儿	经产道分娩感染，引起结膜炎或肺炎

二、实验室检查

可通过核酸检测、细胞培养、抗原检测查找沙眼衣原体。

三、生殖道沙眼衣原体感染的识别

（一）病史采集要点

1. 好发人群　性活跃人群、新生儿可经产道分娩时感染。

2. 流行病学史　不安全性行为、多性伴侣或性伴侣感染史，新生儿感染者母亲有泌尿生殖道沙眼衣原体感染史。

3. 潜伏期　一般为1～3周。

（二）临床表现特点

1. 临床过程　常隐匿、迁延，症状轻微，50%以上无症状。

2. 男性尿道炎　常见为尿道刺痛、烧灼感，晨起有尿道“糊口现象”。50%～60%淋病合并沙眼衣原体感染，在清除淋菌后表现为淋病后尿道炎。未经治疗的沙眼衣原体性尿道炎常上行感染引起附睾炎、前列腺炎、关节炎等。

3. 女性沙眼衣原体感染　常表现为宫颈炎，仅25%女性患者出现尿道炎症状。上行感染可引起输卵管炎、子宫内膜炎、异位妊娠等。

（三）实验室检查

沙眼衣原体核酸检查阳性，或标本沙眼衣原体细胞培养阳性，或标本沙眼衣原体抗原检测阳性。

四、生殖道沙眼衣原体感染的治疗

（一）一般原则

早诊断、早治疗，及时、足量、规范用药；根据不同的病情采用相应的治疗方案；所有患者应做HIV和梅毒咨询与检测，性伴侣应该同时接受治疗，治疗后随访。

（二）治疗方案

生殖道沙眼衣原体感染的治疗方案见表24-4-2。

表24-4-2　生殖道沙眼衣原体感染的治疗方案

类别	推荐方案	替代方案
成人沙眼衣原体感染	阿奇霉素1g，1次顿服；或多西环素0.1g，2次/d，口服，连续7～10日	阿奇霉素，第1日，1g，以后2日，0.5g/d；或阿莫西林，0.5g，3次/d，共7日
妊娠期沙眼衣原体感染	阿奇霉素，第1日，1g，以后2日，0.5g/d 或阿莫西林，0.5g，3次/d，共7日	红霉素，0.5g，4次/d，共10～14日；忌用四环素类和喹诺酮类
新生儿沙眼衣原体感染	红霉素干糖浆粉剂，50mg/（kg·d），分4次口服，共14日	—

（三）治愈标准

治疗结束症状和体征全部消失3～4周后，病原学检测阴性，判为治愈。

（王永晨）

第五节　尖锐湿疣

【案例】

患者，女，24岁。2周前发现双侧小阴唇内侧出现多发皮色丘疹，表面乳头样改变，无明显不适感，皮疹逐渐增多，患者自诉发病前有不安全性接触史。

尖锐湿疣（condyloma acuminatum）是人乳头瘤病毒（human papilloma virus，HPV）感染引起的以皮肤、黏膜疣状增生性病变为主的性传播疾病。临床可见的尖锐湿疣90%以上由HPV6型和HPV11型引起。性传播（包括异性或同性性行为）是最主要的传播途径，垂直传播和间接接触传播也可感染HPV。

一、尖锐湿疣的识别

（一）病史采集要点

1. 年龄　各年龄段均可发病，但多发于性活跃的青、中年。

2. 流行病学史　有多性伴侣、不安全性行为、性伴侣感染史、与尖锐湿疣患者有密切的间接接触史，或新生儿母亲为HPV感染者。

3. 潜伏期　1～8个月，平均3个月。

（二）临床特点

尖锐湿疣好发于外生殖器及肛周皮肤、黏膜湿润区，典型的尖锐湿疣皮损容易识别，需注意部分患者可表现为潜伏感染或亚临床感染，临床特点见表24-5-1。

表24-5-1　尖锐湿疣的临床特点

好发部位	皮损特点	自觉症状
男性：多见于龟头、冠状沟、包皮系带、尿道口、阴茎、会阴 女性：多见大小阴唇、阴道口、阴蒂、阴茎、宫颈、会阴及肛周，少数患者见于肛门生殖器以外部位 同性恋者：多见于肛门及直肠内	单个或多个乳头状或菜花状赘生物，表面易发生糜烂，有渗液、浸渍及破溃	多数患者无明显自觉症状，少数有异物感、刺痒、灼痛或性交不适

（三）实验室检查

如果皮损不典型，或处于亚临床感染和潜伏感染，可依据醋酸白试验、皮肤镜、阴道镜、肛肠镜、HPV检测及组织病理活检明确诊断。

【分析】

患者为青年女性，临床表现为小阴唇内侧多发乳头状赘生物，结合发病前不安全性行为史，不除外尖锐湿疣，但需要与假性湿疣、皮脂腺异位症等相鉴别，临床检查中应仔细体格检查，必要时结合实验室检查确定诊断。

二、尖锐湿疣的治疗

（一）一般原则

以尽早去除疣体为目的，尽可能消除疣体周围亚临床感染，以减少或预防复发。

（二）治疗方案

尖锐湿疣的治疗方法较多（表24-5-2），但目前没有任何一种治疗方案适合所有患者及所有疣体，每种治疗方法都有其优点和局限性，并且都存在较高的复发率。因此，应根据疣体大小、数目、部位、形态，以及患者的意愿、经济条件、不良反应等，选择个体化的治疗方案，也可联合治疗。

表24-5-2　尖锐湿疣常用的治疗方法及使用范围

治疗方法	适用范围
物理治疗	
激光治疗 冷冻治疗 电外科治疗 微波治疗 温热治疗	可作为主要的治疗方法
手术治疗	
剪切术 切除术	适合于皮损数量较少且有蒂或大面积疣时的治疗
光动力治疗	适合疣体较小者、腔道内尖锐湿疣（如肛管内、尿道口、尿道内、宫颈管内）
药物治疗	
5.0%咪喹莫特乳膏 0.5%鬼臼毒素酊 5.0%氟尿嘧啶乳膏 皮损内干扰素注射	外用药物对柔软、非角质化的较小疣体效果较好，需注意药物局部的不良反应，孕产妇不宜使用
联合治疗	用于单一治疗方法效果欠佳者，在实际治疗过程中经常联合多重疗法治疗，更多的是物理治疗后联合药物治疗

（三）判愈标准

尖锐湿疣的临床判愈标准为治疗后疣体消失。

（王永晨）

第六节　生殖器疱疹

生殖器疱疹是由单纯疱疹病毒（herpes simplex virus，HSV）感染泌尿生殖器及肛周皮肤、黏膜而引起的一种慢性、复发性、难治愈的性传播疾病。生殖器疱疹主要为HSV-2（约占90%）感染。近年来，口-生殖器性行为方式导致HSV-1感染比例明显增加。生殖器疱疹患者、亚临床或无排毒者表现及不典型生殖器疱疹患者是主要传染源，有皮损表现者传染性强。本病主要通过性接触传播。

一、生殖器疱疹的识别

（一）病史采集要点

1. 年龄　好发于15～45岁的性活跃期男女。

2. 流行病学史　有不安全性行为史，或多性伴侣史，或性伴侣感染史。

3. 潜伏期　初发性生殖器疱疹潜伏期2～14日，复发性生殖器疱疹多见于原发感染后1～4个月。

（二）临床表现

本病好发部位为生殖器及会阴部。男性多见于包皮、龟头、冠状沟等处；女性多见于大小阴唇、阴阜、阴蒂、子宫等处；男性同性恋者常见肛门、直肠受累。生殖器疱疹的临床表现见表24-6-1。

表24-6-1　生殖器疱疹的临床表现

临床分型	临床特点	伴随症状	病程
初发性生殖器疱疹	首次出现临床表现者，皮损表现为簇集状或散在分布小水疱，2~4日后破溃形成糜烂或浅表溃疡，有烧灼感和疼痛，后结痂自愈	常伴腹股沟淋巴结肿痛、发热、头痛、乏力等全身症状	一般2~3周
复发性生殖器疱疹	皮损于原部位出现，病情较初发时轻，发病前常有前驱症状（如局部烧灼感、针刺感或感觉异常等）	少见	一般7~10日，可间隔2~3周或月余复发多次
亚临床型生殖器疱疹	可表现为生殖器部位的微小裂隙、溃疡等，易被忽略	常无	—
HIV感染并发生殖器疱疹	可表现为泛发性、慢性、持续性溃疡及坏死，疼痛剧烈	常合并细菌或白念珠菌感染，易发生疱疹性脑膜炎和播散性HSV感染	可持续1个月以上

注：HIV，人类免疫缺陷病毒；HSV，单纯疱疹病毒。

（三）实验室检测

1. 病原学检查 核酸检测、病毒培养和抗原检测。采集的标本包括疱液、溃疡面渗液、尿道拭子、宫颈拭子或直肠拭子等。

2. 血清抗体检测 需要采集血液标本。

二、治疗

（一）一般原则

消除症状，减少排毒时间，减轻传染性，缩短病程，减少并发症，预防或减少复发，提高患者生活质量。

（二）治疗方案

1. 系统治疗见表24-6-2。

表24-6-2 生殖器疱疹的治疗方案

临床分类		治疗方案
初发性生殖器疱疹		阿昔洛韦：200mg，5次/d，口服，共7～10日 或伐昔洛韦：500mg，2次/d，口服，共7～10日 或泛昔洛韦：250mg，3次/d，口服，共7～10日
复发性生殖器疱疹		采用间歇疗法，最好在患者出现症状24小时内使用 选用药物同初发型，疗程一般为5日
生殖器疱疹频繁复发 （每年复发超过6次）		采用长期抑制疗法，疗程一般为6～12个月 阿昔洛韦：400mg，2次/d，口服 或伐昔洛韦：500mg，1次/d，口服 或泛昔洛韦：250mg，2次/d，口服
HIV感染者生殖器疱疹	间歇疗法	阿昔洛韦：400mg，3次/d，口服，共5～10日 或伐昔洛韦：1 000mg，2次/d，口服，共5～10日 或泛昔洛韦：500mg，2次/d，口服，共5～10日
	抑制疗法	疗程一般为4～12个月 阿昔洛韦：400mg，2～3次/d，口服 或伐昔洛韦：500mg，2次/d，口服 或泛昔洛韦：500mg，2次/d，口服

注：HIV，人类免疫缺陷病毒。

2. 局部治疗 可外用3%阿昔洛韦软膏，或1%喷昔洛韦乳膏。

（王永晨）

第七节 艾 滋 病

艾滋病又称获得性免疫缺陷综合征（acquired immunodeficiency syndrome，AIDS），是由人类免疫缺陷病毒（human immunodeficiency virus，HIV）感染和破坏以$CD4^+$为主的人淋巴细胞，逐渐引起免疫缺陷，进而导致各种严重的机会性感染和肿瘤而死亡的传染性疾病。

一、流行病学特点

1. 传染源　艾滋病患者与HIV感染者。HIV主要存在于感染者和患者的血液、精液、阴道分泌物、胸腔积液、腹水、脑脊液和乳汁中。

2. 传播途径　性接触（包括不安全的同性、异性和双性性接触）、血液及血制品（包括公用针具静脉注射毒品、不安全规范的介入医疗操作、文身等）、母婴传播（包括宫内感染、分娩时和哺乳传播）。

3. HIV的高危人群　男同性恋者、静脉注射毒品依赖者、与HIV携带者有性接触者。

二、临床表现

（一）临床特点

从感染HIV到发展成艾滋病，大致分为急性HIV感染、无症状HIV感染和艾滋病3个阶段，其感染的不同阶段临床特点也不同（表24-7-1）。

表24-7-1　人类免疫缺陷病毒（HIV）感染不同阶段的临床特点

发病阶段	临床特点
急性HIV感染	通常发生在接触HIV后1～2周 发热最常见，可伴有乏力、咽痛、盗汗、恶心、呕吐、腹泻、皮疹、关节疼痛、淋巴结肿大及神经系统症状
无症状HIV感染	此期持续时间平均8～10年 临床上没有任何表现，部分患者可出现持续性淋巴结肿大并维持相当长时间，也有些可发展为艾滋病
艾滋病	临床患者有发热、腹泻、体重下降、全身浅表淋巴结肿大，常合并各种条件性感染和肿瘤，部分患者表现为神经精神症状，如记忆力减退、精神淡漠、性格改变等

（二）皮肤、黏膜病变

90%的HIV感染者和艾滋病患者在病程中发生皮肤、黏膜病变，可表现为感染性皮损、非感染性皮损和皮肤肿瘤（表24-7-2）。

第二十四章　性传播疾病的识别和处理

表24-7-2 人类免疫缺陷病毒（HIV）感染的皮肤表现

皮肤表现	临床特点
非感染性皮损	皮损多形性，可类似于脂溢性皮炎、银屑病、毛发红糠疹、特应性皮炎、荨麻疹等，但通常病情更为严重
感染性皮损	
病毒感染	如带状疱疹、单纯疱疹等，但病情更重；亦可表现为寻常疣、扁平疣、传染性软疣等；男性同性恋患者肛周和直肠部常有尖锐湿疣
细菌感染	表现为毛囊炎、多发皮肤脓肿或疖
真菌感染	鹅口疮是最早出现的症状，还常出现较严重的浅表真菌感染（如泛发性体股癣、手足癣和多发性甲癣等）；10%～13%患者可发生隐球菌感染
皮肤肿瘤	如卡波西肉瘤、淋巴瘤、恶性黑素瘤、鳞状细胞癌等

三、实验室检查

HIV感染或艾滋病的实验室检测主要包括HIV 1/2抗体检测、HIV核酸定性和定量检测、$CD4^+$ T淋巴细胞计数、HIV基因型耐药检测等。HIV 1/2抗体检测是HIV感染诊断的“金标准”；HIV核酸定量和$CD4^+$ T淋巴细胞计数是判断疾病进展、临床用药、疗效和预后的两项重要指标。

四、诊断

HIV感染或艾滋病的诊断需结合流行病学史（包括不安全性生活史、静脉注射毒品史、输入未经HIV抗体检测的血液或血液制品、HIV抗体阳性者所生子女或职业暴露史等）、临床表现和实验室检查等进行综合分析，慎重作出诊断。

实验室检查符合下列一项即可诊断：HIV抗体筛查试验阳性和HIV补充试验阳性；分离出HIV。

（一）急性期诊断标准

近期内有流行病学史和艾滋病临床表现，HIV抗体筛查试验阳性和HIV补充试验阳性。

（二）无症状期诊断标准

有流行病学史，结合HIV抗体阳性即可诊断；对无明确流行病学史但符合实验室诊断标准者也可诊断。

（三）艾滋病期诊断标准

成人及≥15岁的青少年，HIV感染加以下各项中的任何一项，即可诊断为艾滋病。

1. 不明原因的持续不规则发热，体温38℃以上，超过1个月。
2. 腹泻（每日排便次数>3次），超过1个月。
3. 6个月之内体重下降10%以上。
4. 反复发作的口腔真菌感染。

5. 反复发作的HSV感染或带状疱疹病毒感染。

6. 肺孢子菌肺炎。

7. 反复发生的细菌性肺炎。

8. 活动性结核或非结核分枝杆菌病。

9. 深部真菌感染。

10. 中枢神经系统占位性病变。

11. 中、青年人出现痴呆。

12. 活动性巨细胞病毒感染。

13. 弓形虫脑病。

14. 马尔尼菲青霉病。

15. 反复发生的败血症。

16. 皮肤、黏膜或内脏的卡波西肉瘤、淋巴瘤，或HIV感染，而$CD4^{+}$T淋巴细胞数<200个/μl，也可诊断为艾滋病。

五、治疗

（一）一般原则

降低HIV感染的发病率和病死率，减少非艾滋病相关疾病的发病率和病死率，使患者获得正常的期望寿命，提高生活质量；最大程度地抑制病毒复制，使病毒载量降低至检测下限并减少病毒变异；重建或改善免疫功能；减少异常的免疫激活；减少HIV的传播、预防母婴传播。

（二）治疗方案

1. 高效抗反转录病毒治疗法（highly active antiretroviral therapy，HAART） 也称“鸡尾酒”式混合疗法，即采用蛋白酶抑制剂与反转录酶抑制剂联合治疗。HAART不能彻底清除患者体内的HIV，但能抑制病毒复制，使病毒载量降低至检测下限并减少病毒变异。

目前，国际上共有6大类30多种药物（包括复合制剂）应用在HAART中，国内的HAART药物有5大类，分别为核苷类反转录酶抑制剂、非核苷类反转录酶抑制剂、蛋白酶抑制剂、整合酶抑制剂和膜融合抑制剂。

2. 免疫调节治疗　可用α干扰素、白介素-2、静脉用人血丙种免疫球蛋白、粒细胞-巨噬细胞集落刺激因子，以及粒细胞集落刺激因子等。

3. 机会性感染的治疗　针对病原微生物采用相应敏感药物进行治疗。

4. 卡波西肉瘤的治疗　皮损内注射长春新碱、进行放疗和联合化疗。

5. 中医药治疗。

（王永晨）

第二十五章　全科医生在传染病防治中的作用

全科医生在传染性疾病防治中的作用

传染病不仅威胁人类的健康和生命，而且深刻影响人类文明的进程。由于药物的发展、疫苗的研制成功、社会文明的推进和物质生活质量的提高，多数传染病的发病率较前明显下降。然而随着经济贸易的全球化，交通物流频繁，一些传染病被控制的同时，新型传染病时有发生。

在过去的30多年中，数十种影响人类的新型传染病出现，其起源与社会经济、环境和生态因素紧密相关，如严重急性呼吸综合征（SARS）、甲型H1N1流感、新型冠状病毒感染等。同时，由于新型传染病病因具有不确定性，且缺乏特异的治疗手段，对人类造成了严重的伤害，给医疗公共卫生机构的防控带来了严峻的挑战。此外，由于耐药等一系列问题的出现，部分传染病会重新流行，再度威胁人类健康。在传染病防治方面，目前世界公认的早发现、早报告、早隔离、早诊断、早治疗（“五早”原则）仍然是最关键的措施。

基层医疗卫生服务机构贴近居民，在签约及日常保健服务中易获得居民的信任，是社区居民患病时的首诊场所。因此，全科医生更容易早期接触患者，为早发现、早报告、早隔离、早诊断、早治疗提供有利的条件。基层医疗卫生服务机构作为传染病防控的第一道防线，全科医生在传染病防治中发挥着不可替代的作用，包括掌握居民健康的第一手资料、及时发现报告异常迹象和疾病、为公共卫生应对系统提供适时信息、为组织决策提供依据。

第一节　传染病的概述

【案例】

患者，男，22岁。主诉“乏力、消瘦2个月”。体检发现乙型肝炎病毒表面抗原（HBsAg）阳性，HBV-DNA定量为6.0×10^6IU/ml。肝功能检查：丙氨酸转氨酶（ALT）180.60IU/L，天冬氨酸转氨酶（AST）114.30IU/L，白蛋白39.8g/L，总胆红素24.20μmol/L。腹部彩色超声显示肝脏轻度弥漫性改变。体格检查：生命体征平稳，双侧颈部淋巴结轻度肿大，双肺呼吸音粗，肝、脾肋下未触及肿大。诊断为乙型肝炎，给予干扰素抗病毒治疗。患者出现持续发热，体温波动于38～39℃，停用干扰素，患者体温无下降，并逐渐出现干咳、气促。进一步肺CT检查显示肺部斑片影；HIV抗体阳性。后确诊为“艾滋病，肺孢子菌肺炎，乙型肝炎”。

一、概念

传染病（communicable disease）是指由各种病原体如细菌、病毒、真菌、衣原体、立克次体、支原体、螺旋体、寄生虫（如原虫、蠕虫、医学昆虫）和朊粒等感染人体后产生的有传染性、在一定条件下可造成流行的疾病。

二、感染过程

病原体侵入人体后能否引起疾病，取决于病原体的致病能力和机体的免疫功能两方面因素。致病能力包括病原体的侵袭力、毒力、数量和变异性。病原体通过各种途径进入人体后开始感染过程。在一定的环境条件影响下，根据人体防御功能强弱和病原体数量多少及毒力强弱，感染过程可以出现五种不同的表现，包括病原体被清除、隐性感染、显性感染、病原携带状态和潜伏性感染。

三、流行的过程及影响因素

传染病流行过程的发生需要具备三个基本的条件，包括传染源、传播途径和易感人群。这三个基本条件必须同时存在，传染病才能流行播散，缺少其中任何一个条件，传染病流行就不会发生。

（一）流行过程的基本条件

1. 传染源　传染源是指体内有病原体生存、繁殖并能将病原体排出体外的动物和人。传染源包括患者、隐性感染者、病原携带者和受感染的动物等。

2. 传播途径　病原体离开传染源到达另一个易感者的途径称为传播途径，同一种传染病可以有多种传播途径。传播途径包括呼吸道传播、消化道传播、接触传播、虫媒传播、血液及体液传播和医源性感染等。

（1）呼吸道传播：病原体存在于空气中的飞沫或气溶胶中，易感者吸入时获得感染，如麻疹、白喉、结核病、禽流感和SARS等。

（2）消化道传播：病原体污染食物、水源或食具，易感者在进食时获得感染，如伤寒、菌痢和霍乱等。

（3）接触传播：与被病原体污染的水、土壤或物体表面接触时获得感染，如钩端螺旋体病、血吸虫病和钩虫病等；日常生活的密切接触可能获得感染，如流行性感冒、白喉、麻疹等；不安全性接触可传播梅毒、淋病、乙型肝炎、艾滋病等。

（4）虫媒传播：蚊、鼠虱、人虱、恙螨等吸血节肢动物可将病原体传给易感者，可分别引起疟疾、地方性斑疹伤寒、流行性斑疹伤寒、恙虫病等。

（5）血液及体液传播：可引起乙型肝炎、丙型肝炎和艾滋病等。

（6）医源性感染：易感者在接受有创性检查、治疗等医疗处置时而引起的传播，如艾滋病、乙型肝炎、丙型肝炎等。

3. 人群易感性　对某种传染病缺乏特异性免疫力的人称为易感者，易感者在某一特定人群中的比例决定了该人群的易感性。当易感者在某一特定人群中的比例达到一定水平，当同时存在传染源和合适的传播途径时，则易发生该传染病流行。

（二）流行过程的影响因素

传染病流行过程的三个基本环节常受到自然因素和社会因素的影响，这些因素不断变化使流行过程表现错综复杂。自然因素包括气候、地理、土壤、动植物因素；社会因素包括文化、经济、宗教信仰、人口迁移及密度、社会制度、生活方式和职业等因素。

四、特征

（一）基本特征

1. 病原体　传染病是由特异性病原体引起的，病原体可以是微生物或寄生虫；近年来还证实一种不同于微生物和寄生虫，且缺乏核酸结构的具有感染性的变异蛋白质，称为朊粒。特定病原体的检出在确定传染病的诊断和流行中有着重要意义。

2. 传染性　传染性是传染病与其他感染性疾病的主要区别。例如：流行性脑脊髓膜炎和耳源性脑膜炎，在临床上都表现为化脓性脑膜炎，但前者有传染性，后者无传染性，前者必须隔离，后者无须隔离。

3. 流行病学特征　传染病的流行过程在自然因素和社会因素的影响下，表现出各种流行病学特征，如流行性、季节性、地方性和外来性等。

4. 感染后免疫　是指免疫功能正常的人体经显性或隐形感染某种病原体后，都能产生针对该病原体及其产物的特异性免疫。感染后免疫如果持续时间较短，可出现再感染和重复感染。

（二）常见症状和体征

1. 发热　是传染病的突出症状，大多数传染病都可以引起发热，如肺结核、登革热、布鲁菌病和出血热等。

2. 发疹　很多传染病在发热的同时伴有发疹，称为发疹性传染病。皮疹种类很多，大小、形态不一，其出疹时间、部位及先后顺序在不同传染病中有不同特殊性，在诊断和鉴别诊断上有重要意义。

3. 毒血症状　病原体的各种代谢产物可引起发热、头痛、疲乏、周身不适、关节和肌肉疼痛等症状，严重时可引起意识障碍、呼吸衰竭及循环衰竭等表现。

4. 单核－吞噬细胞系统反应　在病原体及其代谢产物的作用下，单核－吞噬细胞系统可出现充血、增生等反应，表现为肝大、脾大和淋巴结肿大。

（三）病程发展的阶段性

急性传染病的发生、发展和转归，通常分为以下四个阶段。

1. 潜伏期　从病原体侵入人体起，至开始出现临床症状为止的时期，称为潜伏期。

2. 前驱期　从起病至症状明显开始为止的时期，称为前驱期。

3. 症状明显期　急性传染病患者度过前驱期后，某些传染病，如水痘、麻疹患者往往转入症状明显期。

4. 恢复期　当机体的免疫力提高至一定程度，体内病理生理过程基本终止，患者的临床表现基本消失时，临床称为恢复期。

（四）临床类型

根据传染病临床过程的长短，可分为急性、亚急性和慢性型。按照病情的轻重程度，可分为轻型、中型、重型和暴发型。

【分析】

经反复追问，患者承认有不安全性接触史。不安全性接触可被传染梅毒、淋病、乙型肝炎、艾滋病等。传染病病原体多样，可影响患者多系统、多脏器，临床表现复杂多样，容易漏诊、误诊。作为全科医生，需要掌握一定的传染病的基本知识，包括各种病原体常见的传播途径及共性的临床表现和特征，才能很好地识别传染病。

（王永晨）

第二节 传染病的诊断与治疗

【案例】

患者，男，17岁。因“突发畏寒、发热4日，体温38～39℃，伴头痛、呕吐”来社区卫生服务中心就诊。体格检查：意识清楚，全身皮肤、黏膜散在瘀点、瘀斑，脑膜刺激征阳性。疑似为流行性脑脊髓膜炎，立即给予隔离，并与上级医院的感染科医生沟通后转诊。脑脊液检查：压力250mmH_2O，白细胞计数928×10^6/L，多核细胞百分比85%，单核细胞百分比15%，蛋白3.5g/L，氯化物100mmol/L，糖2.0mmol/L；脑脊液培养发现脑膜炎球菌阳性，且对青霉素敏感。临床诊断为“流行性脑脊髓膜炎”，给予足量青霉素静脉滴注，同时给予甘露醇降低颅内压，并控制体温。1周后，患者痊愈出院。

一、诊断

传染病的早诊断有利于患者早隔离和早治疗。明确传染病的诊断需要综合分析临床资料、流行病学资料和实验室及影像检查资料。

（一）临床资料

获得全面而准确的临床资料，需要进行详细的病史询问和细致的体格检查。发病诱因、起病方式和伴随症状对传染病的诊断具有重要参考价值，必须引起重视。进行体格检查时，不要忽略有意义的体征，许多传染病具有特征性的体征，如破伤风的严重肌强直、牙关紧闭、角弓反张等。

（二）流行病学资料

流行病学资料在传染病的诊断中占有重要地位。传染病的流行过程有以下特征。

1. 地区分布　有些传染病局限在一定的地区范围，如血吸虫病等。

2. 时间分布　有些传染病的流行有较强的季节性和周期性，如流行性乙型脑炎好发于夏秋季。

3. 人群分布　很多传染病的发生与年龄、性别、职业有着密切的关系。

（三）实验室及影像检查资料

实验室检查对传染病的诊断具有特殊意义，病原体的检出或被分离培养可直接确定诊断，包括一般实验室检查、病原学检查、特异性抗体检测等；相关的影像检查资料同样是传染病诊断的重要依据。

二、治疗

传染病治疗的目的不仅在于促进患者治愈，还在于控制传染源，防止传染病进一步播散。坚持综合治疗原则，包括一般治疗及支持治疗、病原或特异性免疫治疗、对症治疗、康复治疗和中医治疗等。

（一）一般治疗及支持治疗

1. 一般治疗　包括隔离和消毒、护理、心理治疗。根据传染病传播的强度及传播途径的不同，采取不同隔离方法，包括严密隔离、呼吸道隔离、消化道隔离、接触隔离、昆虫隔离和保护性隔离等，并随时做好消毒工作；良好的护理对传染病的一般治疗具有重要意义，可以提高抗病能力，对于休克、出血、窒息、循环衰竭、呼吸衰竭等患者应提供专项特殊护理；全科医生所具备的良好的工作作风、服务态度，以及对患者的关心和鼓励等，是心理治疗的重要组成部分，有助于提高患者战胜疾病的信心。

2. 支持治疗　保证患者所需要的能量供应，根据病情给予容易消化吸收、富有营养的食物以维持人体正常代谢；对进食困难的患者，通过喂食、鼻饲或静脉途径补充必要的营养，以调节患者的机体防御和免疫功能；适量补充液体或盐类对发热、呕吐及腹泻的患者尤为重要，可以维持其水、电解质和酸碱平衡；对危重患者，应及时给予吸氧等处置。

（二）病原治疗

病原治疗又称特异性治疗，是针对病原体的治疗方法，具有抑制杀灭病原体的作用，是传染病治疗措施的关键环节。

1. 抗菌治疗　危重症患者，需采用降阶梯治疗。起始采用经验性治疗，预防病情恶化；获得细菌培养和药敏试验结果后，如果病情得到初步控制，应及时更换有针对性的抗菌谱窄药物，以减少耐药菌的产生。

2. 抗病毒治疗　目前有效的抗病毒药物不多，根据病毒类型可以分为3类：①广谱抗病毒药物，如利巴韦林；②抗RNA病毒药物，如奥司他韦；③抗DNA病毒药物，如阿昔洛韦。

3. 抗寄生虫治疗　原虫及蠕虫感染的病原治疗常用化学制剂，如氯喹、甲硝唑等。

4. 免疫治疗 特异性免疫治疗是传染病治疗的一个重要方面，尤其是当病原体治疗手段有限时显得尤为重要。

（三）对症治疗

对症治疗可以减轻患者痛苦，缓解症状，调整身体各系统功能，降低身体消耗，保护重要器官，以帮助患者度过危险期。例如：休克时可改善微循环；颅内压增高时可降低颅内压治疗；抽搐时可镇静治疗；心力衰竭时可强心治疗；发热时可采取降温措施；严重毒血症时采用肾上腺糖皮质激素治疗。

（四）康复治疗

有些传染病，如脑炎和脑膜脑炎等引起的某些后遗症，可采用针灸、理疗、高压氧治疗等康复措施，以促进机体康复。

（五）中医治疗

中医治疗对于调节传染病患者各器官和系统的功能可起到较好的作用。

【分析】

全科医生依据本例患者的典型症状和体征，结合发病季节，高度怀疑为传染病，并及时转诊。经对接医院进一步完善检查，给出确定诊断，及时采取病原治疗和对症治疗，使患者病情得到有效的控制，达到转出标准后，转回该社区卫生服务中心进行康复治疗。

（王永晨）

第三节 传染病的预防与管理

传染病的预防与管理工作很艰巨，全科医生要针对传染病流行过程的三个基本环节采取综合性措施，并根据不同传染病的流行特点，采取适合的措施，防止传染病播散。

一、管理传染源

传染源的早发现是预防传染病流行的关键环节。对于新发传染病，“早发现”是防治的重点，也是最困难的环节，这对全科医生提出了较高的要求，即要有足够的专业知识和职业敏感性，认识传染病的共性特征，在日常诊疗及保健服务中能及时发现“异常现象”，例如：接触可疑动物、群体聚集性发病、症状相似、共同的生活经历等特点；要识别不同于普通患者的一些发热症状、皮疹、皮肤和黏膜出血、淋巴结肿大等体征的规律、时程。这需要全科医生能够对患者进行详细的问诊和体格检查。

1. 传染病的分类 根据《中华人民共和国传染病防治法》《突发公共卫生事件与传染

病疫情监测信息报告管理办法》，将40种法定传染病分为甲类、乙类和丙类，实行分类管理。

（1）甲类传染病：鼠疫、霍乱。

（2）乙类传染病：SARS（传染性非典型肺炎）、艾滋病、病毒性肝炎、脊髓灰质炎、人感染高致病性禽流感、麻疹、肾综合征出血热、狂犬病、流行性乙型脑炎、登革热、炭疽、细菌性和阿米巴痢疾、肺结核、伤寒和副伤寒、流行性脑脊髓膜炎、百日咳、白喉、新生儿破伤风、猩红热、布鲁菌病、淋病、梅毒、钩端螺旋体病、血吸虫病、疟疾、人感染H7N9禽流感、新型冠状病毒感染。

（3）丙类传染病：流行性感冒（含甲型H1N1流感）、流行性腮腺炎、风疹、急性出血性结膜炎、麻风病、流行性和地方性斑疹伤寒、黑热病、棘球蚴病、丝虫病、感染性腹泻病（除霍乱、痢疾、伤寒和副伤寒）、手足口病。

2. 传染病的报告　根据《中华人民共和国传染病防治法》（修订草案征求意见稿）“疫情报告、通报和公布”规定。

（1）甲类传染病：患者、疑似患者和具备其传染病流行特征的不明原因聚集性疾病，以及其他传染病暴发时，应当于2小时以内进行网络报告。

（2）乙类传染病：患者、疑似患者和规定报告的传染病病原携带者诊断后，应当于24小时内进行网络报告。

（3）丙类传染病：实行监测报告管理，监测哨点医院和网络实验室发现丙类传染病患者或疑似患者，按照国务院卫生健康主管部门规定的内容、程序进行报告。

3. 传染病接触者的处理　根据该传染病的具体情况采取检疫措施或隔离，并进行密切医学观察，适当进行预防接种与药物预防。

4. 病原携带者的处理　在基层医疗卫生服务机构，应尽可能地筛查出病原携带者，进行治疗、宣教和随访观察，尤其是对于特殊岗位的人群，如炊事员等，应及时调整岗位，并定期复查。

5. 动物源性传染病的处理　对无价值的野生动物可采取消灭的办法，对有价值的动物可采取隔离和治疗的方式。

二、切断传播途径

切断传播途径通常是各种传染病预防和管理的重要措施之一，包括消毒和隔离。

（一）传染病的消毒

消毒是指通过物理、化学或生物学方法，消除或杀灭体外环境中病原微生物的一系列措施。不同的传染病选择的消毒方法也不同。消毒的目的在于通过清除病原体来阻止其向外界传播，以控制传染病的发生与蔓延。消毒分为疫源地消毒和预防性消毒两大类。

（二）传染病的隔离

隔离是指把处在传染期的患者或病原携带者置于特定医疗机构、病房或其他不能传染给别人的环境中，防止病原体向外扩散和传播，以便于消毒、治疗和管理。隔离是预防和管理传染病的主要措施，一般应将传染源隔离至不再排出病原体为止。根据传染病传播强度及传播途径的不同，采取不同隔离方法。

1. 严密隔离　甲类或传染性极强的乙类传染病，如鼠疫、霍乱、SARS等。

2. 呼吸道隔离　通过空气飞沫传播的传染病，如流行性感冒、麻疹、白喉、水痘等。

3. 消化道隔离　通过粪－口途径传播的传染病，如伤寒、菌痢、甲型肝炎等。

4. 接触隔离　经皮肤伤口传播的传染病，如狂犬病、破伤风等。

5. 昆虫隔离　通过蚊虫、蚤等昆虫叮咬传播的疾病，如疟疾、斑疹伤寒等。

三、保护易感人群

保护易感人群的措施包括特异性和非特异性两个方面。

（一）特异性保护易感人群

特异性保护易感人群是指采取有重点、有计划的预防接种，提高人群的特异性免疫水平。在社区防控过程中，对于已知传染病，预防接种对传染病的控制和消灭起着关键性作用；对于新发传染病，早期缺乏特异的疫苗，对人类生命健康威胁巨大，因此宣教工作尤为重要，例如："什么样的人群最易感染？防控的主要措施是什么？如何判断自己是否被感染？被感染后自己和家人应当如何对待和处理？"等相关问题的宣教。

（二）非特异性保护易感人群

非特异性保护易感人群包括加强体育运动，增强体质，注意生活方式、卫生习惯、合理营养、改善居住条件等，可提高机体的非特异性免疫力。在传染病流行期间，应保护好易感人群，避免与感染者接触，尤其是新发传染病，如SARS等具有不可预测性和人群普遍易感的特点。

从传染病防治的经验来看，医务人员作为首先接触患者的群体，存在高感染风险。所以，医务人员在面对新发传染病时，要进行恰当的个人防护，不仅保护医务人员自身，同时也防止医务人员作为传播者在传染病防治过程中感染其他人，具体方法包括在接诊患者时全程配戴口罩、严格执行"一患者一洗手"原则等，防止交叉感染。

（王永晨）

第四节　双向转诊及社区随访

传染病的防控需要基层医疗卫生机构的全科医生与传染病医院，以及综合医院感染科、发热门诊、隔离病区等部门的密切配合。很多传染病的首发症状往往是非特异性的，患者常首先去基层医疗卫生机构的全科医生处就诊。因此，全科医生必须掌握传染病的防治知识，做好首诊工作，及时安全转诊可以有效防止疫情扩散与蔓延。当患者病情稳定且无传染性后，解除隔离需要继续转至基层医疗卫生机构进行康复、随访，这样可有效节省医疗资源。因此，传染病的双向转诊及社区随访非常必要。

一、向上转诊

目前，公认的早发现、早报告、早隔离、早诊断、早治疗原则仍然是传染病防控的最关键措施，而该工作的开展需要专业的设备和技能，难以在基层医疗卫生服务机构完成。因此，需要基层全科医生与传染病医院及综合医院感染科的专业医生对接，向上转诊。

（一）转诊指征

根据《中华人民共和国传染病防治法》《医疗机构传染病预检分诊管理办法》开展传染病分诊和转诊。全科医生应详细询问患者相关病史、职业史和临床表现，发现疑似传染病病例，要按照传染病报告制度及时报告，并将其就近转诊到传染病医院或综合医院的感染科或政府部门指定的医疗机构。

（二）转诊注意事项

1. 尊重患者的权利和义务　告知患者需要到传染病医院及综合医院感染科进一步检查、诊断和治疗。同时，需注意沟通技巧，消除患者恐惧心理。

2. 严密观察被转运者的生命体征　转运途中一旦出现异常情况，要及时发现、立即上报，并积极处置。

3. 转运确诊或疑似病例的要求　必须使用专用车辆，同时做好相关人员的防护，转运后车辆及物品要及时消杀。

4. 密切接触者的处理　与确诊或疑似病例密切接触者应按相关要求进行隔离观察，监测生命体征及健康状况，定期接受全科医生的随访。

二、向下转诊

（一）转诊指征

急性期传染病患者经治疗病情稳定，且无传染性后，应解除隔离，可以向下转诊。

1. 具有出院指征的病例。

2. 需要继续康复治疗的病例。

3. 合并其他需要治疗的慢性病的病例。

（二）转诊注意事项

1. 医务人员注意事项　需对病区隔离病房、转运工具等做好终末消毒工作。告知患者再次复诊时间、复查内容，教会其如何预防传染病。

2. 患方注意事项　按时监测体温、注意饮食、正确配戴口罩和洗手、做好居家消毒和个人防护等。

3. 双向转诊注意事项　通过医疗机构双向转诊平台，填写下转单，联系患者签约所在的基层医疗卫生机构，告知签约全科医生本次住院治疗经过和患者后续治疗及康复建议。

三、社区随访

传染病患者痊愈出院后，其日常工作、生活和心理等方面会受到较大的影响。因此，如何做好患者及相关人群的社区随访对传染病的防控有积极意义。

（一）全科医生职责

全科医生应对出院的传染病患者进行随访，注意患者出院后的康复情况和心理状况。随访过程中要记录患者姓名、住院号、出院诊断、工作单位、家庭住址、职业及联系方式等项目，并告知患者全科医生的联系方式。全科医生所在的基层医疗卫生机构作为社区随访的总负责单位，对随访工作负有指导、监督和管理责任。

（二）社区随访形式

随访形式包括入户面对面随访、诊室间随访、电话随访和居住处随访等。

（三）社区随访内容

1. 一般情况，包括是否有发热、咳嗽、咳痰、呼吸困难、发疹、疲乏、周身不适、食欲不振、头痛、肌肉和关节疼痛等症状；出院后康复情况，指导患者康复训练；是否按时按医嘱正确服药；进行健康宣教，使患者对自己的病情有所了解，知道如何自我管理，自觉改变不良的生活方式。

2. 对患者进行适度的心理干预。

3. 解答患者存在的问题，满足患者的健康咨询要求，并提醒患者及时复诊。

4. 了解患者的患病及治疗全过程。

5. 征求患者意见，了解其对本次就医的流行病学调查、医疗质量及服务、医德医风和就医环境等方面的意见和建议。

良好且有活力的双向转诊机制的建立，依赖于基层医疗卫生机构全科医生和协作医院专科医生的充分合作。同时，要注意患者转运过程中的风险，尤其对传染性比较强的疾病要充分做好防护。待病情稳定无传染性后，可在社区进行康复治疗、随访。

（王永晨）

第五节　传染病的健康宣教

全科医生作为居民健康的“守门人”，在传染病防控的过程中起着至关重要的作用。因此，全科医生应成为正确健康知识的宣教者。

一、健康宣教的工作原则

全科医生应坚持预防为主，宣传普及各种突发公共卫生事件的防控知识，提高社区居民防护意识。当传染病疫情发生时，加强宣传力度，帮助社区居民和易感人群树立科学观念，指导社区居民采取有关预防和保护行为，提高个体和群体的自我防护能力。做好快速应急健康教育预案，增强应急处理宣传能力。开展传染病防治的健康教育活动无论在内容上还是在方法上都必须坚持科学、实用。健康宣传知识必须经过严谨的科学论证。

二、健康宣教的对象与内容

（一）医务人员

对医务人员进行业务和健康传播能力的培训，提高医务人员传染病防治水平。全科医生、医技人员、疾控人员和护理人员等都应该准确掌握传染病知识，只有这样才能做好患者的诊治和自我防护。

（二）传染病患者

宣教重点在于疾病的初始临床表现、如何就诊、治疗管理的基本知识，以及国家政策，让患者能够认识并了解自身的流行病学史和一般的症状、体征，及时就诊，做到早发现、早诊断、早治疗。当患者被确诊为传染病时，要对患者的家庭成员及其相关人员进行耐心、细致、正确的健康教育。

（三）密切接触者

对于密切接触者，医务人员应以面对面宣教的方式讲解传染病的防控知识、常见症状与判断、自我防护措施等。全科医生随访时，应发放适合密切接触者阅读的宣传材料，告知医学隔离观察的国家政策、重要性、消毒方式和隔离天数等。

（四）社区居民

全科医生应积极利用宣传手册、标语、橱窗、报纸、广播、电视、手机应用软件和社交媒体，加大对传染病相关知识的宣教和普及力度，对社区居民进行强身健体保健指导，增强其防病和抗病能力。

公众对传染病的认知会影响传染病发生和流行的概率，对传染病有较好认知的人群更愿意学习卫生知识和保持良好的个人卫生习惯。因此，应有针对性地做好社区居民的宣传教育，增强居民的防护意识，做到传染病防控人人知晓，人人参与。

家庭医生签约制度是全科医生传染病防控的有效抓手，通过向签约居民推送传染病健康教育信息、常见问题正确答案等方式，对签约居民进行健康宣教。

三、不同阶段健康宣教策略

1. 疫情暴发期　全科医生应利用各种宣教形式，有针对性地宣传普及本次疫情的防控知识。制作必要的宣传资料，及时分发给社区居民，通过录像讲座、电话咨询等方式，做好相关人群的心理疏导，配合媒体加大健康教育宣传力度。

2. 疫情持续期　向社区居民通报卫生状况，并反复宣传有关卫生防疫知识。指导居民以个人防护为重点，如勤洗手、戴口罩、避免人群聚集、保持安全社交距离等。针对心理问题，加大疏导力度，如开设咨询热线等，引导科学地认识和行为，进行全人群心理疏导干预。

3. 疫情控制期　重点普及环境卫生知识，倡导健康行为，树立健康信念，提高社区居民预防传染病的意识和能力，针对可能暴发流行和反复的传染病，开展健康宣教活动。

（王永晨）

第六节　全科医生在社区开展传染病防控的意义

一、有利于首诊分流

全科医生严格落实基层首诊制度，引导居民优先到基层医疗卫生机构就诊，经全科医生分诊后再分类就医诊疗，这样可以有效减轻上级医院的诊疗压力，使上级医院将主要精力用到传染病的诊断、急危重症患者的救治和对基层全科医生的培训指导上。

对于需要转诊到指定医疗机构就诊的患者，全科医生应与专科医生做好对接工作，帮助患者及其家属准备好转诊的病历资料，并告知转诊过程中的注意事项和相关风险，为患者转诊就医提供方便和支持。

二、有利于公共预防

全科医生要充分发挥基层医疗卫生机构的工作优势和社区、社会组织、社会工作联动机制协同作用，广泛动员居民、组织居民、凝聚居民，切实做好疫情监测、信息报送、宣传教育、环境整治、困难帮扶等工作，全面落实联防联控措施，构筑群防群治的严密防线，为传染病的防治作出贡献。

全科医生在基层医疗卫生机构可以从以下三个方面控制传染病的流行播散。

1. 坚决控制传染源　对于实施居家医学观察者，要每日开展隔离措施、感染控制、心理疏导、营养膳食、家庭配合等各方面工作，如有不适，可使其尽快就诊，同时防止遗漏症状不典型的隐匿性感染者。

2. 有效切断传播途径　对于各种传染病，有效切断传播途径通常是起主导作用的预防措施，其主要方法措施包括隔离和消毒。同时，开展爱国卫生运动、搞好环境卫生是公共预防传染病的重要措施。

3. 积极保护易感人群　以全科医生为主的基层医疗卫生服务团队，应积极开展高血压、糖尿病、慢性阻塞性肺疾病等慢性病患者的健康管理工作；规范指导社区老年人、儿童、妇女等特殊群体的保健工作；关注居民的心理动态，必要时给予心理疏导；鼓励和支持居民合理饮食、规律睡眠、适当运动增强机体免疫力等。

三、有利于心理危机干预

由于人们对传染病基本知识的相对缺乏，加之个人的担忧，容易盲目轻信媒体或周围人员的一些不实观点，然后再将这些信息传递给家庭成员或其他人，造成群体的信息失真，引起更大的恐慌。在恐慌心理的驱使下，居民有“尽快确诊，尽早得到最好治疗”的想法，一旦发现或感觉到类似症状就会急于到大型综合医院就诊，从而导致医院患者剧增。

社区医疗卫生服务机构应充分挖掘和利用现有的医疗卫生资源，积极调动以全科医生为主的医疗团队，采取有效措施指导辖区居民正确认识和预防传染病，向居民传递正确的诊疗理念，积极实行家庭预防。全科医生要重视社区居民的心理危机，将心理危机干预纳入传染病防控的整体部署，组建心理救援团队，开通心理援助服务热线，并根据传染病防控工作的推进情况，及时调整心理危机干预工作。在工作方法上，要针对不同人群实施分类干预，严格保护受助者的个人隐私，并最大限度避免实施帮助者和受助者的再次心理创伤。通过这些心理危机干预方案和措施的实施，能够及时发现受影响人群，精准、科学地给予指导，减缓或杜绝疫情所造成的不良心理影响和人群恐慌，维护社会的稳定和安全。

四、有利于社会动员

全科医生应高度重视传染病的防控宣传工作，不断创新工作方法，动员社会各界和广大社区居民积极参与，整合各方资源，形成防控合力。在宣传工作方面，可以围绕以下六个方面开展工作：①及时向社区居民宣传传染病防控核心知识；②大力倡导讲卫生、除陋习；③利用各种信息平台及时公布、宣传日常预防知识；④科学宣传防控要点；⑤积极实行家庭预防；⑥科学指导居民做好避免或减少与患者或疑似病例接触的防护措施。

（王永晨）

推荐阅读

［1］北京医生协会呼吸内科专科医生分会咯血诊治专家共识编写组. 咯血诊治专家共识. 中国呼吸与危重监护杂志，2020，19（1）：1-11.

［2］陈锦贤. 老年医学临床实践. 刘晓红，李佳慧，梁真，译. 北京：中国协和医科大学出版社，2018.

［3］陈孝平，汪建平，赵继宗. 外科学. 9版. 北京：人民卫生出版社，2018.

［4］崔勇. 现代耳鼻喉疾病诊疗进展与实践. 昆明：云南科技出版社，2020.

［5］董碧蓉. 新概念老年医学. 北京：北京大学医学出版社，2015.

［6］葛均波，徐永健，王辰. 内科学. 9版. 北京：人民卫生出版社，2018.

［7］肝内胆汁积症诊治专家委员会. 肝内胆汁淤积症诊治专家共识. 中华临床感染病杂志，2015，8（5）：402-406.

［8］韩德民. 鼻内镜外科学. 2版. 北京：人民卫生出版社，2012.

［9］郝伟，陆林. 精神病学. 8版. 北京：人民卫生出版社，2018.

［10］何英，李琦. 临床耳鼻喉科急诊学. 北京：科学技术文献出版社，2009.

［11］胡品津，谢灿茂. 内科疾病鉴别诊断学. 7版. 北京：人民卫生出版社，2022.

［12］季建林. 医学心理学. 5版. 上海：复旦大学出版社，2020.

［13］季建林，吴文源. 精神医学. 2版. 上海：复旦大学出版社，2009.

［14］季建林，赵静波. 心理咨询和心理治疗的伦理学问题. 上海：复旦大学出版社，2006.

［15］贾建平，陈生弟. 神经病学. 8版. 北京：人民卫生出版社，2018.

［16］江载芳，申昆玲，沈颖. 诸福棠实用儿科学. 9版. 北京：人民卫生出版社，2022.

［17］丽塔·卡伦，赛亚塔尼·达斯古普塔，奈莉·赫尔曼，等. 叙事医学的原则与实践. 郭莉萍，译. 北京：北京大学医学出版社，2021.

［18］廖清奎. 儿科症状鉴别诊断学. 3版. 北京：人民卫生出版社，2016.

［19］林丁，王丛香. 常见眼科疾病防治365问. 长沙：湖南科学技术出版社，2016.

［20］李林江，马辛. 中国抑郁障碍防治指南. 2版. 北京：中华医学电子音像出版社，2015.

［21］李俊. 临床药理学. 6版. 北京：人民卫生出版社，2018.

[22] 马辛，赵旭东. 医学心理学. 3版. 北京：人民卫生出版社，2015.

[23] 孟丽，于普林. 英国老年医学会老年人衰弱管理实践指南解读. 中华老年医学杂志，2015，34（12）：1300-1302.

[24] 莫剑忠，江石湖，萧树东. 江绍基胃肠病学. 2版. 上海：上海科学技术出版社，2014.

[25] 全国人民代表大会常务委员会. 中华人民共和国传染病防治法. [2021-10-23]. http://www.gov.cn/banshi/2005-06/27/content_68756. htm.

[26] 全国人民代表大会常务委员会. 中华人民共和国基本医疗卫生与健康促进法. [2021-10-22]. http://www.gov.cn/xinwen/2019-12/29/content_5464861.htm.

[27] 全国人民代表大会常务委员会. 中华人民共和国民法典. [2021-07-21]. http://www.gov.cn/xinwen/2020-06/01/content_5516649.htm. 2020.

[28] 全国人民代表大会常务委员会. 中华人民共和国医师法. [2021-12-08]. http://www.gov.cn/xinwen/2021-08/20/content_5632496.htm.

[29] 隋忠国. 临床个体化用药. 北京：人民卫生出版社，2017.

[30] 孙虹，张罗. 耳鼻咽喉头颈外科学. 9版. 北京：人民卫生出版社，2018.

[31] 孙学礼. 精神病学. 4版. 北京：高等教育出版社，2020.

[32] 万学红，卢雪峰. 诊断学. 9版. 北京：人民卫生出版社，2018.

[33] 王吉耀，葛均波，邹和建. 实用内科学. 16版. 北京：人民卫生出版社，2022.

[34] 王卫平，孙锟，常立文. 儿科学. 9版. 北京：人民卫生出版社，2018.

[35] 汪耀. 实用老年病学. 北京：人民卫生出版社，2014.

[36] 王岳. 医事法. 3版. 北京：人民卫生出版社，2019.

[37] 韦军民. 老年临床营养学. 北京：人民卫生出版社，2011.

[38] 卫生部，国家中医药管理局. 城市社区卫生服务机构管理办法（试行）. [2021-12-01]. http://www.nhc.gov.cn/jws/s6456/200608/f7aa6360750b466e80c25914d4b6ba48.shtml.

[39] 卫生部，国家中医药管理局. 关于印发城市社区卫生服务中心、站基本标准的通知. [2021-11-23]. http://www.nhc.gov.cn/wjw/gfxwj/201304/d63e8544efb046dd8055c32b0b134cb3.shtml.

[40] 卫生部. 消毒管理办法. [2021-11-02]. http://www.nhc.gov.cn/wjw/c100022/202201/31bf0347eb904df5a8cb55a02a0c24cf.shtml.

[41] 徐克，龚启勇，韩萍. 医学影像学. 8版. 北京：人民卫生出版社，2018.

[42] 胥少汀，葛宝丰，徐印坎. 实用骨科学. 4版. 北京：人民军医出版社，2012.

[43] 姚树桥，杨艳杰. 医学心理学. 7版. 北京：人民卫生出版社，2018.

[44] 于晓松，路孝琴. 全科医学概论. 5版. 北京：人民卫生出版社，2018.

[45] 杨培增，范先群. 眼科学. 9版. 北京：人民卫生出版社，2018.

[46] 殷立新，张力辉. 老年人用药指导. 北京：人民卫生出版社，2012.

[47] 约翰·莫塔吉尔·罗森布拉特，贾斯汀·称尔曼，等. 全科医学. 8版. 梁万年，

祝墡珠，杜雪平，等译. 北京：人民卫生出版社，2023.

［48］赵靖平，施慎逊. 中国精神分裂症防治指南. 2版. 北京：中华医学电子音像出版社，2015.

［49］张学军，郑捷. 皮肤学. 9版. 北京：人民卫生出版社，2018.

［50］中国老年保健医学研究会老龄健康服务与标准化分会，《中国老年保健医学》杂志编辑委员会，北京小汤山康复医院. 中国社区吞咽功能障碍康复护理与照护专家共识. 中国老年保健医学，2019，17（4）：7-15.

［51］中国老年保健医学研究会老龄健康服务与标准化分会，《中国老年保健医学》杂志编辑委员会. 老年人心理健康评估指南（草案）. 中国老年保健医学，2018，16（3）：40-41.

［52］《中国老年骨质疏松症诊疗指南》（2018）工作组，中国老年学和老年医学学会骨质疏松分会，马远征，等. 中国老年骨质疏松症诊疗指南（2018）. 中国骨质疏松杂志，2018，24（12）：1541-1567.

［53］中国老年医学学会营养与食品安全分会，中国循证医学中心，《中国循证医学杂志》编辑委员会，等. 老年患者家庭营养管理中国专家共识（2017 版）. 中国循证医学杂志，2017，17（11）：1251-1259.

［54］中国吞咽障碍康复评估与治疗专家共识组. 中国吞咽障碍评估与治疗专家共识（2017年版）第一部分 评估篇. 中华物理医学与康复杂志，2017，39（12）：881-883.

［55］中国药学会医院药学专业委员会，中华医学会临床药学分会，质子泵抑制剂优化应用专家共识》写作组质. 子泵抑制剂优化应用专家共识. 中国医院药学杂志，2020，40（21）：2195-2213.

［56］中国医师协会整合医学分会呼吸专业委员会. 大咯血诊疗规范. 中华肺部疾病杂志（电子版），2019，12（1）：1-8.

［57］中国医疗保健国际交流促进会胃食管反流多学科分会. 中国胃食管反流病多学科诊疗共识（2019）. 中国医学前沿杂志，2019，11（9）：30-56.

［58］中国医师协会消化医师分会胃食管反流病专业委员会，中华医学会消化内镜学分会食管疾病协作组. 2020年中国胃食管反流病内镜治疗专家共识. 中华消化内镜杂志，2021，38（1）：1-12.

［59］中国医师协会外科医师分会，胃食管反流病专业委员会. 胃食管反流病外科诊疗共识（2019版）. 中华胃食管反流病电子杂志，2019，6（1）：3-8.

［60］中国营养学会. 中国居民膳食指南2016. 北京：人民卫生出版社，2016.

［61］中华人民共和国国务院. 医疗废物管理条例. [2021-12-03]. http://www.gov.cn/zhengce/2020-12/26/content_5574566.htm.

［62］中华人民共和国国务院. 医疗机构管理条例. [2021-11-22]. http://www.gov.cn/zhengce/2020-12/25/content_5575075.htm.

［63］中华人民共和国国务院. 医疗纠纷预防和处理条例. [2021-12-03]. http://www.gov.

cn/zhengce/2020-12/27/content_5574238.htm.

［64］中华心血管病杂志编辑委员会，胸痛规范化评估与诊断共识专家组. 胸痛规范化评估与诊断中国专家共识. 中华心血管病杂志，2014，42（8）：627-632.

［65］中华心血管病杂志编辑委员会，中国生物医学工程学会心律分会，中国老年学和老年医学学会心血管病专业委员会，等. 晕厥诊断与治疗中国专家共识（2018）. 中华心血管病杂志，2019，47（2）：96-107.

［66］中华医学会，中华医学会临床药学分会，中华医学杂志社，等. 慢性心力衰竭基层合理用药指南. 中华全科医师杂志，2021，20（1）：42-49.

［67］中华医学会，中华医学会临床药学分会，中华医学会杂志社，等. 胸痛基层合理用药指南. 中华全科医师杂志，2021，20（3）：290-301.

［68］中华医学会，中华医学会临床药学分会，中华医学会杂志社，等. 支气管哮喘基层合理用药指南. 中华全科医师杂志，2020，19（7）：572-581.

［69］中华医学会，中华医学会杂志社，中华医学会全科医学分会，等. 慢性心力衰竭基层诊疗指南（2019年）. 中华全科医师杂志，2019，18（10）：936-947.

［70］中华医学会呼吸病学分会哮喘学组. 支气管哮喘防治指南（2020年版）. 中华结核和呼吸杂志，2020，43（12）：1023-1048.

［71］中华医学会，中华医学会杂志社，中华医学会全科医学分会，等. 非ST段抬高型急性冠脉综合征基层诊疗指南（实践版2019）. 中华医学杂志，2021，20（1）：14-20.

［72］中华医学会，中华医学会杂志社，中华医学会全科医学分会，等. 急性上呼吸道感染基层诊疗指南（2018年）. 中华全科医师杂志，2019，18（5）：422-426.

［73］中华医学会，中华医学会杂志社，中华医学会全科医学分会，等. 胸痛基层诊疗指南（2019年）. 中华全科医师杂志，2019，18（10）：913-919.

［74］中华医学会，中华医学会杂志社，中华医学会全科医学分会，等. 原发性骨质疏松症基层诊疗指南（2019年）. 中华全科医师杂志，2020，19（4）：304-315.

［75］中华医学会，中华医学会杂志社，中华医学会全科医学分会，等. 头晕/眩晕基层诊疗指南（实践版2019）. 中华全科医师杂志，2020，19（3）：212-221.

［76］中华医学会呼吸病学分会慢性阻塞性肺疾病学组，中国医师协会呼吸医师分会慢性阻塞性肺疾病工作委员会. 慢性阻塞性肺疾病诊治指南（2021年修订版）. 中华结核和呼吸杂志，2021，44（3）：170-205.

［77］中华医学会心血管病学分会，中国生物医学工程学会心律分会，中国医师协会循证医学专业委员会，等. 心律失常紧急处理中国专家共识. 中华心血管病杂志，2013，41（5）：363-376.

［78］中华医学会，中华医学会杂志社，中华医学会全科医学分会，等. 咳嗽基层诊疗指南（2018年）. 中华全科医师杂志，2019，18（3）：207-219.

［79］中华医学会，中华医学会杂志社，中华医学会消化病学分会，等. 慢性腹痛基层诊疗指南（2019年）. 中华全科医学杂志. 2019，18（7）：618-627.

[80] 中华医学会，中华医学会杂志社，中华医学会消化病学分会，等. 胃食管反流病基层诊疗指南（2019年）. 中华全科医学杂志，2019，18（7）：635-641.

[81] 中华医学会肝病学分会. 肝硬化腹水及相关并发症的诊疗指南. 临床肝胆病杂志，2017，33（10）：1847-1863.

[82] 中华医学会，中华医学会杂志社，中华医学会消化病学分会，等. 慢性腹泻基层诊疗指南（实践版2019）. 中国全科医师杂志，2020，19（11）：983-989.

[83] 中华医学会，中华医学会杂志社，中华医学会消化病学分会，等. 慢性便秘基层诊疗指南（2019年）. 中华全科医师杂志，2020，19（12）：1108-1114.

[84] 中华医学会消化内镜学分会结直肠学组，中国医师协会消化医师分会结直肠学组，国家消化系统疾病临床医学研究中心. 下消化道出血诊治指南（2020）. 中国医刊，2020，55（10）：1068-1076.

[85] 中国医师协会急诊医师分会，中华医学会急诊医学分会，全军急救医学专业委员会，等. 急性上消化道出血急诊诊治流程专家共识. 中国急救医学，2021，1（1）：1-10.

[86] 中华医学会，中华医学会杂志社，中华医学会全科医学分会，等. 肥胖症基层诊疗指南（2019年）. 中华全科医师杂志，2020，19（2）：95-101.

[87] 中华医学会外科学分会甲状腺及代谢外科学组，中国医生协会外科医生分会肥胖和糖尿病外科医生委员会. 中国肥胖及2型糖尿病外科治疗指南（2019版）. 中国实用外科杂志，2019，39（4）：301-306.

[88] 中华医学会肠外肠内营养学分会老年营养支持学组. 老年患者肠外肠内营养支持中国专家共识. 中华老年医学杂志，2013，32（9）：913-929.

[89] 2019 American Geriatrics Society Beers Criteria Update Expert Panel. American Geriatrics Society 2019 Updated AGS Beers Criteria for Potentially Inappropriate Medication Use in Older Adults. J Am Geriatr Soc, 2019, 67(4): 674-694.

[90] Headache Classification Committee of the International Headache Society (IHS). The international classification of headache disorders，3rd edition (beta version). Cephalalgia，2013，33(9): 629-808.

[91] RAVIELE A, GIADA B, BERGFELDT L, et al. Management of patients with palpitations: a position paper from the European Heart Rhythm Association. Europace, 2011, 13: 920-934.

[92] World Health Organization. Hemoglobin concentrations for the diagnosis of anemia and assessment of severity. Geneva: WHO, 2011.

中英文名词对照索引

G

H

J

K

咳嗽（cough） 129, 600
口服葡萄糖耐量试验（oral glucose tolerance test，OGTT） 842

L

理性（reason） 046
良性前列腺增生（benign prostatic hyperplasia，BPH） 921
临床急危重症（clinical critical illness，CCI） 525
淋病（gonorrhoea） 982

M

慢性病贫血（anemia of chronic disease） 753
慢性肝衰竭（chronic liver failure，CLF） 962
慢性冠状动脉病（chronic coronary artery disease，CAD） 791
慢性肾脏病（chronic kidney disease，CKD） 897
慢性心力衰竭（chronic heart failure） 807
慢性阻塞性肺疾病（chronic obstructive pulmonary disease，COPD） 881
梅毒（syphilis） 976
梅毒螺旋体（treponema pallidum） 976
免责权（privilege of immunity） 065

N

脑卒中（stroke） 825

O

呕吐（vomiting） 172, 614
呕血（hematemesis） 219

P

盆腔炎性疾病（pelvic inflammatory disease，PID） 668
盆腔肿块（pelvic mass） 682
皮下出血（subcutaneous hemorrhage） 319
皮疹（exanthem） 326, 630
贫血（anemia） 251
平等（equality） 045
平等基本医疗权（right of the medical treatment） 065

W

X

Y

Z